UNIVERSUM DER KUNST

BEGRÜNDET VON ANDRÉ MALRAUX
HERAUSGEGEBEN VON PAUL-MARIE DUVAL,
HUBERT LANDAIS UND ALBERT BEURET

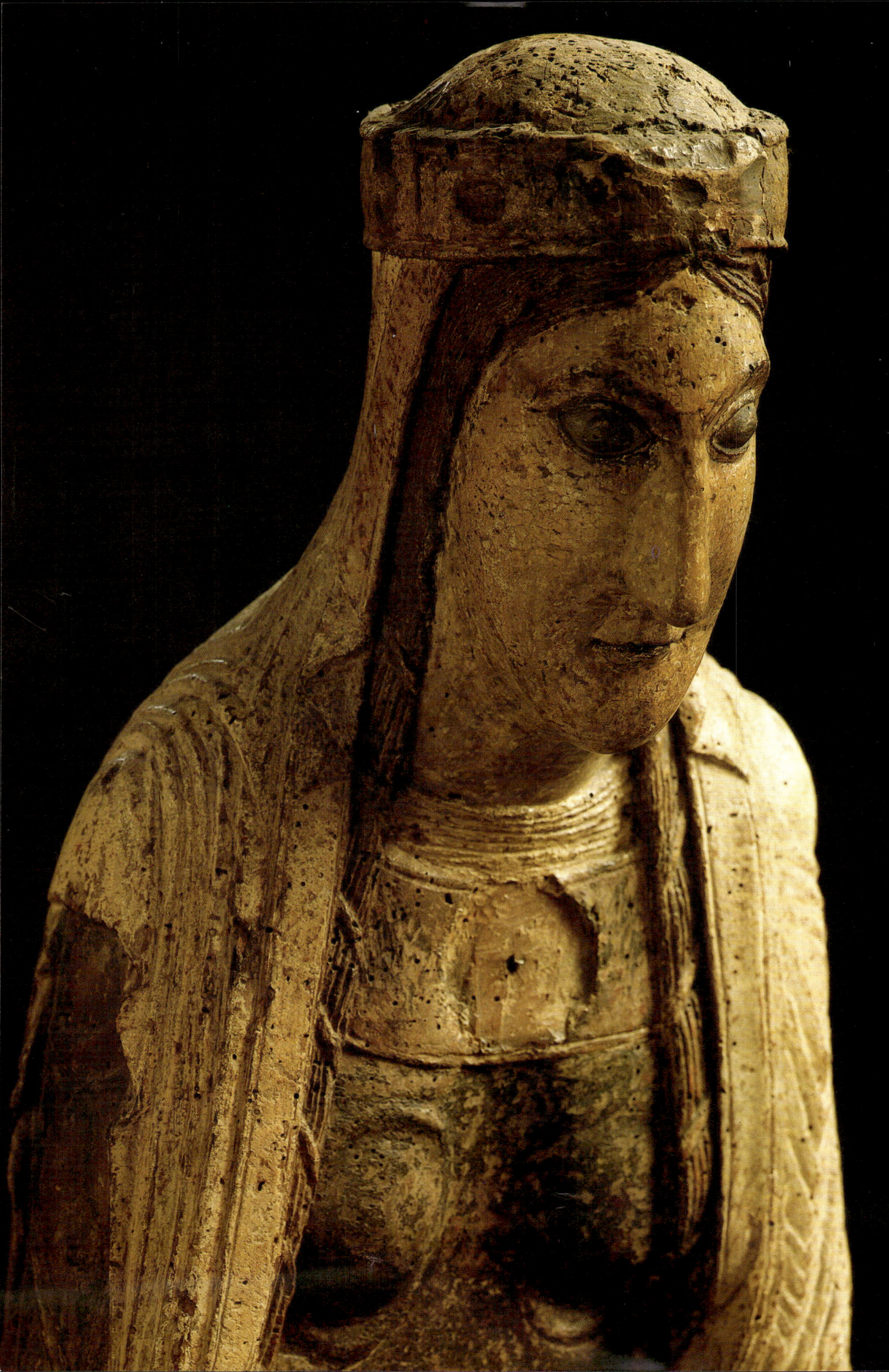

XAVIER BARRAL I ALTET · FRANÇOIS AVRIL
DANIELLE GABORIT-CHOPIN

ROMANISCHE KUNST

ZWEITER BAND

NORD- UND WESTEUROPA

1060–1220

VERLAG C.H.BECK MÜNCHEN

DER DEUTSCHEN AUSGABE LIEGT DIE UNTER DEM TITEL ‹LE MONDE ROMAN, 1060–1220. LES ROYAUMES D'OCCIDENT› IM VERLAG GALLIMARD, PARIS, ERSCHIENENE FRANZÖSISCHE AUSGABE ZUGRUNDE.
DIE TEXTE VON XAVIER BARRAL I ALTET WURDEN VON SIBYLLE EDZARD (ARCHITEKTUR, SKULPTUR UND MOSAIK) UND RUTH TIRLER (DAS HOLZ), DER TEXT VON FRANÇOIS AVRIL VON GISELA FISCHER-HEETFELD UND DER TEXT VON DANIELLE GABORIT-CHOPIN VON RUTH TIRLER AUS DEM FRANZÖSISCHEN ÜBERTRAGEN.

MIT 502 ABBILDUNGEN, DAVON 85 FARBIG

CIP-Kurztitelaufnahme der Deutschen Bibliothek
Barral i Altet, Xavier:
Romanische Kunst: 1060 – 1220 / Xavier Barral i Altet; François Avril; Danielle Gaborit-Chopin. [Die Texte wurden von Sibylle Edzard . . . aus d. Franz. übertr.]. – München: Beck
(Universum der Kunst)
Einheitssacht.: Le monde roman ‹dt.›
NE: Avril, François:; Gaborit-Chopin, Danielle:
Bd. 2. Nord- und Westeuropa. – 1984.
ISBN 3 406 03030 0

ISBN 3 406 03030 0

BILDDRUCK: DRAEGER FRÈRES, PARIS
TEXTDRUCK: C. H. BECK'SCHE BUCHDRUCKEREI, NÖRDLINGEN

INHALT

I

ARCHITEKTUR, SKULPTUR UND MOSAIK

Von Xavier Barral i Altet

EINFÜHRUNG

Die westeuropäischen Königreiche – Frankreich, die Iberische Halbinsel, die Britischen Inseln und wie sie auch Norwegen – waren zur Zeit der Romanik in viele feudale Zentren aufgeteilt. Unter dem Kapetinger Ludwig VII. wirkte sich in Frankreich das Anwachsen der Bevölkerung, die Gewinnung von Ackerboden, die Neugründung von Städten und die Umstellung von Handwerk und Handel günstig auf die Entwicklung der Kunst aus. Der Adel baute Burgen zum Zeichen seiner Macht, und das Bürgertum wurde wohlhabend und gab prächtige Wohnsitze in Auftrag.

Als der Normanne Wilhelm der Eroberer 1066 in England Fuß faßte, wurde der Prozeß der Feudalisierung der Insel durch die Einführung normannischer Vorbilder beschleunigt. Die Iberische Halbinsel durchlebte im 11. und 12. Jahrhundert eine Periode des Kampfes um die Rückeroberung der islamischen Territorien, auf die eine sehr lebhafte Neubevölkerung folgte. Im ganzen Abendland bestimmte der Feudalismus das Leben – und in den Burgen kommt er am deutlichsten zum Ausdruck.

Die romanische Kunst behauptete sich hier zu dieser Zeit; anderswo, im Norden, entwikkelte sich schon die Gotik. Der Ausbau des Netzes von Pfarreien trug zur Vermehrung ländlicher Sakralbauten bei. In den Städten ermöglichte der neue Reichtum des Bürgertums den Bau von Denkmälern zum Ruhm der Bürgerschaft und zur Verschönerung der Stadt. Auch die großen Klöster begannen, sich in prunkvollen Bauten zu präsentieren, offenbarten mit Entschiedenheit die Kraft des jungen Klosterwesens. Vielschichtig ausgearbeitete Bildprogramme traten ans Licht; auf den romanischen Fassaden breitete sich ein plastischer Dekor aus und zeugte vom religiösen Gefühl im Rahmen feudaler Lebensordnung.

Auf den Pilgerstraßen zu den bevorzugten Heiligtümern wie Sainte-Foy in Conques oder Santiago de Compostela fand sicher ein künstlerischer, vor allem aber auch ein wirtschaftlicher Austausch statt. Dem ‹*Guide de pèlerin*›, einem Pilgerführer zufolge, führten im 12. Jahrhundert vier Hauptstraßen durch Frankreich nach Santiago de Compostela: die *Via Egidiana* – Saint-Gilles, Montpellier, Toulouse, Somport –, die *Via Podiensis* – Le Puy, Conques, Moissac –, die *Via Lemovicensis* – Vézelay, Saint-Léonard-de-Noblat, Périgueux – und die *Via Turonensis* – Tours, Poitiers, Saintes, Bordeaux. Jenseits der Pyrenäen vereinigten sich die vier Wege wieder in Puente la Reina. «So haben seit dem 12. Jahrhundert die Künstler unaufhörlich die Pilger begleitet. Vielleicht waren sie selbst Pilger und gingen wie die anderen nach Compostela, um Vergebung für ihre Sünden zu erlangen; – auf dem Rückweg boten sie den Bauhütten der Kathedralen ihre Dienste an» (É. Mâle). Und so nannte der amerikanische Gelehrte A. Kingsley Porter sein großes Werk ‹*Romanesque Sculpture of the Pilgrimage*

1 – Frontispiz – Dijon, Notre-Dame – Unsere Liebe Frau der Guten Hoffnung. Drittes Viertel 12. Jh. – *Holz, mehrfarbig gefaßt; Gesamthöhe 0,84 m*

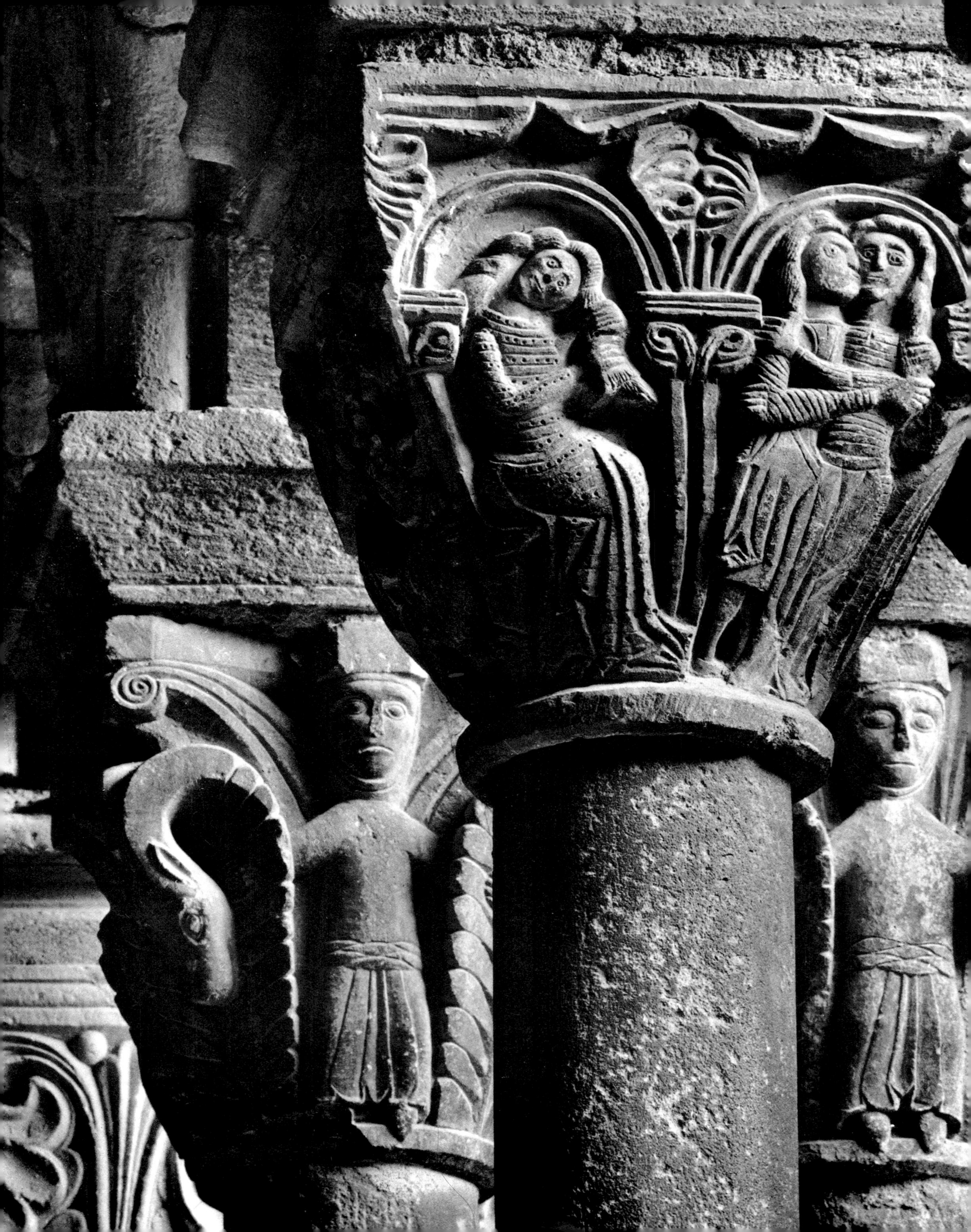

Roads›. Heute sieht man die Rolle des romanischen Künstlers in der mittelalterlichen Gesellschaft völlig anders und relativiert die Einwirkung der Pilgerstraßen auf die künstlerische Arbeit. Sie waren Hauptadern wirtschaftlichen Austauschs, zu Handelsstraßen gewordene alte Römerstraßen. Kürzlich hat man sogar vermutet, daß die Pilgerorte absichtlich in die Nähe solcher Straßen gelegt worden waren, um den religiösen mit dem materiellen Nutzen zu verbinden. Das erklärt zwar nicht die hohe Bedeutung einer Abtei wie Conques, läßt aber ihren raschen Niedergang verständlich erscheinen. Jedenfalls wurden die Pilgerorte reich, konnten große Bauhütten finanzieren und so die berühmtesten Architekten und Künstler an sich ziehen.

Zuerst beschäftigten sich Engländer mit der Geschichte der mittelalterlichen Kunst. In England wurde 1707 die *Society of antiquaries of London* gegründet, und es erschienen die ersten Monographien über Bauwerke. 1810 begann J.-B. Seroux d'Agincourt sich für das Mittelalter zu interessieren und schrieb eine ‹*Histoire de l'art par les monuments du IVe au XVIe siècle*›. Unterdessen wurden weiterhin während der Französischen Revolution beschädigte mittelalterliche Denkmäler zerstört, oder man ließ sie verfallen, wie Chateaubriand 1802 in seinem ‹*Génie du Christianisme*› vermerkt. C. Montalembert wies gute dreißig Jahre später auf eine andere Geißel hin, nämlich darauf, daß Liebhaber der mittelalterlichen Kunst unsachgemäße Restaurierungen vornahmen. Montalembert spricht von zwei Arten des Vandalismus: vom zerstörenden und vom restaurierenden Vandalismus, «der Epidemie der Temperafarbe und der Tünche». Auch Victor Hugo machte in ‹*Notre Dame de Paris*› auf das Problem aufmerksam.

Weiter bewirkte Alexandre Lenoir am Anfang des 19. Jahrhunderts mit der Gründung des großen ‹*Musée des monuments français*›, in dem mittelalterliche Skulpturen didaktisch vorgestellt werden, daß man das nationale Erbe schätzen lernte. Das wiederum führte dazu, daß sich der Staat der Erhaltung der mittelalterlichen Kunst annahm. Es war die Zeit, in der das Mittelalter, wie es sich zuerst in den Reichen des Westens präsentierte, durch die Vorliebe für «malerische Reisen» und die Romantik aufgewertet wurde.

Die Reisen und Veröffentlichungen etwa des Alexandre de Laborde oder des Baron Taylor sensibilisierten auch die Behörden. Der Innenminister Jean-Pierre Comte de Montalivet befahl 1810 den Präfekten eine Bestandsaufnahme aller Denkmäler, Burgen und Abteien. Der Minister François-Pierre-Guillaume Guizot schuf 1830 das Amt eines Generalinspektors der historischen Denkmäler Frankreichs.

1830 bekleidete Ludovic Vitet das neugeschaffene Amt, 1834 Prosper Mérimée. Die Bedeutung von Vitet für die entstehenden Institutionen und sein Einfluß auf Mérimée waren groß. Sie durchzogen Frankreich und setzten eine frühe Form des Denkmalschutzes durch. Die *Commission des Monuments historiques* und das *Comité des arts et monuments* wurden dazu bestimmt, das Erbe zu inventarisieren und zu erhalten. In den ‹*Notes de voyages*› von Mérimée haben wir eine Fundgrube für Hinweise über den Zustand der Denkmäler in der ersten Hälfte des 19. Jahrhunderts. Die ersten Monographien erschienen: über Noyon von Vitet (1845), über Saint-Savin von Mérimée (1845) und über Saint-Denis von R. F. de Guilhermy (1848).

«Ein Gebäude restaurieren heißt nicht, es erhalten, es reparieren oder erneuern, sondern es in einen vollständigen Zustand versetzen, in dem es sich zu keinem gegebenen Augenblick befunden haben kann.» Dieser Satz gibt die Anschauung seines Autors Eugène Viollet-le-Duc wieder und wirft Licht auf einen bestimmten Typus von Instandsetzungsarbeiten, wie sie um die Mitte des 19. Jahrhunderts ausgeführt worden sind. Wenn man heute ein romanisches Monument, etwa die Kirche von Vézelay, untersucht, ist man sich dieser Praxis bewußt und

2 – L'Estany, Kollegiatskirche Sainte-Marie, Kreuzgang – Kapitell: Frau beim Kämmen und Paar in Umarmung. 13. Jh.

weist erst die Spuren von Überarbeitungen aus dem 19. Jahrhundert nach. Nach dieser selbstherrlichen Etappe war man bestrebt, die mittelalterlichen Denkmäler zu konservieren.

Die Archäologen der Normandie standen frühzeitig in Verbindung mit England. Schon C. A. Duhérissier de Gerville, auf den der Begriff ‹romanisch› – für degenerierte römische Architektur – zurückgeht, und Auguste Le Prévost haben die mittelalterliche Kunst in England kennengelernt. Arcisse de Caumont gründete in Caen die *Société des antiquaires de Normandie;* zwischen 1830 und 1841 veröffentlichte er den ‹*Cours d'antiquités monumentales*›, der nach seiner Umbenennung in ‹*Abécédaire ou rudiment d'archéologie*› zwischen 1850 und 1870 sehr großen Erfolg hatte und eine Anzahl Spezialabhandlungen anregte. 1834 gründete er die *Société française d'archéologie,* das ‹*Bulletin monumental*›, dann die ‹*Congrès archéologiques de France*› mit dem Ziel, jedes Jahr die Baudenkmäler einer anderen Gegend zu untersuchen. A. de Caumont unterteilte Frankreich in große regionale Bauschulen, über deren Grenzen und Klassifizierung ein Jahrhundert lang leidenschaftliche Kontroversen ausgetragen wurden. Gegenüber der von Caumont angestrebten Zusammenschau, die von Camille Enlart 1902 mit dem ‹*Manuel d'archéologie française*› fortgesetzt wurde, macht Viollet-le-Duc mit seinem ‹*Dictionnaire raisonné de l'architecture française*› 1853 eine andere Tendenz deutlich: das Streben nach einem umfassenden Katalog.

Zwischen den beiden Richtungen versuchte Jules Quicherat im Rahmen des in der *École nationale des Chartes* 1847 neugeschaffenen Baugeschichtsunterrichts Theorien zu entwikkeln, Denkmäler zu datieren und Monographien über bestimmte Gebiete anzuregen. Robert de Lasteyrie folgte dieser kritischen Richtung in seinen beiden Sammelwerken über die romanische und die gotische Architektur in Frankreich; das gilt auch für J. A. Brutails, dessen bahnbrechende Untersuchungen man kennen sollte, und für Marcel Aubert, dessen ergebensreiche Forschungen in der ersten Hälfte des 20. Jahrhunderts hoch angesehen waren.

In der ersten Hälfte des 20. Jahrhunderts legten Émile Mâle umfangreiche ikonographische Abhandlungen und Henri Focillon Sammelwerke und Studien über die formale Entwicklung der mittelalterlichen Kunst vor. Spanische, französische und amerikanische Gelehrte haben verschiedene Theorien über die romanischen Schulen vertreten; auch die Rolle, die Toulouse einerseits und der Nordwesten der Iberischen Halbinsel andererseits bei der Entstehung der Architektur und der Bauplastik gespielt haben, hat Kontroversen ausgelöst. Sie wurden von den verschiedenen Ansichten über die Anfänge der romanischen Kunst genährt: denen von M. Gómez-Moreno, J. Puig i Cadafalch, F. Deshoulières, H. Focillon, J. Vallery-Radot, P. Francastel und L. Grodecki. Die großen Sammelwerke von R. de Lasteyrie, J. Puig i Cadafalch, M. Aubert, R. Crozet und H. E. Kubach, die Monographien von E. Lefèvre-Pontalis, Jean Huberts Abhandlungen über die vorromanische Kunst und die Rolle des Hochmittelalters für die Ausprägung der romanischen Kunst: in so vielen Etappen entstand die Wissenschaft von der romanischen Kunst.

In den letzten Jahrzehnten wurden beachtliche Fortschritte auf dem speziellen Gebiet der Feldarchäologie des Mittelalters erzielt. Auf die Leistungen englischer und polnischer Pioniere bei Ausgrabungen mittelalterlicher Stätten und bei Untersuchungen der materiellen Kultur des Mittelalters folgten Gründungen moderner Studienzentren in Frankreich, Spanien und Italien. Bäuerliche Gesellschaft, Bautechniken und Friedhöfe wurden Gegenstand neuer Untersuchungen; eine bessere Kenntnis der mittelalterlichen Keramik ermöglichte eine genauere Datierung der Fundstücke. Verlassene Dörfer, Flachland- und Höhensiedlungen, Veränderungen in der Befestigung – für solche Belange des täglichen Lebens und für die Wechselbeziehungen zwischen Mensch und Umwelt interessiert sich die Forschung heute, während sie sich früher ausschließlich mit Sakralbauten beschäftigt hatte.

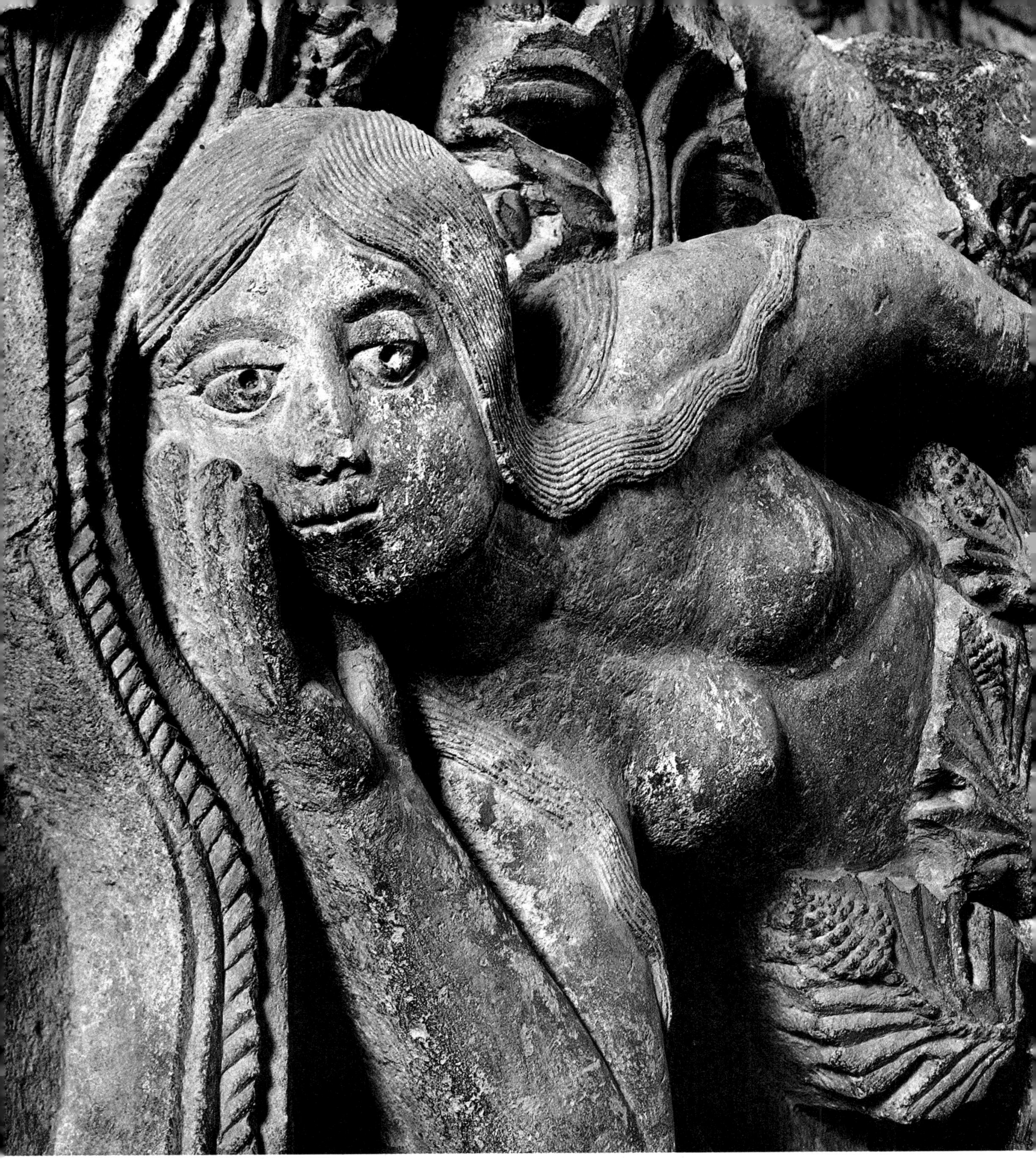

3 – Autun, Kathedrale Saint-Lazare – Türsturz. Ausschnitt: Liegende Eva. Zweites Viertel 12. Jh. – *Stein; Gesamtlänge 1,32 m* – Autun, Musée Rolin

STADT UND LAND

Die Vorstellung von der mittelalterlichen Stadt verbindet man im allgemeinen mit dem Ring der Stadtmauer, die in Abbildungen immer vorrangig erscheint. Aber sieht man von Belagerungsfällen ab, war die Stadt in Wirklichkeit nicht auf das von der Mauer umschlossene Territorium beschränkt, denn einige Viertel lagen immer außerhalb der Mauer. Mauern waren übrigens nicht nur den Städten vorbehalten, auch viele Dörfer waren durch Mauern geschützt. Es ist ohnehin nicht immer leicht, eine Stadt von einem Dorf zu unterscheiden, es sei denn, es handelte sich um Bischofssitze. Und auch anhand irgendeiner vom Historiker willkürlich festgelegten Einwohnerzahl läßt sich die Unterscheidung nicht treffen. Die mittelalterliche Stadt war nicht völlig andersartig als das offene Land; Obstgärten, Scheunen und Ställe waren auch im Inneren von Stadtgebieten häufig. Also muß man für die Unterscheidung andere Kriterien des städtischen Lebens heranziehen: die Art der Arbeit etwa und Wohnformen, Verwaltung, Gerichtsbarkeit und so weiter.

Städte und Städtebau

Die mittelalterlichen Städte entwickelten sich meistens von einem antiken Stadtkern – soweit vorhanden – aus, wie sich an ziemlich vielen Großstädten Frankreichs und der Iberischen Halbinsel nachweisen läßt. Die antike Stadtanlage ist in der Mehrzahl der Fälle erhalten und berücksichtigt worden. Im 11. und 12. Jahrhundert ging die Stadtentwicklung überwiegend in konzentrischen Kreisen und strahlenförmig vor sich. Im 13. Jahrhundert konzentrierte sich die Bautätigkeit auf die Umgebung des Marktplatzes, und es bildete sich ein System von Quadraten.

Im 11. und 12. Jahrhundert entstanden neue Städte. Infolge immer neuer Klostergründun-
Abb. 414 gen bildeten sich im Weichbild der römischen Städte Marktflecken heraus, die oft sogar ihre eigene Mauer hatten – so Saint-Martin in Tours oder Saint-Martin-des-Champs in Paris. In anderen Fällen trugen alleinliegende Klöster zur Gründung klösterlicher Ortschaften, unabhängig von irgendeiner Stadt, bei: Saint-Denis, Cluny oder Conques sind gute Beispiele dafür. Dagegen ist es manchen Abteien wie Saint-Michel-de-Cuxa nie gelungen, ein Wirtschaftszentrum oder einen Ort um sich herum zu bilden. Bei Klöstern, die an der Peripherie einer Stadt lagen, konnte sich die Verbindung zwischen den beiden Polen entweder so gestalten, daß – zum Beispiel bei Moissac – Kloster und Stadt einfach nebeneinanderlagen, oder mehrere Straßen Stadt und Kloster verbanden – zum Beispiel bei Saint-Denis und Charlieu –, oder auch so, daß das Kloster von der Stadt allmählich umschlossen wurde – zum Beispiel bei
Abb. 412 Figeac und Aurillac.

Befestigte Marktflecken entwickelten sich um eine Burg herum; und in ihrem Schutz konnten sie sich zu regelrechten Städten ausweiten. Sie kamen in Frankreich sehr häufig vor und waren recht unterschiedlich angelegt. Dem Gelände entsprechend, lagen sie entweder um die Burg herum oder etwas tiefer. In diesem Fall hatte oft ein Flußlauf die Anordnung von Stadt und Burg und den Aufbau der Stadt bestimmt – so bei Chinon und Château-Thierry. Dann konnte die Burg auch von der Stadt eingeschlossen sein – Gourdon, Montluçon –, sei es in ebenen Gegenden – Châteauroux – oder auf einer Höhe – Pau. Der Aufbau der Stadt Caen ist komplexer und macht deutlich, daß man nicht alle städtebaulichen Lösungen in diesen beiden bekanntesten Gruppen unterbringen kann: zwei Marktflecken, Saint-Pierre und Saint-Jean, existierten mit ihrer Pfarrkirche schon seit dem 11. Jahrhundert, neben der Burg, die selbst einen städtischen Kern besaß.

Der Prozentsatz gänzlich neuer Städte lag im 11. und 12. Jahrhundert in Frankreich weit unter dem in Mitteleuropa. Das durchaus südliche Phänomen der Schutzbündnisse bestand darin, bestimmte Sicherheiten oder Schutzvorrichtungen für die Ansiedlungen miteinander zu kombinieren. Ein Gelände wurde umgrenzt, das beachtliche Ausmaße erreichen konnte, und durch die Vermittlung eines Adelsherrn, Abtes oder Bischofs, eines militärischen oder religiösen Ordens gelangte man zu einer Gründungsurkunde für ein Dorf. Man hielt sich im allgemeinen an zwei Typen von Plänen: man wählte eine lineare, an einer Achse – Straße oder Weg – aufgereihte Ansiedlung, meist mit einer Kirche am Ende – Sauveterre-de-Béarn, Villefranche-sur-Cher –, oder man entschloß sich zu einer Ansiedlung mit einer Kirche in der Mitte Abb. 411 und ringförmig angeordneten Straßenzügen – Beaumont-en-Argonne, Couvertoirade. Bis über das 12. Jahrhundert hinaus gab es Neugründungen in Form von sogenannten Neustädten. Die Gründung von Montauban 1144 kündete schon die neue Planung der von zwei Abb. 415 Achsen bestimmten karreeförmigen Anlage an, wobei der Schnittpunkt der beiden Achsen zu einem zentralen Marktplatz ausgebaut wurde.

Auf der Iberischen Halbinsel zeigen mittelalterliche Städtegründungen vielfältige Erscheinungsformen, die ihren Ursprung in dem Nebeneinanderbestehen zweier Kulturen hatten: der christlichen und der mohammedanischen. Nach der *Reconquista* entstand mit der Umbildung der mohammedanischen Städte ein neuer Stadttypus; die neuen Besitzer richteten sich die Städte nach ihren Bedürfnissen ein. Am Ende des 11. und während des 12. Jahrhunderts nahmen die Gründungen in den christlichen Königreichen im Norden der Halbinsel zu. Den Ausgangspunkt bildeten oft vom König gewährte Konzessionen und Freiheiten. Mitunter, wie im Falle von Salamanca seit 1147, entstand die Stadt durch die Zusammenlegung mehrerer Dörfer. Ein islamischer Schriftsteller bezeugte diese Erscheinung um die Mitte des 12. Jahrhunderts, indem er Ávila und Segóvia nicht als Städte, sondern als Ansammlung mehrerer Dörfer beschrieb: der Übergang zur abgeschlossenen Stadt Ávila war die Folge einer militärisch brisanten Lage, wie die Stadtmauer beweist.

Die Pilgerfahrt nach Santiago de Compostela war im 11. und 12. Jahrhundert eine gesellschaftliche, wirtschaftliche und religiöse Einrichtung von größter Bedeutung für den Nordwesten der Iberischen Halbinsel. An den strategisch wichtigen Stellen der Straßen wurden vom Königtum Städte gegründet: Logroño 1095, Sahagún 1085. Die Städte waren nicht nach einem einheitlichen Plan angelegt, aber viele erstreckten sich doch zu beiden Seiten der Straße nach Santiago de Compostela. Bei den am frühesten gegründeten Städten formte ‹der Weg› das Stadtbild durch eine Konzentration der Bauten nahe der Durchzugsstelle, so in Burguete, Lorca, Estella, Logroño, Burgos und Castrogeriz. Abb. 416

Die neuen, nach einem regelmäßigen Plan karreeförmig angelegten Städte mit zwei Achsen und einem Marktplatz in der Mitte gab es südlich der Pyrenäen schon sehr früh – Sangüesa und Puente la Reina in Navarra, die Alfons I. zwischen 1101 und 1134 gegründet hatte, Villarreal und Castellón de la Plana, Briviesca in Kastilien. In vielen dieser Städte sind bis heute Reste erhalten, durch die man die mittelalterliche Gestalt der Innenstadt rekonstruieren kann, mit den Pfarrkirchen, die den Vierteln ihren Namen geben, den Vorstadtanlagen und der Hauptstraße mit ihren Säulenarkaden und dem großen Marktplatz. Die katalanischen Küstenstädte wurden nach dem römischen Grundriß ausgerichtet. In Barcelona ist die ‹Altstadt› in zwei Achsen und mit einem rechteckigen zentralen Platz angelegt, der für das städtische Leben des Mittelalters eine ähnliche Rolle gespielt hat wie das Forum in der Antike. In

Gerona und Tarragona wurde um die stadtbeherrschende Kathedrale herum jeweils ein Kleriker-Viertel gebaut, eine Art Stadt in der Stadt. Die vielen verschiedenen Lösungen zeigen die Vielfalt der Stadtanlagen südlich der Pyrenäen.

Die öffentlichen Bäder müssen im Mittelalter sehr zahlreich gewesen sein. Unter den besterhaltenen auf christlichem Boden sind die Bäder von Gerona bezeichnenderweise als ‹arabische Abb. 419 und 420 Bäder› bekannt. Sie stammen fast vollständig aus dem letzten Viertel des 12. Jahrhunderts und sind jedenfalls 1194 beendet worden, als nämlich der König ihre Gewinne der Kathedrale zuschlug. Der Grundriß ist ähnlich wie bei den römischen Thermen, und dadurch gleicht er auch einigen arabischen Bädern des Westens. Im *frigidarium* stehen um ein achteckiges Bekken in der Mitte Säulen, die eine Laterne tragen.

1066 setzte in Großbritannien schlagartig ein Aufschwung städtischen Lebens im Schutz zahlreicher neuer Burgen und Klöster ein. Häufiger als kreisförmig angelegte Städte – wie Abb. 417 und 418 Sarum – waren solche mit langgestrecktem Bebauungsplan. Der Marktplatz, durch Erweiterung der Straße entstanden, schloß dann unmittelbar an sie an – so in Oxford. Unter den Klosterstädten sind Bury Saint Edmunds und Peterborough Beispiele für das Nebeneinander von Kloster und Stadt. Unter den Feudalstädten ist Ludlow eine langgestreckte Anlage mit der Burg am einen Ende und der Kirche am anderen; Burg und Kirche sind durch eine Straße verbunden, die an einer Stelle zu einem Marktplatz erweitert ist. Durham und Bristol schmiegen sich in die Windung eines Flusses.

Der Markt spielte eine bedeutende Rolle im städtischen Gefüge Großbritanniens, besonders in kleinen Städten, die an große Straßen gebaut waren, wie Alnwick. Ein Stadtplan mit strahlenförmig auf den Markt zulaufenden Straßen gestattete es, die Fassaden entweder dem Markt oder der Zufahrtsstraße zuzuwenden – übrigens war die letztere Möglichkeit wahrscheinlich der Hauptgrund für den Erfolg der Straßendörfer.

Judenviertel und Synagogen

Judenviertel gab es in den mittelalterlichen Städten unter verschiedenen Bezeichnungen, je nach Zeit und Ort. Die erzwungene oder freiwillige Konzentrierung der Juden innerhalb der Städte schloß nicht aus, daß sie auch verstreute Wohnsitze haben konnten. Das Judenviertel lag im allgemeinen an der Peripherie und besaß kommunale Einrichtungen wie Werkstätten und ein Krankenhaus.

Die Schaffung des Call, des Judenviertels von Perpignan, verdeutlicht diesen Vorgang der Konzentrierung sehr gut, obwohl sie erst nach der von uns behandelten Zeit stattfand. 1243 wurde den Juden der Stadt ein Viertel zum uneingeschränkten Eigentum übergeben, es stand ihnen jedoch weiterhin frei, sich auch anderswo anzusiedeln. Bei der Annahme der neuen Vergünstigungen zeigten sie jedoch eine gewisse Zurückhaltung. Nur wenige Jahre später, 1251, zwang sie dann die Königin auf Drängen der Bevölkerung, in ihrem Viertel zu wohnen. Übrigens gab es auch den umgekehrten Vorgang der Auflösung solcher Viertel, wobei manchmal eine Entschädigung gezahlt wurde, wie in Carpentras. Es wird allgemein angenommen, daß diese Konzentrierung, wenn sie freiwillig vor sich ging, dem Bedürfnis entsprang, nahe bei den zum religiösen Leben der Juden gehörigen Gebäuden zu wohnen; vielleicht spielten auch Sicherheitsfragen eine Rolle. War die Konzentrierung obligatorisch, berief man sich auf Gründe der religiösen Ordnung.

Nicht alle jüdischen Gemeinden der Städte Frankreichs waren auf bestimmte Viertel verwiesen – etwa L'Isle Jourdain im Gers –, und es gab auch keinen typischen Plan für diese Viertel. Natürlich war die Synagoge das Hauptgebäude, stellte das religiöse Zentrum dar und

4 – Conques – Altes Burgdorf und Abteikirche Sainte-Foy (Gesamtansicht)

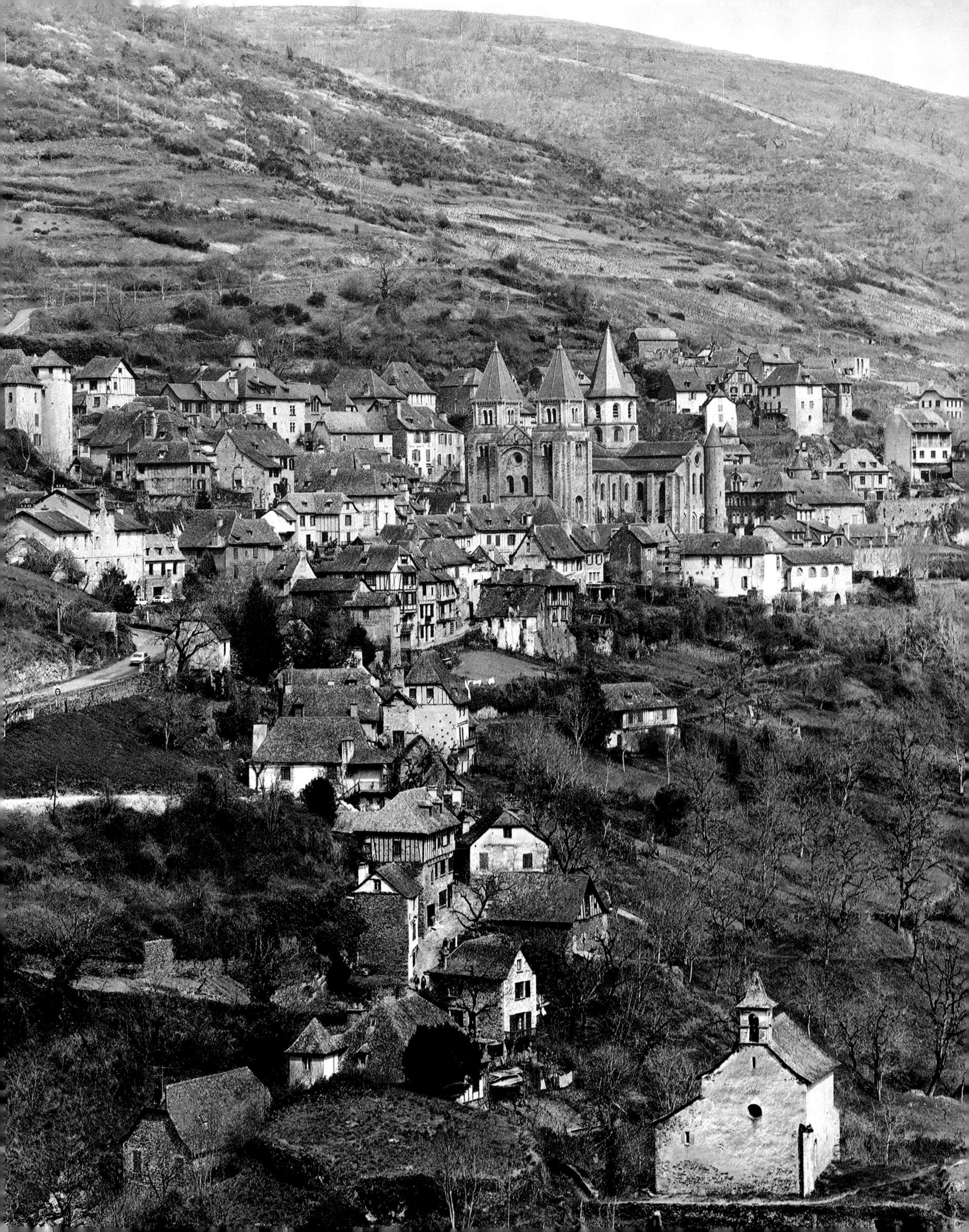

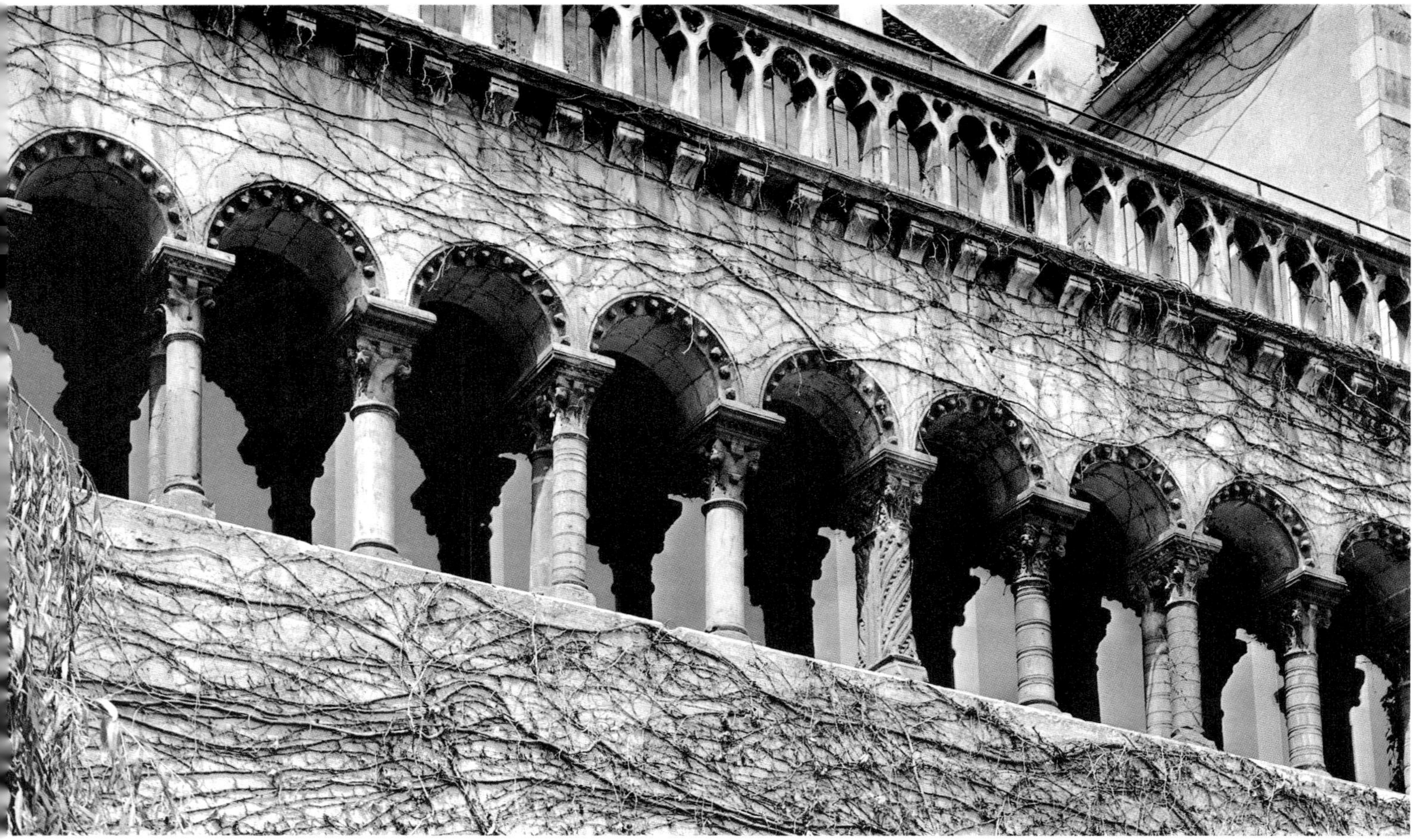

5 – Auxerre, altes Bischofspalais – Arkadengalerie (Ausschnitt). 12. Jh.

beherbergte die Verwaltung. Einige bedeutende Synagogen in Frankreich sind durch Schriftzeugnisse bekannt, handfeste Überreste sind dagegen nur sehr wenige erhalten; deshalb kommt der kürzlich geglückten Entdeckung eines dieser verschwundenen Baudenkmäler besondere Bedeutung zu.

Abb. 424 1976 trat bei Arbeiten im Ehrenhof des Justizgebäudes von Rouen eine Synagoge zutage, die die Kunst der Juden in der mittelalterlichen Stadt in einem neuen Licht erscheinen läßt. Es ist ein rechteckiges Gebäude mit bemerkenswertem Dekor und stammt aus der Zeit um 1100. Die Mauern sind außen durch Strebepfeiler verstärkt, die von dünnen Säulen flankiert sind. Der untere Raum wurde nur durch vier Fenster mit doppeltem Gewände beleuchtet, was in der Gegend recht selten vorkommt, und die obere Etage war vielleicht ähnlich erhellt. Der Reliefdekor der Außenwände war sehr qualitätvoll, soweit man das aus den gefundenen Basen schließen kann. Der geometrische und vegetabilische Dekor ist ähnlich wie bei anderen normannischen Bauten, etwa in Saint-Georges-de-Boscherville.

Die Identifizierung des Gebäudes, das auch architektonisch normannischen Bauten nahesteht, als Synagoge gelang durch die Entdeckung von Graffiti auf den Mauern. Das völlige Fehlen von Innendekor und die Lage des Gebäudes bestätigen die Deutung. Die Synagoge ist nach 1096 gebaut worden, als dem Aufbruch der Kreuzfahrer ein Judenpogrom vorangegangen war, aber vor 1116, dem Datum einer heftigen Feuersbrunst im Judenviertel. Gegen Ende des Jahrhunderts ermöglichte eine Wiederherstellung des Viertels und des Zugangs zur Syn-

6 – Gerona, Arabische Bäder – Frigidarium mit oktogonalem Schwimmbad und Säulen. Vor 1194

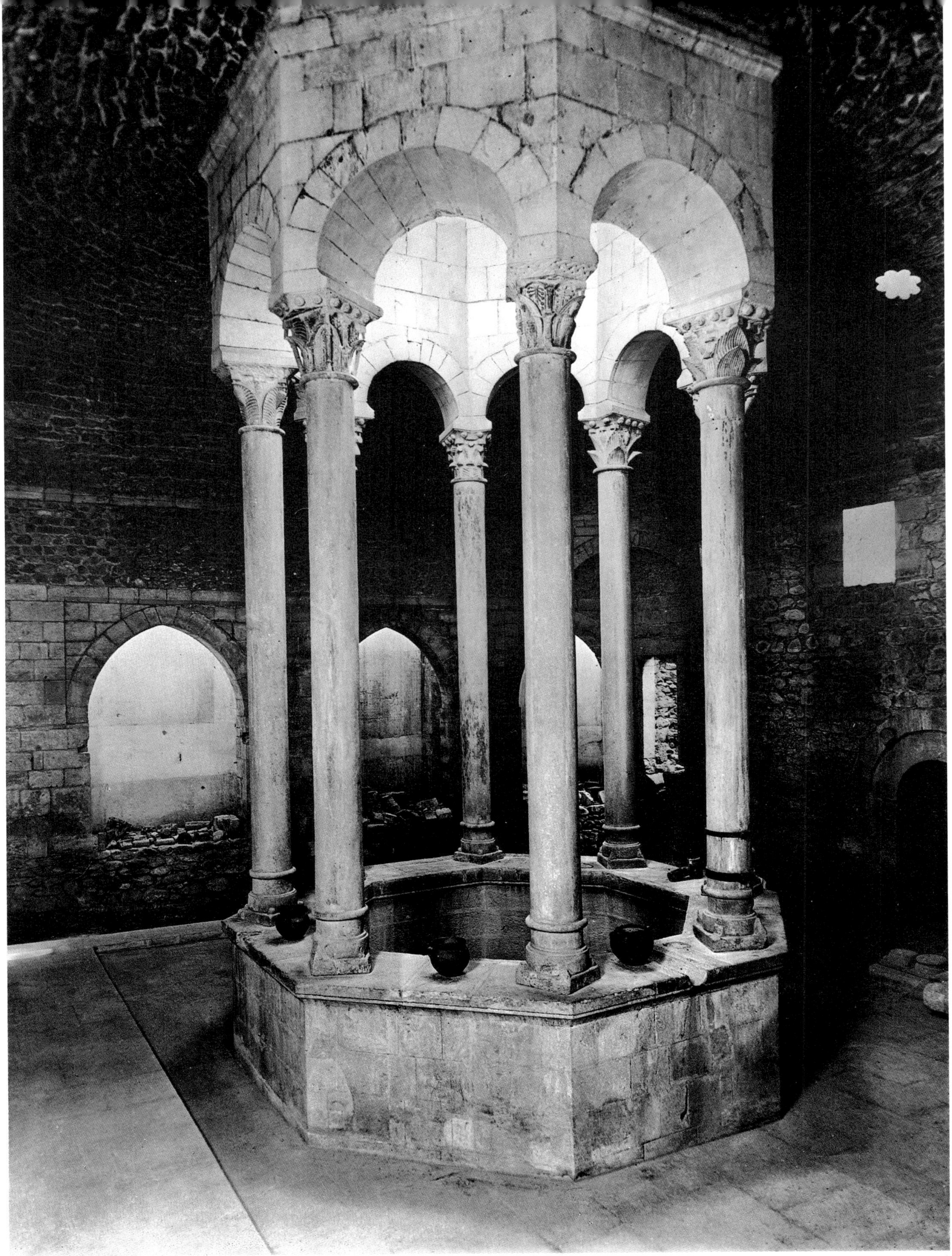

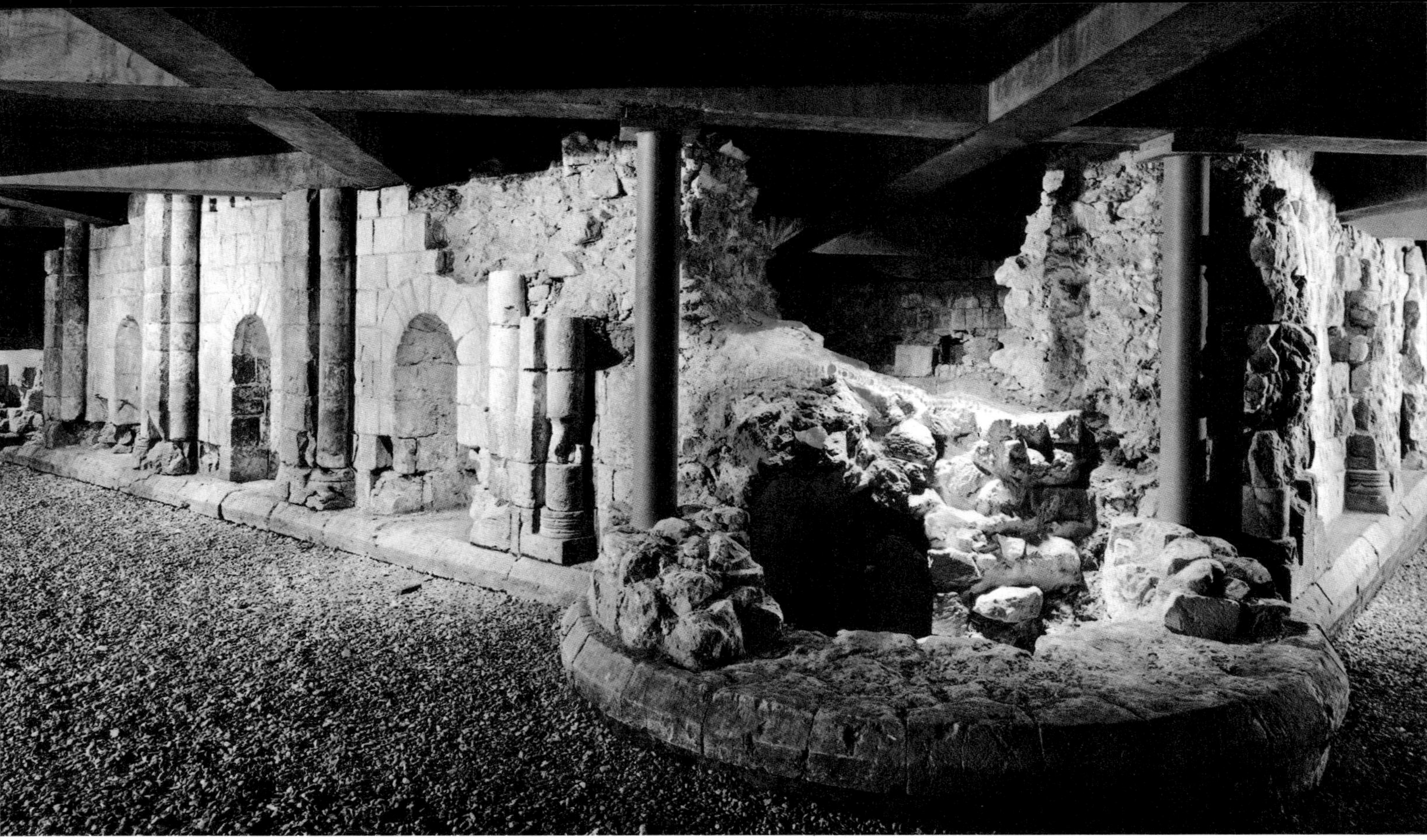

7 – Rouen – Synagoge – Mit Strebepfeilern und flankierenden Säulchen verstärkte Außenmauern (heutiger Zustand). Um 1100

agoge den Bau eines überwölbten Kellers, der ebenfalls 1976 entdeckt wurde und vielleicht das rituelle Bad beherbergte.

Das Stadthaus oder der Wille zur Repräsentation

Im Band ‹Romanische Kunst. Mittel- und Südeuropa› haben wir die Hauptmerkmale der wohlhabenden städtischen Wohnbauten aufgeführt. Es handelte sich um hohe Gebäude mit Gewölben oder Kellern, wobei lediglich die Straßenfront von der Bemühung um Dekoration profitierte. Solche Bauten entstanden in einer Zeit des allmählichen Aufschwungs eines städtischen Bürgertums, das seine Reichtümer vom Land oder aus Geschäften in der Stadt bezog. Die reich gewordenen Bürger wetteiferten mit dem Adel und den kirchlichen Würdenträgern in dem Ehrgeiz, Häuser mit besonders gepflegten Fassaden zu bauen. Ein großes Portal öffnete sich im Erdgeschoß; die Fenster des ersten Stocks waren meistens paarweise angeordnet und hatten eine Rundbogen- oder Spitzbogenstellung, die oft noch von einem Entlastungsbogen überwölbt war. Die Verzierung war reich: Kapitelle, Basen, Reliefs und Tympana kommen vor. Die Fassade des Privathauses eiferte der Palastfassade nach.

Durch die Verwendung von Stein gewann das mittelalterliche Stadthaus Solidität. In der Innenaufteilung blieb es im wesentlichen funktionell. Das Kellergeschoß wurde im allgemeinen auf rechteckigem Grundriß mit oder ohne Stützpfeiler errichtet. Das offene Erdgeschoß konnte als Laden oder als Warenlager dienen. Das erste und, falls vorhanden, das zweite Geschoß enthielten Wohn- und Gesellschaftsräume. Das Mobiliar war auf das Notwendige beschränkt: Betten, Truhen, Bänke, Tische auf Böcken oder Beinen, Möbel zum Verwahren von Hausrat, Stühle und so fort. Die Wände waren mit Stoffen oder Wandmalereien geschmückt.

Unter den Herrensitzen ist das Stadthaus von Saint-Antonin (Tarn-et-Garonne) ein außergewöhnlicher Bau mit dreigeschossigem Aufriß. Es handelt sich um ein Privathaus, das im 14. Jahrhundert Sitz des Konsulats der Stadt wurde. Die Eigentümer, die im 12. Jahrhundert den Bau in Auftrag gaben, sind bekannt, es waren die Granolhet, und ihr Bau spricht für die Bedeutung des neuen städtischen Bürgertums: Raymond V., Graf von Toulouse, hielt sich 1175 bei den Granolhets auf. Diese vermögende Familie war nicht adlig, aber da sie nun nach Art des neuen Bürgertums reich geworden war, wollte sie einen prunkvollen Wohnsitz haben, der den neuen Repräsentationsbedürfnissen Genüge tat. Kurz vor 1155 ließen sie dieses Haus bauen, das den Rathausplatz im Westen abschließt.

Zwei Gebäudekörper sind hier aneinandergefügt: ein Wohnhaus und ein Turm. Über einer Reihe von drei Spitzbogenarkaden liegt ein offener Laufgang; er wird durch Dreiergruppen von Säulchen gegliedert, die durch Pfeiler getrennt sind. Die Pfeiler sind mit zwei besonders qualitätvollen Hochreliefs geschmückt. Das eine stellt Adam und Eva dar, das andere wahrscheinlich das Salomonische Urteil. Hinter dem Laufgang befindet sich der große Empfangssaal des Hauses. Das Obergeschoß zeigt drei paarweise angeordnete Fensteröffnungen, die die eigentliche Wohnebene erhellen. Der Fassadendekor wurde im Mittelalter durch Fayenceinkrustationen vervollständigt. Den Turm am Haus ließen die Adligen und wohlhabenden Bürger zum Zeichen ihrer Macht bauen. Es ist bekannt, daß es in Toulouse auch solche Häuser mit Türmen gab.

Man könnte noch einige romanische Häuser in verschiedenen Gegenden erwähnen, etwa den sogenannten ‹Pavillon der Adelaide› in Burlats, das romanische Haus von Dol in der Abb. 421 bis 423
Bretagne und das romanische Haus von Cluny. Übrigens hatten die Bischofs- oder Abtssitze Abb. 322
den gleichen Geschoßaufbau wie die Herrenhäuser.

In Großbritannien stellten im 11. und 12. Jahrhundert die Wohlhabenden ähnliche Anforderungen an ihre Stadthäuser. Das romanische Haus von Christchurch in Hampshire ist ein stark zerstörtes und restauriertes, in die Burg einbezogenes zweistöckiges Gebäude, das mit einem Holzbalkendach gedeckt war. Das Erdgeschoß mag für Dienstboten bestimmt gewesen sein; den von breiten Fenstern erhellten ersten Stock erreichte man über eine Treppe im Inneren. Die seit der Mitte des 12. Jahrhunderts entstandenen schönen jüdischen Häuser, die in England untersucht wurden, unterscheiden sich weder im Grundriß noch im Aufriß von den bisher vorgestellten Wohnhäusern – Music House und Jew's House in Norwich, Jew's Abb. 426 bis 428
House und Aaron in Lincoln, Moyses Hall in Bury Saint Edmunds. Sie sprechen lediglich für die Existenz eines wohlhabenden jüdischen Bürgertums, das seinen Reichtum durch ähnliche Bauten hervorkehrte, wie sie zum Beispiel der Notable Richard von Leicester am Anfang des 13. Jahrhunderts am Hafen von Southampton bauen ließ.

Von der Stadt zum Land

Die Stadt lag immer im Schnittpunkt von Straßen. Die Römerstraßen wurden wiederverwendet und durch ein Netz kleinerer Straßen verknüpft. Neben dem Verkehr auf den Flüssen nahm nun auch der Transport auf den Straßen zu, und zwar dank einer geschickteren Behandlung der Pferde, die fortan beschlagen und leichter angespannt wurden. So wie die Stadtmauern, die Stadttore und die Anlage und Wiederinstandsetzung der Fahrwege gehörte der Brükkenbau zu den großen Leistungen des Mittelalters.

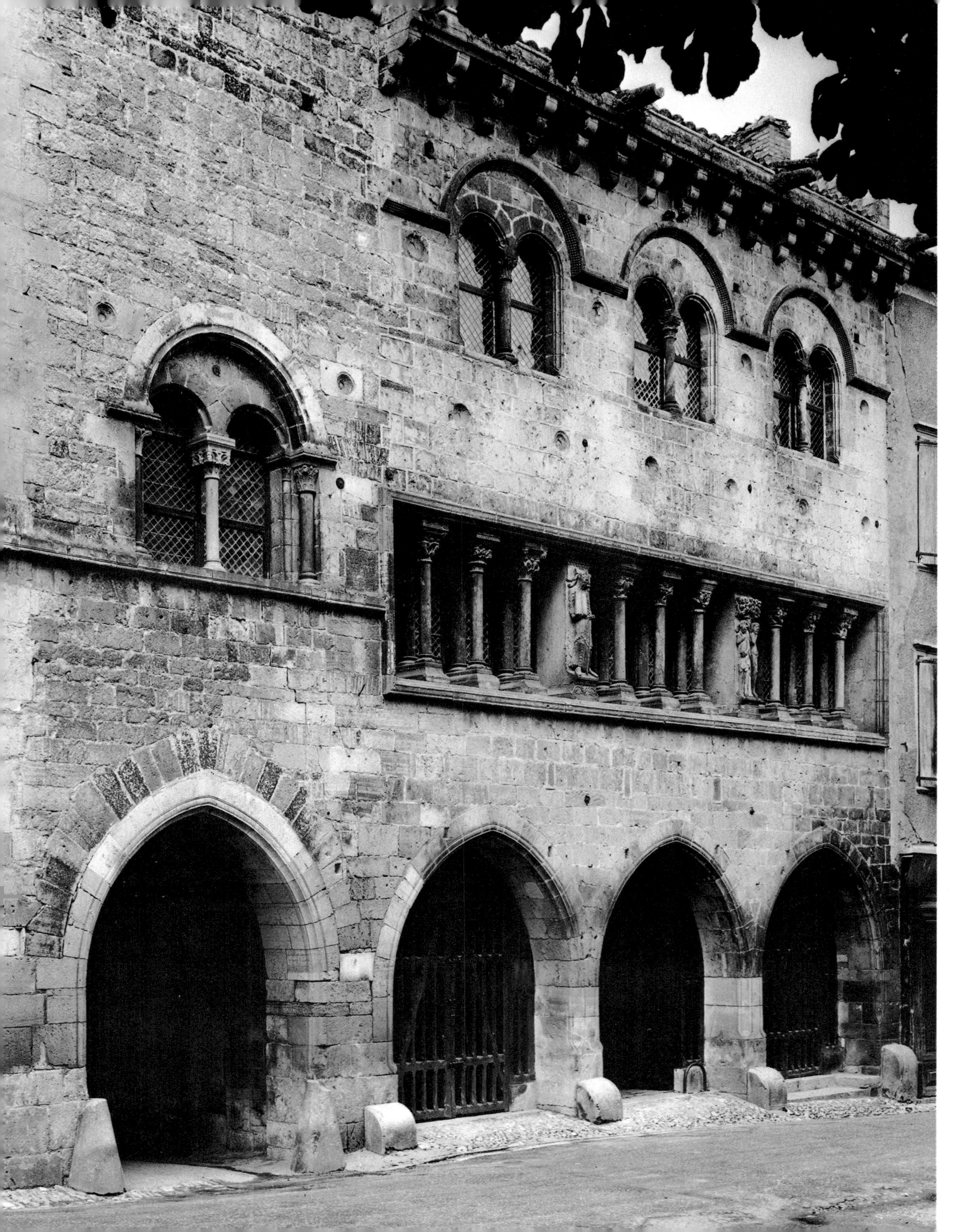

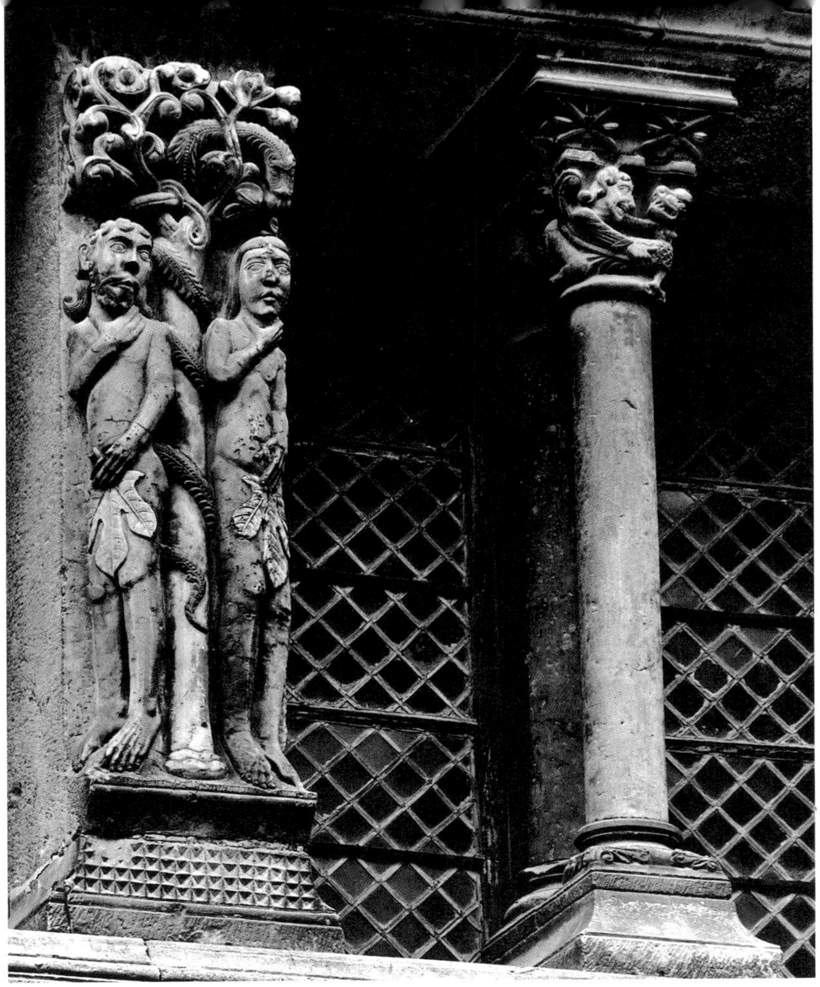

9 – Saint-Antonin, Stadthaus der Granolhet – Pfeiler. Ausschnitt: Adam und Eva. Vor 1155

Die Brücken wurden zu einem tragenden Element des Straßennetzes. Die römischen Brükken existierten zwar noch, aber sie reichten nicht aus oder waren in einem schlechten Zustand. Nun ersetzte man sie oder baute sie neu, wobei zumindest die Pfeiler immer aus Stein waren. Besonders wichtig waren die Brücken in den Städten: die Brücke von Châtellerault über die Vienne wurde kurz vor 1060, die von Mâcon vor 1077 gebaut, die Lyoner Brücke über die Saône ist um 1077 fertiggestellt worden, und die römische Brücke von Grenoble wurde 1100 neugebaut. Nach 1150 entstanden beim Brückenbau kühne Werke: die Brücke von Avignon entstand zwischen 1177 und 1185, die von Rouen etwa 1144/1145, und in Narbonne wurde die römische Brücke am Anfang des 13. Jahrhunderts durch eine neue ersetzt. Die Brückenzölle wurden erhöht, dadurch konnte man das Straßennetz verbessern. Die besten Architekten arbeiteten an den Konstruktionen – man kennt das hohe Ansehen von Petrus Deustambem in Lyon und schreibt dem Meister Matthaeus von Santiago de Compostela ähnliche Leistungen zu.

Die Brücke von Albi wurde zwar schon etwas vor der hier behandelten Epoche gebaut, aber wir besitzen eine Beschreibung von ihr, die der Domherr von Saint-Salvi kurz nach 1042 anfertigte.

Die allgemeine Verbesserung des Straßennetzes ging Hand in Hand mit dem Aufbau eines Netzes von Pfarreien, das für die bäuerliche Bevölkerung wichtig war. Die Stadt hing fortan

8 – Saint-Antonin – Stadthaus der Granolhet: Dreigeschossige Fassade. Vor 1155

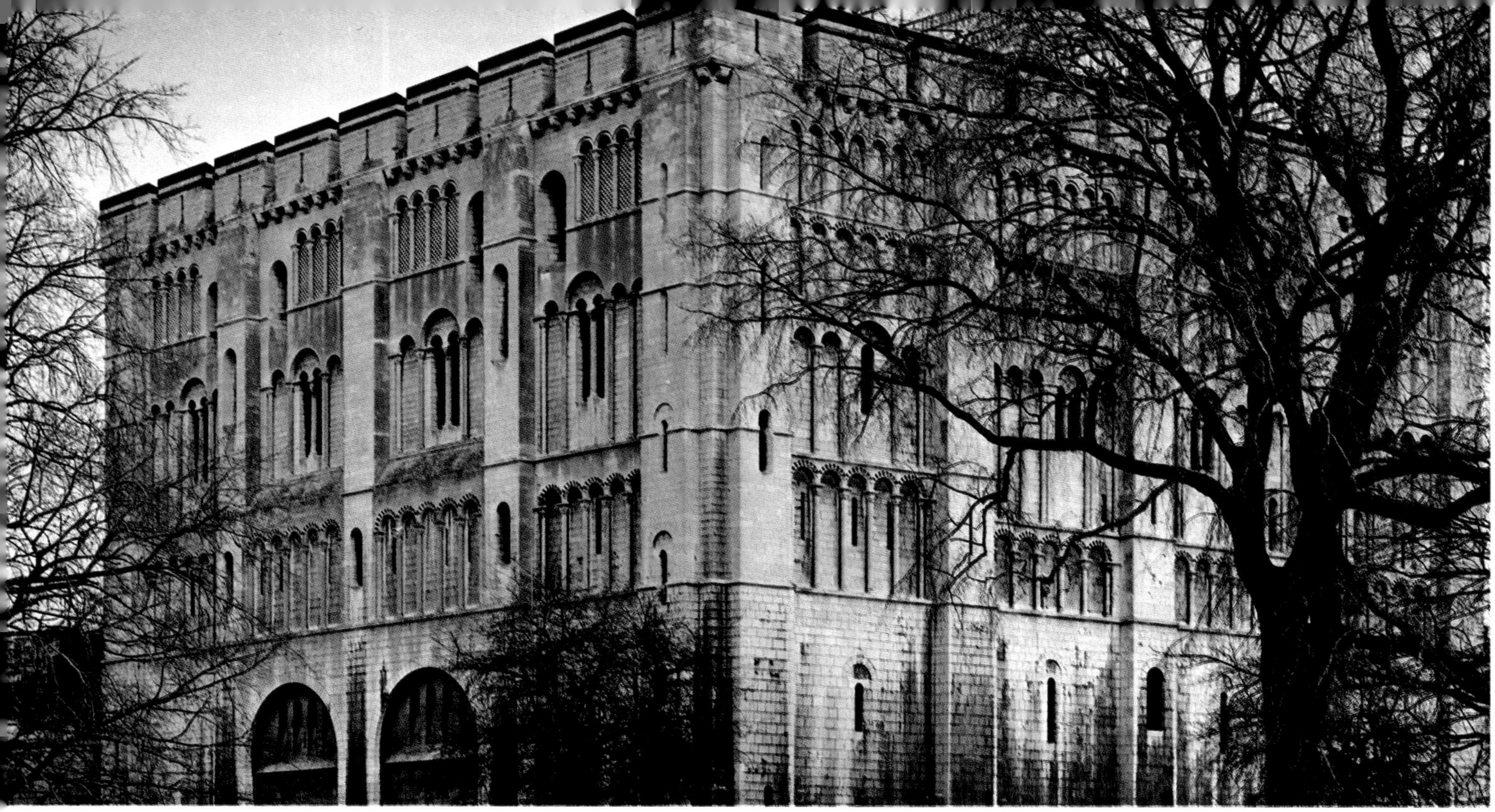

10 – Norwich – Schloß: Mehrgeschossige Fassade. 12. Jh.

vom Land ab und umgekehrt. Kirchentage der Sprengel, Feste, Märkte und Handel aller Art boten Stadt und Land Gelegenheiten zum Austausch.

Bäuerliche Wohnstätten

Abb. 429 bis 433 Am Ort Wharram Percy in Yorkshire fand eine der größeren Grabungen statt, denen wir unsere Kenntnisse über das mittelalterliche Dorf in Westeuropa verdanken. Der Ort war von der Römerzeit bis zum Ende des Mittelalters bewohnt. In den Jahren 1186 bis 1188 wurden dort um einen Herrenhof herum Wohnstätten angelegt, während sich die seit dem 8. Jahrhundert oftmals umgebaute Kirche am Ende des Dorfes befand. Der Herrenhof war nach dem bereits vorgestellten Muster für Repräsentationsbauten aus Stein errichtet. Die um den Herrenhof gelegenen Häuser waren innerhalb von viereckigen Umzäunungen auf rechteckigem Grundriß aufgeführt, wobei die Hälften für die Tiere niedriger gehalten waren. Der Übergang vom Holz zum Stein vollzog sich in Wharram Percy vorwiegend um die Mitte des 13. Jahrhunderts.

Eine weitere Grabung auf englischem Boden, in Gomeldon in Wiltshire, zeigt, daß der Übergang vom Typus des Hauses, bei dem alles unter einem Dach vereint ist, zum Bauernhof mit verschiedenartigen, um einen geschlossenen Hof herum angeordneten Gebäuden zwischen dem 11. und dem 14. Jahrhundert stattfand. Im 12. Jahrhundert ist nur der Eindachhof mit Kniestock-Dachstuhl belegt. Auf dem Kontinent war dieser Haustypus im Mittelalter in mehreren Gegenden verbreitet, in der Bretagne war er sogar vor relativ kurzer Zeit noch üblich. Bei der Grabung von Pen er Malo (Guidel, Morbihan) kamen Eindachhöfe mit ovalem Grundriß aus der Mitte des 12. Jahrhunderts zutage. Die beiden Entwicklungsstadien bäuerlichen Wohnens im Mittelalter, Eindachhof und aus mehreren Gebäuden bestehender Bauern-

11 – Orthez – Die ‹Alte Brücke› mit Wehrturm. 13. Jh.

hof, verdeutlichen die wachsende Wohlhabenheit des Bauernstandes und den Fortschritt der Landwirtschaft.

Zu den Materialien, die zum Bau des mittelalterlichen Bauernhauses verwendet wurden, gehörten Holz und Stein, aber auch Strohlehm und Stampflehm. Diese Technik, bei der mit einer Mischung aus Stroh, Lehm und Schotter gearbeitet wird, hinterläßt wenig Spuren, ist aber viel benutzt worden. Die Mauern waren dick und außen mit einer Putzschicht bedeckt. Bei der Ausgrabung von Wallingford Castle in Oxfordshire wurde ein Stampflehmgebäude vom Ende des 12. oder vom Anfang des 13. Jahrhunderts freigelegt, das in drei Räume mit je einer Feuerstelle unterteilt ist.

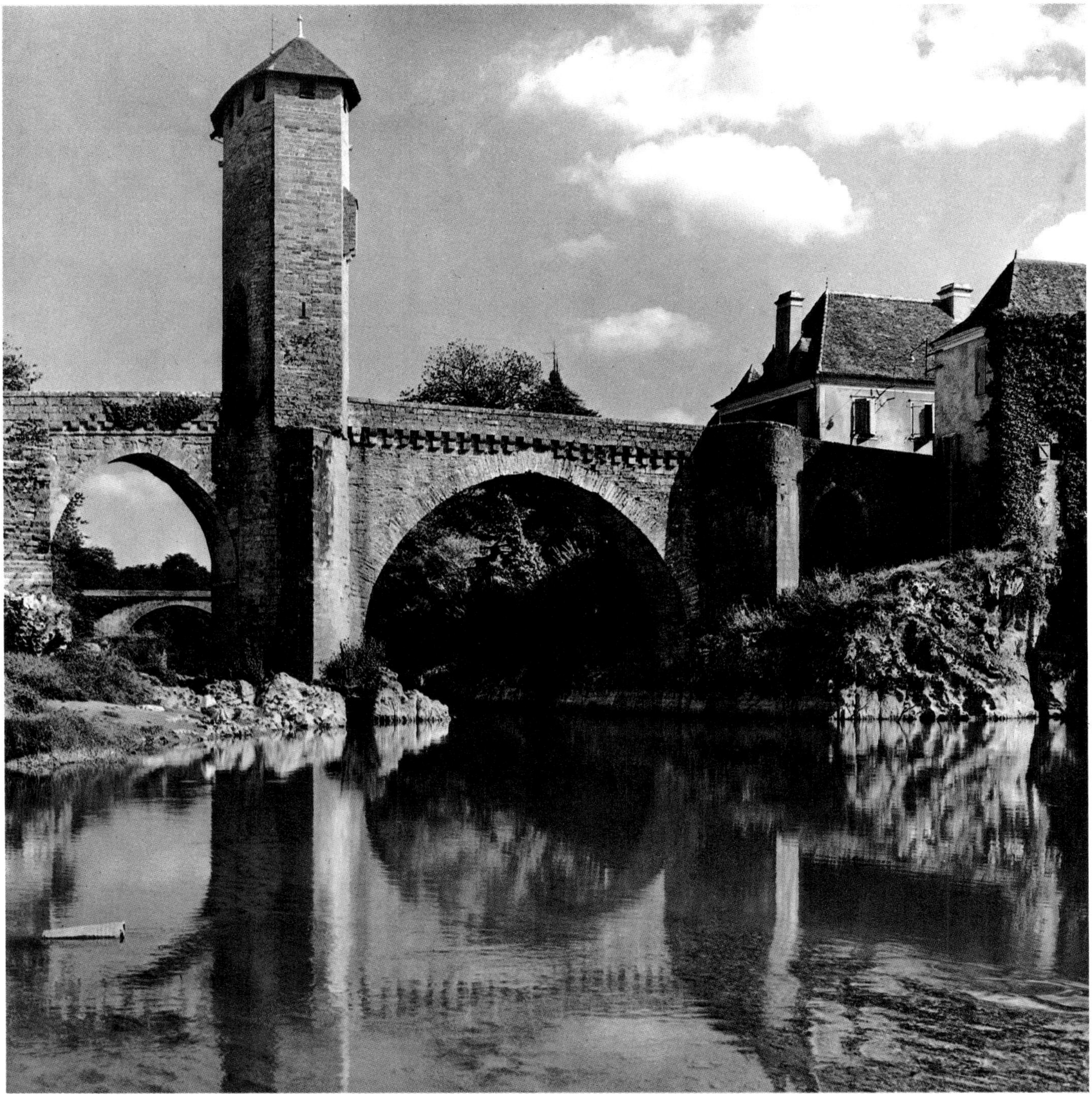

BURGEN UND FESTUNGEN.
ARCHITEKTONISCHER AUSDRUCK DES FEUDALISMUS

Die Burg hatte vor allem eine Verteidigungsfunktion, und der Platz für die Anlage einer Burg
Abb. 441 wurde dementsprechend ausgewählt. Die Burg war aber auch als Wohnsitz für ihren Herrn gedacht, der Bau mußte also den Wohnbedürfnissen genügen und für Empfangszwecke geeignet sein. Und noch mehr Aufgaben mußte die Burg erfüllen, je nachdem, ob von ihr aus Landwirtschaft betrieben wurde oder ob sie ein Verwaltungszentrum darstellte. Das Alltagsleben wurde von der Burg aus organisiert. Die Errichtung einer Burg war traditionell Angelegenheit und Vorrecht des Fürsten; im 12. Jahrhundert wurde die Burg zum Gegenstand der Begehrlichkeit, des Kampfes und der Insubordination. Herrscher und Herren konnten im allgemeinen ihre Rechte nur durch Befestigungen und Gewaltanwendung geltend machen. Die Zahl der Burgen nahm zu, sie wurden zum Zeichen der Lehnsherrschaft.

Die Neuorganisation der örtlichen Verwaltung gab den Feudalherren, soweit sie Eigentümer einer Burg waren, eine reale Autorität. Ihr Reichtum stammte oft aus der Landwirtschaft. Eine Schar von Rittern stand mit der Burg in Verbindung; sie wohnten in der Nachbarschaft und beteiligten sich an der Verteidigung und sonstigen militärischen Unternehmungen. So gewann die Feudalstruktur an Festigkeit.

Für die Anlage einer Burg bevorzugte man einen Platz, der sich von Natur aus gut verteidigen ließ, von dem aus man die Liegenschaften des Herrn schützen konnte und der seine Macht betonte. Das soziale Gefüge einer Gegend und dessen Veränderungen waren mitunter der Grund dafür, daß manche befestigten Plätze zugunsten näher oder ferner liegender Burgen aufgegeben wurden, wenn diese Eigenschaften besaßen, die den neuen Bedürfnissen besser entsprachen. Gelegentlich kam es zu einer Häufung von Burgen.

Wenn Dorf und Burg miteinander verbunden sind, ist es nicht immer leicht zu entscheiden, ob die Burg für das Dorf oder das Dorf für die Burg bestimmend war. Oft entstand die Burg als Nachfolgerin einer älteren befestigten Domäne *(curtis)*, sie wurde also inmitten einer Gutswirtschaft und der dazugehörigen Gebäude aufgeführt. In anderen Fällen suchte die Burg die Nähe eines Klosters. Wenn die Errichtung der Burg in einer abgelegenen, wenig bevölkerten Gegend vorgesehen war, erfolgte zugleich die Urbarmachung und Inbesitznahme des Bodens.

Die Burg war also keine sich selbst genügende Erscheinung in romanischer Zeit, sondern erfüllte eine bedeutende soziale Aufgabe. Zusammen mit Klöstern und Pfarrkirchen gaben die Burgen der Landschaft ein neues Gesicht und riefen Gruppen von Ansiedlungen ins Leben. Verteilung, Form und Bauweise der Burgen waren je nach Gegend verschieden.

Befestigung und Verteidigung

Wie schon gesagt, kam es wegen der Verteidigungsfunktion der Burg bei der Wahl des Ortes auf dessen strategische Bedeutung an. Besonders wichtig war die Lage in Grenzgebieten. Es handelte sich übrigens nicht um Grenzlinien, sondern um durch befestigte Bauten beherrschte Zonen, von denen aus die Territorialherren angreifen oder den Schutz der Bevölkerung sicherstellen konnten. Weithin sichtbar, konnte die Grenzbefestigung Feinden und Nachbarn überzeugend die Macht der Territorialherren vor Augen führen. Andere Burgen gewährleisteten die Kontrolle von Straßen, oft nur, um durch Wegzölle Gewinn aus der Durchquerung des Gebietes zu schlagen.

Was die Taktik anging, brauchte die Burg die für eine wirksame Verteidigung des Platzes notwendigen Anlagen. Der Angreifer verfügte im wesentlichen über Sturmleitern, Wurfartillerie und bewegliche Türme; er konnte Breschen in die Mauer schlagen oder sie unterminieren. Die Belagerung durch Blockade gehörte zwar nicht zu den eigentlichen Angriffsstrategien, wurde aber viel angewandt, und eine Burg mußte für den Fall einer langdauernden Abgeschlossenheit Vorsorge tragen.

Vor Sturmleiterangriffen konnte die Burg am besten durch einen tiefen Graben geschützt werden. Mehrere Mauern umgaben den Donjon in der Mitte und gestatteten eine wirksamere Abschließung. Von den vorgeschobenen Türmen aus konnte man die Kurtine überwachen, und die Ecktürme erleichterten die Rundumverteidigung. Es gab nur wenige und eigens geschützte Tore. Die oft im Verband gebaute Mauer war mit Schießscharten durchsetzt und mit einer Zinnenbrüstung bekrönt, die mitunter schon Pechnasen hatte. Besonders bei Türmen und Donjons verstärkte man meistens den Fuß der Mauern durch Ausböschung, damit sie besser geschützt waren.

«Neben dem Friedhof der Kapelle erhob sich ein hoher Turm, den man Burg oder Feste nennen kann, wie er seit etlichen Jahren von den Grundherren nach Art des Landes gebaut wird; denn in dieser Gegend ist es bei den reichsten und adeligsten Männern üblich, einen Erdhügel aufzuhäufen, so hoch sie können und darum herum einen Graben auszuheben, so breit und so tief wie möglich, das obere Plateau des Hügels mit einer Palisade aus äußerst festgefügten Planken einzufrieden, die einen Wall bildet, der nach Möglichkeit mit einer Anzahl von Türmen bestückt ist; in dieser Ringmauer errichteten sie in der Mitte einen Wohnbau oder eher eine Festung, die den ganzen Umkreis beherrschen mußte; er war so angelegt, daß das Eingangstor der Burg nur über eine Brücke zu erreichen war, die von der Gegenböschung des Grabens ausging und sanft anstieg, in gewissen Abständen auf doppelte oder dreifache Bohlen gestützt. Der Neigungswinkel der Brücke war so berechnet, daß sie, wenn sie den Graben überquert hatte, auf der Oberkante der Palisade auftraf und dann mit dem Boden des Tores in Verbindung stand.»

Diese von Gautier de Thérouanne gegebene Beschreibung der Burg Merckem in Flandern, um 1100 bis 1130, ist besonders lehrreich und kennzeichnet deutlich die romanische Motte mit einem Donjon auf dem Gipfel.

Von der Motte zur Burg: der Donjon in Frankreich

Die Motte kam in Westeuropa zwischen Loire und Rhein am Anfang des 11. Jahrhunderts auf. In England sind die ersten Motten um die Mitte des 11. Jahrhunderts von normannischen Eroberern angelegt worden. Dagegen war dieser Festungstyp auf der Iberischen Halbinsel unbekannt. Die am höchsten aufgeschütteten Motten waren kegelstumpfförmig, aber im Abb. 434
12. Jahrhundert bildete sich auch der vierseitige Grundriß mit abgerundeten Ecken heraus. Der Vorhof war oft direkt an die Motte angeschlossen. Der Teppich von Bayeux zeigt, daß man, um sowohl von außen wie vom Vorhof aus auf die Motte zu gelangen, eine hölzerne Rampe oder eine Laufbrücke benutzte, die auf dicken Pfählen ruhte und die Gegenböschung des Grabens direkt mit dem Gipfel der Motte verband. Manchmal waren zwei oder drei Motten aus familiären Gründen oder zu Verteidigungszwecken verbunden.

Durch die Untersuchung der Erdbefestigungen der kleinen Herrschaft Toucy im Norden von Burgund konnte B. Noyé eine kontinuierliche Entwicklung vom einfachen Hügel aus dem Ende des 10. Jahrhunderts bis zur Festung der zweiten Hälfte des 13. Jahrhunderts mit genau datierten Richtpunkten nachzeichnen. Die Höhen-Motten waren früher in Gebrauch als die Nieder-Motten, die erst am Anfang des 13. Jahrhunderts belegt sind. Die Höhen-Motten waren kreisförmig und hoch, mit einer relativ kleinen Oberfläche auf dem Gipfel und sehr tiefen Trockengräben. Bei den durch Strebemauern verstärkten Motten wurden oft weitgehend natürliche Bedingungen genutzt, während andere, meist ovale Motten auf Abhängen angelegt waren. Eine dritte Gruppe lag auf den Rändern von Plateaus, die den zum Tal hin abfallenden Abhang beherrschten oder die Straße überwachten. Bei den Nieder-Motten waren die kreisförmigen und rechtwinkligen Formen am gebräuchlichsten. In allen Fällen paßte sich der Vorhof der Form des Geländes an und war von einem niedrigeren Erdwall und von einem nicht sehr tiefen Graben umgeben, der mit dem Graben der Motte in Verbindung stand.

In Doué-la-Fontaine (Maine-et-Loire) geben die von M. de Boüard zwischen 1967 und 1970 auf der Motte der Kapelle unternommenen Grabungen einen Einblick in die Entwicklung einer mittelalterlichen Festung. Eine zum Wohnen bestimmte, im ersten Drittel des 10. Jahrhunderts entstandene *aula* wurde nach einem Brand kurz vor der Mitte des Jahrhunderts aus Stein wiederaufgebaut. Die Mauern des leicht rechteckigen, fensterlosen Raums sind überhöht. Die Toröffnungen sind in 5 m Höhe angebracht. Die Stützpfosten im Inneren des Gebäudes tragen die Deckenbalken, auf denen die Bohlen des ersten Stocks liegen, der durch Fenster erhellt ist. Der monumentale Donjon war geschaffen: um die Mitte des 10. Jahrhunderts übernahm man auch für andere fürstliche Wohnbauten diesen Befestigungstyp (Langeais). Im Lauf der ersten Hälfte des 11. Jahrhunderts ist der Donjon von Doué den Anlagen einer Motte angeglichen worden. Man umgab die beiden unteren Geschosse mit einer dicken Lehmschicht und erhöhte wahrscheinlich die oberen Teile des Gebäudes.

Im 10. Jahrhundert entwickelte sich in der Loire-Gegend und im Anjou der romanische Donjon aus Stein zur gleichen Zeit wie der Donjon aus Holz. Eine endgültige Form nahm er im 11. Jahrhundert an (Langeais, Montbazon, Vendôme); seit dieser Zeit und dann bis zum Ende des 12. Jahrhunderts war der viereckige Donjon der gebräuchlichste Befestigungsbau
Abb. 436 bis 438
(Houdan, Gisors). Er konnte vereinzelt dastehen oder in eine weitläufigere Festungsanlage einbezogen sein. Um den Donjon waren in der romanischen Burg verschiedene Festungswerke angeordnet. Eine dreifache Mauer umgab sie. Die erste umschloß den Vorhof mit den Scheunen und Gesindewohnungen, die zweite schützte die Kapelle, die Unterkünfte der Besatzung, die Magazine und so weiter. Die dritte, innere umschloß den Wohnturm.

In der Normandie zeigen die großen kubischen Donjons Verwandtschaft mit den englischen. Arques, Falaise und Caen sind um 1115 bis 1130 von Heinrich I. gebaut worden. Im Südwesten zeugen die Burgen von Dax, Pau und Foix von der Verbreitung zylindrischer oder prismenförmiger Türme am Wohnbau, wie in Paris oder Provins. In der Aude und im Languedoc wurde der Festungsbau besonders seit dem 13. Jahrhundert verbessert (Peyrepertuse, Quéribus, Aguilar). Im Westen Frankreichs und in England wurde der Typus des Donjon mit Strebemauern übernommen. Er hatte erst in beträchtlicher Höhe Öffnungen; das Tor lag in mindestens 5 m Höhe und führte zum ersten oder zweiten Stockwerk. Im Inneren hatte jede Etage nur einen einzigen Raum. Die unteren Geschosse waren überwölbt, hatten keine Öffnungen und waren nur über eine im Gewölbe angebrachte Falltreppe erreichbar. Der erste Stock diente als Repräsentationsraum, der zweite als alltäglicher Wohnraum (Loches). Später zog man den Donjon mit kreisförmigem oder polygonalem Grundriß vor, was militärisch den Vorteil hatte, daß es beim Schießen und bei der Verteidigung keinen toten Winkel mehr gab.

Die Innenaufteilung des Donjons war so, wie sie der Chronist Lambert d'Ardres in seinem

12 – Doué-la-Fontaine – Ruinen des Wohndonjon. 11. Jh.

berühmten Text über einen von Arnoul – dem Grundherrn von Ardres (Pas-de-Calais) – um 1099 errichteten Festungsbau beschreibt. «Die sehr hohe Motte erhob sich inmitten eines künstlichen Weihers, und darauf stand ein hölzerner Wohnbau, ein Meisterwerk der Zimmermannskunst, dessen Schönheit alles übertraf, was es sonst an Burgen in Flandern gab. Der Erbauer war ein Zimmermann aus Bourbourg, genannt Lodewick, den man wegen seines Gewerbefleißes mit Dädalus vergleichen könnte, denn sein Werk war ein wahres Labyrinth, wo Gewölbe auf Gewölbe, Zimmer auf Zimmer, Gänge auf Gänge folgten, mit Speichern, die sich an Kellerräume anschlossen, und mit einer ganz hoch an der Ostseite gelegenen Kapelle. Der Bau hatte drei durch Geschoßdecken getrennte, hohe, luftdurchflutete Stockwerke. Das erste Geschoß lag auf Bodenhöhe. Dort befanden sich die Lagerräume für die verschiedenen Ernten und für alles, was die Burg an Tragkörben, Fässern und Bottichen und sonstigen Utensilien dieser Art besaß. Im zweiten, zum Wohnen und für Zusammenkünfte des ganzen Haushalts bestimmten Geschoß waren die Kämmerchen der Brotmeister und Mundschenken, ebenso wie das Gemach, in dem der Burgherr und seine Frau schliefen. Daran anstoßend, lag der Raum für die Dienerinnen und der Schlafraum der Kleinkinder. Vom Schlafgemach aus gelangte man durch eine verborgene Tür in ein weiteres Gelaß, wo am Abend und am Morgen Feuer gemacht wurde, wenn es Kranke gab oder wenn man sich schröpfen ließ oder auch nur, um die Kinder warm zu halten, solange sie gestillt wurden. An dieses Geschoß war außen die Küche angeschlossen, die selbst über zwei Stockwerke reichte. Unten wurden getrennt Schweine, Gänse, Kapaune und sonstiges Federvieh gehalten, wovon immer genug zum Verzehr vorhanden war; darüber wohnten die Köche und Küchenhilfen, und dort wurden auch die feinen Speisen der Herren und die Kost der Dienstleute zubereitet. Das obere Stockwerk der Burg war durch verschieden hoch angebrachte Hängeböden in Kammern unterteilt, die

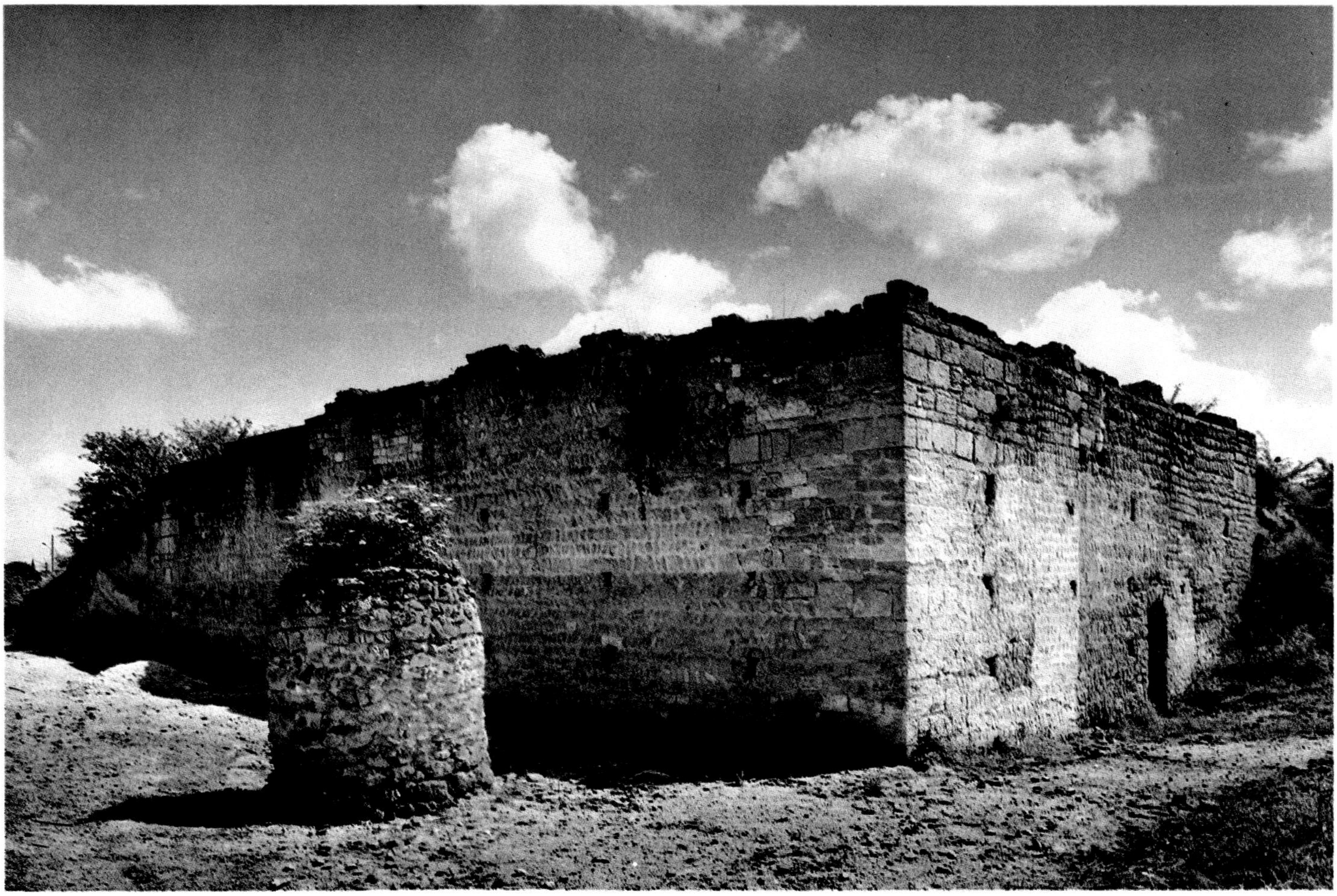

eigene Zugänge hatten. Dort schliefen die Söhne und Töchter des Burgherrn – die Töchter regelmäßig, die Söhne nach Gutdünken. Dort schliefen auch der Reihe nach die Krieger und Schutzwachen der Burg. Auf einer Vielzahl von Treppen und Verbindungsgängen kam man sowohl von einem Stockwerk und von einem Zimmer ins andere, wie auch vom großen Wohngebäude zur Küche und zur Loge (ein wohlbenannter Ort, denn da er dem Vergnügen der Konversation gewidmet war, hatte er seinen Namen von *logos*, das Wort) und von dort schließlich zum Oratorium, zur Kapelle, die im Schmuck ihrer Skulpturen und Malereien dem Tempel Salomos vergleichbar war.»

Wehrbauten in Stadt und Land

Viele Städte besaßen in romanischer Zeit noch ihre antike Stadtmauer; andere verstärkten sie oder bauten sie neu. Mauern und Tore waren Gegenstand der Verteidigungsvorsorge und trugen zum Zusammenhalt des Stadtkerns bei. Carcassonne, Provins, Laon und Vitré haben Abb. 439 und 440 noch besonders charakteristische Mauern aus dieser Zeit. In Carcassonne ist die Burg mit ihrem rechteckigen Grundriß von einer doppelten Mauer umgeben, die teilweise auf einer antiken Festungsanlage steht und nicht vor dem ersten Viertel des 13. Jahrhunderts gebaut worden ist. Der sogenannte ‹Pechnasenbau› in Puy-en-Velay ist ein guterhaltenes Beispiel für Stadtbefestigung mit Pechnasen und stammt sicher aus dem 13. Jahrhundert.

Auf dem Lande wurden Ansiedlungen entweder mit einem Graben oder mit einem Erdwall geschützt. Solche Erdwälle sind in ganz Frankreich bezeugt, nur nicht im Midi. Zu den größten gehören die ringförmigen Burgmauern mit Wällen und Gräben ähnlich wie bei den Motten. Daß sie als Befestigungsanlagen dienten, ist unbestritten (Plessis-Grimoult, Calvados). Es gibt auch kleine Feldmauern, die Gutshöfe schützten. Und auch die Dörfer bauten sich seit dem 12. Jahrhundert Befestigungsanlagen, unabhängig von den Burgen, und nahmen damit unmittelbarer ihre eigene Verteidigung auf sich.

Auch Klöster und Kirchen erhielten Befestigungen, die oft von vornherein eingeplant waren. Die Kirche und ihr Grund, vor allem auch der Friedhof, galten im Mittelalter als unverletzbar und gewährten Asylrecht: die Gewohnheit, dort in kriegerischen Zeiten Schutz zu suchen, war sehr verbreitet. Seit dem 12. Jahrhundert wurde der Bau von Wehrkirchen im Süden – etwa in Maguelone, Lérins, Agde, Saint-Pons-de-Thomières – allgemein üblich. Einige dieser Kirchen sind regelrechte Festungen, am Grund geböscht und mit Mauern versehen, die mit Pechnasen bekrönt und von Schießscharten durchsetzt sind; der Turm hatte die Funktion des Donjon. In anderen Fällen war die Kirche in ein größeres Befestigungssystem einbezogen.

Wehrbauten auf den Britischen Inseln

Wohntürme, wie sie im Westen Frankreichs üblich waren, breiteten sich nach der normannischen Eroberung auch in England aus. Die Donjons von Richmond (Yorkshire) und Christchurch (Hampshire) sind klassische Beispiele dafür. In Chepstow handelt es sich eher um einen Wohnbau, den man gegen Angriffe widerstandsfähig machen wollte. Obwohl es manche Vornehmen ablehnten, Donjons in schon gut geschützten Wohnburgen zu bauen (Westmin- Abb. 435 ster), breitete sich der Typus des Donjon schnell aus. Der White Tower ist ein besonders hochentwickeltes Muster für das Bestreben, Bequemlichkeit mit Wehrhaftigkeit zu verbinden. Der Bau, der von 1080 bis 1090 auf Anordnung Wilhelms des Eroberers in seiner Burg in London errichtet wurde und sehr elegant angelegte Fassaden hat, besteht aus einem Erdge-

13 – Houdan – Donjon. 12. Jh.

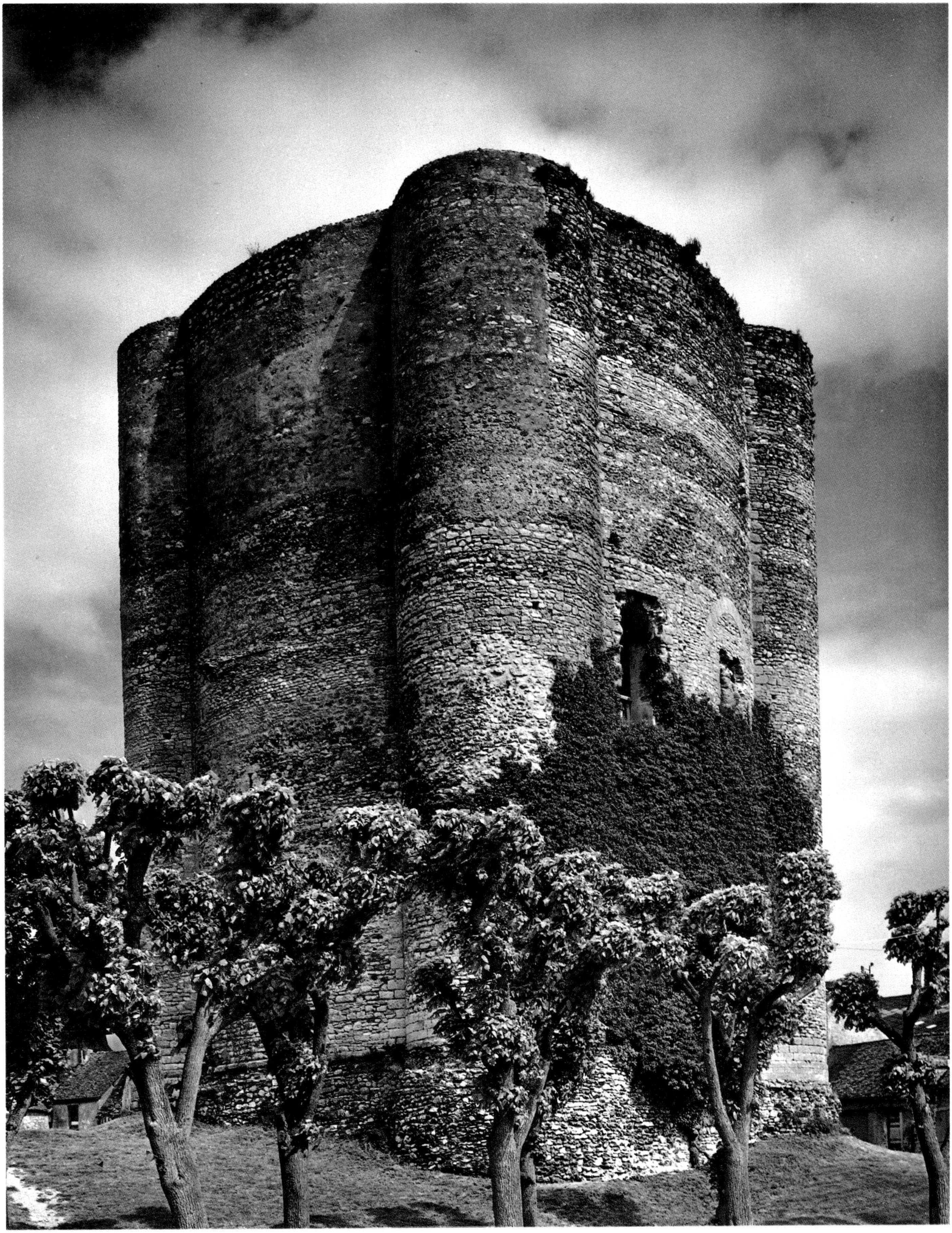

schoß und zwei Obergeschossen – der Hauptbau ist 35 m lang, 30 m breit und 27 m hoch. Die Verwendung des Donjon als Pfalz wird durch die Kapelle bestätigt, deren Apsis sich im Südosten rund vorwölbt; ein Turm im Nordosten enthielt die Treppe und schützte den umlaufenden Gang im Inneren der Mauer, die die hohen Räume umgibt. Der Donjon von Colchester (Essex), praktisch aus derselben Zeit, aber größer, hat die gleichen Anlagen.

Die beiden Bautypen wurden sehr schnell in weiteren königlichen Festungen nachgeahmt und erweitert: Norwich von 1100 bis 1135, Rochester um 1130, Scarborough von 1159 bis 1168, Newcastle von 1172 bis 1177, Dover von 1180 bis 1190. Der Adel schloß sich der Baurichtung an: um 1130 bis 1140 die Grafen von Oxford in Hedingham; zur selben Zeit die Grafen von Surrey in Rising (Norfolk) und um die Mitte des Jahrhunderts der Graf von Hunkingdon in Bamburgh (Northumberland). P. Heliot hat in diesen Bauten eine große Homogenität nachgewiesen: sie sind massiv mit rechteckigem Grundriß, in der Höhe nicht über 25 m hinausgehend und haben ein oder zwei Vorbauten, die mit dem ersten Stock des Donjon in Verbindung stehen. Die Mauern sind durch flache Strebemauern verstärkt. Eine Abb. 319 Kapelle vervollständigt das Ganze. Die große Halle des Donjon von Rochester zeigt die Eleganz und Sorgfalt, mit der solche Residenzen gebaut waren, und die Bedachtsamkeit, die auf den Dekor verwendet worden war.

Seit der Eroberung durch die Normannen nahm auch Irland im Kontakt mit England und dem Kontinent an dieser Erneuerung teil, nur in geringerem Maß. Die laufenden Untersuchungen haben ergeben, daß die Motte seit 1169 der gebräuchlichste Festungstypus war. Das Land begünstigte diesen Aufschwung durch die Menge an älteren runden Anhöhen, die von den Normannen einfach übernommen und im allgemeinen mit einem Holzbau besetzt wurden. Man baute an hochgelegenen Stellen, von denen aus man das Gelände überwachen konnte (Faughart, Louth), in Grenzgebieten (Antrim, Westmeath) oder auf dem flachen Land in Verbindung mit landwirtschaftlicher Nutzung (Dromore, Down). Die meisten Festungsbauten entstanden zwischen 1170 und 1230.

Wehrbauten und Grenzfesten auf der Iberischen Halbinsel

Auf der Iberischen Halbinsel erfolgte in romanischer Zeit die Anlage von Wehrbauten im Zusammenhang mit der *Conquista* und der Neubesiedlung, also in Fühlung mit der Welt des Islam. Lohnend wäre eine Untersuchung der anderen Seite, nämlich der muslimischen Befestigungsanlagen. In Katalonien vollzog sich die landwirtschaftliche und Wehrbau-Kolonisierung vom Ende des 10. bis zum Ende des 11. Jahrhunderts und sogar darüber hinaus. Die erste Phase entspricht der *Conquista;* sie war bestimmt von Bauten, die in Kampfgebieten der Verteidigung dienen oder landwirtschaftlich bedeutende Zentren schützen konnten. Nach den Kriegszügen Al-Mansurs vom Ende des 10. und vom Anfang des 11. Jahrhunderts trat der Gesichtspunkt der Verteidigung noch stärker hervor.

Bevorzugt wurde die Form des Turms, der mit einer Kapelle und Mauern verbunden sein konnte oder auch nicht. Katalonien unterschied sich vom übrigen Europa durch die Vorliebe für runde Türme, aber auch der rechteckige Grundriß kam vor. Stein und Mörtel verwendete man für den Turm und die Kapelle, während die Nebenbauten in Trockenmauerwerk errichtet wurden. Zu den kleinen ortsüblichen Bauten kam seit dem Ende des 11. Jahrhunderts der Typus des Donjon hinzu.

In Aragón war das Grenzgebiet mit einer Reihe von Burgen abgesteckt, deren berühmtestes Beispiel die Burg von Loarre ist. Die meisten kleinen Burgen bestanden aus einem einfachen rechteckigen, fünf- oder sechseckigen Turm und einer Ringmauer; sie schützten kleine Kapel-

14 – London – The White Tower: Restaurierte Fassade. Um 1090

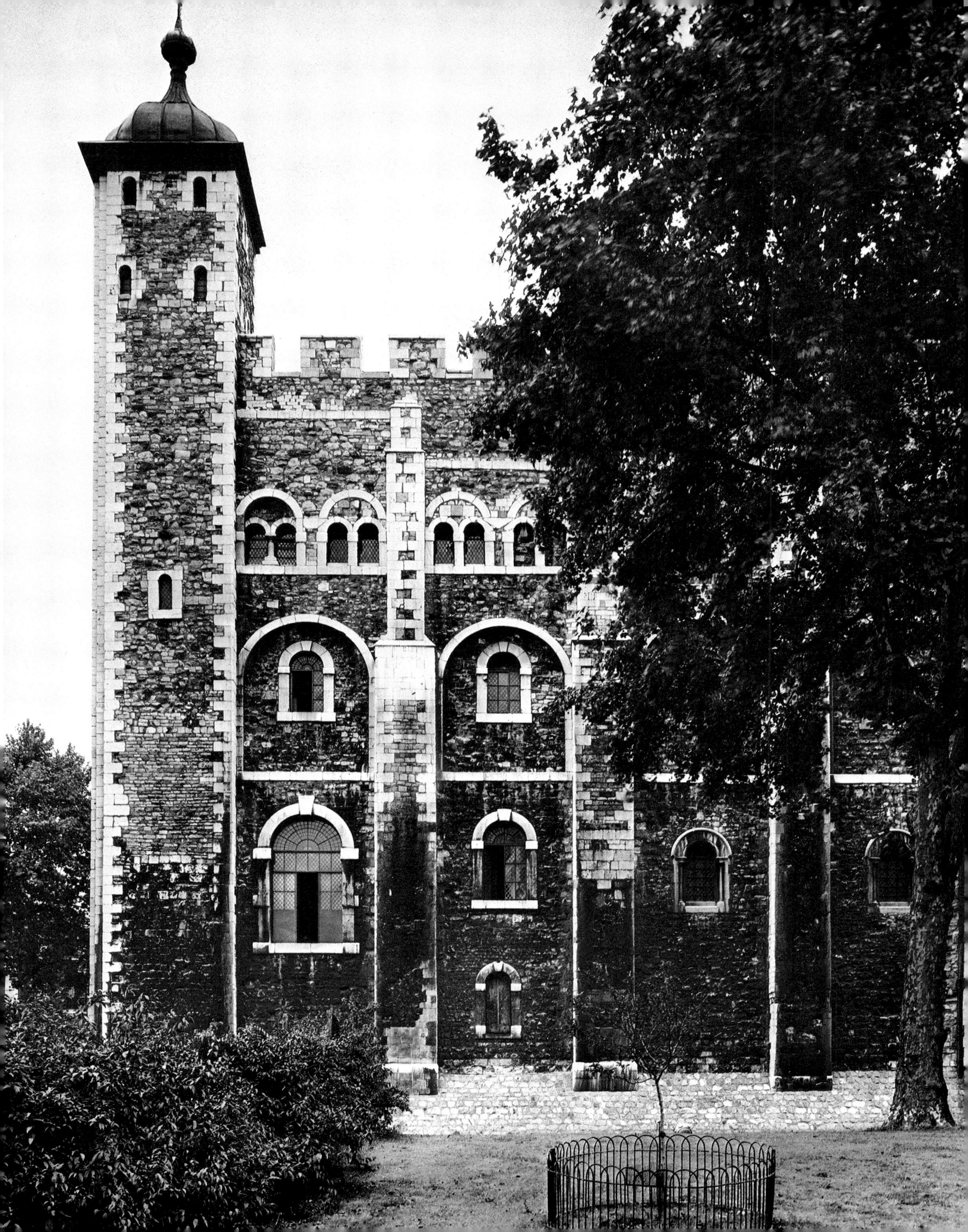

len, allerlei sonstige Gebäude, Brunnen und Zisternen. Die wegen ihrer Kirche berühmte Burg von Loarre liegt in über 1000 m Höhe. Eine Ringmauer schützte mehrere Gebäude: ein mächtiger, isoliert stehender Donjon mit rechteckigem Grundriß ragt 22 m hoch vor der Ringmauer auf. Er umfaßte sechs Geschosse, und seine Eingangstür lag auf dem fünften Stockwerk. Die erste befestigte Anlage war von einer später errichteten Mauer umgeben, die vielleicht gebaut wurde, als nach Einrichtung eines Klosters im Jahre 1072 im 12. Jahrhundert die Kirche neu aufgeführt wurde. Obwohl ein erheblicher Teil der Burg von Loarre aus der frühesten Zeit der romanischen Kunst des Südens stammt, machen ihre befestigte Klosteranlage und das Dorf an ihrem Fuß sie zu einem Paradebeispiel für romanische Wehrbauten.

Nachdem sich Navarra und Aragón zusammengeschlossen hatten, wurden die Festungen

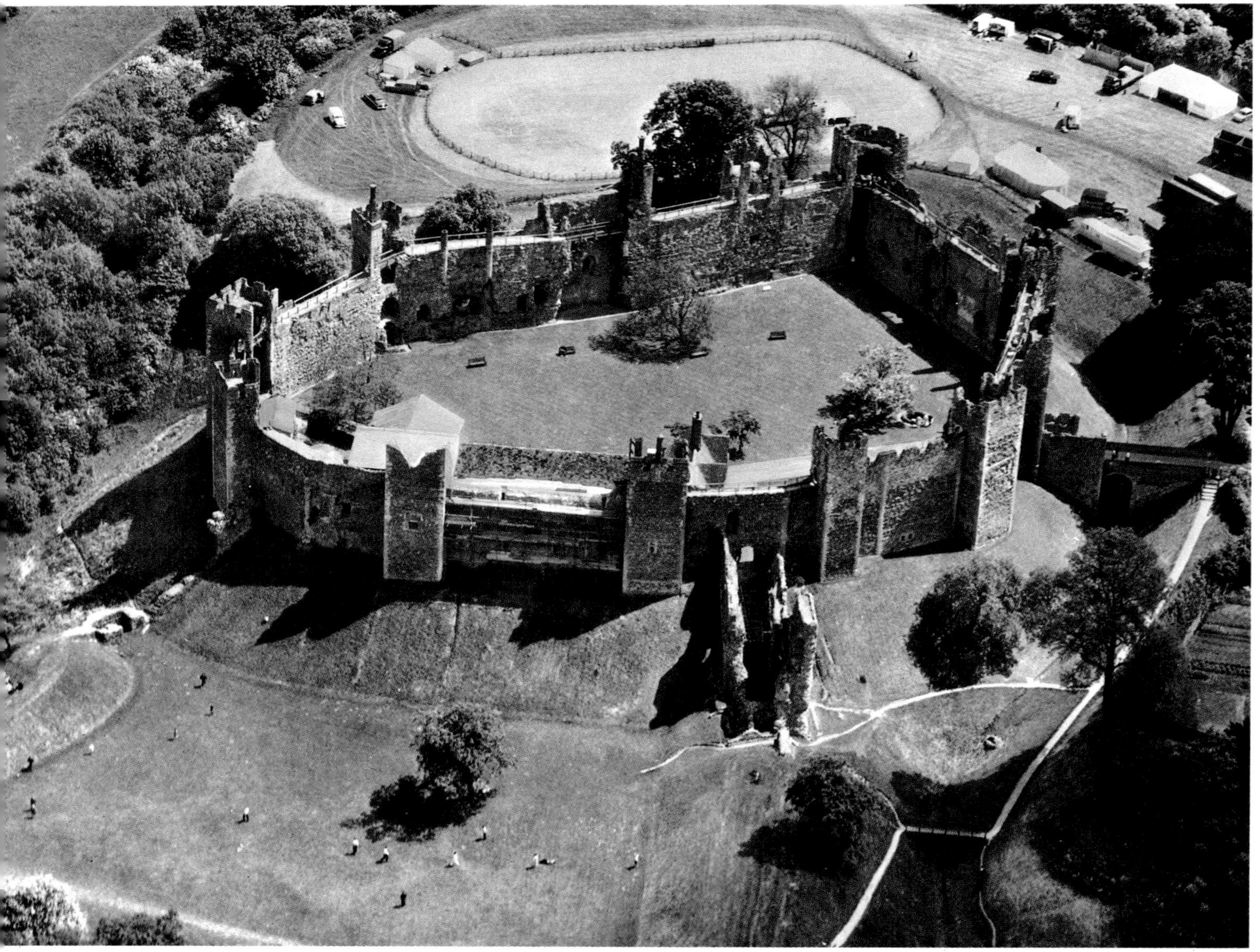

15 – Framlingham – Burg mit Ringmauer und Wohnbauten (Luftaufnahme). 12. Jh.

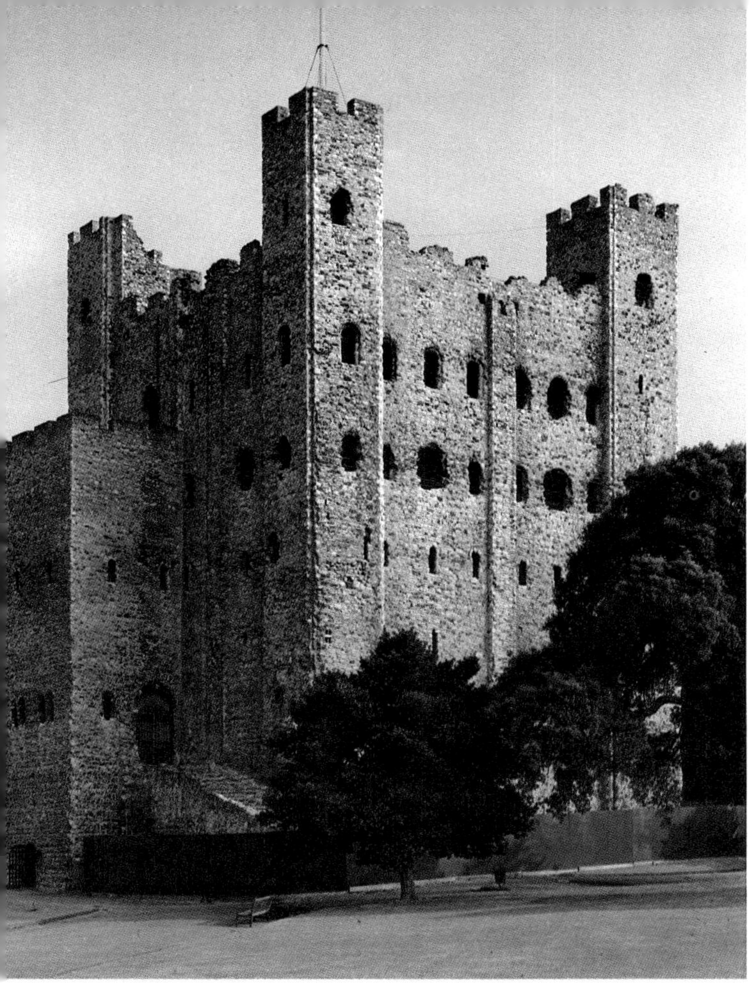

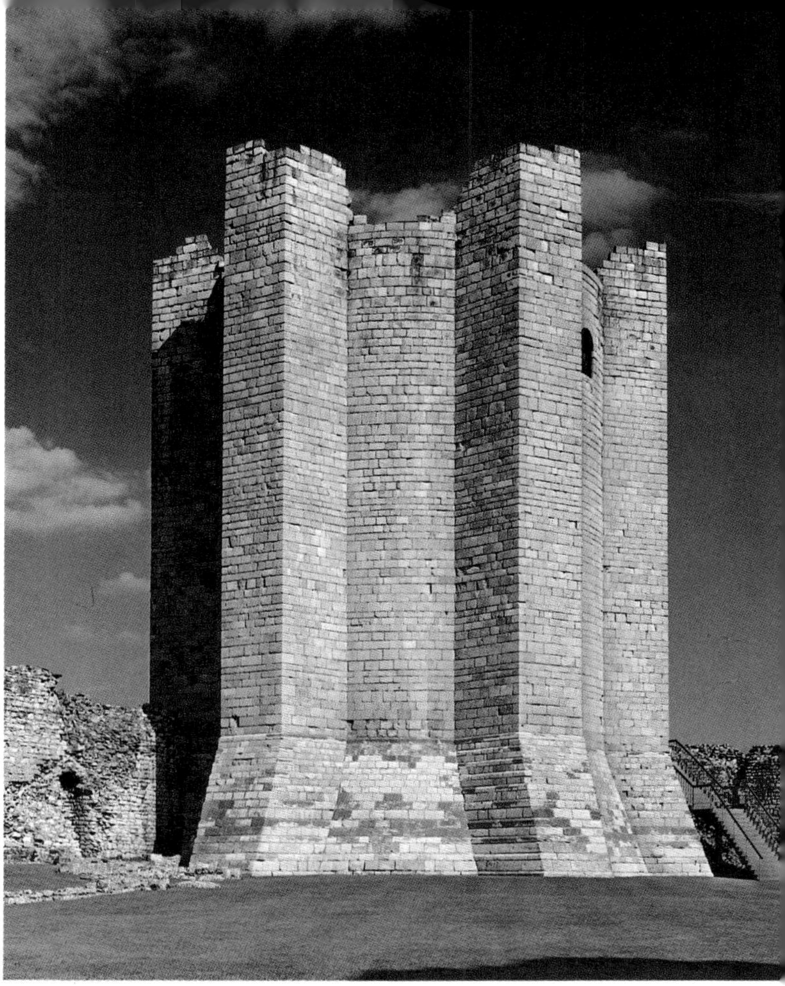

16 – Rochester – Donjon mit quadratischen Türmen an den Ecken. Um 1130

17 – Conisborough – Kreisförmiger Donjon, mit Türmen verstärkt. 12. Jh.

Montearagón und Castellar regelrechte Fluchtburgen, die ganze Armeen schützen sollten. Von 1080 bis 1090 arbeitete man ja auch auf die Einnahme der großen Städte Huesca und Saragossa hin.

Donjons, ähnlich wie in Frankreich, entwickelten sich auch in Kastilien. Der sogenannte ‹Turm der Doña Urraca› in Covarrubias stammt in seinen ältesten Teilen aus dem 10. Jahrhundert, und wie in Frankreich spricht er für die Bedeutung mancher Pfalzbauten. Seine Ausmaße – 15 m lang, 8 m breit und 18 m hoch – und sein Innenausbau zeigen seine Verwandtschaft mit gewissen Donjons im Norden.

Das Hauptwerk kastilischer Festungsbaukunst ist jedoch die Stadtmauer von Ávila. Die im Zuge der *Reconquista* dieser Gegend geschaffene Befestigungsanlage hat einen unregelmäßig rechteckigen Grundriß und steht ohne Graben unmittelbar auf dem Erdniveau. Die 12 m hohe Kurtine ist alle 20 m durch massive halbkreisförmige Türme markiert und verstärkt, die einen Rundgang tragen. Die Kathedrale von Ávila steht innerhalb der Stadt, ist aber in die Mauer integriert und in ihre Form eingepaßt. Auch die Häuser der Notablen der Stadt waren an die Stadtmauer angelehnt und mußten ihre Verteidigung mit gewährleisten: die Stadt war zu einer Kollektivfestung ausgebaut worden. Abb. 413

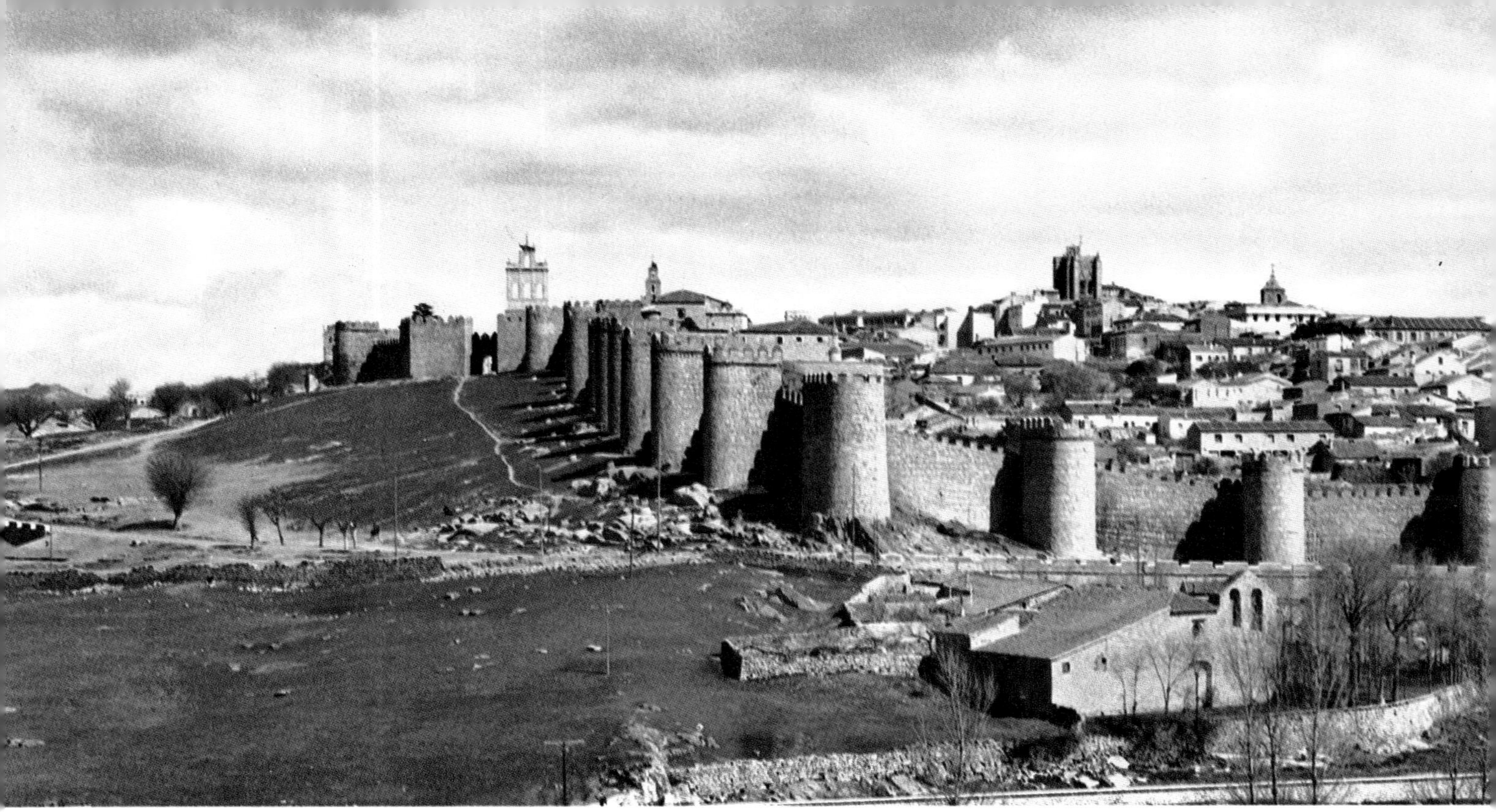

18 – Ávila – Gesamtansicht der Stadt im Innern der mit halbkreisförmigen Türmen bestückten Umfassungsmauer. 12. Jh.

SAKRALARCHITEKTUR IN FRANKREICH UND AUF DER IBERISCHEN HALBINSEL

Gegen Ende des 11. Jahrhunderts war der Typus der romanischen Kirche im Westen voll ausgeprägt. Der Chor wurde nun ganz überwölbt, durch Strebepfeiler gestützt und mit vielen Apsiden besonders sorgfältig gestaltet. Meistens rahmten Türme die Fassade ein. Wesentlicher Bestandteil romanischer Kirchen ist der reiche Skulpturenschmuck.

Vormals sprach man vom plötzlichen Auftreten romanischer Architektur und Bauplastik, dann erging man sich in unguten Polemiken, da die national geprägten Auffassungen nicht immer richtig verarbeitet waren. So haben sich zwei Gelehrte, die zu den bedeutendsten ihrer Länder gehörten, Émile Mâle und Arthur Kingsley Porter, schon 1923/1924 in einen Streit vor allem über die Plastik verbissen, der in der berühmten Frage gipfelte: ‹Spanien oder Toulouse› – welche der beiden Gegenden hing von welcher ab? –, und das bei der großen Verbreitung der romanischen Kunst! Die Frage ist heute überholt, weil neuere Untersuchungen die Bedeutung von Wechselwirkungen erwiesen haben.

Zwei Typen romanischer Architektur

Zwei romanische Bautypen lassen erkennen, wie stark neben den herkömmlichen Bauformen der einzelnen Gebiete Funktion, Mode und Geschmack bei der Ausprägung der architektonischen Typen und Modelle mitspielten. Häufig identifiziert man die romanische Kirche mit

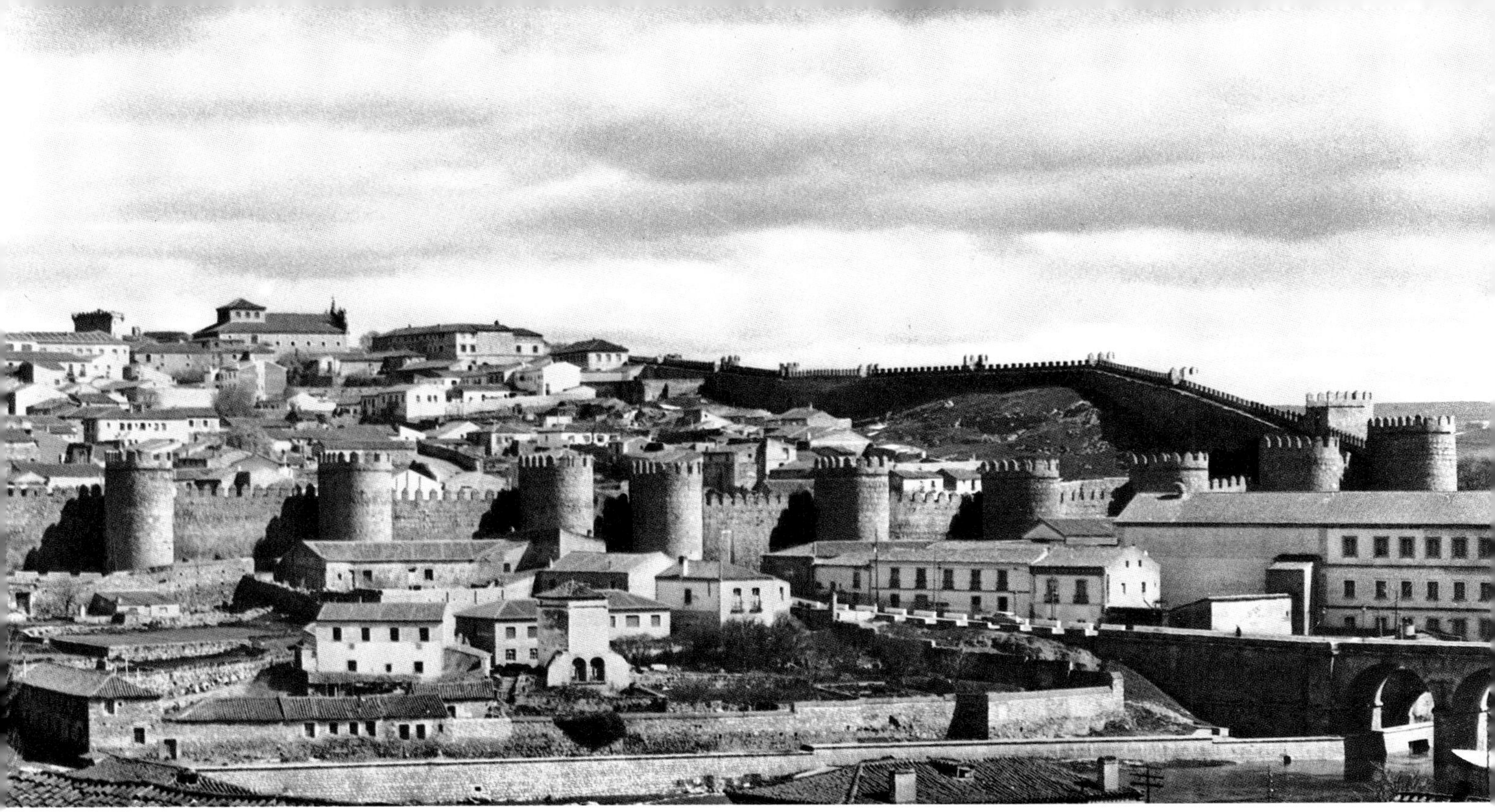

dem einen besonders markanten Typus, der meist mit den Pilgerstraßen nach Santiago de Compostela in Zusammenhang gebracht wird – bezeichnende Beispiele sind die Kirchen Saint-Martin in Tours, Saint-Martial in Limoges, Sainte-Foy in Conques, Saint-Sernin in Toulouse und die Kirche von Santiago de Compostela selbst. Es handelt sich um eine Reihe von Bauten, die sich am Ende des 11. Jahrhunderts und in den ersten Jahrzehnten des 12. Jahrhunderts herausbildeten: Kollegiatskirchen, Abteikirchen und Kathedralen. Abb. 442 und 443

Diese Kirchen haben einen drei- oder fünfschiffigen Grundriß, im Westen eine Fassade mit Türmen und ein Querhaus, das seinerseits in drei Schiffe unterteilt ist. Das Altarhaus ist mit einem Chorumgang versehen und mit Radialkapellen, die zusammen mit den Apsidiolen des Querhauses die Zahl der Altäre auf sieben oder neun erhöhen. Die Seitenschiffe haben Kreuzgratgewölbe und eigene Lichtquellen; darüber liegen Emporen, die ihrerseits hell beleuchtet sind und Vierteltonnengewölbe tragen. Das Mittelschiff, von einem Tonnengewölbe mit Gurtbögen überdeckt, hat keinen Lichtgaden.

Die Architektur dieser Kirchen entsprach nicht nur den technischen Anforderungen, sie richtete sich auch nach ihrer Funktion. Die Bauten sind so angelegt, daß die Pilgerströme zirkulieren konnten und daß dem Reliquienkult Raum gegeben wurde. Der Chorumgang gewährleistete ein reibungsloses Vorbeiziehen an den Bereichen, die den Geistlichen vorbehalten waren. Dagegen ist die Rolle der weitläufigen Emporen noch nicht aufgeklärt, denn hätten sie wirklich, wie man behauptet hat, Tausende von Pilgern aufgenommen, dann hätte ihr Boden gepflastert und ihr Aufgang breiter sein müssen – so führt etwa in Conques nur eine einzige Wendeltreppe zur Empore hinauf. Die Beliebtheit dieses Kirchentyps ist offenkundig. Seine Anfänge sind schwer zu bestimmen; in Conques lagen sie vielleicht um die Mitte des 11. Jahrhunderts, obwohl der Hauptteil des Gebäudes heute erst in die ersten Jahrzehnte des

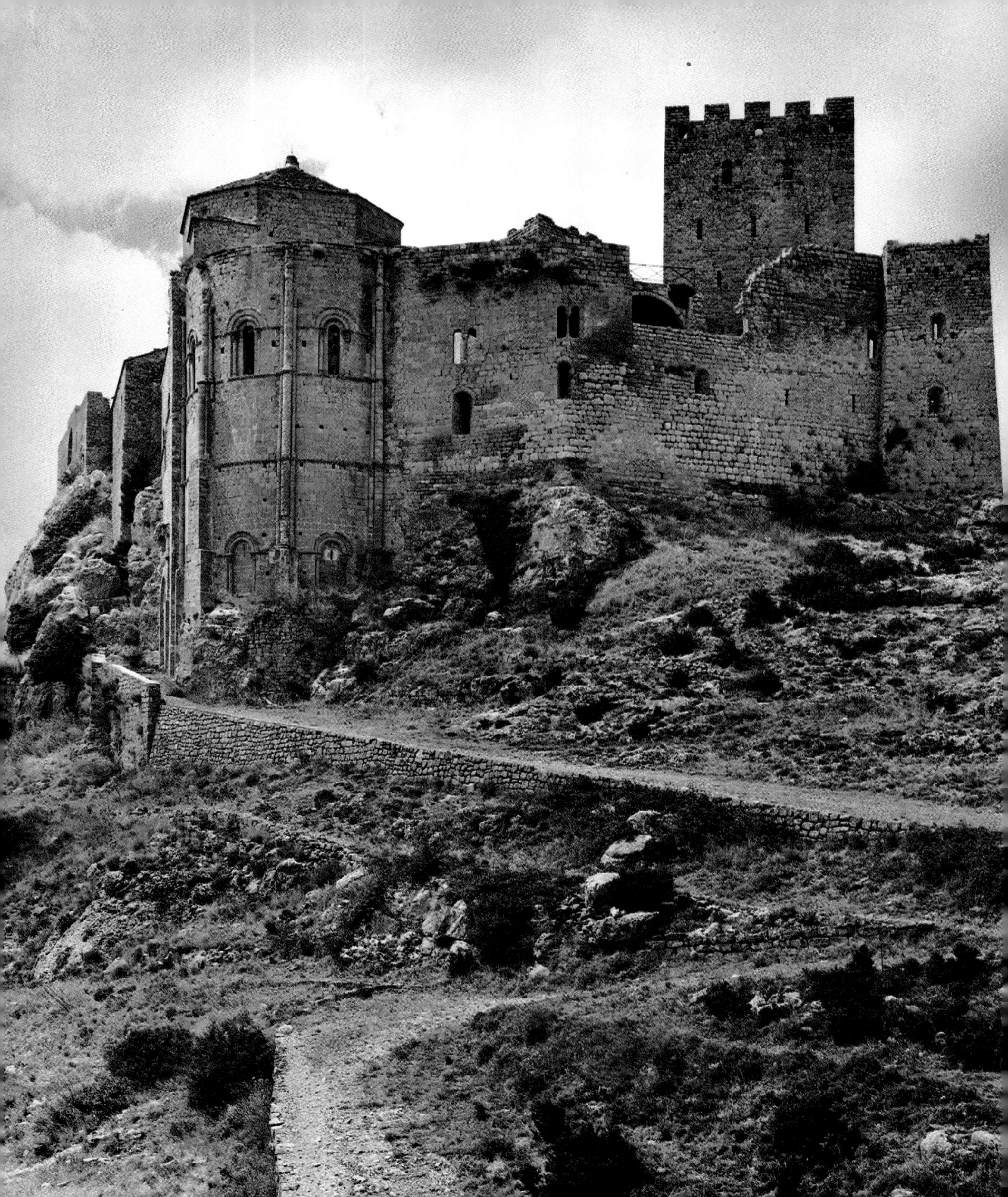

12. Jahrhunderts datiert wird. Die vollkommenste Form entwickelte sich fast zur selben Zeit in Toulouse und in Santiago de Compostela. Als Papst Urban II. 1096 Saint-Sernin in Toulouse weihte, war der Chor fast fertiggestellt; in Santiago de Compostela begannen die Arbeiten 1075 unter dem Bischof Diego Peláez. In den zwanziger Jahren des 12. Jahrhunderts waren beide Kirchen praktisch vollendet. Die Gleichzeitigkeit erklärt sehr gut den Erfolg dieses Kirchentyps an verschiedenen Orten – er war seiner Bestimmung vorzüglich angepaßt, eignete sich aber nur für sehr große Bauten. Abb. 444 und 445 Abb. 446

Mit einer anderen Gruppe von Kirchen haben sich die Fachleute sehr früh beschäftigt, denn man meinte, sie sei unmittelbar vom islamischen und byzantinischen Osten angeregt worden – mit der Gruppe der Kuppelkirchen, die sich in Süd- und Westfrankreich entwickelten. Die Kirchen bestehen aus einem einzigen, sehr weiten Schiff; manchmal besitzen sie ein Querschiff – so die Kathedralen von Angoulême, Souillac, Solignac – und eine Apsis von gleicher Breite wie das Schiff; die Apsis kann Kapellen aufweisen oder auch nicht. Das Schiff ist mit einer Reihe von Kuppeln bekrönt. Höhepunkte der zwischen 1110 und 1120 entstandenen Gruppe von Kuppelkirchen in Westfrankreich sind die von Périgueux, Angoulême und Cahors; dazu kommen dann noch verwandte Bauten in den Landschaften Périgord, Saintonge, Limousin, Quercy (Moissac) und schließlich Guyenne. Es handelt sich um Kirchen mit Pendentifkuppeln über sehr weitgespannten, leicht zugespitzten Jochbögen, die von mächtigen Pfeilern getragen werden. Abb. 447 bis 450

Diesem südlichen Typus steht der andere Typ mit Kuppelwölbung über dem Mittelschiff gegenüber: der Typ der Kathedrale von Le Puy mit achtseitigem Klostergewölbe. Marcel Durliat hat auf die Verwandtschaft dieses Baus mit Saint-Martin-d'Ainay in Lyon hingewiesen und jede Verbindung mit der muslimischen Welt ausgeschlossen. Die Struktur dieses Klostergewölbes – acht ungleiche Wangen, ein Tambour mit vier Öffnungen, Bogenstellungen auf Säulen mit Kapitellen, Trompen über segmentbogigem Architrav – entwickelte sich in der Gegend von Lyon, in der Auvergne und nach der Provence zu zwischen 1075 und dem Ende des 12. Jahrhunderts. Die Kirche von Saint-Martin-d'Ainay, die um 1120 entstand, und die Kathedrale von Le Puy, deren Klostergewölbe in der Mitte des 12. Jahrhunderts gebaut wurde, stellen die Hauptrichtpunkte dar. Mit der Darstellung dieser Kirchentypen – der Kuppelkirchen, der Kirchen mit Klostergewölben und dann der sogenannten Pilgerkirchen – sind die lokalen und regionalen Formen in einer feudalen, politisch zerstückelten Welt umrissen. Abb. 455

Cluny III und Burgund

1130 wurde die Abteikirche Cluny III geweiht, ein einzigartiger Riesenbau, dessen Bauhütte gut dreißig Jahre lang wundervolle Arbeiten hervorbrachte. Papst Urban II. weihte 1095 mehrere Altäre der Kirche, die 1088 begonnen worden und also noch mitten in der Entstehung begriffen war. Die Abteikirche spricht für die wirtschaftliche Blüte des Mutterhauses des cluniazensischen Ordens und für die Pracht der religiösen Zeremonien, die dort vollzogen wurden. Der Bau, der zwischen 1798 und 1823 abgerissen wurde, ist uns durch ältere Darstellungen, durch die Arbeiten des amerikanischen Gelehrten K. J. Conant und übrigens auch durch einige erhaltene Teile bekannt. Die Kirche war fünfschiffig, hatte eine Vorkirche mit zwei Fassadentürmen, zwei Querhäuser, eine Apsis mit Chorumgang und Radialkapellen. Die Gewölbe lagen in großer Höhe über einem dreizonigen Wandaufbau – hohe Arkaden, Blendtriforium und hohe Fenster wurden rekonstruiert. Der Grundriß der Abteikirche wie der Gesamtplan des Klosters entsprachen seinen Bedürfnissen. Abb. 453

19 – Loarre – Burg, Donjon und Kirche, oberhalb des Dorfs (Teilansicht). 11.–12. Jh.

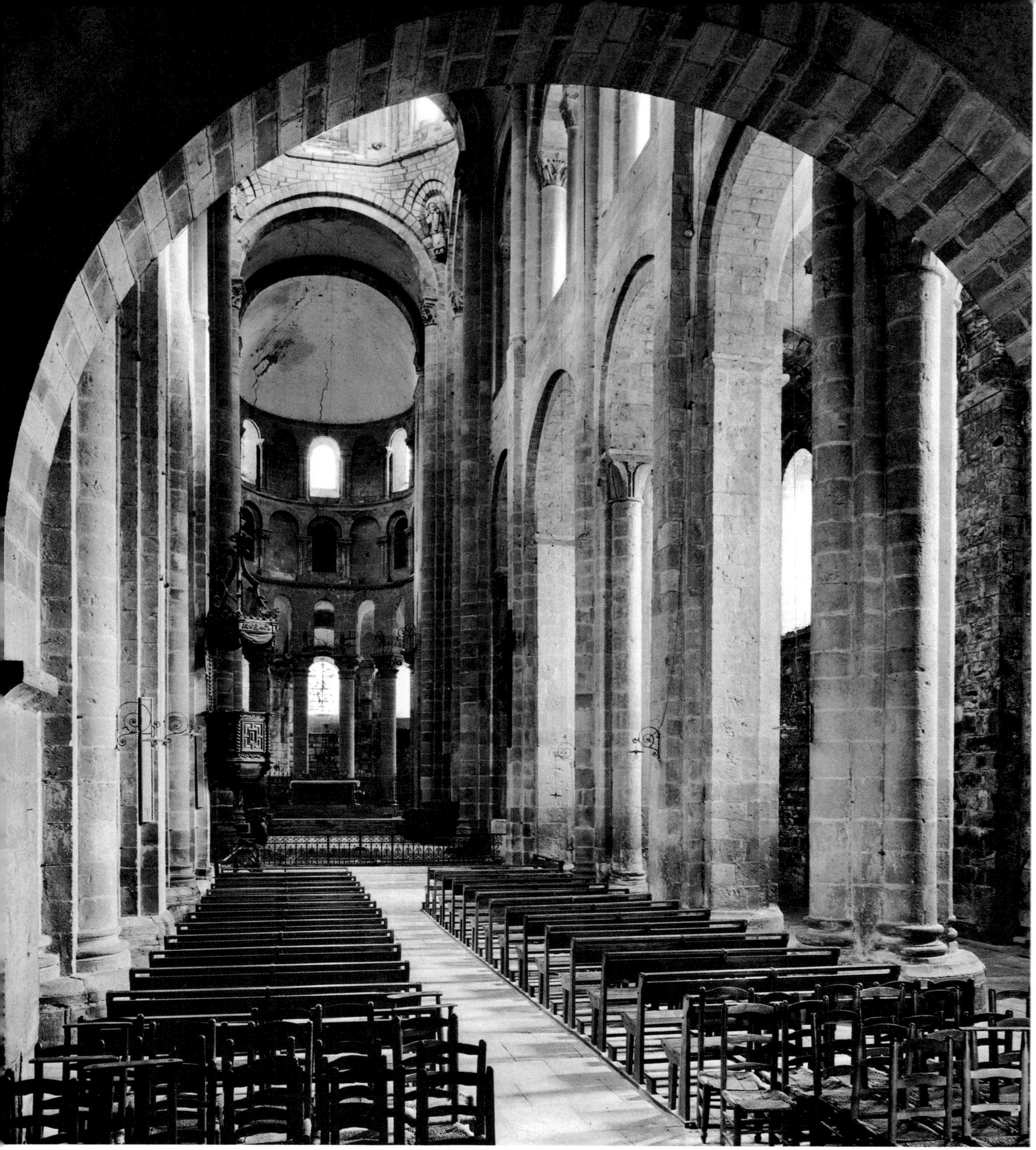

20 – Conques – Sainte-Foy: Mittelschiff und Chor mit Umgang. Ende 11. bis Anfang 12. Jh.

21 – Toulouse – Saint-Sernin: Wandaufbau des Mittelschiffs und Chor. Um 1080 bis um 1120 →

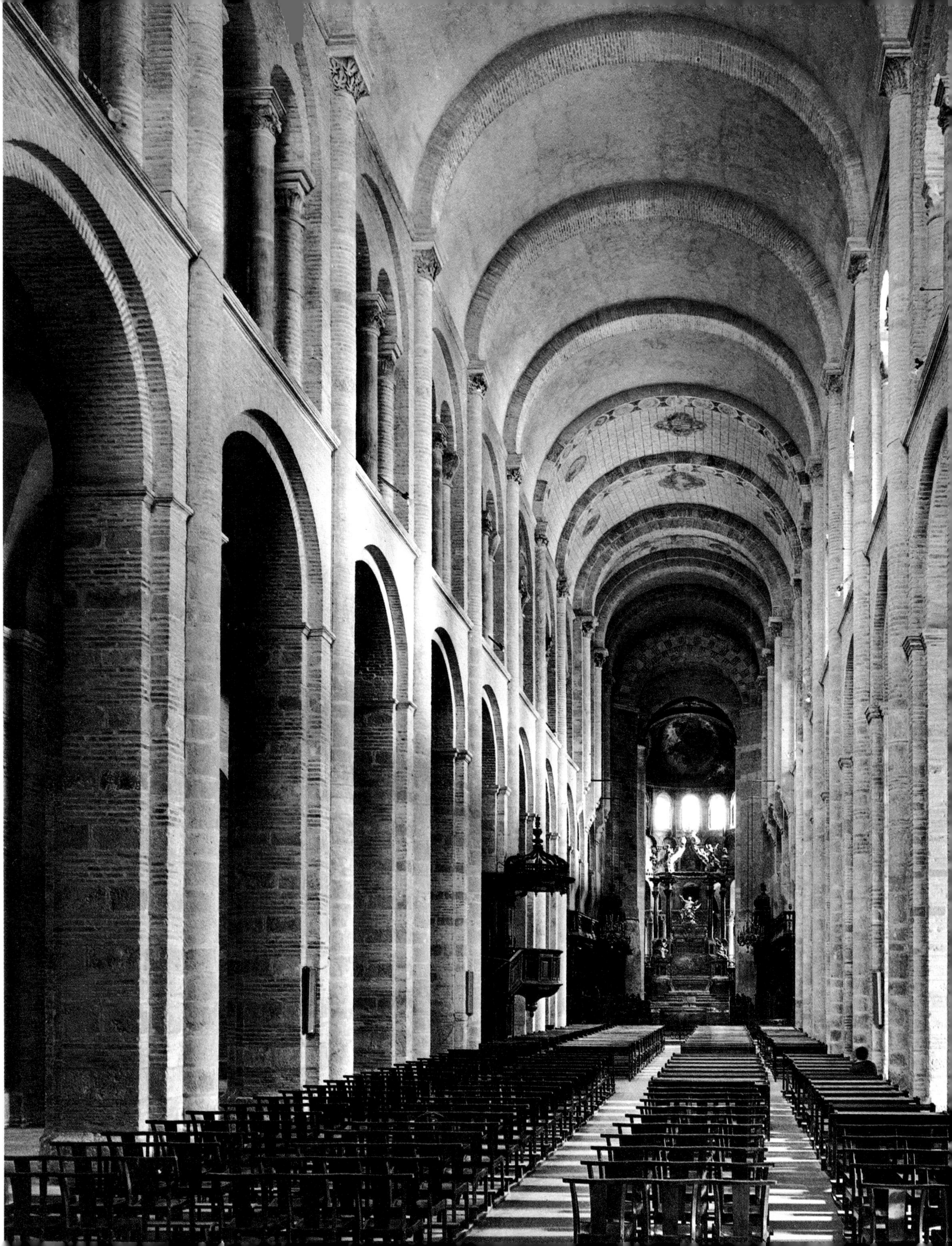

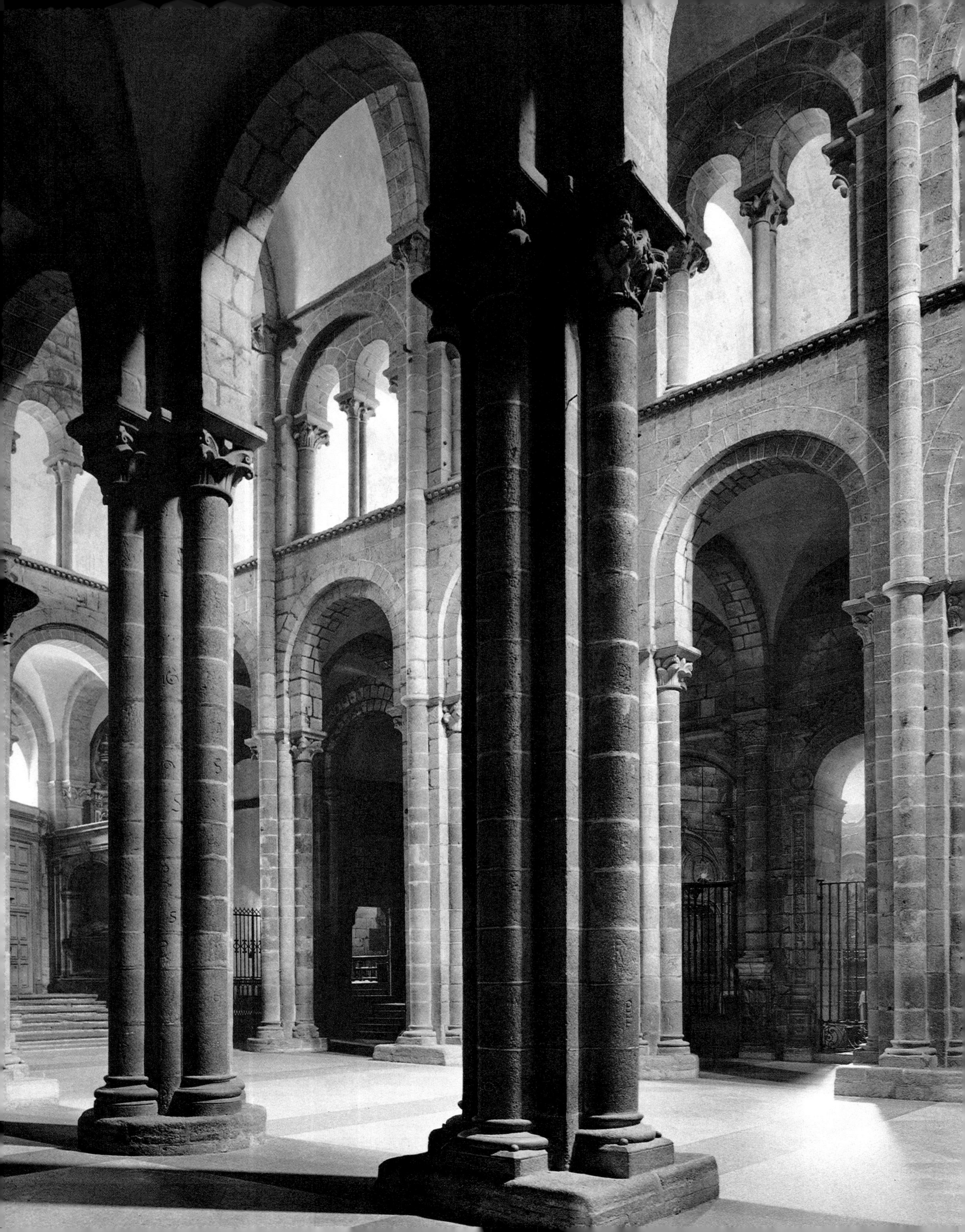

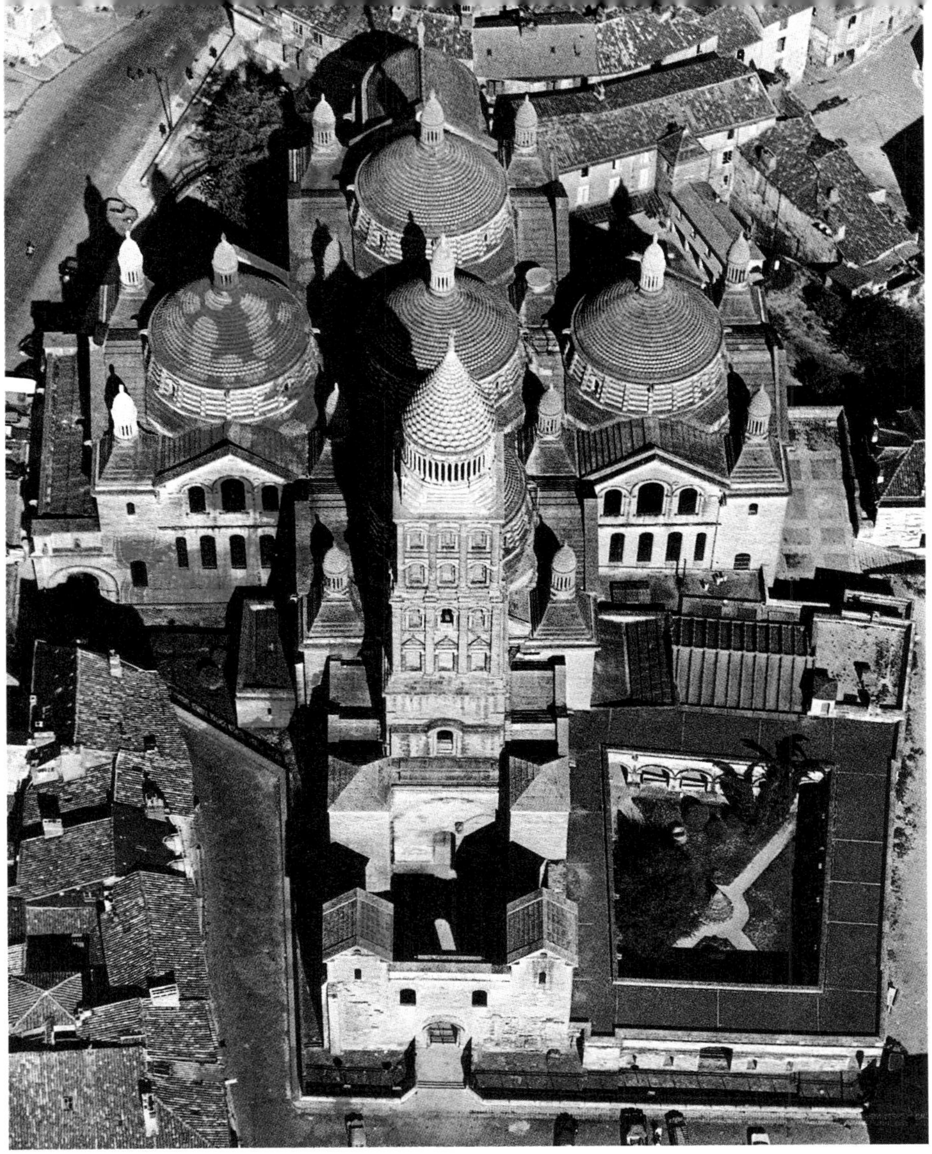

23 – Périgueux – Saint-Front: Lang- und Querhauskuppeln (Luftaufnahme). Teilrekonstruktion 19. Jh.

Es ist naheliegend, daß ein Bau von solcher Bedeutung die Gestaltung der Sakralbauten der Umgegend anregte. In Paray-le-Monial griff man das Schema von Cluny III wieder auf, lediglich mit nur einem Querschiff und mit drei- statt fünfschiffigem Langhaus. In La Charité-sur-Loire lassen sich die Merkmale zweier Gebäude von Cluny II und III zweifelsfrei nachweisen. Auch in Autun, Langres, Saulieu und Semur-en-Brionnais stehen Bauten, die den Abb. 454
Stempel von Cluny tragen. Saint-Lazare in Autun mit seinem dreigeschossigen Aufriß, seinen plastischen Kanneluren und seinem Spitzbogengewölbe bietet ebenso wie Paray-le-Monial einen Abglanz des Aufrisses von Cluny III.

In Burgund entwickelte sich noch eine andere, Cluny entgegengesetzte architektonische Variante. Sie ist dadurch gekennzeichnet, daß das Schiff durchgängig mit Kreuzgratgewölben überdeckt wurde. Repräsentative Beispiele sind Sainte-Madeleine in Vézelay und in geringerem Maße die Propsteikirche Anzy-le-Duc. Obwohl diese älter ist, sollte das 1120 erbaute Langhaus von Sainte-Madeleine in Vézelay als das Hauptwerk dieser Reihe angesehen wer-

22 – Santiago de Compostela – Kathedrale: Mittelschiff und Seitenschiffe (Teilansicht). 1075 bis um 1120

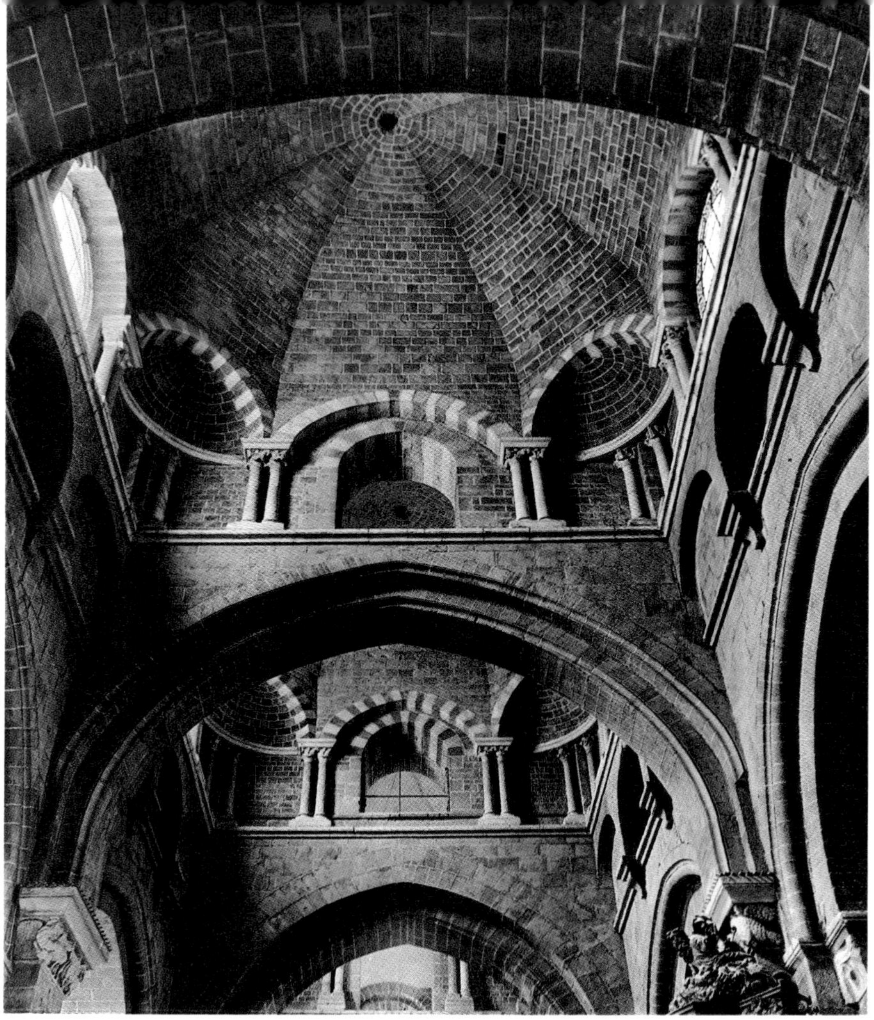

24 – Le Puy – Kathedrale Notre-Dame: Klostergewölbe über der Vierung. Um 1150

den. Trotz der Reduzierung der Höhe des Schiffes durch Verzicht auf ein Geschoß fällt das Licht direkt ein. Das Schiff hat eine Breite von 10,20 m bei einer Höhe von 18,50 m. Der aufstrebenden Gestaltung von Cluny setzte man in Vézelay erfolgreich eine deutliche Horizontalität entgegen.

Das Languedoc, der Südwesten und Katalonien

Die romanische Kunst des Languedoc, Aquitaniens im Südwesten Frankreichs und Kataloniens zeichnet sich durch die Überfülle, die hohe Qualität und die Schönheit der Plastik aus. Auf architektonischem Gebiet – die zwei Haupttypen der Gebäude haben wir schon vorgestellt – sind zwei große Regionen zu unterscheiden: das südwestliche Languedoc um Toulouse und das mediterrane Languedoc mit Katalonien.

Der Südwesten unterhielt über das Périgord hinweg künstlerische Verbindungen mit der Saintonge und mit Poitou im Westen. Die Portale sind von zwei Scheintüren umgeben, als sollten Eingänge zu den Seitenschiffen angedeutet werden; die Chöre haben Verstärkungen durch Strebepfeiler und durch Arkadenreihen, die den Fensterrhythmus bestimmen. Die um die Mitte des 19. Jahrhunderts von dem Architekten Paul Abadie stark restaurierte Fassade der alten Abtei von Bordeaux und die Fassade des Petit-Palais (Gironde) sind Beispiele dafür.

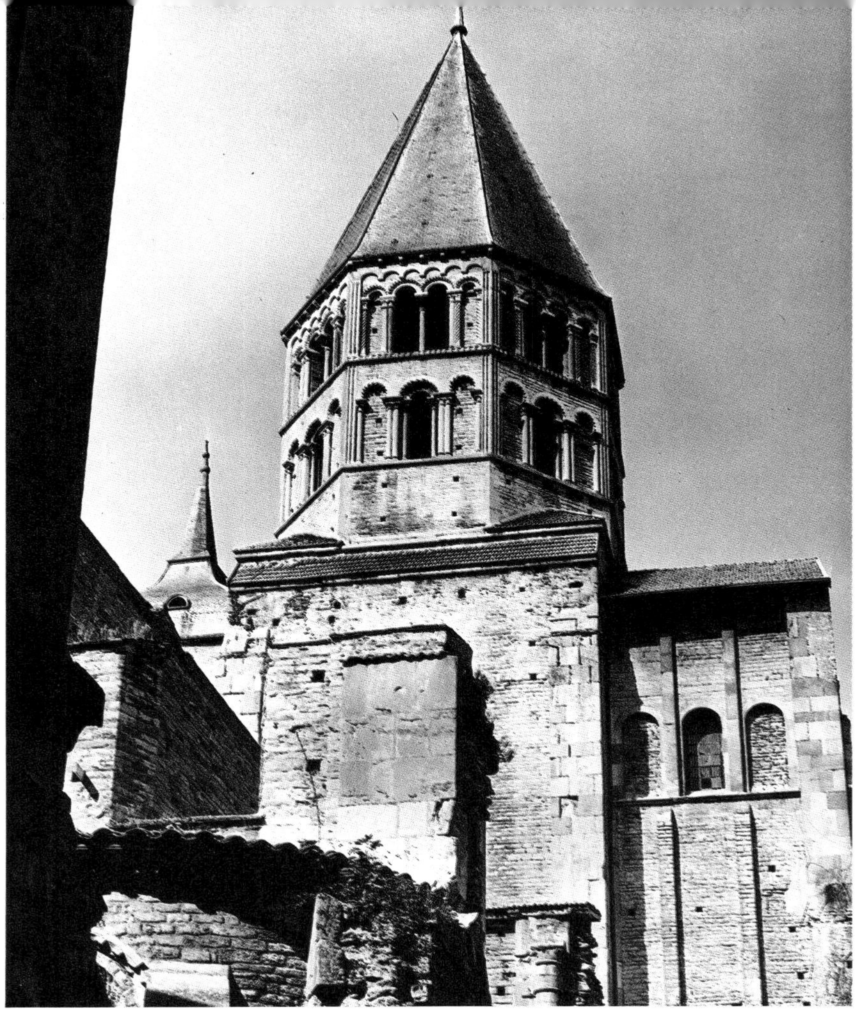

25 – Cluny – Abteikirche: Achteckiger Glockenturm. Um 1115–1120

In der Gegend um Toulouse, im Quercy und in Richtung Albi, wo es oft schöne Ziegelbauten gibt, entfaltete sich eine Abart des Altarhauses mit Chorumgang und Radialkapellen (Gaillac, Figeac) und der Überwölbung mit Kuppel, wie sie oben besprochen wurde. Während die Kirchen des Quercy denen der oberen Auvergne und des Westens nahestanden, waren die der Gegend um Albi stilistisch nach dem Mittelmeer hin orientiert. Unter den größeren Bauten der Gegend sind neben den städtischen Gebäuden von Toulouse die erhaltenen Teile der romanischen Kathedrale von Albi und der Glockenturm von Moissac mit seiner mächtigen Überwölbung zu erwähnen, die mit schweren Radialgurten verstärkt ist, die sehr tief reichen und auf Halbsäulen an den Wänden des quadratischen Raums ruhen.

Im mediterranen Languedoc vollzog sich der Übergang von der frühromanischen Kunst zum Stil des 12. Jahrhunderts mit der Hinwendung zu sorgfältig zurechtgehauenen Quadersteinen anstelle des einfachen, grob behauenen Steins. Die Architekten bauten mit Vorliebe einschiffige Saalkirchen, die einfach mit fortlaufendem, manchmal zugespitztem Tonnengewölbe gedeckt wurden; die Kirchen in Maguelone, Agde, Saint-Pons und Saint-Papoul bestätigen das fortdauernde Ansehen der Saalkirche, die von der Gotik des Midi noch veredelt wurde. Die Chöre waren nun mitunter komplizierter, Kirchenbauten wie Saint-Nazaire in Carcassonne und Saint-Jacques in Béziers spiegeln vielschichtige Einflüsse wider. Die Wehrkirchen durchsetzen hier eine Landschaft, die sich bis Katalonien hinzieht.

Abb. 457

Abb. 458 und 459

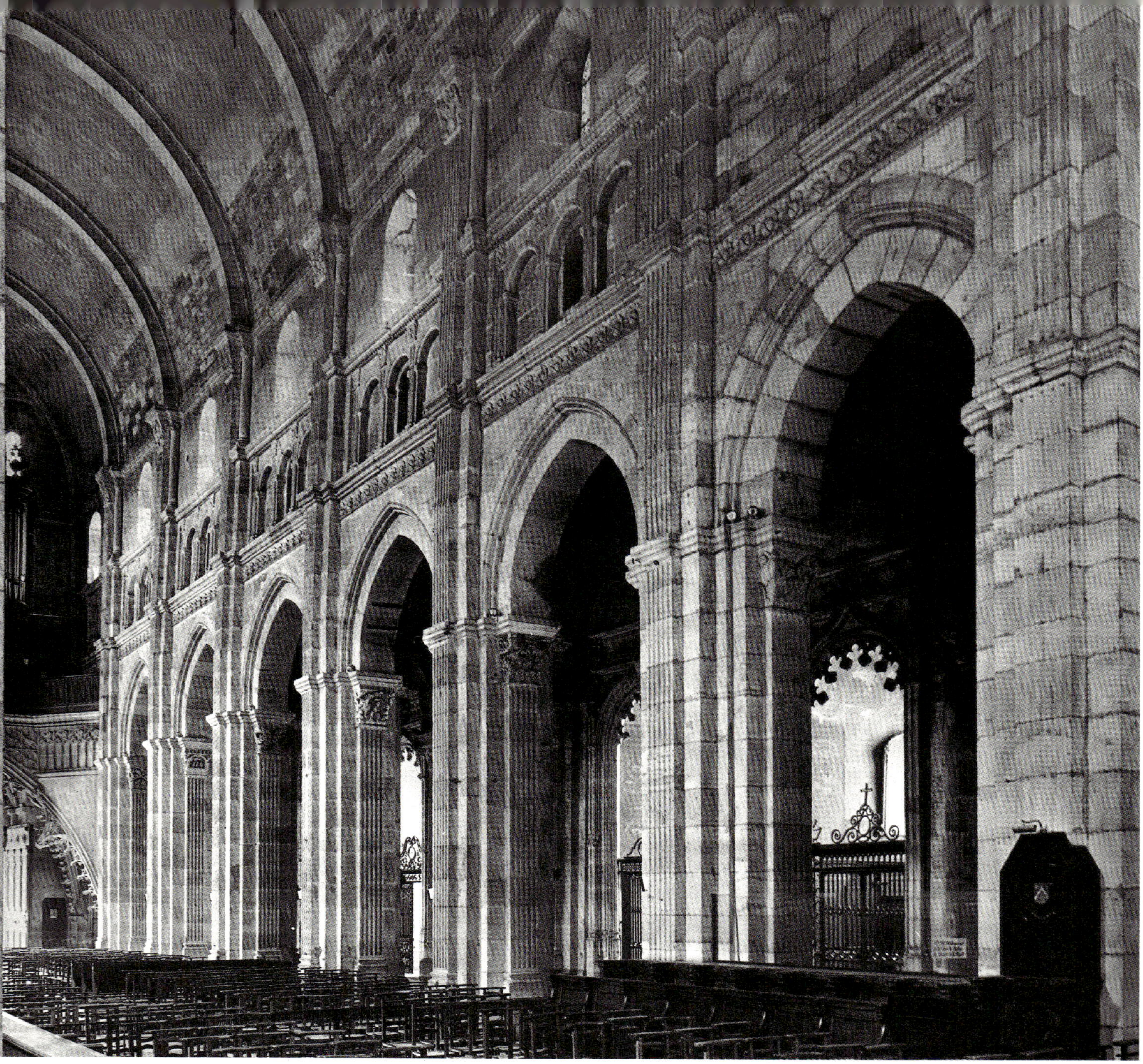

26 – Autun – Kathedrale Saint-Lazare: Dreizoniger Wandaufbau des Mittelschiffs. Zweites Viertel 12. Jh.

Dank den Errungenschaften der frühromanischen Kunst im Süden breitete sich die romanische Architektur das ganze 12. Jahrhundert über in Katalonien aus. Wohlstand und politische Konsolidierung führten in den Städten zu einem Neubau der meisten Kathedralen – Gerona, Barcelona, Vic, Tarragona, Lérida – und städtischen Klosteranlagen – San Pablo del Campo in Barcelona, San Pedro de Galligans in Gerona. In Seo de Urgel läßt die vor 1131 begonnene Kathedrale die Bedeutung der traditionellen Baukunst und norditalienische Elemente erkennen. 1175 verpflichtete ein Vertrag einen Architekten namens Lombard dazu, in sieben Jahren

Abb. 460 und 461

27 – Vézelay – Basilika Sainte-Madeleine: Zweizoniger Wandaufbau des Mittelschiffs und gotischer Chor. 1120–1140

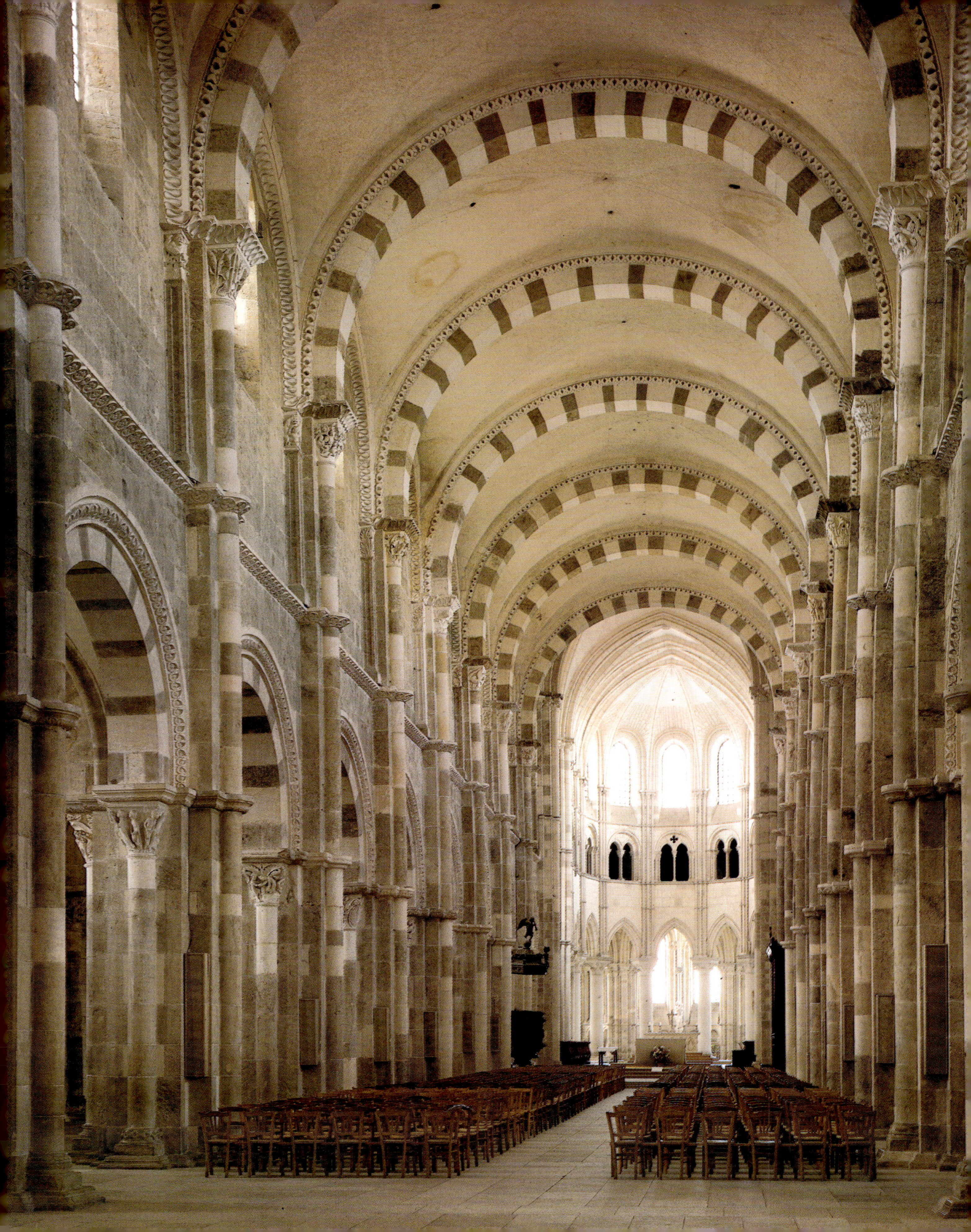

für das Kapitel und den Bischof das Altarhaus, die Überwölbung der Vierung und die Türme zu vollenden: die Empore der Apsis erinnert tatsächlich an Bauten in Norditalien und der Lombardei zwischen Modena und Pavia.

Lokale Überlieferungen sind besonders in den mittelgroßen Saalkirchen mit oder ohne Querschiff und halbrunder Apsis spürbar, die mit schweren, mit Gurtbögen unterlegten Tonnengewölben gedeckt sind; dazu kommen Einflüsse von außen. Die Klosterkirchen San Abb. 464 Juan de les Abadesses und San Pedro in Besalú mit ihren Altarhäusern mit Chorumgang und Radialkapellen (Nischen in Besalú) lassen an Kontakte denken, die um die Mitte des Jahrhunderts zum Midi bestanden haben müssen. Die drei Hauptwerke des Jahrhundertendes, die Kathedrale von Tarragona, die Abteikirche von Sant Cugat del Vallés und die Kathedrale von Lérida markieren den Übergang zur Gotik.

Abb. 465 Die Kathedrale von Tarragona wurde 1171 auf einem dreischiffigen Grundriß mit sehr großer Mittelapsis errichtet. Vorgesehen war ein Tonnengewölbe, das aber mitten im 13. Jahr-

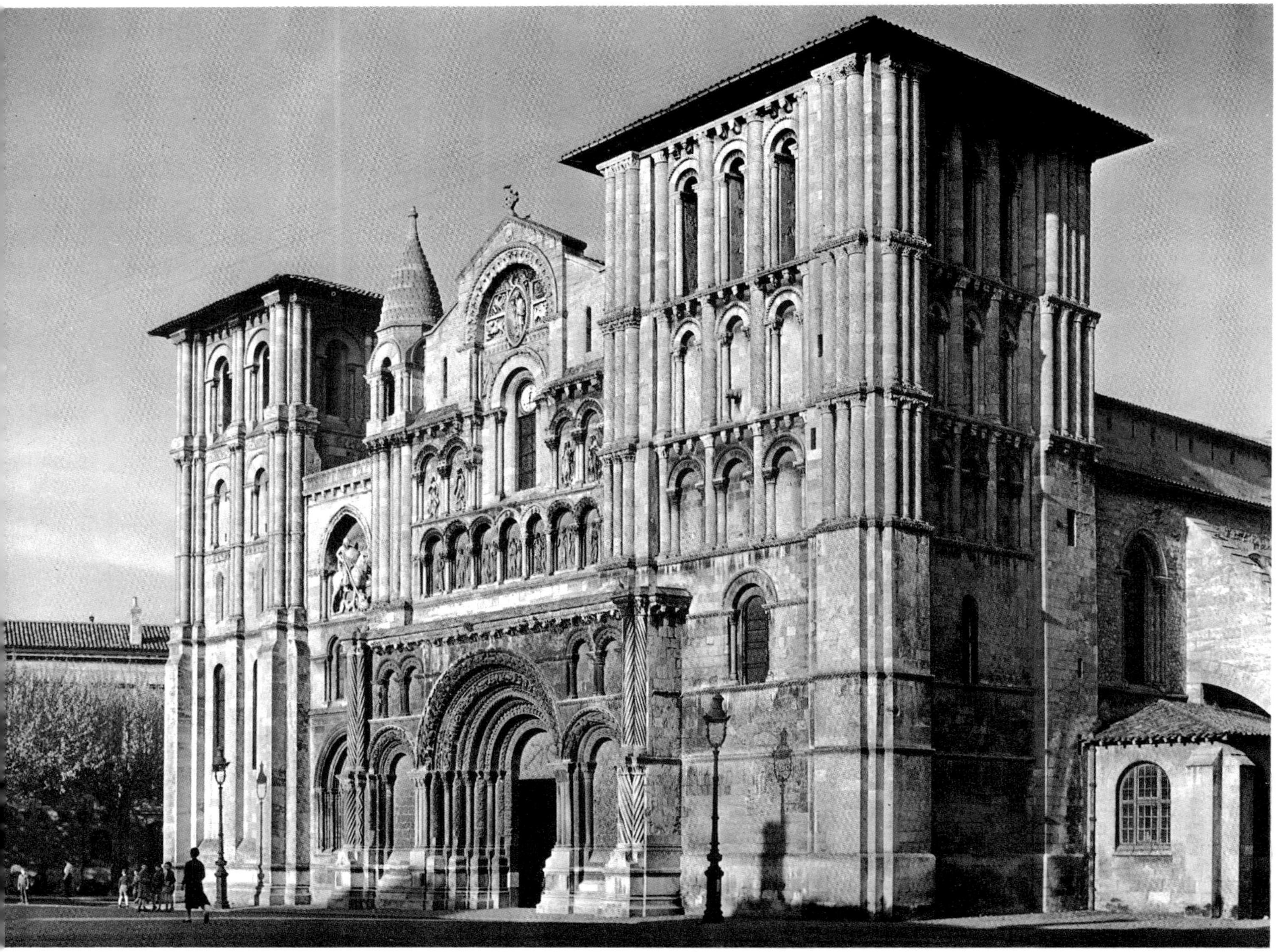

28 – Bordeaux – Alte Abtei Sainte-Croix: Fassade mit Hauptportal, zwei Blendportalen und zwei Türmen. 12. Jh.

29 – Moissac, Saint-Pierre – Glockenturm: Gewölbe mit Radialgurten. Anfang 12. Jh.

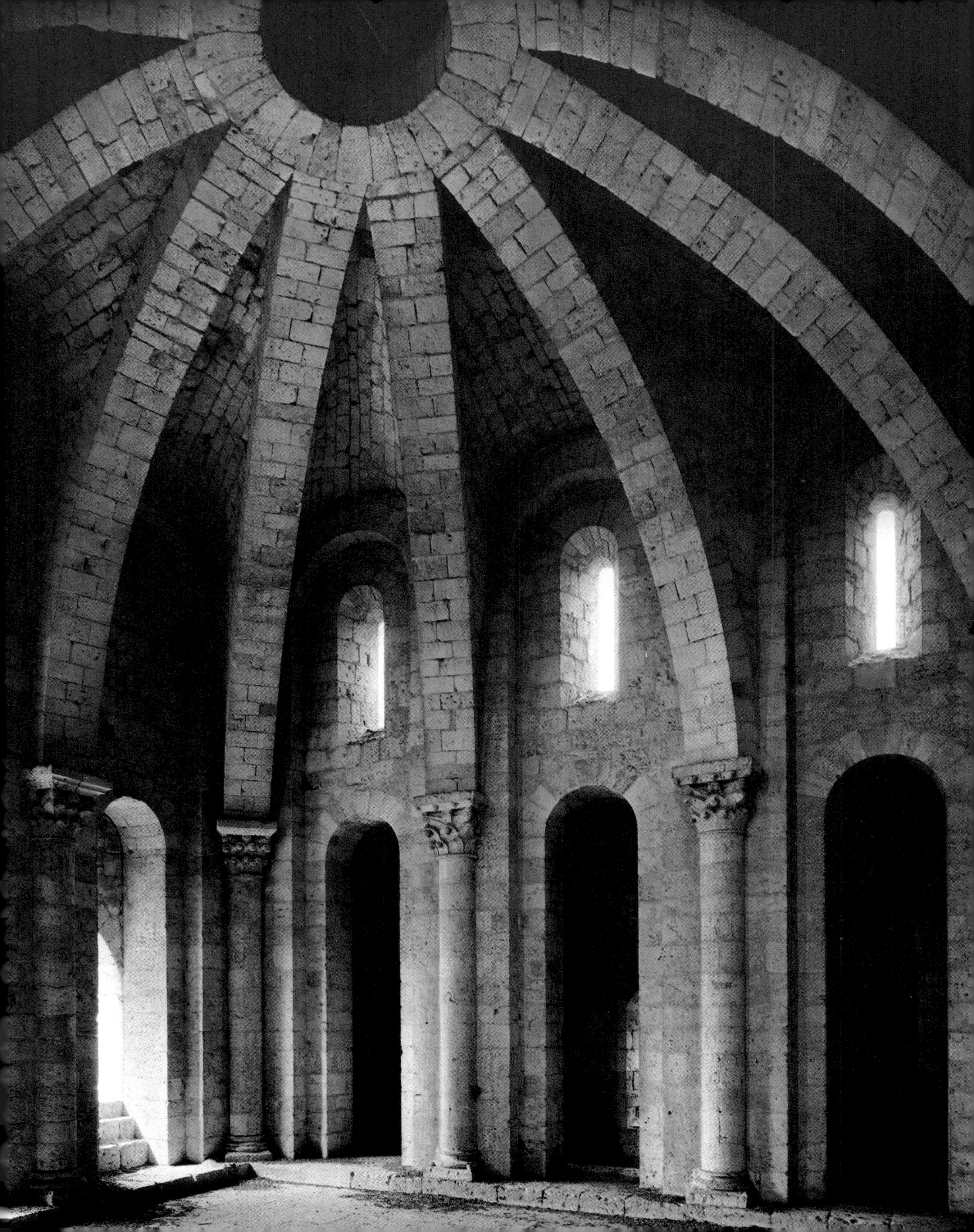

hundert, beim Aufblühen der Gotik, bald als altmodisch betrachtet wurde. Das gleiche wiederholte sich in Sant Cugat. Die Kathedrale von Lérida, um die Jahrhundertwende begonnen, ist mehr als jeder andere Bau Ausdruck der Originalität und Schönheit der spätesten romanischen Kunst; diese entfaltete sich im Schatten der neuen Zisterzienserbauten, die in den Gebieten entstanden, die man den Mohammendanern wieder abgenommen hatte. Der Grundriß der Kathedrale von Lérida ist mit seinem vorspringenden Querhaus und den gestaffelten Apsiden noch typisch romanisch; der Aufriß wandelte sich dagegen langsam mit dem Aufkommen der Gotik.

Von Aragón nach Portugal: die neuen Königreiche

Seit der Mitte des 11. Jahrhunderts konsolidierten sich die spanischen Staaten in der *Reconquista,* dem Kreuzzug gegen den Islam. Die politische Karte der Halbinsel zeigte ein in viele christliche und mohammedanische Königtümer zerstückeltes Land. Die christlichen Länder

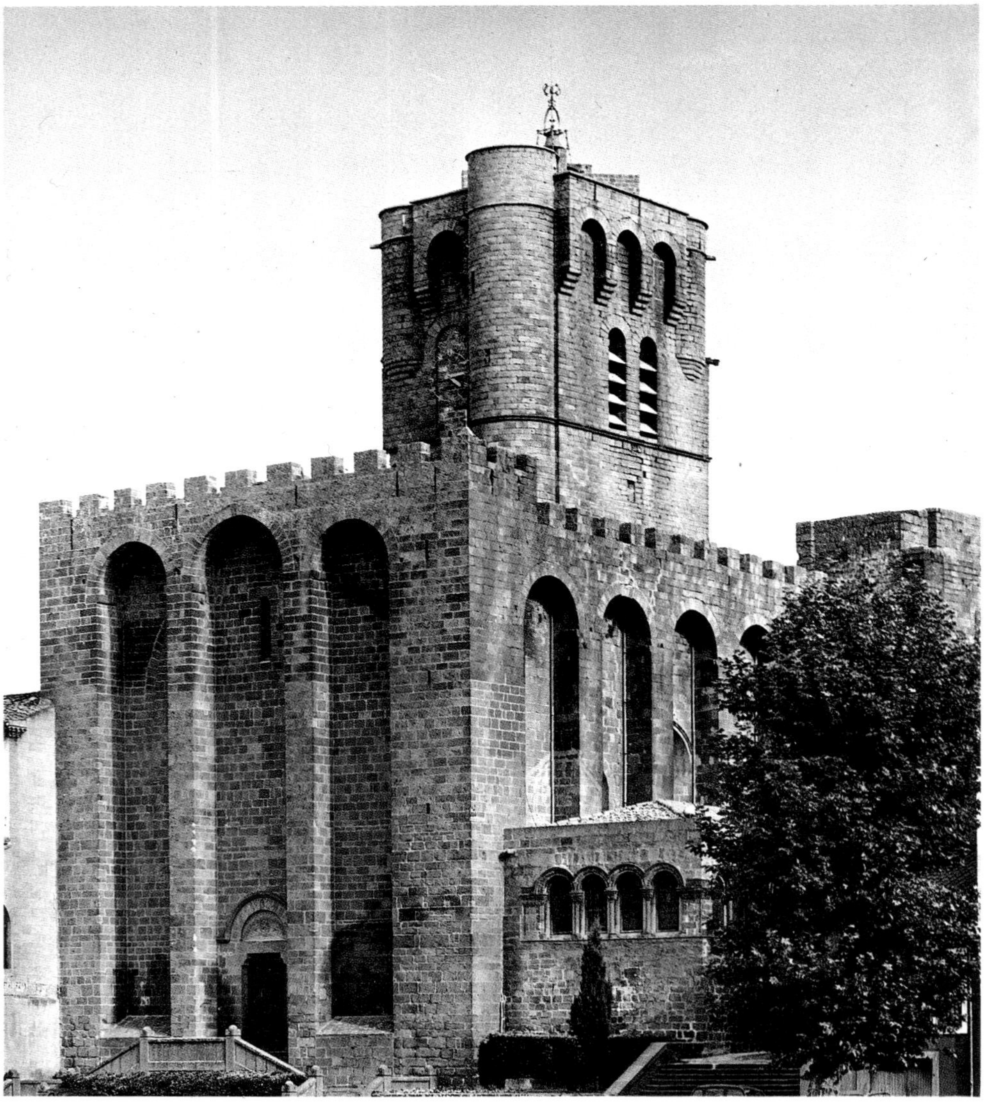

30 – Agde – Kathedrale: Die befestigten Mauern. Ende 12. Jh.

31 – Seo de Urgel – Kathedrale: Apsis mit Galerie. Mitte 12. Jh.

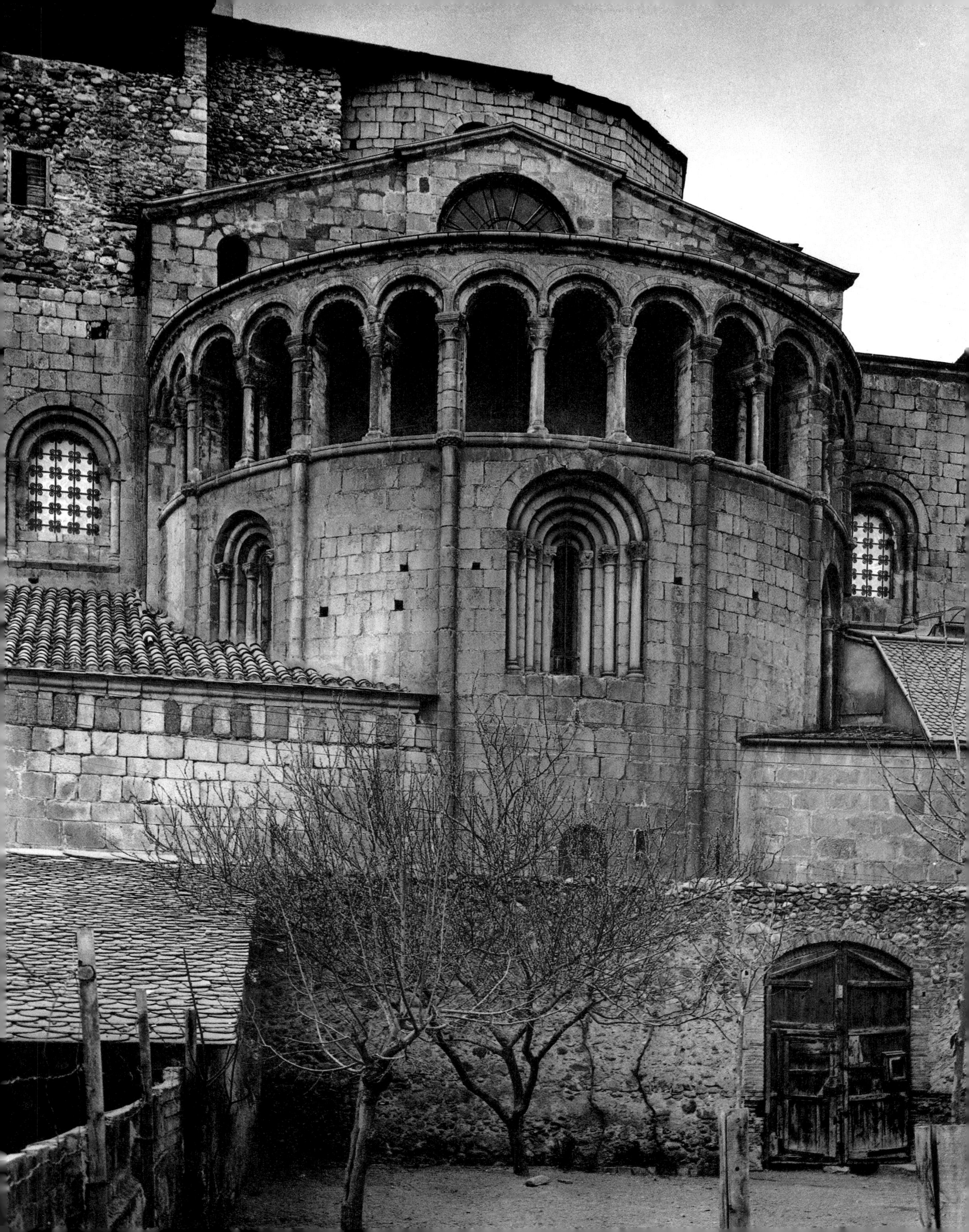

hatten die Gestalt vertikaler, paralleler Streifen, die im Westen weiter in den Süden vorstießen als im Osten: Galizien, León und Kastilien reichten bereits über die Linie des Duero hinaus, während Navarra und Aragón weiterhin auf das Pyrenäengebiet beschränkt waren. Katalonien, das man gerade wiedergewonnen hatte, blieb in viele Grafschaften zerstückelt, unter denen Barcelona sehr schnell am mächtigsten wurde. Im 12. Jahrhundert führte der Kampf zwischen Christen und Mauren auf christlicher Seite zu einer Hegemonie dreier großer politischer Kräfte: Portugals, Kastiliens und der Krone von Aragón mit der Hauptstadt Barcelona.

Abb. 463 Die Kathedrale von Jaca, die berühmt ist für ihre Skulpturen, hat den für die letzten Jahrzehnte des 11. Jahrhunderts in Aragón, León und Kastilien typischen Grundriß: drei Schiffe, die durch gestaffelte Apsiden abgeschlossen sind, Stützenwechsel und eine rippenverstärkte Kuppel über der Vierung. Den gleichen Grundriß findet man in Frómista, in der ersten romanischen Kirche San Isidoro in León, in San Pedro in Arlanza und anderswo. Seit den
Abb. 466 Anfängen des 12. Jahrhunderts kam dieser Grundrißtypus auch in südlichen Gegenden vor,
Abb. 467 etwa in Ávila in der Kirche San Vincente, die für die Reliquien des Heiligen gebaut worden war, und auch in Zamora, in Segóvia und Salamanca.

Bei der im dritten Viertel des 12. Jahrhunderts gebauten Kathedrale von Zamora wurde der dreischiffige Grundriß mit wenig vorspringendem Querhaus und drei halbrunden Apsiden wieder aufgegriffen, wobei diese später durch ein gotisches Altarhaus ersetzt wurden. Die Vierung des Querhauses ist hier mit einer sehr charakteristischen Rippenkuppel auf Pendentifs überwölbt, die außen zu einem mächtigen, arkadengeschmückten und von Türmchen flankierten Turm entwickelt ist. Die Kuppel über der Vierung der ‹alten› Kathedrale von Salamanca steht übrigens den Kuppeln im Westen Frankreichs nahe. Die Kathedrale von Salamanca, die praktisch aus derselben Zeit stammt wie die Kathedrale von Zamora, hat ebenfalls einen dreischiffigen Grundriß, nur mit einer etwas unterschiedlichen Pfeilerstellung. Skulptur und Bauplastik sind hier vollkommener.

In Kastilien läßt die romanische Architektur auf dem Lande manchmal deutlicher auf Kon-
Abb. 469 takte mit der islamischen Welt schließen. So ist das Kloster San Juan de Duero, das zum Johanniterorden gehört, ein eindeutiges Beispiel für solche Einflüsse. Die Choreingänge sind durch zwei Baldachine hervorgehoben; sie sind mit Tonkuppeln überwölbt, die auf schweren steinernen Bandrippen liegen. Eine Kuppel ist konisch, eine halbkugelförmig. Außen erinnern die Arkaden des Kreuzgangs seltsam an die Kreuzgänge in Amalfi oder Sizilien.

Ein anderes typisches Element der ländlichen kastilischen Architektur ist die Eingangshalle, eine geschlossene, massive Galerie, in die durch eine Reihe von – meist rundbogigen – Arkaden Licht einfällt (San Miguel und Nuestra Señora del Rivero, San Esteban de Gormaz, Sepúlveda, Rebolledo de la Torre und so weiter). Eine galizische Urkunde von 1182 bestätigt, daß eine solche Einrichtung üblich war: der Bischof von Lugo genehmigte in diesem Jahr den Bau einer Kirche mit einer schön ausgestatteten Prunkapsis, einer Eingangshalle und mit Wänden aus Quadermauerwerk. Handelte es sich um bedeutende Kirchen, konnten diese Eingangshallen Grabmäler enthalten, so etwa San Isidoro in León. Die manchmal für Laienversammlungen benutzten Eingangshallen hatten auch eine liturgische Bestimmung; darüber hinaus kam ihnen ihre Funktion als Schutzraum für Asylsuchende zugute, was ihr sehr geschlossenes Aussehen erklärt. Jedenfalls bestätigen die Texte, daß diese Räume unmittelbar zum Alltagsleben der romanischen Gesellschaft gehörten.

Galizien und Portugal waren im 12. Jahrhundert deutlich durch die Architektur von Santiago de Compostela geprägt. Die Kathedralen von Lugo, Orense, Tuy und Coimbra sind von
Abb. 468 Santiago inspiriert. Der Bau von Coimbra, die ‹Sé Velha›, wurde unter dem Episkopat von Miguel Salomão (1162–1176) begonnen. König Sancho I. wurde 1185 dort gekrönt, als die

32 – Frómista – San Martín: Dreischiffiges Langhaus mit drei Apsiden (Teilansicht). Ende 11. Jh.

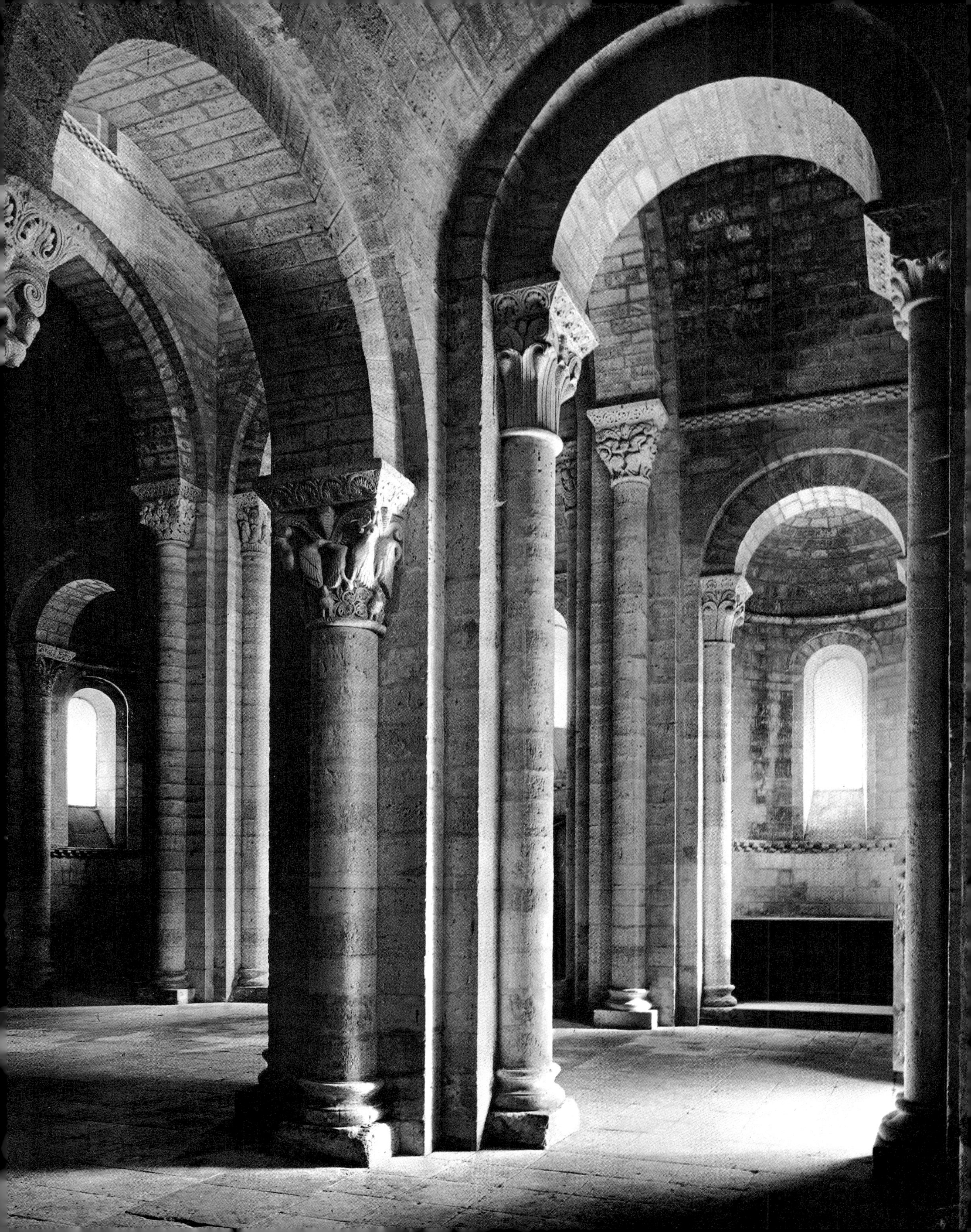

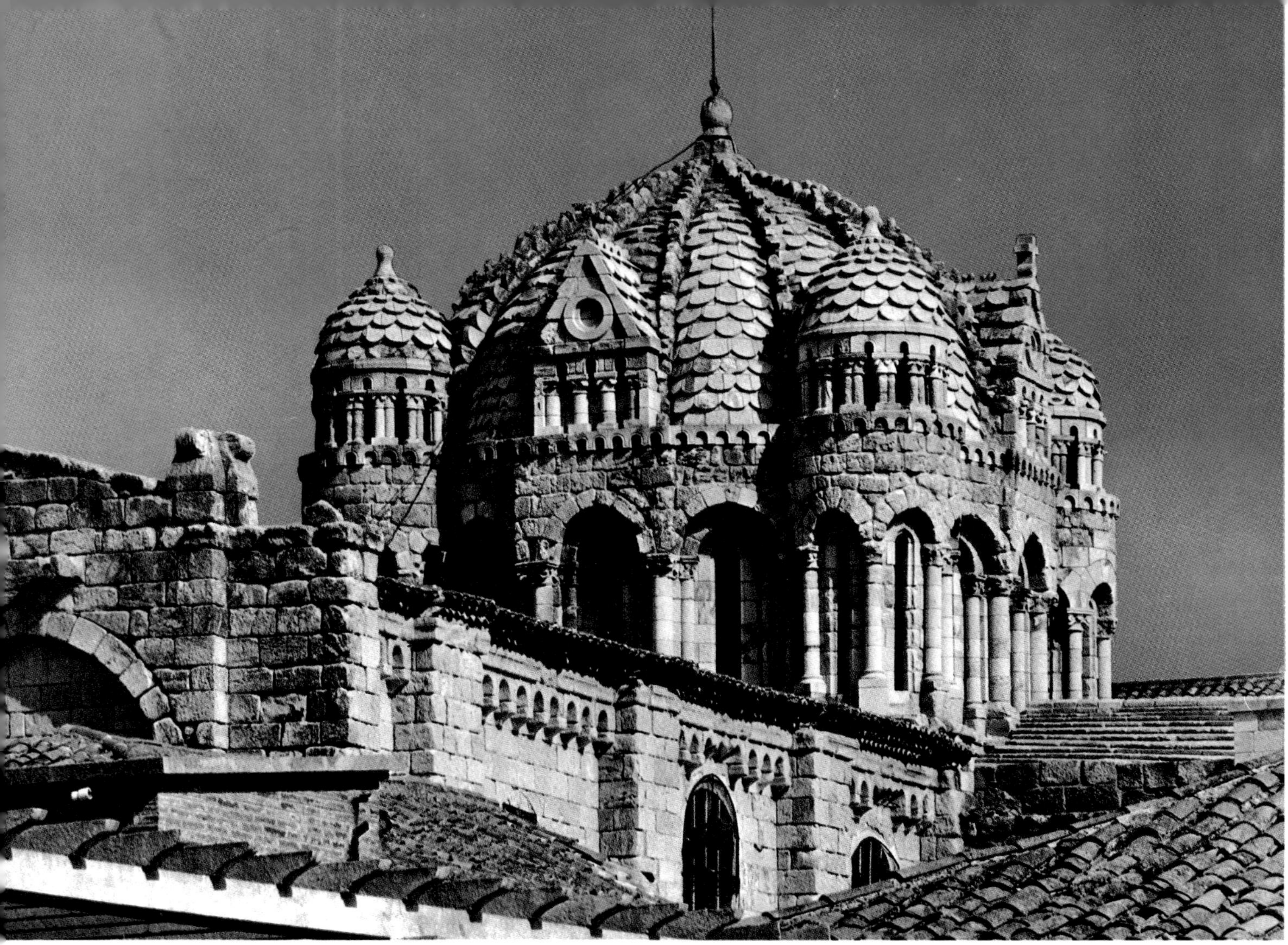

33 – Zamora – Kathedrale: Vierungskuppel mit vier flankierenden, arkadengeschmückten Türmchen. Zweite Hälfte 12. Jh.

Arbeiten noch nicht ganz beendet waren. Der basilikale Grundriß der Kirche zeigt ein vorspringendes Querhaus mit zwei Apsidiolen und einen Chor ohne Umgang. Dieses Detail unterscheidet den Bau von der Kathedrale von Santiago de Compostela, an deren Aufbau des Mittelschiffs mit Emporen sich der Architekt orientiert hat. Fast zur gleichen Zeit wurde dieser Aufriß auch für die Kathedrale von Lissabon übernommen. Neben solchen bedeutenden Bauten besitzt das nördliche Portugal auf dem Land viele sehr einfache Kirchen; die meisten sind Saalkirchen, haben, wie es vorromanischer Überlieferung entspricht, eine rechteckige Apsis und eine Balkendecke. Im Norden Portugals sind nur die Kathedralen von Coimbra und Porto und die Kirche von Cedofeita völlig überwölbt. Die mitten im 13. Jahrhundert, fast am Ende der *Reconquista* gebaute Kathedrale von Evora im Süden Portugals ist dagegen schon vom Übergang zur Gotik geprägt. Das Blendtriforium des Aufrisses und das spitzbogige Gewölbe stehen noch in romanischer Tradition, die Proportionen sind bereits neuartig.

34 – Salamanca – ‹Alte› Kathedrale: Blick in die Vierungskuppel. Zweite Hälfte 12. Jh.

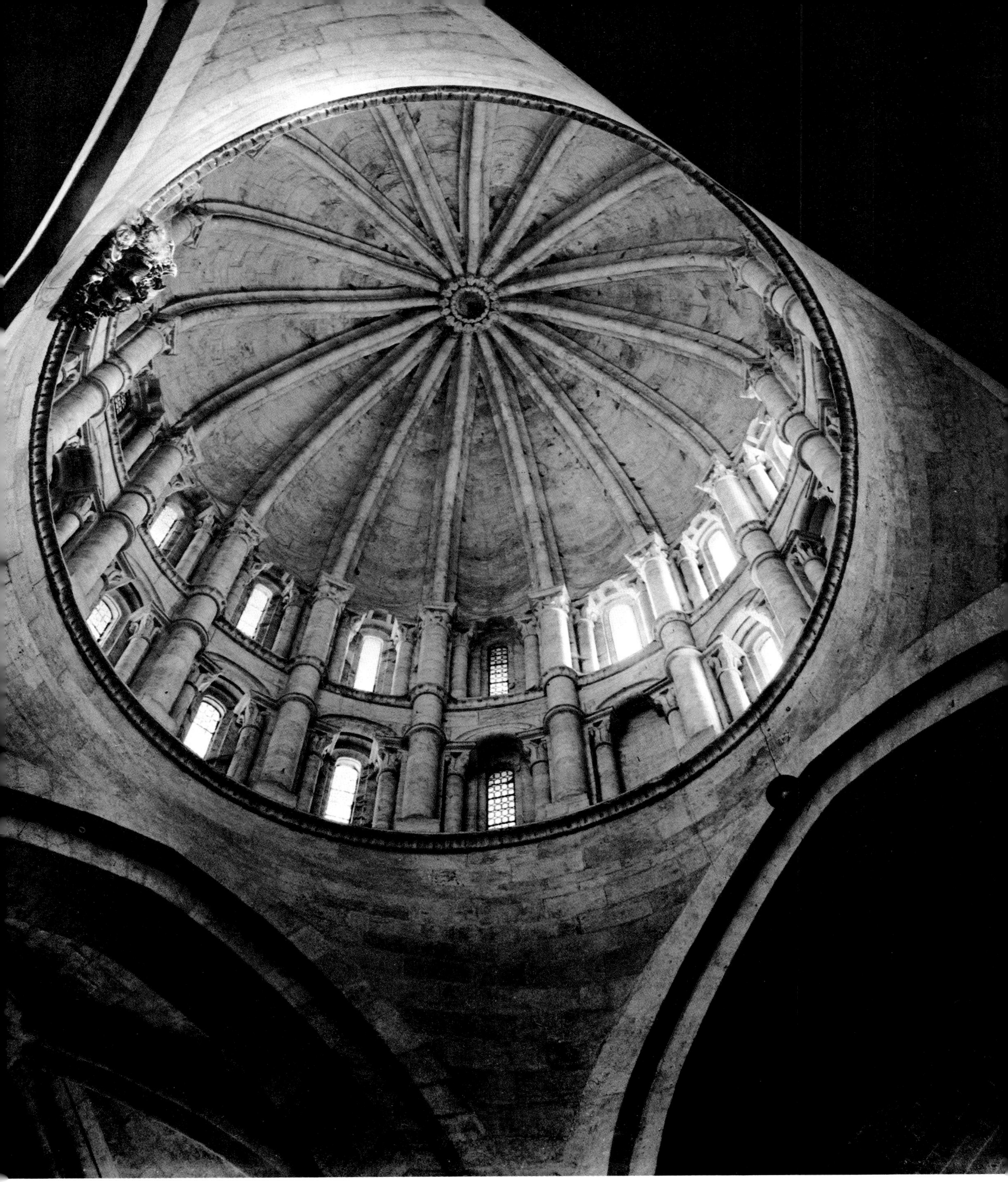

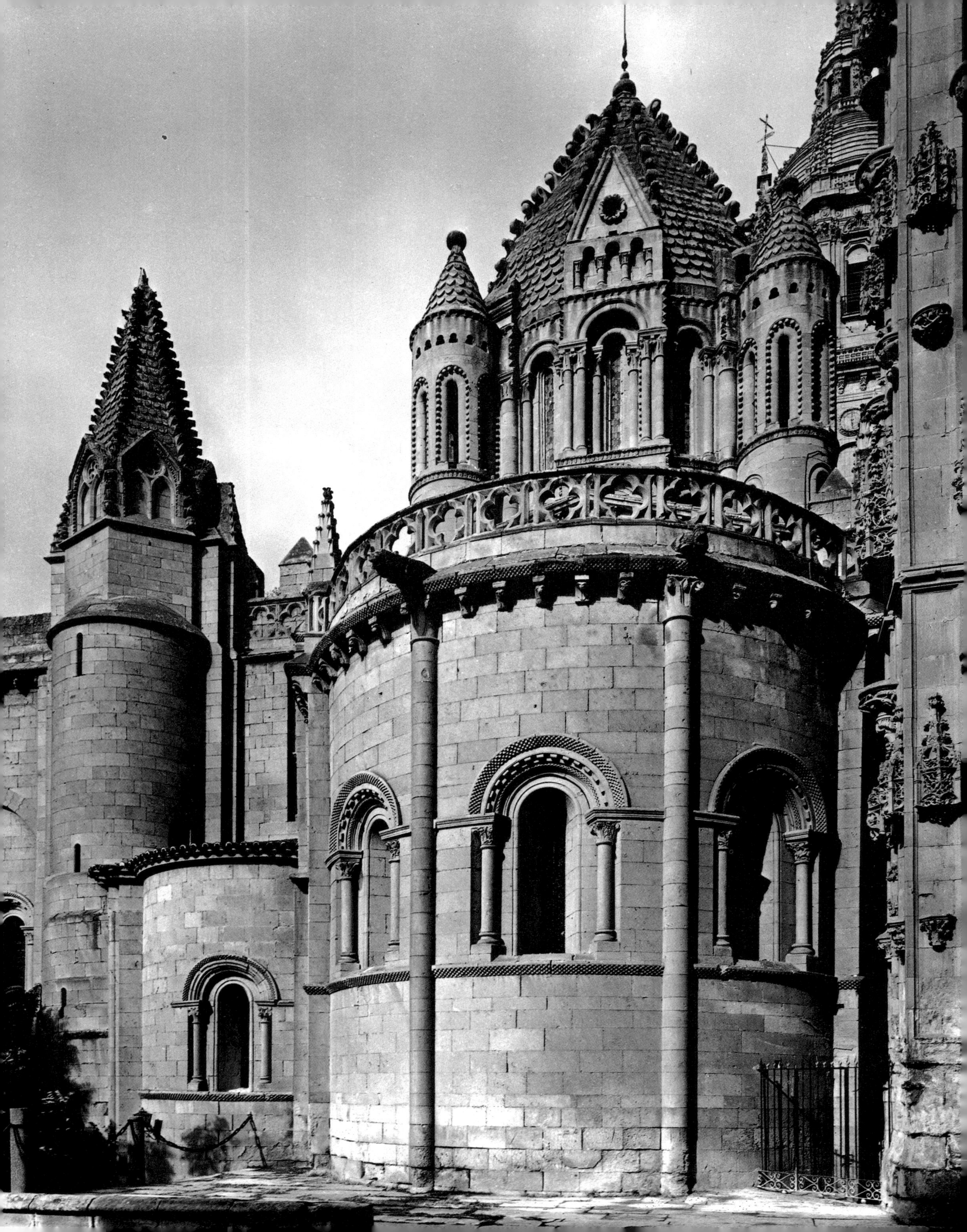

Die Mitte, der Westen und der Norden Frankreichs

«Niemals hat in einer Zeit, in einem Land ein und dieselbe Architektur solch eine Variabilität gezeigt wie die französische Architektur im 11. und 12. Jahrhundert. Diese Unterschiede sind als ‹Schulen› bekannt und benannt, man hat sich damit beschäftigt, Zahl, Ausdehnung und Art dieser Schulen zu bestimmen, und ich hielt diese Arbeit für bestens besorgt. M. de Caumont hatte die Grundlagen gelegt ... M. Viollet-le-Duc hat seinerseits ein System aufgestellt; zuletzt hat die Commission des Monuments historiques ... die von ihr eingeführten Klassifizierungen genau abgesteckt. Mit diesen drei unabhängigen Autoritäten hätte die Frage nach den Schulen eigentlich erledigt sein sollen ... Aber siehe da, die Frage ist verwickelter denn je, die drei Autoritäten streiten sich untereinander ... Habe ich nun die Verwirrung vermehrt, dadurch daß ich diesen so verschiedenen Systemen ein viertes, neues hinzufüge?» (Anthyme Saint-Paul, *‹Les Écoles d'architecture romane au XIIe siècle›*, 1877).

Die Auseinandersetzung um die Schulen der französischen Romanik war im 19. Jahrhundert und im ersten Drittel des 20. Jahrhunderts lebhaft im Gange. Heute erscheint sie überholt, obwohl sich alle der lokalen und regionalen Besonderheiten der romanischen Kunst, vor allem in der Architektur, bewußt sind. Was angefochten wird, ist die Relevanz der politischen und administrativen Grenzen für die Bestimmung der Schulen. Natürlich gibt es eine ‹romani-

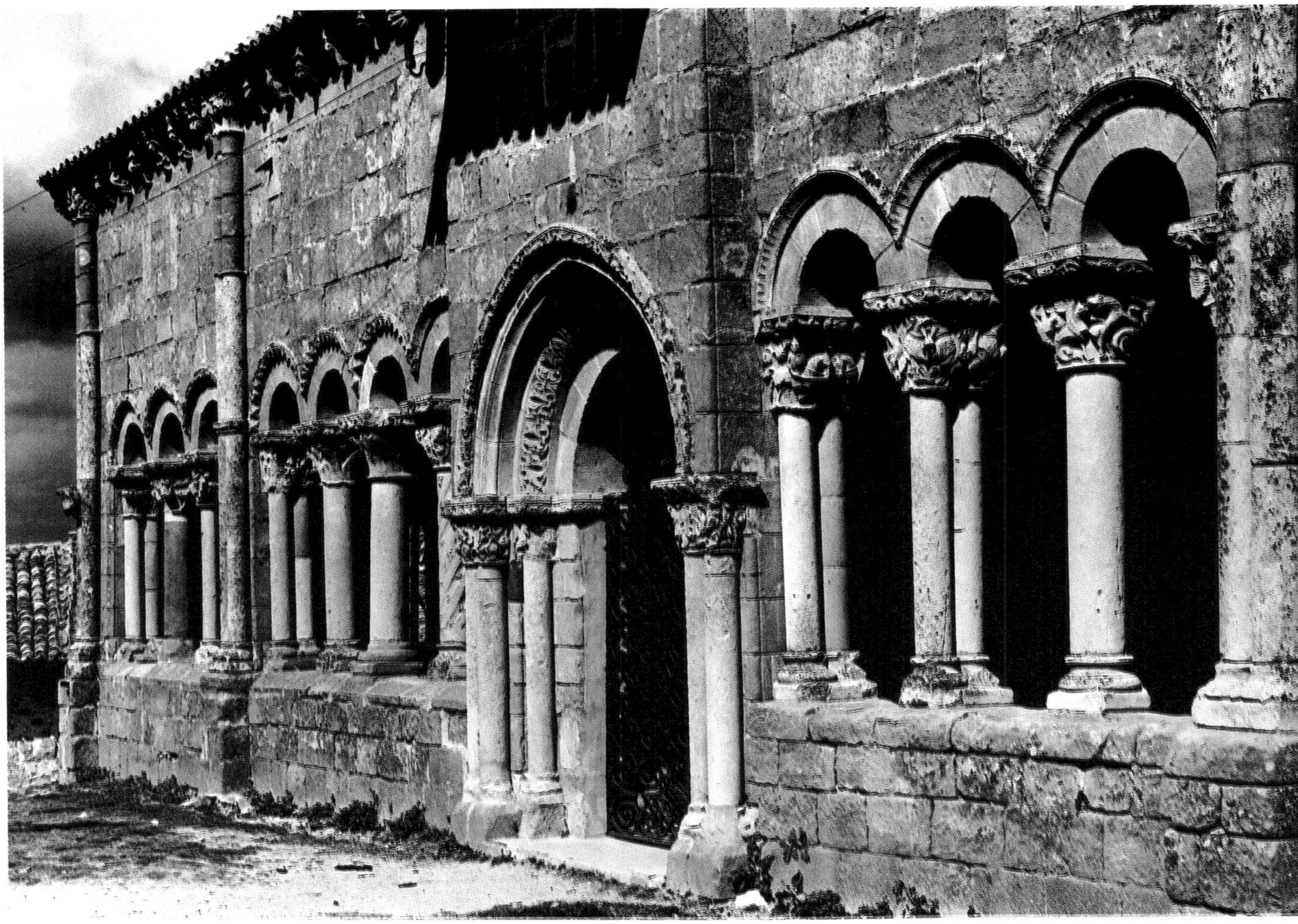

36 – Rebolledo de la Torre – Kirche: Arkaden der Eingangshalle. Zweite Hälfte 12. Jh.

← 35 – Salamanca – ‹Alte› Kathedrale: Chor und Vierungskuppel. Zweite Hälfte 12. Jh.

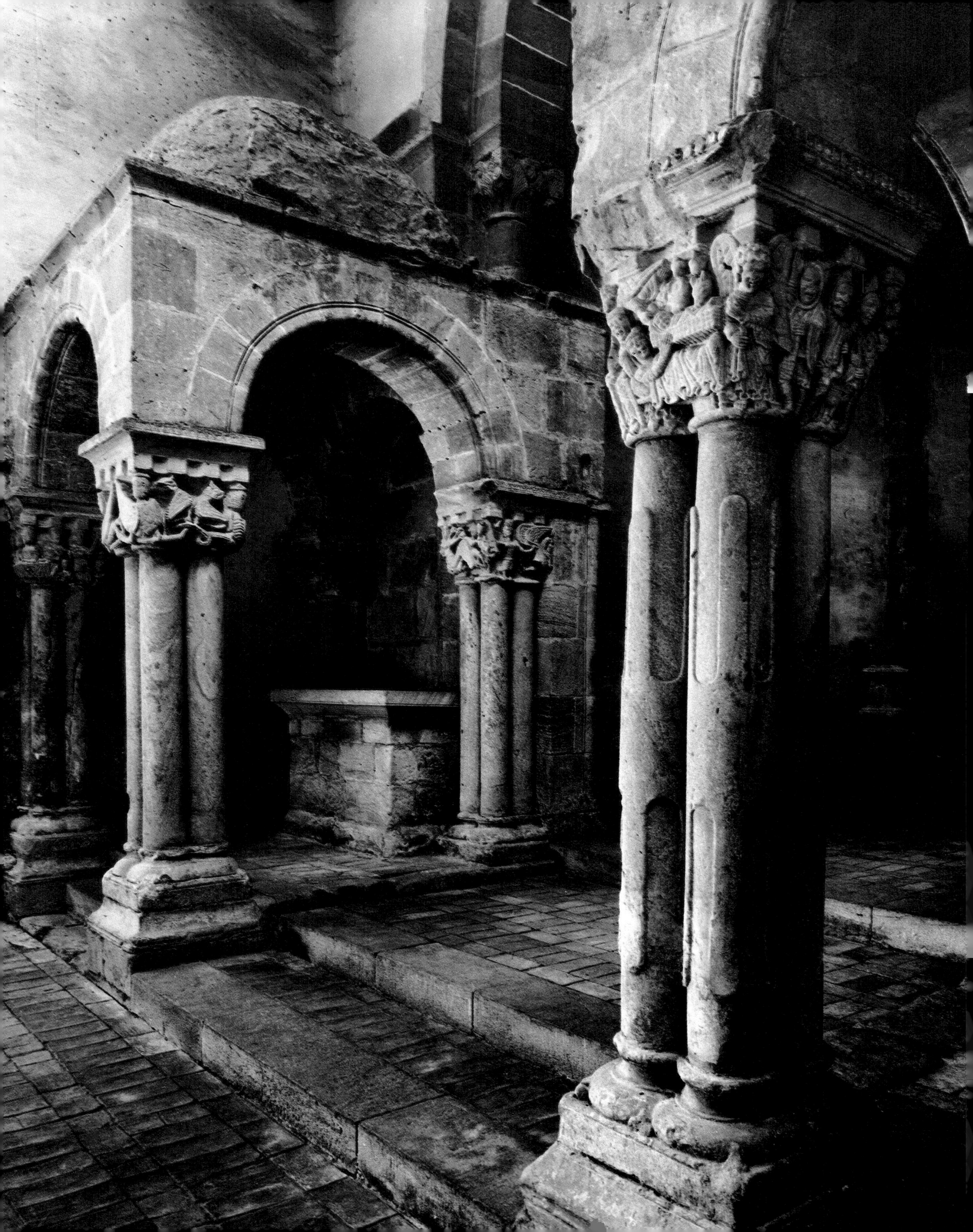

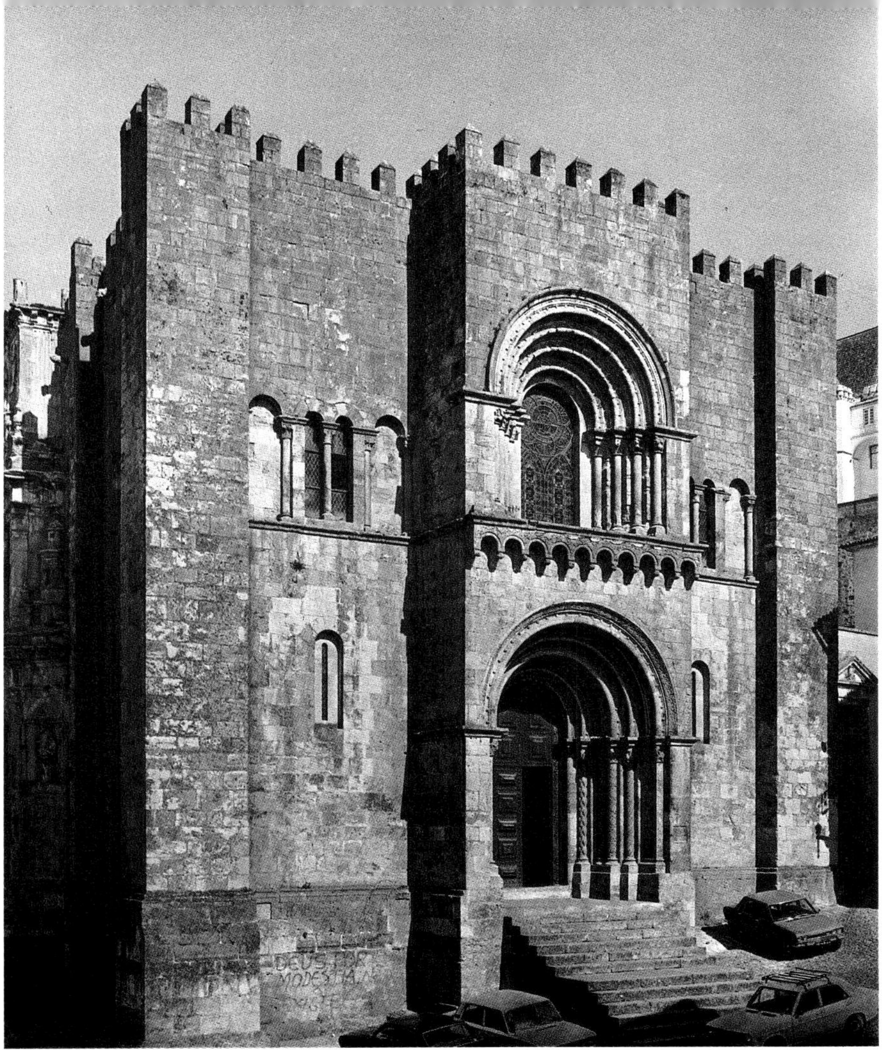

38 – Coimbra – Kathedrale: Westfassade mit Zinnen. Um 1162–1200

sche Geographie›, und die gegenwärtigen Untersuchungen lehnen auch weniger die Aufteilung der romanischen Architektur in regionale Gruppen als den Terminus ‹Schule› ab.

So hat man etwa in der Auvergne die Bezeichnung ‹Schule› oft mit einigen romanischen Kirchen um Clermont-Ferrand in Verbindung gebracht. Aber die Wirklichkeit ist ganz anders, das in Frage stehende Gebiet erstreckt sich bis ins Velay und nach Gévaudan. Die Kathedrale von Clermont-Ferrand hat eine eng zusammenhängende Gruppe von Kirchen der Auvergne stark geprägt: Orcival, Issoire, Saint-Nectaire, Saint-Saturnin und Notre-Dame- Abb. 472
du-Port in Clermont. Sie haben einen dreischiffigen Grundriß, ein vorspringendes Querschiff und 473
mit einer Apsidiole an jedem Arm und einen Chorumgang mit Radialkapellen. Die Emporen lassen eine sehr schwache indirekte Beleuchtung des Mittelschiffs zu, das mit einem einfachen Tonnengewölbe gedeckt ist. Die über dem Rippengewölbe der Seitenschiffe gelegenen Emporen stützen das Mittelschiff, über dem sich Zwillingsöffnungen befinden. Über der Vierung erhebt sich auf Trompen ein achteckiges Klostergewölbe. Die verwendeten Materialien, Arkose von der Ebene und vulkanisches Gestein aus den Bergen, bringen polychrome Wirkungen hervor und bestimmen die Gliederung der sehr ausgewogenen Altarhäuser. Die Mehrzahl dieser Kirchen stammt aus der ersten Hälfte des 12. Jahrhunderts.

Saint-Julien in Brioude in der südlichen Auvergne war ein bedeutendes Pilgerzentrum mit einer sehr großen Kirche. Ihr dreischiffiger Grundriß mit einem nicht vorspringenden Quer-

37 – Soria – Klosterkirche San Juan de Duero: Überkuppelte Eingangsbaldachine am Chor. Letztes Viertel 12. Jh.

haus richtet sich nach dem Schema des Chorumgangs mit Radialkapellen. Der Bau ist in mehreren Etappen entstanden, die sich über ein Jahrhundert erstrecken. Im Südosten näherte sich das Velay wie eine auf das Languedoc und die Provence weisende Spitze in seinem Reliefstil an das Zentralmassiv an. Als großes Pilgerzentrum besaß Le Puy mehrere romani-
Abb. 455 und 456 sche Bauten: die Kathedrale, das Baptisterium Saint-Jean, die Kirche Saint-Michel d'Aiguilhe und die Kapelle Saint-Clair. Die schon 1010 im ‹*Livre des miracles*› von Sainte-Foy in Conques erwähnten Pilgerfahrten nach Notre-Dame in Le Puy wurden früher als Erklärung für das Auftreten islamischer Einflüsse vorgeschoben. Wie weit das für die Kuppeln der Kathedrale zutrifft, ist schon dargelegt worden, und auch auf die Zackenbogen, die an Portalen vieler Kirchen der Gegend zu finden sind und die seit dem Anfang des 12. Jahrhunderts vom Mittelmeer bis zum Atlantik in das Schmuckrepertoire der romanischen Kunst gehörten, ist schon in diesem Sinne hingewiesen worden. Die Ursprünglichkeit der romanischen Kunst des Velay erweist sich an der Kathedrale von Le Puy, die nicht den für Pilgerkirchen typischen Grundriß hat.

Am anderen Ende Frankreichs, im ‹großen Westen›, lassen sich bei der Architektur drei große Bereiche unterscheiden, der Westen mit dem Poitou und der Saintonge, die Bretagne und die Normandie. In der Normandie wurde zu Beginn des 19. Jahrhunderts zugleich mit der archäologischen Wiederentdeckung der mittelalterlichen Kunst der Begriff ‹romanische Kunst› geprägt. Als eng mit England verbundene Kunstlandschaft hat der normannische Staat seine Kunst besonders gepflegt. Seit dem dritten Viertel des 11. Jahrhunderts breitete sich die englisch-normannische Kunst um die Metropole Caen herum aus. Die Steinbrüche der Gegend wurden zum Bau sorgfältig zugerichteter Mauern fleißig ausgebeutet. Die wesentlichen Besonderheiten dieser Kirchen bestehen in ihrem dreigeschossigen Wandaufbau – hohe Bogenstellungen, Emporen und Obergaden –, in ihren symmetrischen Doppelturmfassaden und in ihren Überdachungen, zunächst mit Gebälk, dann sehr bald mit steinernen Bandrippengewölben. Ein weiteres typisches Merkmal ist die Entwicklung von Laufgängen in Höhe des Lichtgadens (Cerisy-la-Forêt, Saint-Étienne in Caen, Saint-Georges-de-Boscherville) – ein System, das schon in Jumièges und in Bernay belegt ist.

Abb. 475 und 474 Die beiden großen Abteien von Caen, Sainte-Trinité (Frauenkloster) und Saint-Étienne (Männerkloster), sind von 1059 bis 1065 und 1063 begonnen worden. Die beiden praktisch aus derselben Zeit stammenden Bauten sind typisch für die Kunst der nördlichen Normandie vom Ende des 11. Jahrhunderts: dreischiffig, mit vorspringendem Querhaus und stark verlän-
Abb. 476 und 318 gertem Chor, mit Fassade, Aufriß und Überdachung wie oben beschrieben. Die Abteikirche Saint-Georges-de-Boscherville in der südlichen Normandie ist im Zusammenspiel ihrer architektonischen Proportionen, ihres dreigeschossigen Aufrisses und ihrer großen Helligkeit eines der besten Beispiele für die normannische Romanik um 1115 bis 1125. Die von jeweils einer einzigen Stütze getragenen Emporen in den Armen des Querhauses sind bezeichnend für die unter Wilhelm dem Eroberer gebauten Kirchen; sie erinnern ebenso wie der Bauschmuck der Apsis an den Baustil von Saint-Nicolas in Caen.

Unter den Grafen von Poitiers, einer weiteren politischen Macht, entwickelte sich eine um die Stadt Poitiers und die Gebiete nach der Saintonge hin zentrierte romanische Kunst, wenn sie sich auch in der Architektur nicht so deutlich manifestiert. Die Kirchen dort sind sehr weiträumig, und das Mittelschiff ist kaum höher als die Seitenschiffe. Die Türme erhielten häufig ein geschupptes Kegeldach. Die Fassaden weisen zu beiden Seiten des Portals Blendarkaden auf und sind vollkommen mit plastischem Dekor überzogen, wie etwa die Fassade von
Abb. 471 Notre-Dame-la-Grande in Poitiers.

Man soll das Poitou und die Saintonge in einigen Zeilen abhandeln und kann doch eigen-

39 – Clermont-Ferrand – Notre-Dame-du-Port: Mittelschiff und Chor mit Umgang. Etwa Mitte 12. Jh.

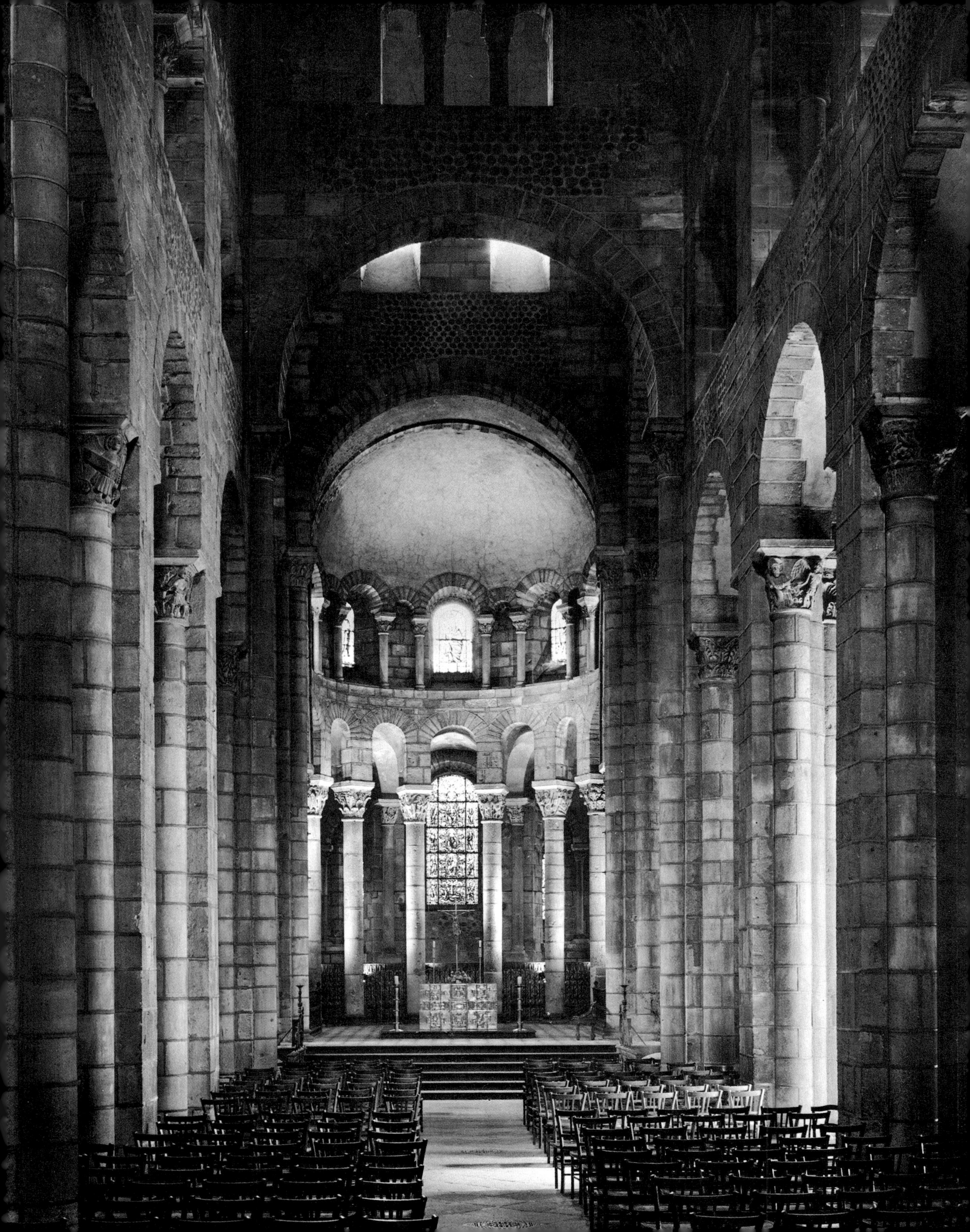

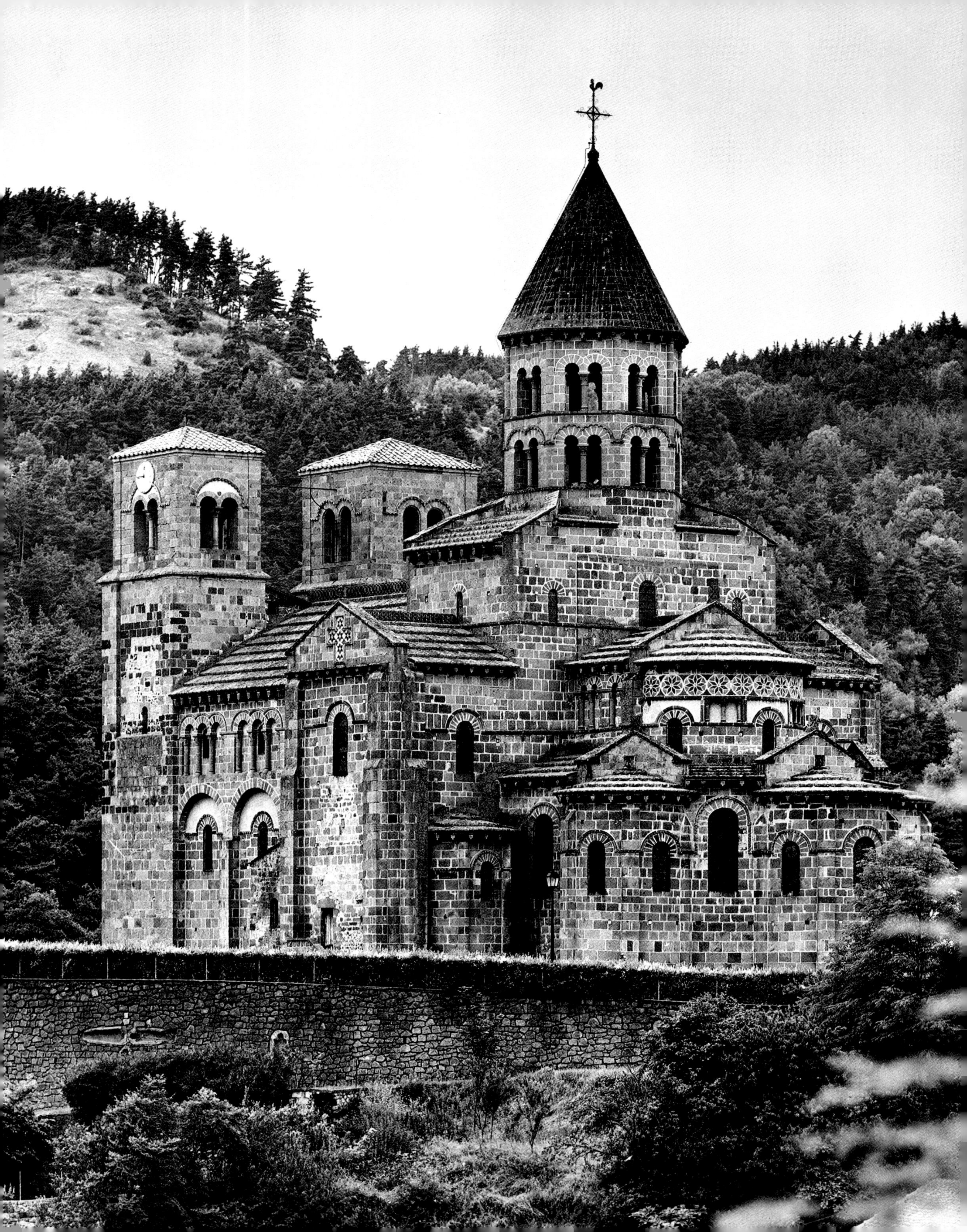

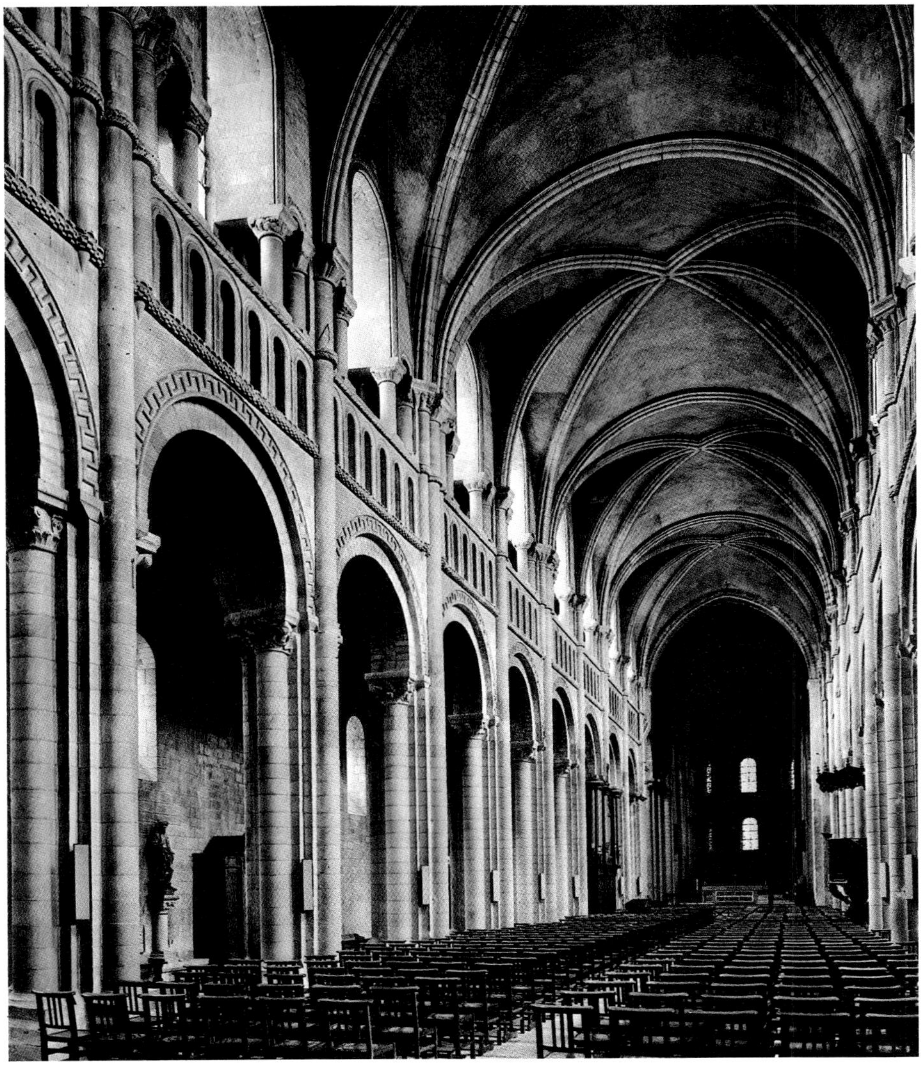

41 – Caen – La Trinité (Kirche des Frauenklosters): Mittelschiff und Chor. Ende 11. Jh.

tümliche Bauten mit außergewöhnlichem Grundriß wie Saint-Sauveur in Charroux nicht darstellen, auch nicht Saint-Savin-sur-Gartempe, das so bedeutende Wandmalereien besitzt, daß man die Architektur darüber leicht vergißt; man ist gehalten, eine Auswahl besonders qualitätvoller Bauten zu besprechen, und einige Komplexe, die ins Berry und nach Anjou hin tendieren, außer acht zu lassen – wie schwierig ist es, alles in einer allgemeinen Darstellung unterzubringen! Abb. 470

Denn es gibt ja auch allzu unbekannte Gegenden, auf die man aufmerksam machen sollte. In der Bretagne wurden dank ihrer Nähe zum Meer in romanischer Zeit lokale Überlieferungen mit vielerlei von Land und Meer gekommenen Einflüssen angereichert. Kontakte mit den Britischen Inseln waren dort so häufig wie die Kontakte der bretonischen Autoritäten mit dem ‹großen Westen›: vor allem zum Poitou, zur Vendée, zu Anjou, dann aber auch zur Normandie. Es gibt in der Bretagne außergewöhnliche Grundrisse wie die Zentralbauten in Lanleff und Sainte-Croix in Quimperlé, die sich mit den großen kreisförmigen Zentralbauten des Westens, etwa mit Neuvy-Saint-Sépulchre im Berry, messen können. Die Abteikirchen

40 – Saint-Nectaire – Kirche (Gesamtansicht von Südosten). Etwa Mitte 12. Jh.

Abb. 477 Landévennec und Saint-Gildas-de-Rhuys sind am Ende des 11. und am Anfang des 12. Jahrhunderts auf einem majestätischen dreischiffigen Grundriß erbaut worden, mit einem stark vorspringenden Querhaus und einem Chor mit Umgang und Radialkapellen. Dieser Grundriß ist für die Bretagne nicht typisch und wurde dort wenig verwendet. Im allgemeinen haben die Kirchen einen basilikalen Grundriß mit einer Apsis oder mit drei halbrunden oder rechteckigen Apsiden. Die Schiffe sind niedrig, und da der Wandaufbau des Mittelschiffs nicht in mehrere Zonen unterteilt ist, fällt unmittelbar Licht ein. Überdacht ist das Mittelschiff oft mit einer Holzkonstruktion. Die häufige Verwendung von Granit, Schist und – seltener – Sandstein läßt den romanischen Architekturdekor eigentümlich kraftvoll erscheinen.

Im Norden, in der Champagne und auf der Île-de-France, also im Zentrum der Macht, vollzog sich der Übergang zur Gotik sehr früh. Die architektonischen Überlieferungen des Jahrhunderts um das Jahr 1000, die in dem Band ‹Die Zeit der Ottonen und Salier› anhand von Bauten wie Montier-en-Der, Vignory und Saint-Remi in Reims dargestellt wurden, behaupteten sich das 11. Jahrhundert hindurch und noch bis weit ins 12. Jahrhundert hinein. In der Champagne wurden leicht gebaute Kirchen mit Holzkonstruktionen überdeckt. An der Kirche von Courville an der Marne, deren mittelalterliche Holzdecke erhalten ist, läßt sich diese Richtung an einem alles in allem kleineren Bau gut ablesen. Die Kirche Saint-Martin-des-Champs in Paris, eine 1060 von Heinrich I. gegründete und 1067 geweihte Propstei von Cluny, hat einen Chor mit weiträumigem Umgang, der praktisch aus derselben Zeit stammt

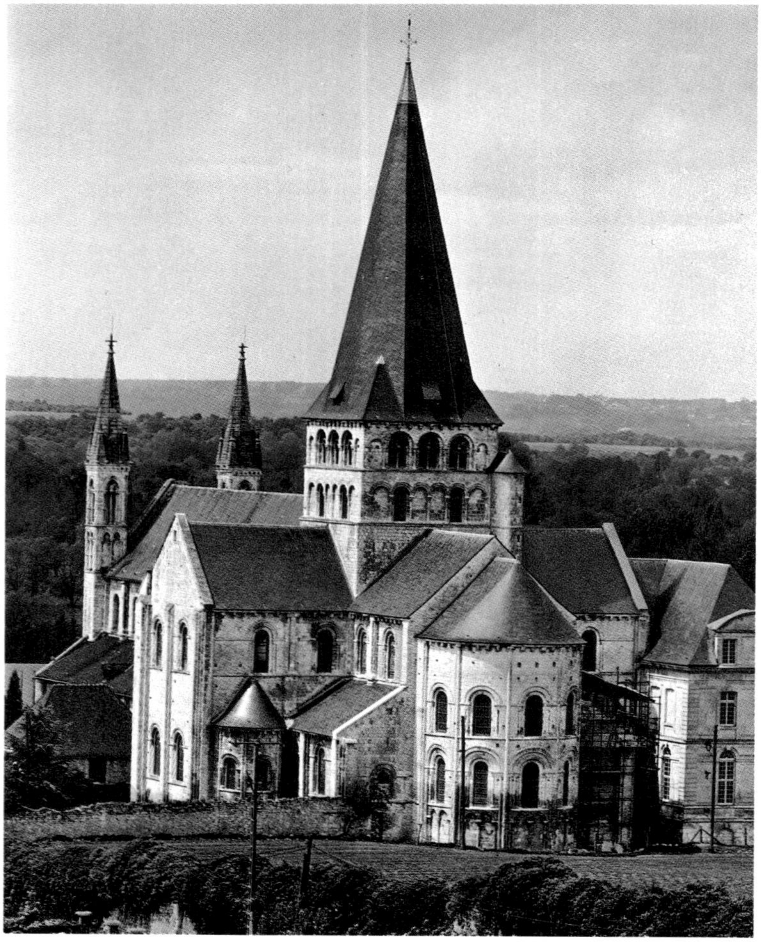

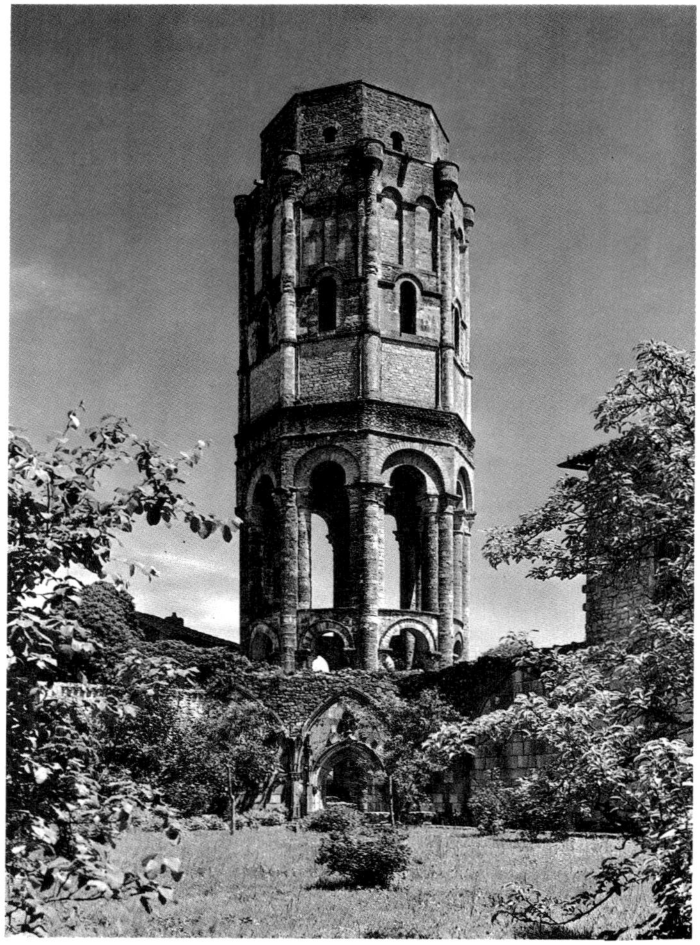

42 – Saint-Georges-de-Boscherville – Abteikirche (Gesamtansicht von Westen). 1115–1125
43 – Charroux – Abteikirche: Oktogonaler Turm. 12. Jh.

44 – Poitiers – Notre-Dame-la-Grande: Zweiturmfassade. Erste Hälfte 12. Jh.

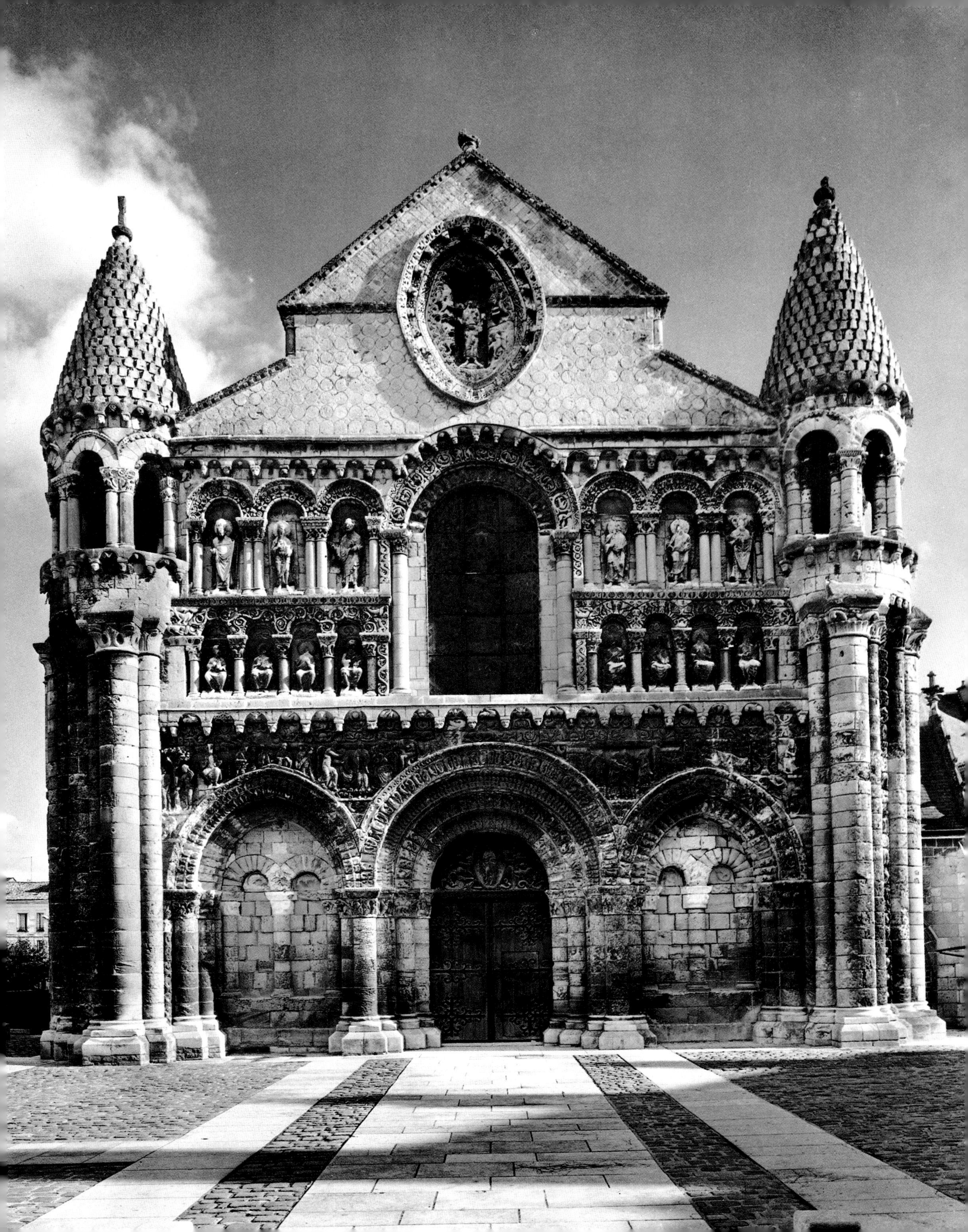

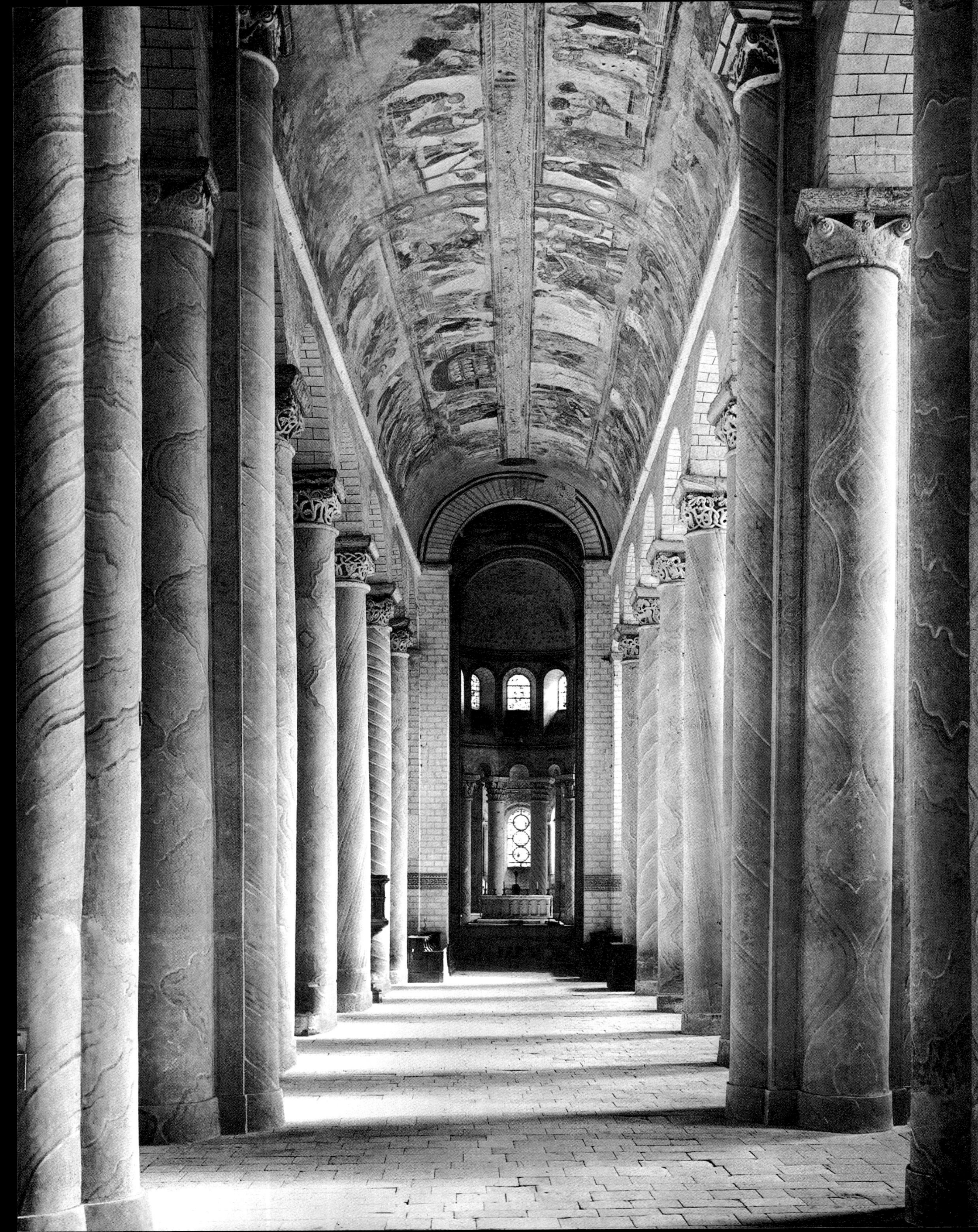

wie Saint-Denis. In der Pariser Gegend experimentierten Baumeister kleinerer Kirchen zwischen 1120 und 1140 mit Kreuzrippengewölben und mit weiteren architektonischen Neuerungen, die sich nur wenige Jahrzehnte später in den meisten gotischen Kirchen durchsetzten.

Fontenay und die Architektur der Zisterzienser

1119 gründete der heilige Bernhard als Abt von Clairvaux die Abtei Fontenay in Burgund. Die zwischen 1139 und 1147 gebaute Kirche kündet von den strengen und schöpferischen Impulsen, die von den frühen Zisterzienserbauten ausgingen. Die Klostergebäude sind gut erhalten, die Kirche ist von großer Einfachheit: dreischiffig, mit vorspringendem Querhaus und niedrigem Altarhaus. Das Spitztonnengewölbe ruht auf Gurtbögen. Die durchgehende Einfachheit findet man auch an den Kapitellen, die keinerlei figürlichen Schmuck haben. Die Fassade und der Chorbogen sind vielfach von Fensteröffnungen durchbrochen, die das Mittelschiff ohne Lichtgaden erhellen, das sonst nur Licht durch die Seitenschiffe erhält. Dieser Gebäudetypus, der unmittelbar mit der burgundischen Romanik in Zusammenhang stand, war bei den Zisterziensern sehr beliebt. Der Übergang zur Gotik vollzog sich allmählich. In Pontigny (1185–1208) sind die Neuerungen schon mit einbezogen: gotische Arkaden, Spitzbogengewölbe, ausgeformter Chor. Abb. 478

Die Architektur der Zisterzienser spielte bei der Entwicklung der Gotik im Süden, in Katalonien und auf der Iberischen Halbinsel eine nicht zu übersehende Rolle. Von Poblet und Santes Creus in Katalonien, die übrigens nicht zu den ältesten Gründungen auf der Halbinsel gehören, sind die meisten Gebäude erhalten. Die Kirche des 1150 gegründeten Klosters Poblet hat ein Spitzbogengewölbe, das auf ziemlich einfachen Pfeilern ruht, und einen Chorraum mit Umgang und Radialkapellen. In demselben Jahr wurde die nahegelegene Abtei Santes Creus gegründet. Die praktisch aus derselben Zeit wie die Kathedralen von Tarragona und Lérida stammende Kirche wurde 1174 begonnen und besitzt einen Chorraum mit fünf rechteckigen Kapellen; das Gewölbe ist mit mächtigen Gurtbögen verstärkt, die auf quadratischen Pfeilern ruhen.

Zum 1153 von Clairvaux gegründeten Kloster Alcobaça in Portugal, zwischen Lissabon und

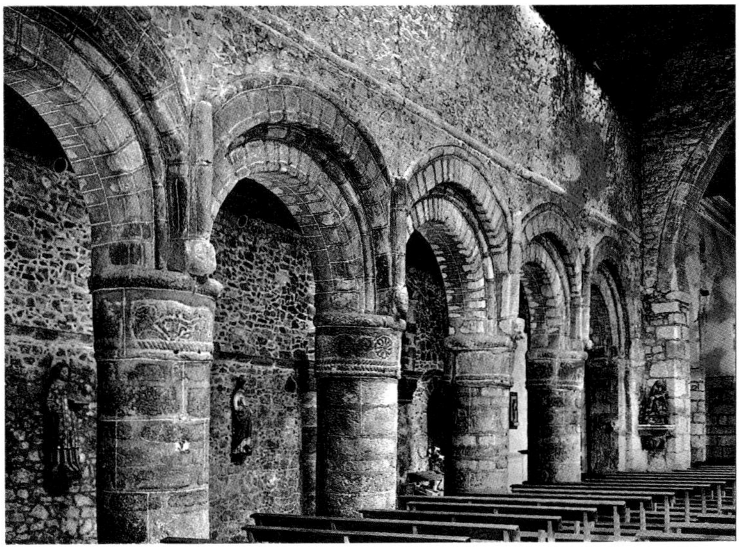

46 – Perros-Guirec – Kirche: Arkaden und Kapitelle an der Nordseite des Langhauses. 12. Jh.

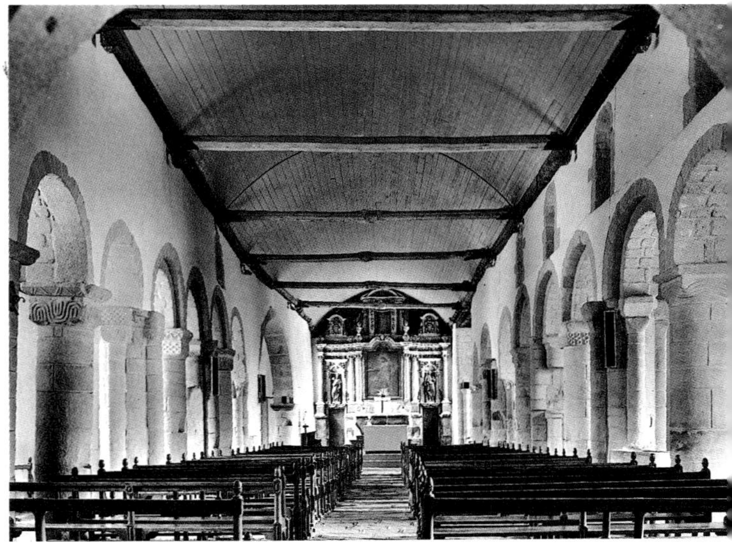

47 – Ploërdut – Kirche: Holzdecke des Mittelschiffs. 12. Jh.

← 45 – Saint-Savin-sur-Gartempe – Kirche: Mittelschiff mit Gewölbefresken und Chor. Erste Hälfte 12. Jh.

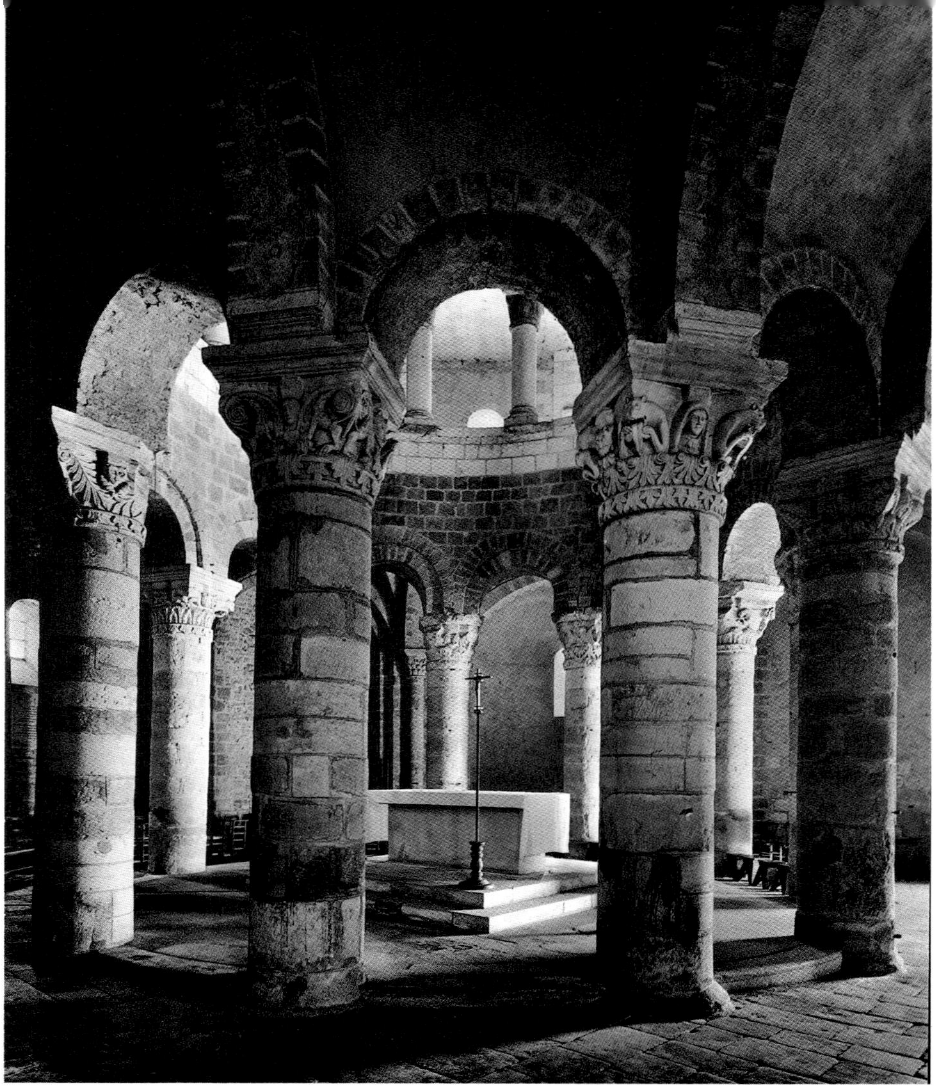

48 – Neuvy-Saint-Sépulchre – Kirche: Innenansicht der Rotunde. 12. Jh.

Coimbra, gehört eine 1178 begonnene Kirche, deren Grundriß ursprünglich dem von Santes Creus sehr nahegestanden haben muß. Später wurde für den Chorraum der Grundriß mit Umgang und Radialkapellen übernommen. Neben dem Ernst und der spirituellen Größe weisen die ersten auf der Iberischen Halbinsel errichteten Zisterzienserbauten, deren Grundrisse vom Orden mitgebracht worden waren, noch die romanische Nüchternheit, doch auch schon die ersten Elemente der aufblühenden Gotik auf.

BAUPLASTIK UND ROMANISCHER STIL

Um die Mitte des 11. Jahrhunderts erzielten die im Erstellen von Bauplastik erfahrenen Steinbildhauer in Südfrankreich und im Norden der Iberischen Halbinsel glänzende Ergebnisse. Über die Datierung einzelner Denkmäler und die Frage nach gegenseitigen Einflüssen allerdings bestehen unter den Kunsthistorikern nach wie vor unterschiedliche Meinungen. Wann das Flechtbandkapitell aufkam und sich fortentwickelte, von wann an das Akanthuskapitell sich allgemeiner Beliebtheit erfreute – das sind solche Schlüsselfragen. Durch die Datierung

49 – Fontenay – Abteikirche: Mittelschiff und Chor mit flachem Abschluß. 1139–1147

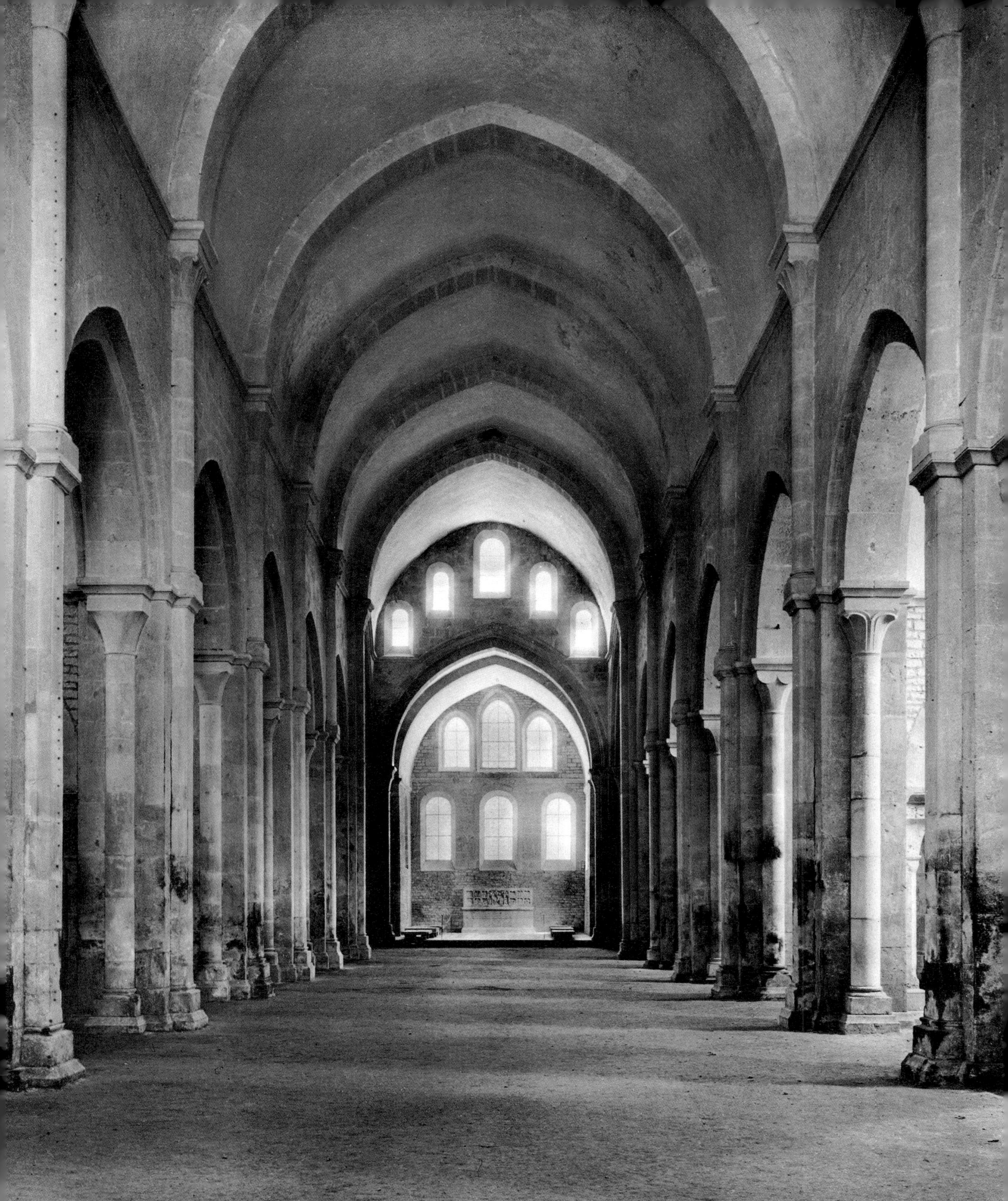

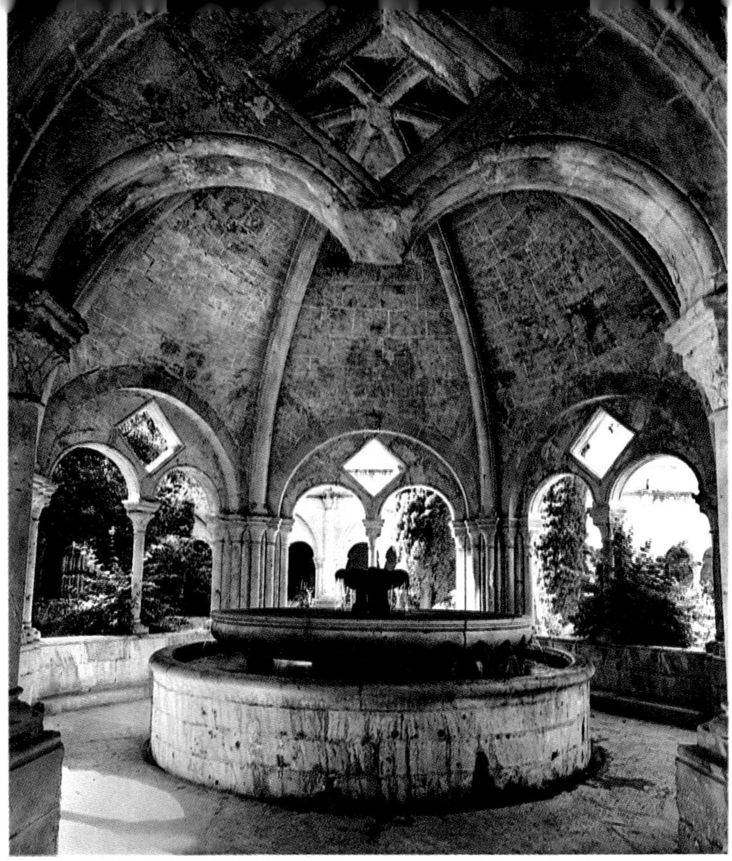

50 – Poblet – Kloster: Kreuzgang mit sechseckigem Brunnenhaus, mit Rippengewölbe. Um 1200

der Plastik von Sainte-Foy in Conques und zumindest einiger weniger zusätzlicher Kapitelle aus den letzten Jahren des Abtes Odolric (1030–1065) sind die zeitliche Einordnung der Plastik von Aurillac und eine chronologische Festlegung der Anfänge des romanischen Flechtbandkapitells gegeben. Die geometrischen Flechtbandmotive sind zu kreisförmigen Knoten verschlungen, zu Fächern und Korbgeflecht verbunden; sehr bald wurden auch menschliche Figuren hinzugefügt.

Im allgemeinen setzt man die Renaissance der romanischen Plastik, die auf dem Wege über das Akanthuskapitell und den monumentalen Bauschmuck die Antike wiederentdeckte, an das Ende des 11. Jahrhunderts. Diese Entwicklung der Plastik behauptete sich im Umkreis und im Schatten der jeweiligen großen Bauhütten: die Arbeiten an der Kathedrale von Santiago de Compostela und an der Kollegiatskirche Saint-Sernin in Toulouse begannen etwa 1080.

Bernard Gilduin, Gilabertus, Gislebertus, Gofridus, Matthaeus: Bildhauer oder Werkmeister?

In der voreiligen Annahme, romanische Werke seien anonym, übersieht man allzuoft, daß viele Denkmäler zwar nicht urkundlich erwähnt sind, aber doch in den Stein geschnittene Signaturen tragen, denen im allgemeinen ausführlichere Inschriften beigegeben sind. In Toulouse hat Bernard Gilduin den 1096 geweihten Altartisch signiert, und Gilabertus zeichnete die Skulpturen von Saint-Étienne mit seinem Namen. Häufig sind romanische Grabmäler signiert; das Grabmal des heiligen Lazarus in Autun ist 1170 von dem Mönch Martin gefertigt worden, der als Bildhauer darauf genannt ist. Gofridus setzte seinen Namen auf ein Kapitell in Chauvigny ...

Wer waren also die Künstler, die so stolz auf ihre Werke waren, daß sie sich offen ihrer Urheberschaft rühmten, etwa so: *«Gofridus me fecit»*? Sie priesen ihre Qualität: *«mirabiliter sculpsit»*. Sie legten keine falsche Bescheidenheit an den Tag: *«vir non incertus, lapidum mirabilis arte»*. Auf dem im 12. Jahrhundert entstandenen Tympanon der Kirche von Autry-Issards im Bourbonnais steht neben der von Engeln getragenen Glorie und einer Paradiesarchitektur außer anderen Inschriften auch die Legende: «Gott hat alles gemacht; als der Mensch geschaffen war, hat er alles neu gemacht», und dann «Natalis hat mich gemacht.» In Autun hat Gislebertus zu Füßen einer *Majestas Domini* inmitten religiöser Inschriften seine Signatur angebracht: *«Gislebertus hoc fecit.»* Wer jetzt den Standpunkt vertritt, daß Gislebertus mit seinem deutlich behaupteten Stil nicht nur der Bildhauer war, sondern auch tatsächlich die Bauarbeiten der ganzen Kathedrale geleitet hat, der müßte eine Erklärung dafür bieten, warum er sonst nirgends signiert hat ...

In Santiago de Compostela trägt der Schlußstein im mittleren Bogen des Portico de la Gloria folgende Inschrift: «Im Jahr 1188 der Menschwerdung des Herrn, das wäre 1226 der [Spanischen] Ära, am 1. April, sind die Schlußsteine der Hauptpforten der Kirche Santiago von Meister Matthaeus gesetzt worden, der seit der Grundsteinlegung für diese Portale die Leitung hat.» Also war Meister Matthaeus schon seit über zwanzig Jahren Leiter der Bauhütte der Kathedrale, denn König Ferdinand I. hat ihm 1168 für seine Arbeit an der Kathedrale eine jährliche Summe zugebilligt. Matthaeus hat darüber hinaus auch Profanbauten errichtet, zum Beispiel 1161 nach den Angaben einer verschwundenen Urkunde eine Brücke an der Straße nach Pontevedra.

In Sant Cugat del Vallés berichtet eine Inschrift neben dem Kapitell, auf dem ein nicht zum Kloster Gehöriger bei Steinmetzarbeiten abgebildet ist, daß dieser die Arbeiten am Kreuzgang geleitet habe: *«Hic est Arnalli/ sculpturis forma Catelli/ qui claustrum tale/ construxit perpetuale.»* Alle diese Inschriften und Signaturen beziehen sich nicht auf genau übereinstimmende Tatbestände, aber sie tragen dazu bei, uns das Werk der romanischen Bildhauer vertrauter erscheinen zu lassen. Meister einer Werkstatt von Steinmetzen, Bildhauer, Leiter der Bauhütte mag man sie nennen – geniale Künstler waren sie in jedem Fall; ob sie Ordensleute waren oder Laien, ihr Ansehen war so hoch, daß ihnen eine bevorzugte gesellschaftliche Stellung sicher war.

Toulouse und Jaca: erster Austausch

Jüngste Untersuchungen haben ergeben, daß die frühe Datierung (1060–1070), die bisher für die Skulpturen der Kathedrale von Jaca vorgeschlagen wurde, dem Stil dieser Arbeiten nicht gerecht wird. Ein in der modernen Apsis von Jaca wiederverwendeter Sparrenkopf steht den Toulouser Werken des Bernard Gilduin sehr nahe, der den 1096 von Papst Urban II. geweihten Altartisch geschaffen hat. Den Stil des Meisters von Toulouse findet man auch in Saint-Sernin an Kapitellen und Deckplatten. Die Untersuchungen von M. Durliat, Th. W. Lyman und S. Moralejo ermöglichen genaue Vergleiche zwischen Arbeiten wie dem Kapitell von der Westempore des südlichen Querhausarms von Saint-Sernin und entsprechenden Beispielen in Jaca. Am Ende des Jahrhunderts fand also ein lebhafter Austausch über die Pyrenäen hinweg statt.

Der Stil von Jaca hat auch Anregungen von lokalen Überlieferungen bezogen, ohne sie direkt zu übernehmen. Es gab tatsächlich auf der Iberischen Halbinsel eine bodenständige romanische Plastik, das Grabmal des 1093 verstorbenen Alfonso Ansúrez aus Sahagún ist ein Beispiel dafür. Allerdings orientierte sich der Stil von Jaca eher an Frómista. Ein Kapitell aus der Kirche von Frómista offenbart die antiken Quellen der Bildhauer. Sie ließen sich von

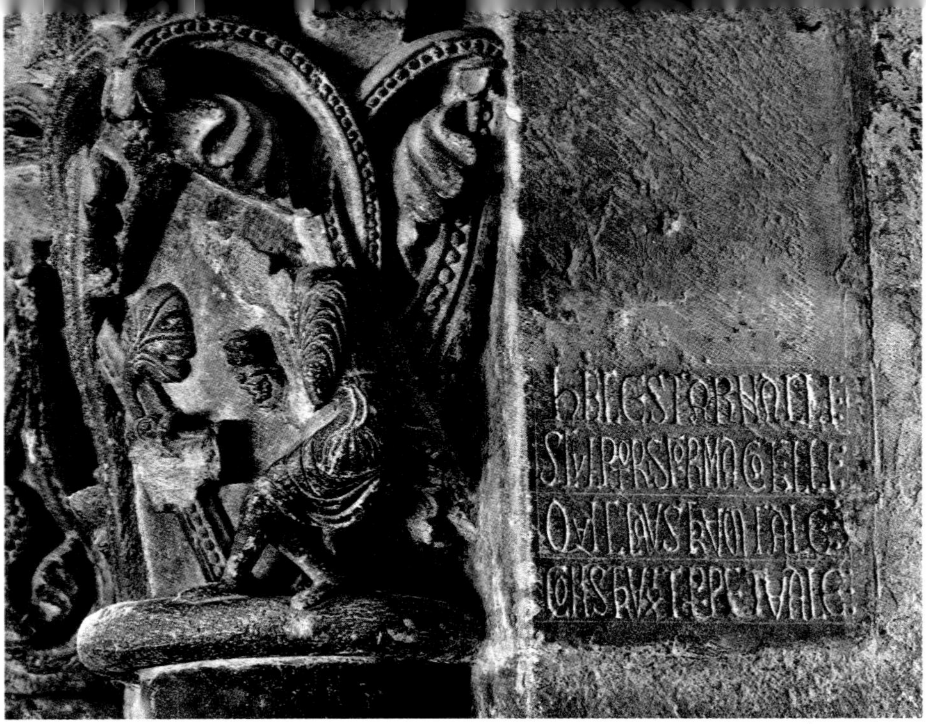

51 – Sant Cugat del Vallés, Kloster – Kapitell im Kreuzgang: Der Bildhauer und Inschrift. Ende 12. Jh.

einem römischen Sarkophag anregen, der sich früher in Husillos in der Nähe von Frómista befand und heute dem Museo Arqueológico Nacional in Madrid gehört.

Die Beziehungen zwischen Toulouse und Jaca geben Hinweise auf die Datierung der beiden Kathedralen. Die Kathedrale von Jaca war kurz vor 1096 bis 1098 im Bau, als man in Toulouse den Chor von Saint-Sernin vollendete; im übrigen stehen ihr die zweite Kirche der Burg von Loarre und das Altarhaus der Oberkirche von San Juan de la Peña nahe. Der wechselseitige Austausch verrät die gleiche Vorliebe für die Antike; er spricht für eine zusammenhängende Kunstlandschaft, die sich kurz vor 1100 im Südwesten Frankreichs und im Nordwesten Spaniens ausgebildet hatte.

Moissac: der romanische Kreuzgang

Moissac spielte eine bedeutende Rolle für die Entstehung des mit figürlichen Darstellungen verzierten Kreuzgangs in Südfrankreich. Der Aufschwung des seit 1047 oder 1048 von Cluny abhängigen Klosters führte 1063 zur Weihe einer neuen Abteikirche; danach nahm man an der Nordseite der Kirche den Bau eines weitläufigen Kreuzgangs in Angriff, der nach einer Inschrift im Jahr 1100 unter dem Abt Ansquitil vollendet wurde.

Trotz einiger Wiederherstellungen ist der romanische Kreuzgang von Moissac im wesentlichen erhalten. Seine Originalität beruht nicht auf der damals schon geläufigen Bauform des Peristylhofs, um den die Klostergebäude angeordnet sind, sondern auf der neuartigen Entfaltung eines bedeutenden plastischen Dekors, der die Säulenkapitelle und die Eckpfeiler des Kreuzgangs überzieht. Unter den Apostelreliefs auf den Pfeilern findet man auch eine Darstellung des Abtes Durand, des Vorgängers von Ansquitil. Die Körper der Figuren, die unter angedeuteten Arkaden auf der dem Gang zugewandten Seite die Pfeiler bedecken, sind frontal, die Köpfe im Profil wiedergegeben. Obwohl die Reliefs flach sind, wirken sie der monumentalen Bauform angepaßt. Die Reliefs sind von Goldschmiedearbeiten angeregt und kön-

53 – Moissac, Kreuzgang der Abteikirche – Kapitell: Himmelfahrt Alexanders (?). Um 1100

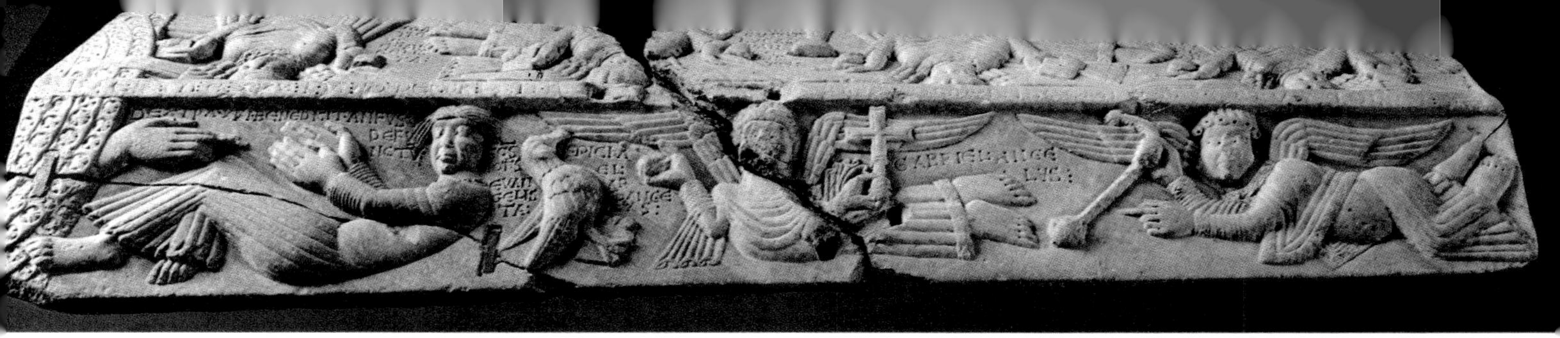

52 – Sahagún – Deckel des Grabmals des Alfonso Ansúrez. Um 1093 – *Stein* – Madrid, Museo Arqueológico Nacional

nen mit den Figuren verglichen werden, die im Chorumgang von Saint-Sernin in Toulouse wiederverwendet worden sind – einem in seiner Bedeutung und weittragenden Rolle von M. Schapiro erkannten Werk.

Die Kapitelle der Arkaden sind mit geometrischen und vegetabilischen Motiven, mit figürlichen Szenen und mit Tieren geschmückt. Deckplatten und Körbe der Kapitelle sind reliefiert. Einige mit Büsten geschmückte Deckplatten können mit den Toulouser Arbeiten des Bernard Gilduin verglichen werden. Auf den Kapitellen mit figürlichen Darstellungen haben die Bildhauer von Moissac Motive in Stein übertragen, deren Vorbilder ihnen von Elfenbeinarbeiten, Goldschmiedearbeiten und Handschriften her vertraut waren. Diese Versuche wurden im Kreuzgang von La Daurade in Toulouse mit großen eschatologischen Szenen weiterverfolgt: mit Parusie und Jüngstem Gericht.

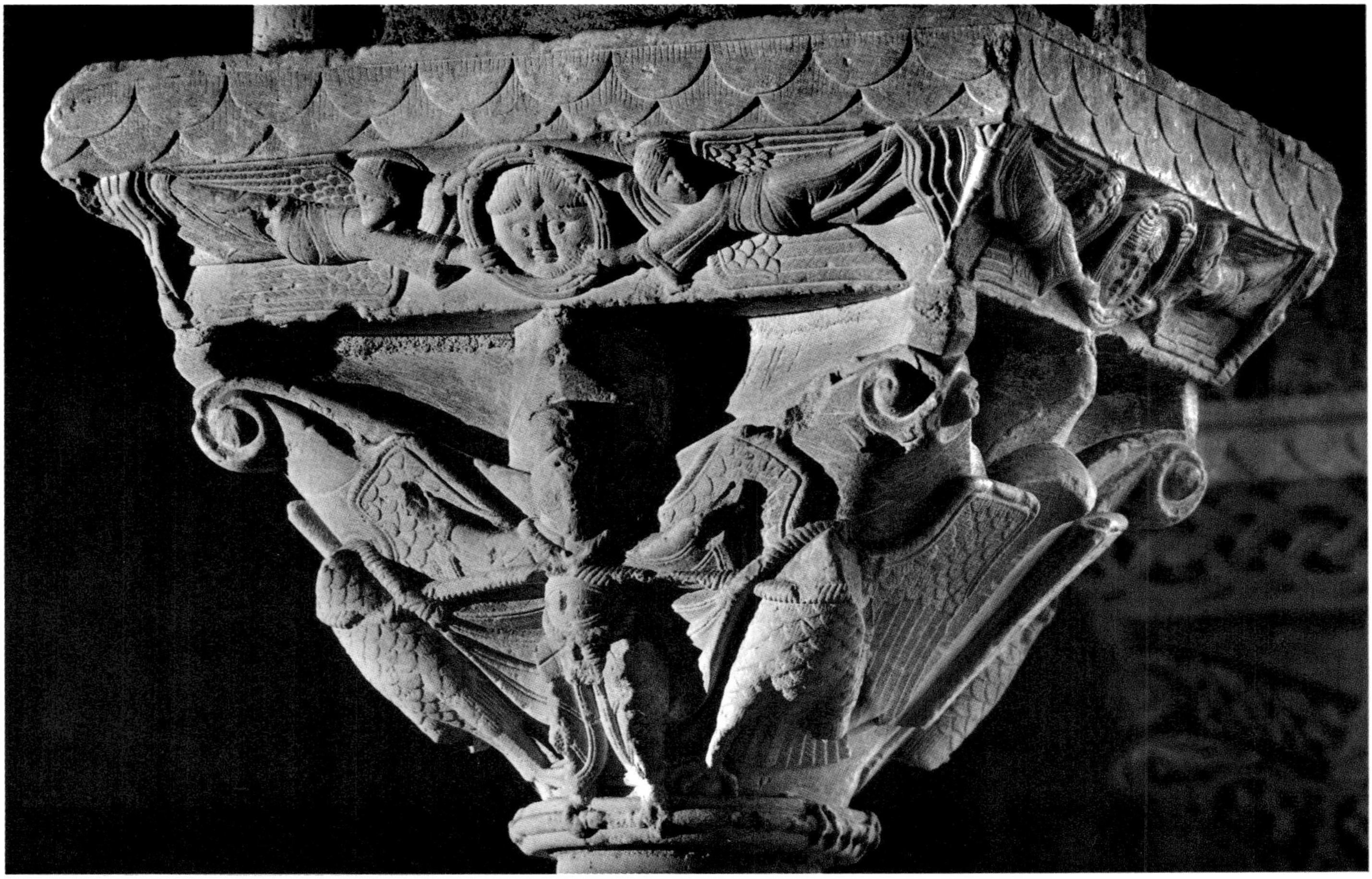

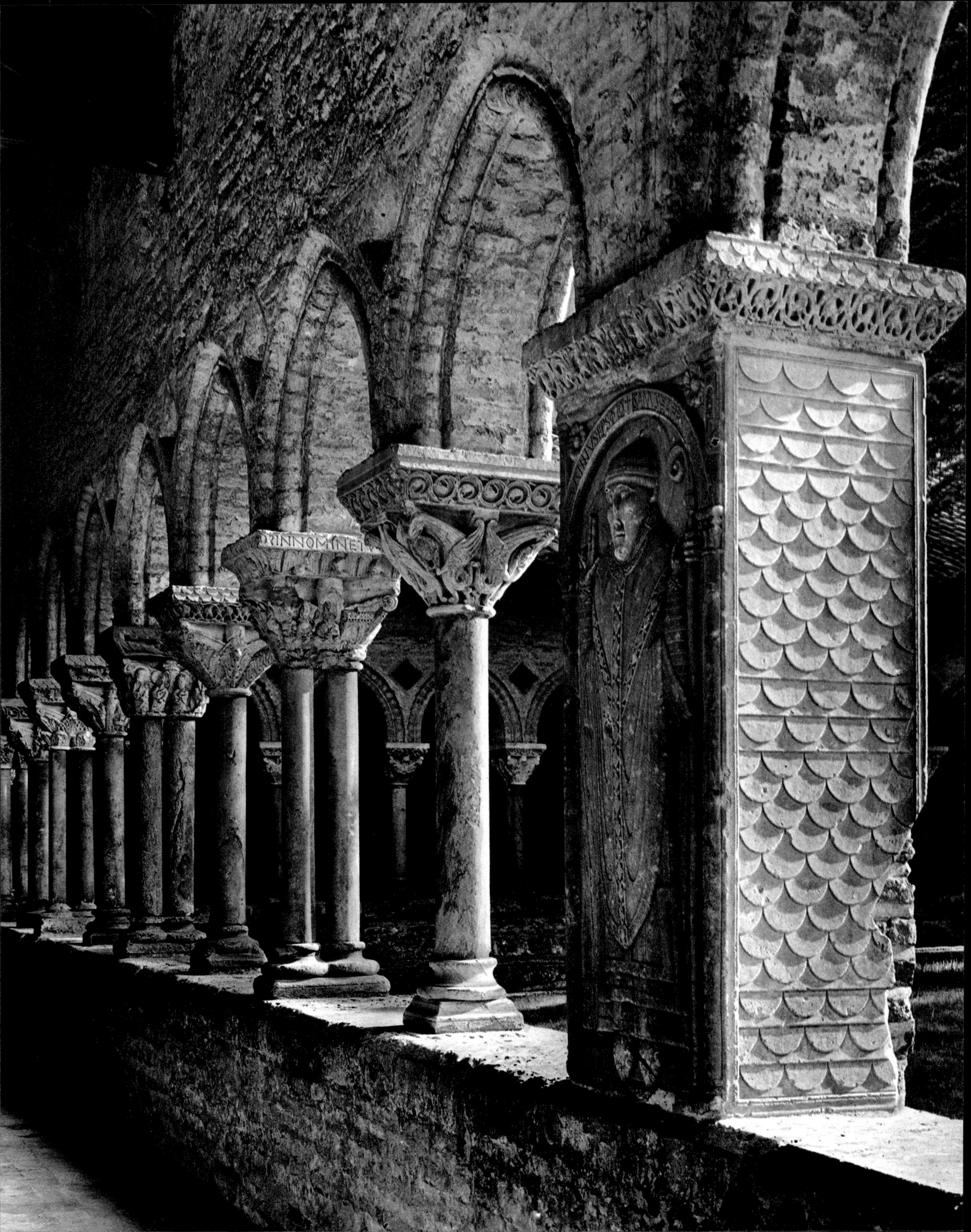

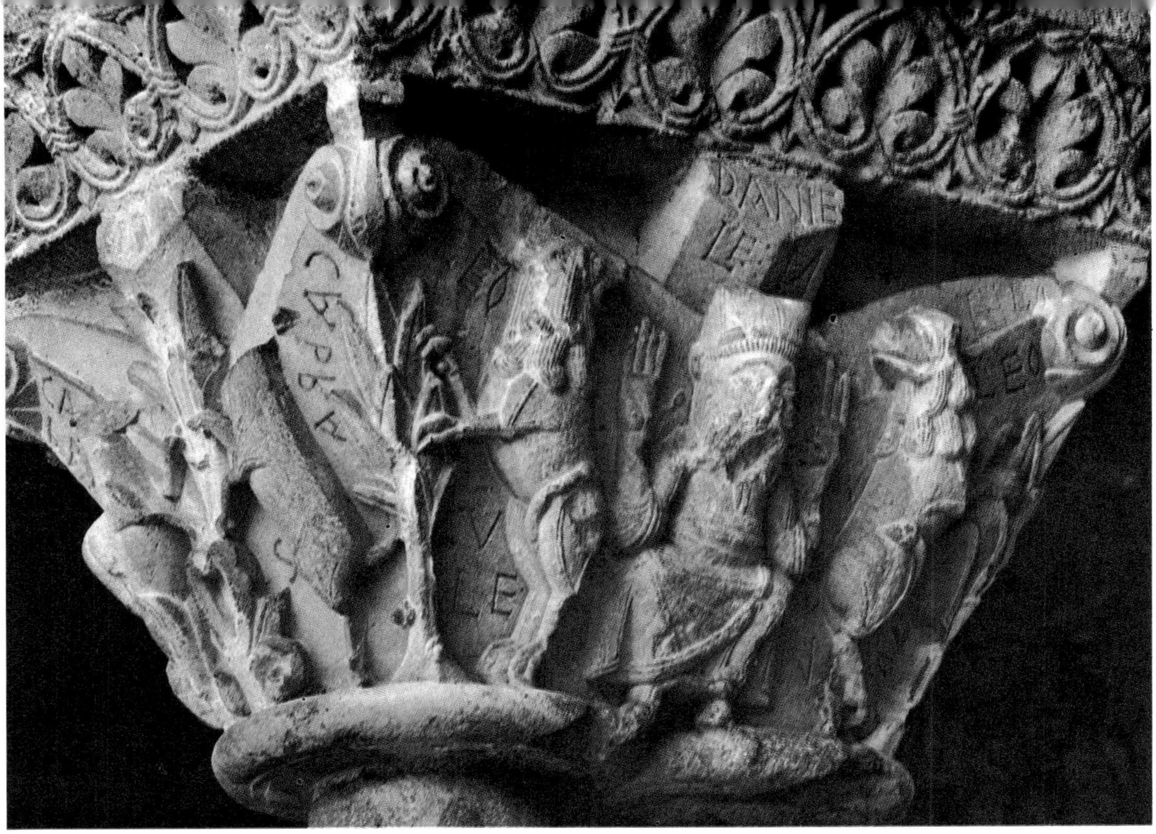

55 – Moissac, Abtei – Kapitell im Kreuzgang: Daniel in der Löwengrube. Um 1100

Die Bedeutung liturgischen Mobiliars

Schon mehrfach haben wir auf die Bedeutung von Goldschmiede- und Elfenbeinarbeiten – Reliquienkästen und -kapseln und so weiter – für die Bauplastik um 1100 hingewiesen. Der 1090 bis 1094 entstandene Reliquienschrein des heiligen Felix in San Millán de la Cogolla ist in seinen Elfenbeindarstellungen des Abendmahls und der Heilung des Blinden von der gleichen Monumentalität wie die oben angeführten Denkmäler. Auch das 1059 gestiftete Reliquiar des heiligen Pelagius und Johannis des Täufers im Schatz von San Isidoro in León hat man herangezogen, um indirekt die hohe Qualität der Skulptur von Moissac zu erklären. Die 1075 für Alfons VI. angefertigte *Arca santa* von Oviedo und das 1063 von Ferdinand und Sancha gestiftete Reliquiar von San Isidoro in León weisen Einzelheiten auf, die von Steinbildhauern leicht übertragen werden konnten. Der Nordwesten der Iberischen Halbinsel besitzt tatsächlich eine große Zahl von Metall- und Elfenbeinarbeiten aus der zweiten Hälfte des 11. Jahrhunderts. M. Gómez-Moreno und P. Deschamps haben unlängst sehr dringlich auf die Bedeutung dieser Gegenstände für die Entstehung der romanischen Bauplastik hingewiesen. Im Süden Frankreichs gab es damals gewiß auch entsprechende Arbeiten. Die Schatzkammer von Conques ist zur selben Zeit wie die Bauhütte eingerichtet worden. Die Schatzkammer von Santiago de Compostela ist gerade wieder zu Ehren gekommen.

Im plastisch gestalteten Mobiliar der Altarräume haben wir eine weitere Facette der Lebenskraft der romanischen Skulptur um 1100 vor Augen: Bischofsthrone, Ambonen, Altartische und anderes Kircheninventar sind in Italien häufig erhalten und kommen auch anderwärts vor. Das Ziborium, das den Altar von Santiago de Compostela bei seiner Weihe 1105 überragte, ist durch eine Beschreibung im ‹*Liber sancti Jacobi*› bekannt. Eine Arbeit allererster Qualität ist der Bischofsthron der Kathedrale von Gerona, seine Datierung ist jedoch umstritten. Abb. 320

54 – Moissac, Abtei – Arkaden des Kreuzgangs. Um 1100

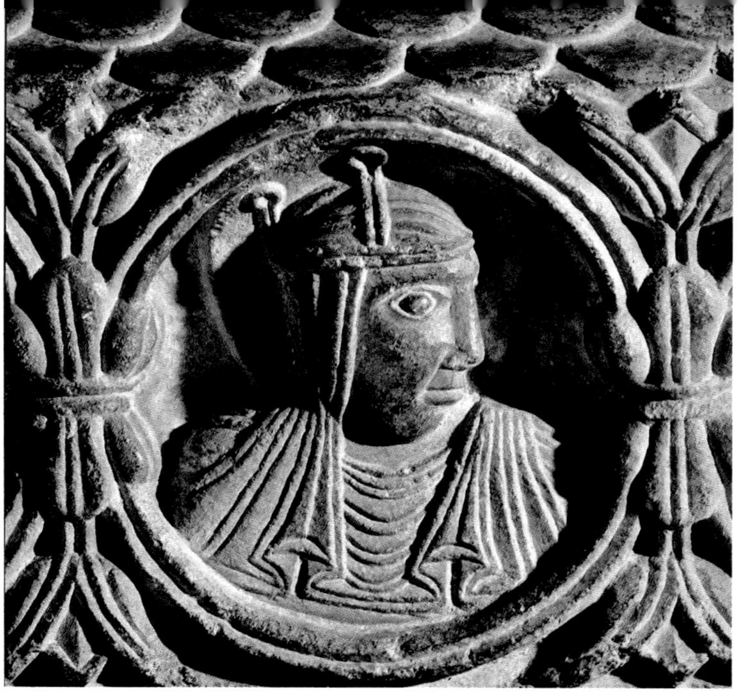

56 – Toulouse, Basilika Saint-Sernin – Altarplatte (Ausschnitt). Um 1096 – *Marmor*

Schließlich kann man an dem 1096 in Auftrag gegebenen Altartisch des Bernard Gilduin in Saint-Sernin in Toulouse die Bedeutung des romanischen Altarraummobiliars erkennen.

Typologisch steht der Altar von Saint-Sernin einer Reihe von Altären des 10. und 11. Jahrhunderts nahe, die in der Kirchenprovinz Narbonne meist aus Marmor gearbeitet worden sind. Ihr Hauptmerkmal ist ein Medaillondekor an der Oberkante, der aus altchristlicher Überlieferung stammt. Darüber hinaus trägt die Kante des Altars des Bernard Gilduin Reliefs mit christologischen Szenen: der bartlose Christus, Christus zwischen Maria und Johannes, die zwölf Apostel. Sieben Marmorplatten, die heute im Chorumgang von Saint-Sernin untergebracht sind, stammen sicher aus einem verschwundenen Chor und können dem Umkreis von Bernard Gilduin zugeschrieben werden. Diese reichen Ausstattungsstücke stellen ein überzeugendes Bindeglied zwischen sakralen Goldschmiede- und Elfenbeinarbeiten und der großen Bauplastik dar.

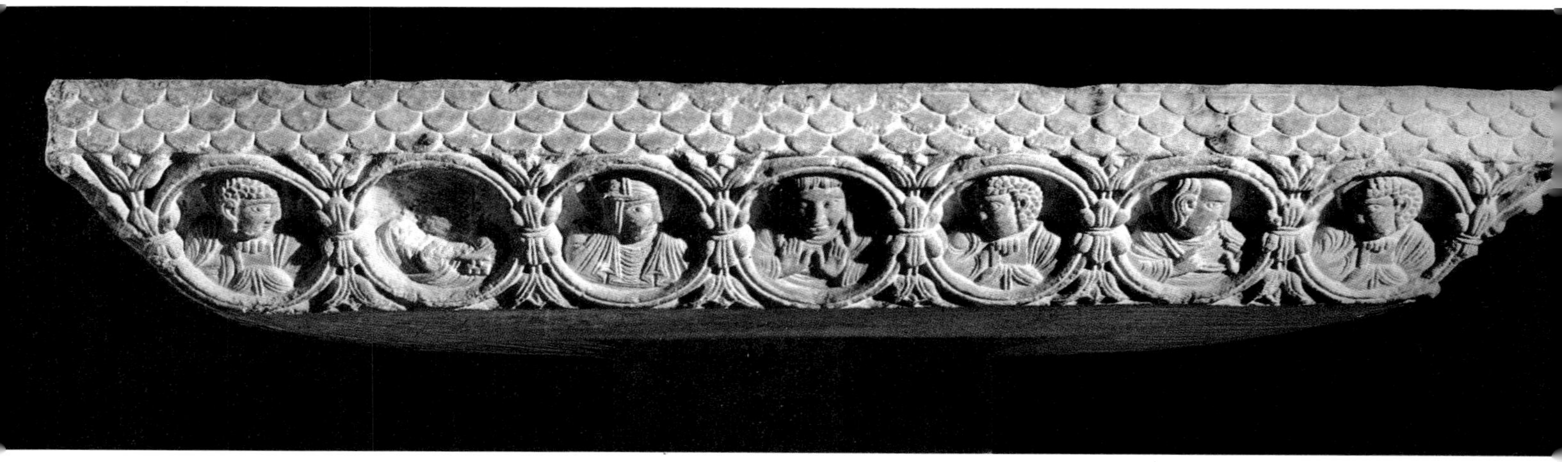

57 – Toulouse, Basilika Saint-Sernin – Altarplatte. Um 1096 – *Marmor*

Der Glanz von Toulouse, León und Santiago de Compostela

Kurz nach der Weihe des Hauptaltars von Saint-Sernin in Toulouse durch Papst Urban II. im Jahr 1096 arbeiteten Bernard Gilduin und seine Werkstatt an der Dekoration der Querhausemporen. In dieser Zeit, deren Werke und Beziehungen zu Jaca wie auch zu Moissac wir oben besprochen haben, war das Altarhaus schon vollendet. Nun gilt es den Erfolg des Akanthuskapitells in Toulouse und in den Bauhütten des Südwestens – etwa Saint-Sever, Saint-Gaudens und so weiter – herauszustellen. Im ‹korinthischen› Stil von Toulouse griffen die Bildhauer zwar das antike Schema wieder auf, verwandelten es aber in einem gänzlich romanischen Geist; in die Akanthusblätter fügten sie Tiergestalten ein, ohne die Struktur des Kapitells aufzugeben. Jedenfalls kamen Kapitelle mit figürlichen Darstellungen auch aus dieser ersten ‹Akanthusstil›-Werkstatt, die in Toulouse kurz vor Eröffnung der Werkstatt des Bernard Gilduin zu arbeiten begann.

In Santiago de Compostela, wo die Arbeiten an der Kathedrale um 1075 begannen, bevorzugte man, entschieden zur selben Zeit, Kapitelle mit Tierdekor; die Motive sind am Korb übereinandergesetzt, ohne sich in den vegetabilischen Dekor wirklich einzufügen, und ein florales oder geometrisches Ornament steht anstelle des Akanthusblattes unter den Eckvoluten. Die ersten Skulpturen von San Isidoro in León sind ähnlich phantasievoll gebildet. Es handelt sich hier nicht um den Bau, der anläßlich der Heirat des Königs Ferdinand I. von Kastilien mit Sancha von León errichtet wurde, sondern um denjenigen, den man früher mit dem Weihedatum 1063 in Verbindung brachte und der, wie vor kurzem bewiesen wurde, das Werk der Urraca war, einer 1101 verstorbenen Tochter des Königs. Das Pantheon der Könige von León ist also sicher zur selben Zeit entstanden wie die Arbeiten von Toulouse und Santiago de Compostela, und die schönen Kapitelle bestätigen es.

Die Unternehmungen folgten also sehr rasch aufeinander. Um 1090 oder kurz danach errichtete man in Saint-Sernin die Grafenpforte: das große Portal war geschaffen. In Jaca haben sich die Bildhauer des Südtors der Kathedrale von ihm anregen lassen. Übrigens zeigt die an der Westseite der Kirche gelegene Hauptpforte von Jaca auf dem Tympanon ein von Engeln gehaltenes Christusmedaillon, das in den zwanziger Jahren des 12. Jahrhunderts am Portal des Lammes von San Isidoro in León wiederaufgegriffen wurde. Das Motiv verbreitete sich weiter, als die großen Portale und die majestätischen Skulpturprogramme entstanden, die dann die Kirchenfassaden überzogen. An der Pilgerstraße nach Santiago de Compostela sind das Frankreich-Portal und das Portal der Goldschmiede an der Kathedrale von Santiago und in Saint-Sernin in Toulouse das Miégeville-Portal die am vollständigsten ausgebildeten Beispiele.

In Saint-Sernin sind die Seitenschiffe schon 1118 beim Tod des Raymond Gayrard, des Kanonikus *operarius,* beendet gewesen; man arbeitete nunmehr an den Fenstern des Mittelschiffs. Der Bau des Miégeville-Portals, das an der Südseite der Kirche liegt, wurde kurz nach 1100 in Angriff genommen und zwar von Bildhauern, deren Stil man ihre Ausbildung im Umkreis von Bernard Gilduin ebenso ansieht wie die Verbindungen zu Jaca. Das Portal ist dann um 1100 von Steinmetzen vollendet worden, die Santiago de Compostela kannten. Kapitelle mit figürlichen Darstellungen der Verkündigung, der Heimsuchung Mariae, des Kindermords zu Bethlehem und der Vertreibung von Adam und Eva aus dem Paradies umgeben das Portal, auf dessen Türsturz und Tympanon die Himmelfahrt Christi dargestellt ist. Drei Kapitelle verraten den Stil von Jaca, die Reliefs auf dem Tympanon erinnern wegen der schweren Behandlung der Gewänder und Gesichter und wegen der Wiedergabe üppiger Frisuren an Santiago de Compostela.

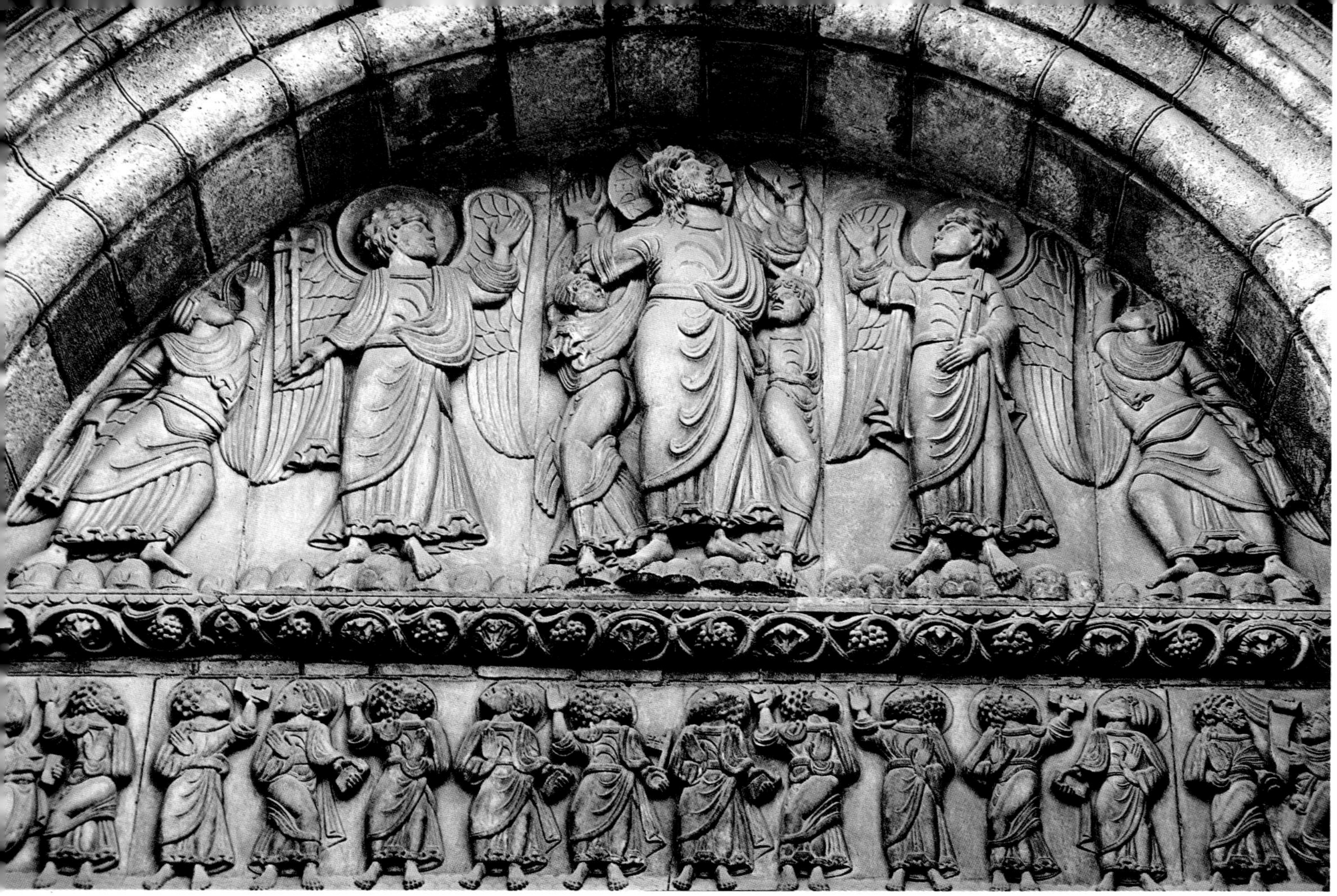

58 – Toulouse, Basilika Saint-Sernin – Miégeville-Portal. Ausschnitt von Tympanon und Türsturz: Himmelfahrt. Um 1100–1110

In Santiago de Compostela wurden schon 1105 die letzten Kapellen des Chorumgangs geweiht, und um 1112 arbeitete man am Querschiff, denn in diesem Jahr ließ der Bischof Diego Gelmírez eine frühere Kirche abreißen. Die Fassade der Goldschmiede ist heute ein Skulpturen-Puzzle, das die Kunsthistoriker seitdem immer wieder zu ordnen versucht haben. Bemerkenswert am Bildprogramm sind die beiden Tympana – Christusmedaillon und Löwen – und die Fragmente mit den Darstellungen von Abraham, Eva und David in einer Folge, die sich mit der zwiefachen Natur Christi beschäftigt. Der ausdrucksvolle, sehr klassische Stil nutzt geometrische Rundungen aus. Unter den Meistern, die am Portal der Goldschmiede gearbeitet haben, scheint derjenige, der die unteren Partien bearbeitet hat, dem Stil des Miégeville-Portals am nächsten zu stehen. Mit besonderer Sorgfalt wurden die Gurtpfeiler der beiden Querschiffportale von Santiago de Compostela ausgeführt. Das heute zerstörte Frankreich-Portal an der Nordseite ist ziemlich gut bekannt; es hatte reliefierte Säulen. Wenn die beiden Portale von Santiago auch als Zwillingsportale angelegt waren wie die Grafenpforte von Saint-Sernin in Toulouse, so weisen sie demgegenüber ein mit Skulpturen geschmücktes Tympanon auf, das es in Toulouse noch nicht gab. Neu ist auch, daß sich auf dem Türsturz der Pforte der Goldschmiede ein langer Fries mit den zwölf Aposteln hinzieht, eine Komposition, die dann auf vielen Fassaden im Norden der Iberischen Halbinsel erschien. Die Westfassade von Saint-Sernin in Toulouse hätte diese Errungenschaften widerspiegeln sollen, denn

59 – León, Kollegiatskirche San Isidoro – Pantheon der Könige (Gesamtansicht). Anfang 12. Jh.

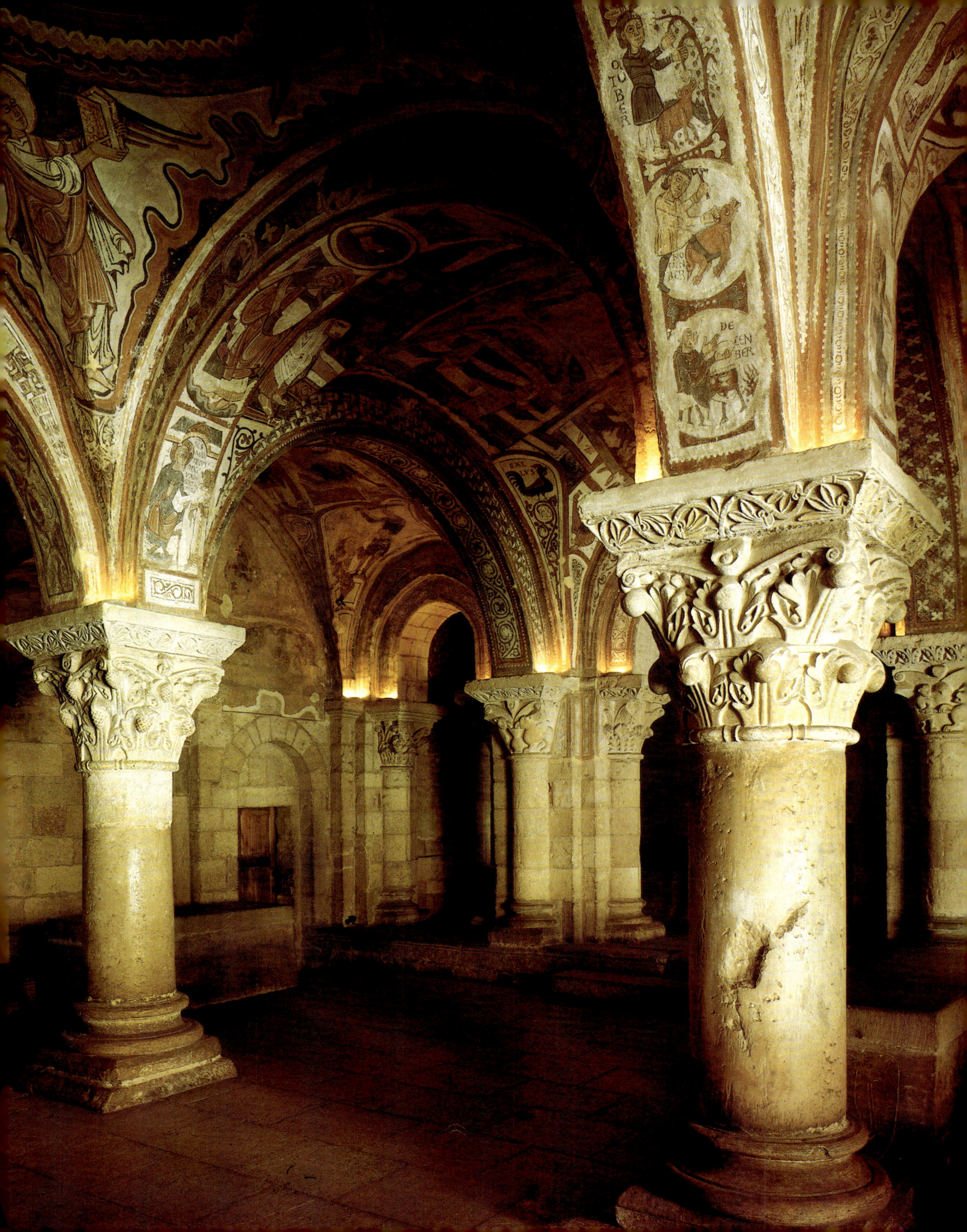

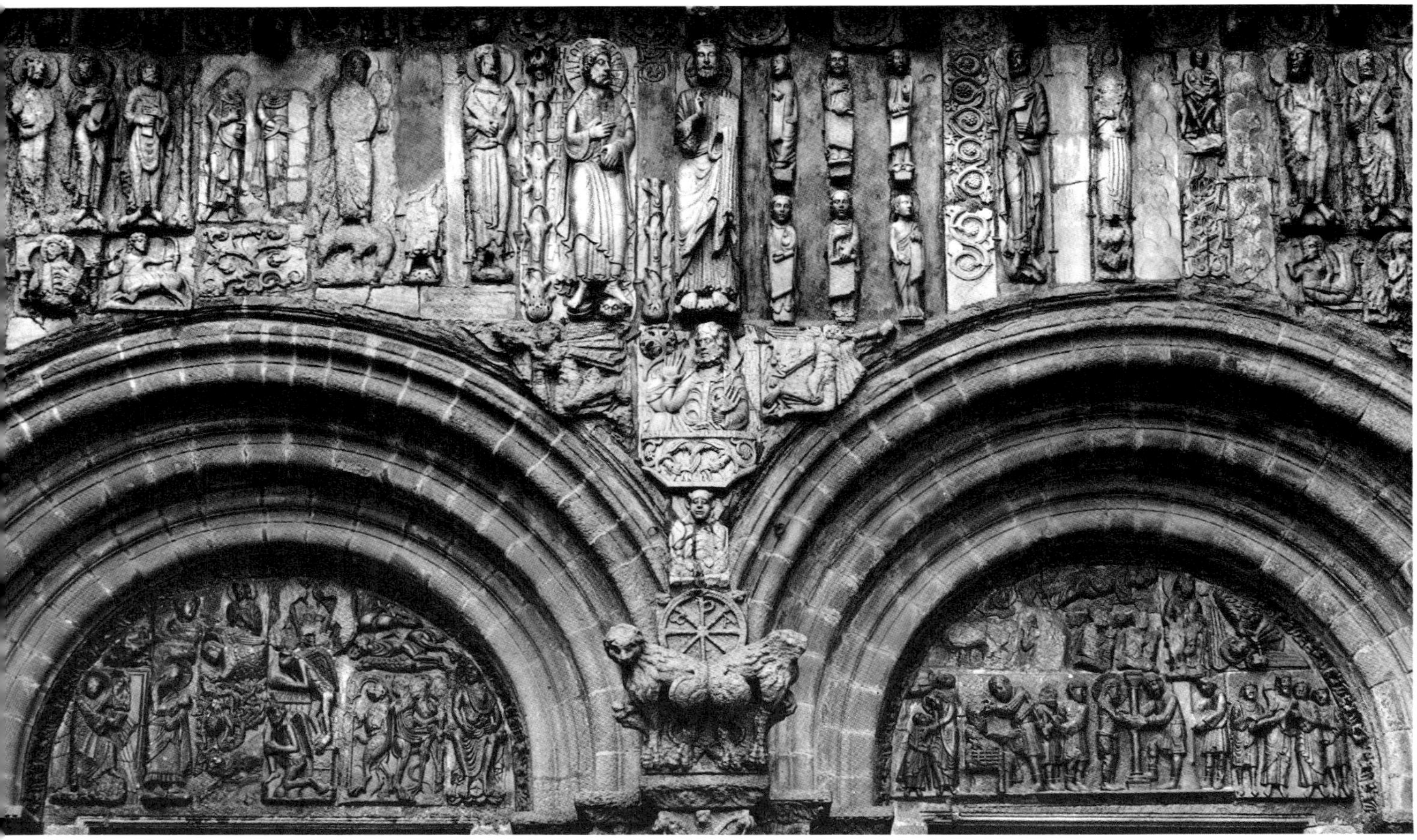

60 – Santiago de Compostela, Kathedrale – Fassade der Goldschmiede. Ausschnitt: Zwei Tympana und Fries. Anfang 12. Jh.

man hatte einen überquellenden Skulpturenschmuck dafür vorgesehen: die Bekehrung von Toulouse durch den heiligen Martialis sollte dargestellt werden; aber nach dem Tod von Raymond Gayrard wurde die Bauhütte geschlossen.

Cluny, Vézelay, Autun

Die Kapitelle des Chorumgangs von Cluny stammen von einem Bildhauer, der eine außergewöhnliche Persönlichkeit war. Schönheit und Bedeutung dieser Kapitelle für die weitere Entwicklung der romanischen Plastik Burgunds haben bis heute die Kunsthistoriker entzweit, sobald es darum ging, die Arbeiten zu datieren. Zwischen der Weihe 1095 (A. K. Porter, K. J. Conant) und 1130 (P. Deschamps) sind alle möglichen Daten erwogen worden. Nun ist man sich, zum Teil auf Grund von Vergleichen mit der Plastik von Vézelay, darin einig, daß die Arbeiten am Chor von Cluny um 1118 bis 1120 unter Abt Pons de Melgueil (1109–1122) beendet und die Kapitelle um 1115 gefertigt worden sind (F. Salet).

Die Kapitelle im Chor der Abteikirche von Cluny hatten ein zusammenhängendes Bildprogramm im Rahmen des kosmologischen und geistigen Symbolismus: die Tugenden, die Töne der Musik, die Jahreszeiten und die vier Paradiesflüsse. Der Stil des Meisters von Cluny entfaltete sich im Sinne des ‹Akanthus›-Stils, der durch die großen Ausmaße des Werks noch majestätischer erscheint. Er beherrschte die Nacktheit vollkommen und stellte die Körper in

61 – Santiago de Compostela, Kathedrale – Fassade der Goldschmiede (Ausschnitt des linken Tympanons)

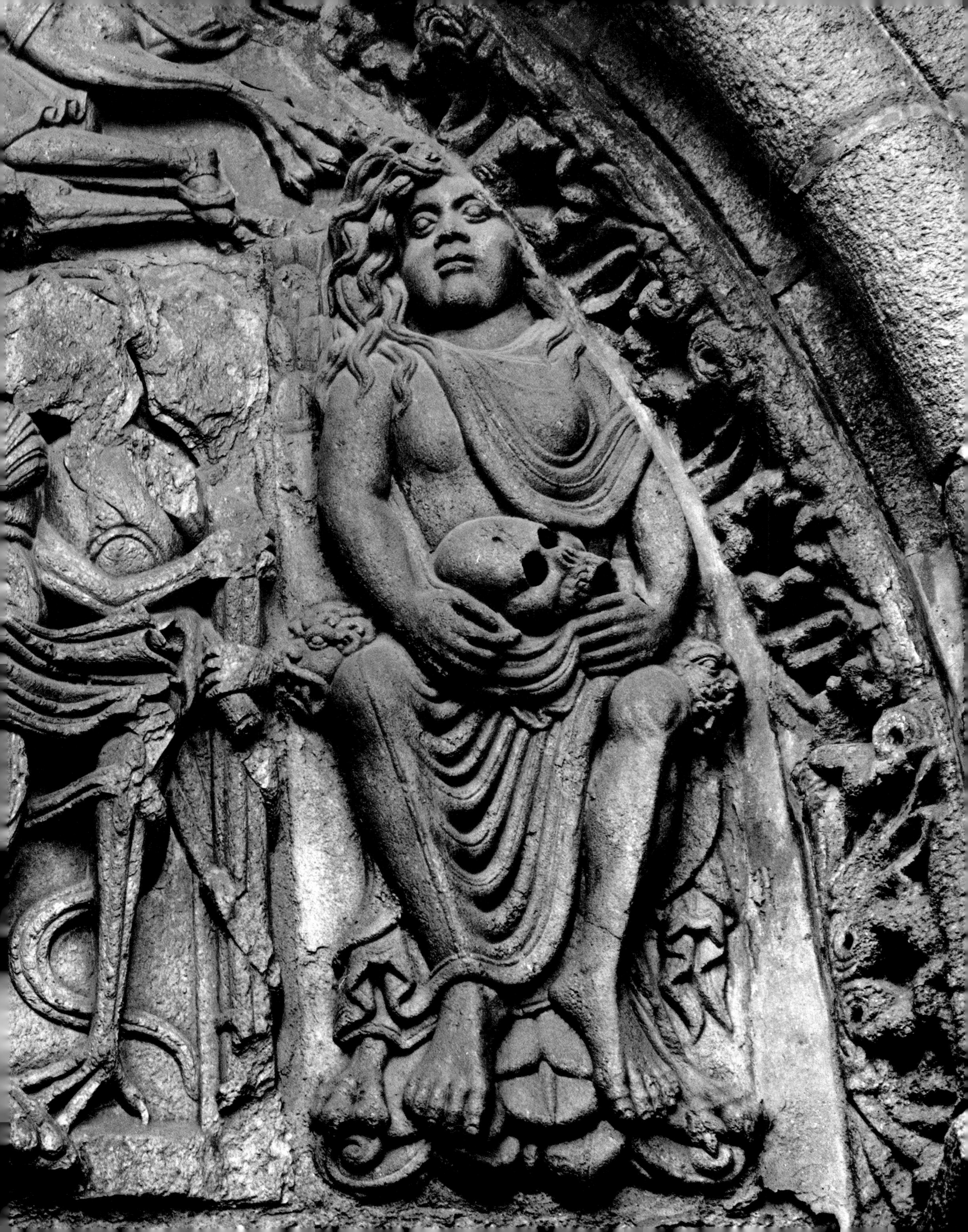

aller Lebendigkeit und voller Bewegung dar. Was H. Focillon so erstaunte, war, daß die Gestalten ohne architektonischen Rahmen an Beweglichkeit gewinnen. Die zahlreichen Falten bleiben in ihrer eingeengten Bewegung doch geschmeidig. Man hat in dieser fast kalligraphischen Bewegtheit einen Widerschein der Buchmalerei erkennen wollen: jedenfalls ist das ein charakteristisches Merkmal der romanischen Skulptur Burgunds.

Die Plastik von Sainte-Madeleine in Vézelay trägt Spuren des Werks des Meisters von Cluny; man hat sogar die eigene Hand des Meisters erkennen wollen, der sich nach der Schließung der Bauhütte von Cluny um 1120 nach Vézelay begeben haben soll. Nun ist tatsächlich das Langhaus der Abteikirche von Vézelay nach einem großen Feuer im Jahre 1120 neugebaut worden. Zur selben Zeit nahm man das Tympanon an der Westfassade in Angriff. In diesen Jahren gediehen auch die Arbeiten an Saint-Lazare in Autun bis zur Apsis. Eine erste Weihe fand 1130 statt. Der schon erwähnte Gislebertus hat zumindest die Arbeiten am gesamten Skulpturenprogramm der Kirche geleitet.

Erstaunlich an der Plastik von Autun ist im Gegensatz zu der von Vézelay ihre große stilistische Einheit. Die Handschrift von Gislebertus war sehr persönlich. Höchst ausdrucksvoll schuf er übermäßig lange Körper und kunstreich ausgewogene Kompositionen. Seine Originalität erstreckte sich auch auf die Erfindung wirklichkeitsnaher Haltungen, die geschickt ausgeführt sind. Die Form der Gewänder ist leicht erkennbar im Wirbel der Falten und in der Parallelität der Linien. Weniger gut beherrschte er die Gestaltung der Köpfe und Gesichter, denen es ein wenig an Noblesse fehlt. Den im Tympanon leicht bestimmbaren Stil des Gislebertus erkennt man auch an den Kapitellen der Kirche. Einige sind ihm selbst zuzuschreiben – der Gang nach Emmaus, die Erscheinung vor Maria Magdalena, das Martyrium des heiligen Stephanus –, andere seiner Werkstatt – Geburt Christi, Daniel und so weiter.

Angesichts der Skulpturen von Autun erhebt sich die Frage nach der Organisation der romanischen Bauhütten, für die jeweils mehrere Bildhauer oder Bildhauerwerkstätten arbeiteten, so daß gleichzeitig aufzustellende Skulpturen für das Bauwerk entstanden. Übrigens konnten die Künstler hin- und herreisen, um mehrere Arbeiten zur selben Zeit für verschiedene Bauhütten anzufertigen oder zu vollenden. Gislebertus arbeitete seit Arbeitsbeginn der Bauhütte zunächst in Vézelay, bevor er in Autun die Leitung der Arbeiten übernahm. Die Tympana von Autun und Vézelay künden von großen romanischen Künstlern, die monumentale Werke im Geist ihrer Zeit hervorzubringen verstanden; sie richteten sich nach einem bestimmten majestätischen Bildprogramm, das zwischen 1120 und 1140 seinen Platz am Eingang der beiden Kirchen fand. Das Tympanon von Moissac ist ein weiteres gutes Beispiel
Abb. 325 für ein solches Skulpturenprogramm – diesmal aus dem Languedoc.

Die Kunst zweier Provinzen: die Auvergne und der Westen im 12. Jahrhundert

Die Entwicklung der romanischen Plastik im 12. Jahrhundert verlief so, daß sich regionale Merkmale mit externen Einflüssen verbanden. Zu den Provinzen mit den am stärksten ausgeprägten Merkmalen gehörten die Auvergne und der Westen Frankreichs, vor allem mit dem Poitou und der Saintonge – in diesen Gebieten entstanden kohärente Kunstschöpfungen.

Das Material spielt oft eine große Rolle bei der Herausbildung eines Regionalstils. In der Auvergne wurde ein sehr grobkörniger Stein verwendet, der die Skulpturen etwas ‹primitiv› erscheinen läßt. Die Plastik der Auvergne entfaltete sich besonders auf den Kapitellen, seltener auf den Fassaden. Am Portal fand häufig der fünfeckige Türsturz mit Satteldach Verwendung, wie in Notre-Dame-du-Port in Clermont-Ferrand. Das Bildprogramm mit menschlichen Gestalten in sehr ausführlichen Szenenreihen ist reich und vielfältig. Mit Ausnahmen wie

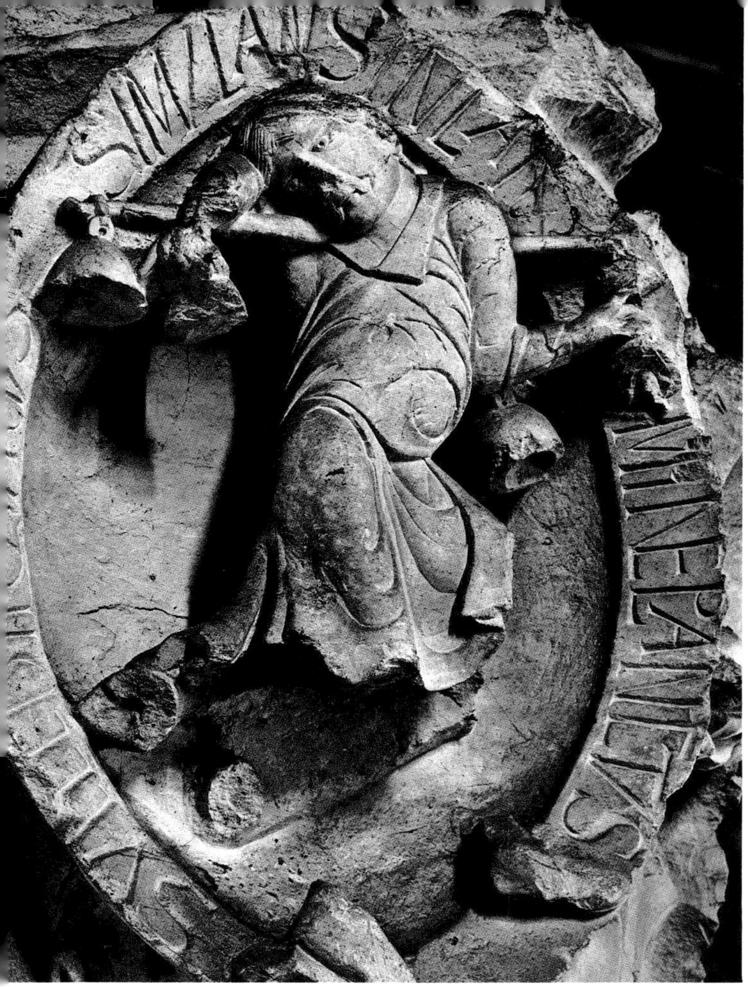

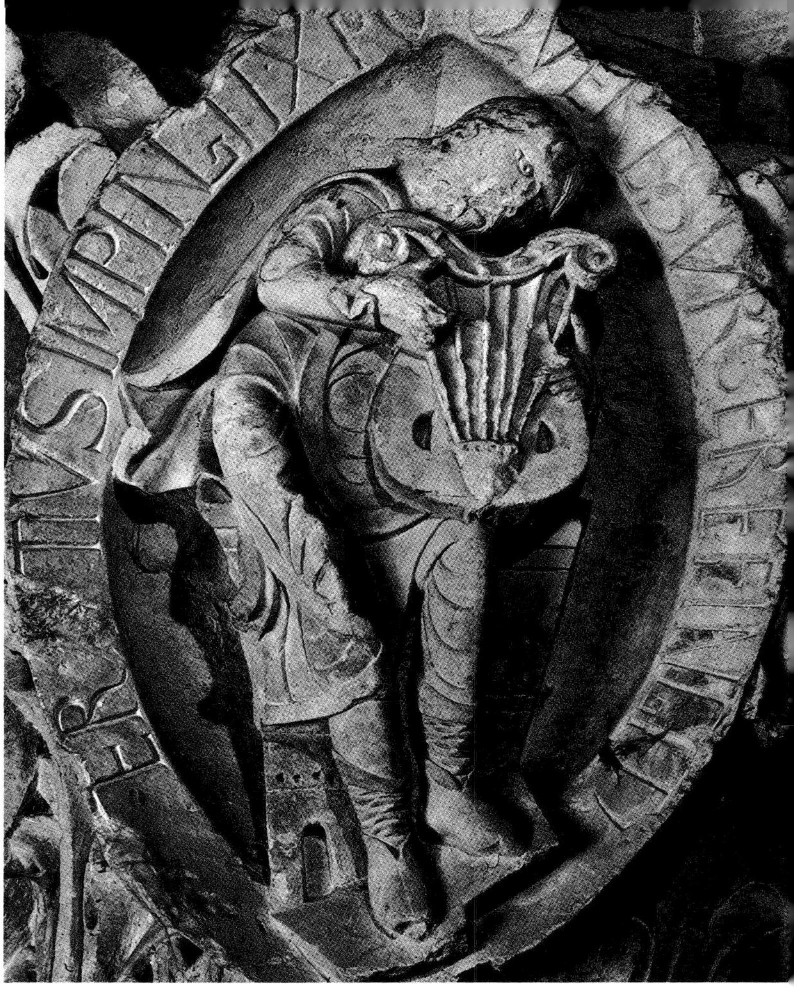

62 und 63 – Cluny, Abteikirche – Kapitelle vom Chorumgang: Die Töne der Musik. Um 1115 – Cluny, Musée lapidaire

64 – Vézelay, Sainte-Madeleine – Türsturz des Innenportals. Ausschnitt: Die verschiedenen Völker. Nach 1120

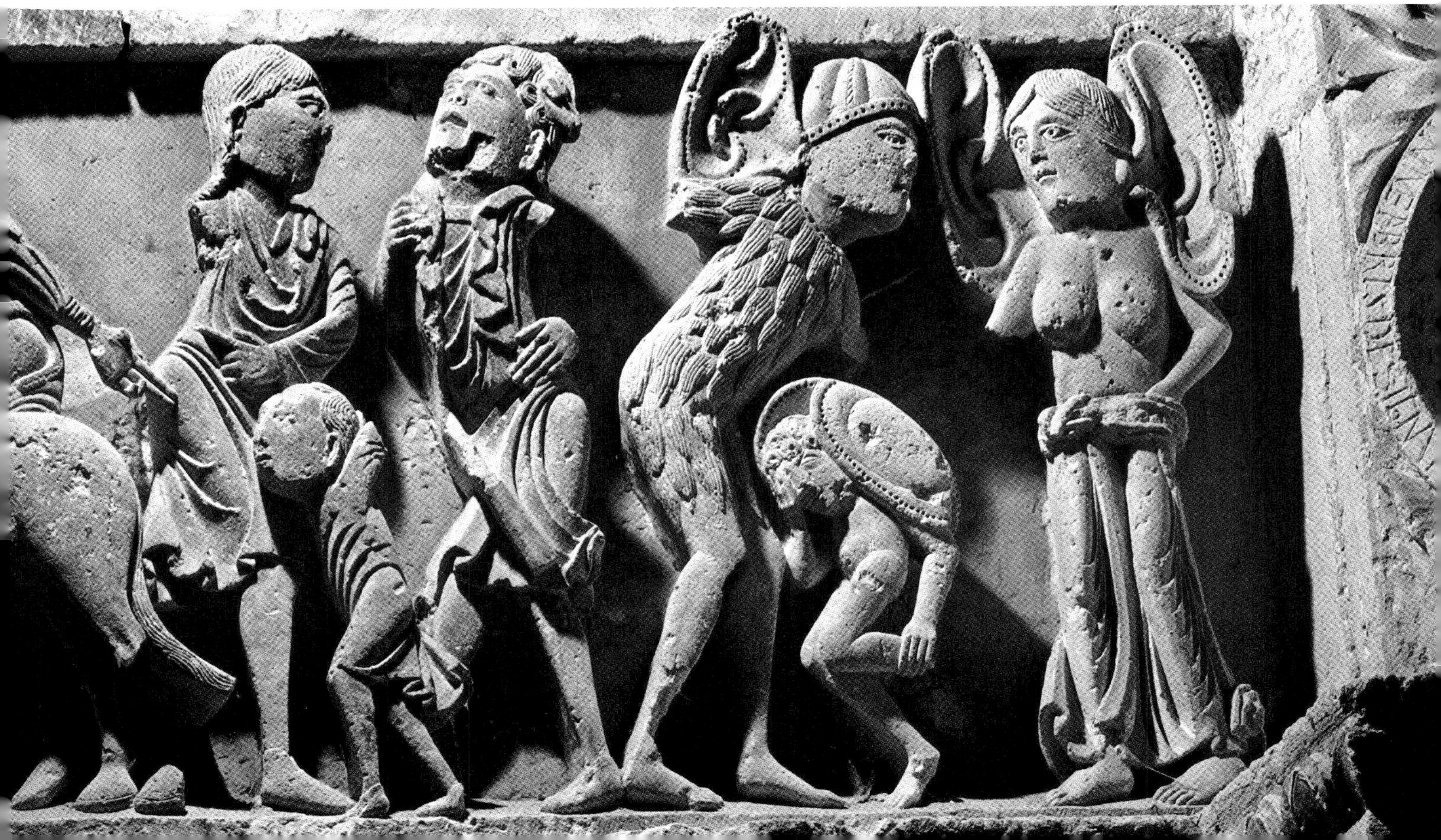

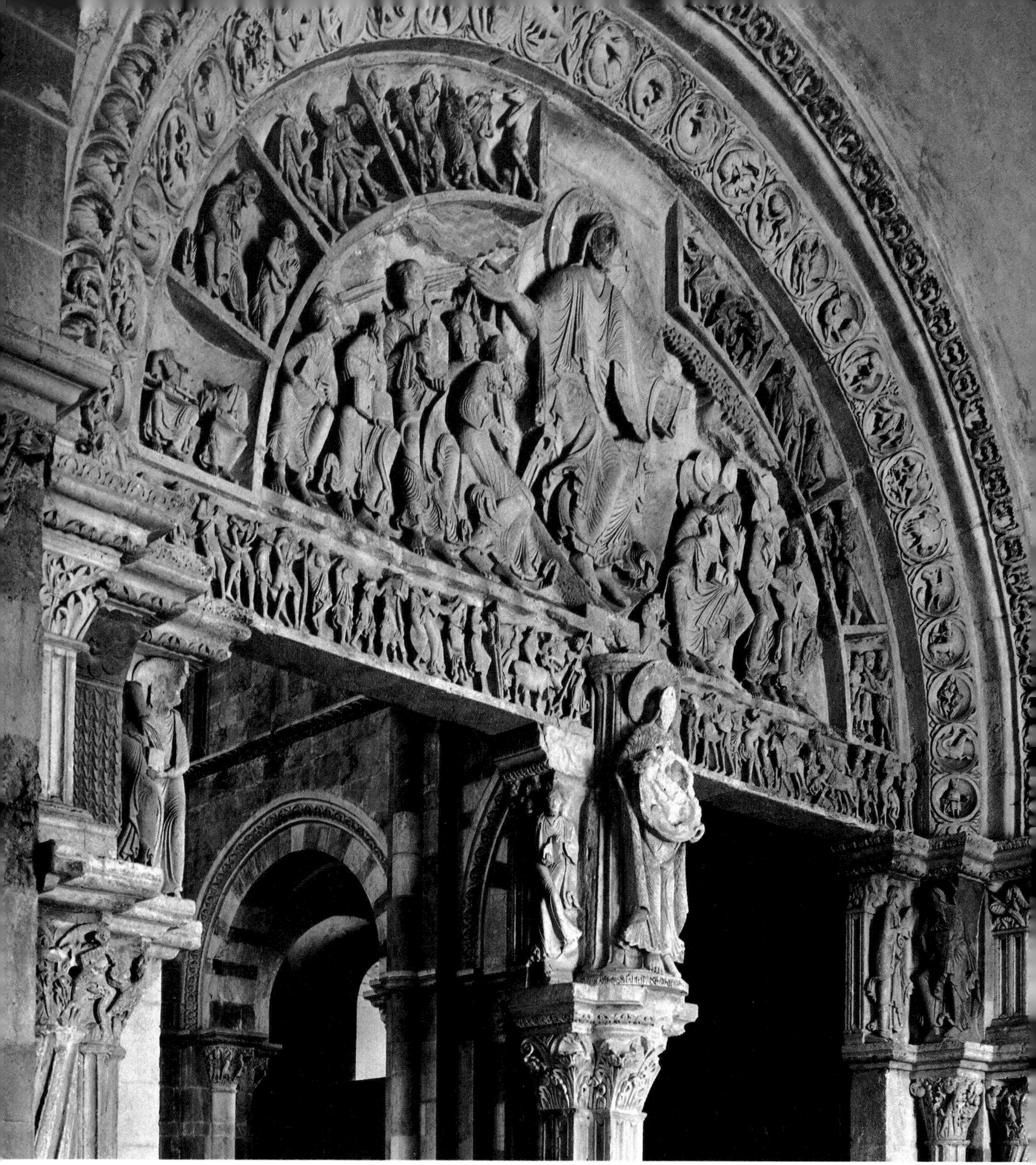

65 – Vézelay, Sainte-Madeleine – Tympanon des Innenportals: Aussendung der Apostel. Nach 1120

66 – Autun, Kathedrale Saint-Lazare – Tympanon des Westportals: Das Jüngste Gericht. Um 1130 →

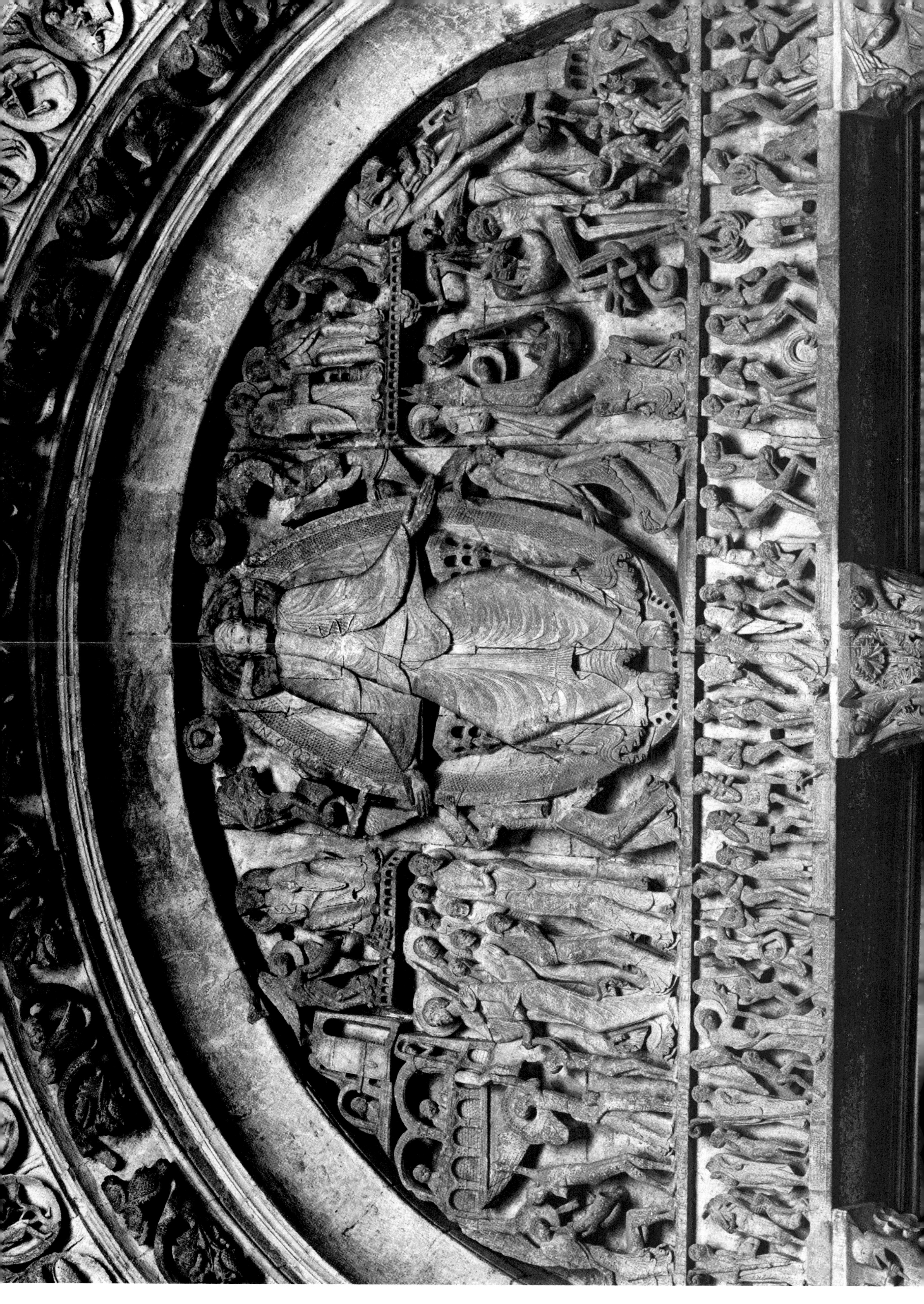

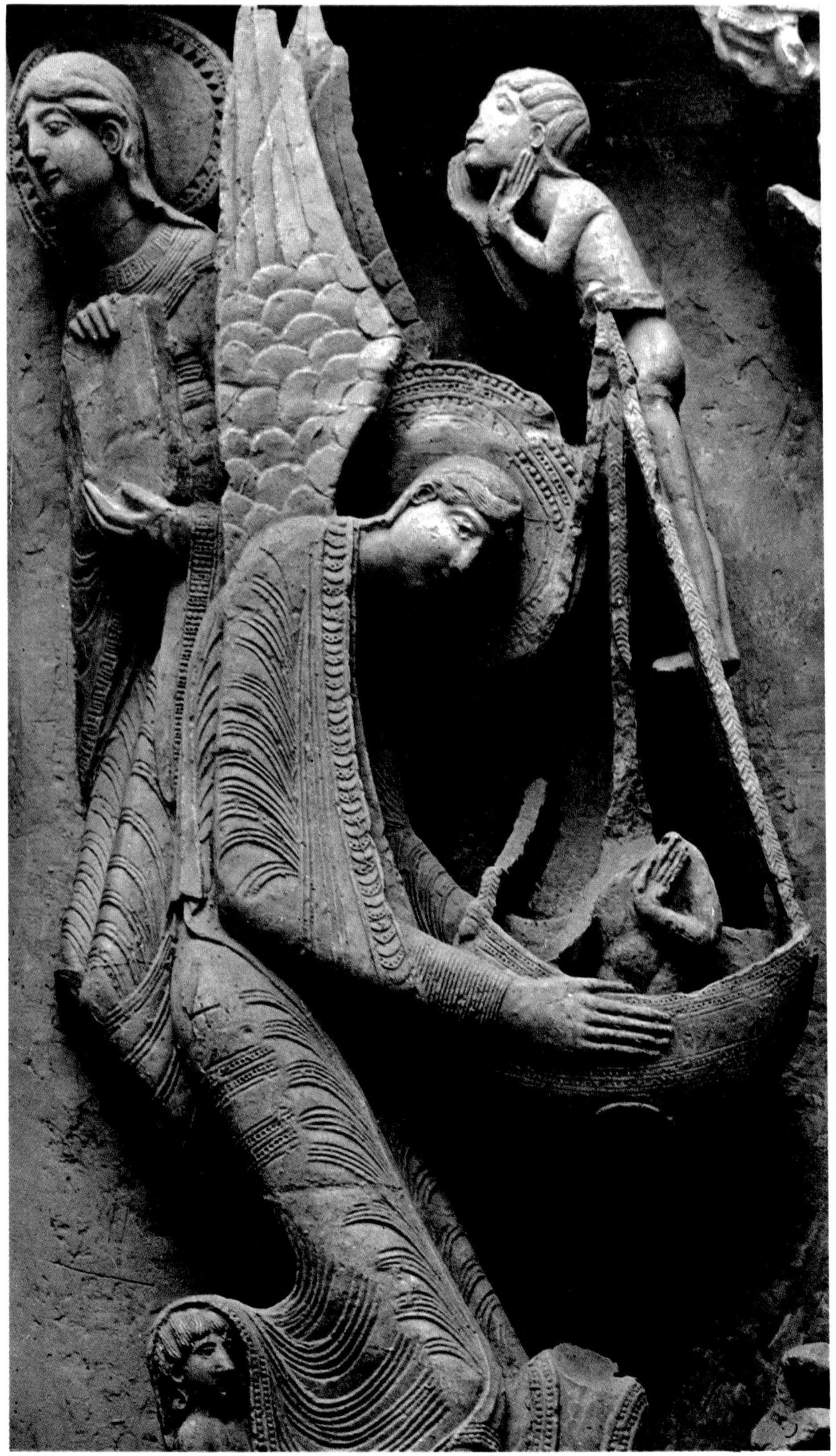

67 – Autun, Kathedrale Saint-Lazare – Tympanon des Westportals. Ausschnitt: Engel beim Wägen der Seelen. Um 1130

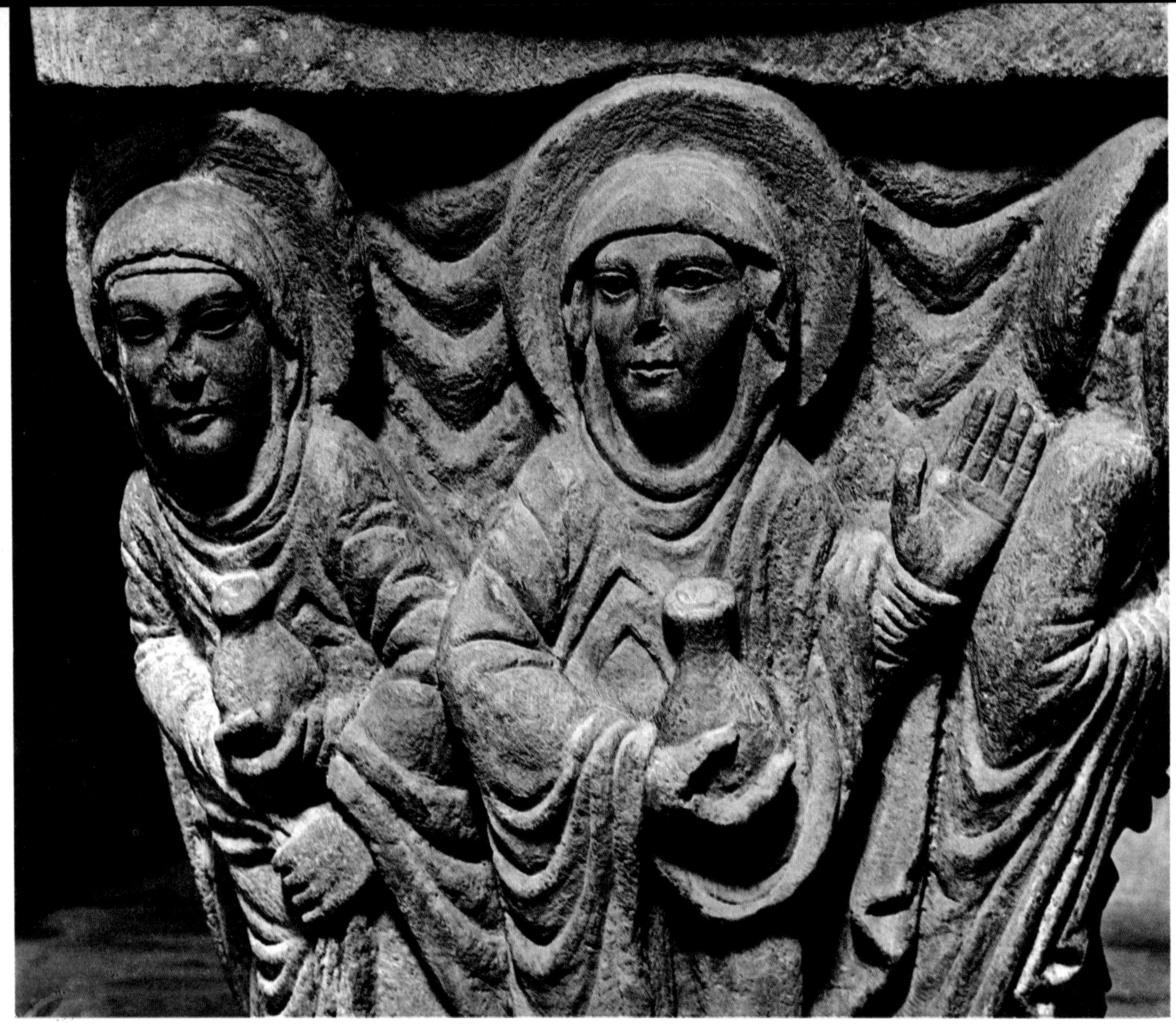

68 – Mozat, Abteikirche Saint-Pierre, alter Chorumgang – Kapitell (nicht mehr in situ). Ausschnitt: Die Frauen am Grab. 1100 – Mitte 12. Jh. (Datierung umstritten)

Clermont-Ferrand, Issoire und Brioude hat die Skulptur der Auvergne einen zu Wiederholungen neigenden Stil. Sie lebte weitgehend aus lokaler Überlieferung, ohne sich aber Anregungen aus Burgund oder vom Süden zu verschließen.

Der im Westen, im Poitou und in der Saintonge verwendete Kalkstein ist ein weicheres und leichter zu bearbeitendes Material, das größte Feinheit im Ornamentstil begünstigt. Die Skulptur entfaltet sich hier auf den Außenwänden und ist stark in die Architektur integriert, die so zu einem regelrechten Rahmen für Skulpturenschmuck wurde. Die Programme sind sehr weitläufig und bedecken vollständig Fassaden und Portale. Die Archivolten sind mit Figurenschmuck ausgekleidet. Die Skulpturenprogramme von Notre-Dame-la-Grande in Poitiers, in Civray, Aulnay, Saintes und von Saint-Jouin in Marnes sind zwar sehr von äußeren Einflüssen geprägt, ihr gemeinsames Merkmal aber ist, daß sie in ihrer allgemeinen Anordnung der lokalen und regionalen Überlieferung treu geblieben sind, was man an etlichen Denkmälern zweiter Güte ablesen kann. Die Unterschiede sind nur am Stil erkennbar; in

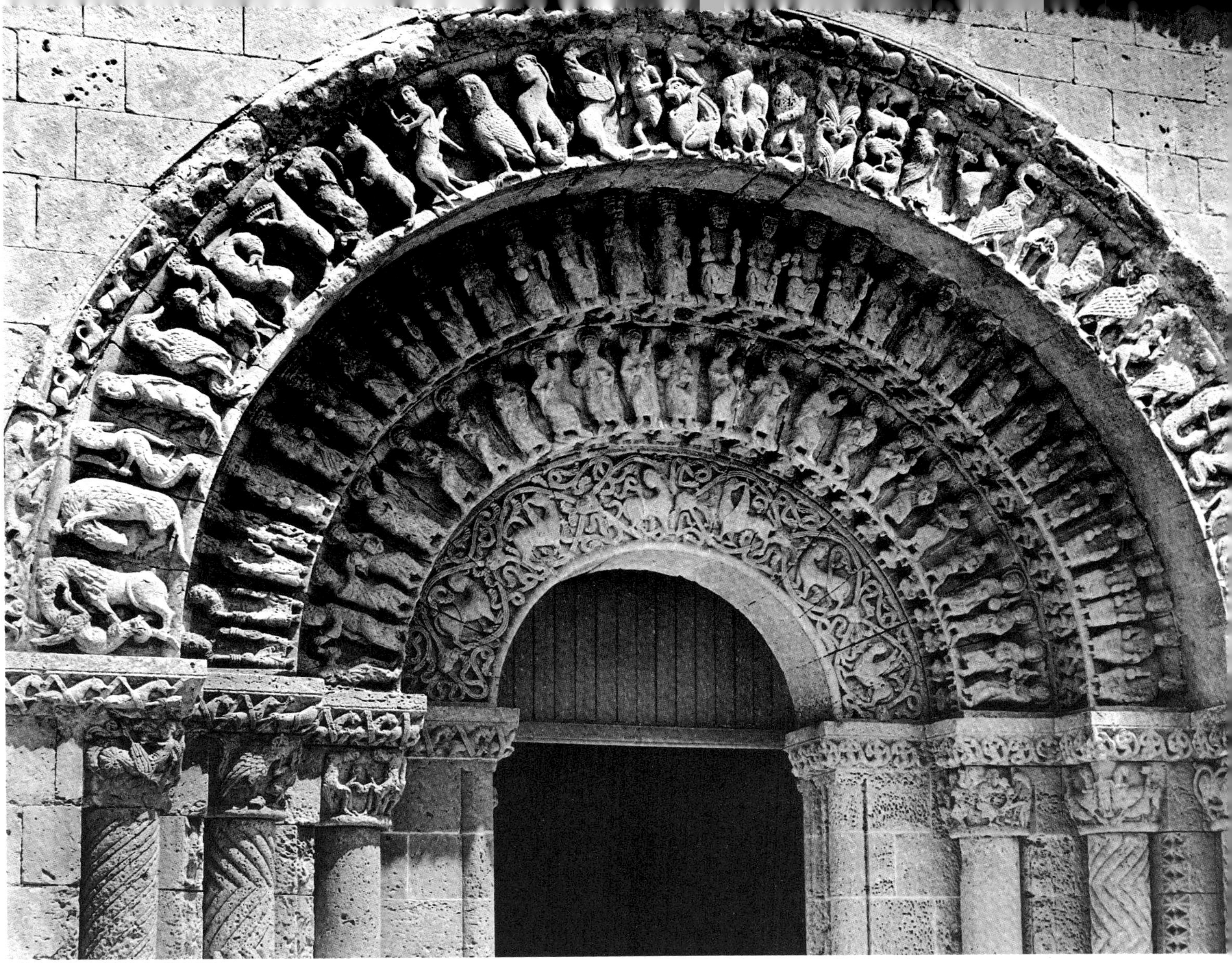

69 – Aulnay-de-Saintonge, Saint-Pierre – Südportal. Ausschnitt: Figürlich verzierte Archivolten. Letztes Viertel 12. Jh.

diesem Sinne haben sich das Poitou und die Saintonge innerhalb eines weiteren westfranzösischen Rahmens parallel entwickelt.

Die Kunst der Marmorbildhauer in den Pyrenäen

Um 1140 begann man, die Marmorsteinbrüche der östlichen Pyrenäen in großem Stil auszubeuten, und der von dorther stammende rote Marmor wurde von Bildhauern bearbeitet, im wesentlichen, um den Bedarf der unmittelbaren Umgebung und der weiteren Region zu decken. Diesem gesteigerten Materialverbrauch entsprach die Entwicklung des Marmorkreuzgangs. Der Kreuzgang von Saint-Michel-de-Cuxa, der auf Grund der in New York befindlichen Fragmente wohl am weitesten bekannt ist, läßt sich in die Zeit um 1146 bis 1150 datieren, und zwar durch ein Relief, das den Abt Gregor darstellt. Der Kreuzgang von Serrabone, der 1151 geweiht wurde, ist stilistisch abhängig von Cuxa. Er hat vom ‹korinthi-

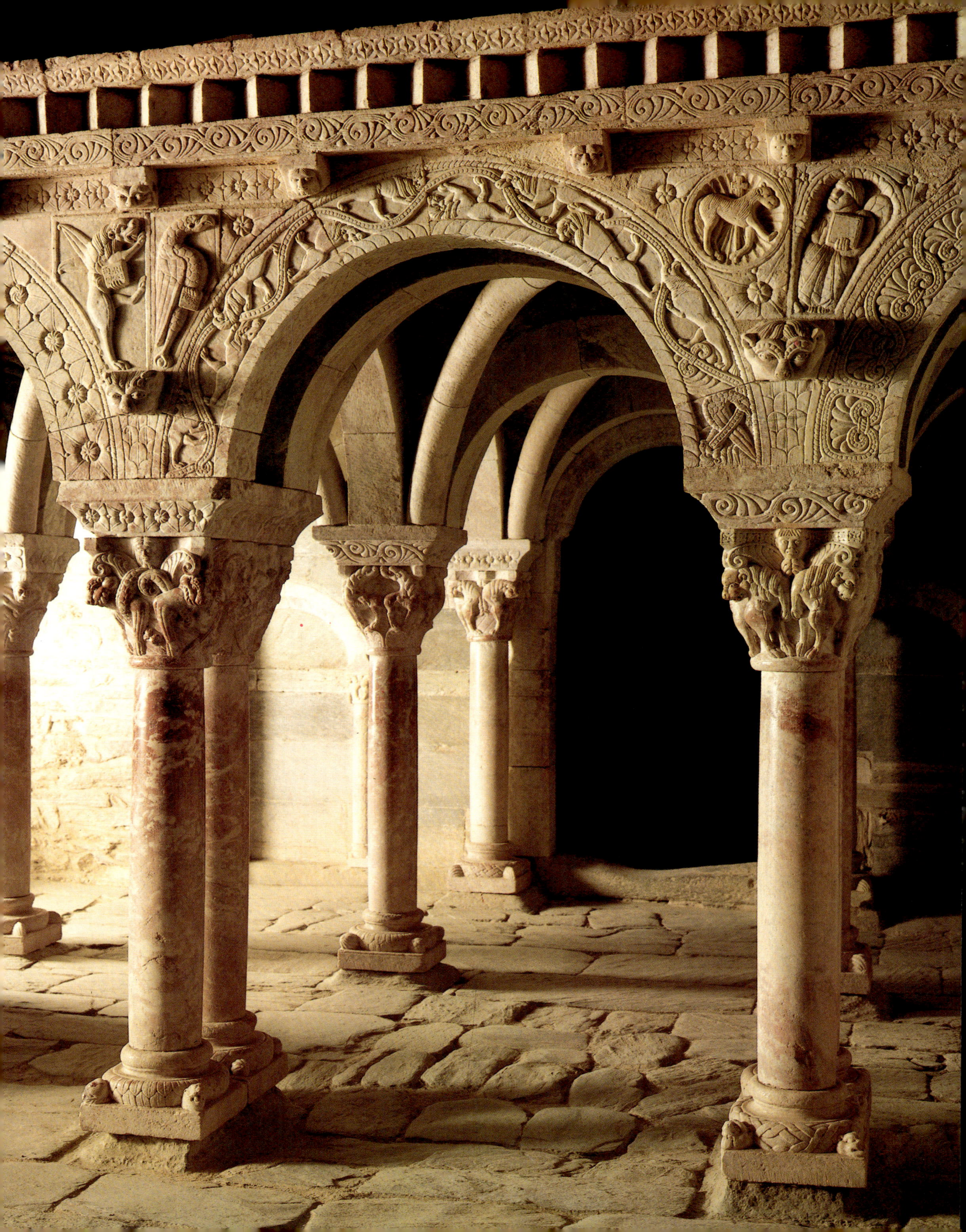

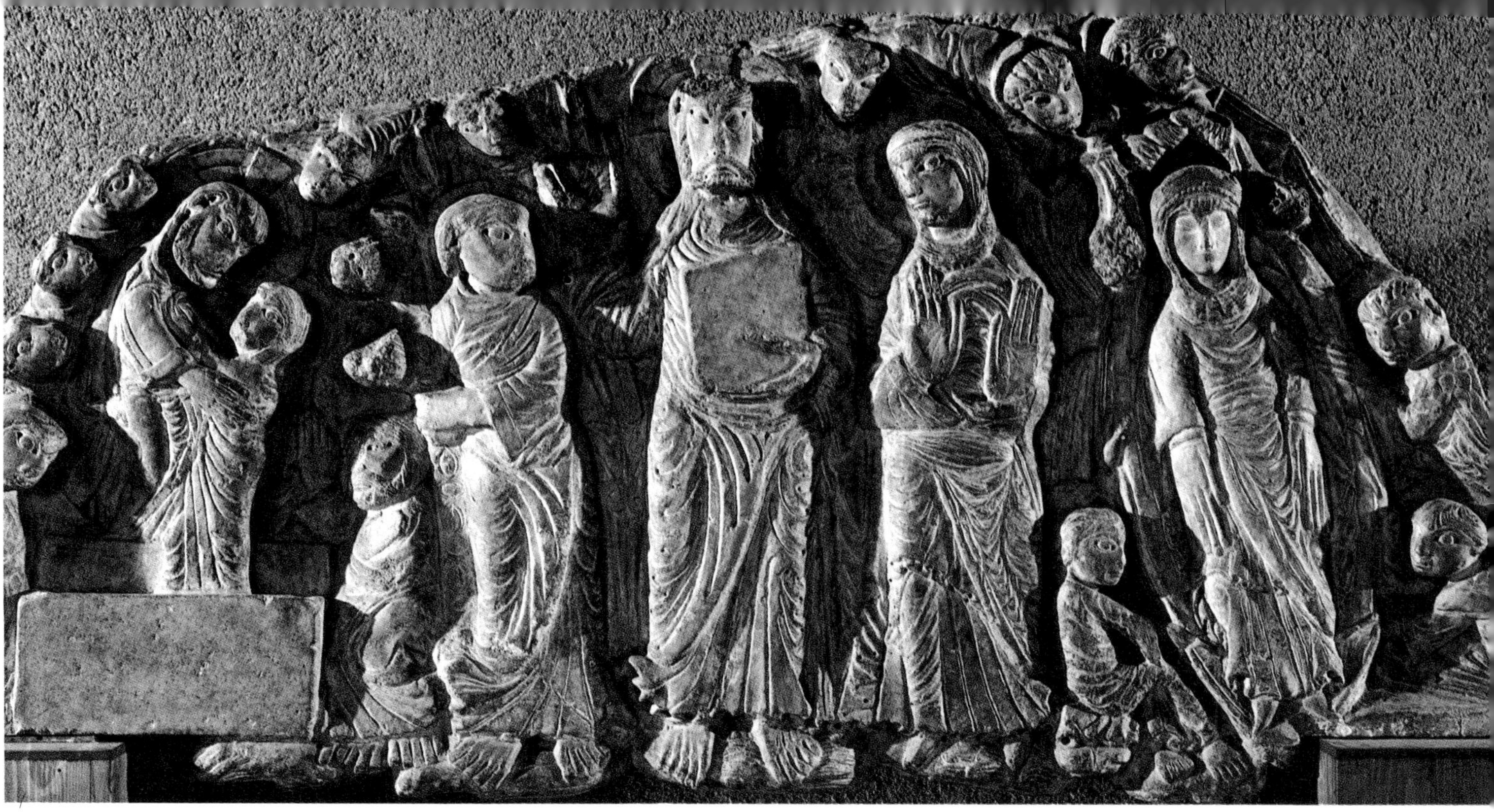

71 – Cabestany, Kirche – Tympanon (nicht mehr in situ): Mariä Himmelfahrt. Drittes Viertel 12. Jh.

schen› Kapitell abgeleitete Kapitelle, für die Monstren und Tiere typisch sind, die sich um die Kanten des Kapitellkorbs schmiegen.

Origineller ist jedoch der Dekor an den Emporen von Cuxa und Serrabone, die den Litur- Abb. 324
giebereich des Chors erweitern sollten. Die Empore von Cuxa ist nicht im Originalzustand
erhalten, bei der von Serrabone finden wir noch die ursprüngliche Anordnung vor; sie zeigt Abb. 462
enge Verwandtschaft mit der Empore von Vezzolano in Italien. Sie ist mehr oder weniger rechteckig und ruht auf Säulen, die Kreuzgratgewölbe tragen. Die Fassade hat drei Arkaden aus rotem Marmor, deren Zwickel mit den Symbolen der Evangelisten geschmückt sind. Unter den Emporen des Mittelmeerraums ist die von Cruas an der Rhône vielleicht die bedeutendste.

Am Beispiel eines anonymen Meisters, eines sehr geschickten Marmorbildhauers, kann man erkennen, wie leicht sich im 12. Jahrhundert die Beziehungen im Mittelmeerbereich knüpften: nach seinem Hauptwerk, dem im Dorf Cabestany bei Perpignan erhaltenen Tympanon, nennt man ihn den ‹Meister von Cabestany›. Das Bildprogramm des Tympanons fällt schon dadurch aus der Reihe, daß Mariae Himmelfahrt dargestellt ist, mehr aber noch durch den Stil des Meisters, der trocken ist, hart, mit deutlich charakterisierten Gesichtern, die aus nur zwei Ebenen herausgeschnitten sind, schräggestellte Augen und große Ohren haben. Der Meister von Cabestany verwendete häufig den Drillbohrer wie die Bildhauer der altchristlichen Sarkophage. Im allgemeinen hat er seine Anregungen von der Skulptur der Spätantike bezogen, ikonographisch und stilistisch (San Pedro de Roda). So etwa ist der Sarkophag von Saint-Hilaire (Aude) eine solche antike Kopie. Der Meister arbeitete mit dem bestmöglichen, bereits einmal verwendeten Marmor. Wir können seine Arbeit von Italien bis nach Navarra verfolgen: er wirkte im Roussillon (Le Boulou, Cabestany), in Katalonien (San Pedro de Roda), in Abb. 458
Navarra (Errondo), im Département Aude (Rieux-Minervois, Saint-Hilaire) und in der Toska- und 459

70 – Serrabone, Propsteikirche – Empore mit Skulpturenschmuck. Um 1151 – *Marmor*

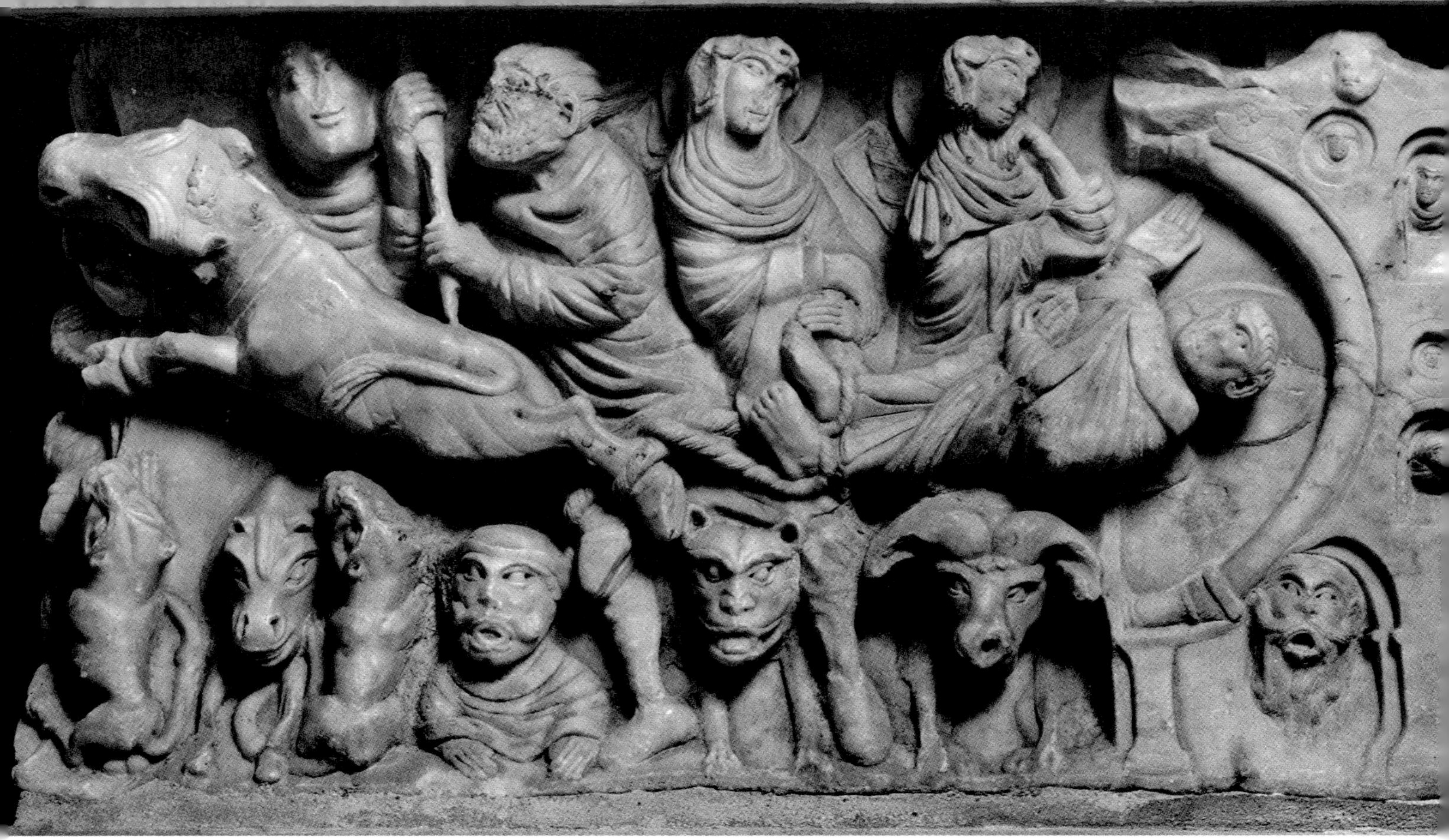

72 – Saint-Hilaire, Kirche – ‹Meister von Cabestany›: Sarkophag (Ausschnitt einer Seite). Drittes Viertel 12. Jh. – *Marmor*

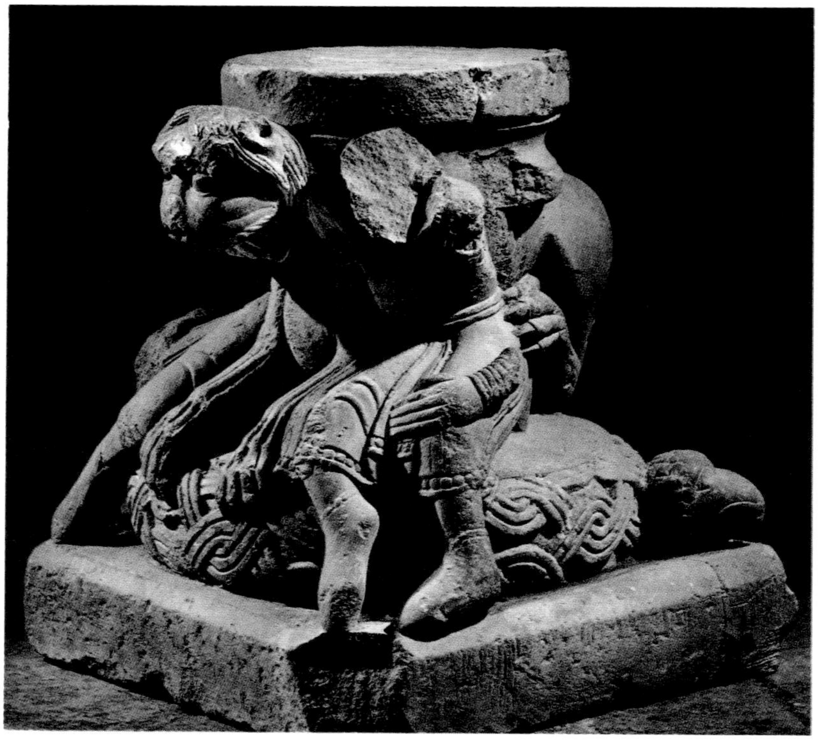

73 – Ripoll, Abteikirche Santa María – Basis eines Altarbaldachins: Löwe zwischen zwei menschlichen Gestalten. Zweite Hälfte 12. Jh. – Ripoll, Museum

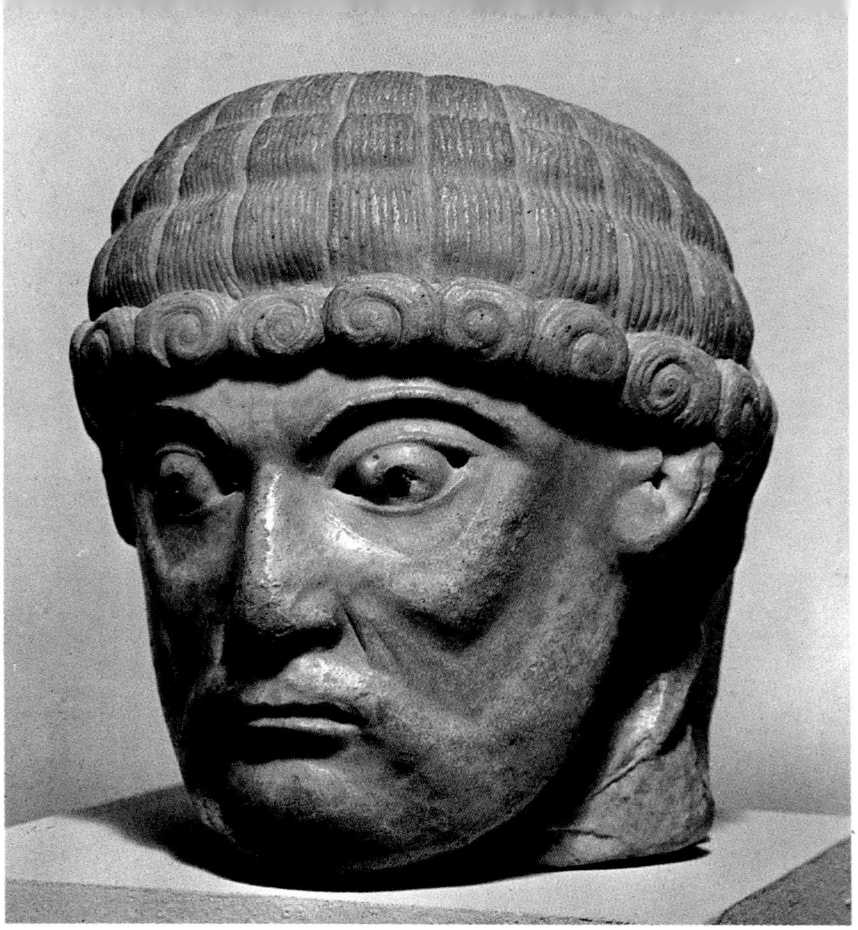

74 – San Pedro de Roda – ‹Meister von Cabestany›: Kopf eines Mannes mit inkrustierten Augen. Drittes Viertel 12. Jh. – *Marmor; Höhe 0,20 m* – Perelada, Schloß, Sammlung Mateu

na (Sant'Antimo). Sein Ansehen war wie das der in Cuxa tätigen Bildhauer ausschlaggebend für die Entstehung der Werkstätten von Ripoll, Vic und San Juan de les Abadesses.

In der zweiten Hälfte des 12. Jahrhunderts erlebte das Kloster Ripoll in der Provinz Gerona eine Zeit größter wirtschaftlicher und künstlerischer Blüte. Verschiedene Bildhauerwerkstätten arbeiteten an der Fassade, für den sehr schönen Altarbaldachin, von dem die Basen noch erhalten sind, und sie stellten die Kapitelle des Kreuzgangs und sonstige Skulpturen her. Ihre Ausstrahlung reichte bis nach Vic und San Juan de les Abadesses, wo eigenständige Werkstätten entstanden; sie arbeiteten aber auch in Besalú, Llusa und andernorts. Sie beeinflußten schließlich auch die Bildhauer vom Kreuzgang in Seo de Urgel ebenso wie die Skulptur des Roussillon. Die Werkstätten von Ripoll erhielten ihre ersten Anregungen aus dem Roussillon und der Grafschaft Conflans in unmittelbarer Berührung mit den Unternehmungen der Schulen von Cuxa und Serrabone, wie der Aufbau der Kapitelle zeigt. Darüber hinaus haben noch zwei ganz entgegengesetzte Pole ihren Anteil beigesteuert: einerseits Italien und andererseits die Arbeiten des Gilabertus an der Kathedrale Saint-Étienne von Toulouse.

Eine neue Kunst um 1200 zwischen Mittelmeer und Atlantik

Es ist eine große Errungenschaft der letzten Jahre, daß eine zugleich mit der Gotik aufkommende spätromanische Bildhauerkunst wieder zu Ehren gebracht wurde, die sich am Ende des 12. und in den ersten Jahrzehnten des 13. Jahrhunderts von Italien bis nach Galizien hin

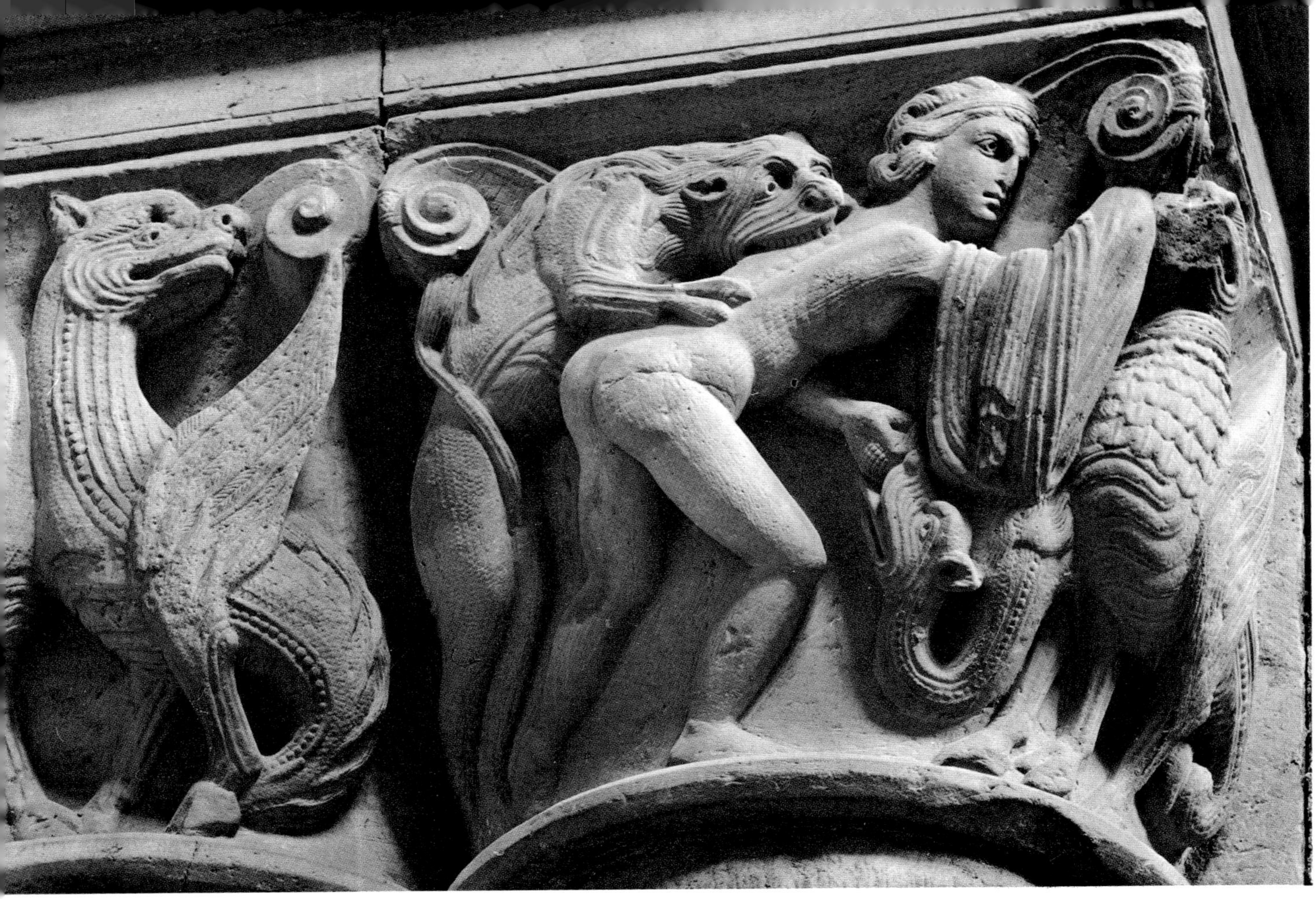

75 – Lérida, ‹Alte› Kathedrale – Zwillingskapitell: Fabeltiere, einen nackten Mann angreifend. Um 1210–1215

entwickelte. Sie zeichnet sich besonders durch eine Vorliebe für die Spätantike aus und dadurch, daß sie den Austausch künstlerischer Ideen über große Distanzen hinweg wieder aufnahm. Wir haben bereits im Band ‹Romanische Kunst. Mittel- und Südeuropa› die Werke des Antelami, den Kreuzgang von Monreale in Sizilien und auch die Arbeiten von Saint-Gilles und von Arles besprochen, die man eigentlich hier einreihen sollte.

Von den zuletzt genannten Werken wurde die obere Galerie des Kreuzgangs von Saint-Guilhem-le-Désert angeregt, während man Reflexe der Kunst der Provence oder des Antelami in den ältesten Skulpturen der Kathedrale von Lérida wahrnimmt. Die Ausschmückung dieser Kathedrale begann gegen 1210 bis 1215, und zwar vermutlich ausgehend vom Nordarm des Querschiffs, wo sich die ältesten Skulpturen befinden. Sie stehen den Arbeiten des Antelami sehr nahe: die Körper sind gerundet, die Modellierung ist sicher, und die Proportionen wirken monumental. Man hat sogar erwogen, daß hier ein Künstler aus dem Umkreis des Antelami tätig gewesen sei. Was sofort ins Auge fällt, ist die Kluft, die sich zwischen dem Skulpturenstil der Kathedrale von Lérida und der praktisch gleichzeitigen Kathedrale von Tarragona auftut. Während diese Strömungen aus allen Ländern aufnahm, kommen in der Kathedrale von Tarragona lokale romanische Überlieferungen zur Geltung.

Dem genannten Zeitraum gehören auch einige Bildwerke aus dem Roussillon an. Zwei Grabmäler lassen sich dem Raymondo de Bianya zuschreiben, und eines davon ist durch eine Inschrift auf 1200 datiert. Der durch die kleinen, parallel angeordneten Schrägfalten und die realistisch gestalteten Gesichter besonders auffällige Stil findet sich an den Südarkaden des

76 – Saint-Guilhem-le-Désert, obere Galerie des Kreuzgangs – Männliche Statue. Ende 12. Jh.

77 – Elne, Kreuzgang der Kathedrale – Grabplatte eines Bischofs. Um 1200

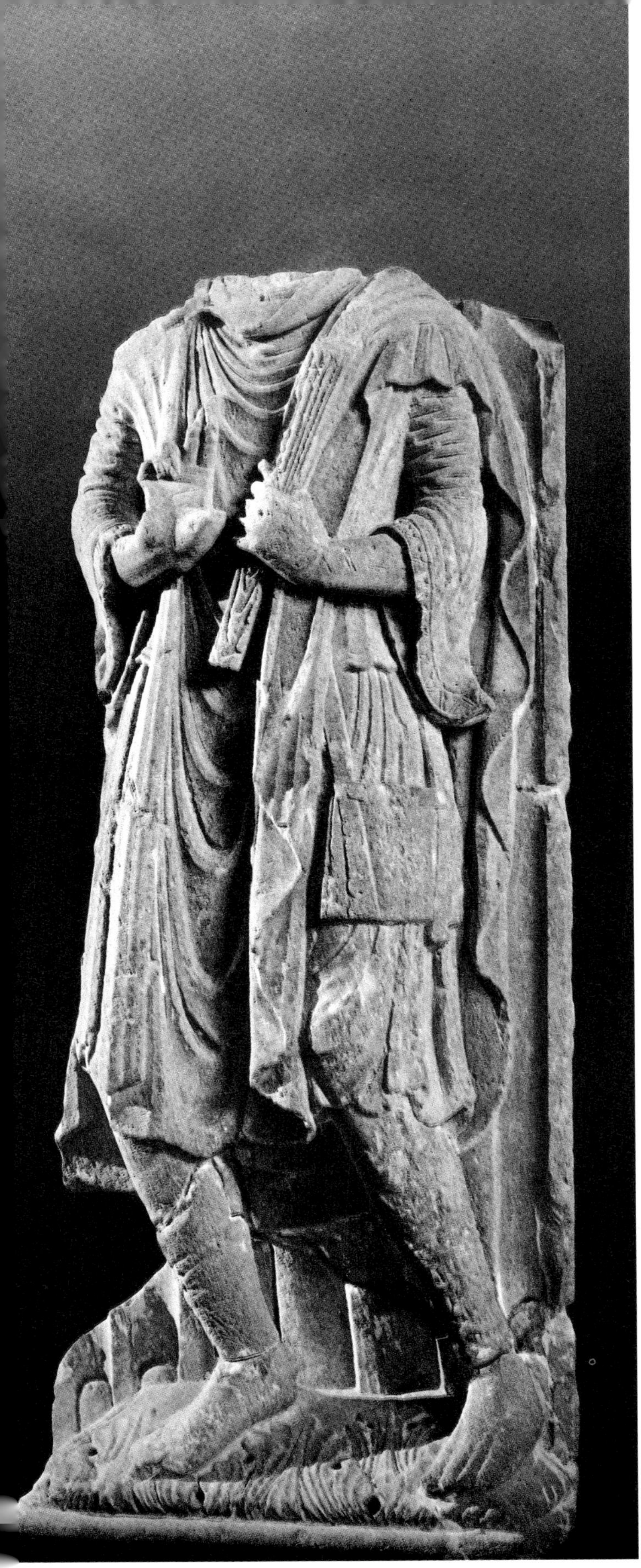

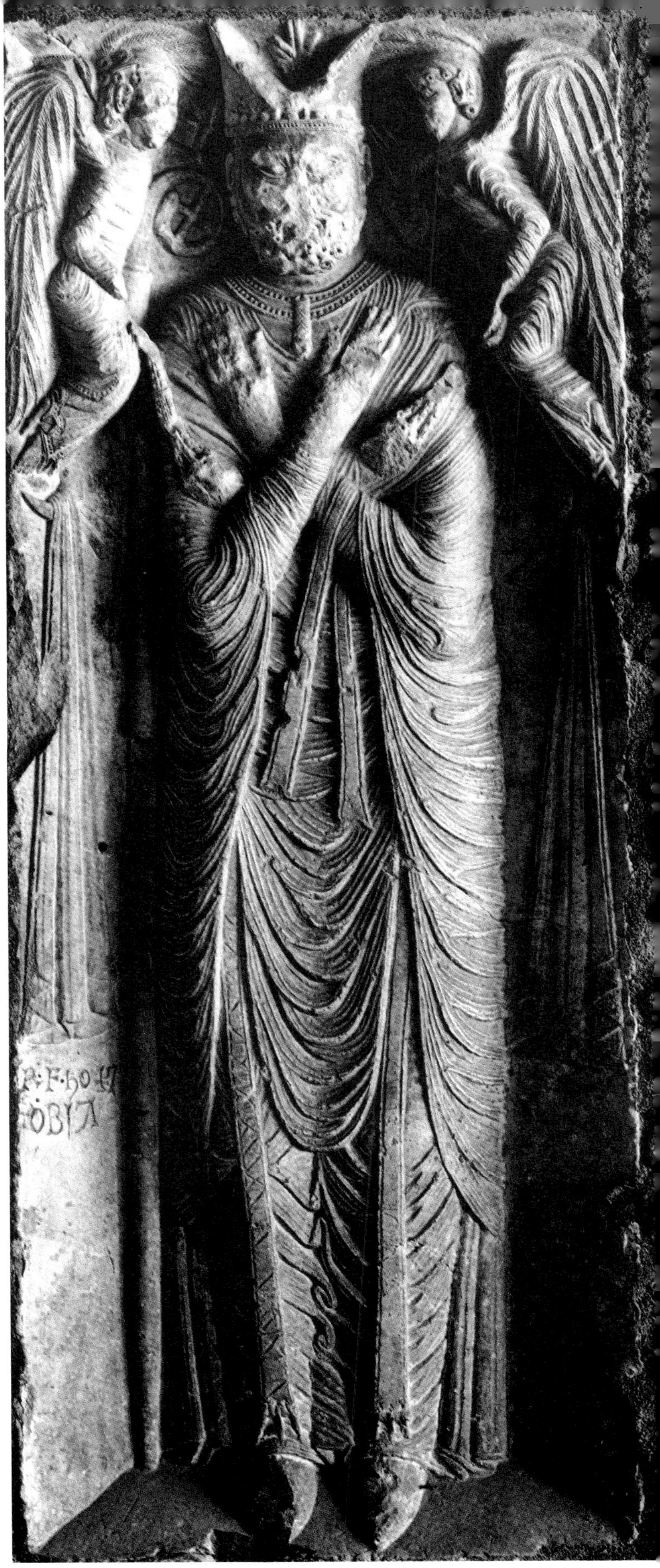

Abb. 321 Kreuzgangs von Elne wieder und auch an den Skulpturen, die von der Kollegiatskirche Saint-Jean-Baptiste in Perpignan noch erhalten sind. Der Stil des Raymondo de Bianya gehört der gleichen antikisierenden Richtung an wie die Arbeiten des Antelami von Parma, und das, obwohl sich die beiden Künstler wohl nie begegnet sind.

Um dieselbe Zeit oder auch schon etwas früher erschien im Nordwesten der Iberischen Halbinsel ein international verbreiteter Skulpturenstil, der zwischen 1188 und der Jahrhundertwende mit Meister Matthaeus' Arbeiten in der Glorienhalle von Santiago de Compostela
Abb. 328 begann. Hier stehen sich lokale Elemente und Anregungen von außerhalb, zumal aus Nordfrankreich, gegenüber, was sich vor allem in der Anlage der Vorhalle bemerkbar macht. Die
Abb. 327 mehr oder weniger gleichzeitigen Apostelfiguren der *Cámara santa* von Oviedo sind bereits charakteristisch für den Übergang zur Gotik. Schließlich finden sich solche Einflüsse, unter anderem aus Burgund, konzentriert in der Bauplastik und in dem herrlichen Grabmal des heiligen Vinzenz in der nach ihm benannten Kirche in Ávila.

Gut verfolgen läßt sich die Entwicklung und Ausformung dieses Stils am Kloster Santo Domingo in Silos (Provinz Burgos): die Skulpturen des großen Kreuzgangs sind in zwei Etappen entstanden. Die spätesten Arbeiten an den Süd- und Westarkaden des Kreuzgangs – Verkündigung, Wurzel Jesse – und die aus dem Bereich der Vorhalle der Kirche wiederent-

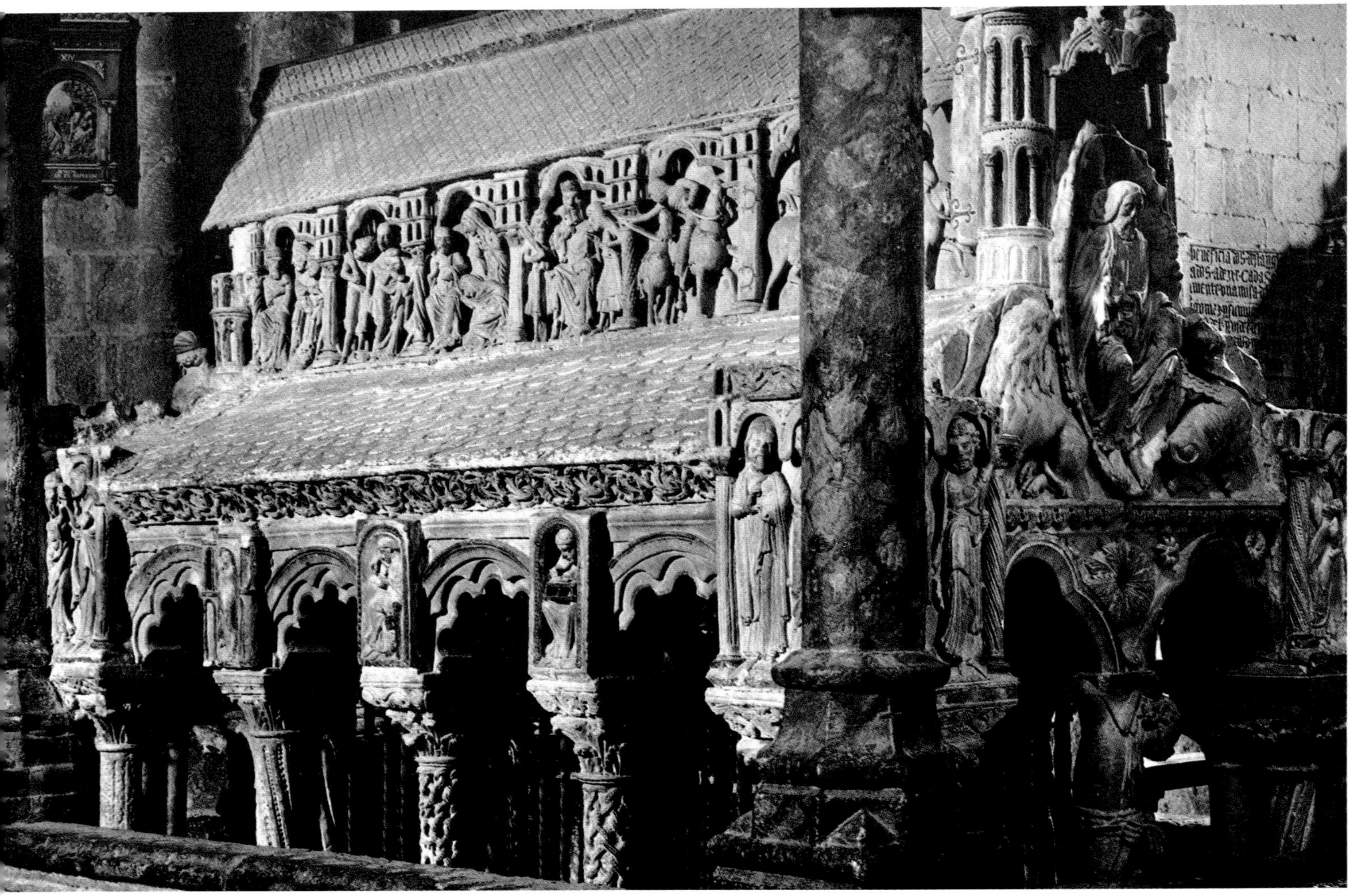

78 – Ávila, San Vincente – Grabmal des heiligen Vinzenz und seiner beiden Schwestern: Martyriumsszenen und Majestas Domini. Um 1190

79 – Santiago de Compostela, Kathedrale – Glorienportal an der Westfassade. 1188–1200

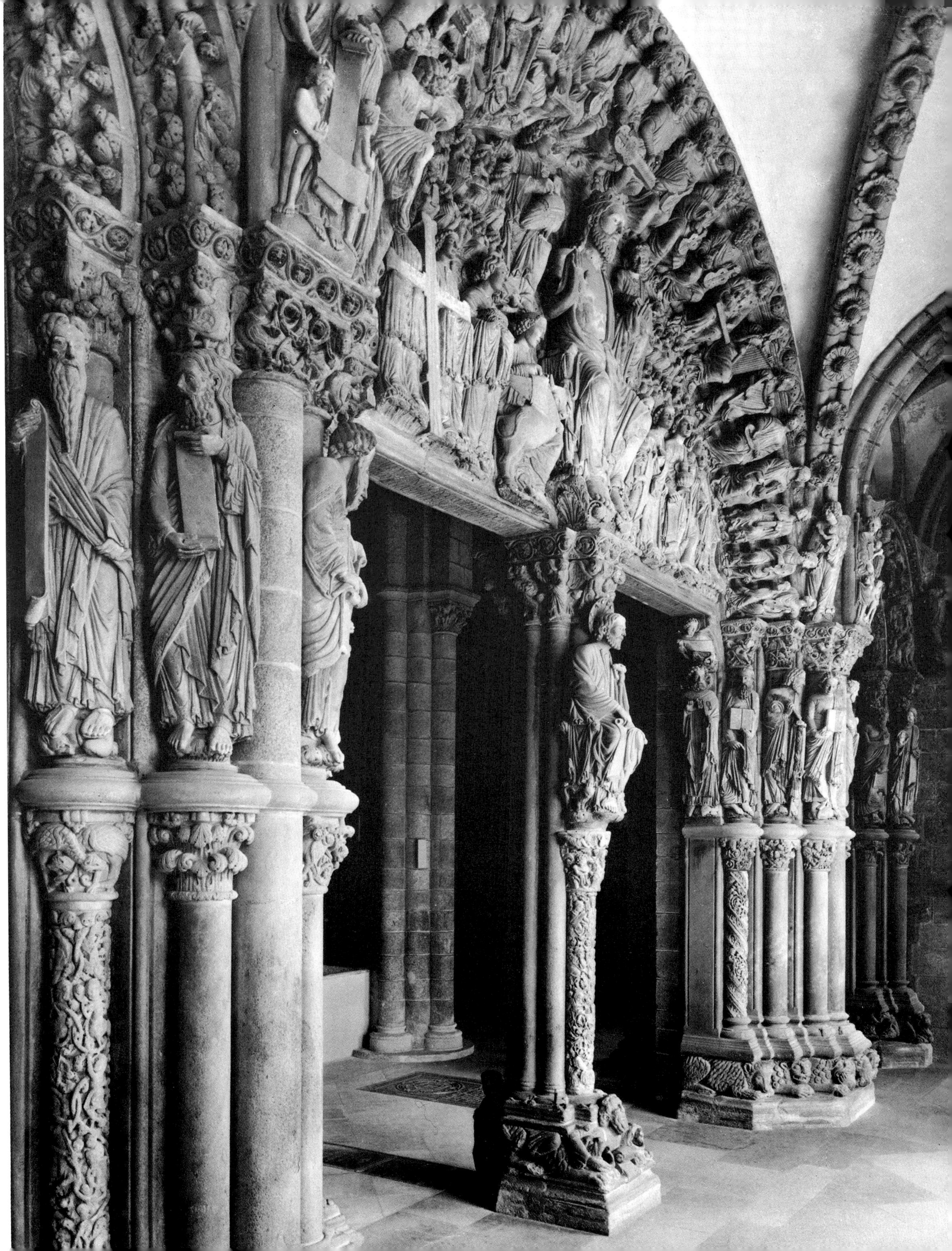

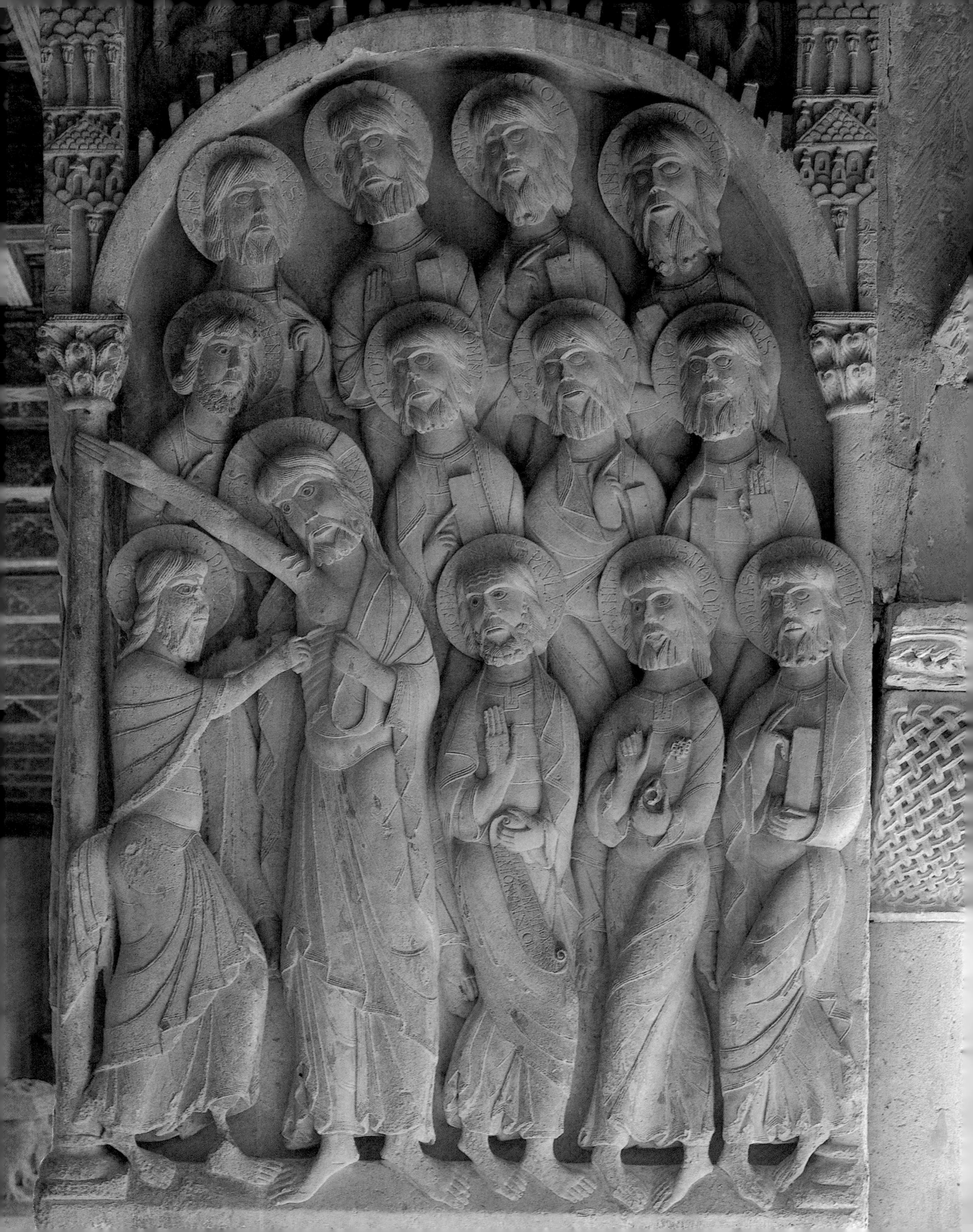

deckten Teile geben ein Bild von der Kunst um 1200. Ein antikisierender Stil tritt deutlich hervor, man erkennt ihn an der Breite der Körper und an dem weichen, eleganten Faltenwurf. Es sind dies genau die Merkmale, die wir auch bei den zwölf Aposteln zu seiten der *Majestas Domini* in der Kirche Santiago von Carrión de los Condes (Provinz Palencia) antreffen. Stilistisch stehen die Skulpturen von Santo Domingo von Silos außerdem solchen in Ávila, Santiago de Compostela und Oviedo nahe, und die zeitgenössischen Neuerungen Kataloniens, der Provence und Italiens sind an ihnen nicht spurlos vorübergegangen.

Ein Werk aus dem Languedoc ist besonders geeignet, die Problematik der Jahre um 1200

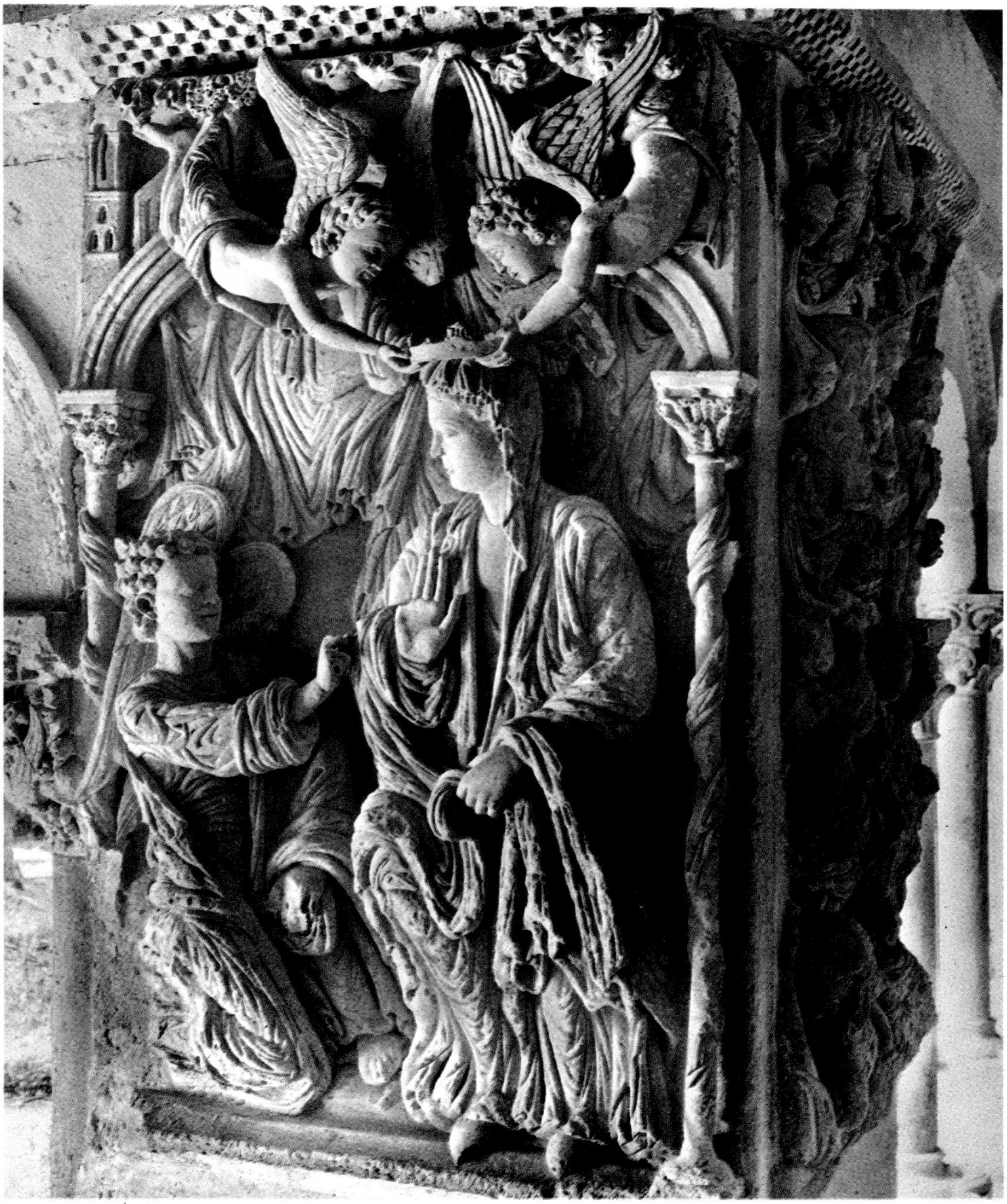

81 – Silos, Kloster Santo Domingo – Kreuzgangpfeiler. Ausschnitt: Verkündigung. Um 1200

← 80 – Silos, Kloster Santo Domingo – Kreuzgangpfeiler. Ausschnitt: Der ungläubige Thomas. Erste Hälfte 12. Jh.

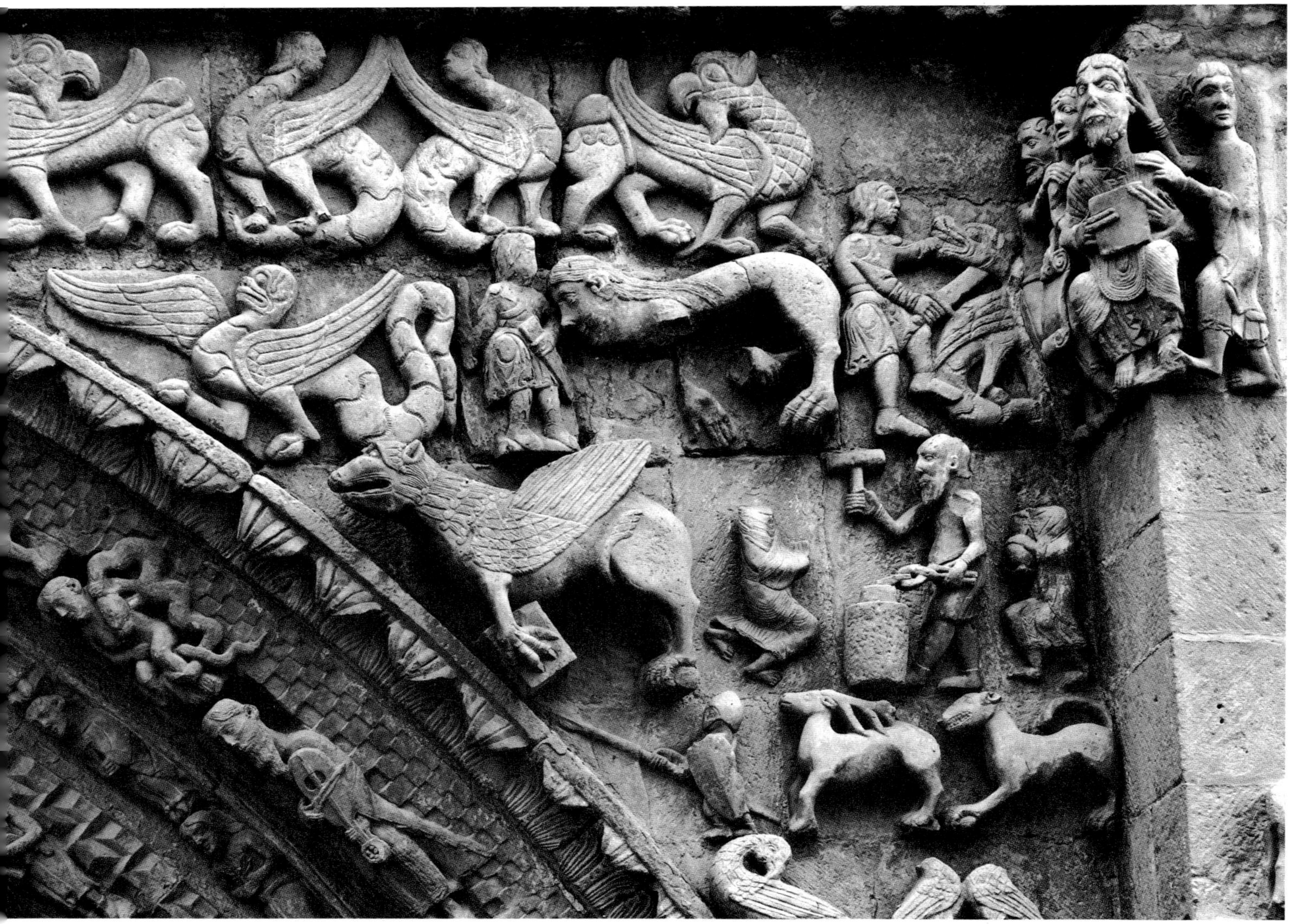

82 – Sangüesa, Santa María la Real – Fassade. Ausschnitt: Sphinx und Fabeltiere. Letztes Viertel 12. Jh.

vor Augen zu führen: die Verkündigung der Franziskaner von Toulouse, heute im Musée des Augustins. Die feinen dichten Falten des Mantels der Madonna sind noch der lokalen Überlieferung verpflichtet; hingegen läßt die Tatsache, daß die Figuren auf den Säulen eines Portals stehen, an Gewändefiguren Nordfrankreichs denken. Wegen seiner antikisierenden Größe ist der Erzengel um die Jahrhundertwende zu datieren, er gehört in die oben beschriebene Strömung. Wie ein Jahrhundert zuvor intensivierten sich wieder die Kontakte über die Pyrenäen hinweg.

Die Skulptur von Saint-Denis – romanische oder gotische Kunst?

Wenn wir die romanische Bildhauerkunst in Paris, auf der Île-de-France und in der Champagne beurteilen wollen, so müssen wir zuvor ganz verschiedenartige Komponenten miteinan-

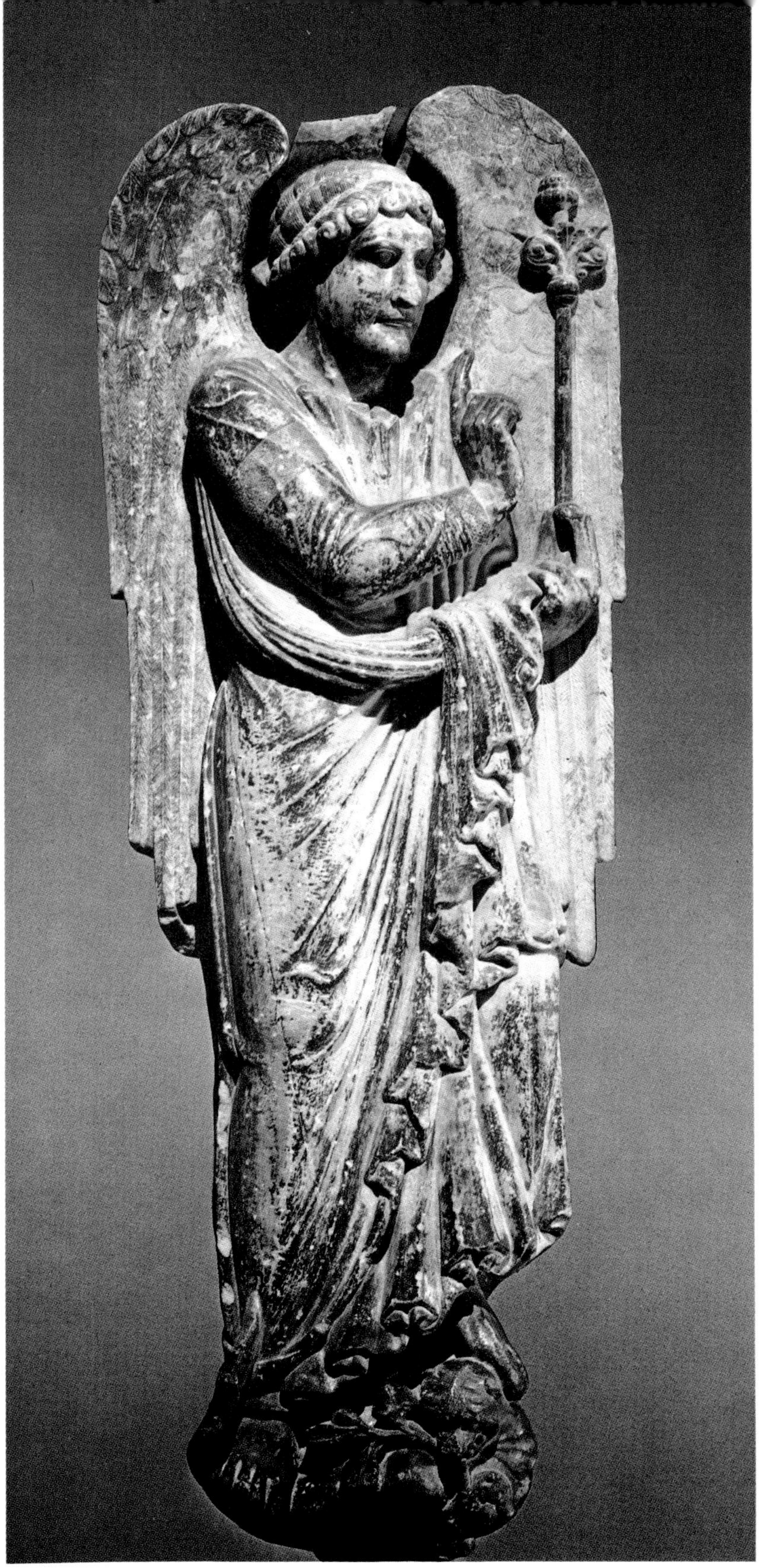

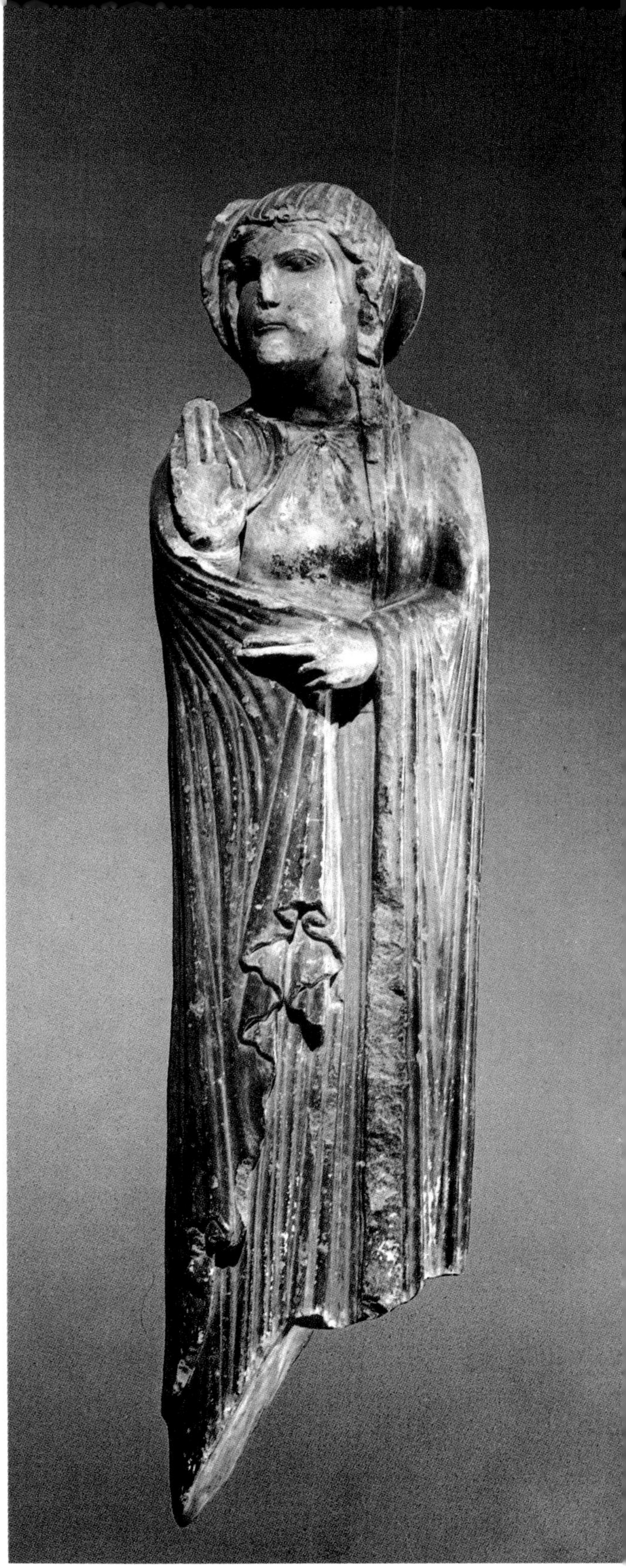

83 – Toulouse, Franziskanerkirche – Engel einer Verkündigungsgruppe. Um 1200 – Toulouse, Musée des Augustins

84 – Toulouse, Franziskanerkirche – Maria einer Verkündigungsgruppe. Um 1200 – Toulouse, Musée des Augustins

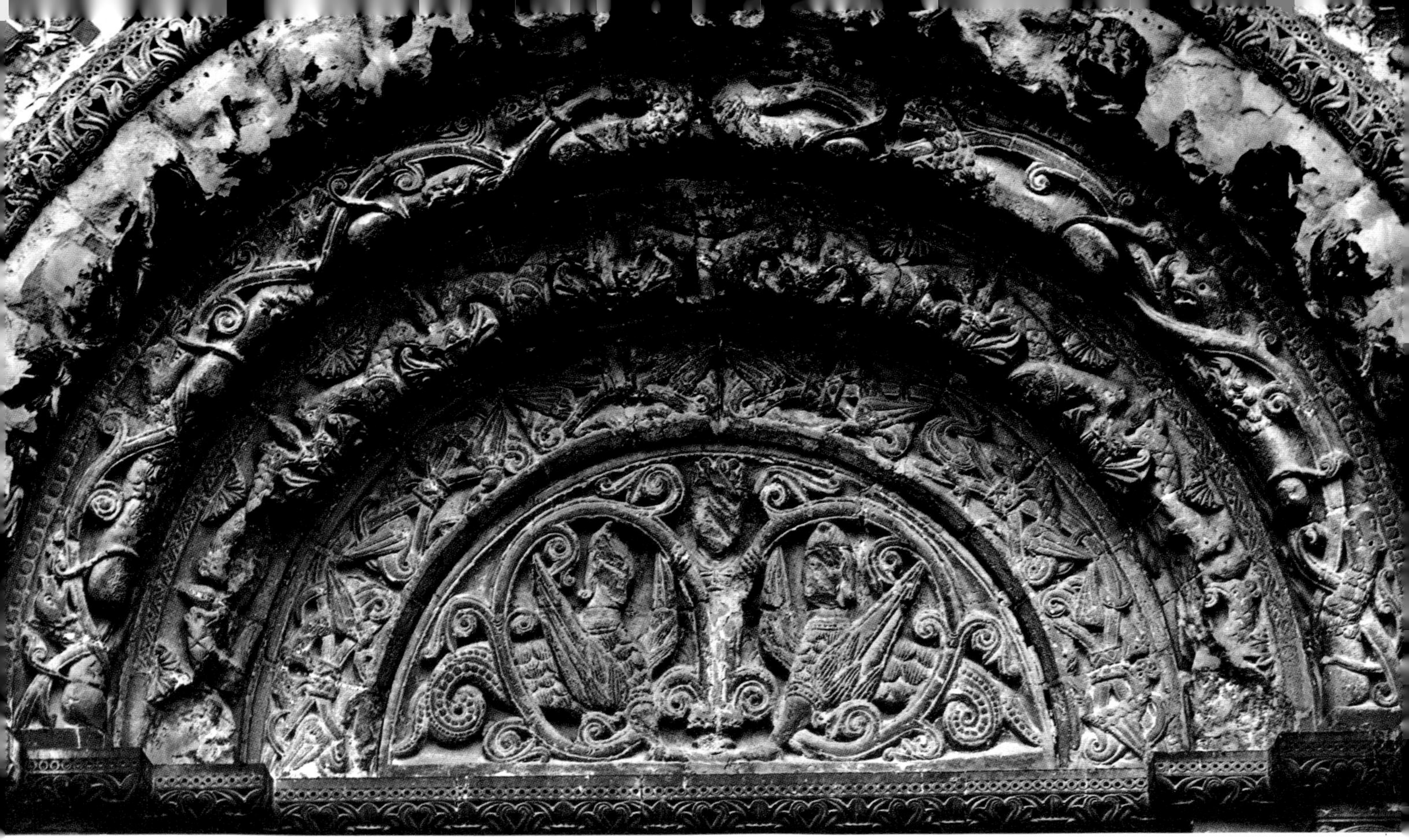

85 – Beauvais, Saint-Étienne – Nordportal. Ausschnitt: Tympanon mit Himmelfahrt Alexanders und Archivolten mit figürlichem und vegetabilischem Dekor. Erstes Viertel 12. Jh.

der in Einklang bringen. Wie das Tympanon von Saint-Étienne in Beauvais zeigt, ist ein solches Unterfangen nicht ohne Interesse. Dieses Tympanon ist ganz und gar von vegetabilischen Elementen überwuchert, und in der Mitte ist die Himmelfahrt Alexanders dargestellt. Zum selben Traditionsstrang gehört das Portal der Kirche Sainte-Madeleine in Trie-Château (Oise); es ist ebenso durch üppigen Pflanzendekor bestimmt.

Die Kernfrage ist, hier im Zentrum des Königreichs: wann hat sich der Übergang zur Gotik vollzogen? Gewöhnlich datiert man ihn nach dem Auftreten der Säulenfiguren der Königsfassade von Saint-Denis kurz vor 1140. Der Hauptunterschied zwischen diesen Statuen und den noch romanischen, wenn auch viel späteren Figuren in Südfrankreich liegt im Verhältnis zwischen Funktion und ikonographischer Bedeutung: die einen stellen Personen dar, die anderen sind zu Säulen geworden – diese sind unbestreitbar gotisch.

Die Fassade wurde unter Abt Suger errichtet und schon um 1140 mit Skulpturen versehen, also sehr früh im Verhältnis zu der romanischen Skulptur, die hier beschrieben wird. Das Tympanon des rechten Seitenportals ist dem heiligen Dionysius gewidmet; das des linken Seitenportals enthielt ein Mosaik, das Suger schon als ‹altmodisch› empfunden hat; über dem Hauptportal ist das Jüngste Gericht dargestellt. Nur die Gewändefiguren und die Archivoltenfiguren, die man auch sonst in der romanischen Kunst Westeuropas antrifft, fanden ihre Fortsetzung in der Gotik; sie haben sich in der gotischen Kunst sogar besonderer Beliebtheit erfreut.

In Amerika fanden vor kurzem eine Ausstellung und ein Kolloquium statt, auf denen die Portale von Saint-Denis kritisch beleuchtet wurden, vor allem im Hinblick auf originale und restaurierte Partien. Es zeigte sich, daß wir einen sehr genauen Unterschied machen müssen

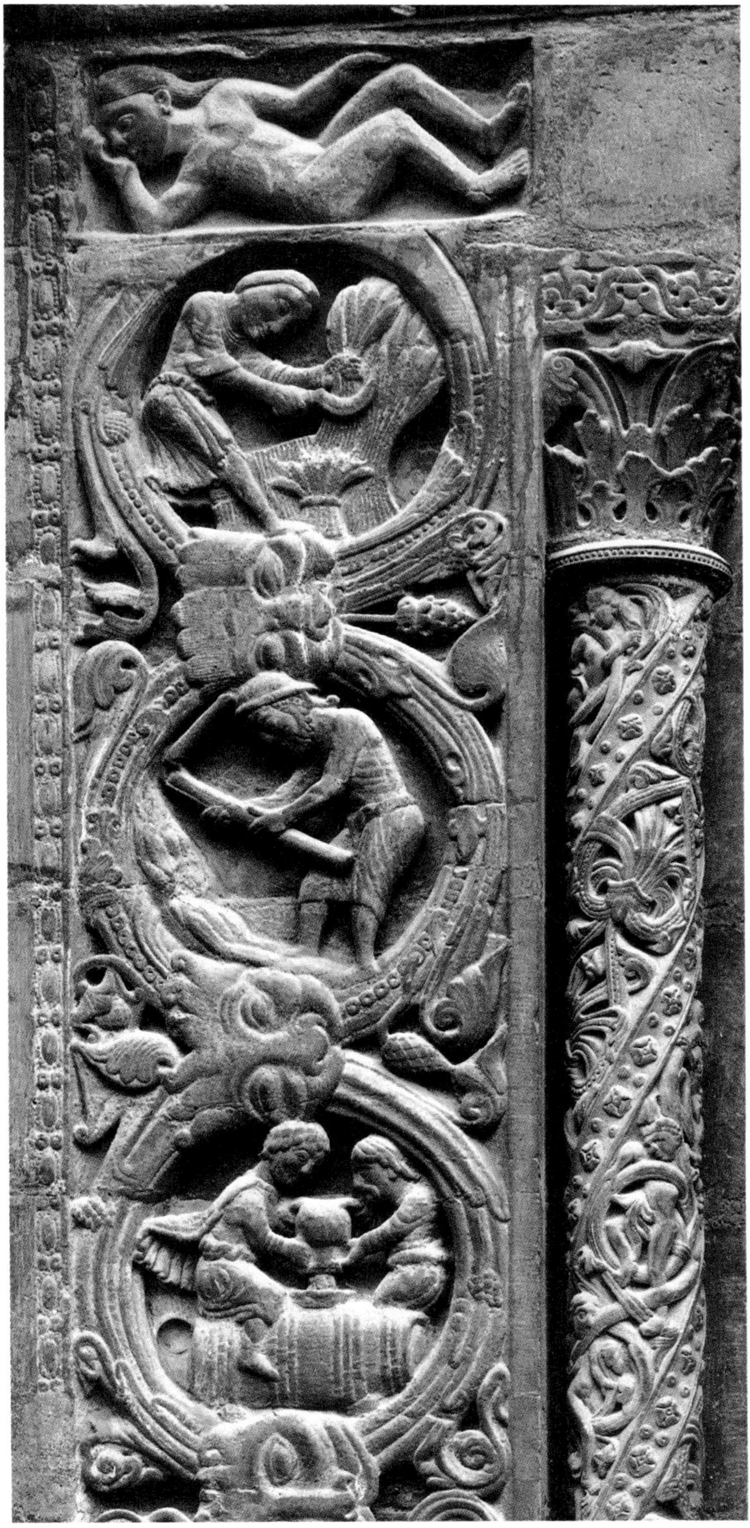
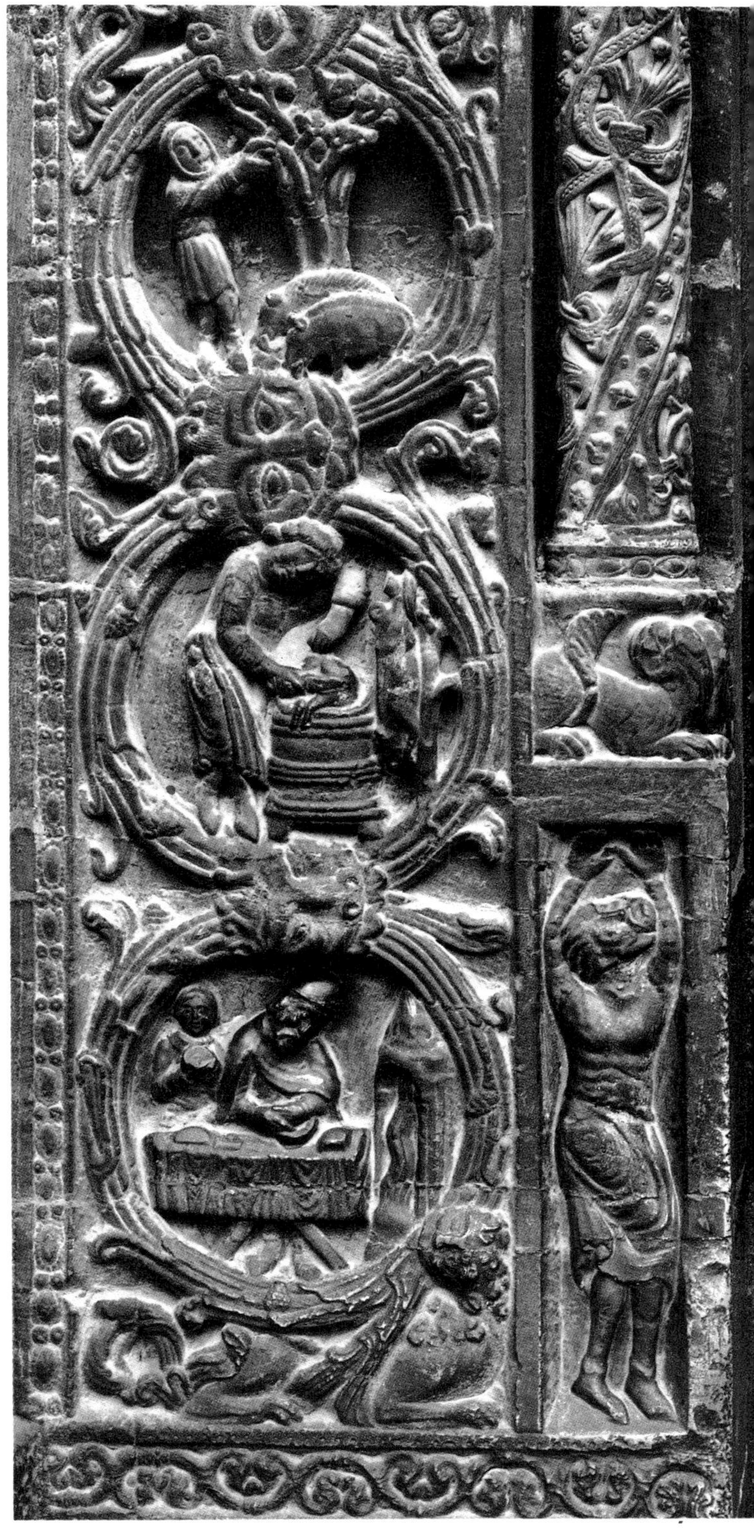

86 und 87 – Paris, Saint-Denis – Portal. Ausschnitte eines Türpfostens: Medaillons mit Monatsbildern. Um 1140

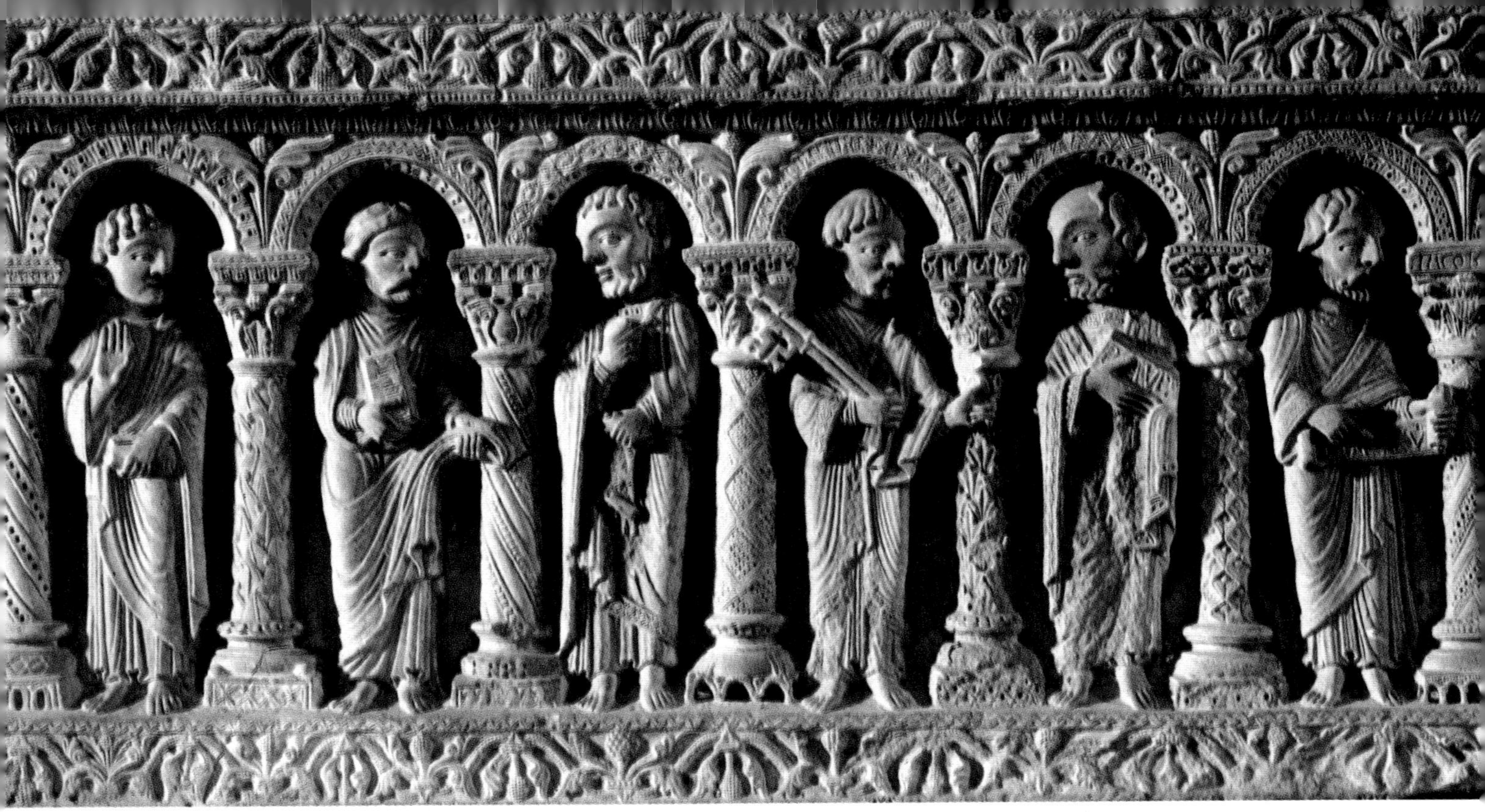

88 – Paris, Saint-Denis – Relief. Ausschnitt: Apostel unter Arkaden. Um 1150

zwischen der ‹gotischen Revolution› der Fassade und ihren Auswirkungen – die Statuen und Archivolten ausgenommen. Die Säulenfiguren, Personifikationen der zwölf Monate und der Tierkreiszeichen, verharren noch im Geiste der Romanik, und das trifft auch auf den sie umgebenden Dekor zu. Andere Werke von Saint-Denis, wie das Fußbodenmosaik und bestimmte Glasfenster, machen im übrigen deutlich, wie zäh sich die romanische Tradition in Saint-Denis vor der Jahrhundertmitte gehalten hat.

S. Mck. Crosby fand 1947 bei Ausgrabungen ein Relief, das die Diskussion um den Übergang von der Romanik zur Gotik auf eine neue Grundlage stellte. Das Relief, das im Aufbau reinster romanischer Überlieferung verpflichtet ist, stellt die zwölf Apostel unter Arkaden dar. Dagegen sind einige stilistische Details schon gotisch. Stilistische Vergleiche, wie man sie zwischen dem ‹Crosby-Relief› und dem Tympanon mit dem Abendmahl im archäologischen Museum von Dijon ziehen kann, legen sogar eine noch spätere Datierung für das Relief nahe, also nach 1150. Dieser Vergleich würde also bestätigen, daß es gewisse Beziehungen zwischen der Bildhauerkunst von Saint-Denis und von Burgund gegeben hat.

DIE IKONOGRAPHIE DER MONUMENTE – DIE WECHSELWIRKUNG ZWISCHEN RELIGION UND POLITIK

Die ikonographische Forschung hat bedeutende Fortschritte gemacht, seit Émile Mâle 1922 sein Buch ‹*L'Art religieux du XIIe siècle en France*› veröffentlichte, das wiederum eine eigene Arbeit über das 13. Jahrhundert fortführte. Er hatte sich seinerzeit für die Ursprünge der Bildthemen und für ihre Zusammenhänge mit der Liturgie interessiert und die Bildthemen entsprechend klassifiziert: Heilige, Wallfahrten, enzyklopädische Bestrebungen, Portale.

É. Mâle hat in Frankreich selbst merkwürdigerweise nicht Schule gemacht, während man im Ausland sein Werk benutzt und unlängst noch übersetzt hat.

Die Methoden haben sich heute geändert, wir ziehen jetzt eine Ikonographie vor, die geistesgeschichtlich orientiert ist. Wir bemühen uns, eine Bildthematik des Volkes und eine der Oberschicht auseinanderzuhalten. Wir isolieren Einzelbilder, um sie bis ins kleinste Detail hinein zu analysieren, wir arbeiten nach höchst verfeinerten Untersuchungsmethoden Bildreihen heraus, um nicht die Verbindung des Bildes zu seinem Kontext aus den Augen zu verlieren; überhaupt bemühen wir uns, allem Rechnung zu tragen, auch den inschriftlichen Quellen, die den Bildern und Bildprogrammen zugrunde liegen.

Wie weitreichend eine gezielte ikonographische Analyse unsere Kenntnis der Religion und des Alltagslebens zu vertiefen vermag, zeigt die Untersuchung, die O. K. Werckmeister einem Türsturzfragment vom Nordportal des Querschiffs von Saint-Lazare in Autun gewidmet hat. Vor uns haben wir eine liegende Eva, die mit der Linken den Apfel ergreift, während sie sich auf den rechten Ellenbogen stützt. Eine Blattpflanze bedeckt ihre Scham. Man hatte die liegende Position der Eva zunächst durch die Flächenbegrenzung des Türsturzes erklären wollen; dann auch damit, daß sie sich zu Adam hätte niederbeugen müssen, um ihm die Sünde einzuflüstern. Eine genauere Bildanalyse, auch Text- und Bildvergleiche führen aber zu dem Schluß, daß Eva auf diese Weise dargestellt ist, weil sie nach dem Begehen der Sünde bestraft worden war. Tatsächlich war auch Adam wie Eva auf dem Türsturz liegend dargestellt, von Gott verdammt und der teuflischen Schlange angeglichen. Dies alles nun im bewußten, ergreifenden Gegensatz zu dem vom Tode erweckten Lazarus, der auf dem Tympanon stehend erscheint. Weiter noch: durch das betreffende Portal in Autun pflegte am Aschermittwoch die Prozession einzuziehen, und die Büßer traten tief gebückt, fast auf dem Boden kriechend, ein

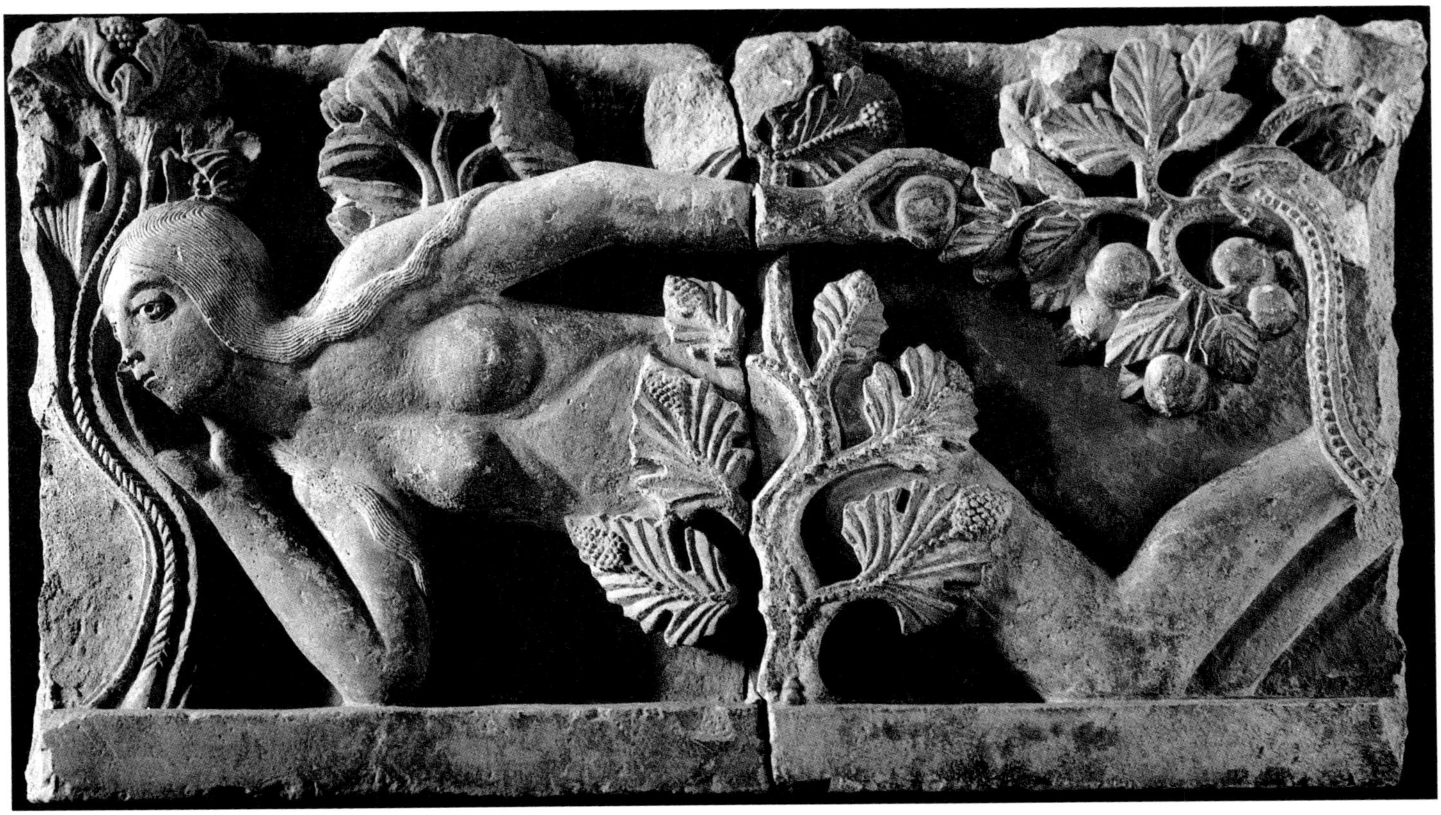

89 – Autun, Kathedrale Saint-Lazare – Türsturz: Liegende Eva. Um 1130 – *Stein; Gesamtlänge 1,32 m* – Autun, Musée Rolin

und richteten sich erst wieder auf, nachdem sie Vergebung erlangt hatten. Die ikonographische Untersuchung ermöglicht uns in diesem Fall, die Haltung nachzuvollziehen und den geistigen Hintergrund genau zu erkennen.

Der mit figürlichen Darstellungen ausgestattete Kreuzgang

Die ersten bedeutenden Bauskulpturenprogramme der Romanik wurden schon am Ende des 11. Jahrhunderts in den Kreuzgängen für die Klostergemeinschaft entwickelt, wohl eher als
Abb. 326 draußen an den Fassaden. Der 1100 vollendete Kreuzgang von Moissac ist der älteste mit figürlichen Darstellungen geschmückte Kreuzgang, der uns erhalten ist – in Texten wird indessen von noch älteren Beispielen berichtet. In Moissac sind auf den Pfeilern die Apostel und auf manchen Kapitellen alttestamentliche Szenen zusammen mit Pflanzenmotiven, Tieren und Ungeheuern dargestellt. In La Daurade von Toulouse erscheint bereits ein Jüngstes Gericht. Auf diese Weise hielten die Theophanien Einzug ins Bildprogramm der Kreuzgänge.

Aber auch der Tod ist dort dargestellt, meistens im Zusammenhang mit Märtyrern und manchmal mit Szenen aus den Heiligenleben. Bischöfe und Äbte finden sich oft in unmittelbarem Bezug zu ihrer Gemeinde. Das Bildprogramm der Kreuzgänge ist freier und unbegrenzter als das der Fassade. Es wendet sich im wesentlichen an die Klostergemeinschaft und kann sich in zusammenhängender Folge auf einer oder auf mehreren Arkadenreihen entwickeln, wobei es entweder synthetisch oder erzählend gefaßt ist. Einem solchen Programm ist mitunter noch der Dekor einer Kirchenvorhalle oder eines Kapitelsaalportals zugeordnet.

Themen aus dem Leben der Klostergemeinschaft haben im Kreuzgang einen bedeutenden Platz. Da der Kreuzgang im Kloster eine zentrale Lage und Funktion hat und der Geistliche ihn immer wieder durchschreitet, drängt sich die Thematik geradezu auf. So finden wir Szenen wie das Abendmahl, die Fußwaschung und andere, die sich auf das Predigtamt beziehen.

Da sich das Leben der Klostergemeinschaft andererseits zu einem großen Teil im Kapitelsaal abspielt, wird das Bildprogramm des Kreuzgangs auch noch im Kapitelsaal fortgesetzt. So wurden etwa im Jahr 1170 in Saint-Georges-de-Boscherville unter den Säulenfiguren auf der Fassade des Kapitelsaals auch Szenen vom Leben und Tod des heiligen Benedikt dargestellt, die die Härten des Mönchslebens verherrlichen sollen.

Während wir einerseits in sich geschlossene Programme vor uns haben, können manche Kreuzgänge, deren Arkadenreihen nicht gleichzeitig entstanden sind, nicht mit einem zusammenhängenden Bildprogramm aufwarten. Das ist der Fall beim Kreuzgang von Elne, obwohl auch er durchaus dem Bild entspricht, das man sich vom Kreuzgang als einem Spiegelbild des
Abb. 316 Paradieses macht: Grabdenkmäler, Bekehrungsszenen, Tiere, Pflanzendekor und dazwischen auch wieder einige nicht mit figürlichen Darstellungen verzierte Kapitelle – all das findet man nebeneinander. Dagegen wurde in Sant Cugat del Vallés wieder ein regelrechter Bibeltext kontinuierlich von Kapitell zu Kapitell weiterentwickelt. Die Kunst des figurierten romanischen Kreuzgangs war übrigens wohl eine cluniazensische Erscheinung, während sie von den Zisterziensern abgelehnt wurde. Die Gotik hat diese Art der Ausschmückung dann aufgegeben und durch einen nüchternen, rein vegetabilischen Dekor ersetzt.

Fassade und Tympanon

Die dekorative Errungenschaft der Romanik *par excellence* ist die Ausgestaltung der Fassade und des Tympanons. Ganze ‹Bilderbuchseiten› haben dort Platz. Diese neue Etappe romanischer Kunst scheint von Saint-Sernin in Toulouse ausgegangen zu sein, und zwar mit dem Grafenportal und dann mit dem Miégeville-Portal. Das Grafenportal, dessen Tympanon noch

90 – Saint-Bertrand-de-Comminges, Kathedrale Notre-Dame – Kreuzgang: Westarkaden mit Evangelistenpfeiler. 12. Jh.

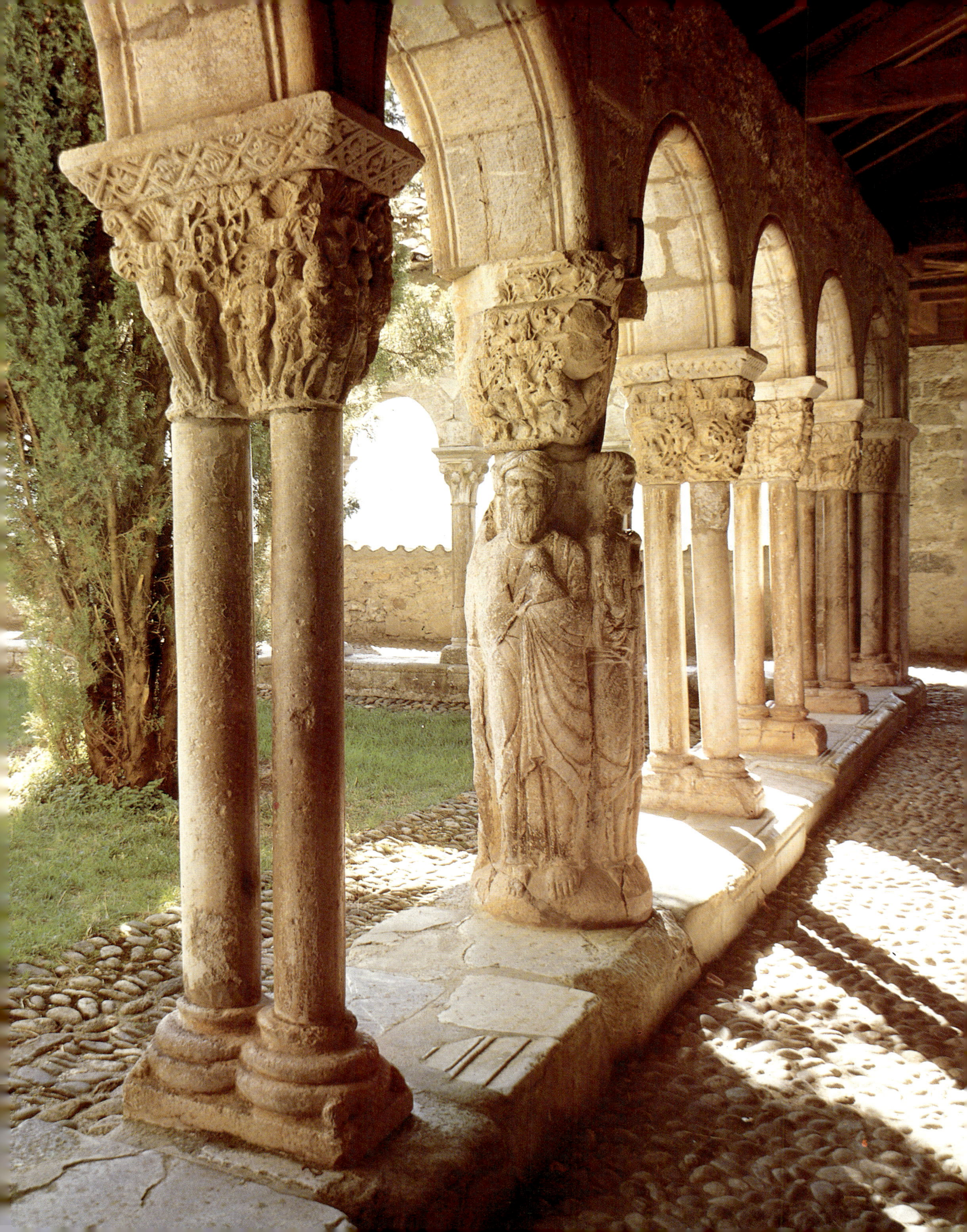

nicht figuriert ist, interessiert uns wegen des Bildprogramms der Kapitelle, das auf dem Gegensatz zwischen Heil und Verdammnis beruht. Die Einbeziehung des Tympanons spielte bei der Erstellung der romanischen Bildprogramme eine wichtige Rolle; denn die Fassade ließ sich hinfort auf einen Mittelpunkt ausrichten. «Die Komposition eines Tympanons ist nicht durch die vage Idee der Symmetrie bestimmt. Das Bild geht von ihm aus und läuft in ihm wieder zusammen. Seine Unterpartie, die am breitesten ist, entfaltet sich in fast den gleichen Proportionen wie der Türsturz, auf dem sie ruht. Das obere Segment verengt sich, die Keilsteine des Bogens verbinden beide, so wie die Strahlen, die vom Mittelpunkt ausgehen» (H. Focillon).

Das Bildprogramm des Tympanons paßt sich immer dem des Portals und der Fassaden an. Der Obergaden, die Türme, die Rose, der Giebel – alle haben ihren bestimmten Platz in der Gesamtstruktur. Die oberen Partien der Fassade nehmen den ersten Rang ein. Dort ist der himmlische Hofstaat angesiedelt. Die Gliederung der Fassade läßt den Vorsatz erkennen, den Aufbau des antiken Triumphbogens nachzuahmen. André Grabar wollte in der romanischen Fassade sogar die Nachaußen-Wendung des Apsisdekors sehen.

San Isidoro in León und die Miégeville-Pforte von Toulouse, beide kurz nach 1100 entstanden, zeigen, wie sich komplexe, in einem sinnvollen Zusammenhang stehende Bildprogramme entfalten. Davor finden sich im ersten Drittel des 11. Jahrhunderts in Arles-sur-Tech oder in Saint-Gènís-des-Fontaines Ansätze zur Strukturierung monumentaler Fassaden. Wir können jedoch bei diesen beiden Beispielen kein einheitliches Bildprogramm feststellen, höchstens bei der aus dem 11. Jahrhundert stammenden Bemalung der Fassade der Abteikirche Ripoll; die Bemalung wurde hinter den im 12. Jahrhundert nachträglich aufgesetzten Skulpturen entdeckt. Haben vielleicht die Skulpturenprogramme der romanischen Fassaden um 1100 Vorläufer in Form von Wandmalereien gehabt?

Fassade, Portal und Tympanon waren hervorragend dazu geeignet, einen zusammengesetzten Dekor zu präsentieren, den der Gläubige bewundern konnte, bevor er in die Kirche eintrat. Religiöse Belehrung und die Belebung des Handwerks trafen hier zusammen, denn beträchtliche Geldsummen mußten in Umlauf gebracht werden, damit monumentale Objekte wie ein romanisches Tympanon finanziert werden konnten. Höchst komplizierte Bildprogramme waren dafür zu erarbeiten; technische Probleme und Kompositionsfragen mußten gelöst werden. Kirchliche und weltliche Macht brachten auf der Kirchenfassade ihre Anliegen zur Geltung.

Apokalypse und synthetische Bildprogramme

Die Ikonographie der Apokalypse war im Westen bereits in altchristlicher Zeit festgelegt. Die Romanik des Mittelalters konnte sie also zum Teil schon fertig ausgeformt übernehmen. Gedeutet wurde die Apokalypse im 12. Jahrhundert im Sinne des Zustandes der Kirche in Gegenwart und Zukunft. Die Synthese der apokalyptischen Elemente kam durch den in der Glorie thronenden Christus zustande. Diese Majestas Domini konnte bisweilen mit der Vision vom Jüngsten Gericht verschmelzen und rückte damit ans Ende der Zeiten. Dann kam es auch vor, daß der thronende Christus dem Kaiserbildnis nahestand; in dem Fall nahm Christus die Stelle ein, die üblicherweise dem Kaiser vorbehalten war, und es handelte sich dann um ein historisches Bild. Die Wechselbeziehungen zwischen Darstellungen der Apokalypse und des Jüngsten Gerichts durchzogen die gesamte romanische Epoche.

Am häufigsten dargestellt ist die *Majestas Domini* in der Mandorla. In der Linken hält Christus das Buch und segnet mit der Rechten. Er ist umgeben von den Symbolen der vier Evangelisten. Gelegentlich sind ihm die vierundzwanzig Ältesten zugeordnet, zuweilen auch

91 – Moissac, Abteikirche – Südportal. Ausschnitt des Tympanons: Majestas Domini, die Symbole der Evangelisten und die Ältesten der Apokalypse. 1120–1140

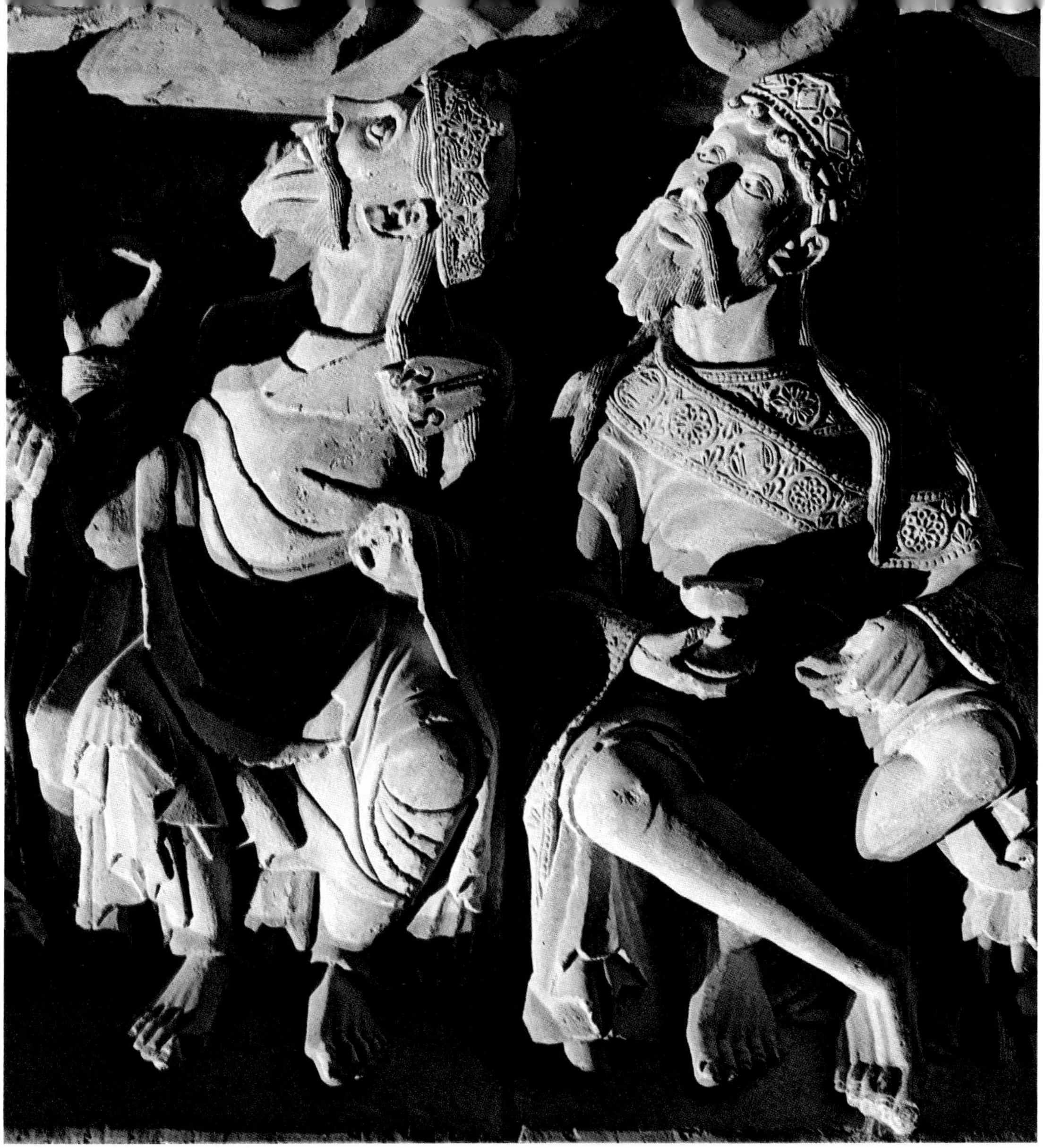

92 – Moissac, Abteikirche – Südportal. Ausschnitt des Tympanons: Die Ältesten der Apokalypse. 1120–1140

andere apokalyptische Figuren. Diese Theophanie ist im allgemeinen in monumentale Kompositionen eingebunden, in denen der Bezug auf die Apokalypse nur einen von mehreren Aspekten darstellt. Das Tympanon von Moissac ist das bekannteste Beispiel für eine romanische apokalyptische Version. Der thronende Christus ist von den Symbolen der vier Evangelisten und von den vierundzwanzig Ältesten umgeben. Sie sind sitzend dargestellt, mit Kronen auf den Köpfen, und halten Schalen und Musikinstrumente in den Händen. Es ist dies ein genaues Abbild der Textvorlage bis hin zu solchen Details wie dem Gläsernen Meer.

Die Anbetung durch die Ältesten läßt sich sowohl historisch wie auch eschatologisch verstehen. Es scheint, als wollten uns die Christusdarstellungen, besonders, wenn sie mit der Apokalypse in Verbindung stehen, himmlische Vorbilder der irdischen Kirche vorführen. Das Tympanon von La Lande-de-Fronsac – bei den Kunsthistorikern besser unter dem Namen Cubzac bekannt – schildert jenen Passus vom Anfang der Offenbarung, wo sich Johannes anschickt, seine Botschaft an die sieben Gemeinden in Asien zu übermitteln, sich umwendet

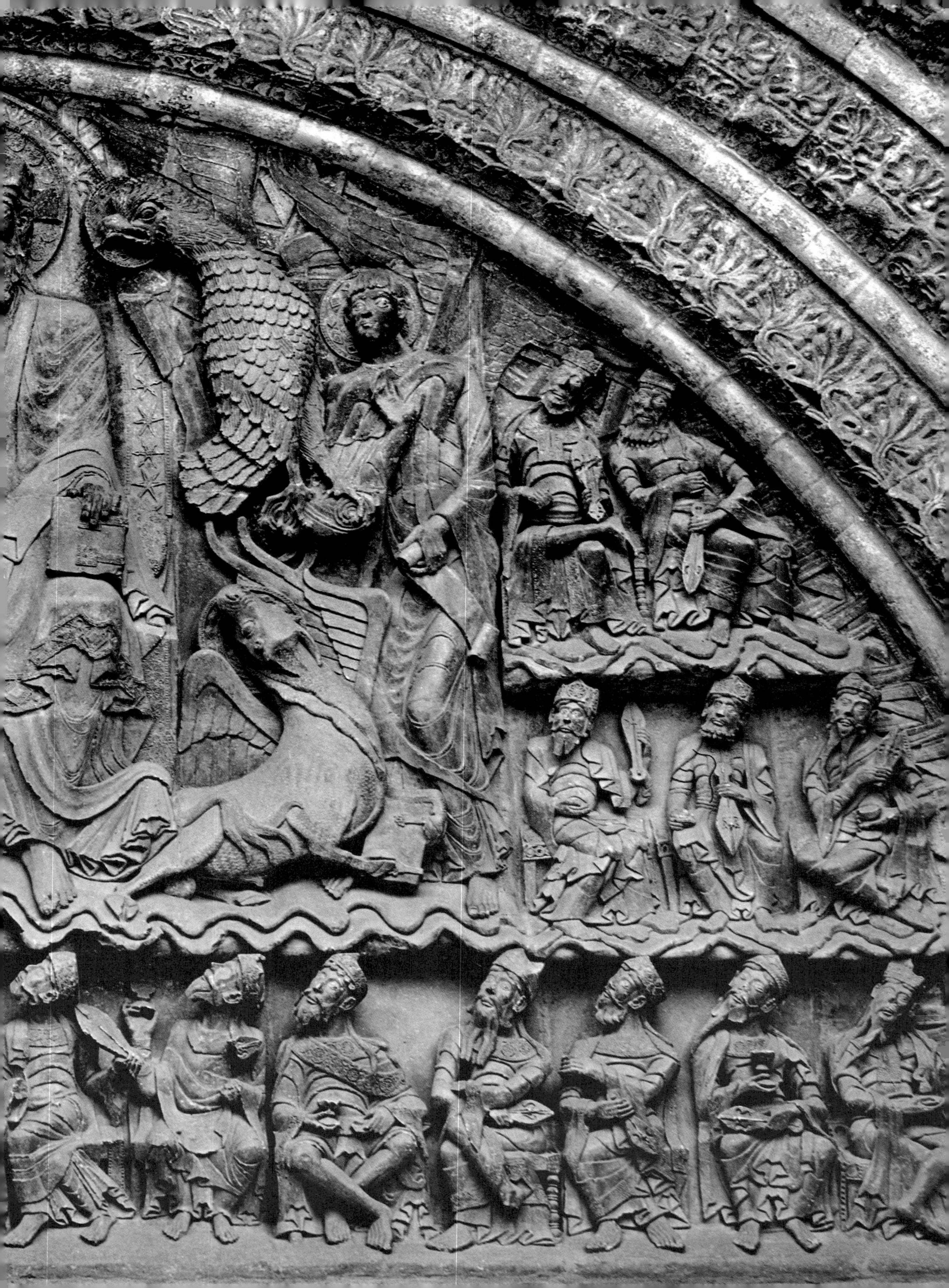

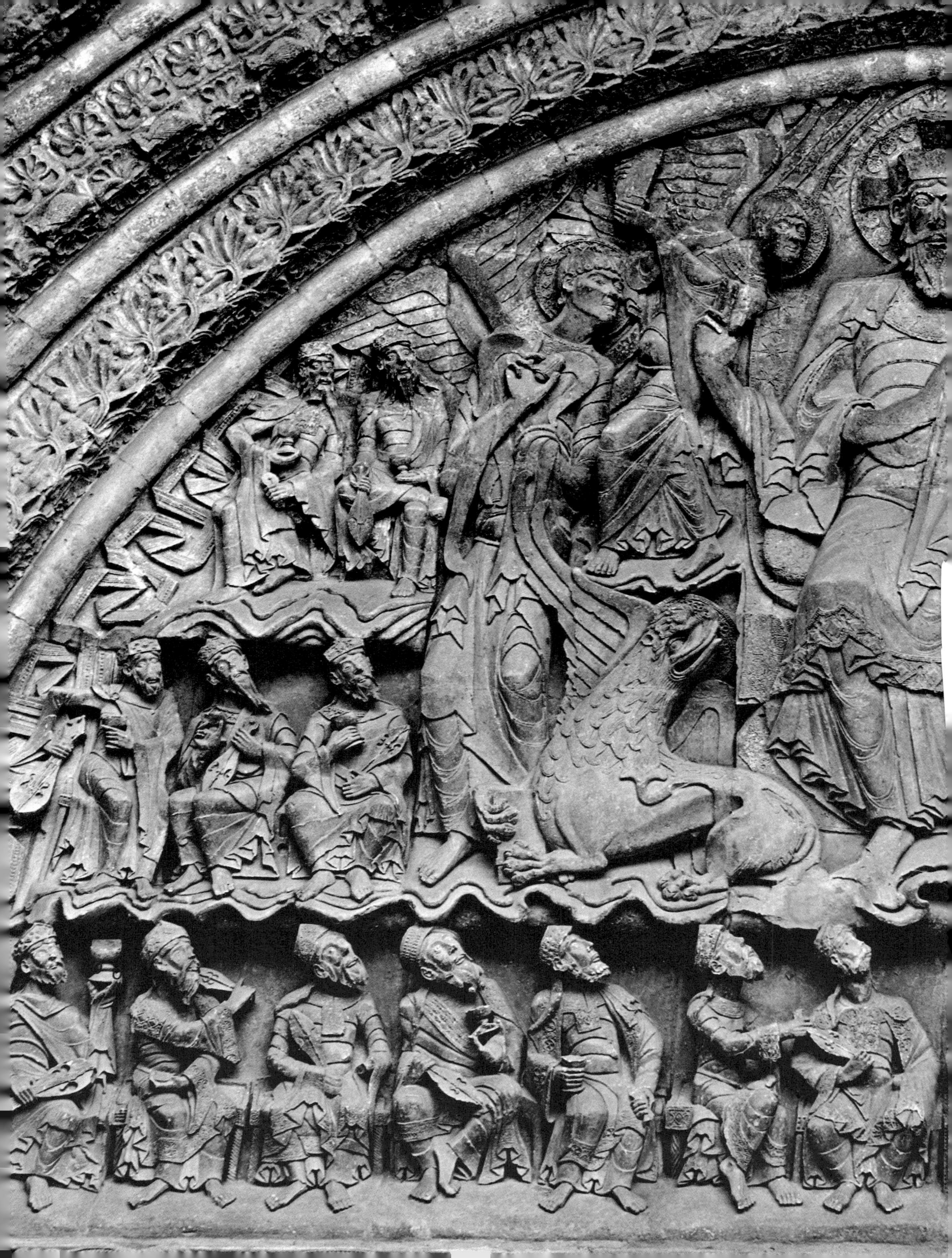

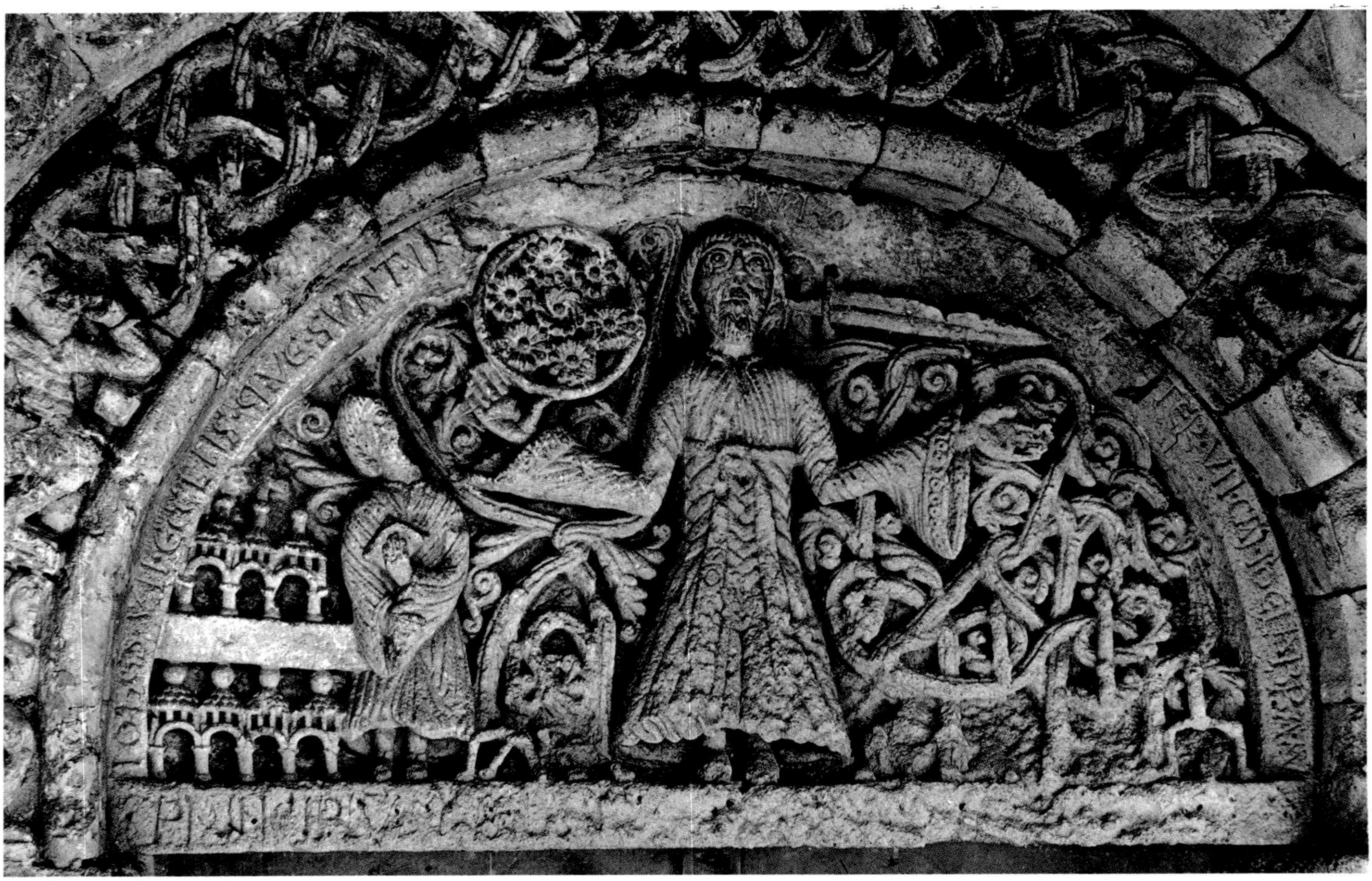

93 – La Lande-de-Fronsac, Kirche – Tympanon: Der Menschensohn erscheint Johannes. Mitte 12. Jh.

und den Menschensohn mit dem Schwert, den sieben Leuchtern und den sieben Sternen erblickt (Offenbarung Johannis I, 16–18). Die Gemeinden sind im Tympanon links als sieben jeweils von einem Überbau bekrönte Arkaden dargestellt. Die Herrschergestalt in der Mitte des Tympanons steht, wenn man einmal von der apokalyptischen Deutung und dem zugrundeliegenden Bibeltext absieht, mit römischen Kaiserdarstellungen in Zusammenhang.

Das Tympanon von Moradillo de Sedano bei Burgos ist ein Beispiel für die Assoziierung apokalyptischer Bilder und der Vision Gottes als *Majestas Domini.* Die Gottheit in der Mitte ist umgeben von den Symbolen der Evangelisten, die von Engeln getragen werden. Zu beiden Seiten, noch innerhalb des Tympanons, sitzen die Apostel Petrus und Paulus, während die vierundzwanzig Ältesten die erste Archivolte einnehmen. Der Bezug auf die Apokalypse ist um so deutlicher, als der Text in den Thron eingeschnitten ist. Aber die ungewohnte Abbildung von Petrus und Paulus, die für gewöhnlich zu seiten der Tür sitzen, verleiht dem Tympanon von Moradillo den synthetischen Charakter einer romanischen Fassade.

Weitere Monumentalkompositionen

Außer im Languedoc ist auch in Burgund eine Reihe bedeutender figurierter Tympana entstanden. In Cluny war unter Petrus Venerabilis auf einem Tympanon der Kirche die *Majestas Domini* zu sehen. Im allgemeinen sind Himmelfahrt, Verklärung Christi, das Jüngste Gericht Abb. 323 und die *Majestas Domini* die beliebtesten Darstellungen der Theophanie in der Romanik.

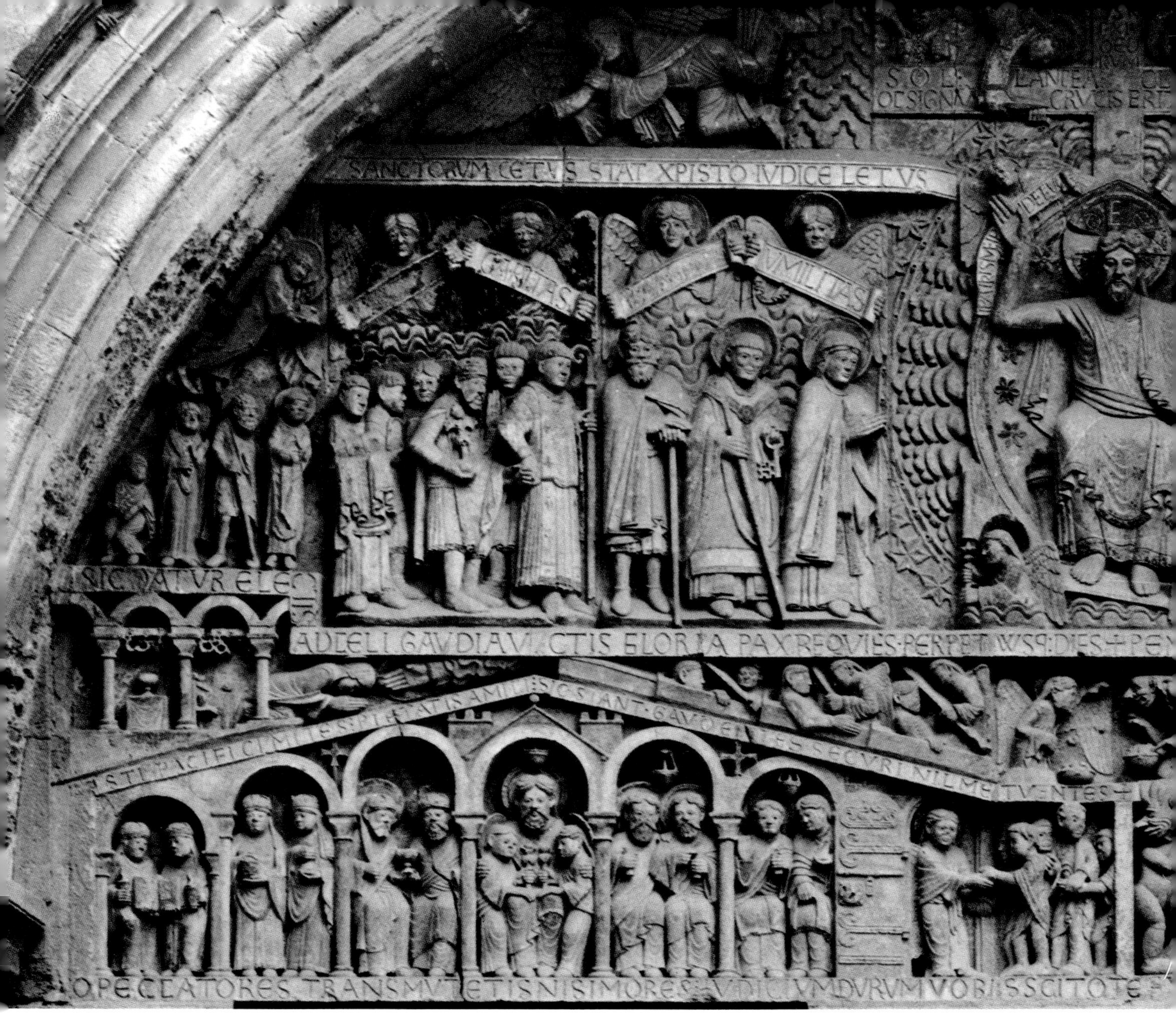

94 – Conques, Sainte-Foy – Tympanon des Westportals: Das Jüngste Gericht. Um 1120–1135

Meist sind sie auf das Tympanon beschränkt, doch greifen sie gelegentlich auch auf die Fassade über.

In Conques wählte man wie in Autun eine Darstellung des Jüngsten Gerichts. Christus als Weltenrichter sitzt, umgeben von Engeln und Heiligen, im Paradies; mit der rechten Hand heißt er die Erwählten willkommen, mit der Linken verstößt er die Verdammten. Die Toten entsteigen ihren Gräbern beim Ruf der Engel, die Auferstehung und Gericht verkünden. Ein Engel scheidet die Erwählten von den Verdammten. Der heilige Michael wägt die Seelen. Bei den Verworfenen, die vom Satan angeführt werden, herrschen Verzweiflung, Pein und Schrecken; Wollust, Lüge, Ehebruch, Geiz und Hochmut werden durch Marter gestraft und ebenso die Sünden, die der Wohlfahrt der menschlichen Gesellschaft abträglich sind: Falsch-

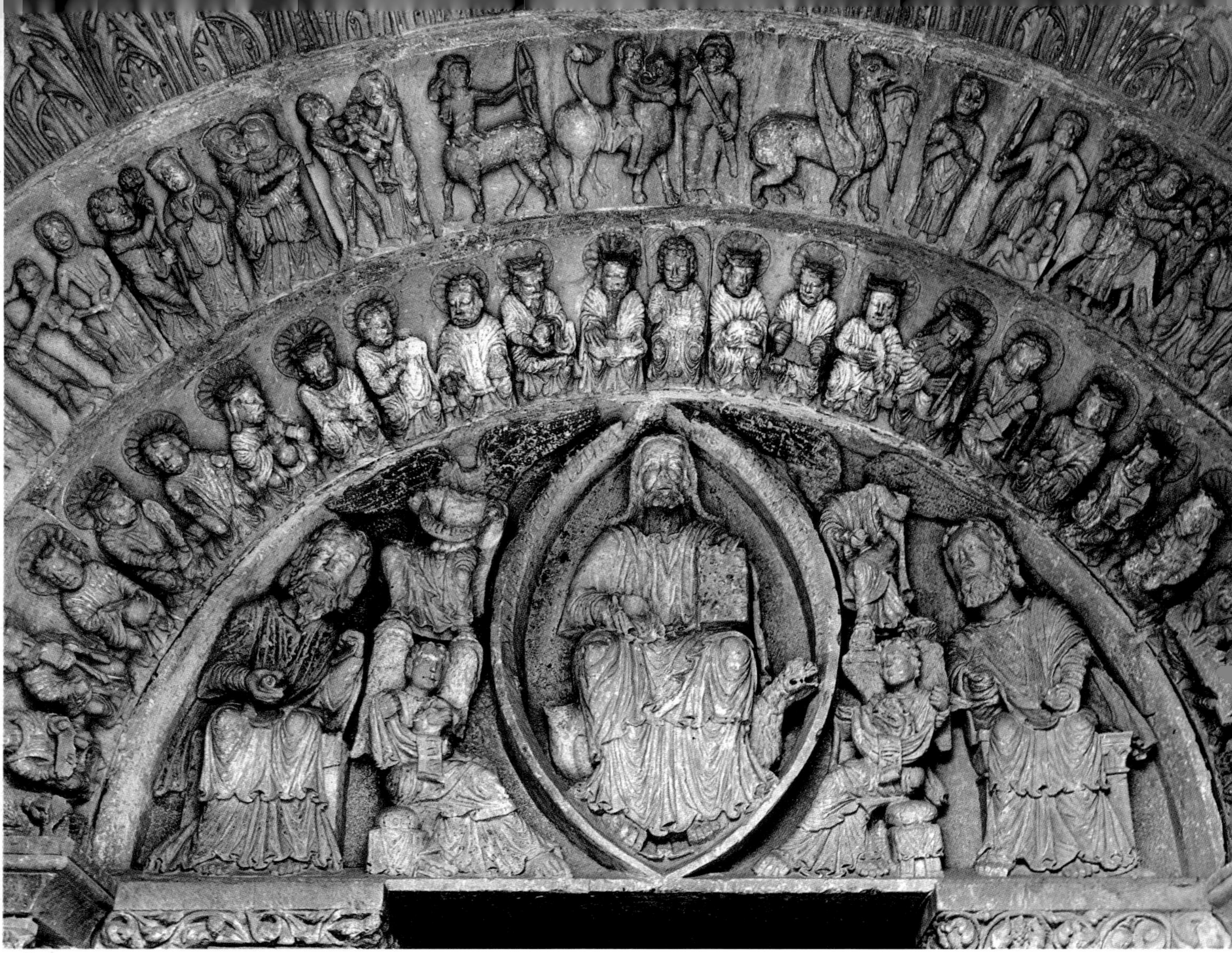

96 – Moradillo de Sedano, Kirche – Tympanon: Majestas Domini mit den Symbolen der Evangelisten, Petrus und Paulus und den Ältesten der Apokalypse. Ende 12. Jh.

während die Apostel in seliger Anschauung versunken sind. Dieses allgemeine Bild des Heils ist in Conques dadurch noch stärker betont, daß über Christus das Kreuz und die Passionswerkzeuge erscheinen. Diese erinnern an die Erlösung und überhöhen das Herrscherbild durch die Instrumente des Sieges, das heißt, es wird der Sieg Christi über den Tod gefeiert. Diese Heilsvorstellung, wie sie im allgemeinen auf den Tympana mit dem Jüngsten Gericht repräsentiert ist, sollte in aller Deutlichkeit an die Prinzipien erinnern, die die Feudalgesellschaft beherrschten.

Das Tympanon ist im Zusammenhang mit den Bildern zu interpretieren, die ringsherum auf den Fassaden und an den Vorhallen angebracht sind, etwa in Moissac, Cahors oder Beaulieu. Für das Tympanon der Kathedrale Saint-Étienne in Cahors hat man das Thema der Himmelfahrt gewählt. Christus erscheint in der Mandorla, umgeben von Aposteln und Engeln und in Gegenwart der Jungfrau Maria. Episoden aus dem Martyrium des heiligen Stephanus, des Kirchenpatrons, ergänzen die Szene. Die Originalität des Tympanons von Cahors beruht nicht so sehr auf der Darstellung des stehend gen Himmel fahrenden Christus, gleichsam als

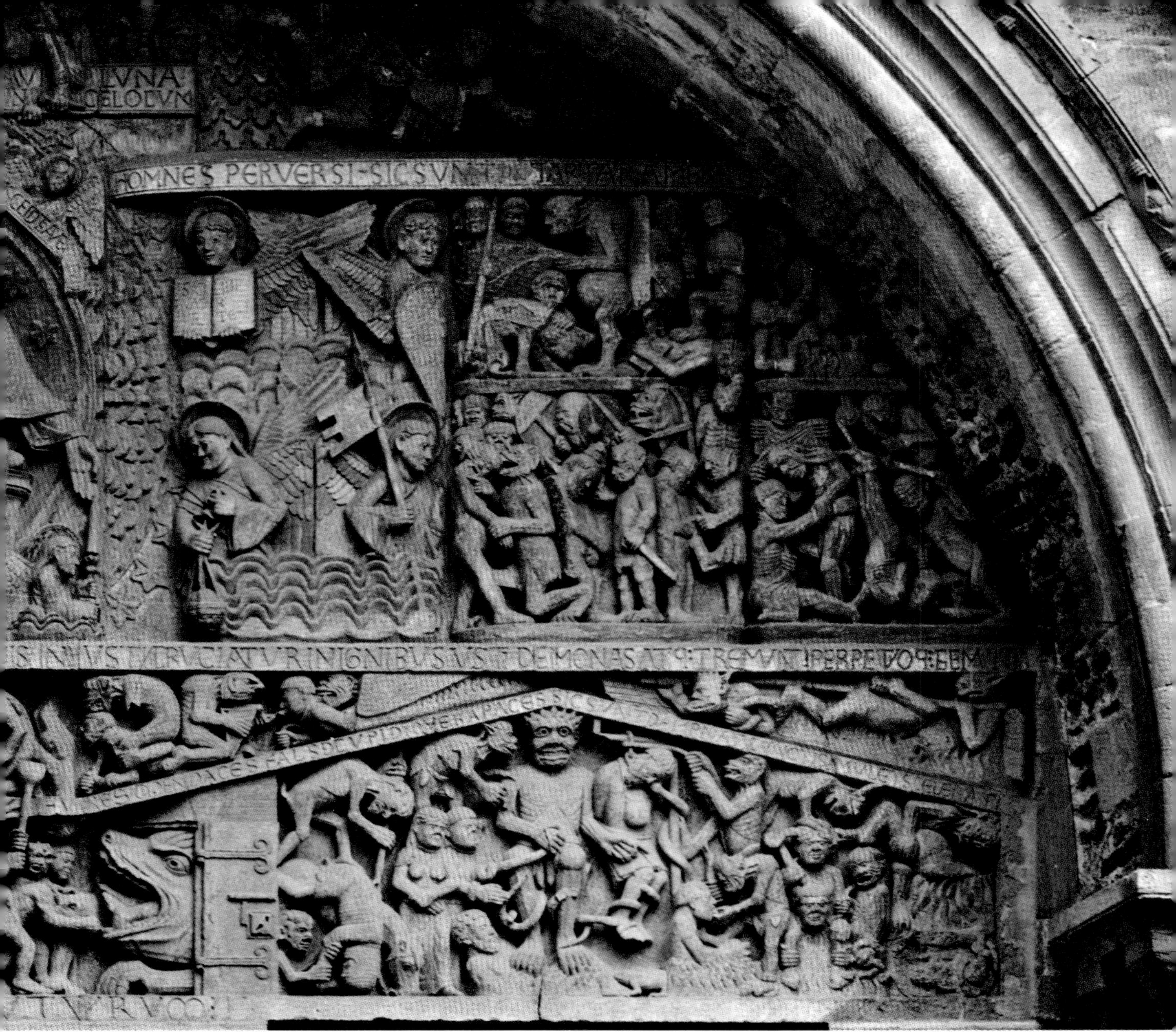

münzerei und Feigheit vor dem Feind. Unter den Erwählten herrscht eitel Freude, die Gesichter sind ruhig, entspannt und von der Anschauung Gottes erleuchtet. Die heilige Fides ist in Conques dargestellt und die Seligen in Abrahams Schoß; Maria und Petrus führen die Prozession der Menschen an, denen in der Gesellschaft der Romanik die Bewahrung des Glaubens oblag: König, Bischof, Abt und Mönch.

In Autun hat Gislebertus diese Theophanie besonders ergreifend darzustellen vermocht. Den gemarterten, verzerrten, monströsen Körpern der Verdammten steht die Sanftheit, Fröhlichkeit und Verzückung der Seligen gegenüber. Der Erzengel Michael hält voller Grazie die Waagschale mit den Seelen, indes der Höllendrache zu betrügen sucht, damit sich die Waage zu ihm hinneigt. Die Verdammten sind der himmlischen Erscheinung abgewandt geschildert,

95 – Autun, Kathedrale Saint-Lazare – Tympanon des Westportals. Ausschnitt: Ein Dämon zieht an der Waage bei der Wägung der Seelen. Um 1130 →

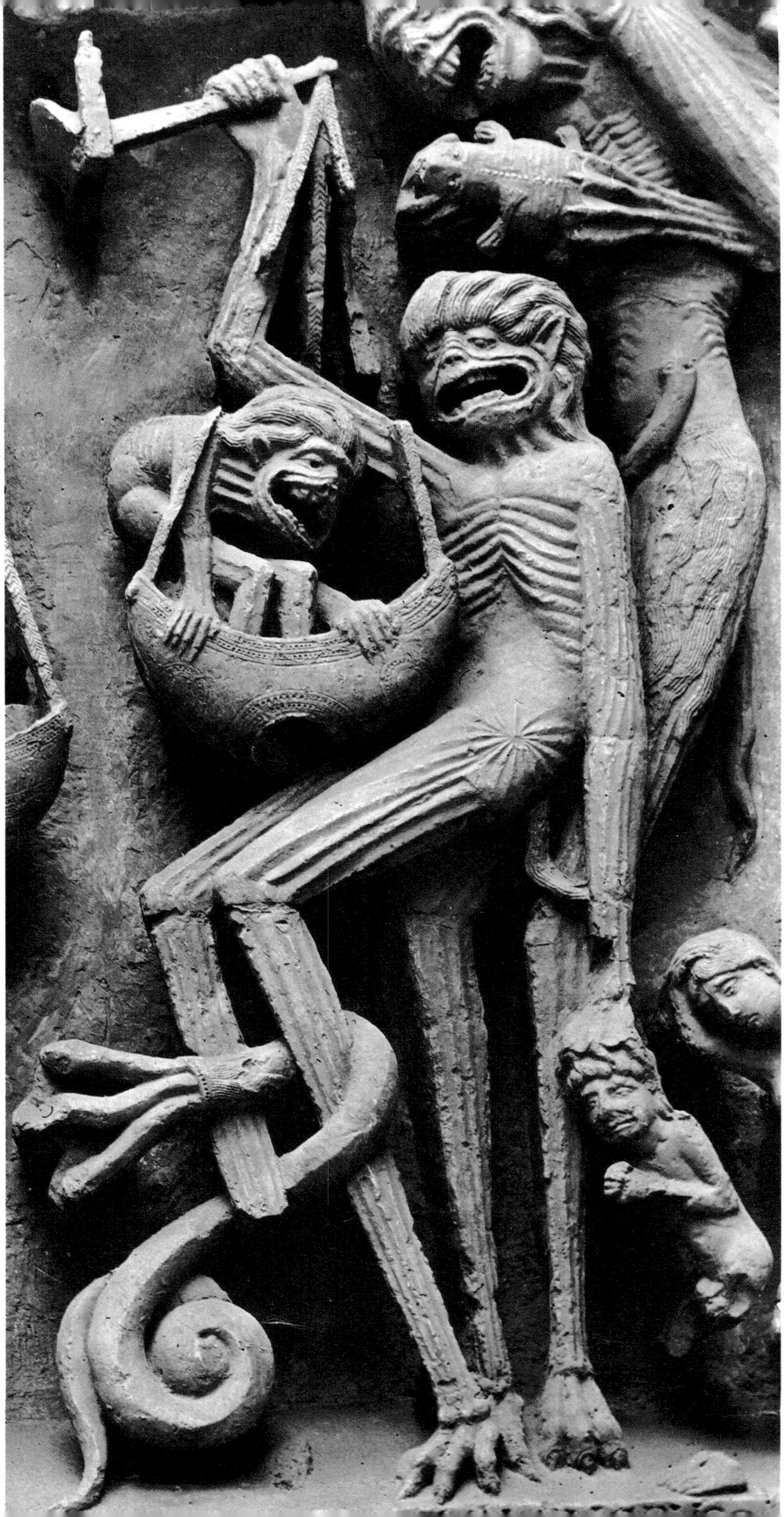

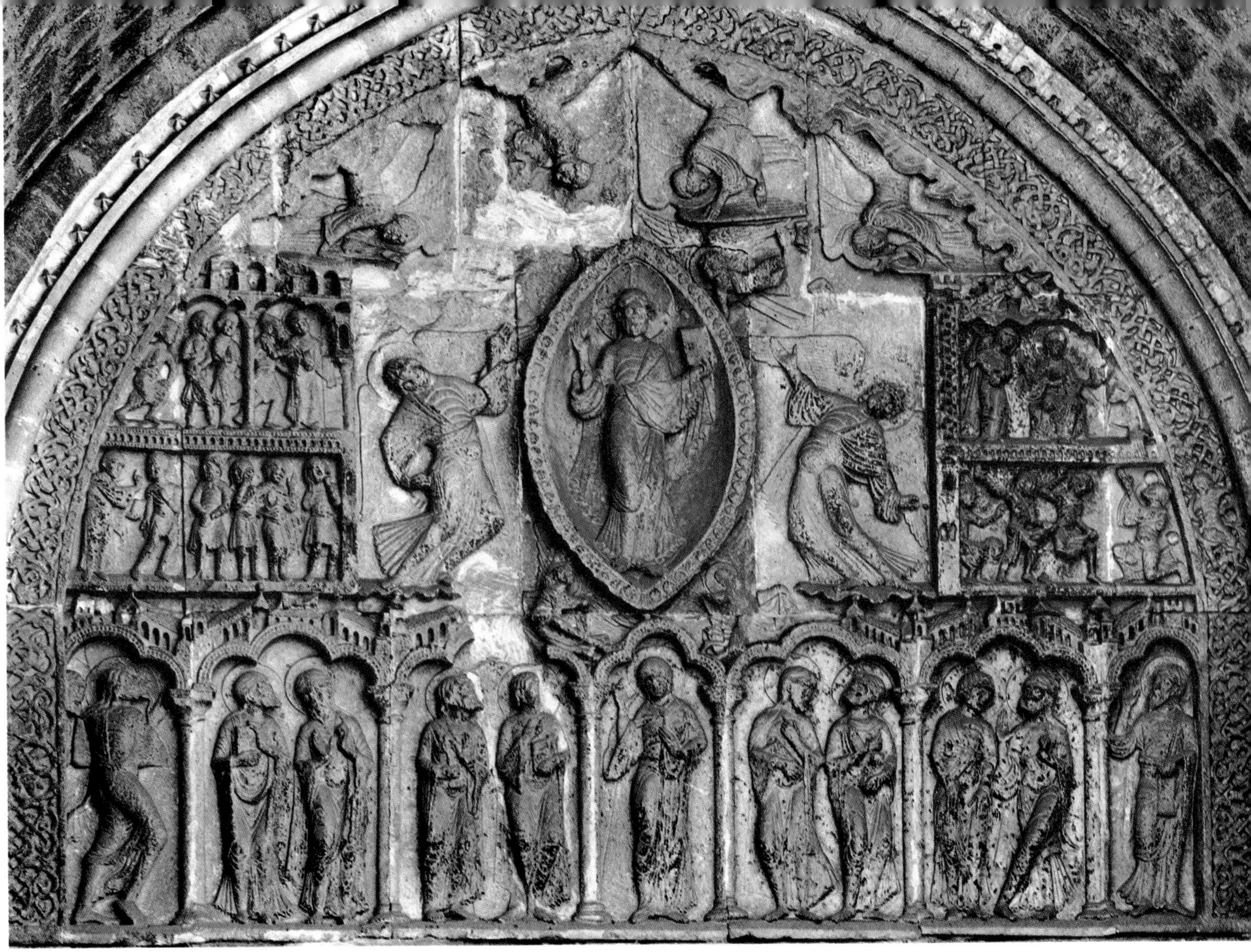

97 – Cahors, Kathedrale Saint-Étienne – Tympanon: Auferstehung und Szenen aus dem Martyrium des heiligen Stephanus. Mitte 12. Jh.

Zusicherung seiner Wiederkehr, als in der Zuordnung des Märtyrers Stephanus zur Himmelfahrt – Stephanus hatte kurz vor seinem Tod eine Vision der Heiligen Dreifaltigkeit.

Zu den Theophanie-Darstellungen triumphaler und eschatologischer Prägung gehört auch die Verklärung. Dieses Motiv, das man auf den romanischen Fassaden nur selten findet, ist auf einem Tympanon in La Charité-sur-Loire dargestellt, zusammen mit den Heiligen Drei Königen und der Darbringung im Tempel. In Vézelay sieht man auf dem großen Tympanon gleichzeitig die Himmelfahrt, die Wiederkunft Christi, die Ausgießung des Heiligen Geistes und die Aussendung der Apostel im Rahmen einer triumphalen Theophanie. Mehrere Tympana verdienten hier genannt zu werden, denn die monumentalen Bildprogramme stellen die bemerkenswerteste Errungenschaft der westlichen Romanik dar.

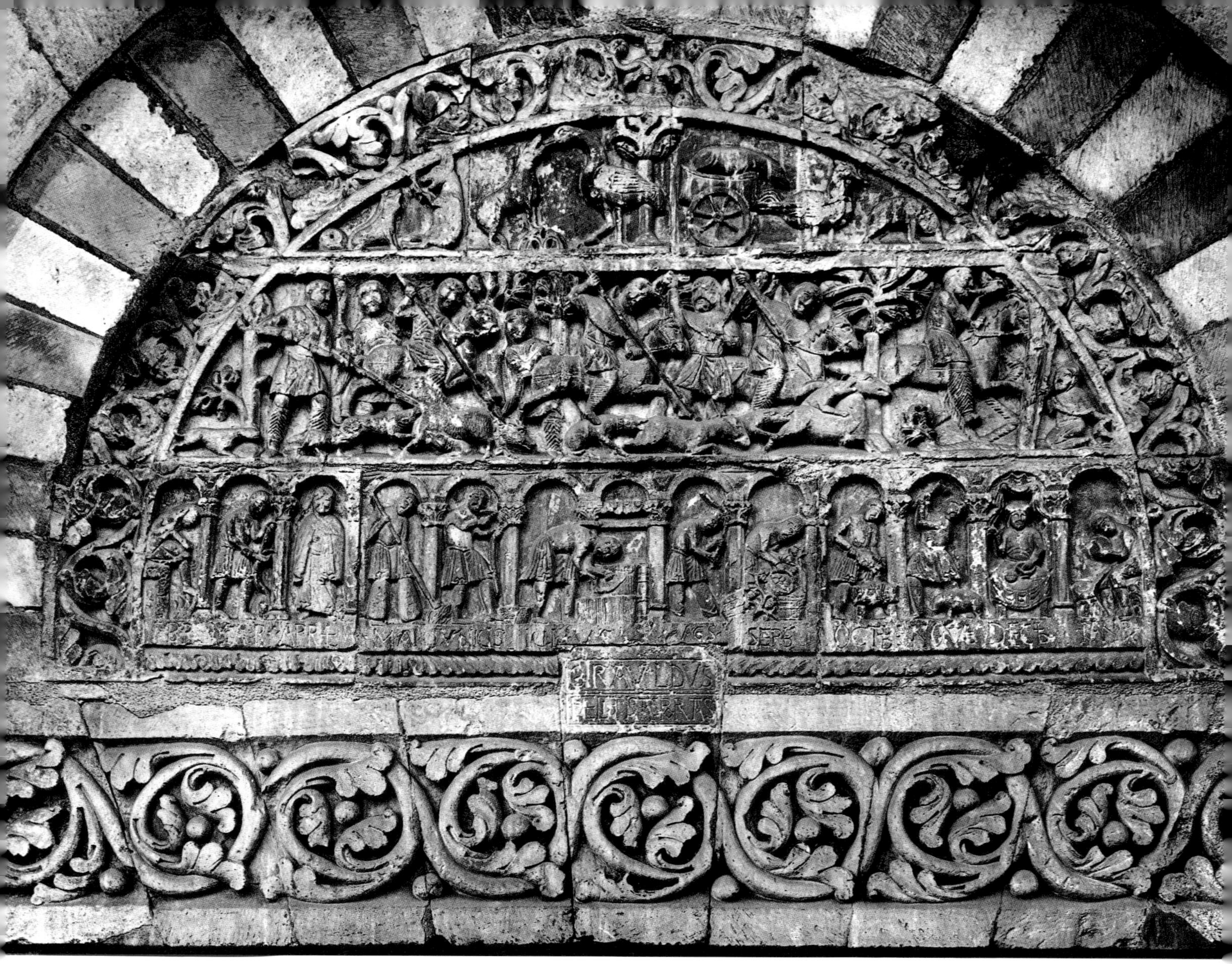

98 – Bourges, Saint-Ursin – Tympanon: Monatsbilder, Jagd und Fabelwesen. Erste Hälfte 12. Jh.

Profane Darstellungen

Bilder ohne christlichen Bezug sind in der Romanik sehr häufig. Auf den Kapitellen kommen oft Alltagsszenen vor: Menschen bei der Arbeit, Fabeln, mythologische Szenen, Tiere und anderes mehr. Das Tympanon der Kirche Saint-Ursin in Bourges bietet ein besonders interessantes Beispiel dafür, denn der profane Dekor nimmt hier das ganze Tympanon ein.

Die Kirche wurde 1781 zerstört, und das Tympanon hat heute seinen baulichen und bildprogrammatischen Kontext verloren. Signiert ist es von einem gewissen Giraldus: «*Giraldus fecit istas portas*» – «Giraldus hat diese Portale verfertigt.» Die Inschrift steht, noch in das Tympanon hinaufragend, über dem vegetabilischen Dekor auf dem Türsturz. Der Dekor auf dem Tympanon darüber ist in drei Register unterteilt. Unten sind unter Arkaden die Tätigkeiten während der zwölf Monate dargestellt. In der Mitte befindet sich eine prächtige Jagdszene

99 – Bourges, Saint-Ursin – Tympanon (Ausschnitt). Erste Hälfte 12. Jh.

(Hirsch- und Saujagd), die vom Dekor eines römischen Sarkophags angeregt worden ist. Oben sieht man Episoden aus der Fabeldichtung: der Esel als Schulmeister mit Rute lehrt die Schüler die Kunst der Deklamation; der Storch zieht dem Wolf den Knochen aus dem Maul, an dem er zu ersticken droht. Rechts das Begräbnis von Reineke Fuchs, wobei der Bär den Trauerzug anführt und zwei Hähne den Leichenwagen ziehen. Reineke setzt bereits zum Sprung auf das Gespann an.

All diese Themen sind auch in den romanischen Kirchen dargestellt. Die Hirsch- und Saujagd war ja ein Sport, dem sich nicht nur die hohen Stände hingaben, sondern dem auch die Geistlichkeit oblag. Die Gattung der Fabel war sehr beliebt. Die Monatsbilder beziehen sich auf die Zyklen von Natur und Menschenleben. Das romanische Mittelalter hat sich mit großem Interesse den – um mit Émile Mâle zu sprechen – «enzyklopädischen Tendenzen der Kunst», der Erklärung von Welt und Natur, zugewandt.

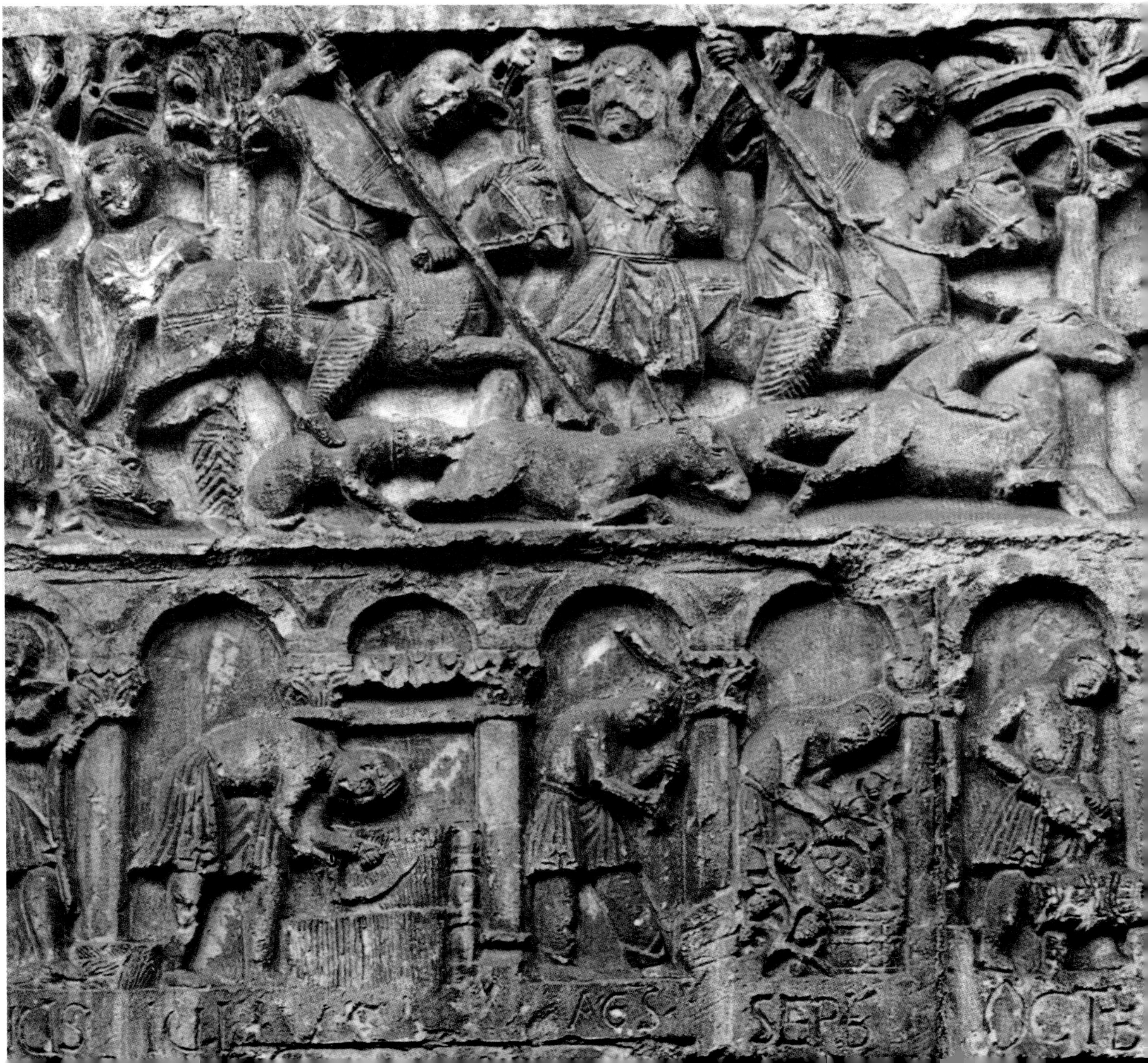

Die Fassade von Ripoll

Die Abtei Nuestra Señora von Ripoll in Katalonien wurde um die Mitte des 12. Jahrhunderts oder kurz danach mit einer gewaltigen figurierten Fassade ausgestattet, die der Kirchenwand des 11. Jahrhunderts vorgesetzt ist. Dieses sehr berühmte Architekturdenkmal, ein wahrer ‹Triumphbogen der Christenheit›, stand in der Gegend nicht vereinzelt da; die Kathedrale von Vic besaß eine ähnliche Fassade.

Oben in der rechteckig angelegten Komposition befindet sich die *Majestas Domini*, umgeben von vier Engeln und den Symbolen der vier Evangelisten. Zu beiden Seiten loben die vierundzwanzig Ältesten der Apokalypse und die vierundzwanzig Seligen den Herrn. Abgeteilte Friese mit Szenen aus dem Exodus und dem Buch der Könige füllen das vierte und fünfte Register der Fassade. Im unteren Teil befindet sich ein Fries mit menschlichen Gestalten unter Arkaden; links neben dem Portal steht David mit seinen Musikanten; rechts sieht man Christus und vier Gestalten, unter ihnen als zweiten von rechts einen Geistlichen. Diese beiden Gruppen stehen über einem Register mit je einem Tier in Hochrelief. Diese sind jeweils von einem Kentauren und einem Reiter flankiert. Die Archivolten des Portals selbst enthalten Szenen aus dem Leben von Petrus und Paulus, Kain und Abel, Jonas und Daniel. Im Gewände befindet sich je eine Figur des Petrus und des Paulus. Auf den Gurtpfeilern sind die zwölf Monate abgebildet.

Der triumphale Charakter des Portals von Ripoll wird noch durch die Art der Gesamtanlage unterstrichen, die von antiken Triumphbögen angeregt wurde. Dieser triumphale Symbolismus gleicht dem vieler profaner wie religiöser Denkmäler, besonders dem des Reliquienschreins, den Eginhard der Abtei Sankt Servatius in Maastricht gestiftet hat. Hier wie dort beherrscht die *Majestas Domini* das oberste Register, und darunter treten historische Persönlichkeiten auf, die das Reich Christi auf Erden verkündet, vorbereitet oder zu dessen Vollendung beigetragen haben. Ein solches Bildprogramm steht in Analogie zu denen, die kaiserliche Macht verherrlichen sollten. Das Programm von Ripoll muß höchst aktuell gewesen sein, bedenkt man die damalige politische Situation Kataloniens. Zu der Zeit, in der das Portal am ‹Pantheon› der katalanischen Dynastie erstellt wurde, hatten Graf Raimund Berengar III. und sein Sohn Raimund Berengar IV. von Barcelona die katalanischen Lande soeben vom Islam zurückerobert.

Mariendarstellungen

Der Kult der Jungfrau Maria war im Mittelalter in Westeuropa weit verbreitet. Innerhalb der Bildzyklen von der Geburt Christi ist Maria vor allem die Gottesmutter. Die Skulpturen auf der rechten Wand der Vorhalle von Moissac sind gänzlich diesem Thema gewidmet, und im Bildprogramm der Kreuzgänge erstrecken sich diese Zyklen bisweilen über mehrere Kapitelle. Auf dem Umweg über Darstellungen der Anbetung durch die Heiligen Drei Könige geriet die Madonna in romanischer Zeit dann an die bedeutendste Stelle der Fassade, auf das Tympanon. Ebenso erhielt sie den Ehrenplatz in der Mitte der Apsis. Besonders deutlich werden das Bildschema und seine Herleitungen auf den Tympana von Neuilly-en-Donjon (Allier) und Anzy-le-Duc (Saône-et-Loire); in beiden Fällen nimmt die im Profil abgebildete Muttergottes die Mitte des Tympanons ein, und durch ihre Größe wird sie zur Hauptgestalt. Das Kind auf ihren Knien empfängt die Weisen aus dem Morgenlande. Darüber hinaus finden sich als Begleitszenen regelmäßig Eva, die Adam den Apfel reicht, und Anspielungen auf Jüngstes Gericht und Erlösung. Die Heilsidee ist also der beherrschende Gedanke dieser Szenen. Maria ist die neue Eva, die durch die Geburt des Erlösers den Sündenfall aufgehoben hat.

100 – Ripoll, Abteikirche Santa-María – Figurierte Fassade mit Stufenportal. Mitte 12. Jh.

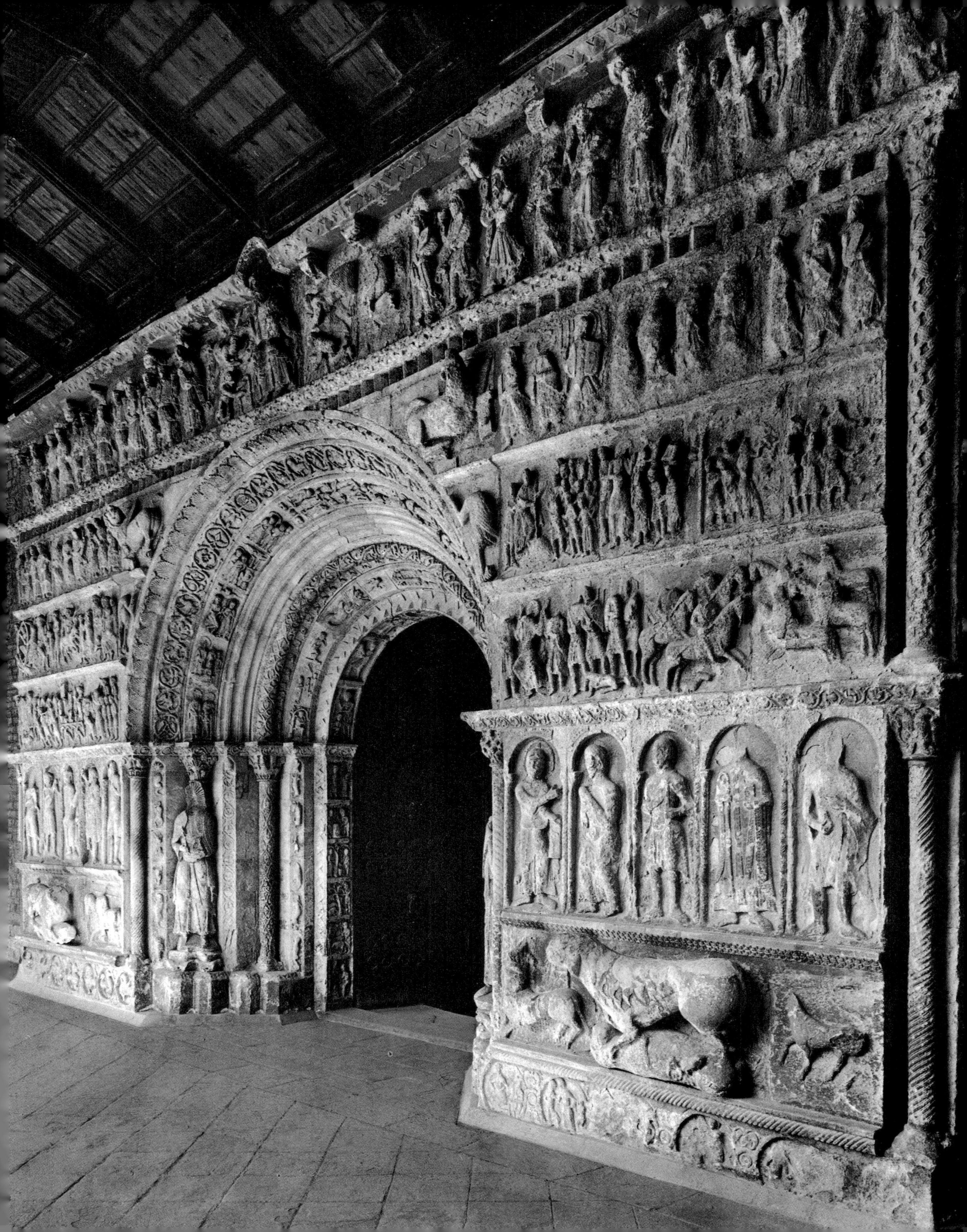

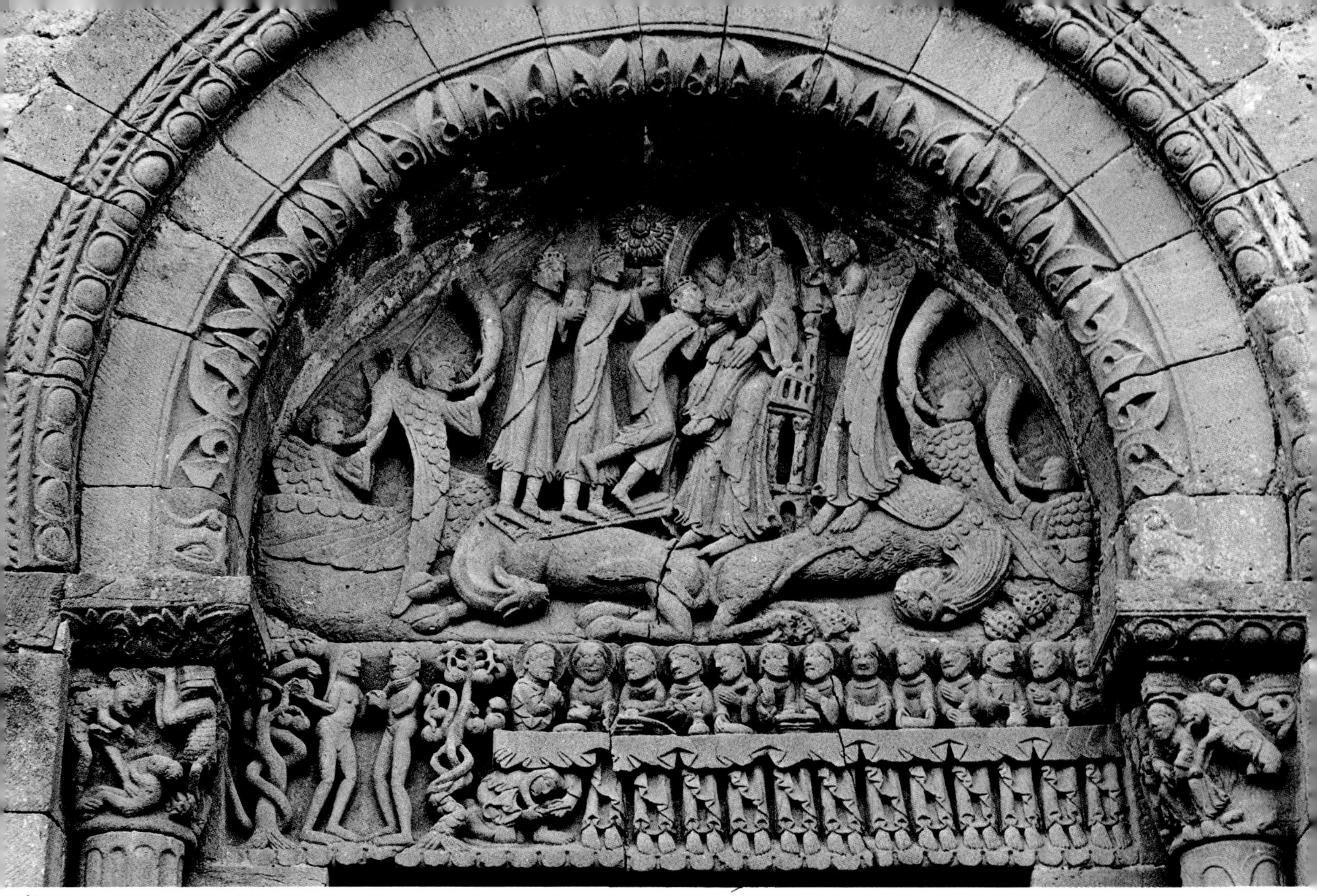

101 – Neuilly-en-Donjon, Kirche – Tympanon und Türsturz: Epiphanie, Adam und Eva, das Mahl bei Simon. Zweites Viertel 12. Jh.

Bestrebungen, die Muttergottes in den Vordergrund zu rücken, zeigen sich auch auf Tympana mit Himmelfahrtsdarstellungen. In der Kathedrale von Cahors kann Maria, die hier in der Versammlung der Apostel den Vorsitz führt, den Ehrenplatz unmittelbar unter dem auferstehenden Christus einnehmen – hier ist ihre Rolle als Mittlerin und Zeugin betont.

Die *en face* thronende Maria kommt auf romanischen Tympana nur selten vor. In San Juan del Mercado in Benavente, Zamora, findet sich dieses Motiv innerhalb einer Epiphanie mit Joseph und den Heiligen Drei Königen, doch ist die Madonna mit dem Kind deutlich von ihnen abgesetzt. In Fownhope (Herefordshire) erschien um die Mitte des 12. Jahrhunderts die Muttergottes mit dem Kind *en face* in der Mitte eines Tympanons, über einem Rankendekor. In Corneilla-de-Conflent thront sie in der Mandorla, und rauchfaßschwingende Engel verherrlichen sie. Einige Jahre zuvor, beim ersten Anheben der Gotik, war bereits an der Kathedrale von Chartres dieses Motiv für das südliche Tympanon der Westfassade verwendet worden. In der Folgezeit wurde die Muttergottes allein in einer Darstellungsform verehrt, die dann zu den häufigsten gehörte, in der Marienkrönung. Neben dieses Motiv wurden häufig Szenen von Marientod und Mariae Himmelfahrt gesetzt. Das Hohelied und die *Legenda aurea* taten das Ihre, um diesen Bildern ihren festen Platz zu geben. Die Popularität der Marienkrönung ist bezeichnend für das Aufblühen der Gotik und die Bedeutung des Marienkults.

SAKRALE ARCHITEKTUR UND SKULPTUR AUF DEN BRITISCHEN INSELN UND IN NORWEGEN

Die wichtigste Folge der Eroberung Englands durch Wilhelm von der Normandie und seiner Krönung zum König von England war die Einführung des Feudalsystems und der normannisch-romanischen Kunst.

Romanische Architektur in England

Die Bautätigkeit der Normannenzeit in England ist höchst eindrucksvoll: Canterbury, Lincoln, Old Sarum, Rochester, Bury Saint Edmunds, Saint Albans, Winchester, Worcester, Gloucester, Norwich, Ely, Durham – all das sind berühmte Orte, an denen man etwa zwischen 1070 und 1093 Sakralbauten aufzuführen begann. Es handelt sich um besonders langgestreckte, imposante Basiliken mit tiefen Chören und mit sehr frühen Kreuzrippengewölben. Dagegen haben wir von den Bauten aus den Jahren vor 1080 nur sehr wenig Kenntnis; zu nennen wäre etwa das Langhaus von Saint Albans, das Querschiff von Winchester und einige Architekturteile, die sich in späteren Umbauten erhalten haben.

1093 begann im äußersten Süden Englands der Bau der Kathedrale von Durham. Der 1133 geweihte Bau wurde wegweisend für die anglo-normannische Architektur der ersten Jahrzehnte des 12. Jahrhunderts. Der Grundriß dieser Kathedrale hat ein dreischiffiges Langhaus, das über ein breites, stark vorspringendes zweischiffiges Querschiff hinaus in den Chor verlängert ist. Die drei Apsiden an der Ostseite liegen in den Achsen der Langschiffe; an der Westseite erhebt sich ein mächtiger, von zwei Türmen flankierter Westbau. Der Wandaufbau des Mittelschiffs ist dreizonig mit Stützenwechsel; über den Seitenschiffen liegen Emporen, und vor den oberen Fenstern führt ein offener Laufgang entlang. Die Vollkommenheit des Kreuzrippengewölbes ist wohl das Hauptmerkmal der Kathedrale von Durham. Die normannischen Versuche mit Rippengewölben waren so erfolgreich, wie man es an der Entwicklung des sechsteiligen Gewölbes und an der Durchbildung des gotischen Gewölbes ablesen kann. Dadurch, daß die Versuche schon so früh und beinahe gleichzeitig in der Normandie (Lessay, Caen) und in England (Durham, Querschiff von Winchester, Gloucester) unternommen wurden, sind sie besonders interessant. Die auf sehr dicken Wänden aufsitzenden Gewölbe von quadratischem oder rechteckigem Grundriß weisen starke Rippen auf, während man sonst in England noch Kirchen mit hölzernen Dachstühlen baute, wie etwa die Kathedrale von Ely, die fast genau zur gleichen Zeit gebaut wurde wie die Kathedrale von Durham. Der Wandaufbau der Kathedrale von Ely ist sehr ähnlich wie in der Kathedrale von Durham, aber der Stützenwechsel hat hier nur dekorativen Charakter.

Abb. 480 und 481

Die 1096 in Angriff genommene Kathedrale von Norwich besitzt einen Chor mit Umgang und Radialkapellen. Die Anlage der Schiffe entspricht der Kathedrale von Ely, aber die Stützen werden in Höhe der Emporen schlanker. Wie alle Bauten dieser Zeit ist die Kathedrale übermäßig lang. Um 1119, als man in Peterborough zu bauen begann, war das Langhaus von Norwich schon zu zwei Dritteln vollendet. Bezeichnend für beide Kirchen ist das Bemühen um eine leichtere Gestaltung der Wand nach oben hin und um eine Vielfalt der Übergänge.

Abb. 479

Seit 1130 und das ganze 12. Jahrhundert hindurch haben die Templer und Hospitaliter in England eine beträchtliche Zahl von Rundkirchen gebaut. Diesen Grundrißtyp gab es in

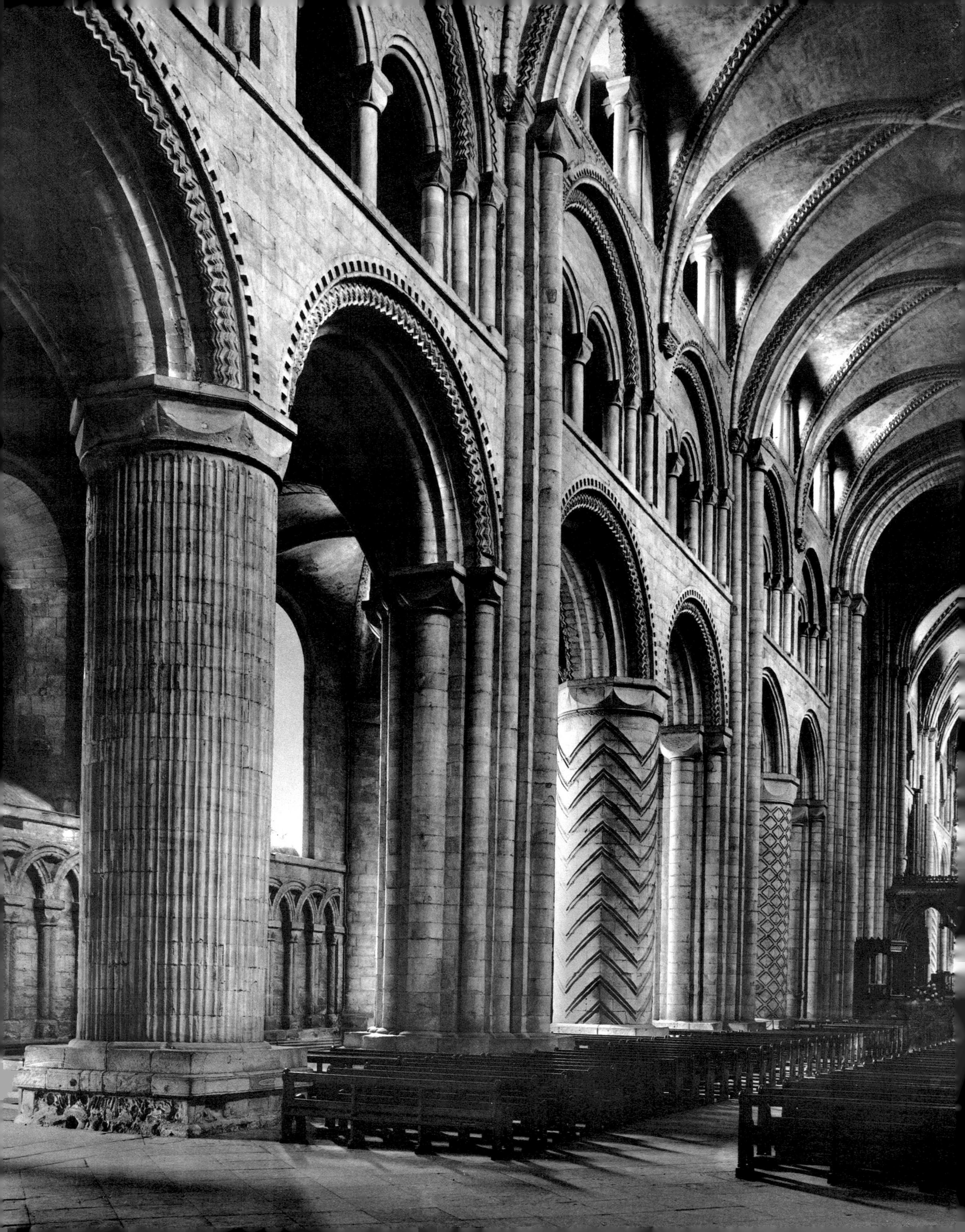

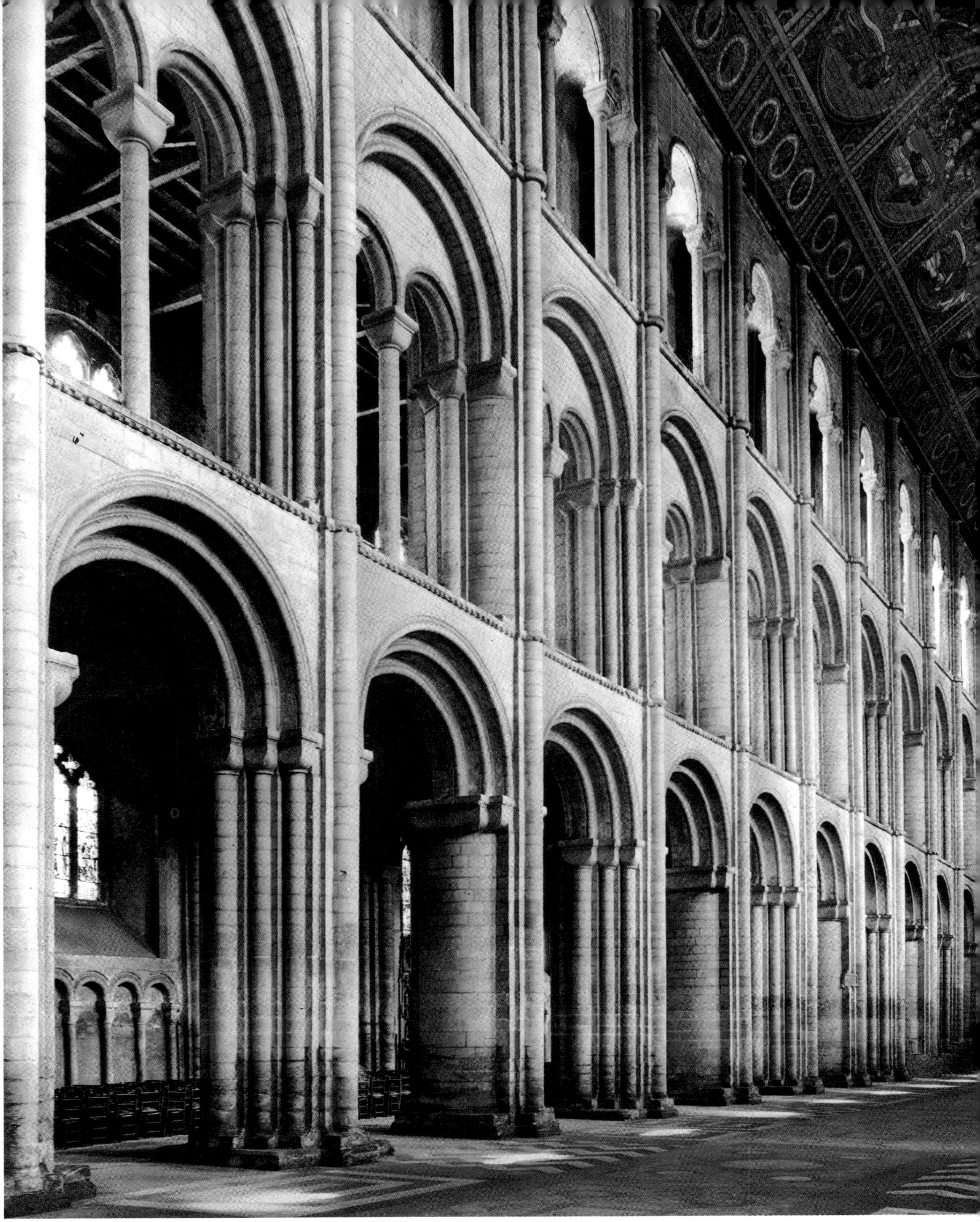

103 – Ely, Kathedrale – Dreizoniger Wandaufbau des Mittelschiffs. Ende 11. bis erstes Viertel 12. Jh.

← 102 – Durham, Kathedrale – Dreizoniger Wandaufbau des Mittelschiffs. 1093–1133

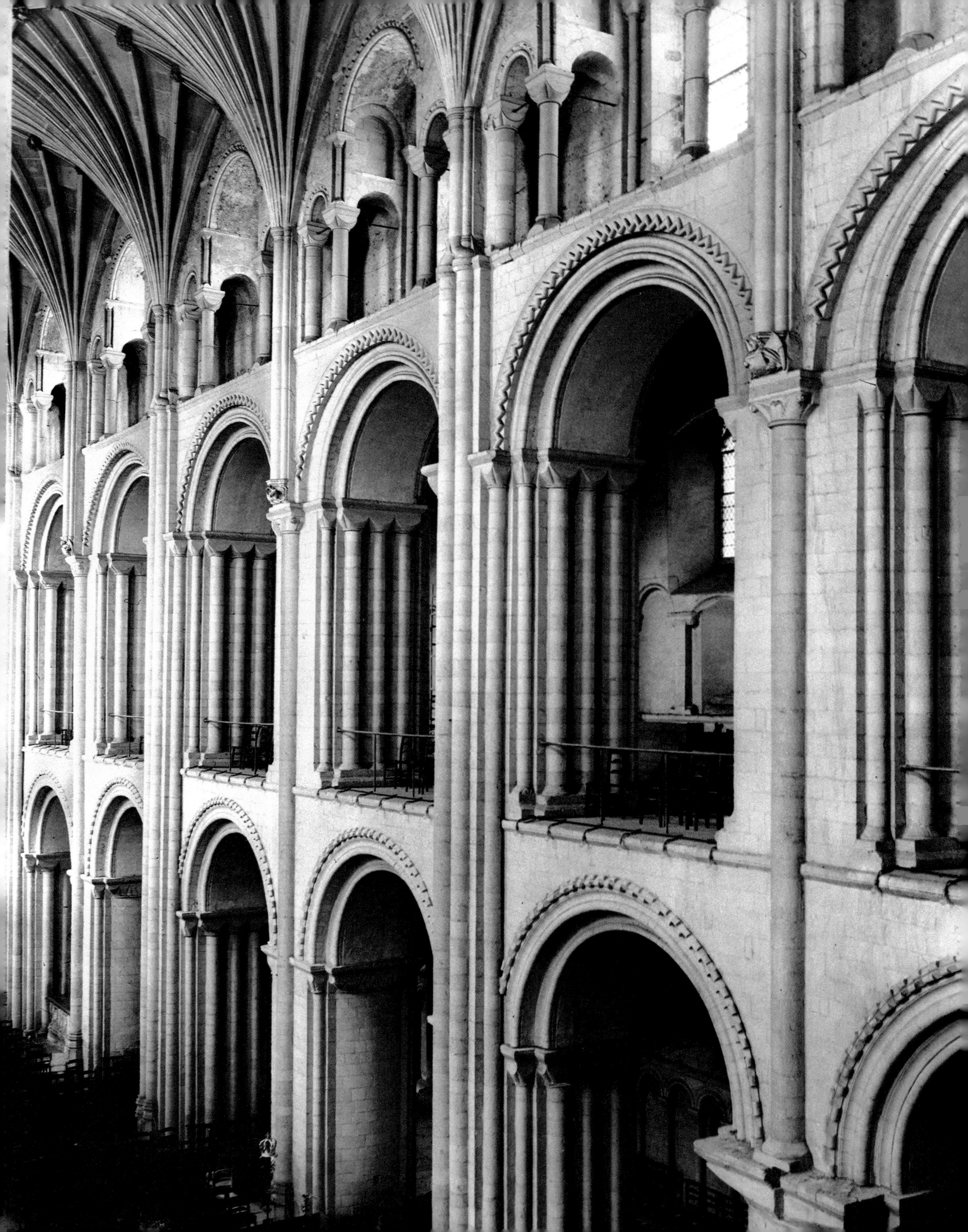

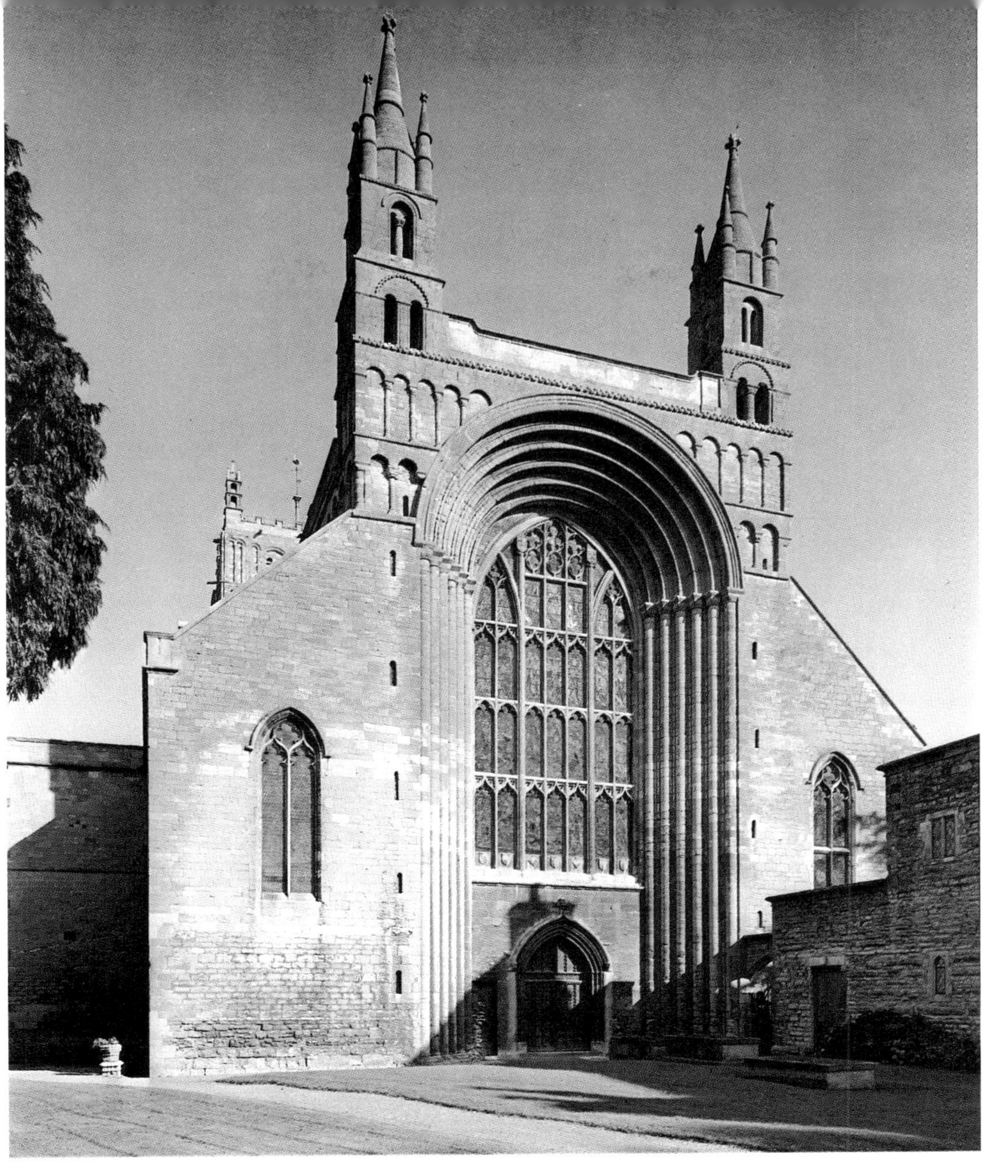

105 – Tewkesbury – Abteikirche: Westfassade. Erste Hälfte 12. Jh.

England zwar schon vor der normannischen Eroberung, seine eigentliche Bedeutung erreichte er jedoch erst mit den Kirchen von Clerkenwell, Little Maplestead und mit dem Tempel von London. Die Rotunde der Kirche des Heiligen Grabes in Cambridge ist zwar durch Restaurierungen im 19. Jahrhundert weitgehend entstellt worden, geht aber auf den Prototyp von Jerusalem zurück, der mit Umgang und Mittelturm sehr verbreitet im Westen war. Abb. 317

Besonders bezeichnend für die erste Hälfte des 12. Jahrhunderts in England waren die Bemühungen um vierzonige Aufrisse (Tewkesbury in der Grafschaft Gloucester) und um Vereinfachung der Chöre durch Verwendung rechteckiger Grundrisse (Hereford, Llandaff, Southwell, Old Sarum). Diese neue Tendenz, die sich in England schon um 1120 in Southwell Minster und Romsey Abbey bemerkbar machte, war vielleicht durch das Auftreten des Zisterzienserordens und durch die Entstehung sehr großer Abteien begünstigt worden. Abb. 486

Die Zisterzienser haben sich in Großbritannien schon verhältnismäßig früh niedergelassen. Kurz nach 1128 wurde auf Ersuchen des Bischofs Giffard von Winchester das Kloster Waverley (Surrey) gegründet, vermutlich auf Betreiben der Gräfin Adele von Blois, der Schwester

104 – Norwich, Kathedrale – Dreizoniger Wandaufbau des Mittelschiffs. 1096 bis um 1150

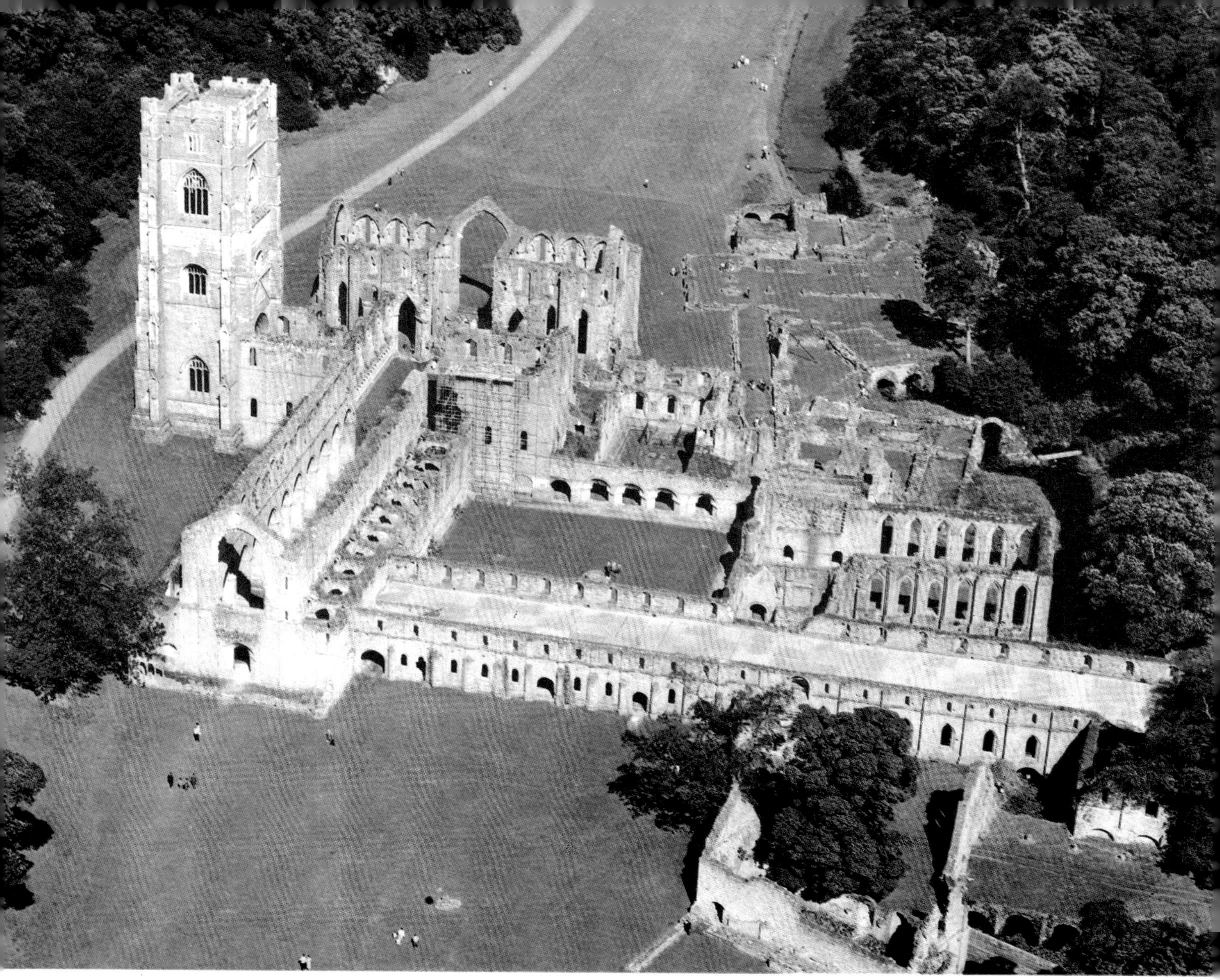

106 – Fountains Abbey – Abteikirche und Klostergebäude (Luftaufnahme). Nach 1135

Heinrichs I. Von Clairvaux aus wurde 1132 Rievaulx gegründet. Einige Jahre später, 1135, verband sich eine Gruppe von Benediktinermönchen von York mit Clairvaux und errichtete als Tochtergründung von Cîteaux Fountains Abbey (Yorkshire). Ihr Grundriß hält sich an den Typus von Clairvaux mit einem Mittelschiff und zwei Seitenschiffen, mit vorspringendem Querhaus und einem Chor mit sieben rechteckigen Apsiden. Die drei Mittelapsiden sind gestaffelt und treten stärker hervor als die vier Apsiden, die sich an das Querhaus anschließen. Der Wandaufbau des Mittelschiffs ist zweizonig, sehr schmucklos und hat leicht spitzbogige Arkaden. Überdeckt war es ursprünglich mit einer Spitztonne, die später durch eine Holzdekke ersetzt wurde, während die Seitenschiffe spitze Quertonnen erhielten. Die Architektur der Abtei Fountains, eine besonders eindrucksvolle Ruine, hat dann weitere Bauten des Ordens in England und Irland geprägt.

Abb. 483

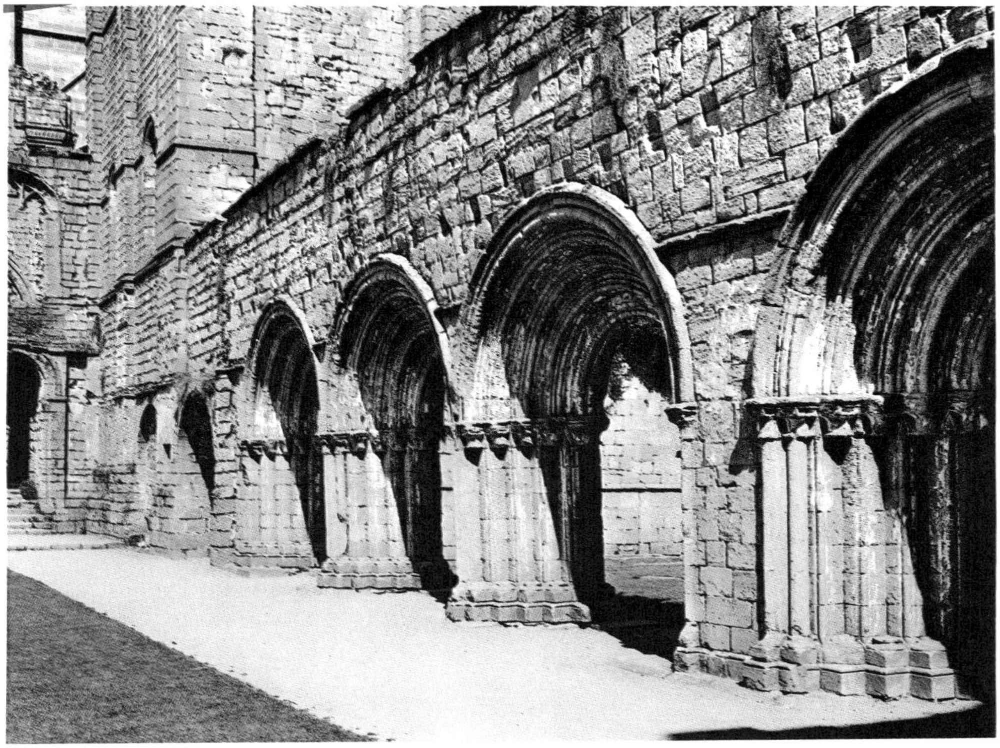

107 und 108 – Fountains Abbey – Eingang zum Kapitelsaal; Westfassade der Kirche und Klostergebäude. Nach 1135

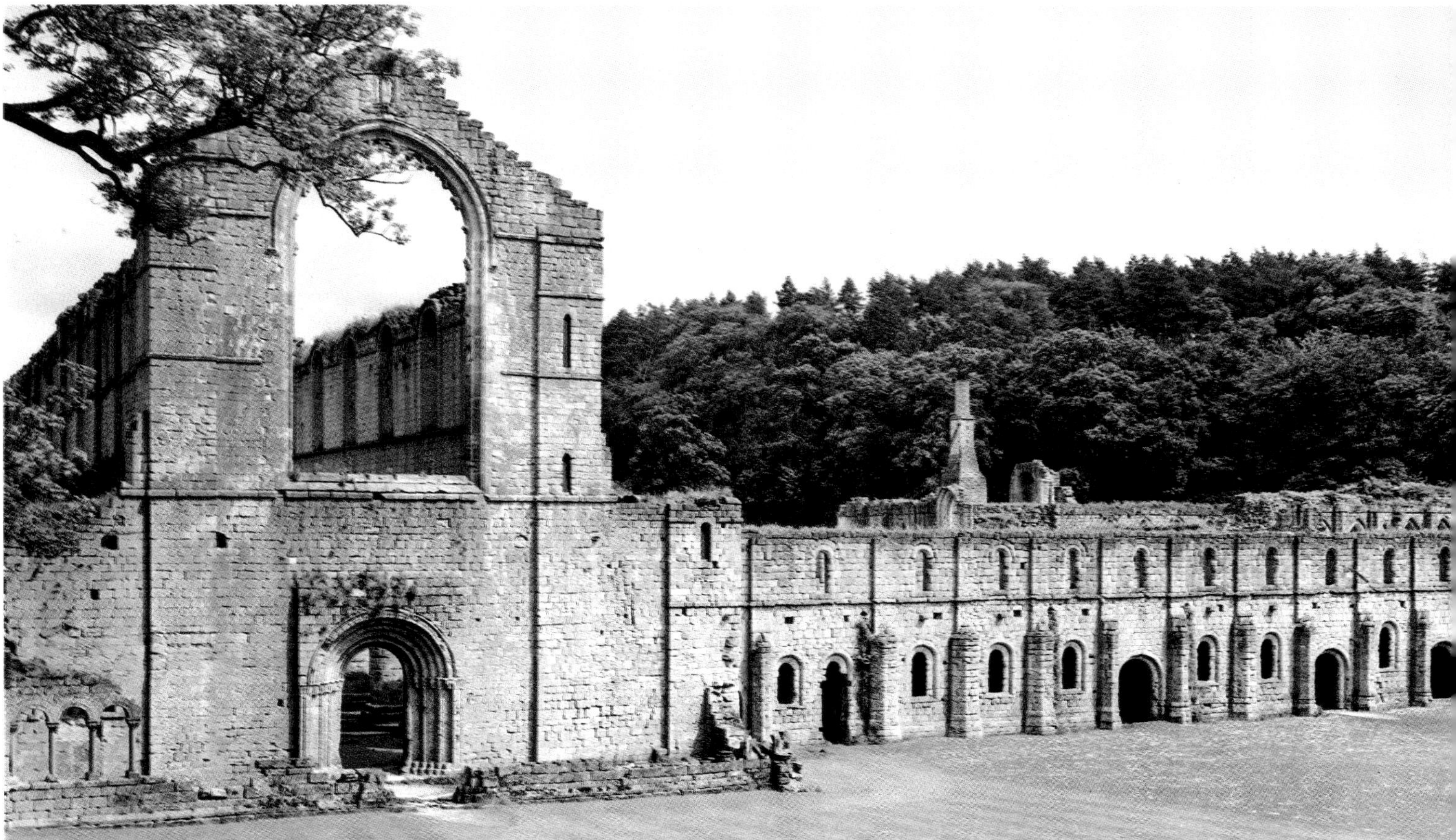

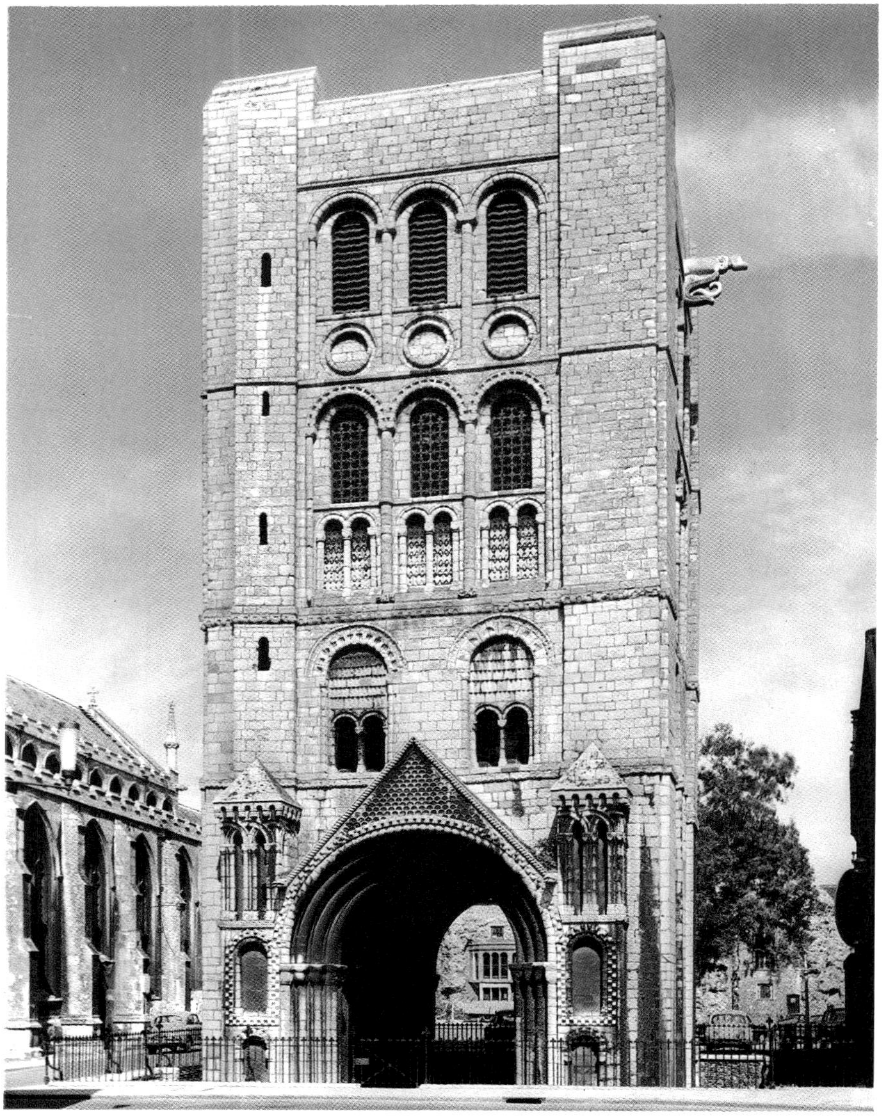

109 – Bury Saint Edmunds – Abtei: Turm über der Eingangshalle. Zweites Viertel 12. Jh.

In der englischen Sakralarchitektur waren in romanischer Zeit Türme sehr geschätzt und wurden sorgfältig ausgestaltet. Fassadentürme, Vierungstürme, Tortürme und Türme zum Schutz von Vorhallen trugen immer entschieden zur optischen Ausgewogenheit der Anlage bei. Wohl am besten bekannt unter den gewöhnlich in die Mitte des 12. Jahrhunderts datierten, erhaltenen Exemplaren ist der Turm von Saint Albans. Ein majestätisches Beispiel für einen Vierungsturm bietet uns die Kathedrale von Norwich. Und der freistehende Turm von Bury Saint Edmunds (Suffolk) gehört zu den wenigen Resten der mächtigen romanischen Abtei. Der im zweiten Viertel des 12. Jahrhunderts gebaute Turm überragte die Torhalle des Klosters; er hat reichen Bauschmuck, besonders an der Außenfront.

Zwei Bauten vom Ende des Jahrhunderts veranschaulichen die Verbindung von alten Überlieferungen und Neuerungen in der auslaufenden romanischen Kunst Englands. In Chichester (Sussex) wurde die Kirche nach der Feuersbrunst von 1186 neugebaut. Der Chor ist schon gotisch, doch die Langschiffe haben den früheren dreizonigen Wandaufbau, wobei das oberste

110 – Chichester, Kathedrale – Dreizoniger Wandaufbau des Mittelschiffs. Nach 1186

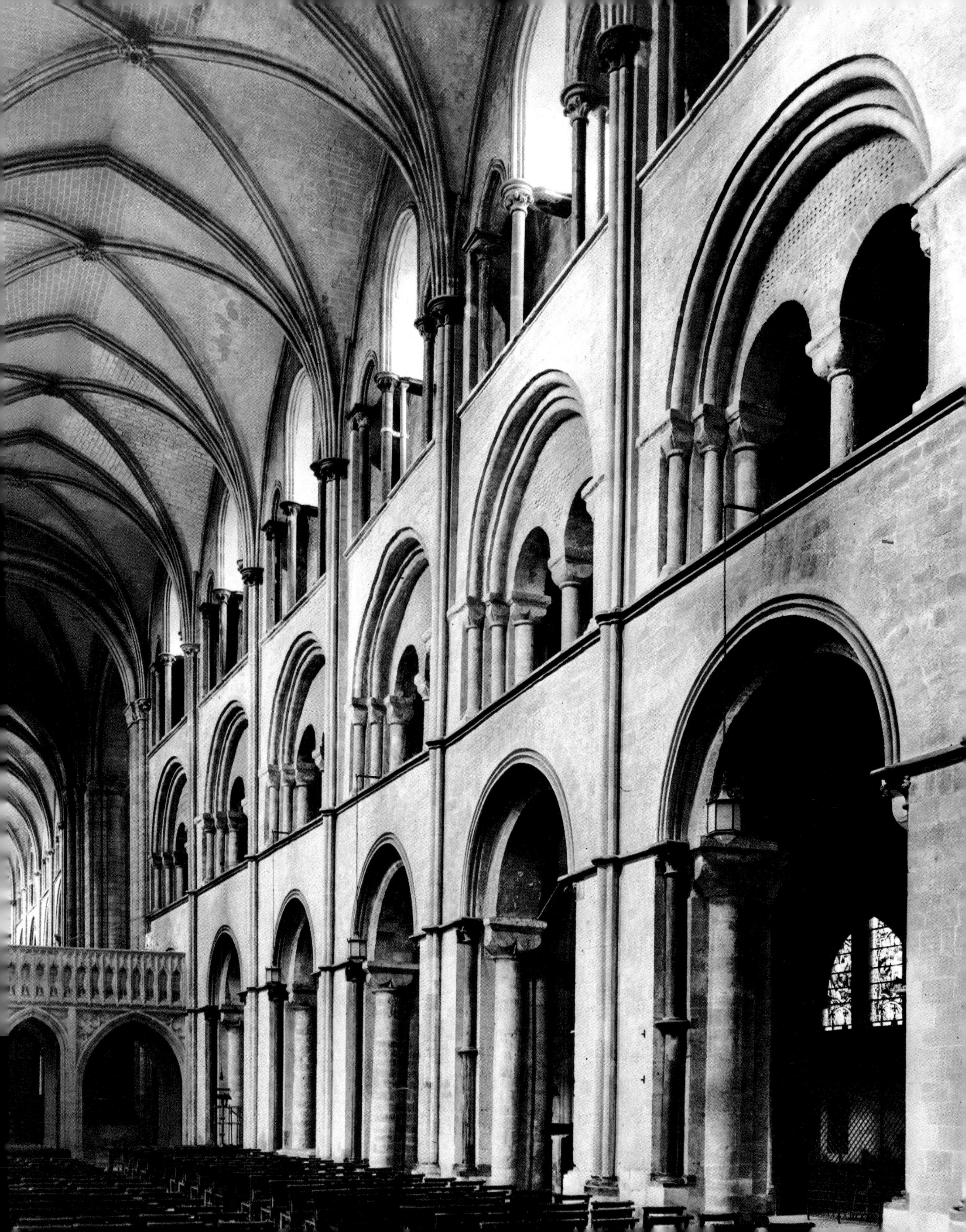

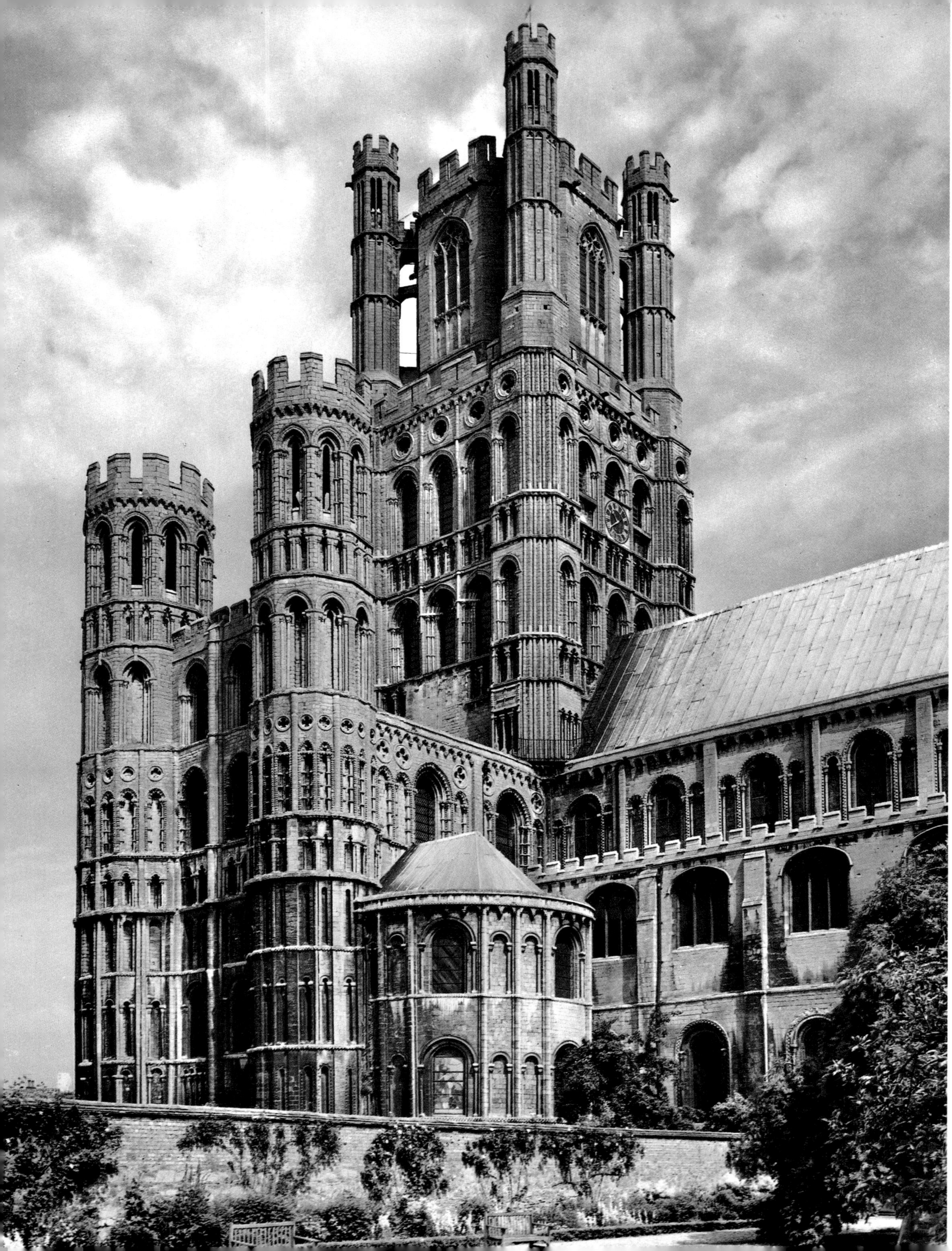

Stockwerk stark durchbrochen ist; außen sind bereits Strebebögen angebracht. Die noch romanischen Teile der Kathedrale von Ely wurden um 1200 vollendet: die Mauern und der Vierungsturm zeigen Blendarkaden, die in einem fast filigranen Stil gehalten sind. Dieser ein wenig kulissenhafte Dekor wurde in der englischen Frühgotik weiterentwickelt (Peterborough, Wells, Salisbury).

Lange waren die Kunsthistoriker der Ansicht, die englische romanische Plastik sei nicht in dem Maße qualitätvoll gewesen wie die Architektur und die Malerei der Zeit. Aber durch Untersuchungen von G. Zarnecki und anderen wurde die große Originalität herausgestellt, mit der sich lokale Überlieferungen, skandinavische Anklänge und Stilelemente vom Kontinent in der romanischen Skulptur Englands vereint finden.

Die erste Folge der normannischen Eroberung Englands war die Einführung des geometrischen Stils unter Einbeziehung des lokalen Sparrenmotivs. Anders als die Architektur hat die romanische Plastik in der ersten Zeit nach der Eroberung viele angelsächsische Stilelemente assimiliert. Die schönen Akanthuskapitelle von Winchester sind jahrzehntelang nachgeahmt worden. Dann sind skandinavische Quellen in dieser frühen Bauplastik nachweisbar, die darüber hinaus auch auf Vorbilder aus der Normandie zurückging – Norwich hatte Cerisy-la-Forêt zum Vorbild, Durham die Trinité von Caen.

Hält man das Datum 1071 als Entstehungsjahr für das geometrische Tympanon von Chepstow Castle für richtig, dann trifft es zu, daß verzierte Tympana im letzten Viertel des 11. Jahrhunderts in England aufkamen; aber die meisten bekannten Beispiele gehören doch erst ins 12. Jahrhundert. Die romanische Bauplastik entfaltete sich in Großbritannien im allgemeinen an Bauten, die nach 1100 entstanden sind. Bei den Kapitellen in der Krypta der Kathedrale von Canterbury verbindet sich ein vom ‹korinthischen› Kapitell abgeleiteter vegetabilischer Dekor mit Tierfiguren auf der Grundlage eines Korbkapitells. Die Bauarbeiten an der Krypta von Canterbury begannen im Jahr 1100; die Ausführung der Steinmetzarbeiten folgte wenig später, auf jeden Fall nicht nach 1120. Diese Chronologie ist wichtig, weil die Kapitelle von Romsey Abbey und vom südlichen Querschiffarm der Kathedrale von Worcester von den Kapitellen der Kathedrale von Canterbury beeinflußt worden sind. Diese drei Serien von Kapitellen haben sich an alten angelsächsischen Vorbildern orientiert, an alten Metallarbeiten und an Illuminationen von Handschriften, die zum Teil aus dem *Scriptorium* von Canterbury stammen. Jahrzehntelang hielt sich die romanische Bauplastik Englands an diese drei Quellen; man kann das zum Beispiel auch an dem mehr kalligraphisch bestimmten Stil der Kapitelle des Kreuzgangs von Reading feststellen.

Der Bauschmuck der Kathedrale von Ely ist ausgesprochen prachtvoll. Chor und Querschiff sind 1093 begonnen und 1106 geweiht worden; die Kapitelle dieses Teils der Kirche sind Korbkapitelle, und der Dekor ist ähnlich wie auf Handschriften-Illuminationen. Die nach dem Chor gebauten Langschiffe sind vielleicht schon vor 1139 vollendet worden; die drei mit Reliefschmuck versehenen Portale am südlichen Seitenschiff und am Südarm des Querschiffs müssen also kurz vor 1139 entstanden sein. Das am reichsten verzierte Portal von Ely ist das Priorportal. Pfeiler, Gewändesäulen und Archivolten sind mit einem dichten vegetabilischen Dekor überzogen. Das Tympanon zeigt eine *Majestas Domini:* mit einem Kreuz und einem Buch in der Linken thront der segnende Christus in einer Mandorla, die von zwei Engeln getragen wird. Das Bildschema ist mit dem burgundischen Typus in Verbindung gebracht worden; dem unmittelbar mit Handschriften verwandten Stil begegnet man auch in Norwich und in Anklängen auf den Kapitellen von Warkeley (Northampton). Der Dekor der Kapitelle am Portal von Ely ist mit den Kapitellen des südlichen Querschiffs von Worcester verwandt.

In der Kathedrale von Chichester in Sussex sind zwei Relieffragmente erhalten, die zu einem

111 – Ely – Kathedrale: Vierungsturm und Querschiff. Um 1200

größeren Ensemble gehörten. Das eine schildert die Begegnung von Christus mit Maria und Martha, das andere die Auferweckung des Lazarus. Das Relief ist ziemlich hoch und die Falten sind tief eingeschnitten. Die Bleiinkrustationen der Augen in den bewegenden, sehr ausdrucksstarken, erschütterten Gesichtern sind verloren. Bei aller Nüchternheit beeindrukken die Gestalten durch ihre Haltung und durch ihre Anklänge an die Skulptur des 11. Jahrhunderts auf dem Kontinent. Obwohl unseres Erachtens nicht, wie oft angenommen, eine nahe Verwandtschaft zwischen den Reliefs von Chichester und denen der Externsteine am Nordosthang des Teutoburger Waldes besteht, sind die Reliefs von Chichester doch auf jeden Fall zwei Meisterwerke der englischen Romanik; entstanden sind sie nicht vor 1140.

Seit der Mitte des 12. Jahrhunderts hat sich die englische romanische Plastik durch Verbindungen zur französischen Romanik und Gotik mit größerer Freiheit entwickelt. Die Westfassade der Kathedrale von Rochester erhielt um 1170 ein Portal, an dem die verschiedenen Komponenten eng verwoben sind. Die reliefierten Archivolten stehen westfranzösischen Vorbildern nahe, das Tympanon und die Gewändefiguren scheinen dagegen Einflüsse von der Île-de-France widerzuspiegeln. Ein ähnliches Werk gab es in Colchester. Dieselben Künstler haben in Barfreston bei Canterbury die Rose der Fassade angefertigt, die man allgemein mit der Rose von Saint-Étienne in Beauvais vergleicht, wie auch einen Reiter, der entsprechenden Figuren im Poitou und in der Saintonge ähnelt. Die Wechselbeziehungen zwischen Frankreich und England, und da besonders Canterbury und York, wurden bestimmend für den Übergang von der romanischen zur gotischen Skulptur Englands.

Neben solchen bedeutenden Werken ist in England eine größere Zahl von romanischen

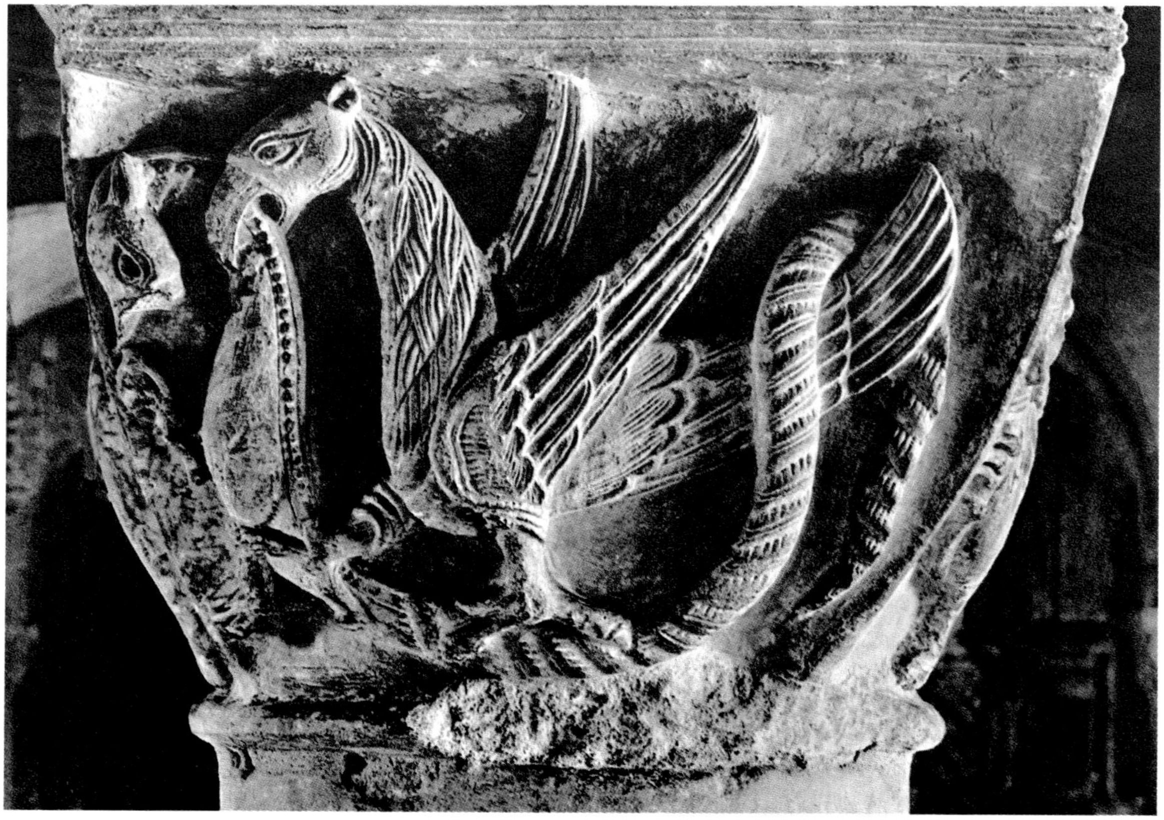

112 – Canterbury, Kathedrale, Krypta – Kapitell: Greif und Schlange. 1100–1120

113 – Ely, Kathedrale – Südliches Seitenportal, sogenanntes ‹Priorportal›. Vor 1139

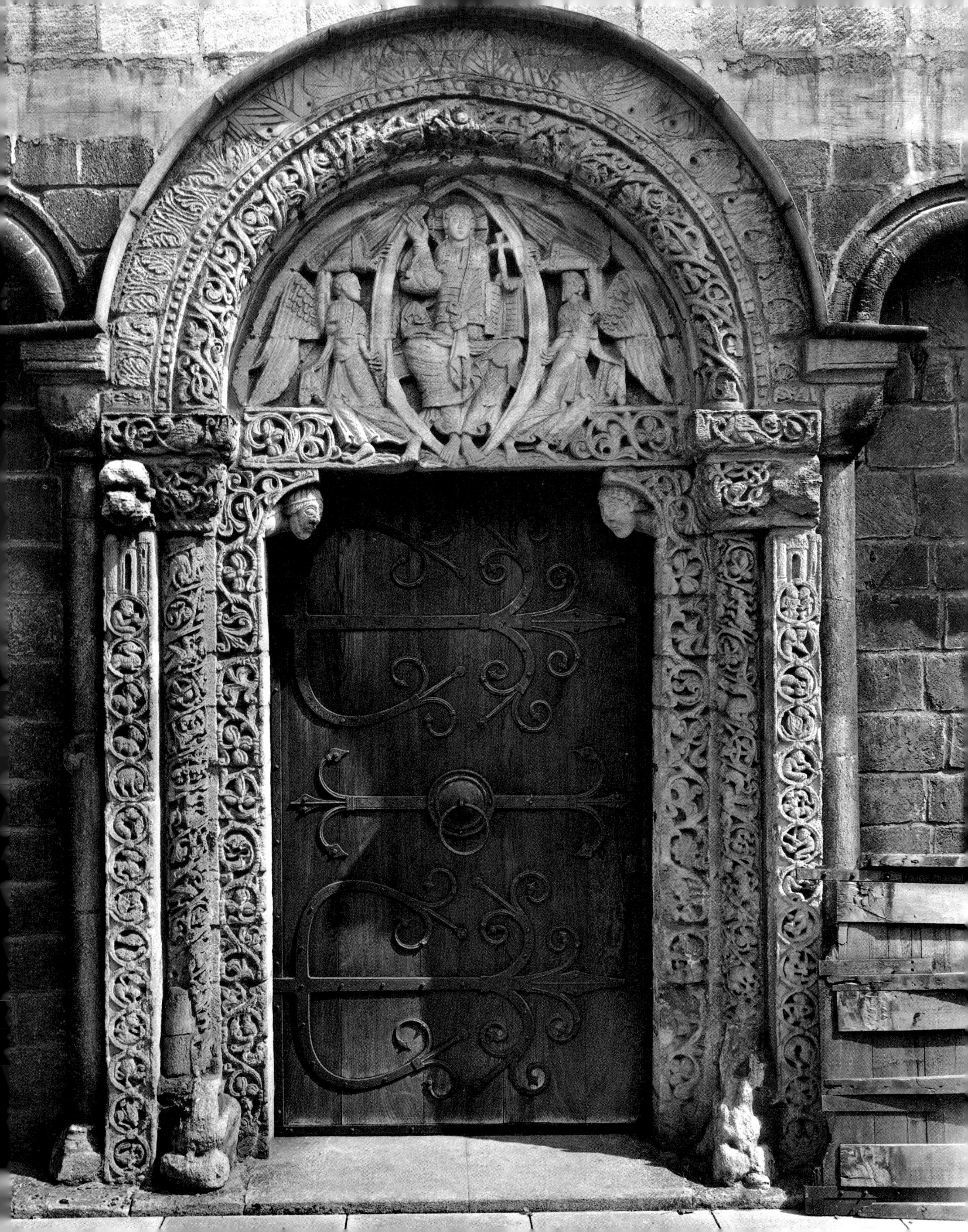

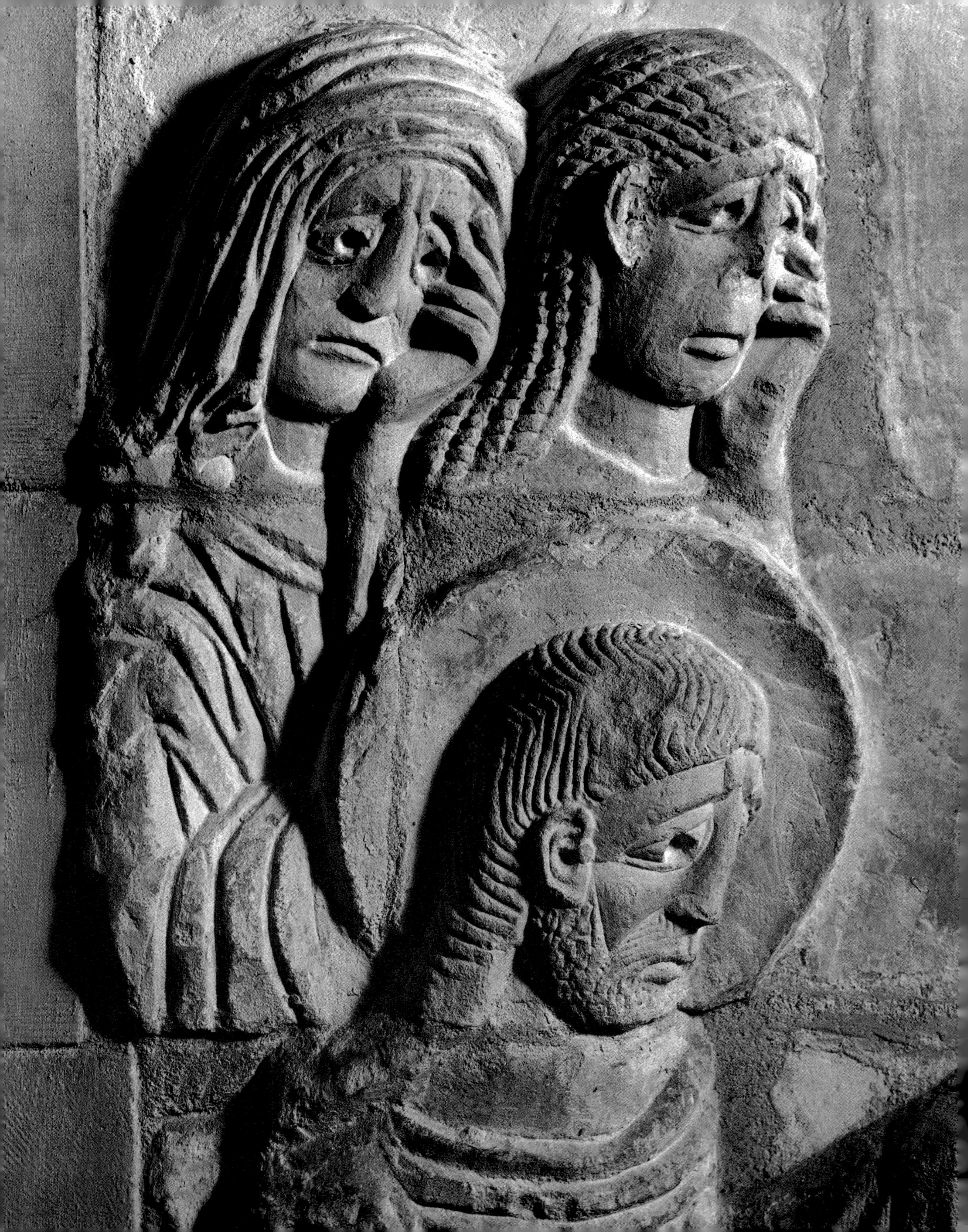

Taufbecken aus Blei und aus Stein erhalten. Der Reliefstil der Steinbecken hielt sich im allgemeinen an die angelsächsische Überlieferung: das Taufbecken von Saint James in Avebury (Wiltshire) bietet ein Beispiel für verschränkte Blendarkaden, ein Motiv, für das der englische Bauschmuck eine besonder Vorliebe hatte (Much Wenlock in Shropshire; Bury Saint Edmunds in Suffolk; Castle Acre in Norfolk). Abb. 384

Irland

Als Erbe einer in strengen Bahnen verlaufenden Vergangenheit blieb Irland abseits von Eroberungen und Invasionen. Es war sehr früh missioniert worden und brachte seit dem 7. Jahrhundert nun seinerseits das Christentum zunächst nach England und dann auf den Kontinent. Das kirchliche Leben war am Anfang nur in Klöstern organisiert; es gab keine Diözesen und Bistümer. Das Bistum Dublin wurde erst kurz vor 1036 gegründet, und erst im 12. Jahrhundert folgte allmählich eine territoriale Aufgliederung in Diözesen. 1171, als Heinrich II. Irland eroberte, trat die Eigenständigkeit der irischen Kunst infolge der vielen von außen gekommenen Einflüsse in den Hintergrund.

Die romanische Architektur Irlands ist durch eine große Unbeweglichkeit gekennzeichnet. Der typische Grundriß war immer wieder die rechteckige Saalkirche ohne Querschiff, die durch eine quadratische oder rechteckige Apsis verlängert wurde. Die Decken bestanden aus Holz, aber seit dem Ende des 11. Jahrhunderts experimentierte man mit gemauerten Tonnengewölben. Die Mauern sind über das Gewölbe hinaus verlängert und bilden einen hohen Oberraum von fast dreieckigem Querschnitt (Küche des heiligen Kevin, Haus des heiligen Columban, Saint Flannan in Killaloe). In Cashel gewährt ein Turm den Zugang zu zwei riesigen Sälen, die unter dem Dach des Langhauses und der Apsis liegen. Zur Kirche gehörten in Irland oft ein oder zwei Wohnräume, die einen Baukörper mit ihr bildeten.

Bei der 1157 geweihten Zisterzienserabtei Mellifont (Louth) führte man den für Zisterzienserkirchen typischen Grundriß in Form eines lateinischen Kreuzes in Irland ein. Die Hauptapsis ist rechteckig, und je drei Apsidiolen schließen sich an die Arme des Querschiffs an; allerdings entsprechen sie nicht dem typischen Zisterziensergrundriß, denn die Mittelapsidiole der Querarme ist halbkreisförmig. In Boyle (Roscommon), einem kurz nach 1160 vollendeten Kloster, erinnert der Wandaufbau des Langschiffs an Fountains Abbey.

Sehr bald und zunehmend häufiger im 11. und 12. Jahrhundert wurden runde Türme gebaut, deren Herkunft noch immer unklar ist. Man hat sie mit Vorbildern aus Ravenna in Verbindung gebracht, aber auch mit lokaler Überlieferung, denn ihre Form blieb unverändert seit ihrem ersten Erscheinen auf irischem Boden. Auf kreisförmigem Grundriß von ungefähr 5 m im Durchmesser erheben sich ihre Mauern bis zu einer Höhe von 30 m, wobei sie sich etwas verjüngen. Die unteren Partien sind von Fenstern durchbrochen. Das Innere ist durch Holzbohlen in Geschosse unterteilt.

Die Anlage von Glendalough (Wicklow), die im Mittelalter von einer Ringmauer umschlossen war, gibt uns ein charakteristisches Beispiel für eine solche Zuordnung von Kirche und rundem Turm. Zu der weitläufigen Klosteranlage gehörten noch weitere Gruppen von Wohnbauten mit Kapellen, die alle von dem einzeln stehenden Turm überragt wurden. Der Ort galt als verehrungswürdig, weil der heilige Kevin dort gewohnt hatte. Eines der erhaltenen Gebäude, die ‹Küche des heiligen Kevin›, hat seinen volkstümlichen Namen von der Ähnlichkeit seines Turms mit einem Kamin; es ist eine Kapelle mit rechteckigem Langhaus, in das ein kleiner runder Turm eingefügt ist. Die anderen Kapellen und Kirchen von Glendalough hatten den gleichen Grundriß.

114 – Chichester, Kathedrale – Relief. Ausschnitt: Die Erweckung des Lazarus. Nach 1140

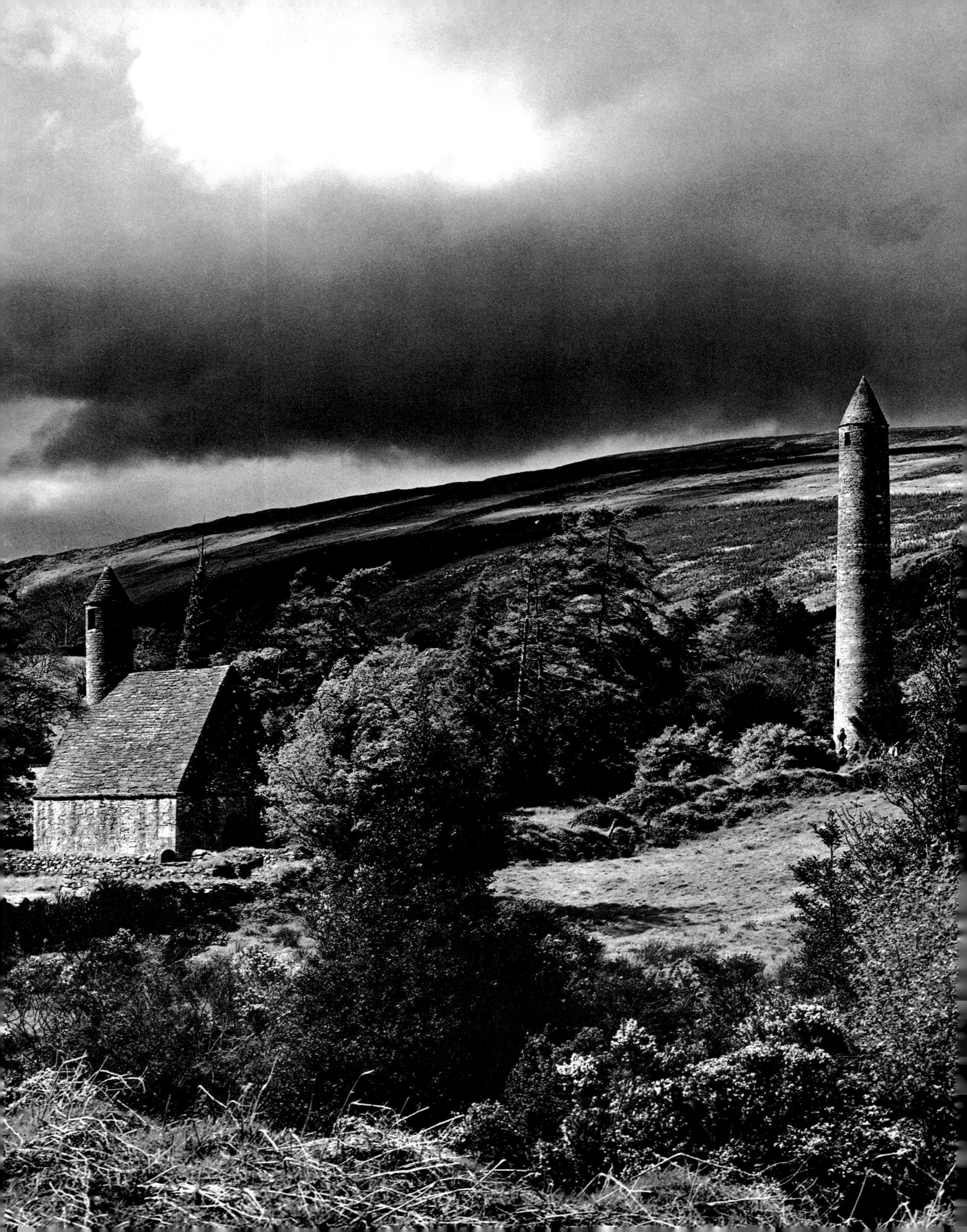

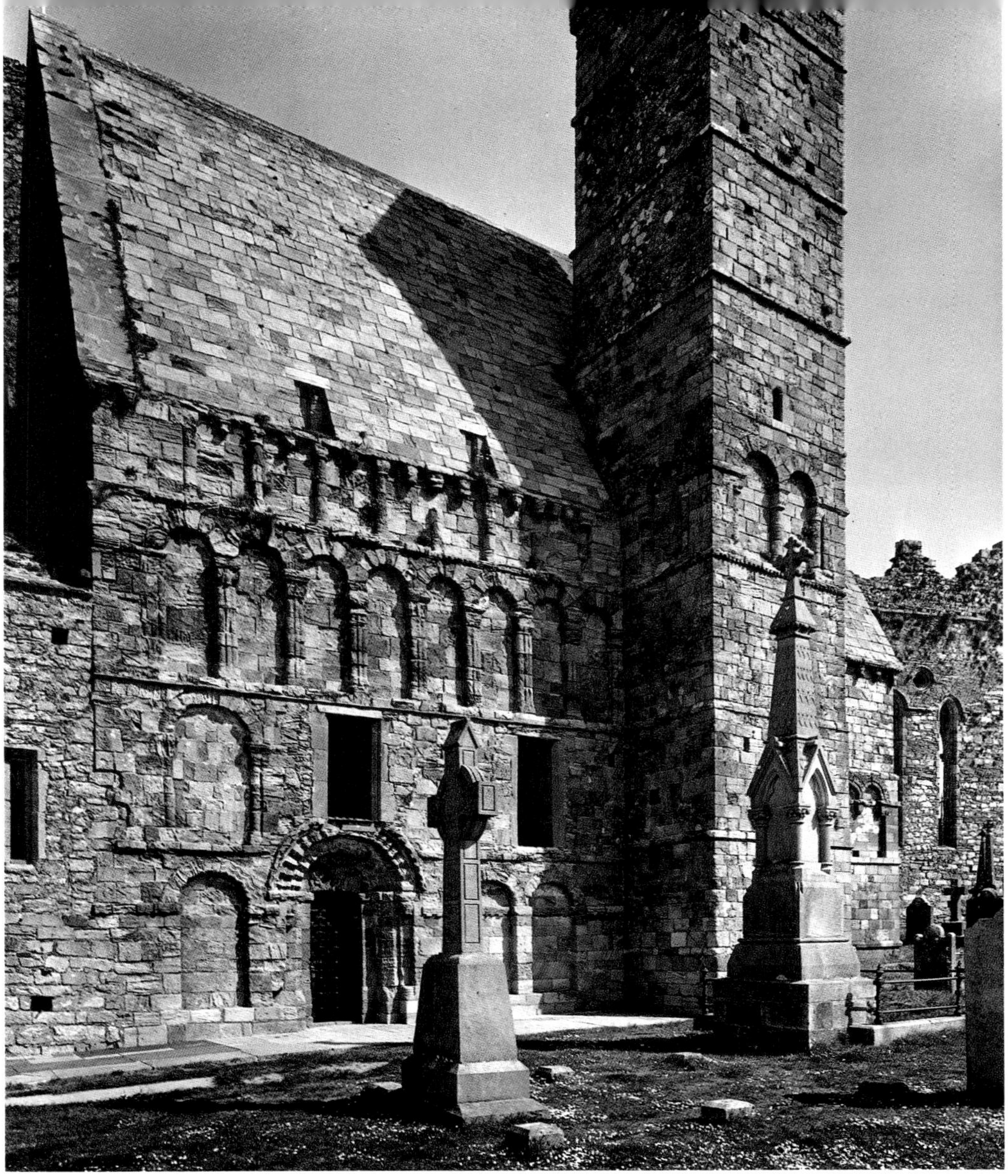

116 – Cashel – Cormac's Chapel mit Turmfassade. 12. Jh.

Auch Bauplastik fehlte nicht in Irland; im 12. Jahrhundert traten plötzlich verzierte Portale auf. Die Struktur des Portals mit Gewändestufen, Säulen und Archivolten war von England und vom Kontinent entlehnt. Der Dekor berücksichtigte sowohl heimische Überlieferung – Flechtwerk – als auch von außen kommende Formen. Tympana waren selten. Die Tympana der Kapelle von Cormac in Cashel (Tipperary) haben ein betont graphisches, flaches Relief und erinnern an manche englischen Beispiele. Auf dem Tympanon der Nordpforte sieht man eine Raubkatze, die fast das ganze Bogenfeld ausfüllt. Der Körper des Tiers ist im Profil, der Kopf von vorn dargestellt; es zertritt andere Tiere, während ein Kentaur mit Pfeil und Bogen sich ihm entgegenstellt. Besonders das Tympanon von Stoke-sub-Hamdon (Somersetshire), aber auch andere Exemplare in England, haben ähnliche Motive zum Gegenstand. Charakteristisch für irische Portale in romanischer Zeit sind große Menschen- oder Tierköpfe an den Ecken der Stufen oder auf den Kapitellen (Killeshin, Glen Uissen).

Abb. 484 und 485

Typisch für die irische Romanik sind die reliefierten Steinkreuze mit ihrem einzigartigen

115 – Glendalough – Kapelle, sogenannte ‹Küche des heiligen Kevin›, und runder Turm. 12. Jh.

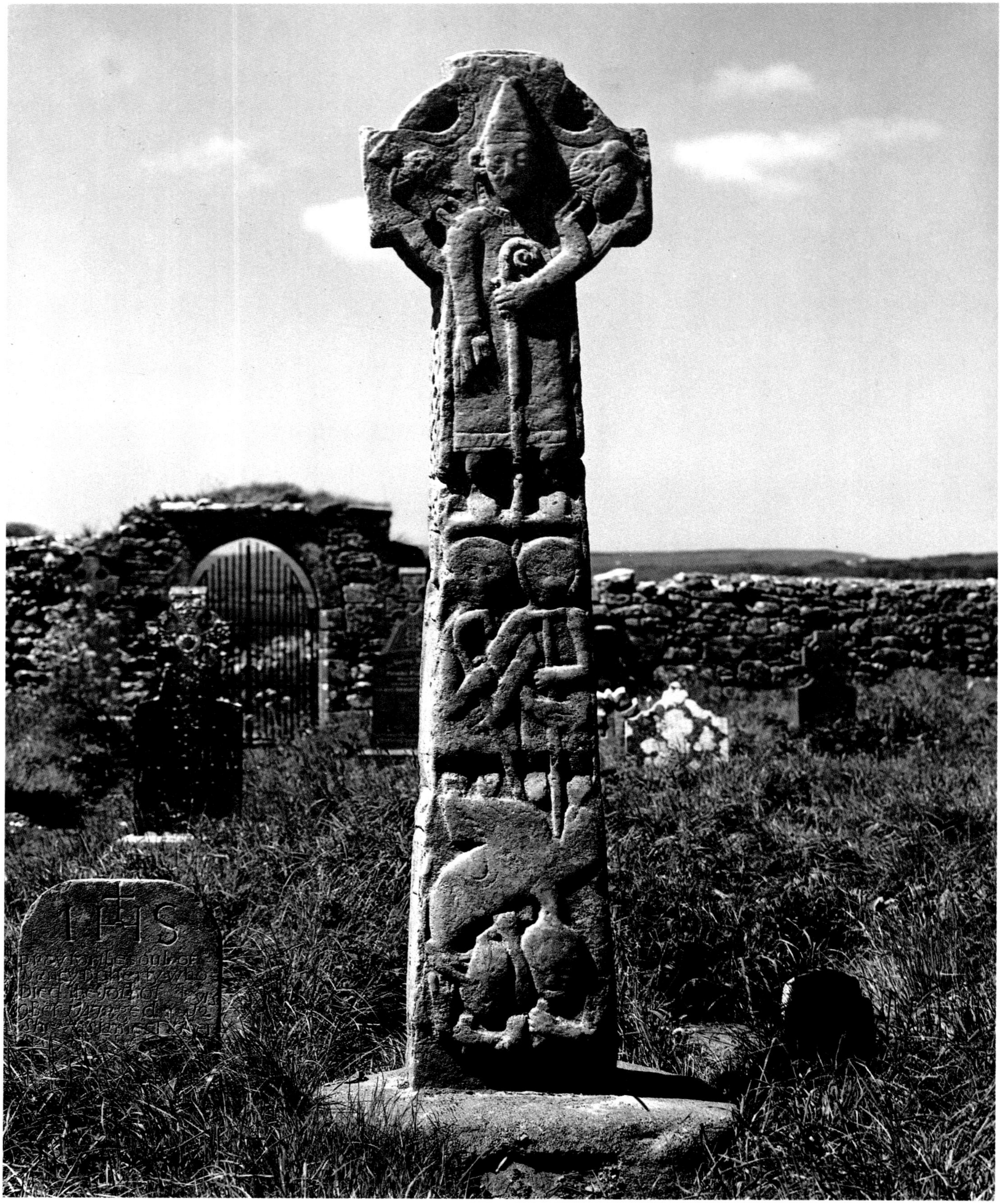
IHS

monumentalen Bildschmuck. Ihre Höhe ist beträchtlich, ihre Form variantenreich. Am Fuß sind sie breiter als oben; oft stehen sie auf einem Sockel; um den Schnittpunkt der Arme liegt manchmal ein Ring, der sie verbindet. Immer haben die Kreuze Reliefdekor; nur manchmal sind einige zusätzliche Schmuckelemente mit Stiften befestigt. Die Aufstellung der Kreuze variiert – entweder sie stehen einzeln oder aber bei einer Kirche, in einem Friedhof oder einem Klosterbezirk. Daher haben sie auch unterschiedliche Funktionen: es können Grabkreuze oder einfach Mahnmale zum Heil sein und zu Sammlung und christlichem Gebet aufrufen.

Viele Bildthemen können auf den Kreuzen dargestellt sein: Themen aus dem Alten Testament – Abraham, Daniel, David, Adam und Eva –, Themen aus dem Leben Jesu – die Wunder, die Kreuzigung –, Heilige und Bischöfe, allerhand Tiere – Löwen, Schlangen, Ungeheuer – und auch ein üppiger vegetabilischer und geometrischer Dekor. Ihr Sinngehalt ist einfach und dreht sich um das Heilsgeschehen in der Dualität Altes und Neues Testament, Sünde und Erlösung, Sieg Christi über den Tod.

Es gibt in Irland noch über zwanzig solcher Kreuze aus romanischer Zeit, im Mittelalter waren es jedoch viel mehr. Die meisten stehen zwischen Connacht im Osten und Leinster im Westen. Durch drei Inschriften und stilistische Zusammenhänge kann man die meisten Kreuze an das Ende des 11. und in das 12. Jahrhundert datieren.

Schließlich sollte man erwähnen, daß die irische Monumentalplastik zur Zeit der Romanik einen stark dekorativen Charakter hatte, ob es sich nun um Kreuze handelt, um Fassaden oder um Kapitelle. Sparren, Flechtwerk, Mäander und verschiedene geometrische Motive bilden das Formenrepertoire, in dem entweder rechte Winkel oder verschlungene Formen vorherrschen. In ihrem kalligraphischen Schwung stehen sie irischen Handschriften sehr nahe. Höchstwahrscheinlich sind die Dekorformen Handschriften entnommen und vielleicht auch von manchen Schmuckgegenständen entlehnt.

Norwegen

Norwegen kannte schon im Mittelalter die herkömmliche Unterteilung in vier geographische Zonen. Da war der wenig bevölkerte Norden, Hålogaland, der Osten mit Ebenen und Tälern und der Stadt Oslo, das Fjordgebiet im Westen um die von Olaf Kyrre (1066–1093) gegründete Stadt Bergen und schließlich das Trøndelag, die reichste Gegend um die Stadt Trondheim. Der heilige Olaf hatte seit dem ersten Drittel des 11. Jahrhunderts Trondheim zur Hauptstadt des Landes und zum Sitz des Erbkönigtums gemacht; 1152 wurde nach achtundvierzigjähriger Abhängigkeit vom Erzbistum Lund das norwegische Erzbistum dort errichtet. Damit wurde die religiöse Bedeutung der Stadt untermauert, während sich die politische Macht im Lauf des 12. Jahrhunderts immer mehr nach Bergen verlagerte. Trotz der Verbindungen der norwegischen Kirche zu Lund und Bremen wurden die Beziehungen zu England am intensivsten gepflegt; mit den Britischen Inseln verknüpften Norwegen politische und künstlerische Bande jeder Art. Der Norden Schottlands war seit dem 11. Jahrhundert norwegisch. Die am häufigsten benutzten Verbindungswege zwischen Norwegen und dem Kontinent führten entweder über die Irische See oder über die Ostseite Schottlands in Richtung York. Man unterscheidet zwei große Einwanderungswellen von Angelsachsen nach Norwegen; eine erfolgte nach den Niederlagen bei Stamford Bridge und Hastings, die andere nach der Niederwerfung Northumberlands durch Wilhelm den Eroberer. Bei solchen Voraussetzungen ist es verständlich, daß die romanische Kunst Norwegens, die ihre Blütezeit zwischen 1080 und 1210 hatte, das Wikingererbe mit angelsächsischen Überlieferungen verband.

Trotzdem nahmen die Norweger im Mittelalter nicht nur Britisches auf. Besonders in den

117 – Kilfenora – Friedhofskreuz mit Bischofsfigur und zwei weiteren menschlichen Gestalten. 12. Jh.

Küstenstrichen Norwegens ist ein künstlerischer Austausch auch mit Dänemark spürbar und, über die friesischen Inseln, mit dem Niederrhein. Aus diesen Kontakten ergab sich eine reiche, eigenständige Kunst, die viel zu wenig bekannt ist und auf die wir hier eingehen wollen.

In Norwegen ist eine verhältnismäßig große Zahl von Holzkirchen, sogenannten Stabkirchen, erhalten. Das ganze konstruktive Gerüst dieser Kirchen besteht aus Kiefernholzmasten, in denen sich Leichtigkeit mit großer Widerstandsfähigkeit und Elastizität verbinden. Die Stabkirche von Urnes am Sogne-Fjord, im Landesinnern, war Gegenstand eingehender Untersuchungen. Sie hat einen rechteckigen Grundriß, überdeckte, außen umlaufende Galerien und ist im Osten durch eine rechteckige Apsis verlängert. Die Masten stehen auf Schwellbalken und sind im oberen Teil durch Arkaden verbunden. Die Mitte des Raums ist überhöht und von einem Satteldach überdeckt. Zwischen den Säulen und den Querbalken ersetzen Holzplanken die Mauern. Ein Hauptanliegen bei der Konstruktion dieses Gebäudetyps war die Feuchtigkeitsisolierung.

Abb. 487 bis 489 Im letzten Viertel des 12. Jahrhunderts entstand die Stabkirche von Borgund am Sogne-Fjord mit einer halbkreisförmigen Apsis ohne Innenstützen und mit drei Eingangshallen. Der Aufriß ist ähnlich wie bei der Kirche von Urnes. Übrigens hielten sich mit Abweichungen die Kirchen von Kaupanger, Hopperstad und Fortun am Sogne-Fjord ebenfalls an diese Vorbilder. Auch die Kirchen von Vågå, Garmo und Hurum ließen sich als Beispiele für den basilikalen Grundriß bei Stabkirchen anführen. Neben diesen Bauten gab es auch einfachere ohne Innenunterteilung. Alle sprechen für die technische Perfektion dieser Konstruktionen, über deren Ursprung man sich noch nicht im klaren ist und die sich gleichzeitig mit den ersten Steinbauten in Norwegen entwickelten.

Stein wurde in Norwegen von den Königen des 11. Jahrhunderts für Sakralbauten verwen-
Abb. 482 det, wie die norwegischen Chroniken berichten. Von der ersten Kathedrale von Trondheim vom Ende des 11. Jahrhunderts ist nichts erhalten; vielleicht hatte sie den sehr einfachen Grundriß der ältesten norwegischen Kirchen vom Anfang des 12. Jahrhunderts, die etliche Züge der englisch-normannischen Architektur übernommen haben, wie zum Beispiel die von Vernes: eine sehr breite, mit einer Holzdecke überdachte Saalkirche ist durch eine quadratische Apsis verlängert und von zwei niedrigen, im allgemeinen halbkreisförmigen Apsidiolen flankiert. In Vernes ist ein starker quadratischer Turm der Westfassade vorgelagert, der nur vom Kircheninneren aus durch eine Bogenstellung hindurch zugänglich ist. Mitunter, etwa in der 1130 gegründeten Kathedrale von Stavanger, kann der Bau zu drei Schiffen erweitert sein, die durch dicke runde Säulen abgeteilt sind. Dieser Grundriß wurde später für die Kathedrale von Trondheim übernommen.

Mit dem Bau der Kathedrale, die seit der Gründung des Erzbistums 1152 neugebaut wurde, ist vielleicht doch schon einige Jahre früher begonnen worden. Wahrscheinlich war schon der erste Grundriß ähnlich; vorgesehen hatte man drei Schiffe, ein sehr breites und vorspringendes Querschiff mit einer rechteckigen Kapelle an jedem Arm und einen stark gegliederten dreischiffigen Chor mit einer Apsis und zwei Apsidiolen. Aber nur das Querschiff dieser großen englisch-normannischen Kirche ist erbaut worden und erhalten geblieben. Sein dreizoniger Wandaufbau zeigt Uneinheitlichkeiten in der Höhe des Triforiums.

Die Kathedrale Santa Maria von Bergen ist vollkommen anders konzipiert. Der Bau ist überwölbt, die Stützen, die das Mittelschiff von den Seitenschiffen abteilen, sind kreuzförmig und tragen ein Triforium. Die Kathedrale ist von dem großen Stil von Lund geprägt, zu dem englisch-normannische Formen in Konkurrenz treten – sie machen sich zum Beispiel in der Struktur der Zweiturmfassade im Westen bemerkbar.

Die Klosterarchitektur breitete sich in Norwegen erst um die Mitte des 12. Jahrhunderts

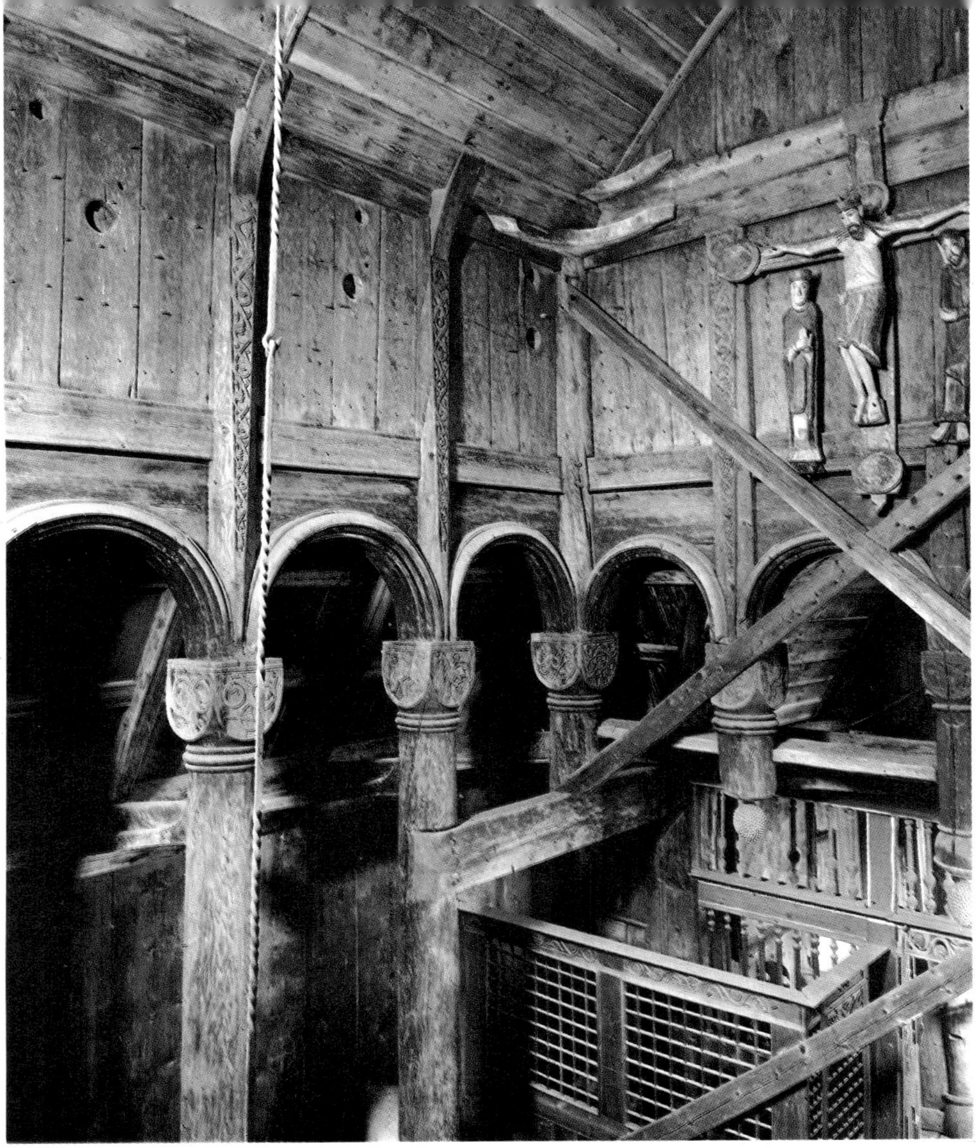

118 – Urnes – Stabkirche: Innenansicht mit Arkaden. Mitte 12. Jh. – *Holz*

aus. Die erste Benediktinerabtei wurde gegen Ende des 11. Jahrhunderts in Selje an der Westküste von Mönchen gegründet, die von den Britischen Inseln gekommen waren. Erwähnenswert sind auch die Klöster Nidarholm bei Trondheim und Munkeliv bei Bergen. Die ersten Zisterziensergründungen werden auch englischen Mönchen zugeschrieben – 1146 gründeten Mönche aus Fountains Abbey die Abtei *Vallis lucidae* am Lyse-Fjord. Der Grundriß der Abteikirche geht auf das Vorbild der 1128 gegründeten englischen Abtei Waverley zurück: ein sehr breites, rechteckiges Langhaus und ein Querhaus, dessen Arme sich durch zwei Portale zum Langhaus öffnen und an die sich im Osten zwei rechteckige Apsidiolen anschließen.

Ein Hauptmerkmal romanischer Sakralbauten in Norwegen besteht im Überfluß und in der Ursprünglichkeit des Bauschmucks, in dem englisch-normannische Züge, das Erbe der Wikinger und Stilelemente der romanischen Kunst des Kontinents zu etwas Neuem verschmolzen. Die Relieffragmente, die am Ende des 19. Jahrhunderts bei Restaurierungsarbeiten an der Kathedrale von Trondheim gefunden wurden, gehören zu den ältesten Steinskulpturen und sind oft mit den Kapitellen der Krypta von Canterbury und mit Dekorelementen normannischer Reliefs verglichen worden. Gesetzt den Fall, die übliche Datierung dieser Reliefs in die

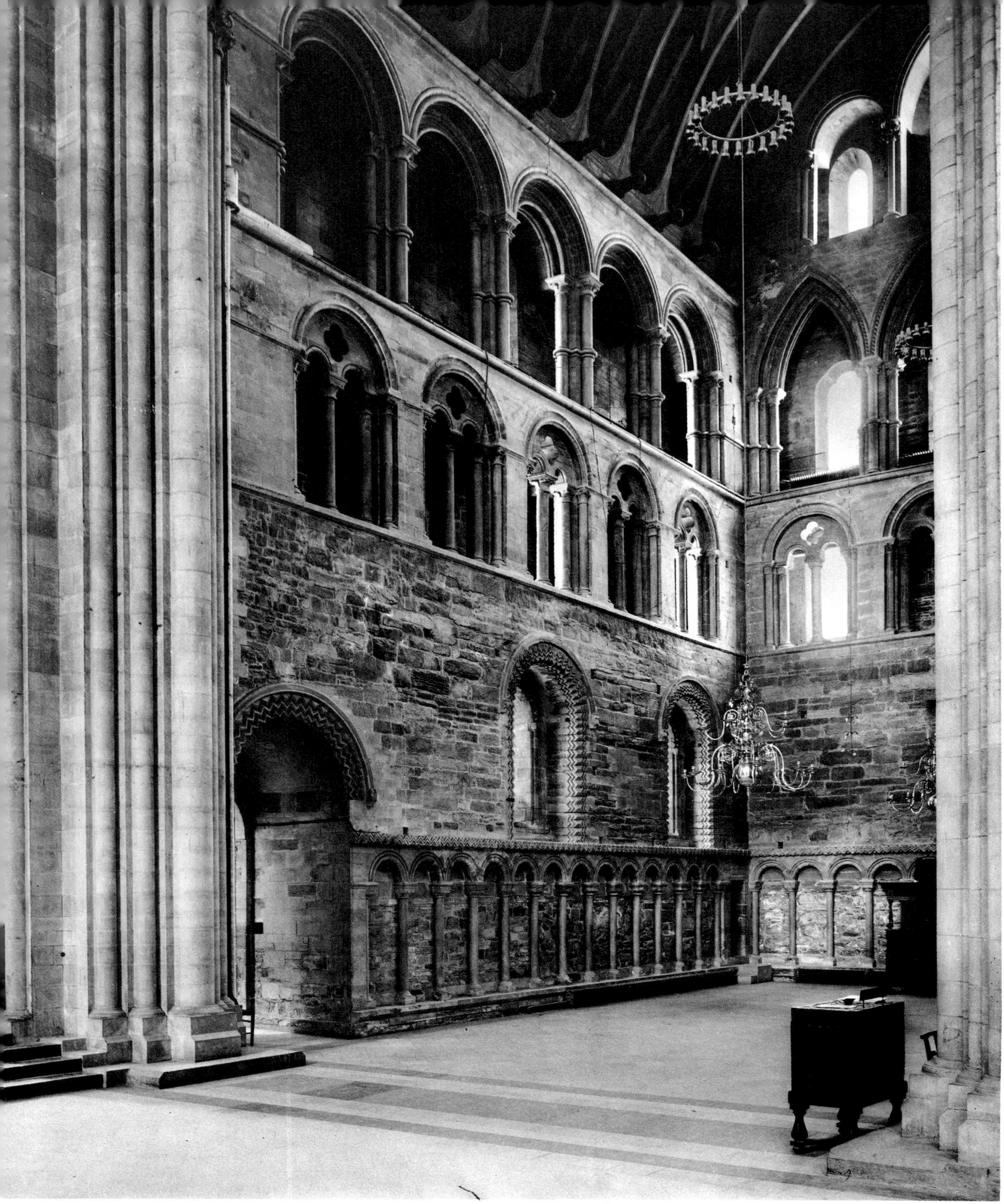

119 – Trondheim – Kathedrale: Dreizoniger Wandaufbau des nördlichen Querschiffarms. Nach 1152

ersten Jahrzehnte des 12. Jahrhunderts ist richtig, dann haben wir damit einen wichtigen Richtwert, der zeitlich eindeutig vor dem Architekturdekor des Querschiffs der Kathedrale liegt. In diesem Querschiff wurden erstmals Kapitelle mit Eierstäben eingesetzt, die den um 1145 entstandenen Kapitellen der Kathedrale von Lincoln gleichen. In kleineren Kirchen der Gegend wurden die Formen von Trondheim bis zum Anfang des 13. Jahrhunderts benutzt – so etwa in Maere, Hustad und Stiklestad.

Steinplastik und Holzplastik bestanden nebeneinander in Norwegen, und genauso wie bei der Architektur ist es interessant, ihre gemeinsamen Merkmale aufzuspüren. Die Holzplastik ist deutlich von der Holzbearbeitungskunst der Wikingerzeit geprägt, deren Krieger so üppig ausgestattete Gräber erhielten. Trotzdem führt unleugbar eine Spur von der Steinplastik von Trondheim zu den Holzplastiken aus der Gegend von Trøndelag.

Bei den Stabkirchen ist der Dekor hauptsächlich auf das Tor konzentriert. Dennoch gibt es plastischen Dekor auch an anderen Stellen der Kirchen, besonders an den Kapitellen und an dem reichen Mobiliar. Trotz der Monumentalität des Dekors überrascht sein ornamentaler Anblick den Besucher. Das Relief ist oft sehr flach. Das Formenrepertoire ist vor allem geometrisch und vegetabilisch, und die Motive sind meist zu einem Flechtwerk ohne Anfang und Ende verknüpft. Tierfiguren erscheinen häufig in Kampfszenen, entweder für sich allein oder eng mit vegetabilischen Elementen verbunden. Der Stil ist im wesentlichen graphisch.

Die Kapitelle der Kirche von Urnes sind Würfelkapitelle mit Tiermotiven auf jeder Seite; dasselbe Prinzip gilt auch für die Kathedrale von Stavanger. Das Würfelkapitell ist der am häufigsten verwendete Kapitelltypus in den Stabkirchen, in denen der Architekturdekor besonders üppig ist: an Kapitellen, Basen, Säulen, Schranken, Arkaden und so weiter. Man hat Analogien zwischen dem Dekor der meisten Stabkirchen und den Motiven an Goldschmiedearbeiten der Wikingerzeit einerseits und zwischen illuminierten Handschriften und englisch-normannischen plastischen Details andererseits herausgestellt.

Norwegen besitzt auch spätromanische Skulpturen, zum Beispiel im Dekor des östlichen ‹Oktogons› mit Umgang in der Kathedrale von Trondheim, das von den achtziger Jahren des 12. Jahrhunderts an unter dem Erzbischof Eystein gebaut worden ist. Romanische Elemente und erste gotische Schmuckformen sind hier eng verbunden. Man hat auf die englische Herkunft mancher Formen hingewiesen und sie mit dem englischen Exil des Erzbischofs in den

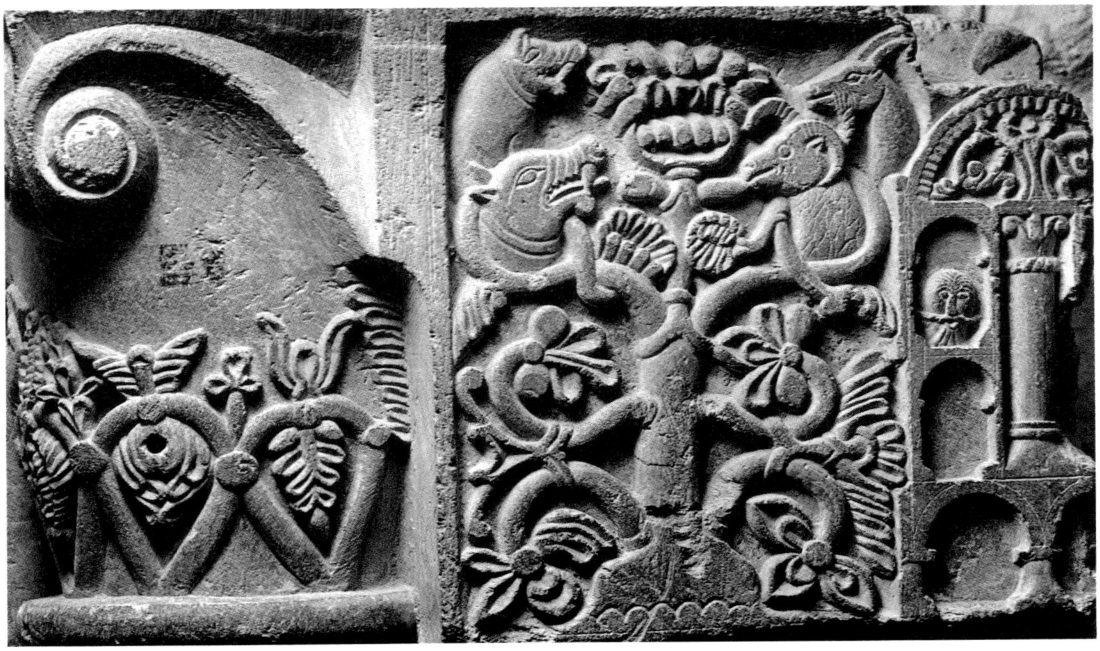

120 – Trondheim, Kathedrale – Kapitell: Lebensbaum. Um 1100–1120 – Trondheim, Museum der Kathedrale

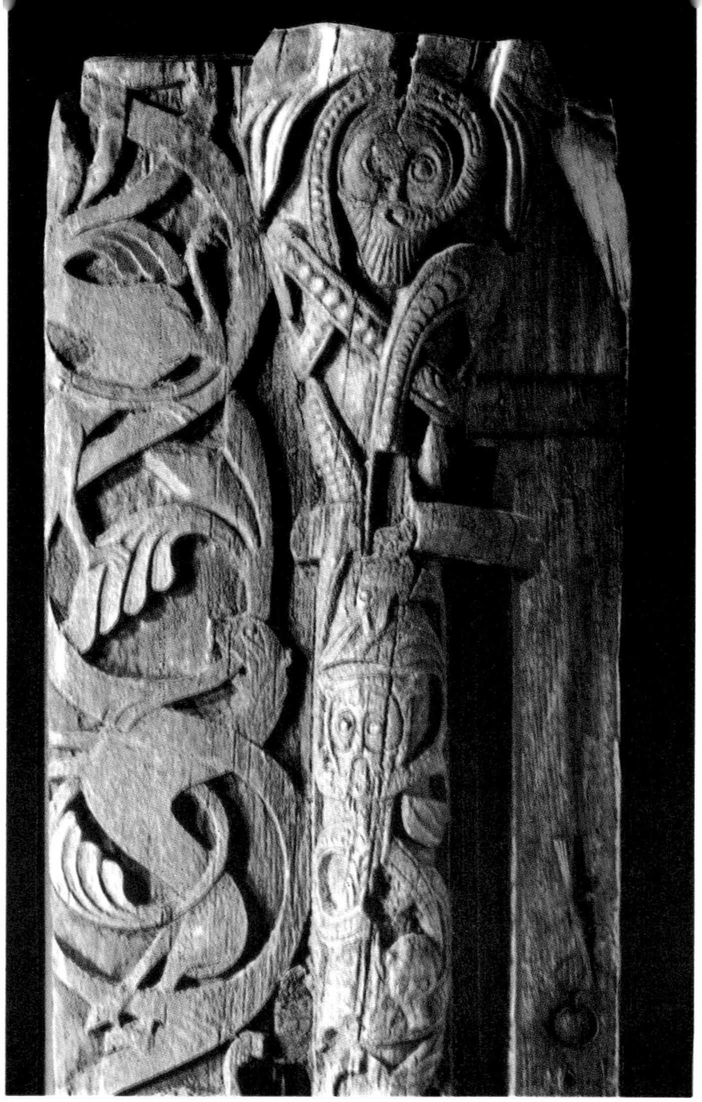

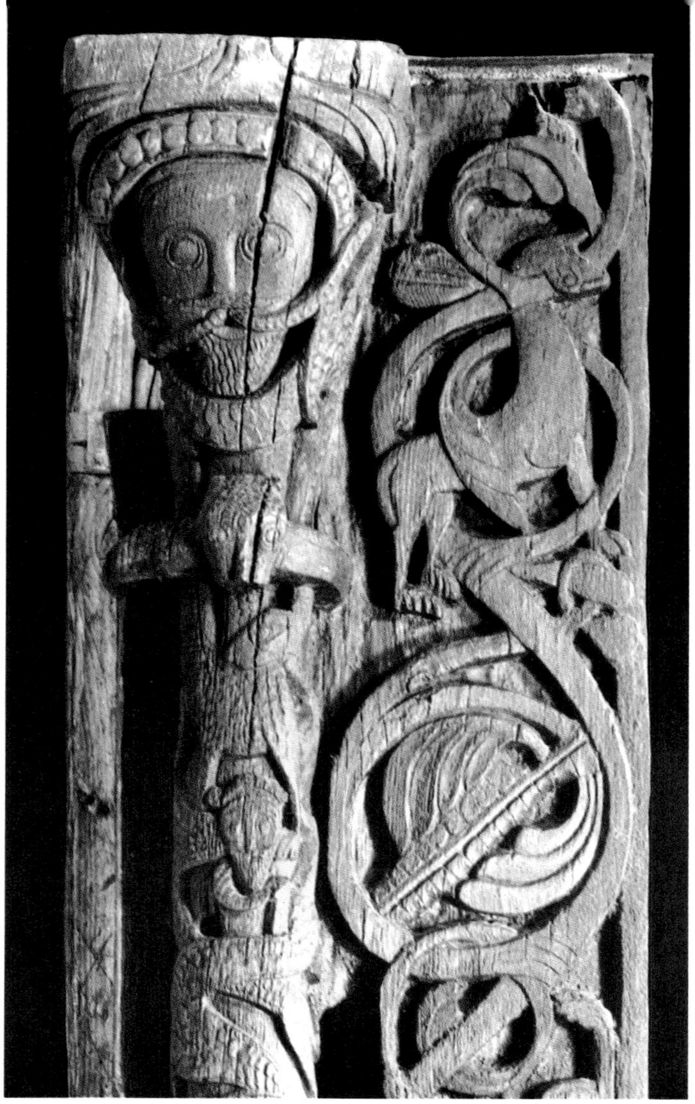

121 und 122 – Rennebu, Stabkirche – Pfosten des Westportals. Ausschnitte: Masken und Rankenwerk. 12. Jh. – *Holz* – Trondheim, Museum Nordischer Antiken

Jahren zwischen 1179 und 1183 in Verbindung gebracht. Bei seiner Rückkehr hätte er, der in Lincoln und Bury Saint Edmunds gewesen war, die Vorliebe für eine in England schon eingewurzelte Formensprache mitgebracht. Aber damit hätte er ja nur an eine Tradition künstlerischen Austauschs wieder angeknüpft, die seit dem frühen Mittelalter in Norwegen Vorrang hatte.

DAS BODENMOSAIK

Auf die westlichen Reiche Europas übte die Technik des Wandmosaiks in romanischer Zeit keinerlei Anziehung aus, während sie sich in Italien und Byzanz weiterhin großer Beliebtheit erfreute. Suger hatte dies klar erkannt, als er das Mosaiktympanon, das er in Saint-Denis für das linke Portal der Westfassade anfertigen ließ, mit einer Inschrift versah, die dieses Wandmosaik als «entgegen dem heutigen Gebrauch» qualifizierte.

Dagegen war das Bodenmosaik in Frankreich und Katalonien vom Ende des 11. bis zum Beginn des 13. Jahrhunderts überaus beliebt. In bestimmten Gebieten – wie etwa im südwestlichen Gallien – wurde die Kontinuität von der Antike bis ins Mittelalter gewahrt. Bei neuesten Forschungen wurde man auf das lange Fortleben einer Serie von spätantiken Landhäusern mit reichem Mosaikbodenschmuck im Tal der Garonne aufmerksam. Die romanischen Mosaizisten fanden an Ort und Stelle Modelle vor, die noch in Mode waren. Auch im Südwesten Galliens oder in Katalonien läßt sich wie in Italien nachweisen, daß die Herstellung von Bodenmosaiken zwischen der Antike und dem Mittelalter nie abgebrochen war.

Die Technik des Bodenmosaiks war während der ersten Hälfte des 11. Jahrhunderts zunächst noch vom Erbe der Spätantike und des Frühmittelalters geprägt. Die eigentliche Blütezeit erlebte das mittelalterliche Bodenmosaik in Frankreich wie auch in anderen Gebieten zwischen dem Ende des 11. und dem Anfang des 12. Jahrhunderts. Zu diesem Zeitpunkt wurde das Mosaik zu einer autonomen Kunstgattung, ohne jedoch die enge Beziehung zu den anderen Monumentalkünsten zu verlieren. Die Haupteigenschaften dieser Technik wurden bereits im Band ‹Romanische Kunst. Mittel- und Südeuropa› erläutert.

Ein romanisches Bodenmosaik, von einem zeitgenössischen Dichter beschrieben

Häufig wird angenommen, einzig Sakralbauten seien in romanischer Zeit mit Bodenmosaiken ausgestattet worden. Böden dieser Art existierten jedoch auch in Profanbauten, wie eine sehr schöne poetische Beschreibung vom Beginn des 12. Jahrhunderts beweist. Im Auftrag von Adele, der Herzogin von Blois, Tochter Wilhelms des Eroberers und Gemahlin Stephans von Blois, beschrieb Baudri, Abt von Saint-Pierre in Bourgueil und späterer Erzbischof von Dol, in einem Gedicht das Gemach der Herzogin. Nach der Schilderung der Tapisserien mit der Schöpfungsgeschichte, dem Paradies, Szenen des Alten Testaments, mythologischen Episoden und der Eroberung Englands widmete er dem Fußboden eine ausführliche Beschreibung:

«Und hier nun der Fußboden, der würdig war, besungen zu werden . . . die Gestalt der Welt war auf ihm abgebildet. Wahrlich, dieser Fußboden stellte eine weitere Weltkarte vor. Man konnte dort zugleich die Ungeheuer der Erde und des Meeres sehen. Über den Dingen standen ihre Bezeichnungen; mit Geschick und Sorgfalt hatte der Maler sie auf diese Weise dargestellt . . . Umschlossen war dies Werk von verschiedenen Grüntönen; das Meer, das in Bewegung schien . . . Auch die Insel fehlte nicht, und man konnte die Meerestiere sehen: die Wale, Pottwale und andere Meeresungeheuer . . . Die gesamte derart vom Ozean umschlossene Erde wurde durch Flüsse bewässert. Die Form der Erde war rund . . . Eine ganz und gar göttliche Ordnung hatte ihre Erschaffung geleitet, doch die Hand der Künstler war auch daran beteiligt . . ., indem sie den vierteiligen Kreis [der Erdscheibe] in drei Partien teilte . . . Asien nahm fast die Hälfte des Kreises ein. Die andere Hälfte [des Kreises] war Europa und Libyen vorbehalten. Der zu Libyen gehörige Teil wird Afrika genannt. Aber der Teil mit Asien muß zuallererst beschrieben werden, wenn man denn diese gedrängte Aufzählung Beschreibung nennen kann. Vor allen anderen Teilen muß man jenen nennen, den sich das Paradies erkoren hat. Denn das Paradies des Herrn gibt diesem Erdstrich seine Würde. Die Wasser des Tanais . . . trennen diesen Teil von Europa. Der Nil befindet sich in einiger Entfernung vom Tanais und trennt Asien von Libyen, während Ägypten sich jenseits des Nils ausdehnt und den äußersten Teil Asiens der Südwind bestreicht. Der Ozean umschließt es. Zwischen diesen Grenzen breitet sich weit die Erde aus, die Rhipäischen Berge, das Kaukasusgebirge und andere mehr . . ., das Rote Meer, zahllose Flüsse, die ich lesend zu zählen vermochte und hier aufzählen könnte. Der Jordan, Farfar, Euphrat, Tigris ... Zwischen diesen Bergen und sich windenden Flüssen hausen verschiedene Völker und unzählige Stämme mit Sitten so unterschiedlich wie die Gebiete. Asien ist reich an Tierherden und Menschen. Es bringt wilde struppige Tiere hervor und ernährt sie: Greifen, Panther, Tiger und Löwinnen; es ernährt Schlangen, die bis heute der Schrecken des Menschen sind und die er nicht aus ihren Schlupfwinkeln zu vertreiben vermag ... Asien schenkt uns den Balsam, den Saft des Balsamstrauchs, den Weihrauch und wohlriechende Essenzen ... Es gibt darüber hinaus noch viele Dinge, von denen dieser dritte Teil des Kreises überquillt, die ich jedoch in der Eile übergehe ... Europa ist vom Ozean umgeben, der mit seiner Fläche den Kreis des Festlands umgibt, sein Festland wird vom Ozean umgrenzt. Der Ozean bildet darüber hinaus über dem unteren Erdteil noch das sogenannte mittlere Meer. Dieses Meer schließt und schützt die Grenzen Europas und trennt zugleich Europa von Libyen.»

Baudri schrieb zu Beginn des 12. Jahrhunderts, zu einem Zeitpunkt, da sich für Bodenmosaiken eine großartige Ikonographie entwickelte. Das von ihm beschriebene Mosaik stellt eine große Weltkarte dar, mit den drei Erdteilen Asien, Europa und Afrika, den Flüssen, Bergen und dem die Erde umschließenden Ozean. Diese Karte der irdischen Welt wird mit der himmlischen Weltkarte in Beziehung gebracht, die man auf der Decke im Zimmer der Komtesse sehen konnte. Die Beschreibung Baudris zeugt von erheblichem geographischem Interesse und einer Vorliebe für ferne Welten und das Wunderbare. Dennoch trägt bei der ausführlichen Beschreibung der Loire die Heimatverbundenheit des Dichters den Sieg davon: «... Hierauf folgt die Loire, der reizendste aller Flüsse. Kein Wasser ist klarer als das der Loire, und wenn auch die antiken Schriftsteller sie aus Eifersucht verschwiegen, so werde ich sie nicht mit Schweigen übergehen. Der Schöpfer des Bildes hat diesen Fluß nicht vergessen und hat darüber den Namen Loire gesetzt. Die Loire ist vom Sand gelblich gefärbt wie vom Sand des Tajo; sie ist weder von Moor noch Schlamm, Binse oder Schilf verunstaltet. Kein anderer Fluß hat Fische wie die göttliche Loire, wovon selbst deren Geschmack zeugt ...»

Das Abbild der Welt auf dem von Baudri beschriebenen Mosaikboden ist annähernd rechteckig, wobei die Winde wie bei den romanischen Bodenmosaiken von Die (Drôme) oder von San Salvatore in Turin die vier Ecken einnahmen. Baudris Beschreibung wurde oft für gänzlich imaginär gehalten, als Frucht der Begeisterung des Poeten, der selbst gestand, von seinem Thema hingerissen worden zu sein. Sie spiegelt jedoch bis in kleinste Details Bilder wider, wie man sie sehr häufig auf romanischen Bodenmosaiken findet. Sie ist darüber hinaus auch dadurch von großem Interesse, daß sie sich auf ein Bodenmosaik in einem Palast bezieht.

Zwei Zeugen: Bernhard von Clairvaux und die enzyklopädischen Kommentatoren

In den Jahren von 1123 bis 1126 schrieb der heilige Bernhard an den damaligen Abt von Saint-Thierry (bei Reims) die berühmte ‹*Apologia ad Guillelmum*›. In dieser heftigen Kritik am Luxus von Cluny wird die Bedeutung des Fußbodens und Bodenschmucks im Innern des romanischen Gebäudes betont: «... Warum respektiert man nicht wenigstens die Bilder der Heiligen, die man sogar auf dem Pflaster ausbreitet, das wir mit Füßen treten? Oft spuckt man einem Engel ins Gesicht, und der Kirchgänger setzt seinen Fuß auf das Haupt eines Heiligen. Wenn man schon keine Achtung vor dem Heiligenbild hat, warum dann nicht wenigstens vor dieser Vielfalt schöner Farben? Warum gestaltet man Gegenstände so schön, die doch schon so bald beschmutzt werden? Was nützen diese schönen Bildwerke an einer Stelle, wo sie mit Füßen getreten werden? Wozu so schöne Zeichnungen, wo sie ständig von Staub zugedeckt

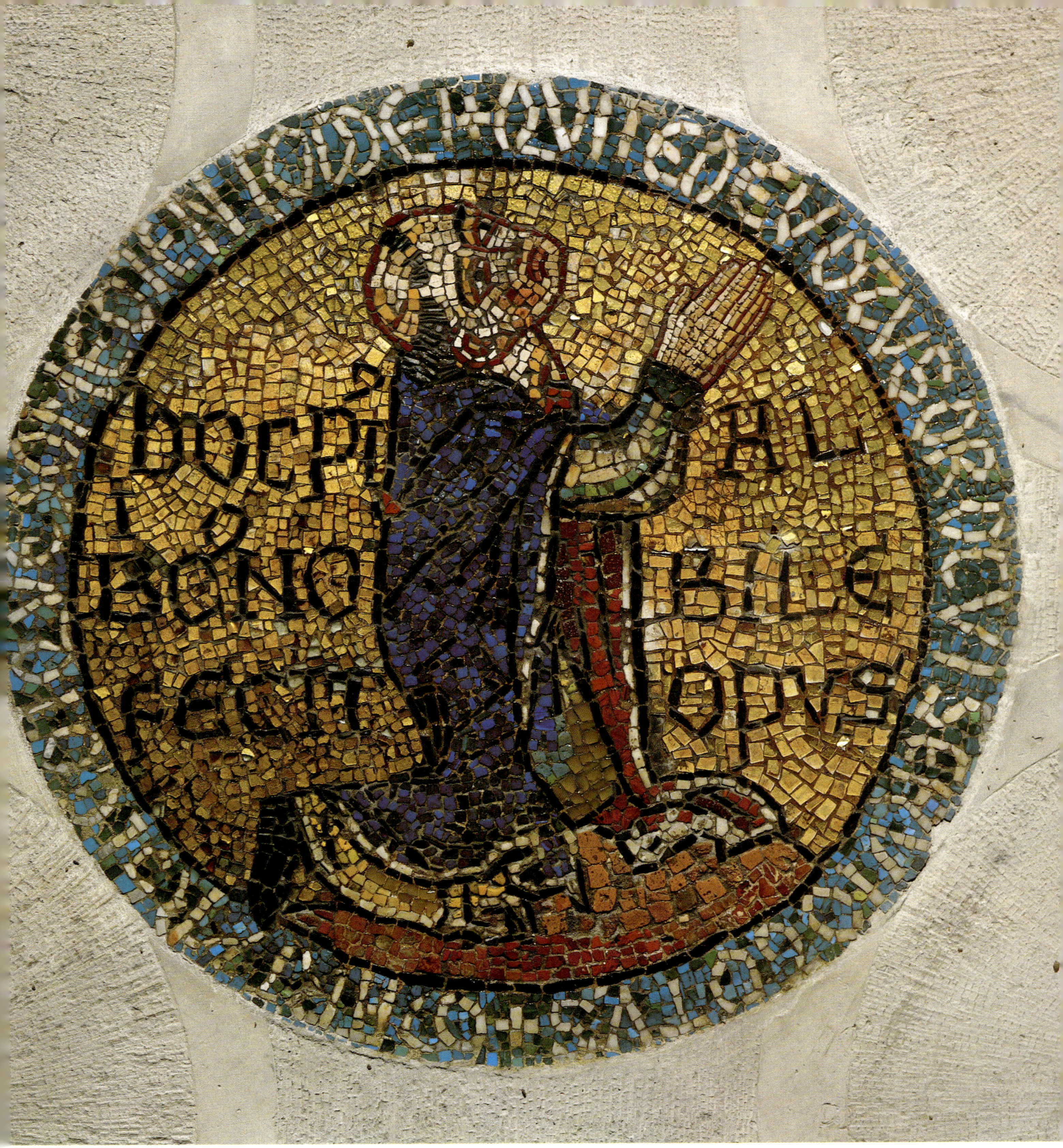

123 – Paris, Saint-Denis, Kapelle Saint-Firmin – Fußbodenmosaik: Der Mönch Alberic kniend. Um 1150

zu werden drohen? Und schließlich, welche Beziehung kann zwischen all diesen Dingen und den Armen, den Mönchen und den Geistigem zugewandten Menschen bestehen? ...»

Der heilige Bernhard kritisiert den reichen Schmuck gewisser Mosaikböden und erwähnt dabei jene, die er gesehen hat: in Pieve Terzagni bei Cremona, Novara, Saint-Paul-Trois-Châteaux, Saint-Remi in Reims sind Engel oder die Evangelistensymbole auf dem Fußboden dargestellt. Heiligenleben waren darüber hinaus auf den Mosaikböden von Santa Maria del Popolo in Pavia und von Saint-Irénée in Lyon dargestellt. Das Zeugnis des heiligen Bernhard ist noch unter einem anderen Gesichtspunkt bedeutsam. Er betrachtet den Mosaikboden als Pflaster, auf das man mit Füßen tritt und das leicht verschmutzt. Dem Fußboden kann man folglich nicht die Achtung entgegenbringen, die man Heiligenbildern zu erweisen hat.

In der mittelalterlichen kirchlichen Symbolik ist der Fußboden jedoch im Gegenteil Träger einer wichtigen Funktion. Hrabanus Maurus, Garnerius von Saint-Victor, Johannes Beleth, Honorius von Autun, Guillaume Durandus und andere Kommentatoren enzyklopädischer oder liturgischer Werke stellten diesen Teil des Gebäudes in den Rahmen der Symboltheorie der Epoche: «... Der Kirchenfußboden bedeutet das Fundament unseres Glaubens. Sinnbildlich sind in der Kirche die Armen der Fußboden, das heißt die Armen im Geiste, die sich in jeder Sache als demütig erweisen; daher, auf Grund ihrer Demut, werden sie dem Pflaster gleichgesetzt. Das Pflaster, das man mit Füßen tritt, ist darüber hinaus Symbol für das Volk, dessen Arbeit die Kirche ernährt und erhält ... An bestimmten Orten wäscht man das Pflaster der Kirche und meint dabei die Armen Christi ... Derjenige wäscht daher das Kirchenpflaster, der um der Liebe Gottes willen die Füße der Armen oder seiner Brüder wäscht und an ihnen die anderen Werke der Barmherzigkeit übt» (Wilhelm Durandus).

Bei diesen Kommentatoren läßt sich eine abstrakte Auffassung vom Kirchenboden feststellen, die – im Gegensatz zu den existierenden Mosaiken – einer bestimmten schriftlichen Überlieferung treu bleibt. Die Beschreibungen des Baudri de Bourgueil oder des heiligen Bernhard beziehen sich hingegen unmittelbar auf seinerzeit vorhandene Mosaikböden. In beiden Fällen zeugen die Texte von der Bedeutung des Fußbodens im mittelalterlichen Gebäude und von der Ausstrahlungskraft seines Dekors. Dieser Dekor fügt sich immer in die zeitgenössische Kunst der Region und in den Rahmen der romanischen Kunstlandschaften ein.

Zwei Beispiele städtischer Produktion: Lyon und Reims

Lyon und Reims gehören zur Gruppe großer mittelalterlicher Metropolen – wie Köln, Pavia, Rom, Venedig –, in denen die Aktivität der Mosaizisten sich kontinuierlich fortsetzte und in denen noch mehrere Bauten Spuren von Mosaiken aufweisen.

Zur eigentlichen Blüte kam es während der ersten drei Viertel des 12. Jahrhunderts, einer Zeit, in der auch die fünf uns bekannten Mosaikböden – Kathedrale Saint-Jean, Saint-Martin-d'Ainay, Kapelle Sainte-Blandine, Saint-Irénée und Abtei der Île-Barbe – in Lyon gelegt wurden. Den Anstoß scheint der Besuch des Papstes Paschalis II. in Lyon unter dem Bischof Gaucerand zu Beginn des 12. Jahrhunderts gegeben zu haben. Einer dieser beiden geistlichen Würdenträger wurde vor dem Altar der Kirche Saint-Martin-d'Ainay in natürlicher Größe dargestellt. Der Besuch des Papstes Paschalis II. in Lyon und die 1106 durch ihn vorgenommene Weihe der Kirche werden in einer erst aus dem zweiten Viertel des 12. Jahrhunderts stammenden Inschrift auf dem Fußboden erwähnt. Von den Bodenmosaiken in Lyon haben sich nur Fragmente erhalten. Das späteste Mosaik innerhalb dieser Gruppe zeigt auch das reichste und vollständigste Bildprogramm. Es handelt sich um das zerstörte Mosaik der

Kirche Saint-Irénée, das wie in Pavia lokale Geschichte und Traditionen widerspiegelte: auf dem Bodenmosaik wurde das Leben des heiligen Märtyrers Irenäus von Lyon erzählt. Darstellungen der Freien Künste und der Tugenden vervollständigten das Bildprogramm. Abb. 331

Die Bodenmosaiken, die ehemals die Fußböden der Kirchen der Stadt Reims schmückten – Kathedrale, Saint-Symphorien, Saint-Remi, Saint-Pierre-les-Dames, Kapelle Saint-Nicolas-de-l'Hôspital –, sind ebenso schlecht erhalten wie jene in Lyon. Auf dem Mosaik in der Kathedrale – vielleicht dem ältesten in Frankreich erhaltenen romanischen Mosaik – breitet sich in einem für den Beginn des 11. Jahrhunderts typischen Zeichenstil ein rein vegetabilischer und geometrischer Dekor aus. Man kann ihn mit einigen in Italien erhaltenen Fußböden vergleichen, die ihrerseits ein Bild von den Anfängen des romanischen Bodenmosaiks – Aquileia, Pomposa – geben: diese Technik scheint gleichzeitig in mehreren Regionen einen ähnlichen Aufschwung erlebt zu haben.

Der Mönchschor von Saint-Remi in Reims war vor der Französischen Revolution mit einem Bodenmosaik geschmückt, das nur durch eine Beschreibung von 1622 bekannt ist. Das Mittelfeld des Mosaiks nahm eine monumentale Komposition mit Hieronymus, den Evangelisten, den Aposteln und den Propheten ein. Am Eingang war der harfespielende König David dargestellt, im Hintergrund ein Adler. Der rechte Streifen zeigte die Erde, das Meer, die vier Paradiesflüsse, die Jahreszeiten und die Freien Künste. Links waren zwei aus jeweils zwölf kleinen Medaillons zusammengesetzte Kreiskompositionen einander gegenübergestellt: im ersten Kreis der Zyklus der zwölf Monate, im zweiten die zwölf Tierkreiszeichen. In der Mitte der zwölf Monatsbilder befand sich eine Darstellung Moses', der eine kleine Figur trug. Die Tierkreiszeichen umgaben ein Rundbild, das «den kleinen und den großen Bären aus ihren Sternen gebildet» und eine «Schlange» darstellte. Der östliche Teil dieses linken Streifens wurde gänzlich von der Darstellung der Kardinaltugenden und der Himmelsgegenden eingenommen. Rund um den Altar haben sich, wie man weiß, Darstellungen aus dem Alten Testament – Jakobsleiter, Abrahams Opfer – befunden. Rechts vom Chor erschienen Personifikationen der Weisheit und der sieben Freien Künste. Die Weisheit thronte über zwei ihr zu Füßen ruhenden Figuren, der Unwissenheit und der Faulheit.

Das Bildprogramm des Bodenmosaiks von Saint-Remi ist sehr ehrgeizig, in seiner Art jedoch nicht einmalig, da noch viele andere mittelalterliche Bodenmosaiken christliche Programme von ähnlicher Komplexität aufweisen. Der enzyklopädische Gedanke, Darstellungen der Welt sowie die Parallelen zwischen Altem und Neuem Testament wurden im 12. Jahrhundert zu Themen für Bodenmosaiken. Während des zweiten Viertels des Jahrhunderts entwickelte sich in Saint-Remi ein sehr anspruchsvolles Bildprogramm, das – komplex und reich – jenem des Mosaiks von Saint-Irénée in Lyon vergleichbar ist. Ähnlich umfassende Programme wurden zur gleichen Zeit an den Fassaden der großen Kathedralen ausgebreitet.

Südfrankreich

Drei große Zentren der Mosaikkunst lassen sich in Südfrankreich unterscheiden: der Südwesten, das Languedoc entlang der Rhône und die Auvergne. Das erste ist mit fünf großen Mosaikensembles – Saint-Sever-sur-l'Adour, Sorde-l'Abbaye, Layrac, Moissac und Lescar – Abb. 330
besonders homogen. Die zwei ältesten Mosaiken – Saint-Sever und Sorde-l'Abbaye – stehen Abb. 491
sich stilistisch sehr nahe. Die Mosaizisten, die sie ausgeführt haben, waren stark genug in der Gegend verwurzelt, um darin die Pflanzenmotive der antiken Mosaiken zu imitieren und sich aus anderen Zweigen der zeitgenössischen Kunst, etwa der Buchmalerei, Anregungen zu holen. In parallelen Streifen angebracht, besteht der Dekor aus Akanthusblattwerk,

Rosetten, verschiedenen Pflanzenmotiven, Bäumen und von Tieren bewohntem Flechtwerk.

Das Mosaik von Sorde entstand nur kurz nach jenem von Saint-Sever, wofür auch sein Stil und das allmähliche Auftauchen von Figurendekor spricht. In Layrac und Moissac kommen bereits bedeutende ikonographische Motive vor: Simson, die Monatsbilder und die Himmelfahrt Alexanders. Diese erste Gruppe ist in den knappen Zeitraum zwischen dem Ende des 11. und dem ersten Viertel des 12. Jahrhunderts zu datieren; bis etwa 1140 wurde bereits das zweite Mosaik der Gruppe, der Mosaikboden von Lescar, verlegt. Anscheinend wurden die Gebäude jedesmal gleichzeitig mit einem Mosaikboden und mit Skulpturendekor ausgestattet.

In Lescar breitet sich Figurendekor auch auf dem Fußboden aus: Szenen der Eberjagd, des Tierkampfs, ein Jäger mit Holzbein und Horn und die eigentümliche Darstellung eines an den Schwanz eines Esels gebundenen Hundes oder Wolfs. Eine schöne Inschrift schreibt das Bodenmosaik der Großzügigkeit des Bischofs von Lescar, Gui (1115–1141), zu.

Am anderen Ende Südfrankreichs, in großer Nähe zu den Serien des Rhônetals und der Provence, finden sich auf dem Bodenmosaik der Kirche von Cruas (Ardèche) die Propheten Elias und Enoch, die – unter der Hand Gottes – zu beiden Seiten eines Mittelfeldes stehen, das mit den vom Kreuz überragten Paradiesflüssen geschmückt ist. Das Kreuz wird von zwei inschriftlich mit *Ficus* und *Lignum* bezeichneten Bäumen flankiert. Dieses Motiv steht Darstellungen in den Apsidialkonchen nahe: Elias und Enoch sind die einzigen Figuren des Alten Testaments, die lebend in den Himmel getragen wurden. Sie befinden sich im Paradies, das in Cruas von den Paradiesflüssen und dem Kreuz angedeutet wird. Auf einem Mosaik nahe dem Eingang trug ehemals ein Prälat ein Kirchenmodell. Eine Inschrift daneben erinnerte daran, daß Papst Urban II. 1095 die Kirche ausschmücken ließ. Es handelt sich hierbei jedoch um eine Gedenkinschrift, da Stil und Bildthema des Mosaiks eine etwas spätere Datierung – erstes Viertel des 12. Jahrhunderts – nahelegen.

Abb. 332 und 490

In den Gebieten Zentralfrankreichs, an der Loire oder in Burgund ist die Anzahl erhaltener Bodenmosaiken geringer. Bedeutende Bauwerke wie Saint-Martin in Autun, Flavigny, Tournus, Vézelay, Saint-Martin in Tours, Saint-Étienne in Nevers, die Kathedrale von Orléans oder die Abteikirche von Cluny waren jedoch im Mittelalter mit reichen Mosaikböden ausgestattet. Das Mosaik der Kirche Saint-Genès in Thiers befand sich am Kircheneingang und bildete eine Art von ausgerolltem Teppich. Ein riesiges Bestiarium breitete sich dort mit Tierdarstellungen in Kreisen und Personifikationen der Winde an den Ecken der Komposition aus. Ähnliche kartographische und geographische Hinweise fanden sich auch auf dem Mosaik der Kirche San Salvatore in Turin oder auf der Stickerei von Gerona. In der Kirche Saint-Julien in Brioude ist die Technik des *opus tesselatum* mit der des Kieselmosaiks verbunden. Dieses besonders schöne Bodenmosaik ist glücklicherweise noch erhalten.

Katalonien

Man kann in der Gegend um Terrassa sehen, mit welch ununterbrochener Kontinuität in Katalonien die Tradition des Bodenmosaiks von der Spätantike bis ins Mittelalter fortgeführt wurde. Beispiele der hauptsächlichen Techniken des romanischen Bodenmosaiks haben sich hier erhalten: Kieselmosaik, *opus tesselatum* und *opus sectile.* In der Basilika von Ripoll befand sich im 12. Jahrhundert vor dem Altar ein Mosaik, das im 19. Jahrhundert größtenteils zerstört wurde. Ähnlich wie in der Kirche von Thiers wurde hier ein Teppich aus tiergeschmückten Kreisen mit einer Komposition aus großen Delphinen kombiniert. In Saint-Michel-de-Cuxa zeugen erhaltene Mosaikfragmente von der Existenz eines ähnlichen Mosaikbodens.

Abb. 329

Abb. 493

Die Kathedrale von Tarragona und die Basilika Santa Maria in Alaón enthalten – in sehr

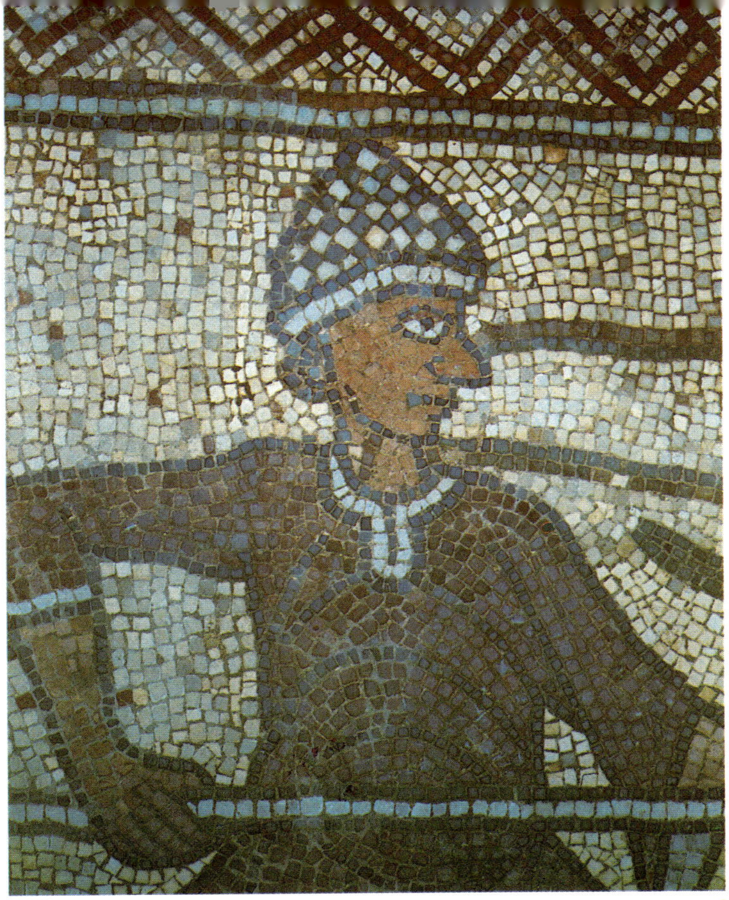

124 – Lescar, Kathedrale Notre-Dame – Bodenmosaik. Restaurierter Ausschnitt: Jagdszene. 1115–1141

gutem Zustand – zwei der herrlichsten westlichen Mosaikböden aus *opus sectile*. Zu den geometrischen Kompositionen – Kreis, Flechtband und Schachbrett – gesellt sich in Alaón die Darstellung eines herrlichen Fischs. Diese beiden Mosaikböden zeugen von der Bedeutung, die dem Bodenschmuck am Ende des 12. Jahrhunderts von den Auftraggebern – sei es bei der Ausstattung der Kathedrale oder auch eines zweitrangigen Bauwerks – beigemessen wurde. Doch ist in beiden Gebäuden nur der Chor mit diesem reichen Dekor versehen; die übrigen Teile der Kirche sind in Tarragona mit Steinfliesen, in Alaón mit Flußkieseln gepflastert.

Nordfrankreich: Saint-Omer und Saint-Denis

Die Mosaikböden der Stadt Reims sowie die Reste des Bodenmosaiks der Kathedrale von Verdun sind nicht die einzigen, die in Nordfrankreich erhalten sind. Die Bodenmosaiken der Kirche Saint-Bertin in Saint-Omer und die Mosaiken von Saint-Denis, die man durch frühe Beschreibungen und erhaltene Fragmente ziemlich gut kennt, seien hier zusammengefaßt – nicht so sehr wegen einer wirklichen Gruppenzugehörigkeit als vielmehr deshalb, weil sie zwei parallelen Phänomenen entsprechen. Sie bezeugen die Existenz von Bodenmosaiken mit bedeutender Ikonographie in den nordfranzösischen Kunstzentren sowie die wichtige Rolle, die den großen kirchlichen Persönlichkeiten der Zeit bei ihrer Entstehung zukam. Sie lassen darüber hinaus erkennen, wie eng das Bodenmosaik mit anderen Kunstzweigen verbunden war, und zwar vor allem mit der Buchmalerei, dem Kunstgewerbe und der Glasmalerei. Die stilistischen Übereinstimmungen zwischen den Gestalten des Mosaiks von Saint-Bertin und

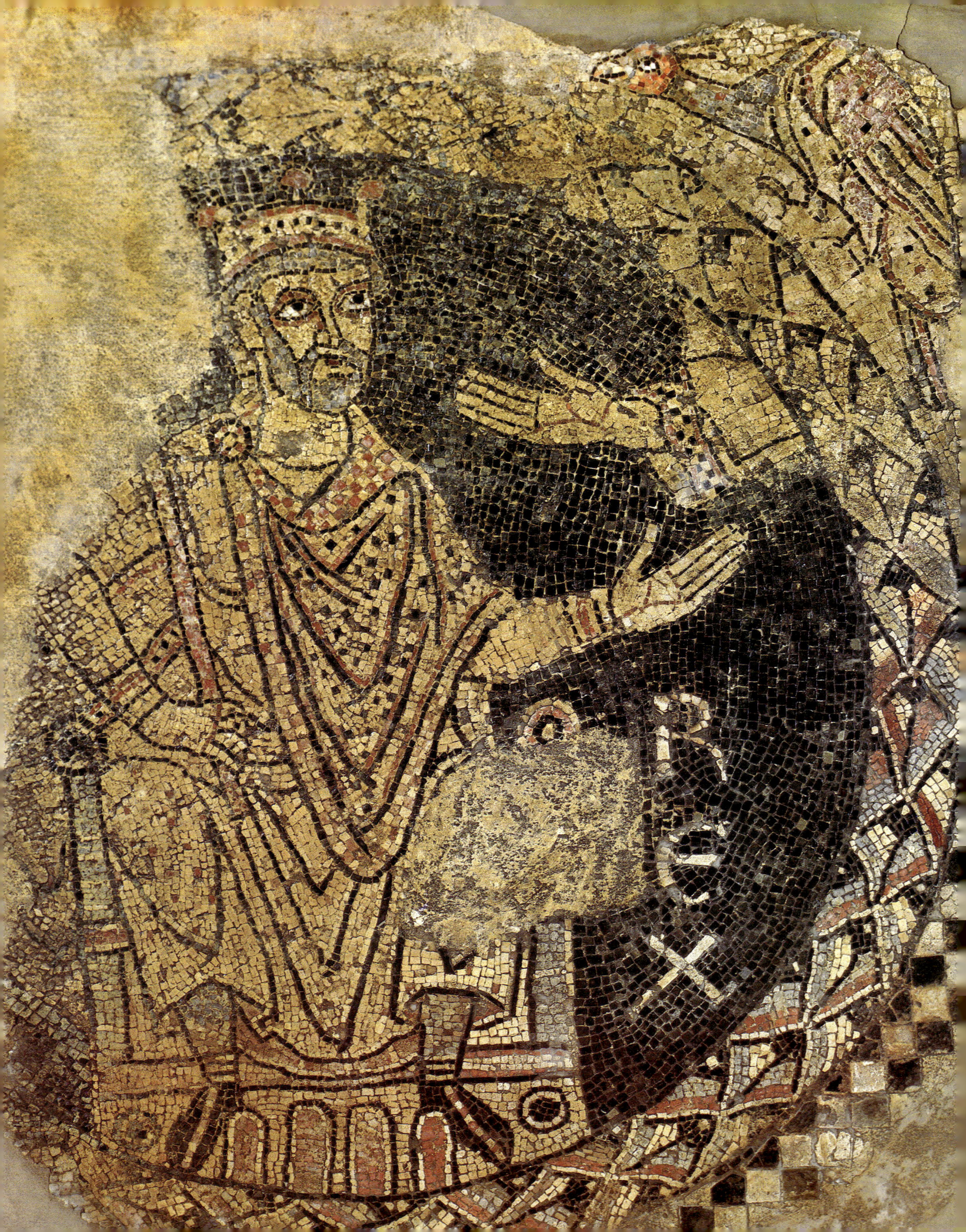
REX

der zeitgenössischen Buchmalerei der Abtei sprechen für sich selbst. In Saint-Denis sind es die berühmten Glasfenster, die Parallelen darbieten. Die Ausnahmestellung des zuletzt genannten Mosaiks wird dadurch betont, daß der Mosaizist sich hier selbst abgebildet hat.

In Saint-Bertin befindet sich neben Darstellungen des Königs David und vermutlich Salo- Abb. 492
mos auch die Grabplatte Wilhelms von Flandern, der 1109 im Alter von vierzehn Jahren gestorben war. Die Grabfigur ist mit geschlossenen Augen, das Haupt auf einem Kissen ruhend, dargestellt. Die Tierkreiszeichen umgeben diese Komposition und begrenzen ein quadratisches Bild der himmlischen Welt, in der sich der junge Wilhelm in Gesellschaft der Vorfahren Christi befindet. Stilistisch lassen sich die Figuren des Mosaiks mit manchen Illustrationen des ‹*Liber floridus*› – einer Enzyklopädie, die Lambert, Abt von Saint-Bertin, um 1120 anfertigen ließ – vergleichen.

Nur drei Zonen sind von einem Mosaik erhalten, das einst den ganzen Fußboden der heutigen Kapelle Saint-Firmin in Saint-Denis bedeckte. Die Monatsbilder umgaben dort Darstellungen von Fabeltieren und die Personifikationen der vier Elemente. In der Mitte war der Mönch Alberic in Gebetshaltung kniend dargestellt. Dieser inschriftlich genannte Alberich

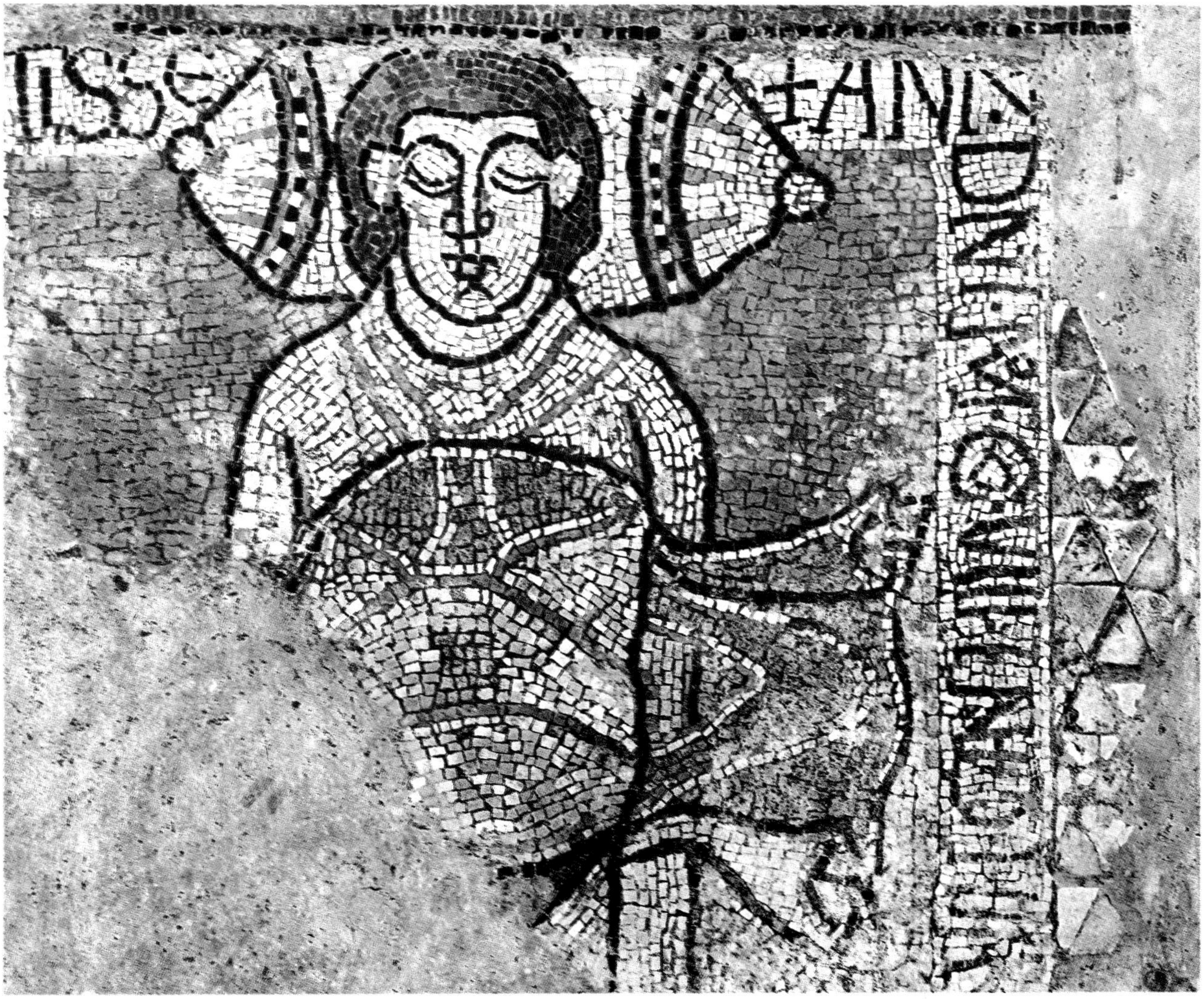

125 und 126 – Saint-Omer, Saint-Bertin – Bodenmosaiken: König David; Grabplatte Wilhelms von Flandern. Um 1120 – Saint-Omer, Hôtel Sandelin (Depot)

war nicht der Stifter, sondern der Künstler selbst: Mosaikmeister oder Werkmeister? Oft hat man sich auch gefragt, welche Beziehungen zwischen diesem Bodenmosaik und den Programmen Sugers bestanden, da dieser das Mosaik in seinen Schriften nicht erwähnt. Auch wenn das Bodenmosaik nicht von Suger selbst in Auftrag gegeben wurde, stand es sicherlich noch – zu Beginn der zweiten Hälfte des 12. Jahrhunderts – unter dem Einfluß der Werke, die im Laufe der großen Bauvorhaben Sugers geschaffen wurden. Stil und Bildprogramme des Bodenmosaiks blieben in einer nunmehr gotischen Welt der romanischen Tradition treu.

Englische Mosaiken

Die bedeutendsten in England erhaltenen Mosaikböden sind späte Beispiele für die romanische Tradition des Bodenmosaiks. In der Kathedrale von Canterbury sind Reste des Bodenbelags aus dem 13. Jahrhundert – reliefierte und mit Kitt inkrustierte Steinfliesen – erhalten. Sie ermöglichen die Rekonstruktion eines reichen Bildprogramms, in dem Tugenden und Laster, die Monate, die Tierkreiszeichen und Tiere vorkamen. Dieselbe Kathedrale und die Abtei von Westminster besaßen Mosaiken vom Typ der Cosmatenarbeiten aus der Mitte des 13. Jahrhunderts. Das einen Makrokosmos darstellende Mosaik von Westminster ist dank seiner Inschrift, in der die Auftraggeber genannt sind, datierbar: «Der König Heinrich III., die Stadt und der Abt Odoricus haben aus diesen Porphyrsteinen eine Komposition geschaffen.»

Das Ende romanischer Mosaikkunst

Es ist bekannt, daß die Technik des Bodenmosaiks in der ersten Hälfte des 13. Jahrhunderts plötzlich aufgegeben wurde. Kann man für das Aufhören dieser monumentalen Bildkunst wirklich die Kritik des heiligen Bernhard verantwortlich machen, wie man es früher versucht hat? Die Erwähnung der Kirche von Le Gard in den Zisterzienserregeln von 1235 scheint hierfür zu sprechen: «Der Fußboden, der sich in der Kirche von Le Gard befindet und Neugierde erregt, soll gänzlich entfernt werden, auf daß man zu der ursprünglichen Einfachheit des Ordens zurückkehre . . . !» Es steht jedoch keineswegs fest, ob sich dieser Text damals auf ein Bodenmosaik und nicht vielmehr auf einen glasierten Fliesenbelag bezog.

Zu dieser Zeit entwickelte sich die industrielle Anfertigung von glasierten Keramikfliesen mit großer Schnelligkeit. Es kam zu einer Standardisierung, und die Kosten für den Bodenschmuck sanken. Es handelt sich hier um ein wirtschaftliches Phänomen ohne den geringsten Zusammenhang mit einem etwaigen kirchlichen Verbot. Das Bodenmosaik aus *tesserae* verlor jede Konkurrenzfähigkeit, als die Techniken der Serienproduktion die Voraussetzungen für einen bis dahin ungeahnten Aufschwung der Monumentalarchitektur schufen.

SCHLUSSBEMERKUNG

Einheitlichkeit und Verschiedenartigkeit – sie machten die romanische Lebenswirklichkeit aus. Die charakteristischen Merkmale der romanischen Kunst waren im ganzen Abendland die gleichen, obwohl es viele regionale Varianten gab, die von den unterschiedlichen Gegebenheiten herrührten. Und im Rahmen dieser Verschiedenartigkeit vollzog sich in manchen Gegenden der Übergang von der romanischen zur gotischen Kunst.

Während sich die romanische Kunst in Südfrankreich und auf der Iberischen Halbinsel mit großen Bildprogrammen entfaltete, trat man im Norden von 1140 an schon über die Schwelle der Gotik; im Norden hatte die romanische Kunst nicht genug Zeit, um zur Reife zu gelangen. Als man die Fassade von Ripoll und das Glorien-Portal von Santiago de Compostela schuf, waren die Skulpturenprogramme von Saint-Denis, von Chartres und manch anderer Kathedrale bereits vollendet und hatten großen Einfluß. Wenn man sich diese Dualität deutlich vergegenwärtigt, die sich alles in allem aus den unterschiedlichen regionalen Bedingungen ergeben hatte, dann begreift man die Baukunst des 12. Jahrhunderts.

Die ‹Verkündigung› der Franziskaner in Toulouse, das Portal der Kirche von Rabastens, die Skulpturen von Silos, von Oviedo und von der Kathedrale in Lérida, auch das Palastportal der Kathedrale von Valencia sind sechzig bis hundert Jahre später entstanden als die Fassaden von Saint-Denis und Chartres. Bei der schnellen Ausbreitung von Ideen und Formen und bei der Umtriebigkeit der Menschen ist es undenkbar, daß die Auftraggeber und die Künstler, die an den romanischen Bauten arbeiteten, von der Existenz der gotischen Unternehmungen, die ja auch schon über hundert Jahr alt waren, nichts gewußt haben könnten. Ihre Anhänglichkeit an romanische Formen und Techniken war nicht zufällig, sie gehörte in den Rahmen der politischen und sozialen Gegebenheiten einer jeden Region.

Wir haben oben besprochen, wie weitgehend die Fassade von Saint-Denis noch romanisch ist. Das Neue liegt in den mit menschlichen Gestalten besetzten Archivolten und in den funktionellen Gewändefiguren, wobei ein einheitliches Bildprogramm über alle drei Portale der Fassade verteilt ist. Sieht man von technischen Neuerungen einmal ab, dann haben in eben diesem Sinne die Weite und die Gestaltung des Chors von Saint-Denis ihr Gegenstück in dem noch romanischen doppelten Chorumgang von Saint-Martin-des-Champs in Paris.

Das Bildprogramm des zwischen 1145 und 1155 entstandenen Hauptportals der Kathedrale von Chartres fügt sich durchaus in den Rahmen der Bildprogramme romanischer Tympana: die *Majestas Domini*, mit einer Hand segnend und mit der anderen Hand das Buch haltend, thront in einer Mandorla, die von den Symbolen der vier Evangelisten umgeben ist; auf dem Türsturz stehen die zwölf Apostel in Dreiergruppen unter Arkaden, und an den Enden befinden sich vermutlich die beiden Zeugen der Apokalypse. Das Bildprogramm des Tympanons greift auf die Gewände und Archivolten über – und das Gesamtprogramm erstreckt sich über alle drei Portale. A. Katzenellenbogen hat auf die historische Ausrichtung der ersten gotischen Portale hingewiesen – vom Alten Testament bis zur Fülle der Gnade – und auf die bildprogrammatische Einheit der Ostfassade von Chartres im Gegensatz zur erzählerischen Zersplitterung der Gedanken, die man in Vézelay und Moissac beobachtet.

Zwar kann man inhaltlich und stilistisch romanische Einflüsse, aus Autun und Vézelay, an der Fassade von Chartres nachweisen; was sie eben doch zu einer gotischen Fassade macht, ist: «Im Aufbau der Portale, in der Gliederung des Programms wie im Zusammenspiel der verschiedenen Bildhauer wird eine Fähigkeit zur überlegenen Synthese erkennbar, wie sie die Werke der sogenannten romanischen Skulptur in Burgund, im Languedoc und in Aquitanien nicht aufweisen» (W. Sauerländer). Wir haben im vorliegenden Band schon das Apostelrelief von Saint-Denis erwähnt, aber man sollte auch an die Figuren des Kreuzgangs erinnern, die, weil sie vielleicht später entstanden sind als die Westfassade von Chartres, uns vor dasselbe Problem stellen wie das Relief. Der Grund für dieses Phänomen liegt in der Gesamtheit der Beziehungen und in der Richtung der Einflüsse zwischen Saint-Denis und Chartres.

Die Bezeichnung ‹Übergang›, in unserem Fall also von der Romanik zur Gotik, ist von E. Panofsky auf dem ‹*XXth International Congress of History of Art*›, Princeton, 1963, abgelehnt worden; vier andere Begriffe sollen sie ersetzen: Antizipation – denn Merkmale

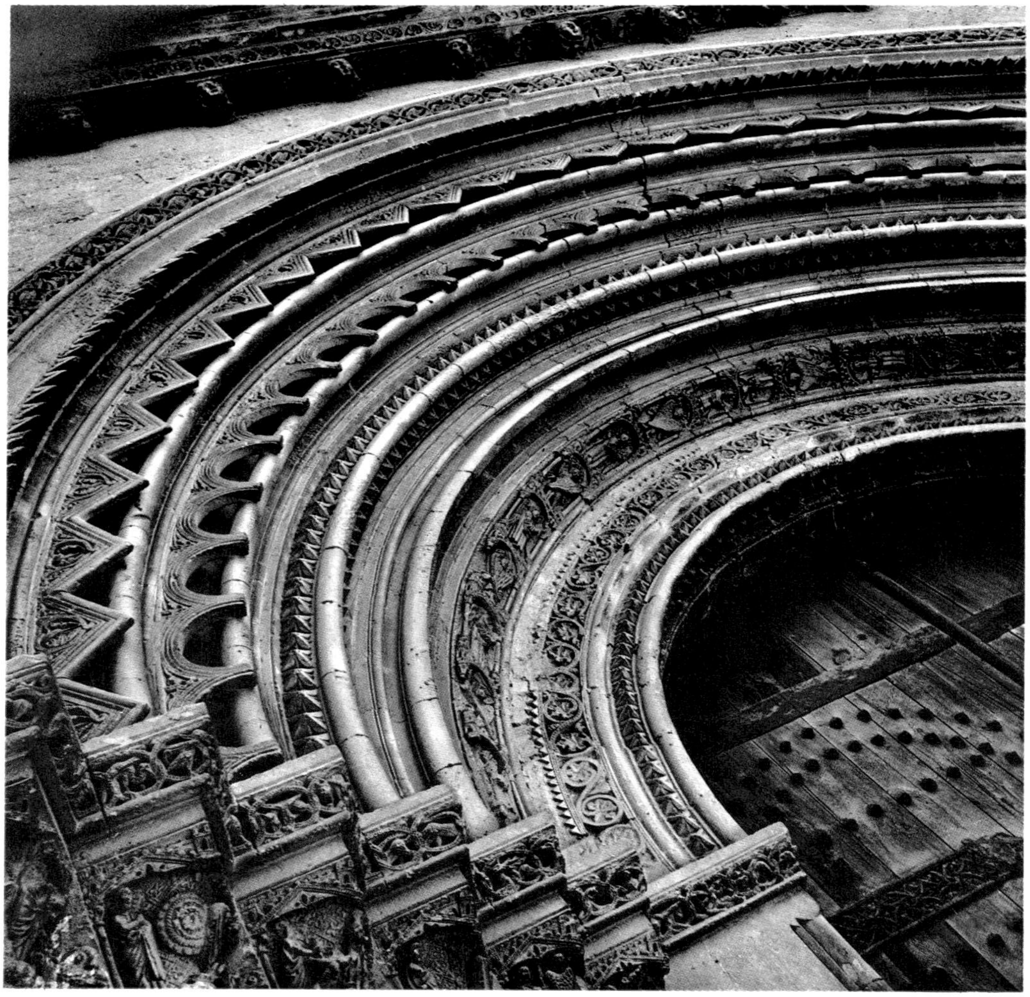

127 – Valencia, Kathedrale – ‹Palast›-Portal. Ausschnitt der Archivolten. 13. Jh.

eines späteren Stils erscheinen schon zu einem frühen Zeitpunkt, ohne in eine Überlieferung eingebunden zu sein; Mutation; Evolution nach der Wandlung – sie kann fortschreitend, diffus oder rückschreitend verlaufen, was dann ein Verzögerungsmoment ins Spiel bringt; und schließlich der Kompromiß bei vollendeten Tatsachen – wenn in einer Gegend bewußte Neuerungen auf einen traditionellen Stil aufgepfropft werden. Dieses Phänomen wird besonders deutlich an den Werken der späten Romanik in Südfrankreich.

Diese glänzende Analyse macht die Dualität aus romanischer Kunst und gotischer Kunst in der zweiten Hälfte des 12. Jahrhunderts begreiflich. Henri Focillon hat den Begriff ‹erste gotische Kunst› für den Neubeginn vorgeschlagen, der um 1140 auf der Île-de-France gewagt wurde. J. Bony akzeptierte den Begriff und fand ihn zweckmäßig, wies aber auf die Gefahr hin, daß man damit die Île-de-France isoliert auf das Podest künstlerischer Fortgeschrittenheit stellt, während man zwangsläufig alle anderen Regionen in schöpferischer Hinsicht auf eine Stufe archaischer Rückständigkeit verweist.

In ihrer Einheitlichkeit und Verschiedenartigkeit vereinte die romanische Kunst alle Kom-

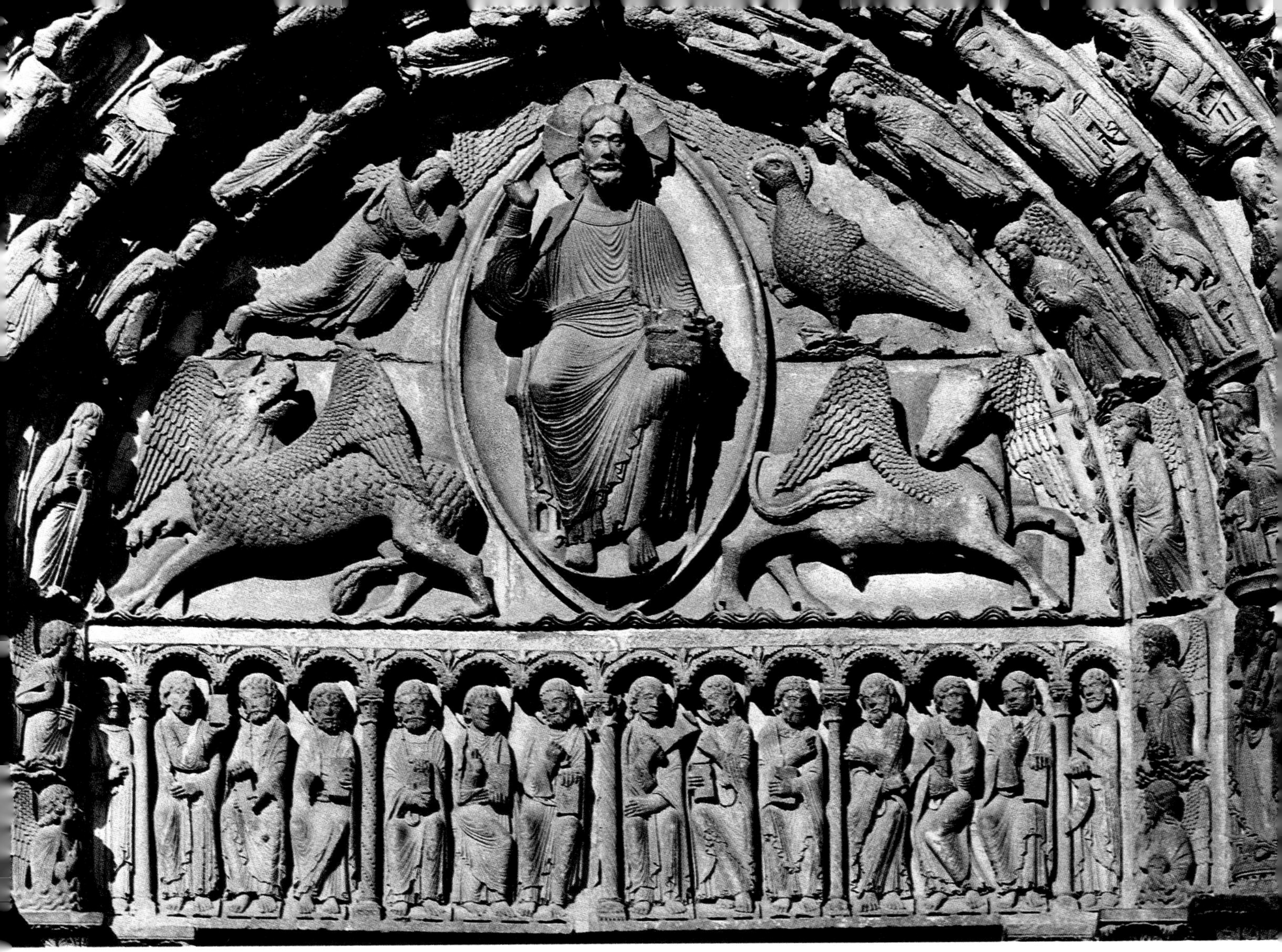

128 – Chartres, Kathedrale – Tympanon, Türsturz und Archivolten des Königsportals: Majestas Domini, die Symbole der Evangelisten, die zwölf Apostel. Um 1145–1155

ponenten der christlichen Gesellschaft und brachte sie künstlerisch zum Ausdruck. Der Gedanke der Einheit der Christenheit gehört zu den Charakteristika einer stark in Gruppen gegliederten Gesellschaft – Fürsten, Lehnsherrschaften, Pfarrgemeinden, Familien und so weiter. Trotz der Unterschiede in Sprache, Volkszugehörigkeit und sozialer Stellung bildete das Abendland eine große christliche Familie, in der wie bei einem Körper jedes Glied eine bestimmte Funktion hatte. Trotzdem waren die regionalen Gegebenheiten unterschiedlich, deshalb sollte man nicht mehr von Feudalismus oder von Feudalität sprechen, sondern von verschiedenen Feudalismen. In Stadt und Land, in der Kirche, im Schloß und im Haus war die romanische Kunst der monumentale Ausdruck ihrer Zeit.

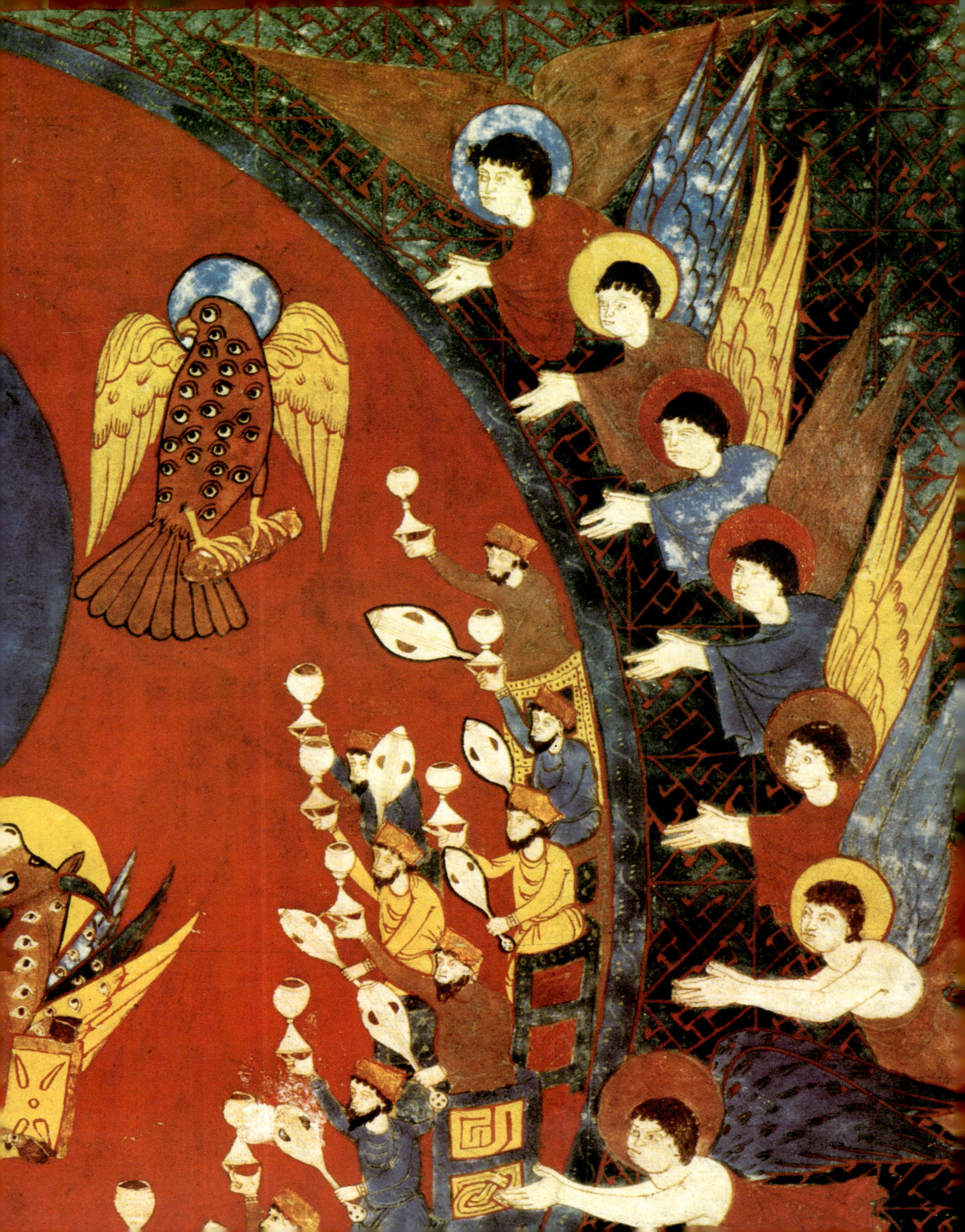

II

MALEREI

Von François Avril

FRANKREICH

In der Geschichte der bildenden Kunst Frankreichs nimmt die Romanik eine Sonderstellung ein. Unter der Herrschaft der Karolinger hatte die Kunst Nutzen aus dem Streben nach Reichseinheit gezogen. In romanischer Zeit wurde sie zum Spiegelbild der politischen Zerrissenheit, die durch die fortschreitende Schwächung der kaiserlichen Gewalt entstanden war. Als Folge innerer Auflösung der alten Machtstrukturen und mitbedingt durch die Verwüstungen während der Normanneneinfälle, entwickelte sich nach und nach ein vollkommen andersartiges politisches System, in dem die zentrifugalen Kräfte aufsässiger Feudalherren triumphierten, die jederzeit bereit waren, gegen die Lehnshoheit zu revoltieren, welche die ersten Kapetinger, theoretisch die Erben des karolingischen Reiches, für sich beanspruchten. In der Kunst entspricht dieser Aufgliederung in einzelne Territorialherrschaften, die so bezeichnend für das politische Frankreich der Zeit war, eine erstaunliche Zersplitterung in verschiedene Stilrichtungen – auch dies ein Ausdruck von starkem regionalem Partikularismus. Man kann verfolgen, wie die französischen Künstler in einer ersten Phase Einflüsse nächstgelegener fremder Kunstzentren zunächst nur aufgriffen, dann aber sich wirklich zu eigen machten. England insbesondere übte eine unwiderstehliche Anziehungskraft auf die Provinzen aus, die an den Ärmelkanal angrenzen, von der Bretagne bis zum Artois, während im Osten und Südosten transalpine Einflüsse vorherrschten, wie im Band ‹Romanische Kunst. Mittel- und Südeuropa› dargestellt wurde. Für das Meisterwerk der gascognischen Buchmalerei, den Beatus-Kommentar von Saint-Sever, kam der prägende Einfluß sogar aus Spanien. Im letzten Drittel des 11. Jahrhunderts ging dieser intensive Aneignungsprozeß zu Ende. In der Produktion einzelner Zentren bildeten sich nun originale Wesenszüge heraus, die manchmal in ganzen Provinzen die gleichen waren, so daß man Landschaftsstile unterscheiden kann.

Normandie

Ein gutes Beispiel dafür ist die Normandie. In einem großartigen geistigen und politischen Aufschwung hatte das Herzogtum seit dem Beginn des 11. Jahrhunderts seine künstlerische Schaffenskraft im Umkreis der drei großen Benediktinerabteien bewiesen, die alle durch Wilhelm von Volpiano erneuert worden waren: Fécamp, Jumièges und Mont-Saint-Michel. Eine Welle von Neugründungen trug seit der Jahrhundertmitte zur Stärkung des bereits gut fundierten Mönchstums im alten Neustrien bei und förderte die lebhafte Tätigkeit und Handschriftenproduktion in den Skriptorien. Nach der glanzvollen Fülle von Werken, die in Fécamp und auf dem Mont-Saint-Michel gegen das dritte Viertel des 11. Jahrhunderts entstan-

129 – Saint-Sever – Beatus-Kommentar zur Apokalypse: Die vierundzwanzig Ältesten (Ausschnitt). Vor 1072 – *Malerei auf Pergament; Gesamthöhe 0,365 m* – Paris, Bibliothèque Nationale

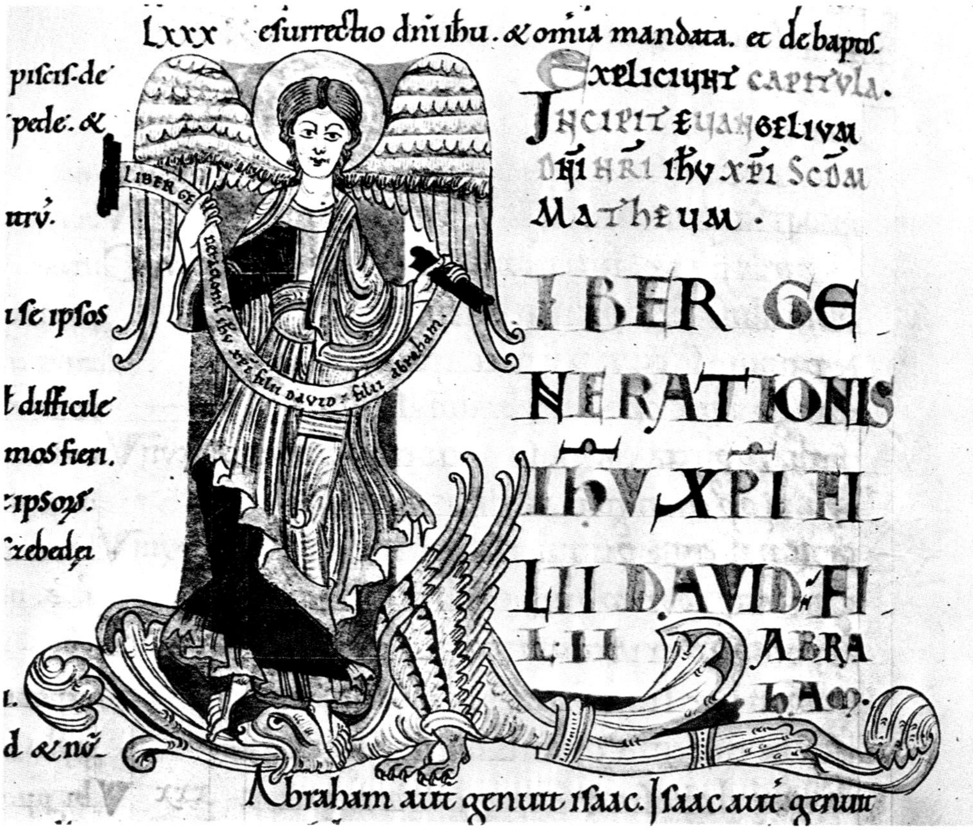

130 – Normandie – Bibel des William von Saint Carilef: Initiale ‹L› mit dem Engel, dem Symbol des Evangelisten Matthäus. Vor 1096 – *Malerei auf Pergament; Gesamthöhe 0,495 m* – Durham, Kathedrale, Dean and Chapter Library

den waren, Werken, die in vieler Hinsicht noch dem Stil und der Maltechnik der Buchmalerei auf der anderen Seite des Kanals aus der Zeit vor der normannischen Eroberung verpflichtet waren, entfaltete sich nun am Jahrhundertende ein von Grund auf eigenständiger Stil, der während der ersten zwanzig Jahre des neuen Jahrhunderts zu voller Blüte gelangte; ein Stil, dessen Eigenart sich in den meisten normannischen Handschriften der Zeit wiederfindet und sie zu einer homogenen Gruppe zusammenschließt. Ganzseitige Illustrationen wurden nun seltener; oft traten an die Stelle einer flächigen und pastosen Malweise mit leichter Feder gezeichnete Bildkompositionen, bei denen die Farbe nur in Form von leicht lavierten Höhungen oder von unterschiedlichen Farbtönen der Federstriche erscheint. Die Gestalten, die in dieser – teilweise auf angelsächsischen Vorbildern beruhenden – Technik ausgeführt wurden, gewannen dadurch an Schwung, wie etwa der Engel des Evangelisten Matthäus in einer Bibel der Kathedrale von Durham. Obwohl die Handschrift zweifellos vor 1096 für einen englischen Prälaten, wenn auch festländischer Herkunft, geschrieben wurde – für William von Saint Carilef, Bischof von Durham –, so stammt sie doch mit Gewißheit aus einer normannischen Werkstatt, aus der sich noch weitere Handschriften in der Normandie erhalten haben (‹*Moralia in Job*›, Bayeux, Bibliothèque Capitulaire, und Kommentar zum Johannes-Evangelium des heiligen Augustinus, Rouen, Bibliothèque Municipale).

Die figürlich ausgeschmückte Initiale wurde künftig zum beliebtesten Dekorelement der normannischen Handschriften. Gerade auf diesem Gebiet haben unbestreitbar die einheimischen Künstler wesentlich zur Formgebung einer der Romanik eigentümlichen Auffassung von Buchschmuck beigetragen. Weit entfernt von ihrer alten Funktion als bloße Umrahmung einer Figurenszene, erlebte die Initiale nun in der Verbindung mit den Lebewesen, die sie gleichsam bewohnten, eine eigenartige Metamorphose: der abstrakte Rahmen des frankosächsischen Buchstabens, der das Gerüst bildet, erscheint wie durchströmt von frischer Lebensfülle, so daß er beinahe vegetabilisch wirkt. In Saint-Évroult, Lyre, Le Bec, Saint-Pierre in Préaux, Saint-Martin in Sées, überall wird die so verwandelte Initiale zum Schauplatz akrobatischer Szenen, in denen Gestalten umherklettern, sich umklammern und miteinander kämpfen, manchmal nahe daran, vom Rankengeschlinge der Pflanzen erstickt zu werden. Die gelungensten Schöpfungen dieser Art finden sich in einer Handschrift der *‹Moralia in Job›* Gregors des Großen aus Préaux und in einem Jesaja-Kommentar des heiligen Hieronymus (Oxford, Bodleian Library). Die Initiale am Beginn des Prologs in der Oxforder Handschrift erscheint wie die Quintessenz des normannischen Stils um 1100 und zeigt, daß die Gattung hier auf dem Höhepunkt ihrer Entwicklung angelangt war. Obwohl der Codex aus der Kathedrale von Exeter stammt, ist sein Schmuck das Werk eines normannischen Mönchs, *Hugo pictor,* dessen Bild sich am Ende des Bandes findet und von dessen Hand man mehrere weitere Werke kennt, alle aus Jumièges. Die hoheitsvolle Darstellung des Propheten Jesaja als Frontispiz der Handschrift ist eines der äußerst seltenen Beispiele einer ganzseitigen Miniatur in der benediktinischen normannischen Buchmalerei der Zeit. Man findet in dieser streng frontalen Prophetengestalt viele Bezüge zu insularen Werken aus der Zeit vor der Eroberung.

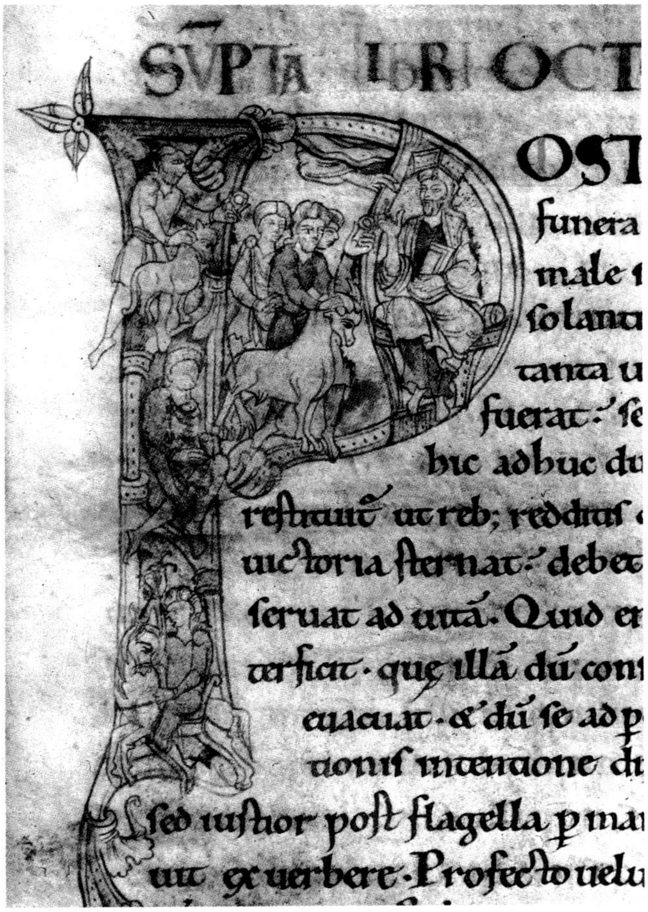

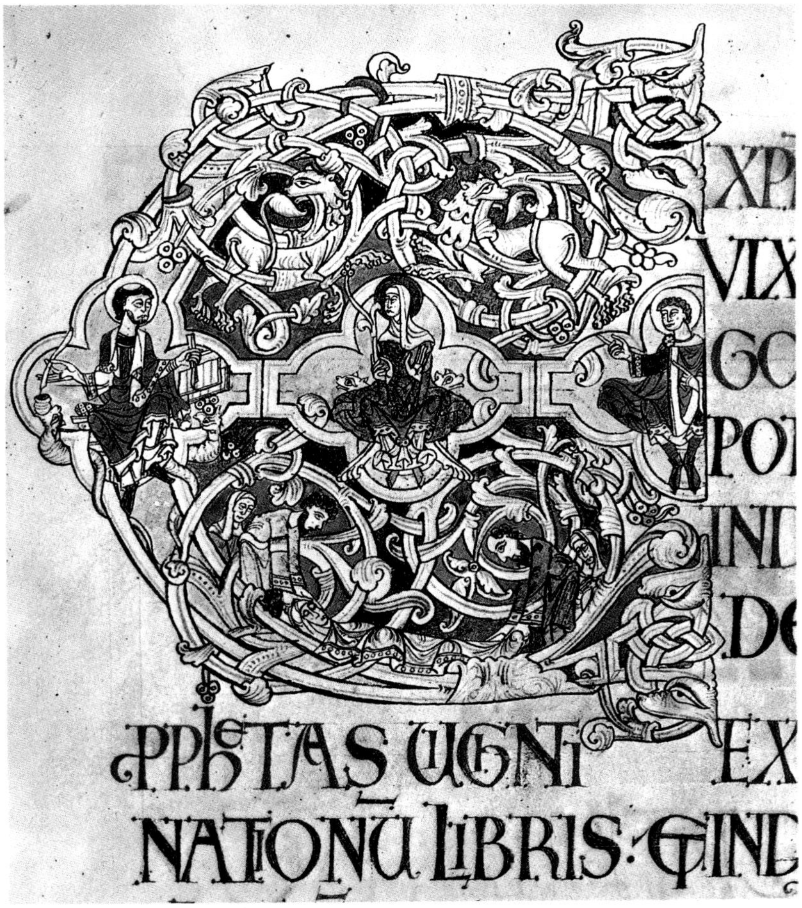

131 – Préaux – Gregor der Große, ‹Moralia in Job›: Initiale ‹P›: Hiob wird aufs neue gesegnet. Um 1100–1110 – *Malerei auf Pergament; Gesamthöhe 0,355 m* – Rouen, Bibliothèque Municipale

132 – Jumièges (?) – Heiliger Hieronymus, Kommentar zum Buch Jesaja: Initiale ‹E› mit Maria, Hieronymus, Jesaja und der Grablegung der Paula. Um 1100 – *Malerei auf Pergament; Gesamthöhe 0,371 m* – Oxford, Bodleian Library

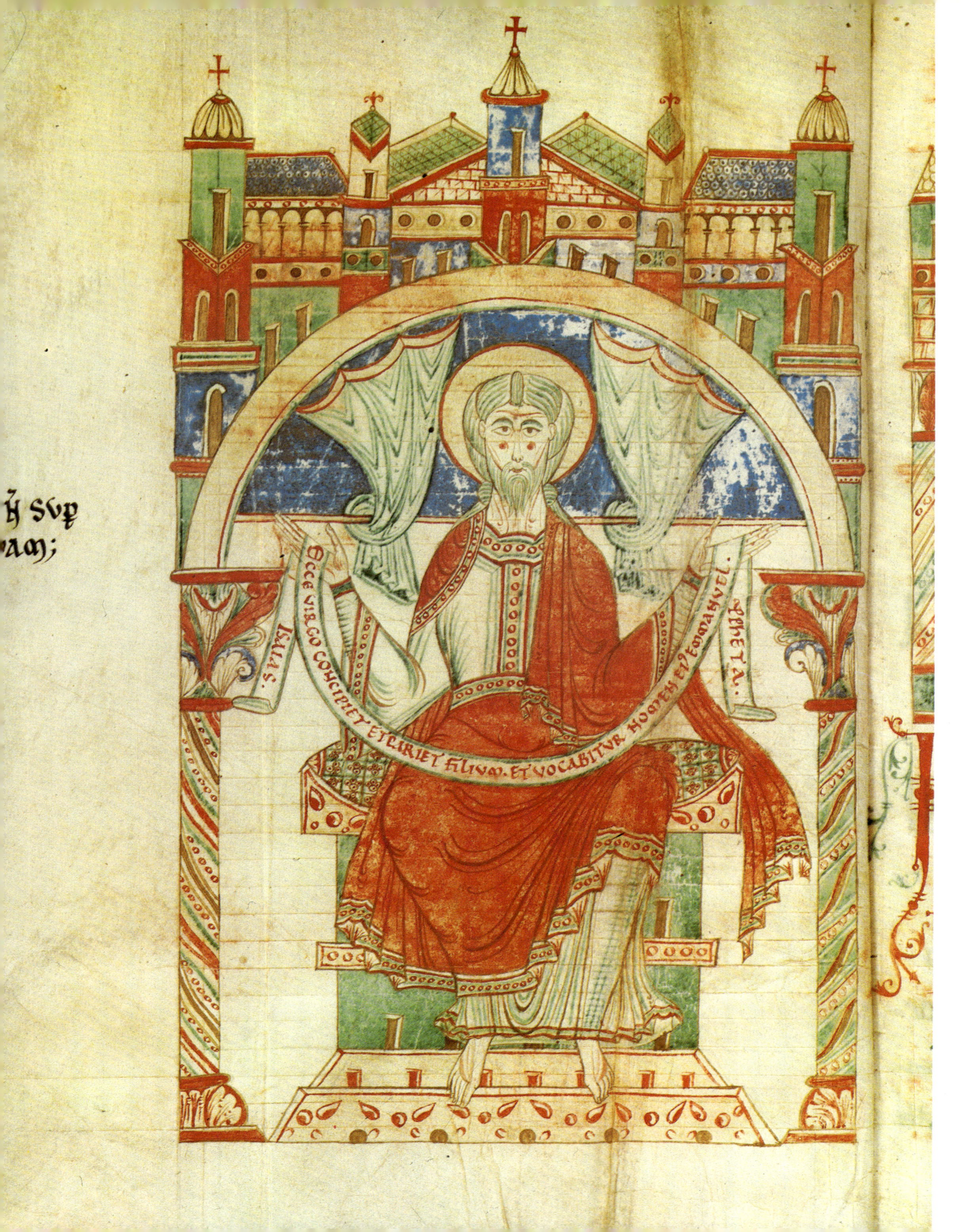
ECCE VIRGO CONCIPIET ET PARIET FILIVM ET VOCABITVR NOMEN EIVS EMMANVEL

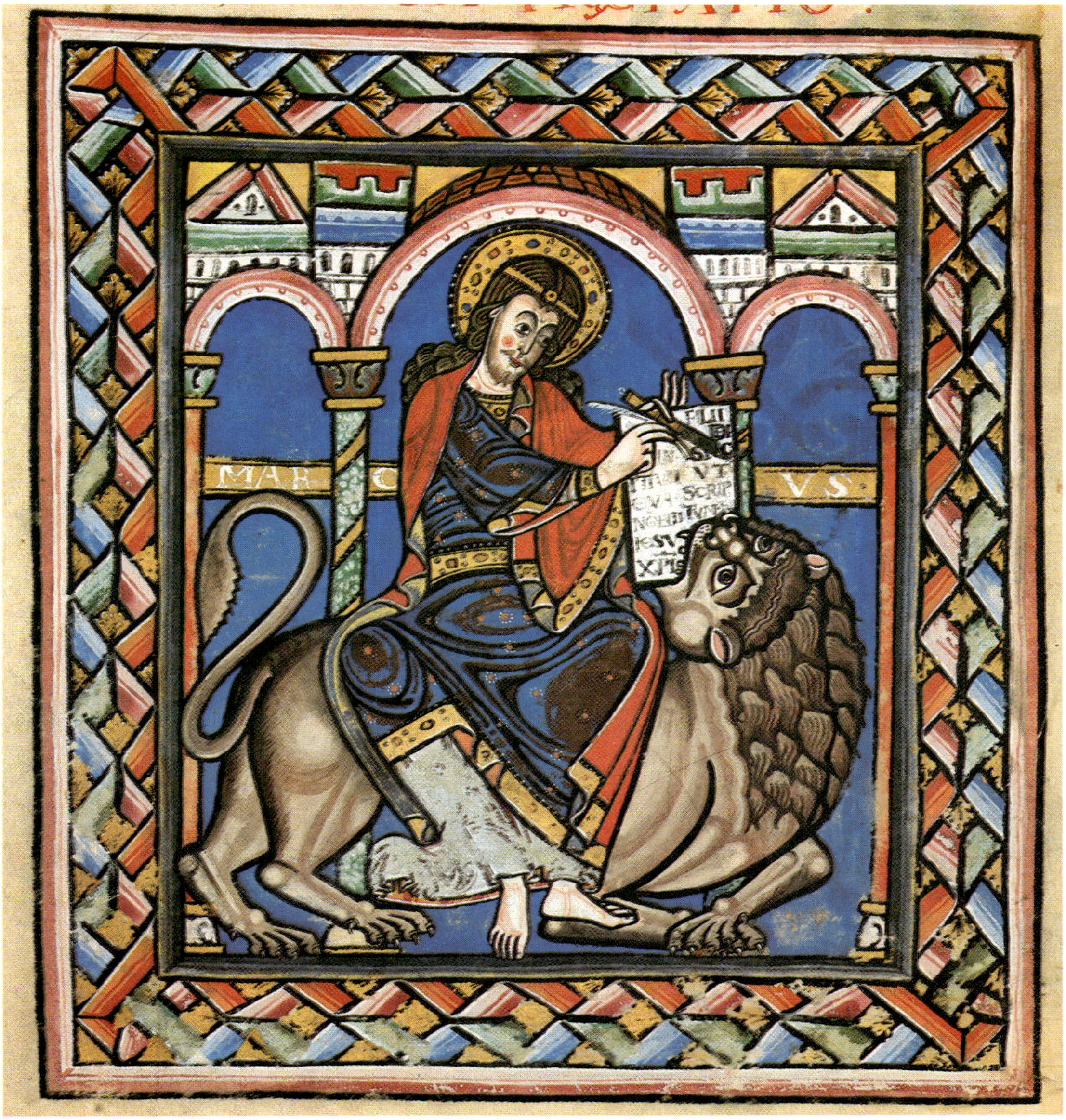

134 – Sées – Evangeliar: Der Evangelist Markus, auf seinem Symboltier sitzend. Um 1120–1130 – *Malerei auf Pergament; Höhe 0,360 m* – Sées, Bischofspalast

Obwohl es sich nur um eine leicht kolorierte Federzeichnung handelt, spricht aus der Darstellung monumentale Würde, die durch imposante Architekturformen auf den Arkadenbögen noch verstärkt wird. Daß hier eine außergewöhnliche Leistung der normannischen Buchmalerei vorliegt, beweist eine andere ganzseitige Illustration in einem Evangeliar, das zur selben Zeit in Jumièges ausgemalt wurde: auf diesem Blatt, das Michael mit seinen Heerscharen als Drachentöter wiedergibt, löst sich die Komposition in einem wirren Durcheinander auf, das durch kompakten Farbauftrag in düsteren Farbtönen noch undeutlicher wird.

Der große schöpferische Elan der normannischen Skriptorien setzte sich kaum über das zweite Viertel des 12. Jahrhunderts hinaus fort. Dieses plötzliche Versiegen rührt zweifellos zum Teil von der politischen Randlage her, in die das Herzogtum nach der Eroberung Englands geraten war. Aber der Niedergang der normannischen Buchmalerei seit dem

133 – Jumièges (?) – Heiliger Hieronymus, Kommentar zum Buch Jesaja: Der Prophet Jesaja. Um 1100 – *Malerei auf Pergament; Höhe 0,371 m* – Oxford, Bodleian Library

12. Jahrhundert hatte sicherlich auch künstlerische Gründe. Tatsächlich übernahmen von diesem Zeitpunkt an zwei Nachbarregionen die Führung auf dem Gebiet der Malerei: England an erster Stelle, daneben die Provinzen Anjou, Touraine und Poitou. Daher erstaunt es nicht weiter, daß die Normandie, die sich mit der Zeit politisch und kulturell noch enger an beide Kunstkreise anschloß, durch deren Einfluß nachhaltig geprägt wurde. Nachdem zunächst die Normandie zur Erneuerung der englischen Buchmalerei nach der Eroberung beigetragen hatte, ließ sie nun ihrerseits Handschriften und auch Künstler von jenseits des Meeres kommen. Bezeichnend für dieses wechselseitige Geben und Nehmen ist ein Evangeliar aus Saint-Martin in Sées. Dieses Werk, von dem man mit guten Gründen annimmt, daß es am Orte selbst abgeschrieben wurde, ist mit Bildern und Initialen verziert, deren Stil und meisterhafte Maltechnik ausgesprochen fremdartig in der heimischen Tradition wirken, eine überraschende Verwandtschaft dagegen mit einigen Werken der Wand- und Buchmalerei aufweisen, die in Canterbury um 1120 bis 1130 entstanden sind, besonders mit den Fresken der Gabriel-Kapelle in der Krypta der dortigen Kathedrale. Die Szene, wie der Evangelist Markus auf seinem Symboltier, dem Löwen, sitzt, zeigt deutlich, daß es sich hier um das Werk eines englischen Künstlers handelt: ein Gegenstück zu dieser seltenen Art der Anordnung findet sich nur in einer Handschrift, die aus der großen erzbischöflichen Metropole Südenglands stammt. Nicht weniger wichtig für die normannische Buchmalerei des 12. Jahrhunderts waren die Stileinflüsse aus dem Loire-Becken und den Ländern der Plantagenet. Wir werden auf ihre Wirkung bei der Behandlung der Malerei dieser Landschaften eingehen.

Poitou und Loire-Becken

Aus dem weiten Gebiet am Atlantik mit den Provinzen Poitou, Anjou, Maine und Touraine haben sich Wand- und Buchmalereien erhalten, die gewiß zum Eigenständigsten gehören, was die Zeit der Romanik uns vermacht hat. Diese Regionen waren verbunden durch gemeinsame künstlerische Tradition und Vergangenheit, für die die politische Vereinigung von 1152 – durch die Heirat von Heinrich II. Plantagenet aus dem Hause Anjou, seit 1154 König von England, mit Eleonore von Aquitanien – nur eine späte Besiegelung war. Aus diesen Gebieten haben sich Werke erhalten, die bei aller Verschiedenheit in der Ausführung und über eine Zeitspanne von rund siebzig Jahren hinweg – vom Ende des 11. bis zum dritten Viertel des 12. Jahrhunderts – ein ungemein individueller, einheitlicher Stil fest aneinanderband. Es ist ein Stil, der sich durch seine zeichnerischen Qualitäten bei der Figurenbehandlung und seine spannungsgeladene Intensität im szenischen Aufbau auszeichnet. Ein Stil von ungeheurer Ausstrahlung, denn sein Widerhall findet sich nicht nur in den unmittelbar angrenzenden Provinzen – Berry, Limousin, Languedoc und im Norden in der Normandie –, sondern noch darüber hinaus südlich der Pyrenäen und in England. Man hat lange diskutiert – und die Diskussion dauert noch an –, welches die Quellen für diesen Stil sind, der so folgenreich für die Entfaltung der romanischen Kunst in Westfrankreich war. Nacheinander hat man vorgeschlagen, er könne im malerischen Erbe der Karolinger wurzeln – Tours mit seinem Umland war ja eines der fruchtbarsten Zentren gewesen – oder aber Anregungen aus dem ottonischen Deutschland und aus Oberitalien und später sogar aus dem italo-byzantinischen Kunstkreis aufgegriffen haben. Ohne diese schwierige und angesichts des unermeßlich lückenhaft überkommenen Denkmälerbestands vielleicht unlösbare Frage entscheiden zu wollen, scheint sich doch bei aufmerksamer Betrachtung der illuminierten Handschriften aus diesem Raum zu erweisen, daß der Stil Westfrankreichs, so wie ihn die Maler von Saint-Savin und verwandter Zyklen im Poitou ausbildeten, zum guten Teil aus einem inneren Entwicklungsprozeß her-

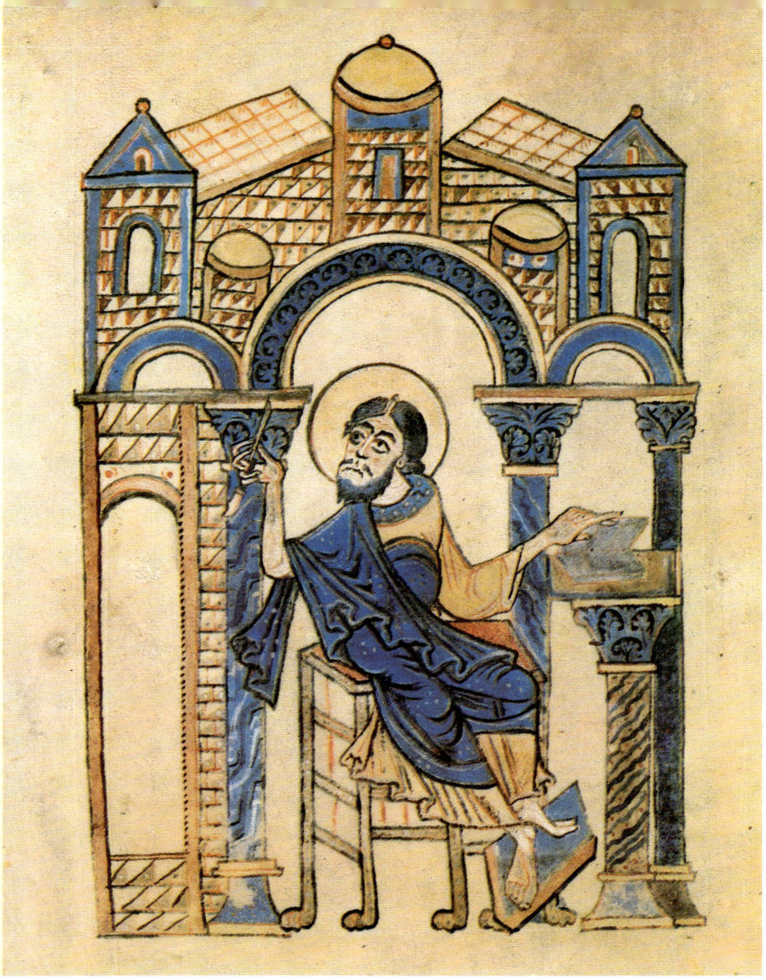

135 – Südliche Bretagne oder Anjou (?) – Evangeliar aus Rennes: Der Evangelist Matthäus. Um 1050 – *Malerei auf Pergament; Höhe 0,302 m* – Stockholm, Nationalmusei Bibliotek

vorging, der sich seit der ersten Hälfte des 11. Jahrhunderts abzeichnete und formal im einheimischen karolingischen Erbe seinen Ursprung hatte. Daß der reife Stil des Poitou aus der Zeit um 1100 nicht aus dem Nichts entsprungen ist, daß es vielmehr Vorläufer im 11. Jahrhundert gab, bezeugt eine Reihe von Handschriften aus diesen Gegenden. So finden sich etwa die schön bewegte Linie und die exzellente Maltechnik, die für diesen Stil so wesentlich sind, in einem Evangeliar aus der Abtei Saint-Georges in Rennes, das sehr wahrscheinlich in der südlichen Bretagne – oder möglicherweise sogar im Anjou – in der Zeit um 1050 entstanden ist. Initialornamentik und Ikonographie sind noch der karolingischen Buchmalerei verpflichtet – bezeichnend ist hierfür die *Majestas Domini* am Anfang des Codex –, aber die langgestreckte Gestalt des Evangelisten Matthäus zeigt schon Gliederung und gewisse morphologische Eigentümlichkeiten, die für die Menschenwiedergaben von Saint-Savin symptomatisch sind: längliche Gesichter, die in der unteren Partie voller werden, das in der Mitte geteilte Haar, ein kurzer Oberkörper mit runden Schultern, lange Beine in tänzelnder Schritthaltung, große, ausdrucksvolle Hände. Die Bedeutung, die der Farbe beigemessen wird – sie ist breit aufgetragen und hier und da durch weiße Akzente aufgehöht –, sowie der monumentale Charakter der Komposition sind schon Kennzeichen der romanischen Malerei in Westfrankreich.

Wichtiger noch, da aufschlußreich für die relative Chronologie, ist eine Gruppe von Handschriften, durch die klar wird, daß der Stil der westlichen Provinzen schon im letzten Viertel des 11. Jahrhunderts zur vollen Reife gelangt war. Zu dieser Gruppe gehören vor allem drei Heiligenviten, deren überaus reiche, zur Erbauung der Pilger gedachte Ausmalung zeigt, welch neuer Formen zur Förderung der Heiligenverehrung man sich in jener Epoche bediente. Das älteste dieser Werke ist vielleicht die Vita der heiligen Radegunde in der Bibliothek in Poitiers, deren zweiundzwanzig Bilder, stilistisch einheitlich, aber in der Ausführung manchmal etwas schwerfällig und wenig flüssig im Entwurf, das Werk eines Künstlers sein könnten, der gewohnt war, in großem Maßstab zu arbeiten. Die Szenen in der Radegundevita, deren Nähe zum Stil der Krypta von Saint-Savin man oft herausgestellt hat, zeigen in der Tat die gleiche dynamische Erzählweise. Ein vergleichbarer Stil findet sich in den Federzeichnungen einer Martinsvita, die gegen Ende des Jahrhunderts für die Abtei in Tours angefertigt wurde, deren Patron der Heilige war. Die berühmte Sammlung mit Bildern vom Leben und den Wundertaten des heiligen Albinus, Bischofs von Angers, liefert ein drittes Zeugnis für die Verbreitung dieses Stils in der Buchmalerei Westfrankreichs. Die vierzehn Miniaturen der Handschrift – eingefaßt von Arkadenbögen oder reichverzierten Rahmungen – unterscheiden sich von den vorangehenden Handschriften durch den mehr statischen Charakter ihrer massiv und fest hingestellten Figuren. Dennoch spricht aus ihrer kräftig hervorgehobenen Gliederung dieselbe künstlerische Intention. Die hochstehende Maltechnik zeigt ihrerseits eine augenfällige Verwandtschaft mit den Wandmalereien der Gegend, so daß Jean Porchers Idee sehr viel für sich hat, der diese Bilder einem Laienmaler, Foulques, zuschrieb, dem der Abt Girardus von Saint-Aubin in Angers (1082–1108) den Auftrag für die Ausmalung und die Glasfenster der Abtei gegeben hatte. Zwei Manuskripte, die zur selben Zeit in der angevini-

136 – Poitiers – Vita der heiligen Radegunde: Die Auferweckung eines Neugeborenen durch die heilige Radegunde. Letztes Viertel 11. Jh. – *Malerei auf Pergament; Gesamthöhe 0,286 m* – Poitiers, Bibliothèque Municipale

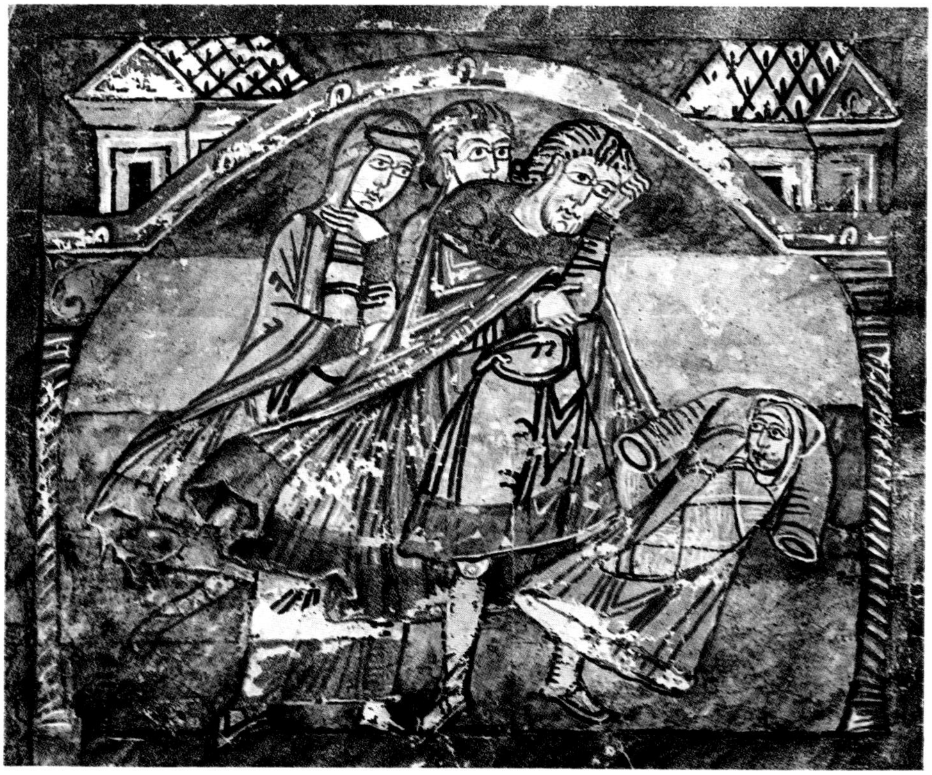

137 – Angers – Leben und Wunder des heiligen Albinus: Der heilige Albinus heilt einen Mönch von seiner Blindheit. Ende 11. Jh. – *Malerei auf Pergament; Höhe 0,295 m* – Paris, Bibliothèque Nationale →

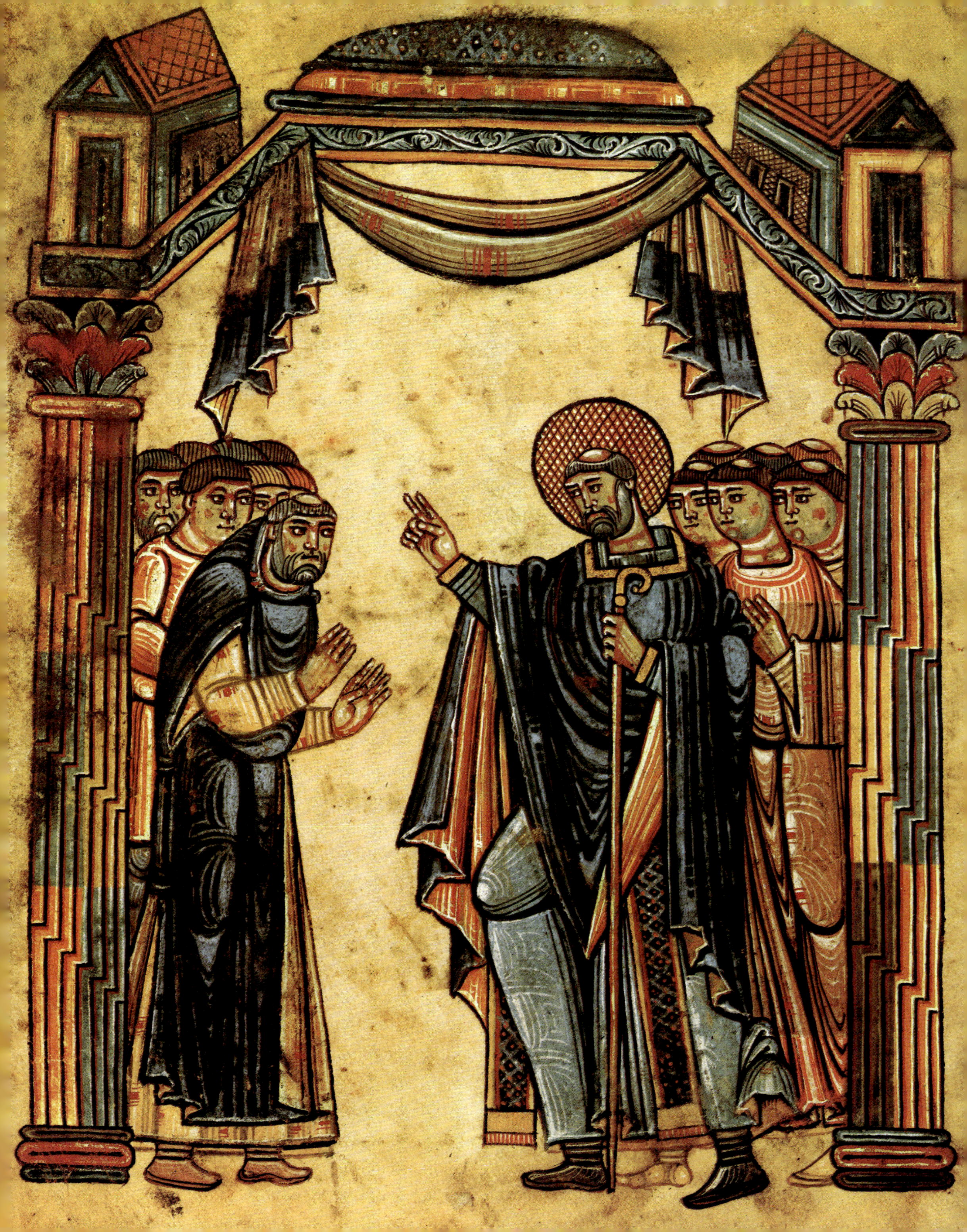

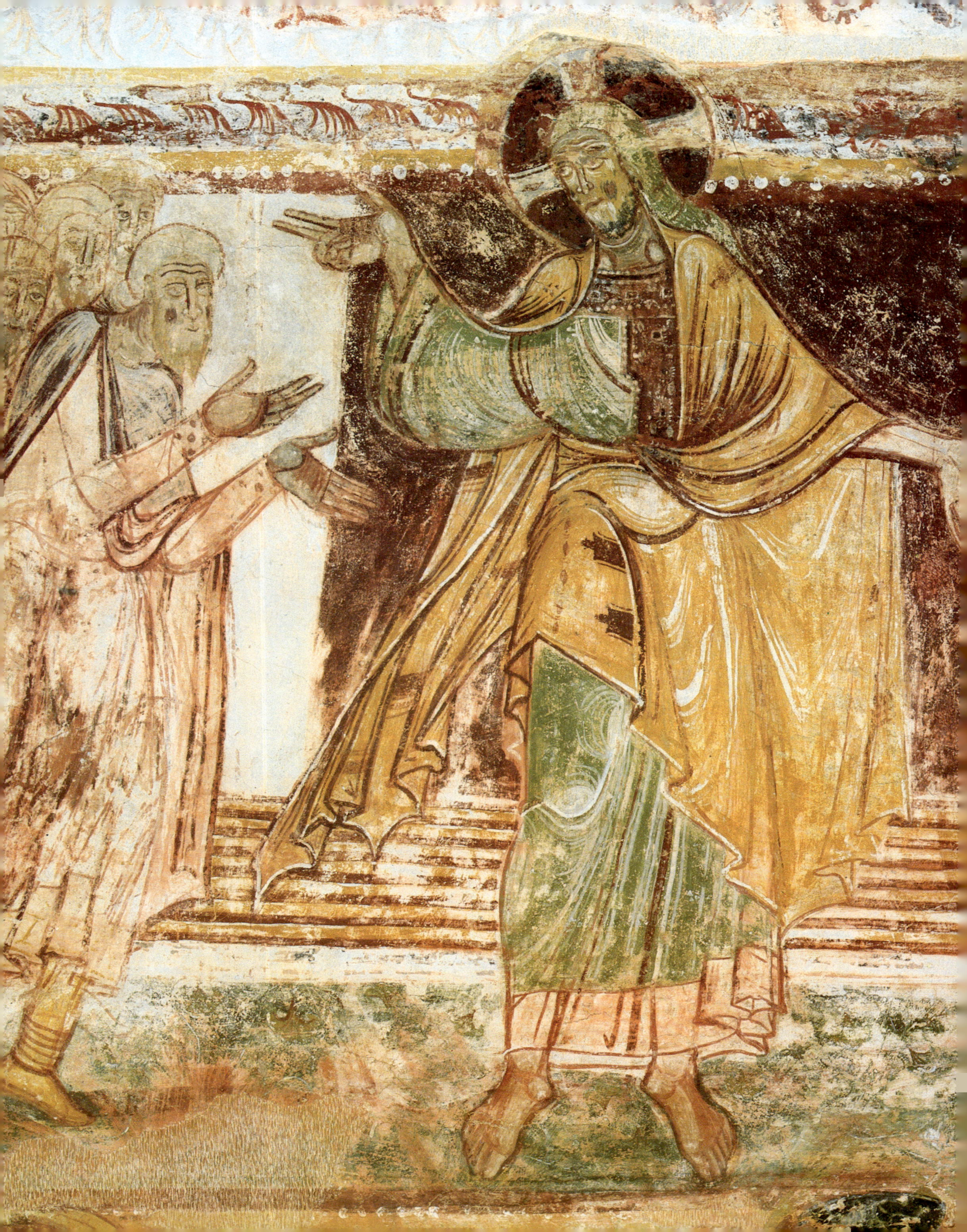

schen Abtei mit Bildern ausgeschmückt wurden – eine Bibel mit einem monumentalen thronenden Christus und ein Psalter in der Bibliothèque Municipale in Amiens –, sind allem Anschein nach das Werk desselben Künstlers, dem Jean Porcher auch die leider schlecht erhaltene Ausmalung der Kirche von Château-Gontier, der alten Prioratskirche von Saint-Aubin, zuweisen wollte. Trotz nicht zu leugnender verwandter Züge scheint dieses Ensemble aber das Werk eines anderen Künstlers zu sein. Abb. 337

Als letztes ist hier noch eine Bibel zu nennen – im dritten Viertel des 11. Jahrhunderts auf dem Mont-Saint-Michel geschrieben und illuminiert –, deren Ausstattung um 1100 von einem Künstler vollendet wurde, dessen Stil deutlich seine Zugehörigkeit zu den Zentren der Malerei im westlichen Mittelfrankreich verrät. Während er sich bei den eigentlichen Initialen in Anlehnung an franko-sächsische Vorbilder durchaus an die Traditionen des Skriptoriums von Mont-Saint-Michel hält, läßt dieser Maler und vorzügliche Zeichner bei den figürlichen Darstellungen seinem Gestaltungsdrang unbekümmert freien Lauf. Diese frühe Ausstrahlung der Kunst des Loire-Tals und des Poitou in die Normandie ist ein Beweis dafür, daß sie schon einige Zeit vorher in ihrem Ursprungsgebiet verwurzelt gewesen sein muß. Abb. 339

Trotz beträchtlicher Zerstörungen hat sich in den Kirchen dieser Landschaften eine erstaunliche Fülle von Wandmalereien erhalten, die ein Urteil zuläßt über die außerordentliche Qualität, den Gang der Entwicklung und die Ausbreitung eines von Grund auf originalen Stils. Um 1100, auf dem Höhepunkt einer Epoche wirtschaftlichen Wohlstands, politischer Stabilität und eines künstlerischen Aufschwungs ohnegleichen, unter der Regierung von Wilhelm IX., dem glänzendsten Herrscher aus der Dynastie der Herzöge von Aquitanien, wurden die Kirchen des Poitou mit Wandmalereien ausgeschmückt, deren stilistische Einheitlichkeit sich zweifellos daraus erklärt, daß die ausführenden Künstler nicht ortsgebunden waren. Am berühmtesten ist der Zyklus von Saint-Savin-sur-Gartempe. Die Wandmalereien der Abteikirche – schon seit 1835 durch Mérimée bekannt, der ihnen zehn Jahre später eine beachtliche Monographie gewidmet hat – gliedern sich in vier ikonographisch deutlich unterschiedene Gruppen, die ebenso vielen Teilen des Bauwerks entsprechen. Der Besucher, der durch die Vorhalle eintritt, kann im Tonnengewölbe noch eine sehr schöne Folge von Szenen Abb. 333
aus der Apokalypse wahrnehmen. Im Tympanon thront Christus in der Glorie, dem im letzten Joch des Gewölbes eine Reihe von Engeln und Aposteln huldigt. Über der Eingangshalle liegt eine ehemals vollständig ausgemalte Westempore, deren Programm eine Folge von Abb. 335
Passionsszenen und Heiligen umfaßt, darunter mehrere Bischöfe von Poitiers. Dem Hauptschiff ist der anspruchsvollste Zyklus mit biblischen Szenen aus Genesis und Exodus vorbehalten, von der Schöpfung bis zur Übergabe der Gesetzestafeln an Moses. Prophetengestalten, die seit einer kürzlich erfolgten Restaurierung deutlicher zu erkennen sind, nehmen die Zwikkel über den Pfeilern ein, einem zweifellos aus Italien entlehnten Schema entsprechend. Unter der Erde, in der Krypta, findet sich der vierte und letzte Bestandteil der Malereien von Saint-Savin. In der Wölbung sind Szenen aus dem Martyrium der beiden Schutzheiligen der Abtei, Savinus und Cyprianus, dargestellt, Szenen, deren Erzählfreudigkeit an die Miniaturzyklen in den Viten der heiligen Radegunde von Poitiers und des heiligen Albinus von Angers erinnern. Die Schlußwand nehmen eine *Majestas Domini* und Heilige ein.

Man hat oft und zu Recht die Verschiedenartigkeiten in der Ausführung und auch im Entwurf hervorgehoben, welche die einzelnen Bildkomplexe von Saint-Savin voneinander unterscheiden. Der minuziösen und eleganten Malweise der Maler von Vorhalle und Krypta steht im Hauptschiff eine kühne, monumentale Auffassung gegenüber, während auf der Empore beide Stilrichtungen sich aufs engste verbinden. Daraus folgt, daß die Berührungspunkte der vier Zyklen zahlreicher sind als das, was sie trennt: überall begegnet man jener *«fierté de*

138 – Saint-Savin-sur-Gartempe, Abteikirche, Mittelschiff – Gott segnet Noah beim Verlassen der Arche. Um 1100 – *Fresko*

jet», wie H. Focillon es nannte, jenem untrüglichen Gespür für die – man möchte fast sagen – musikalischen Ausdrucksmöglichkeiten der Linie. Sich drehend und springend, sich biegend und stampfend, sind die Gestalten von Saint-Savin einem Tanz voller Gegensätze hingegeben, in welchem sie unvermittelt aus einem schönen, langsamen und majestätischen Rhythmus in einen Bewegungsrausch übergehen, in dem für Augenblicke der leidenschaftliche, letztlich auf den Hellenismus zurückgehende Stil des Malers von Castelseprio und der Reimser Buchmaler aufzuleben scheint. Die Zyklen von Saint-Savin weisen außerdem und vor allem dieselbe Maltechnik auf, dasselbe traditionelle Verfahren beim Aufsetzen von Höhungen – deren verschiedene Typen P. Deschamps und M. Thibout festgestellt haben –, dieselben Manier endlich, die Körper zu zeichnen, ihre Gelenkstellen zu betonen, den Rumpf durch parallele Bögen über einem mandelförmigen Bauch aufzuteilen. Diese offensichtliche Stilverwandtschaft erlaubt den Schluß, daß die Ausmalung von Saint-Savin in einer relativ kurzen Zeitspanne erfolgte, die man heute gemeinhin um 1100 ansetzt.

Verschiedene andere Kirchenbauten bezeugen in Poitiers selbst das Wirken der romani-

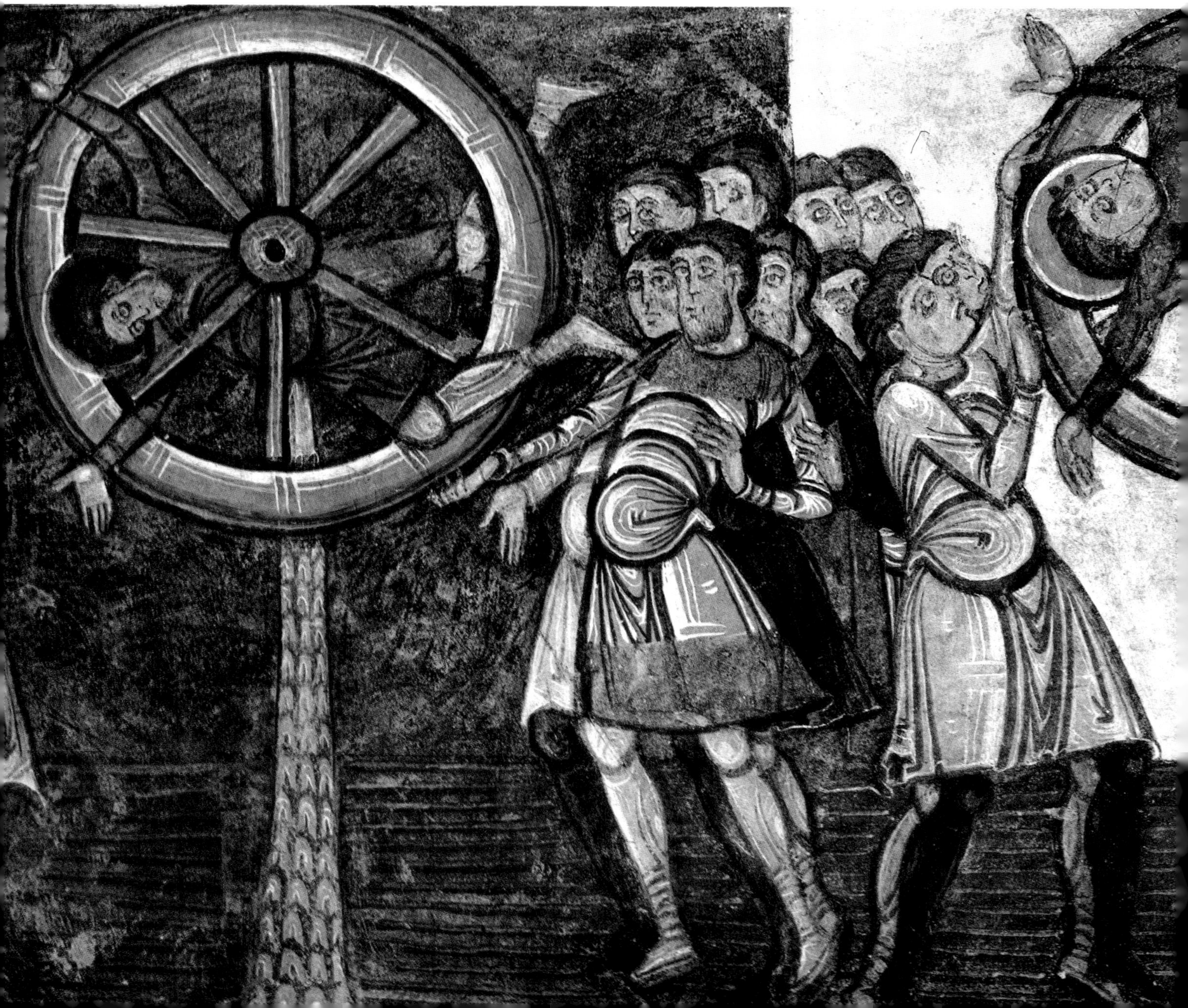

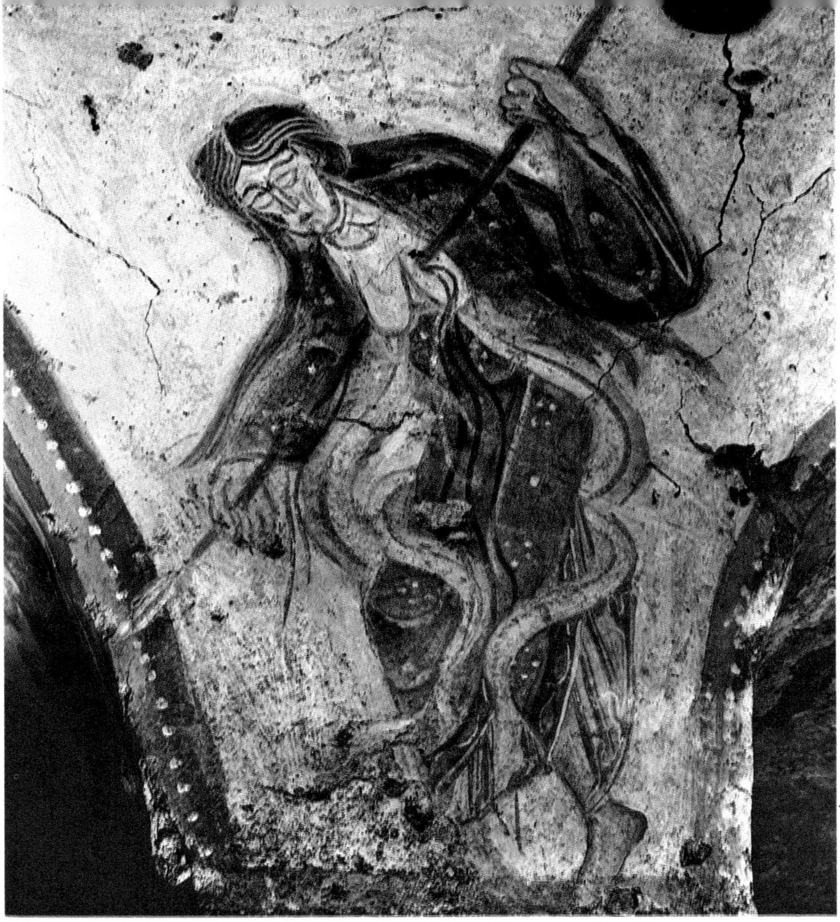

140 – Tavant, Saint-Nicolas, Krypta – Luxuria. Erstes Viertel 12. Jh. – *Fresko*

schen Freskomaler. Es wird den Betrachter nicht weiter wundern, in diesen Werken dieselben Stilmerkmale, dieselbe Technik und vielleicht sogar bei einigen dieselben Künstler wie in Saint-Savin wiederzuerkennen. In Saint-Hilaire-le-Grand sieht man noch einige Reste der Fresken, mit denen einst der ganze Bau ausgeschmückt war. Im Gedächtnis bleiben die hoheitsvollen Gestalten von Bischöfen auf vier Pfeilern im Untergeschoß des Glockenturms, die ähnlich wie auf der Empore von Saint-Savin in Reihen übereinander angeordnet sind. Die Wölbung des Chors von Notre-Dame-la-Grande war mit einer großartigen Komposition ausgemalt, die Mitte des vorigen Jahrhunderts freigelegt wurde, aber leider stark verblaßt ist. Trotzdem kann man sich noch eine Vorstellung von der dreiteiligen Gliederung des Ganzen machen; es umfaßte – von West nach Ost – eine Darstellung des Himmlischen Jerusalem und der Seligen, eine *Majestas Domini* mit den zwölf Aposteln und in der Konche der Apsis eine thronende Maria vom Typ der *Sedes sapientiae,* umgeben von nicht näher bestimmbaren weiblichen Heiligen. In der Krypta scheinen einige sehr gut erhaltene Heiligengestalten der gleichen Stilrichtung, aber einer älteren Epoche anzugehören. Mit die schönsten Zeugnisse der Wandmalerei von Poitiers haben sich jedoch im spätantiken Baptisterium Saint-Jean erhalten: eine Himmelfahrt und vor allem vier christliche Kaiser zu Pferde, von denen einer inschriftlich als Konstantin der Große bezeichnet ist. Der am besten erhaltene Kaiser dieser Folge, an der Westwand, reitet auf einem Streitroß mit mächtigem Nacken, den Mantel vom Winde hochgehoben, in der vorgestreckten Linken die Scheibe als Insignie der Macht haltend. Die stolze Bewegung dieser Gruppe, die feinabgestimmten, harmonischen Farben, die Ausgewogenheit der Formen und die meisterhafte Ausführung sind einigen der besten Fresken von Saint-Savin vergleichbar, denen die Baptisteriumsmalereien stilistisch sehr nahestehen.

139 – Saint-Savin-sur-Gartempe, Abteikirche, Krypta – Das Martyrium der Heiligen Savinus und Cyprianus. Um 1100 – *Fresko*

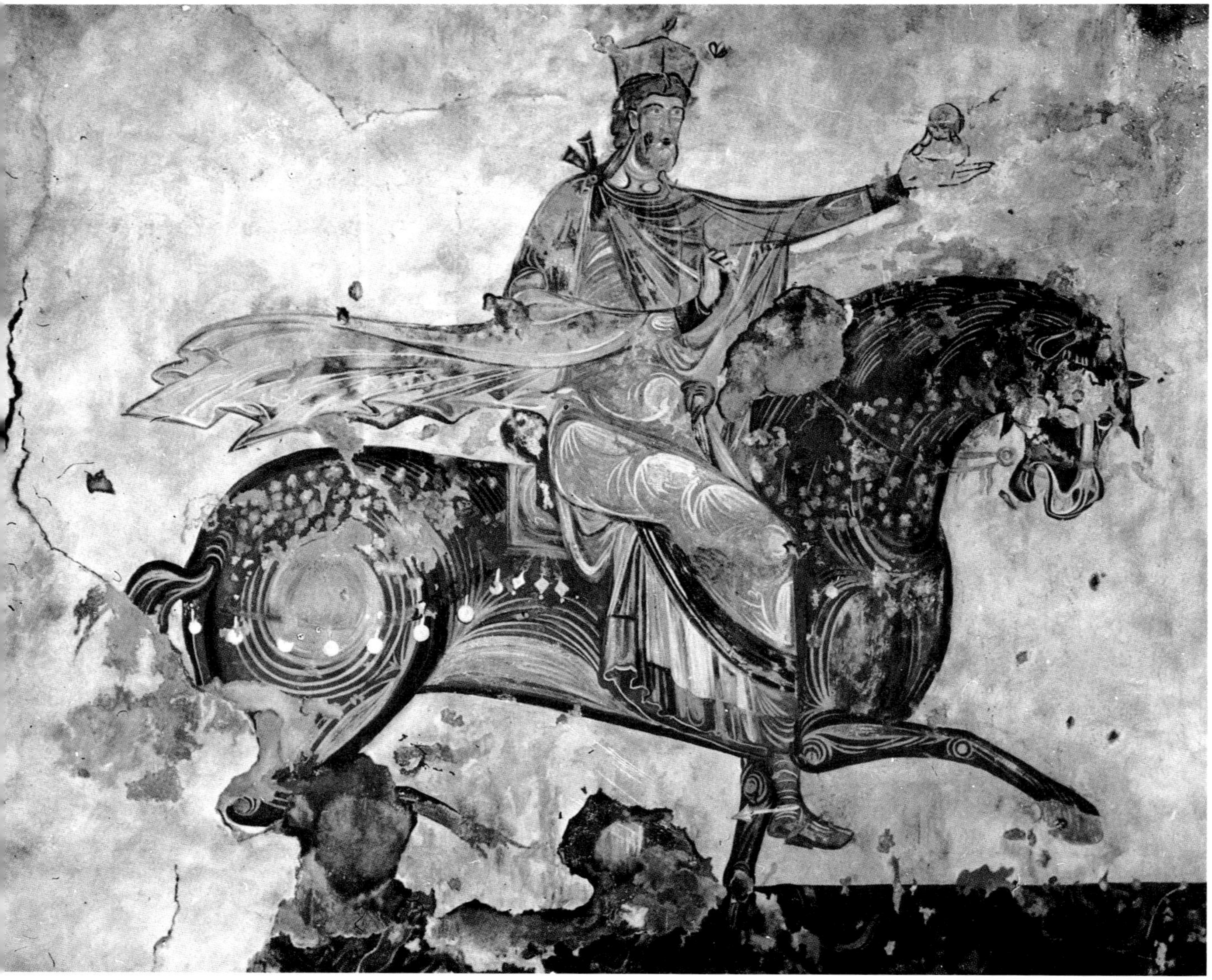

141 – Poitiers, Baptisterium Saint-Jean – Kaiser Konstantin der Große zu Pferde. Um 1100 – *Fresko*

Weil der Stil von Saint-Savin und der verwandten Ensembles von Poitiers seit dem Ende des 11. Jahrhunderts in der Grafschaft Poitou verwurzelt war, könnte man versucht sein, an einen lokalen Ursprung des Stils zu denken. Man wird sich jedoch im Urteil zurückhalten müssen, seitdem vor kurzem im Kapitelsaal von La Trinité in Vendôme die aufsehenerregende Entdekkung von leider fragmentarischen Fresken gemacht wurde, die man auf Grund ihres sehr qualitätvollen Stiles in die Nähe der Wandmalereien des Baptisteriums in Poitiers und der Empore in Saint-Savin rücken darf. War der Maler von Vendôme ein Einheimischer, oder kam er aus dem Poitou? Die Entdeckung dieses Ensembles, die Jean Taralon zu verdanken ist, erinnert uns im rechten Augenblick daran, wie wenig wir über den Stil von Tours aus jener Zeit wissen, in der die Kirchen von Poitiers und Saint-Savin ihre Ausstattung erhielten. Tatsächlich spricht viel dafür, daß sich die Maler der Touraine und des Poitou in ihrer Kunst

142 – Vendôme, La Trinité, Kapitelsaal – Der auferstandene Christus am See Genezareth. Um 1100 – *Fresko*

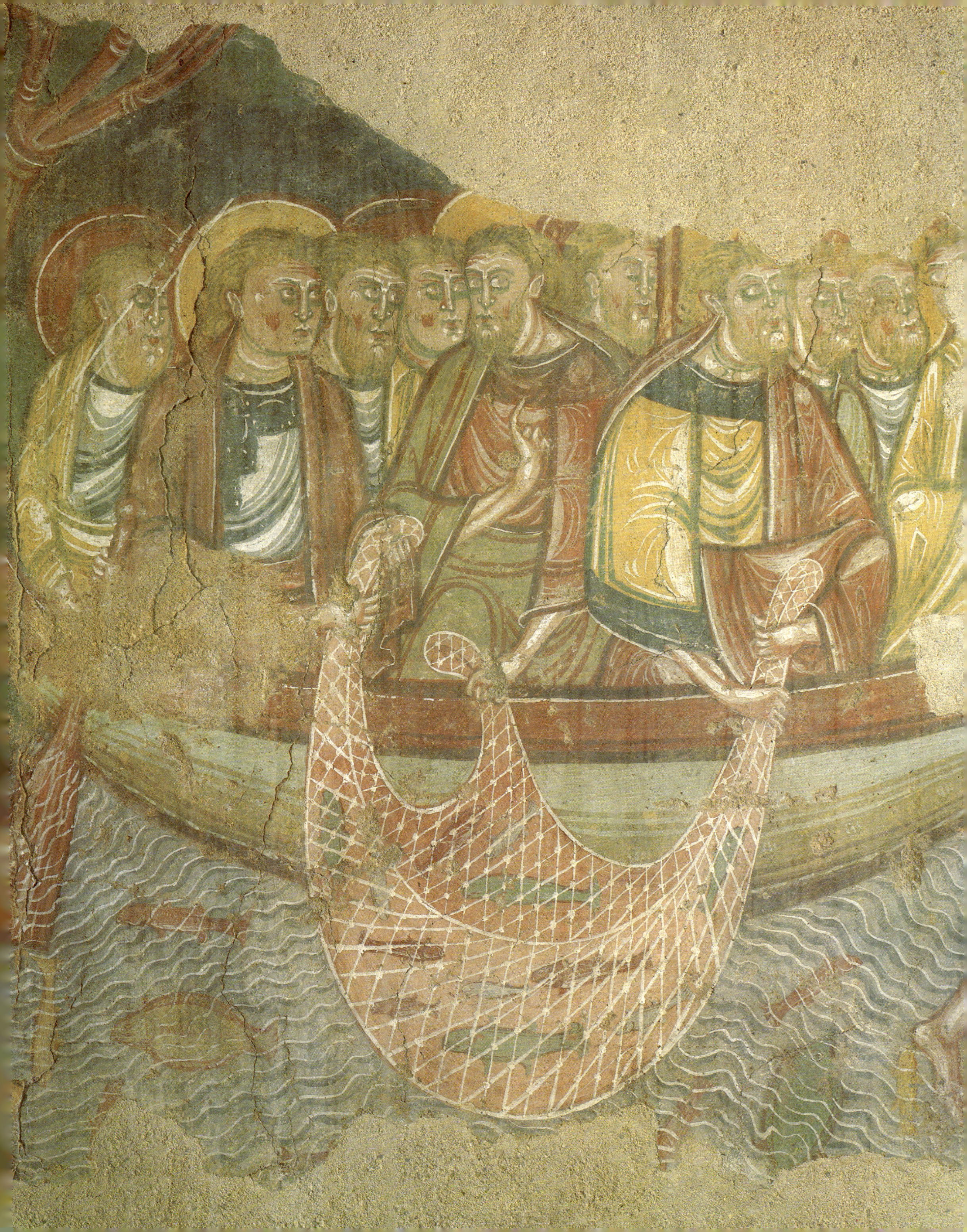

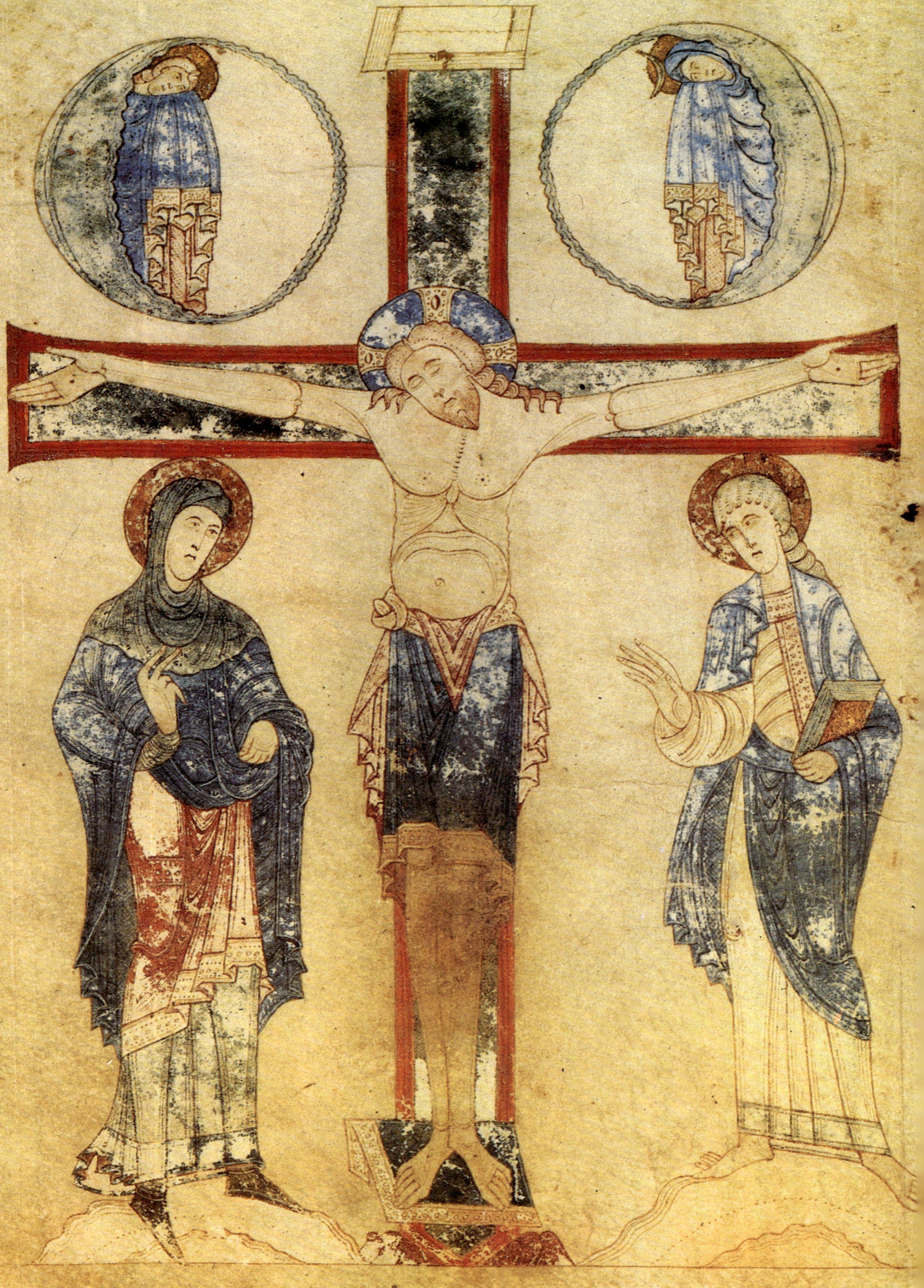

nicht sehr unterschieden: das bezeugen etwa – trotz ihres schlechten Erhaltungszustandes – die Szenen aus dem Buch Exodus im Vorhallenturm von Saint-Julien in Tours, von denen André Grabar nachgewiesen hat, daß ihr unmittelbares Vorbild der berühmte ‹Pentateuch von Tours› war, ebenso die schon erwähnten Zeichnungen einer Martinsvita, die am Ende des 11. Jahrhunderts im Skriptorium von Saint-Martin entstanden sind. Von der Wanddekoration in der Abtei haben sich einige zu verschiedenen Zeiten freigelegte Spuren erhalten, insbesondere ein heiliger Florentinus, eine zartgliedrige Gestalt mit feinen Gesichtszügen, ganz anders als die kräftigen, pausbäckigen Heiligen des Poitou. Die betont malerische Art der Ausführung und die in diesem Teil Frankreichs ungewöhnlichen Farbzusammenstellungen setzen eine mehr oder weniger direkte Kenntnis der byzantinischen Malerei voraus und lassen die Vielfalt der Stilrichtungen ahnen, die in der Hauptstadt der Touraine möglich war. In der Krypta von Saint-Nicolas in Tavant, südwestlich von Tours, treffen wir hingegen wieder auf die Vorliebe der Maler Westfrankreichs für eine ausdrucksstarke Linienkunst, aber ohne die Größe und den Wohllaut der Ensembles von Poitiers: der Strich wird hart, nervös, ungestüm, wie bei der *Luxuria* aus einer Psychomachie, einem Hauptthema des Zyklus.

Das kleine Oratorium von Saint-Gilles in Montoire im Tal des Loir birgt in der Konche seiner Ostapsis einen thronenden Christus, von Engeln gestützt und von den vier Evangelistensymbolen umgeben. Die anmutigen Silhouetten der Engel, die die Mandorla halten, heben sich wie Figuren auf weißgrundigen Lekythen vom hellen Grund ab; die sichere und schwungvolle Linienführung weist klar auf den Stil der poitevinischen Maler um 1100: die rhythmische Harmonie, die schwingende Bewegung wie auch einzelne Motive und Techniken, denen man häufig im Poitou begegnet – das um die Knie geschlungene Gewand des heiligen Matthäus, die malerische Art der Figurenmodellierung –, alles das sind Elemente, die es erlauben, hier eine Verbindung herzustellen. Ein noch selteneres Detail, der Erdstreifen, der die Komposition horizontal abgrenzt, besteht aus einer Folge von Bögen mit Pflanzenbüscheln; der einzige Vorläufer hierfür findet sich auf der Empore von Saint-Savin. All dies bestätigt, zusammen mit dem Zyklus von La Trinité in Vendôme, daß der poitevinische Stil, sei er nun im Poitou entstanden oder nicht, fest in der Touraine verwurzelt war. Abb. 334

Die Lücken in unseren Kenntnissen über die Buchmalerei der Touraine sind mindestens ebenso groß wie auf dem Gebiet der Wandmalerei. Man hat Mühe, auch nur ein oder zwei charakteristische Werke zu benennen, die das hohe Niveau der Zeit um 1100 erweisen können; alles übrige gehört einer jüngeren Periode an. Wenn man die Bedeutung der Skriptorien von Tours und seiner Umgebung zu dieser Zeit kennt, kann man sich eine solche Situation nur durch die Annahme erklären, die Werke seien weitgehend verlorengegangen. Ein Doppelblatt im Kirchenschatz der Kathedrale von Auxerre gehört zu dem wenigen, was den Untergang überlebt hat. Es ist der einzige Überrest eines Missale aus Saint-Julien in Tours und enthält zwei bedeutende Zeichnungen: eine Kreuzigung und eine *Majestas Domini* mit den vierundzwanzig Ältesten. Obgleich dieses Werk stark abgenutzt ist, erkennt man noch, daß es zum zeichnerisch Besten gehört, was die westfranzösische Buchmalerei hervorgebracht hat. Die schöne Kreuzigung in einem anderen Missalefragment, wahrscheinlich aus Le Mans (Paris, Bibliothèque Nationale), in Stil und Ikonographie dem Doppelblatt aus Auxerre recht nahestehend, darf als Zeugnis für den Einfluß von Tours auf die Skriptorien des Maine gelten.

Der um 1100 im Loire-Tal und Poitou vorherrschende Stil lebte in einer Reihe von Werken aus diesen Gegenden bis ins fortgeschrittene 12. Jahrhundert weiter. Im Laufe der Jahre machte er jedoch eine gewisse Entwicklung durch, die sich in einem Erschlaffen der Formen ausdrückte: die Figuren wurden überlang, die Bewegungen unnatürlich. Was die Ausführung der Werke an zeichnerischer Verfeinerung und Qualität gewann, wurde mit einem Verlust an

143 – Maine oder Touraine (?) – Fragment eines Missale: Kreuzigung. Um 1100 – *Malerei auf Pergament; Höhe 0,295 m* – Paris, Bibliothèque Nationale

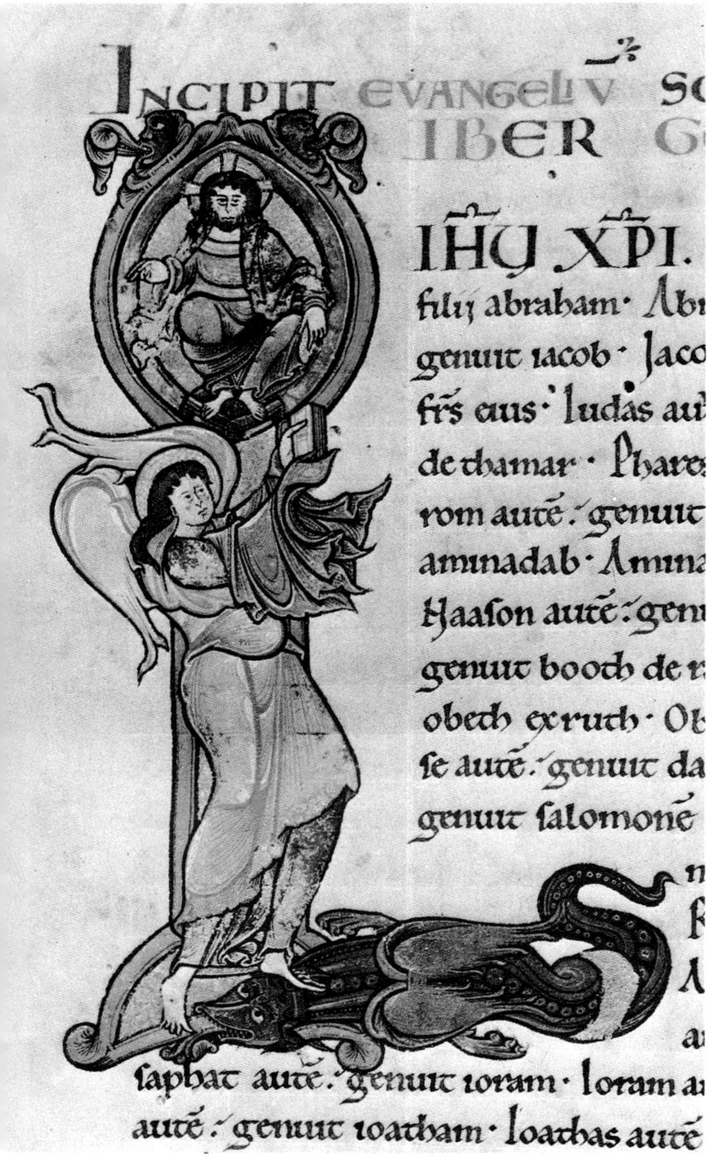
INCIPIT EVANGELIU SC
IBER G
IHU XPI.
filii abraham· Ab
genuit iacob· Iaco
frs eius· Iudas au
de thamar· Phare
rom aute· genuit
aminadab· Amina
Naason aute· gen
obeth ex ruth· Ob
se aute· genuit da
genuit salomone
saphat aute· genuit ioram· Ioram a
aute· genuit ioatham· Ioathas aute
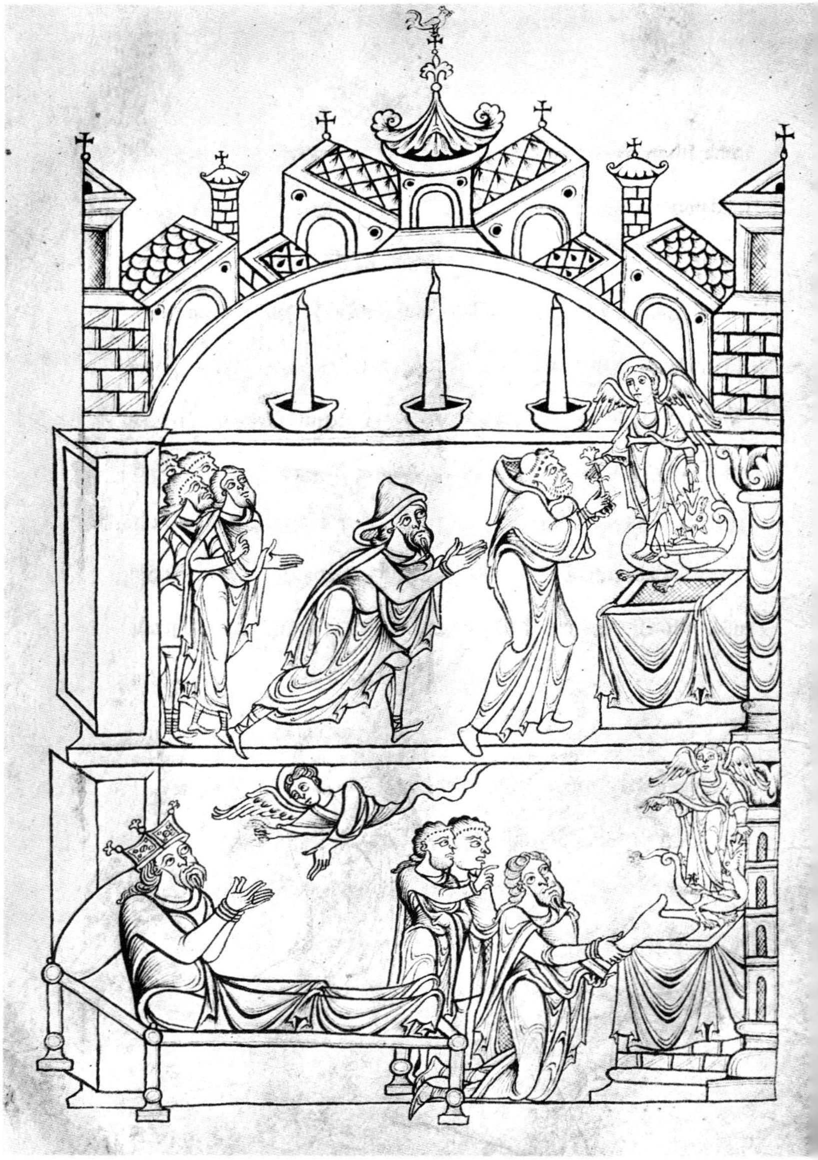

144 – Angers – Evangeliar: Initiale ‹L› mit dem Engel, dem Symbol des Evangelisten Matthäus. Erstes Viertel 12. Jh. – *Malerei auf Pergament; Gesamthöhe 0,310 m* – Angers, Bibliothèque Municipale

145 – Mont-Saint-Michel – Chartular: Schenkung Herzog Roberts von der Normandie an das Kloster Mont-Saint-Michel. Um 1160 – *Zeichnung auf Pergament; Höhe 0,355 m* – Avranches, Bibliothèque Municipale

Kraft und Ausdrucksstärke bezahlt. Dieses Phänomen, das sich schon seit 1120 bis 1130 an der Ausmalung der Ostapsis von Montoire abzeichnete, verstärkte sich in den Fresken der Kapelle von Le Liget und den Szenen aus dem Leben des heiligen Aegidius in der Krypta von Saint-Aignan-sur-Cher, zwei Ensembles, die wohl aus dem dritten Jahrhundertviertel stammen. Dieselben Tendenzen lassen sich für diesen Zeitraum in der Buchmalerei beobachten, etwa bei einem Evangeliar in der Bibliothek von Angers vom ersten Viertel des Jahrhunderts. Eine Gestalt wie der Engel des Matthäus hat in seiner kräftigen Gliederung und vorzüglichen malerischen Ausführung noch Anteil an der hohen Kunst von Saint-Savin, aber die sinnlose Drehung der Flügel und die Gewandbehandlung wirken schon gekünstelt. Zu den Werken, die für die westfranzösische Kunstentwicklung in dieser Periode am aufschlußreichsten sind, gehören die schönen Zierinitialen einer Sammlung von Heiligenviten in der Pariser Bibliothèque Nationale von der Jahrhundertmitte; ihre genaue Herkunft ist leider unbekannt. Zwei durchaus eigenständige Künstler haben bei der Ausschmückung dieser Handschrift zusammengearbeitet, der eine sicher aus dem Limousin, der andere, um den es hier geht, ein vollendeter Gestalter der Menschentypen der Westprovinzen und des Poitou. Er zeigt sie inmitten von naturnah gestaltetem Laubwerk, an dem man sieht, daß der Künstler mit den Lösungen vertraut war, die die anglo-normannische Buchmalerei auf dem Gebiet der Initialkunst gefunden hatte. Wendet man sich dem Gebiet nördlich der Loire zu, so manifestiert sich auch hier in einigen Handschriften des Maine diese manieristische Richtung, etwa bei der Initiale ‹P› einer Handschrift aus der Abtei von La Couture, deren Vertikalstamm aus einer Figur mit übermäßig gelängten Proportionen besteht. Aber das in dieser Hinsicht vollkommenste Werk ist unbestreitbar das Chartular von Mont-Saint-Michel, das gegen 1160 von dem Abt Robert von Torigny kompiliert wurde. Diese Handschrift ist mit einer Folge von großartigen Zeichnungen illustriert, in denen – umrahmt von stilisierten, genau gezeichneten Architekturformen – Szenen von Schenkungen an die Abtei dargestellt sind. Wenn auch der Stil von dem des westlichen Mittelfrankreich herzuleiten ist, verbindet er sich doch streckenweise mit einzelnen charakteristischen Elementen des *damp fold style* (‹Stil der nassen Gewänder›), der seit dem zweiten Jahrhundertviertel in der englischen Buchmalerei aufkam. Angesichts der Verwandtschaft dieser Zeichnungen mit einzelnen Glasfenstern der Kathedrale von Le Mans darf man annehmen, daß der Buchmaler des Chartulars von Abt Robert dem künstlerischen Milieu von Le Mans entstammte.

Abb. 340
Abb. 341

Seltsamerweise gelangen gerade in der Gattung der Glasmalerei der Spätphase des Malstils der westlichen Provinzen ihre vielleicht bedeutendsten Interpretationen. Aus diesem Teil Frankreichs hat sich in der Tat eine Gruppe von Glasfenstern erhalten, die sich auf die Jahre zwischen 1140 bis 1150 und 1200 verteilt; die ältesten gehen stilistisch auf den Formenschatz zurück, der von den Malern des Poitou und des unteren Loire-Tals seit dem ausgehenden 11. Jahrhundert erdacht und verbindlich festgelegt worden war. Diese Glasmalereizyklen zeigen im übrigen die gleiche geographische Verbreitung wie die bisher behandelten Wand- und Buchmalereien. Die Werkstattzentren waren im Norden Le Mans, im Osten Vendôme, im Westen Angers und im Süden Poitiers. Wie wir bereits anläßlich der Wand- und Buchmalerei hervorgehoben haben, ist die Rolle von Tours, von dessen Glasfenstern aus dieser Zeit sich keines erhalten hat, sehr wenig bekannt, und es ist wahrscheinlich, daß unsere Bewertung dieser Gruppe von Glasfenstern dadurch manchmal nicht zutreffend ist.

Die Abteikirche La Trinité in Vendôme, seit dem Ende des 12. Jahrhunderts in großen Teilen erneuert, besitzt von ihren romanischen Fenstern nur noch ein einziges, aber wichtiges Zeugnis: eine Madonna mit Kind in der mittleren Kapelle des Chorumgangs. In eine sehr langausgezogene Mandorla ist die feine Umrißlinie der Muttergottes als *Sedes sapientiae* eingefügt; ihr Gewand in Weiß und lichtem Blau hebt die Gestalt des Christuskindes hervor, das in Violett und Grün gekleidet ist. Diese schöne, hieratisch-ruhige Gruppe bildet einen Gegensatz zur Bewegtheit der Engel, die die Mandorla umgeben, und erscheint als eine einzigartig gelungene Verkörperung der stilisierten Linienkunst, die in den Loire-Werkstätten gepflegt wurde. Unter allen erhaltenen Zyklen romanischer Glasmalerei aus diesem Teil Frankreichs ist der reichste und vielfältigste der in der Kathedrale von Le Mans, der gewiß erst nach dem zweiten Brand von 1136 entstanden ist. Das berühmteste dieser Fenster ist mit Recht das der Himmelfahrt, von dem heute nur noch der untere Teil vorhanden ist, auf dem in zwei Zonen Maria und die Apostel gruppiert sind. Aufs glücklichste verbinden sich hier die

146 – Vendôme, La Trinité, Chorumgang – Maria mit dem Kind. Um 1140–1145 – *Glasmalerei* →
147 – Le Mans, Kathedrale, südliches Seitenschiff – Himmelfahrt. Ausschnitt: Maria und die Apostel. Um 1140–1145 – *Glasmalerei* →

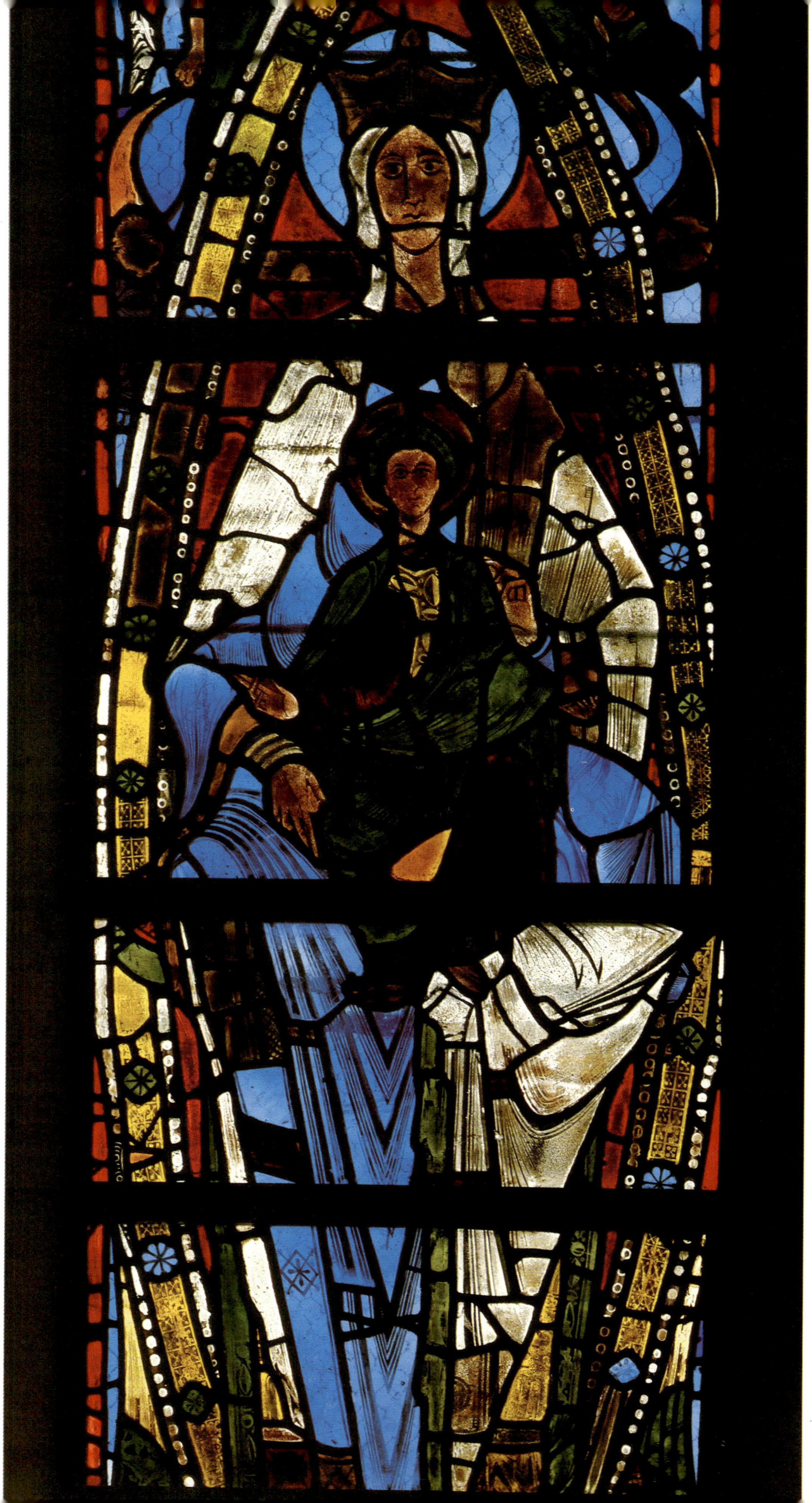

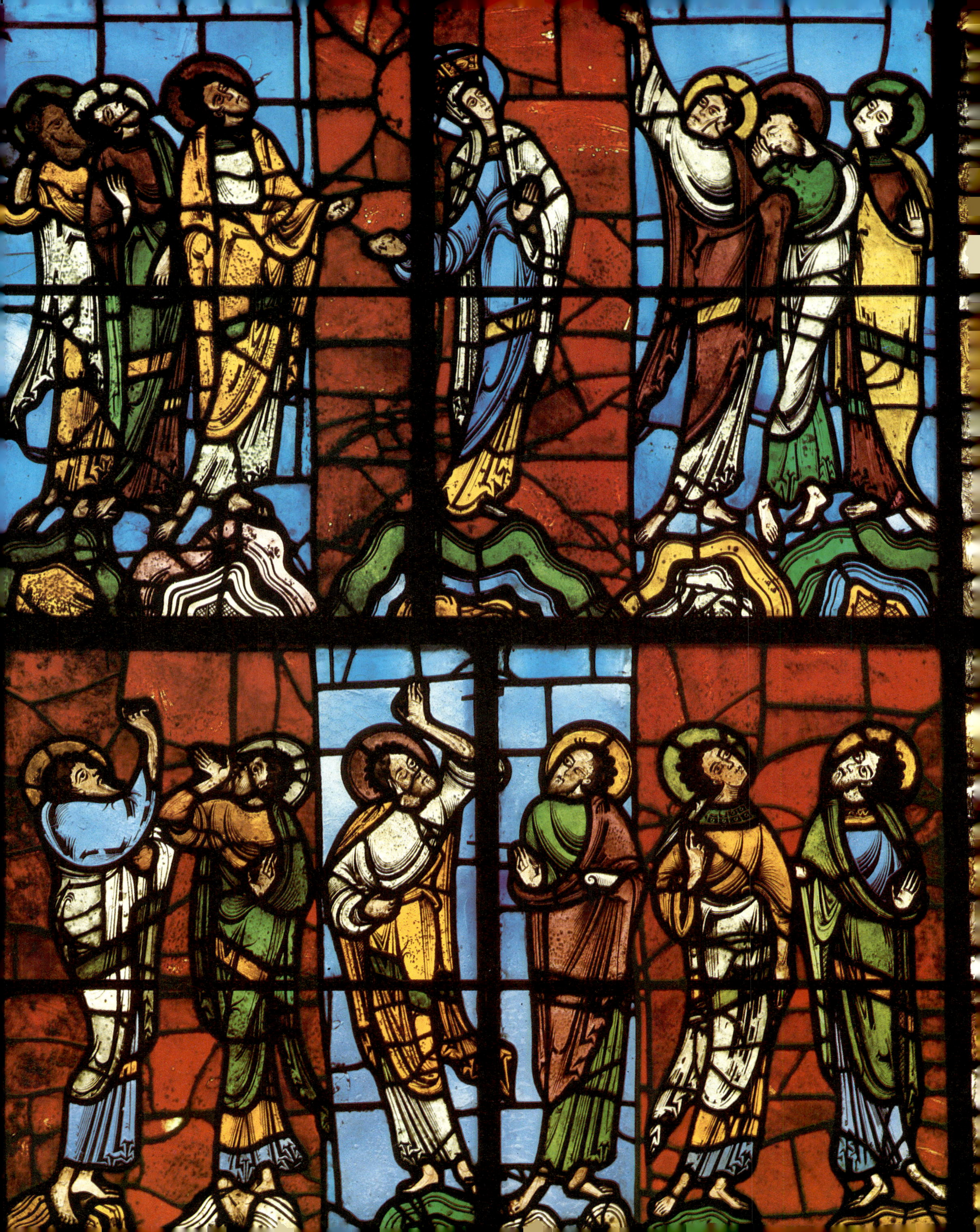

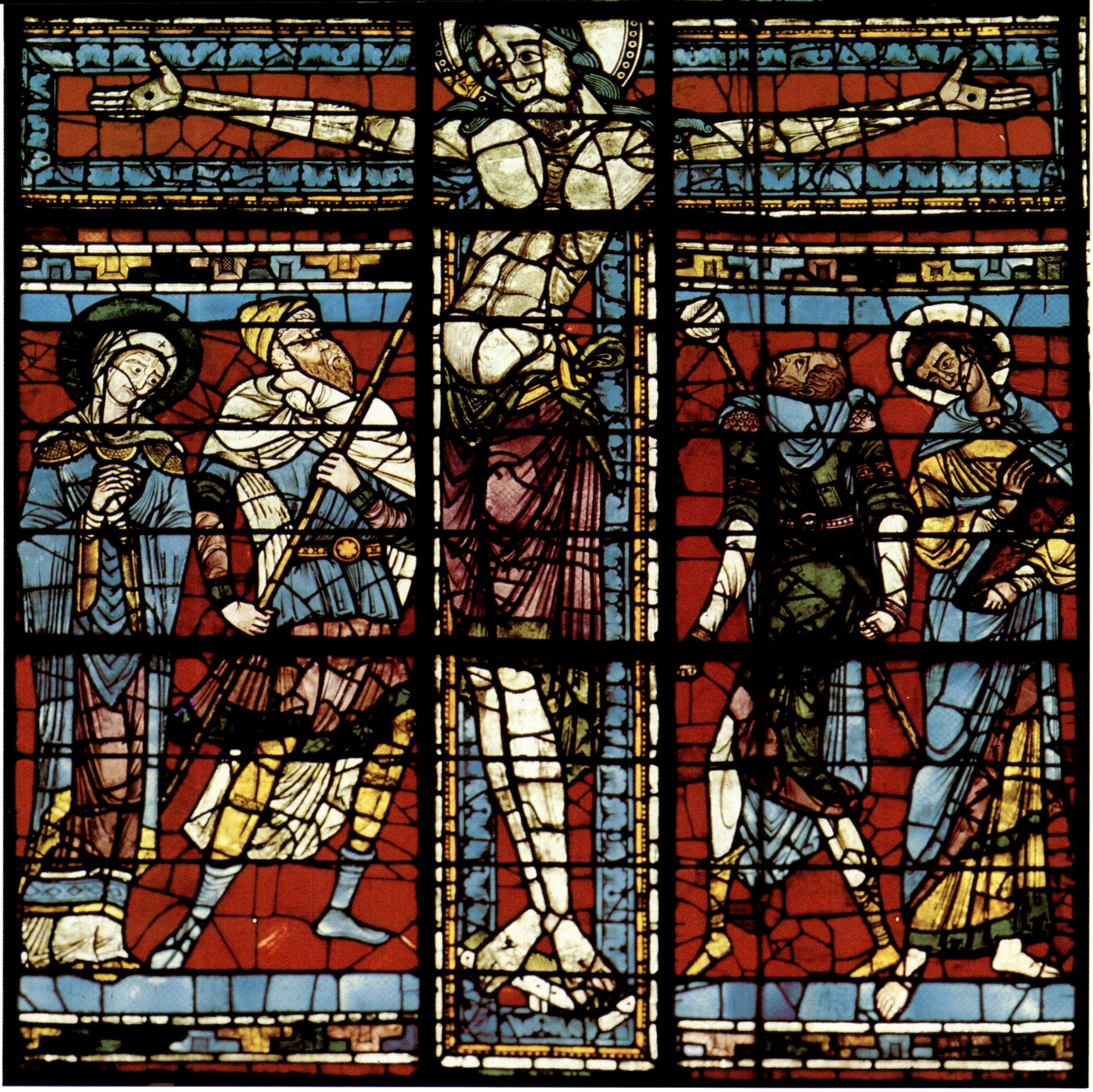

148 – Poitiers, Kathedrale, Chorhaupt – Kreuzigung (Ausschnitt). Um 1165–1170 – *Glasmalerei*

eindringliche Schönheit der Linienführung und die Ausgewogenheit der Komposition mit einem klaren Blick für die besonderen Erfordernisse der Farbgebung in der Glasmalerei. Der Zeichenstil, die wie im Tanz dargestellten Apostel, die kleinen stilisierten Hügel, auf denen sie verweilen, all das sind Elemente, die dieses Meisterwerk eindeutig mit der hohen Kunst der Monumentalmalerei verbinden, die seit dem Ende des 11. Jahrhunderts im Loire-Tal und im Poitou ausgeübt wurde, freilich mit einem Anflug von Geziertheit, der auf eine fortgeschrittene Zeit hinweist: aus den langgestreckten Apostelgestalten der Himmelfahrt spricht ein ähnlicher Stilwille wie aus der Maria in Vendôme, und sie müssen nach Louis Grodecki nicht viel früher als jene datiert werden, also gegen 1140 bis 1145. Einen ähnlichen, aber weicher schwingenden Stil finden wir in einer ungedeuteten Prozessionsszene, oben in einem Glasfenster an der Innenseite der Fassade, das der Legende des heiligen Protasius gewidmet ist. Viele Details verbinden den Stil dieses gut erhaltenen Fensters eng mit den großen Zeichnungen des Chartulars von Mont-Saint-Michel, und es ist nicht ausgeschlossen, daß deren Autor, sichtlich in großformatigen Kompositionen bewandert, auch der Meister des Glasfensters ist. Abb. 338

Das stilistische Übergewicht des Westens in der Glasmalerei von Le Mans schließt nicht aus, daß auch andere Strömungen hervortreten. Eine Stilrichtung, die klar von Chartres herkommt, erkennt man in dem herrlichen Fenster mit dem Martyrium des heiligen Stephanus.

Das großartigste Bildfenster, das sich in der Kunst der westfranzösischen Glasmalerei erhalten hat, ist die wunderbare Kreuzigung in der Kathedrale von Poitiers. Sie ist um 1165 bis 1170 entstanden, ebenso wie die beiden Glasfenster, die sie im Chorhaupt einrahmen: eines dem heiligen Laurentius, das andere Petrus und Paulus geweiht. Die Komposition baut sich in drei Ebenen auf: in der Mitte ein gewaltiger Christus am Kreuz zwischen Longinus und Stephaton, Maria und Johannes. Darunter in einem Vierpaß das Petrusmartyrium, in eindringlich verkürzter Form in nahe Beziehung zur Passion Christi gesetzt. In der oberen Zone vollendet eine schöne Darstellung der Himmelfahrt, kunstvoll mit dem Kreuz verbunden, dessen Querbalken Maria und die Apostel tragen, in meisterlichem Aufschwung die Komposition. In dem königlichen Paar unten im Vierpaß hat man Heinrich II. von England und Eleonore von Aquitanien erkennen wollen. Vergleicht man die poitevinischen Glasmalereien und die von Le Mans, so zeichnet sich eine auffällige Stilentwicklung ab, die durch das Eindringen italo-byzantinischer Elemente charakterisiert ist. Trotzdem beweisen die Bewegtheit der hohen Gestalten und die außerordentliche, machtvolle Torsion der beiden Engel in der Himmelfahrtsszene das Fortleben des überlieferten einheimischen Stils zu diesem späteren Zeitpunkt im 12. Jahrhundert. So erscheinen uns die Glasfenster von Poitiers und die gleichzeitigen Fenster in der Kathedrale von Angers wie der Schwanengesang der romanischen Malerei in den Ländern des Westens.

Ausstrahlung der Kunst Westfrankreichs

Ein derart meisterhafter, einheitlicher Stil, wie er sich seit dem Ende des 11. Jahrhunderts im Poitou und im unteren Loire-Tal ausgebildet hatte, konnte nicht ohne Rückwirkung auf die Kunst der Nachbarregionen bleiben. Das Berry etwa ist ein Musterbeispiel für die Art und Weise, wie heimische Künstler die unterschiedlichen Möglichkeiten der westlichen romanischen Malerei begriffen und anwendeten. Es gibt in dieser Landschaft noch eine ansehnliche Zahl von Dorfkirchen mit mehr oder weniger vollständiger Ausmalung. Die beiden reichsten und am besten erhaltenen Zyklen sind die in Vicq – nicht weit von Nohant, dem Wohn- und Sterbeort von George Sand, die sich um die Erhaltung verdient gemacht hat – und in Brinay. Gegensätzlichere Künstlernaturen lassen sich kaum vorstellen, als es die Maler von Vicq und Brinay waren. Der erstere überließ sich ganz dem Wirbel und Schwung, der sich rückhaltlos ausdrückt in einem Zyklus mit eher zufälligem Programm an der Ostwand des Hauptschiffs und an den Wänden von Chor und Apsis. Einen Dorfmaler hat man ihn genannt. Sei's drum! Hinter den oft überschwenglich agierenden Personen, hinter Schwulst und Trivialität seiner Typen verbirgt sich ein wahrer Künstler, sicher im Erzielen plastischer Effekte, der mühelos eine packende Geschichte darstellen konnte. Trotz der vorsichtigen Haltung, die H. Focillon in bezug auf seine Herkunft eingenommen hat, scheint die oft geäußerte These vom katalanischen Ursprung der Kunst von Vicq kaum haltbar zu sein. Das hieße die Quellen in weiter Ferne suchen, aus denen der Maler des Berry geschöpft hat; eher war es das reiche malerische

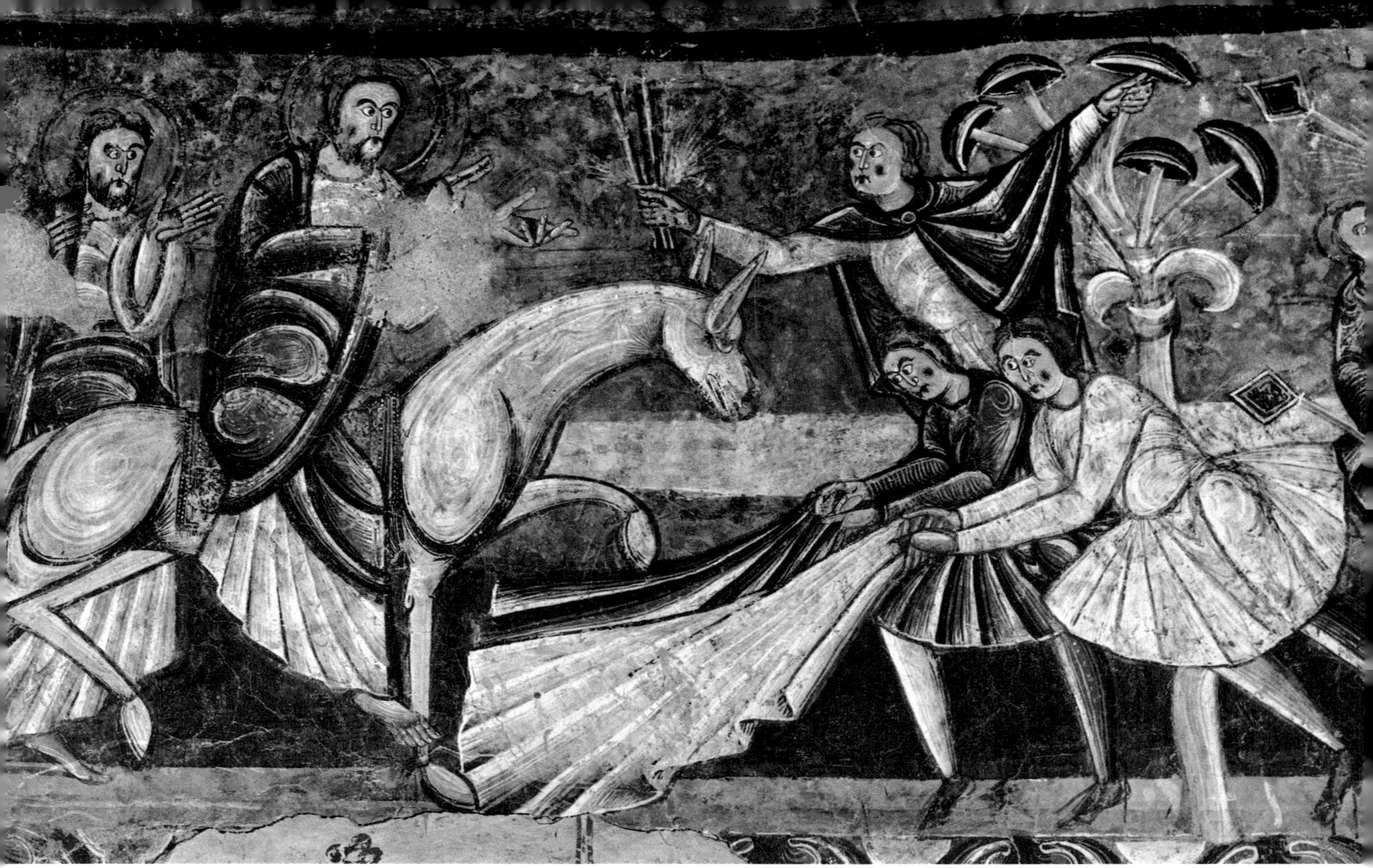

149 – Nohant-Vicq, Saint-Martin, Chor – Einzug Christi in Jerusalem (Ausschnitt). Erstes Viertel 12. Jh. – *Fresko*

Vermächtnis des Poitou und des Loire-Tals, wie möglicherweise auch bei dem katalanischen Ensemble von Bohi, das man gelegentlich zum Vergleich herangezogen hat.

Einen ganz anderen, stillen und verhaltenen Ton stimmt der Gegenspieler der weitausgreifenden Kunst von Vicq in dem Gemäldezyklus des Chors von Saint-Aignan in Brinay an. In zwei übereinander liegenden, durch Mäander oder Faltbandornamente getrennten Registern sind Bilder aus der Kindheit Jesu und die drei ersten Szenen seines öffentlichen Auftretens dargestellt: die Versuchungen, die Taufe und die Hochzeit zu Kana. Einige besonders wohlerhaltene Stücke, wie der Engel auf der Taufszene, lassen auf einen Künstler von hohem Adel schließen, dessen Stil in einer noch feineren, gelösteren Weise den Stil von Tavant in der Touraine anklingen läßt. Selbst die sanfte Harmonie der Farben von Figuren und Grund trägt zu der friedlichen Stimmung bei, die von den Bildern ausgeht. Man könnte seltsame Bezüge zwischen dem Stil von Brinay und gewissen Werken der ottonischen Wand- und Buchmalerei aufzeigen; aber das ist doch wohl nur ein einfaches Zusammentreffen von Ähnlichkeiten und leicht zu erklären aus gemeinsamen karolingischen Quellen, zu denen auf französischer Seite die Zwischenstufen verlorengegangen sind.

Abb. 336

Limoges

Wir wenden uns wieder der Buchmalerei zu, indem wir etwas weiter nach Süden fortschreiten, nach Limoges. Die alte Bischofsstadt, berühmt durch ihren ersten Bischof, den heiligen

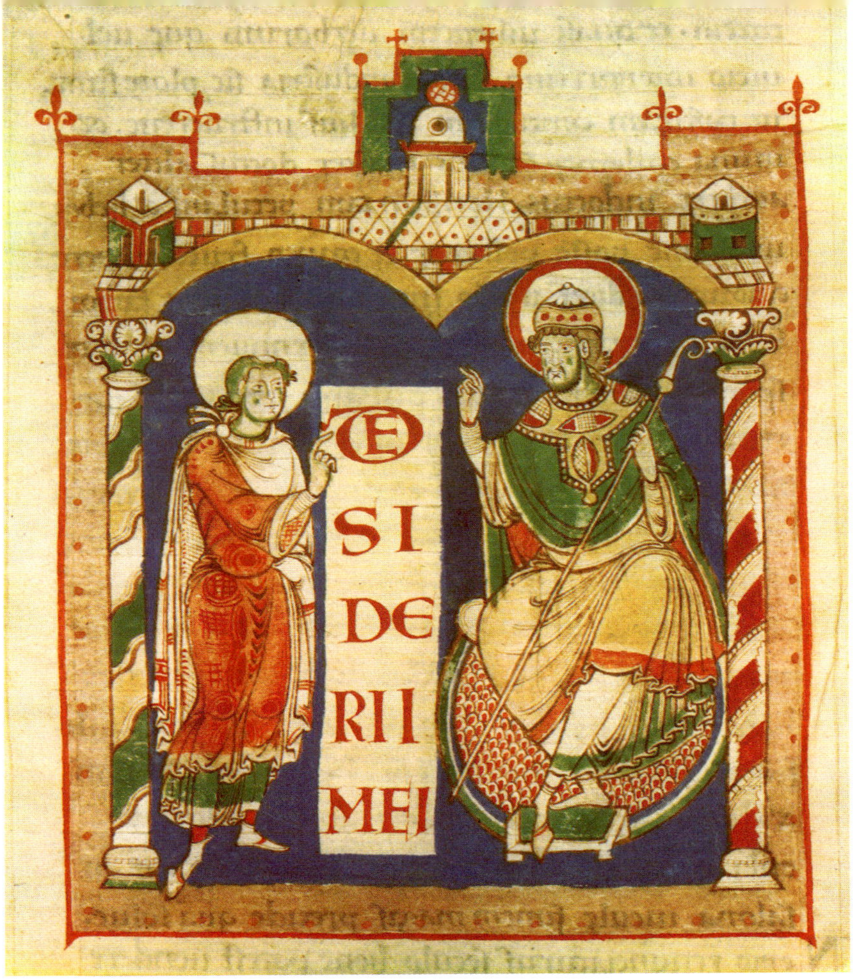

150 – Limoges – Zweite Bibel von Saint-Martial: Der heilige Hieronymus und Papst Damasus.
Um 1100 – *Malerei auf Pergament; Gesamthöhe 0,54 m* – Paris, Bibliothèque Nationale

Martial – den eine am Ort aufgekommene und vor der Gesamtkirche heftig verteidigte Tradition zu den Aposteln zählte –, besaß in der Romanik zwei rivalisierende, ja sogar feindliche Zentren: das Domkapitel von Saint-Étienne und die mächtige Abtei Saint-Martial, die gerade unter dem Hirtenstab von Abt Adhémar (1063–1114), einem getreuen Anhänger der cluniazensischen Reformbewegung, eine Erneuerung erfuhr. Seine Tatkraft verhalf dem Skriptorium der großen Abtei von Limoges zu einem unvergleichlichen Aufschwung. Die Kunst der Buchmalerei von Saint-Martial stand während dieser Periode in einer doppelten Tradition, da sie ebenso aus der Verbindung mit dem cluniazensischen Mönchstum wie aus ihrer geographischen Lage herzuleiten ist, befand sie sich doch in direktem Kontakt mit zwei Regionen, die sich durch stark ausgeprägte künstlerische Traditionen auszeichneten: dem westlichen Mittelfrankreich und Aquitanien. Nichts verdeutlicht besser diese komplexe Situation als der Buchschmuck der zweiten Bibel von Saint-Martial, die gegen 1100 in der Abtei in Limoges entstand. Dieses Meisterwerk ist die Frucht der Zusammenarbeit zweier Maler ungleicher Begabung und verschiedenen Stils. Der erste, ein mäßiger Künstler, ahmte mühsam das ursprünglich römische Formen- und Ornamentrepertoire nach, das der Meister des Lektionars von Cluny nach Burgund gebracht hatte. Als wenn man rasch erkannt hätte, mit welchem Unvermögen und Ungeschick er dem von Cluny gepflegten italo-byzantinischen Stil nacheiferte, wurde einem zweiten Künstler die endgültige Ausschmückung der Bibel anvertraut. In dessen Figurenszenen zeigt sich jene zarte Schönheit der Linie und jene Freude am Zeichnen, die so oft in Werken der westfranzösischen Monumental- und Miniaturmaler hervortreten. Obwohl der Meister der zweiten Bibel von Saint-Martial aus den Kunstvorstellungen des nahen Poitou lebte, verwendete er, wenn auch nur gelegentlich, manche Stileigenheiten, welche die Cluniazenser aus Mittelitalien eingeführt hatten, besonders die fächerförmigen Gewandfalten und den grün und blau gestuften Hintergrund. In seinen Initialen bekannte sich der Künstler dagegen zu einer anderen Schmucktradition: hier erkennt man die Herleitung von den ‹aquitanischen› Buchstaben, die seit langer Zeit von dem großen Skriptorium in Limoges übernommen worden waren. Mancherlei naturalistische Zutaten, die den klassischen aquitanischen Buchstaben unbekannt waren, beleben jedoch die strenge Geometrie dieser Initialen.

Abb. 344

In Limoges schuf zur selben Zeit, in der das Skriptorium von Saint-Martial mit dem Meister der zweiten Bibel seinen Höhepunkt erreichte, ein anderer, nicht weniger bedeutender Maler für das Domkapitel von Saint-Étienne ein prachtvolles Sakramentar. Die elf ganzseitigen Bilder zeigen einen Künstler, der zwar demselben Kunstkreis entstammte wie der Meister der Bibel, aber sich von ihm in wesentlichen Punkten unterschied. Wie sein Rivale hatte er wahrscheinlich von den Malern des Poitou gelernt, welchen Gewinn an Harmonie und Ausdruck man aus einer schön geführten und gegliederten Linie ziehen kann. Aber bei ihm umfaßt die breite, vereinfachende Linienführung die Formen gewichtig wie eine Bleirahmung und stellt sich unablässig in den Dienst eines sicheren Gefühls für Farbwirkungen. Der Meister des Sakramentars verdankt seinen Ruhm vor allem seinen malerischen Qualitäten. Sie drücken sich in seiner souveränen Pinselführung aus, die von den Malern im Poitou vieles entlehnt, besonders die Gestaltung von Inkarnat und Gewand. Seine Palette verdankt hingegen nichts den westfranzösischen Malern: sie bedient sich kostbar wirkender Farbwertzusammenstellungen von seltener Intensität. Die klar aufgebauten Szenen heben sich von einem

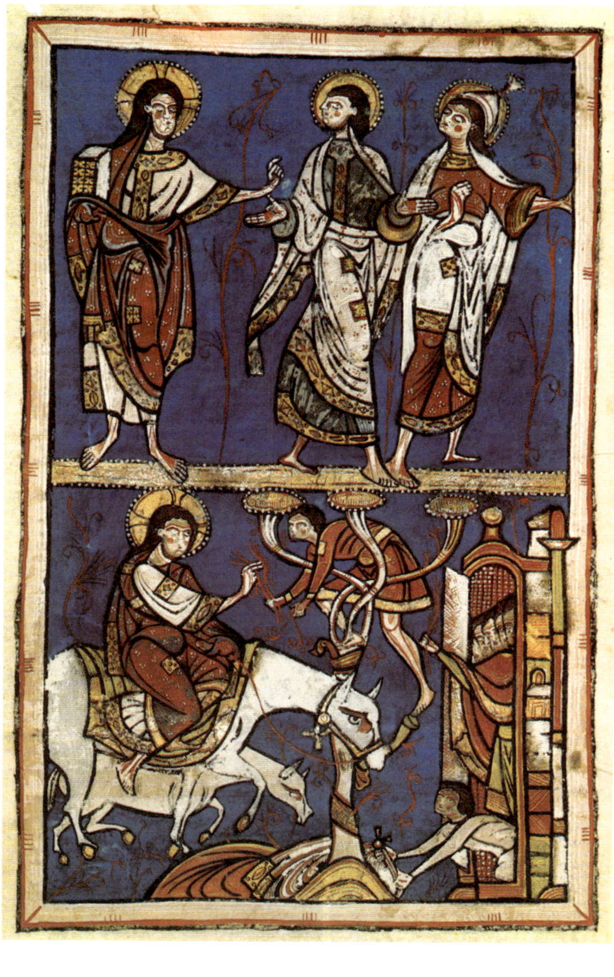

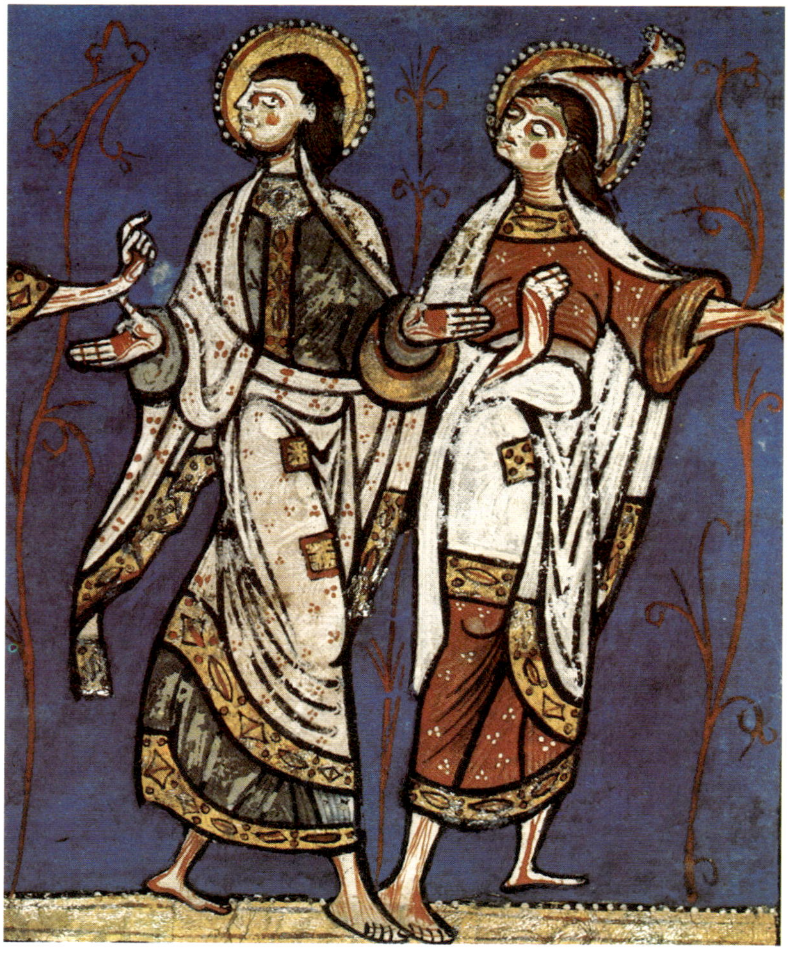

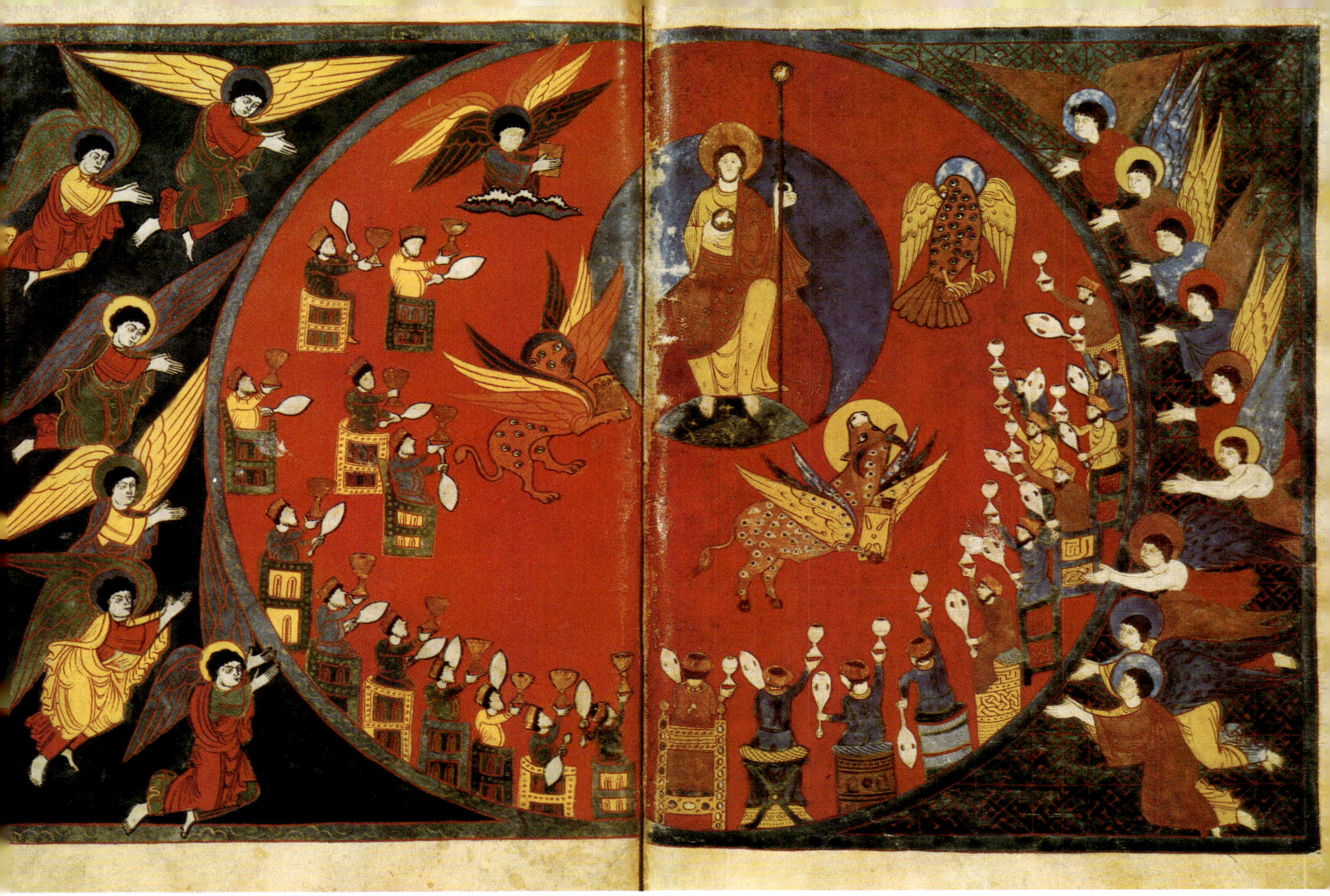

153 – Saint-Sever – Beatus-Kommentar zur Apokalypse: Christus und die vierundzwanzig Ältesten. Vor 1072 – *Malerei auf Pergament; Gesamthöhe 0,365 m* – Paris, Bibliothèque Nationale

strahlend blauen Grund ab, der wieder einmal die Nähe zur Glas- und Emailmalerei deutlich werden läßt. Im Stil sehr verwandte Freskenfragmente in der Krypta der Kathedrale könnten die Vermutung erhärten, daß der Meister des Sakramentars auch als Wandmaler tätig war.

In dem Sakramentar wie in einigen weiteren Handschriften, die man seiner Werkstatt zuweisen konnte (Bibel von Saint-Yrieix, Bibel der Bibliothèque Mazarine), erweist sich der Künstler außerdem als ein Meister der Initiale. Aus den Zierbuchstaben des Sakramentars – als einzelne Lettern im Text oder als Zierseiten auf farbigem Grund – spricht ein Eklektizismus der Schmuckformen, der oft dazu führt, daß auf derselben Seite Initialen von völlig verschiedener Art nebeneinander vorkommen; ein Beispiel ist das Monogramm des *Te igitur,* dessen ‹T› unmittelbar aus aquitanischer Tradition hervorgegangen ist, während der Künstler im allein aus zoomorphen Elementen gebildeten Buchstaben ‹E›, den er mit erstaunlich einfallsreichem Sinn für Dekor und Form gestaltet hat, ein vorkarolingisches formales Motiv erneuert. Abb. 342

Südwestfrankreich

Im weiten Gebiet zwischen dem Dordogne-Tal und dem Wall der Pyrenäen – der rivalisierenden Herrschaft der Herzöge von Aquitanien und der Grafen von Toulouse unterstellt – hat

151 und 152 – Limoges – Sakramentar von Saint-Étienne: Einzug Christi in Jerusalem (Gesamtansicht und Ausschnitt). Um 1100 – *Malerei auf Pergament; Höhe 0,27 m* – Paris, Bibliothèque Nationale

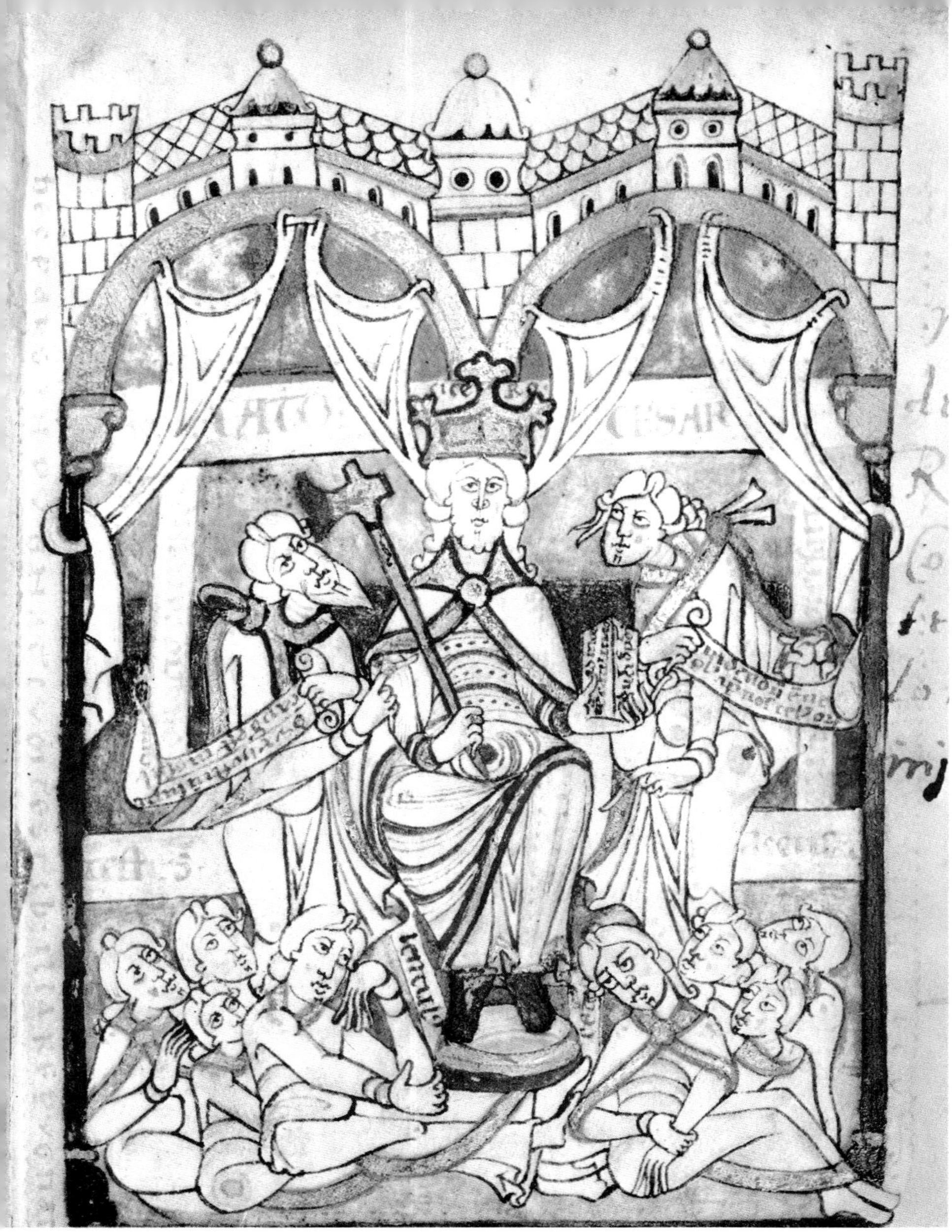

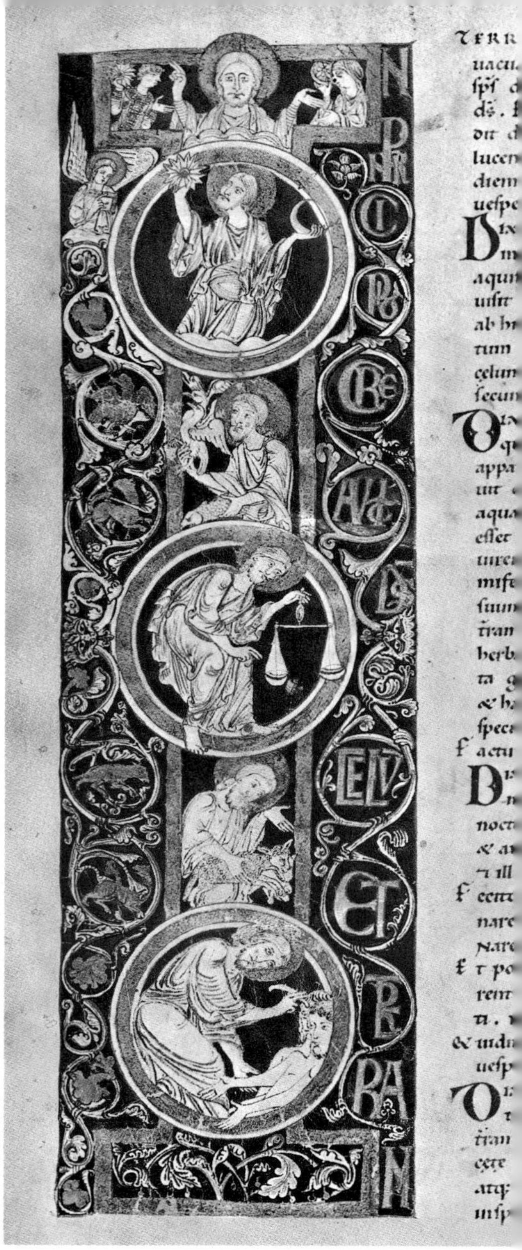

154 – Languedoc oder Toulouse (?) – Cicero, ‹De inventione›: Cicero, Cato und Caesar, über die Parteigänger des Catilina triumphierend. Mitte 12. Jh. – *Malerei auf Pergament; Höhe 0,235 m* – Oxford, Bodleian Library
155 – Languedoc – Bibel: Zierinitiale ‹I›. Mitte oder drittes Viertel 12. Jh. – *Malerei auf Pergament* – London, British Library

sich bis auf wenige Ausnahmen im Bereich der romanischen Wand- und Buchmalerei nichts erhalten, was an Zahl und Qualität dem reichen Erbe an Werken der Architektur und Skulptur in diesen Gegenden an die Seite zu stellen wäre. Diese offensichtliche Armut, die zweifellos vom Zufall der Zerstörung herrührt, ist für den Kunsthistoriker besonders enttäuschend, hindert sie ihn doch an einer angemessenen Würdigung der Mittlerrolle, die die Maler Südwestfrankreichs bei dem bedeutenden Austausch gespielt haben müssen, der sich zwischen dem glänzenden Kunstzentrum des westlichen Mittelfrankreich und dem christlichen Spanien der *Reconquista* vollzog.

Als ein prachtvolles, unübertroffenes Zeugnis dieser Wechselbeziehungen hat sich der berühmte Beatus-Kommentar erhalten, der in der gascognischen Abtei Saint-Sever zur Zeit des Abtes Gregor Muntaner (1028–1072) illuminiert wurde. Die Einzigartigkeit des Werks und sein frühes Entstehungsdatum haben die Beurteilung des Stils erschwert, in dem manche Gelehrten das Wiederaufleben eines spätantiken Naturalismus sehen wollten; dieser hätte von einer Vorlage übernommen worden sein müssen, die älter als die mozarabischen Kopien des Apokalypse-Kommentars war. In Wirklichkeit entspringt der Stil der Miniaturen von Saint-Sever – wie Meyer Schapiro überzeugend dargelegt hat – nicht so sehr einer hypothetischen, prä-westgotischen naturalistischen Strömung; vielmehr zeigt sich an ihm, daß der – von fern noch dem karolingischen Erbe verpflichtete – romanische Stil, der an den Ufern der Loire und im Poitou gerade zu voller Reife gelangt war, frühzeitig bis in die entlegene Gascogne vordrang. Diese These wird durch verschiedene ikonographische und kompositionelle Besonderheiten im berühmten Bild der apokalyptischen Vision von Christus und den vierundzwanzig Ältesten gestützt. Noch aus einem andern Grund ist die Szene von Interesse: auf ein Doppelblatt beim Zusammentreffen von zwei Lagen verteilt, stammt sie – was man bisher anscheinend nicht bemerkt hat – von zwei verschiedenen Künstlern, deren klar umrissene Persönlichkeiten trotz einer gewissen Angleichung im Kolorit sich deutlich abzeichnen. Die rechte Seite dieses ‹Diptychons› – wahrscheinlich von Stephanus Garsia, der eines der ersten Bilder der Handschrift signiert hat – wird durch die feine, einfühlsame Zeichnung wie durch gesuchte Farbwerte bestimmt, die sich vom lebhaft kontrastierenden Kolorit und schwerfälligeren Duktus der Gegenseite abheben. Es erweist sich, daß an der Beatus-Illustration von Saint-Sever mindestens drei Maler mit Garsia als mutmaßlichem Leiter der Werkstatt beteiligt waren. Unter diesen verschiedenen Aspekten stellt die Handschrift so etwas wie den Schnittpunkt zweier entgegengesetzter künstlerischer Welten dar: aus den mozarabischen apokalyptischen Visionen übernimmt sie eine gewisse Gewaltsamkeit der Farbzusammenklänge, die mediterranem Empfinden entspricht; aber ihr Stil, der dem antiklassischen Geist der spanischen Beatus-Illustrationen von Grund aus fremd ist, schließt an die neuentwickelten künstlerischen Vorstellungen der westfranzösischen Werkstätten an.

Dieselbe stilistische Orientierung zeigte sich gegen 1100 in Moissac; so in einer schönen Abschrift von Flavius Josephus' ‹*De bello judaico*›, wo zu Beginn auf einer Doppelseite die Kaiser Titus und Vespasian, auf ihren Thronen sitzend, das ihnen gewidmete Buch vom Autor in Empfang nehmen. Die füllige Gestalt des herbeieilenden Josephus mit seinem großen Kopf, den runden Augen und dem wie ein Panzer anliegenden Gewand verkörpert anscheinend die lokale Version eines Menschentypus, den die Maler aus dem Loire-Tal in Werken wie der Martinsvita aus Tours mit Vorliebe darstellten. Auf ornamentalem Gebiet hingegen, wo der Südwesten seit der Mitte des 11. Jahrhunderts über eine eigene Tradition verfügte, blieben die Maler des Languedoc dem aquitanischen Initialstil treu. Immerhin kamen zur franko-sächsischen Struktur der Buchstaben – ebenso wie in Saint-Martial in Limoges – neue, naturalistische Elemente hinzu: aus dichtem Rankengeschlinge treten an den Enden der Buchstaben Tiermasken hervor, während Kämpfe zwischen Menschen und Tieren die Zwischenräume der Buchstaben füllen. In einer dieser Initialen verbirgt sich mitten im Geflecht, welches das Buchstabeninnere überzieht, ein Künstlername, Stefanus.

Aquitanische Motive, verbunden mit immer stärker wuchernden zoomorphen Elementen, finden sich auch in den Initialen eines Evangeliars vom ersten Viertel des 12. Jahrhunderts, das manchmal, wenn auch ohne zwingenden Beweis, der Region Agen-Moissac zugewiesen wird. Die in Frontalansicht gegebenen Gestalten der Evangelisten unter engstehenden Arkadenbögen – einige erwecken unwillkürlich die Vorstellung buddhistischer Gottheiten – sind in einer steifen, vereinfachenden Manier gezeichnet, die jedes Element auf seine geometrische Grund-

form reduziert. Die nördliche Schulung des Künstlers wird jedoch an der Gewandbehandlung
Abb. 343 des Evangelisten Johannes sichtbar: in der lamellenartigen Gliederung und den aufgeblähten Falten erkennt man eine schematische Vereinfachung von Formengut, wie sie schon in Brinay geübt worden war und vom Meister von San Clemente in Tahull eine besonders monumentale Gestaltung erfahren sollte. Einer Werkstatt in Toulouse oder im Languedoc in der Mitte des 12. Jahrhunderts ist vielleicht auch eine Cicero-Handschrift zuzuschreiben, deren Frontispiz die gerundeten, ornamentalen Formen aufweist, die bei den Künstlern im westlichen Mittelfrankreich so beliebt waren.

Im späten 12. Jahrhundert vollzog sich in den Werkstätten des Languedoc eine stilistische Neuorientierung. Dies zeigt sich an einer schönen Genesis-Initiale in einer Bibel aus Montpellier, die in ihren älteren Teilen in die Zeit um 1120 zurückreicht. Die Stilisierung vom Jahrhundertbeginn wich nunmehr einer naturnäheren Auffassung der menschlichen Gestalt, einer weicheren Faltengebung, was auf – wahrscheinlich indirekte – Kenntnisnahme byzantinischer Vorbilder schließen läßt. Auch an den beiden naturalistisch wiedergegebenen Blattranken zu Seiten der Initiale läßt sich eine ähnliche Entwicklung ablesen.

Mit Ausnahme zweier Ensembles, deren Bedeutung man aber vielleicht nicht überschätzen sollte – in Saint-Plancard in der Grafschaft Comminges und in Saint-Martin in Fenollar im Roussillon –, ist die Wandmalerei in Südwestfrankreich sehr schlecht vertreten. Von Toulouse, dem bedeutenden Zentrum, wußte man so gut wie gar nichts, bis kürzlich in Saint-Sernin im nördlichen Arm des Querschiffs ein umfangreiches Bildprogramm zutage trat, das die Wand und das Gewölbe eines Jochs im westlichen Seitenschiff bedeckt. Zu dieser qualitätvollen Bildfolge gehören noch einige Szenen, die im nördlichen Seitenschiff entdeckt wurden, und weitere, die gerade im Südarm des Querschiffs freigelegt werden. Es ist verfrüht, über diese stilistisch recht verschiedenartigen Malereien ein Urteil zu fällen, aber sie lassen erkennen, daß die Werkstätten von Toulouse im großen Zusammenhang der romanischen Malerei Westfrankreichs eine eigene Stellung einnahmen.

Krondomäne und Champagne

Die verschiedenen Gebiete nördlich der Loire, die die Krondomäne ausmachten (Île-de-France, Umgebung von Chartres, Orléans, Beauvais, Champagne), zeigen im Bereich der Wand- und Buchmalerei keineswegs die Geschlossenheit und Kontinuität, die wir in den Werken aus der Normandie und dem westlichen Mittelfrankreich erkennen konnten. Dafür gibt es mehrere Gründe. In diesen Gegenden fehlen Zeugen der Monumentalmalerei, sei es, daß dieses Erbe hier völlig unterging, oder aber, daß es überhaupt nie so reich war wie im Westen. Sicherlich wird der Verlust zum Teil durch die zwei erhaltenen bedeutenden Glasmalereizyklen in Saint-Denis und Chartres ausgeglichen. Aber sie geben doch nur einen schwachen Abglanz der künstlerischen Schaffensmöglichkeiten in dem Territorium, das direkt den Kapetingern unterstand. Günstiger liegen die Dinge offensichtlich bei der Buchmalerei. Handschriften aus Saint-Germain-des-Prés, Saint-Maur-des-Fossés und Saint-Martin-des-Champs – um nur die aus dem Umkreis von Paris zu nennen – sind in relativ großer Zahl auf uns gekommen; leider scheint die Rolle dieser Abteien während unseres Zeitraums etwas an Bedeutung verloren zu haben. Von der Stellung der Königsabtei Saint-Denis in der Geschichte der romanischen Buchmalerei wissen wir fast gar nichts, da ihr Bücherbestand völlig verstreut wurde. Die Bibliothek von Chartres ist im Zweiten Weltkrieg zerstört worden, und so verloren wir auch hier Zeugen für ein Zentrum, das im 12. Jahrhundert wegen der hervorragenden Schreibschule des Domkapitels und wegen der Aktivität der Benediktiner von Saint-

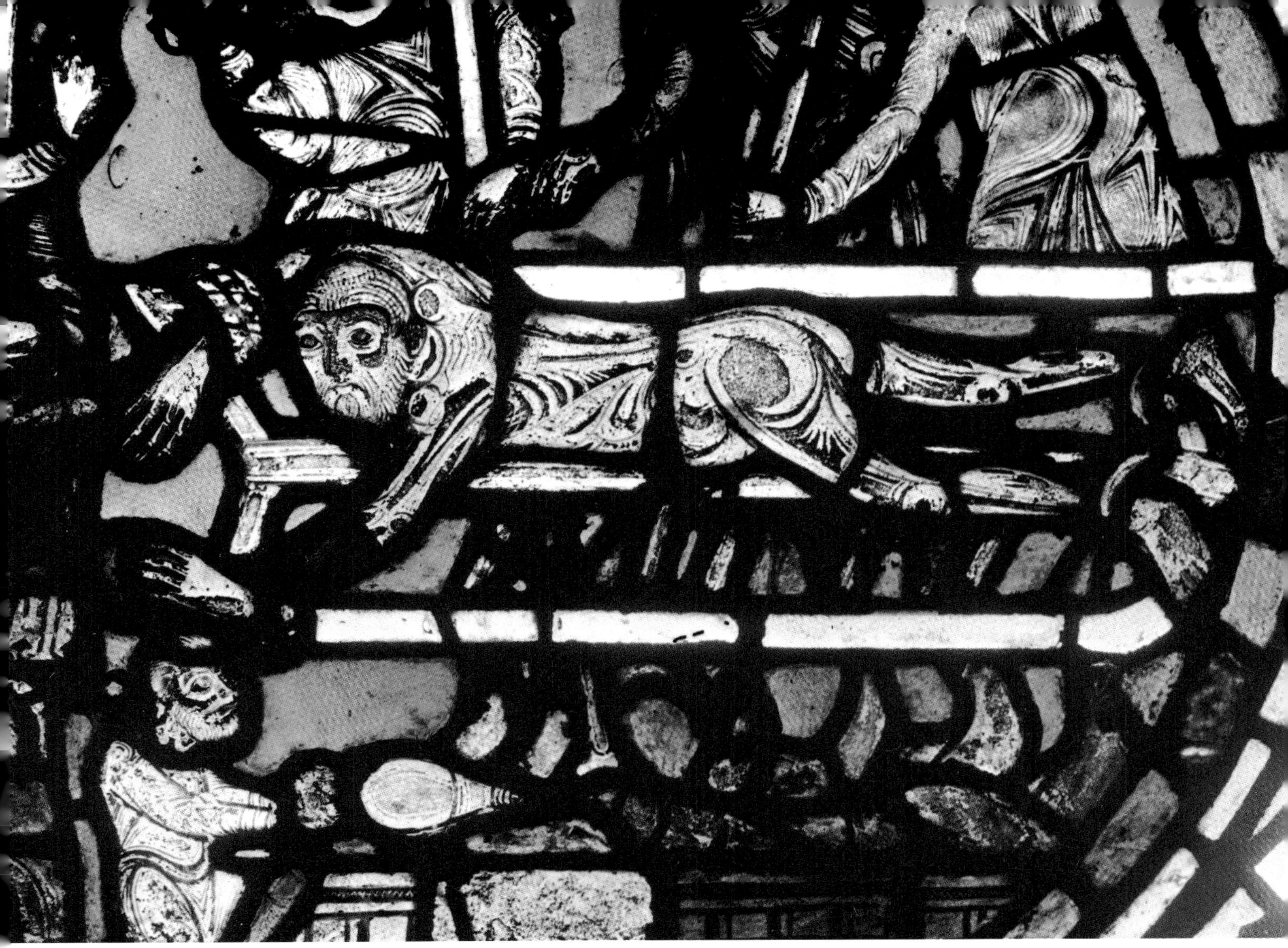

156 – Saint-Denis – Das Martyrium des heiligen Vinzenz (Ausschnitt). 1140–1144 – *Glasmalerei* – Champs-sur-Marne, Depot der Monuments Historiques

Père berühmt war. Wahrscheinlich war die Handschriftenproduktion in den Skriptorien des Kronlandes keineswegs so einheitlich wie in den anderen Regionen Frankreichs. Da ein ausgeprägter Lokalstil fehlte, stießen Strömungen verschiedenster Herkunft aufeinander, lösten sich ab, rivalisierten, vermischten sich auch manchmal, ohne daß eine von ihnen jemals endgültig die Oberhand gewann.

Unter allen Werken der Malerei, die während dieser Zeit im direkten Einflußbereich der Kapetinger entstanden, sind ohne Frage die beiden größten Schöpfungen die miteinander verwandten Ensembles von Glasmalereien in Saint-Denis und Chartres. Über die Umstände und die Künstler leitenden Vorstellungen bei der Ausführung der Fenster von Saint-Denis wie auch über das Entstehungsdatum sind wir ungewöhnlich gut durch Zeugnisse aus erster Hand unterrichtet: Sugers berühmten ‹*Liber de rebus in administratione sua gestis*› und den ‹*Libellus de consecratione ecclesiae sancti Dionysii*›. Der mächtige Abt von Saint-Denis, vertrauter Ratgeber von Ludwig VII., der ihm während seiner Teilnahme am Zweiten Kreuzzug die Regentschaft anvertraute, berichtet darin von den verschiedenen Erneuerungs- und Verschönerungsarbeiten, die er zwischen 1140 und 1144 in seiner Abtei durchführen ließ, Arbeiten, die ihn als den nördlichen Nacheiferer eines anderen großen kirchlichen Mäzens erscheinen lassen, des Abtes Desiderius von Monte Cassino. In jenen Jahren wurde als Verkörperung des gotischen Stils in der Architektur der neue Chor der Abteikirche erbaut, und seine hohen Fenster und der Kapellenkranz wurden mit herrlichen Glasfenstern geschmückt. Für ihre Ausführung ließ Suger nach eigenen Worten «Meister aus verschiedenen Regionen» berufen – eine wertvolle Angabe, beleuchtet sie doch jene Atmosphäre eines künstlerischen Eklektizismus, die das Kapetingerreich damals umgab, was auch die Stilanalyse voll bestätigt. Von Sugers Fenstern, die während der Französischen Revolution sehr gelitten haben, sind nur einige aus dem Kapellenkranz erhalten: mehr oder weniger vollständige Glasscheiben noch *in situ* oder Fragmente, die Louis Grodecki bei unermüdlichen Recherchen in aller Welt aufgespürt hat. Die Idealrekonstruktion all dieser Einzelteile, zusammen mit den Fakten, die der geistige Vater des Ganzen selbst in seinen Schriften mitgeteilt hat, reichen aus, um eine Vorstellung von dem Reichtum eines aufwendigen und vielschichtigen ikonographischen Programms zu geben, in dem theologische Unterweisung und politische Zielsetzungen Hand in Hand gingen. In der Ausführung lassen sich drei Ateliers unterschiedlicher Stilrichtung ausmachen, so daß sich die Genauigkeit von Sugers Aussagen bestätigt. Die erste Werkstatt, der ein typologisches Fenster mit der Passion Christi zu verdanken ist, von dem sich nur noch ein Medaillon mit der Anbringung des Tau-Zeichens erhalten hat, verrät deutlich den Ursprung in der Maas-Kunst. Die Stilquellen eines Fensters, das dem heiligen Benedikt gewidmet war – die am besten erhaltene Scheibe gehört heute dem Musée de Cluny, Paris –, sind schwieriger zu ermitteln: vielleicht hat man sie in gewissen Handschriften im Umkreis von Saint-Omer zu suchen. Die Hauptwerkstatt – aus ihr stammt vor allem eine prachtvolle Wurzel Jesse, eine Mosesvita und Allegorien nach Paulus – entzieht sich noch weit mehr jeglicher präzisen Einordnung in den Kontext der zeitgenössischen französischen Buchmalerei. Mehr noch, man kann an der Behandlung der Gesichter und der Falten den Rückgriff auf ursprünglich italobyzantinische Motive feststellen, wie dies in vergleichbarer Weise nur bei einigen Werken der englischen Wand- und Buchmalerei vorkommt. Eines der trotz Korrosion am besten erhaltenen Fenster aus dieser Werkstatt zeigt das Martyrium des heiligen Vinzenz; E. Panofsky hat die Darstellung mit der kenntnisreichen Behandlung der Anatomie bei den skulpierten Atlanten vom Westportal der Abteikirche verglichen.

Einem der Hauptwerkstatt von Saint-Denis sehr verwandten Stilgefühl begegnen wir in den drei berühmten Fenstern an der Westfassade der Kathedrale von Chartres. Da sie ihren ursprünglichen Bestimmungsort nie verlassen haben, können sie auf Grund des Architekturzusammenhangs ziemlich sicher um 1145 bis 1150/1155 datiert werden. Sie bilden eine Art Triptychon: das Hauptthema der Kindheit Jesu zwischen einem Passionszyklus und einer Wurzel-Jesse-Darstellung, die in ihrem gestuften Aufbau unmittelbar von dem Vorbild in
Abb. 354 Saint-Denis angeregt war. Einzelne Scheiben aus dem Kindheit-Jesu-Fenster, wie die Flucht nach Ägypten, sind fast unversehrt erhalten, so daß man die unerhörte Sicherheit des Stils und die Feinheit in der Ausführung der Details würdigen kann, die dieses Atelier auszeichnen, das auch auf die Handschriftenillustration von Chartres gewirkt zu haben scheint.

Das Bild, das die Buchmalerei im Kronland des französischen Königs bietet, ist also verwirrend und lückenhaft. Vieles ist der Zeit zum Opfer gefallen, aber das allein erklärt noch nicht das Fehlen eines einheitlichen Stils in der romanischen Buchmalerei dieser Gegenden Frankreichs. Die oft nur sporadische Tätigkeit der einzelnen Schreibschulen war nicht günstig für das Aufkommen einer wirklichen Stilkontinuität mit unverwechselbaren Merkmalen. Bezeichnend hierfür ist Saint-Germain-des-Prés, dessen Skriptorium nach einer glänzenden,

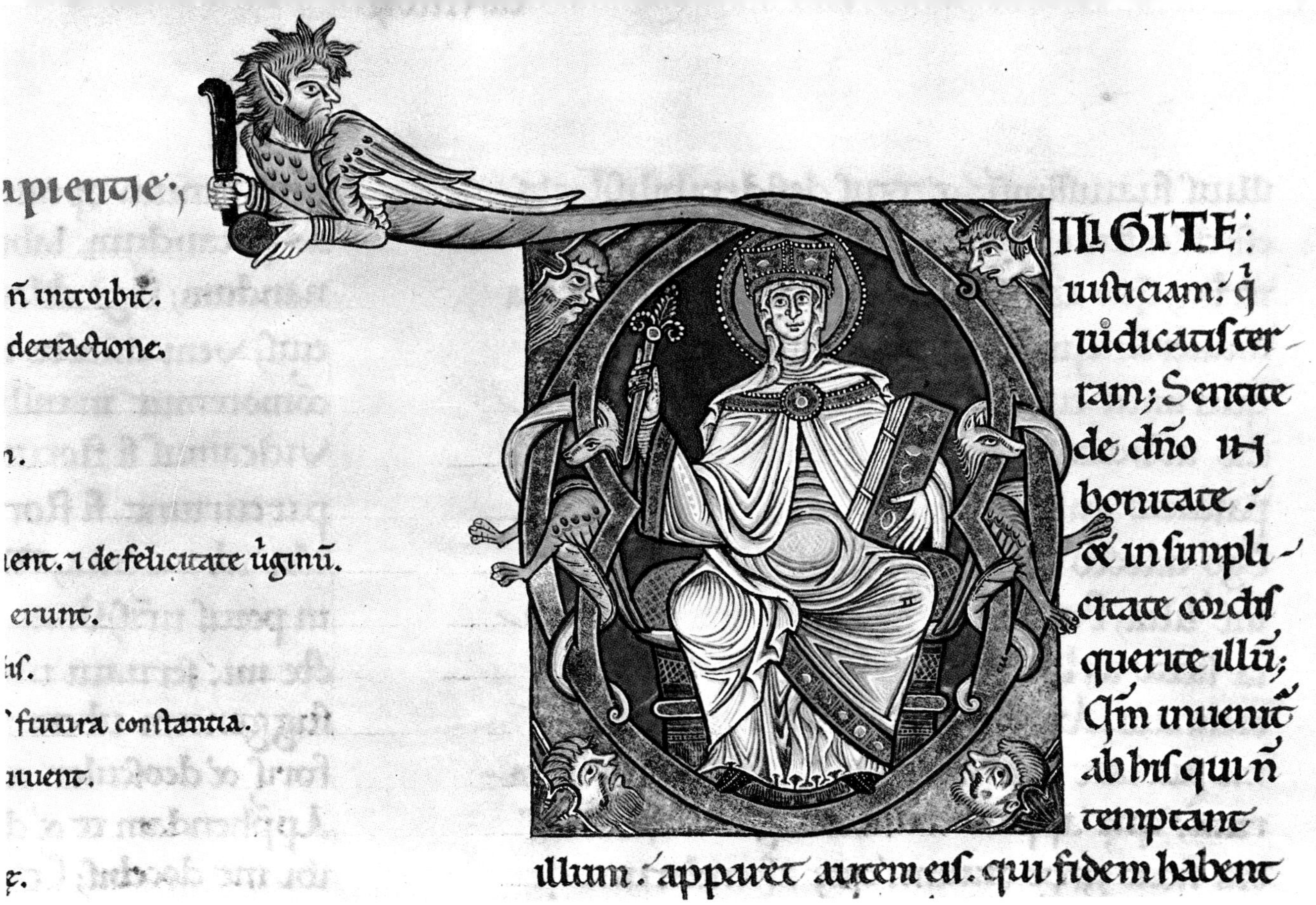

157 – Chartres – Bibel: Zierinitiale ‹D›. Um 1150 – *Malerei auf Pergament; Gesamthöhe 0,525 m* – Paris, Bibliothèque Nationale

aber kurzen Episode während der Schaffenszeit des Malers Ingelardus, unter dem Abt Adélard (um 1030–1060), in Lethargie verfallen zu sein scheint, zumindest im künstlerischen Bereich. Wendet man sich aber den nördlichen Besitzungen der Kapetinger zu, so kann man beobachten, wie gegen Ende des 11. Jahrhunderts eine bemerkenswerte Künstlerindividualität auftaucht: der Maler eines Evangeliars in der Bibliothek von Amiens, dessen Hauptwirkungsstätte Abb. 348 das Kloster Saint-Quentin in Beauvais gewesen sein dürfte. Viele Aspekte seines Stils – der feine Strich seiner Zeichnung, das leichte, flächige Kolorit ohne Höhungen, selbst die Konzeption seiner Initialen – könnten es nahelegen, ihn mit der normannischen Handschriftenproduktion in Verbindung zu bringen, wäre nicht der mächtige Atem, der seine Bilder durchweht. Die überaus plastische Behandlung seiner Evangelistengestalten erweckt die Vorstellung von Skulpturen, was in der Buchmalerei dieser Gegend einmalig ist.

Im Westen entstand in der Abtei Saint-Père in Chartres eine Reihe von Handschriften, in denen sich zunächst Einflüsse aus der Normandie, dann aus den Zentren des Loire-Tals auswirkten. Um 1100 überwogen die ersteren dank der Anwesenheit eines Malers, der wahrscheinlich aus Saint-Évroult (im Departement Orne) stammte. Vom ersten Viertel des 12. Jahrhunderts an wurde jedoch der Einfluß der normannischen Buchmalerei nach und nach durch eine andere Stilrichtung verdrängt. Sie trat klar zutage in einem Missale aus der Abtei in Chartres (heute in Troyes): wie bei manchen Malern aus Tours, etwa dem Meister der Blätter von Auxerre, spricht aus der Darstellung der Kreuzigung eine Vorliebe für die Ausdrucksstärke Abb. 345 der Linie, selbst auf Kosten der ‹richtigen› Anatomie. Aber auch die Existenz der Glasmalereiwerkstatt in Chartres, die die Fenster der Westfassade in Arbeit hatte, konnte nicht ohne

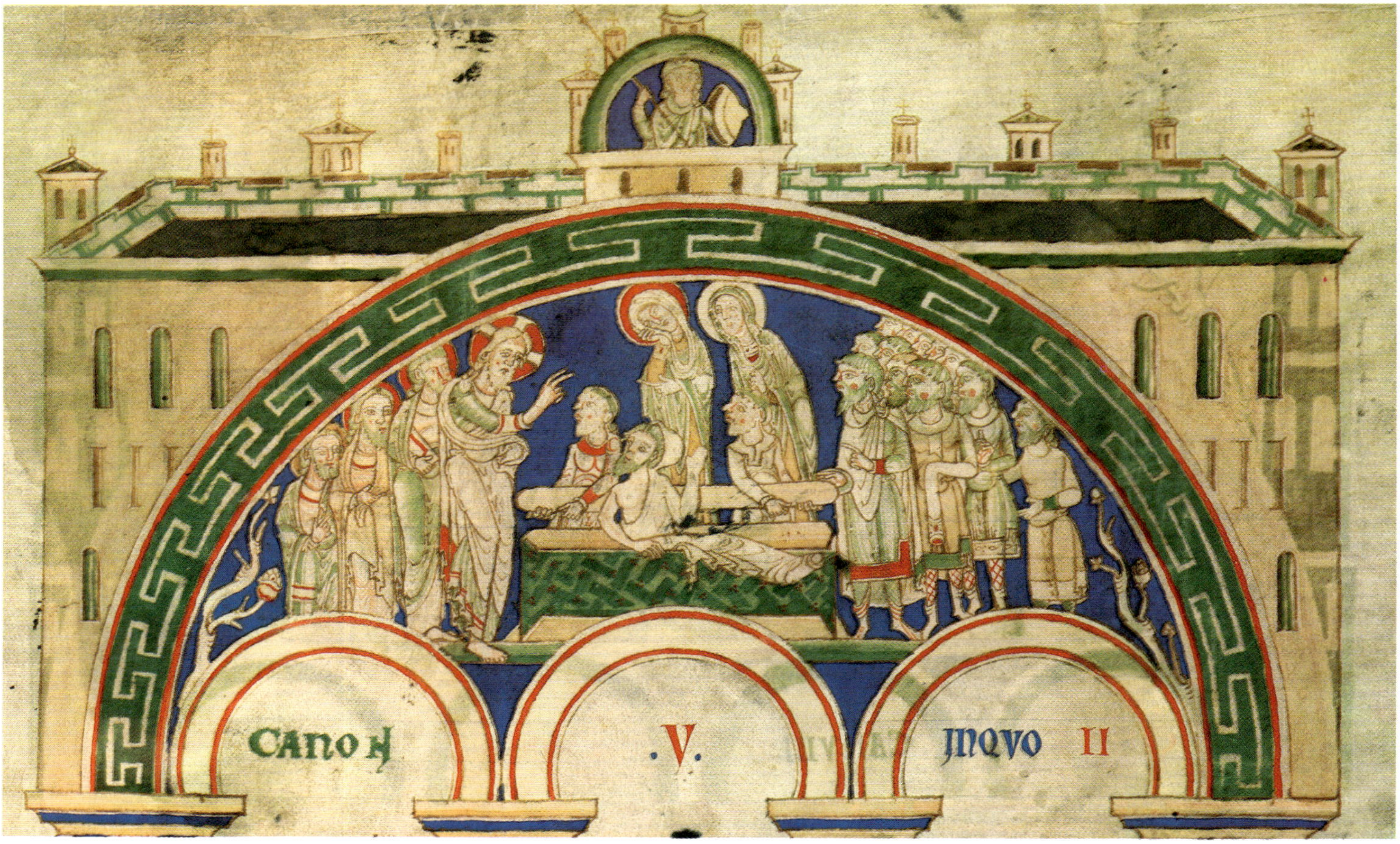

158 – Champagne oder Île-de-France – Bibelfragment: Die Auferweckung des Lazarus. Um 1150 – *Malerei auf Pergament; Gesamthöhe 0,20 m* – Brüssel, Musées Royaux d'Art et d'Histoire

Einwirkung auf die Buchillustration bleiben, wie sich an den figürlichen Initialen einer zweibändigen Prachtbibel zeigt, die man auf Grund ihrer paläographischen Eigenheiten und ihrer Ausstattung nach Chartres lokalisieren und um die Jahrhundertmitte datieren kann. Während das Repertoire an Ornamentformen, die für den Aufbau der Initialen in dieser Bibel verwendet wurden, in der heimischen Tradition verwurzelt blieb, gilt das nicht mehr für die Figuren, deren Körper viel organischer gestaltet wurden und bei denen der häufige Gebrauch eines Motivs auffällt, das den Glasmalern von Chartres besonders lieb war: die V-förmigen Fächerfalten. Die Gesichtszüge wurden feiner und wirken teilweise fast griechisch, was sich zweifellos aus den italo-byzantinischen Quellen der Glasfenster von Saint-Denis und Chartres erklärt, die sie inspiriert haben.

Wir wissen nur sehr wenig über die Buchkunst von Saint-Denis zur Zeit der von Suger
Abb. 353 entworfenen Glasfenster. Die Initiale ‹A› eines Antiphonars für den Gebrauch der Abtei mit der Darstellung der Frauen am Grabe zeigt jedoch das rühmliche Niveau von Saint-Denis in dieser Zeit, wenn auch nur geringe Anklänge an die Kunst der von Suger herangezogenen Glasmaler spürbar sind. Eine Reihe von Zierbuchstaben einer anderen, wahrscheinlich aus Saint-Denis stammenden Handschrift (Bibliothèque Nationale, ms. latin 1626) steht dagegen einer Bibel sehr nahe, deren verstreute Fragmente von H. Swarzenski wieder zusammengetragen worden sind. Man erkennt in den beiden Werken die gleiche persönliche Ausdeutung der Dekorformen, die in den englischen Handschriften vom zweiten Viertel des Jahrhunderts vorkommen, die gleiche zeichnerische Sicherheit und die gleiche ornamentale Auffassung der Zeichnung in der Darstellung der Figuren. Eine Zuweisung dieses Rätsel aufgebenden Künst-

159 – Gegend von Troyes (?) – Sogenannte Kapuziner-Bibel: Wurzel Jesse. Um 1170–1180 – *Malerei auf Pergament; Höhe 0,45 m* – Paris, Bibliothèque Nationale

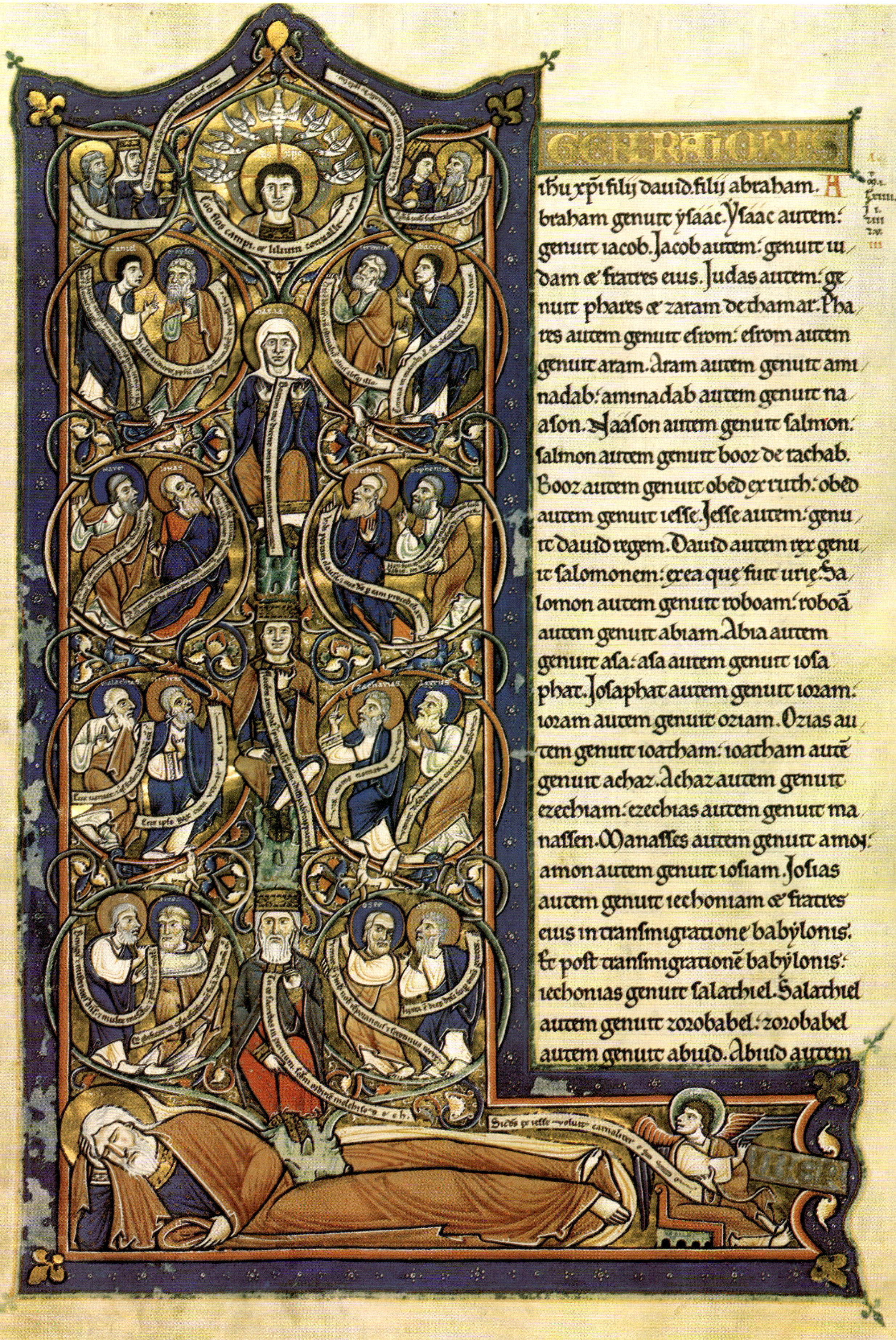

GENERATIONIS

ihu xpi filij dauid. filij abraham. A
braham genuit ysaac. Ysaac autem:
genuit iacob. Iacob autem: genuit iu
dam et fratres eius. Judas autem: ge
nuit phares et zaram de thamar. Pha
res autem genuit esrom: esrom autem
genuit aram. Aram autem genuit ami
nadab: aminadab autem genuit na
ason. Naason autem genuit salmon.
salmon autem genuit booz de rachab.
Booz autem genuit obed ex ruth: obed
autem genuit iesse. Jesse autem: genu
it dauid regem. Dauid autem rex genu
it salomonem: ex ea que fuit urie. Sa
lomon autem genuit roboam: roboā
autem genuit abiam. Abia autem
genuit asa: asa autem genuit iosa
phat. Josaphat autem genuit ioram.
ioram autem genuit oziam. Ozias au
tem genuit ioatham: ioatham autē
genuit achaz. Achaz autem genuit
ezechiam: ezechias autem genuit ma
nassen. Manasses autem genuit amon.
amon autem genuit iosiam. Josias
autem genuit iechoniam et fratres
eius in transmigratione babylonis.
Et post transmigrationē babylonis:
iechonias genuit salathiel. Salathiel
autem genuit zorobabel: zorobabel
autem genuit abiud. Abiud autem

lers an Saint-Denis würde gut in das kosmopolitische künstlerische Ambiente passen, das schon das Paris dieser Zeit kennzeichnete, wenngleich auch manche ikonographischen Besonderheiten in seinen Werken, wie Szenen aus den Evangelien in den Tympana der Kanontafeln, sich nur in Handschriften aus der Champagne wiederfinden.

Die gleiche komplexe Art, aber aus anderen Komponenten zusammengesetzt, lassen die gegen 1170 bis 1180 entstandenen prachtvollen Initialen eines Kommentars zu den Paulus-Briefen von Petrus Lombardus aus der Abtei Saint-Victor erkennen. Der großartige Künstler, der sie geschaffen hat, offenbart hier deutlich den zweifachen Ursprung seiner Stilbildung: offensichtlich aus England stammt die Konzeption seiner straff durchgebildeten Initialen und die sich ihnen anpassenden Ornamentformen sowie die ausgefeilte Maltechnik. Der Stil der Figuren zeigt dagegen einen anderen Einfluß, nämlich den der Maas-Kunst, den man merkwürdigerweise zur selben Zeit in den großen Skulptur-Ensembles der Île-de-France wiederfindet, in Mantes, Senlis und selbst in Saint-Denis.

Abb. 355

Die Grafschaft Champagne, Besitz des mächtigsten Lehnsträgers im Reich der Kapetinger, war eines der aktivsten Kunstzentren der ausgehenden Romanik. Eine Reihe großformatiger Bibeln bezeugt die bemerkenswert hohe Entwicklungsstufe in den Werkstätten der Champagne zu dieser Zeit. Die älteste ist eine vierbändige Bibel aus dem Kapuzinerkloster in Paris, die L. Grodecki auf Grund von stilistischen Indizien der Landschaft, aus der sie stammt, wieder zuweisen konnte. Denn der eine der beiden Künstler, die bei der Ausstattung zusammengearbeitet haben, zeigt ebenso starke maasländische Einflüsse wie ein heute auseinandergerissenes Glasmalerei-Ensemble aus der Kathedrale von Troyes. Sein Stil findet sich andererseits in einer kleinen Gruppe von Handschriften aus Clairvaux wieder, was seine Zugehörigkeit zur Kunst der Champagne voll bestätigt. Im zweiten Maler der Kapuziner-Bibel hat man dagegen einen Künstler erkannt, dessen Karriere sich hauptsächlich in England abgespielt hat, im Skriptorium von Saint Albans zur Zeit des Abtes Simon (1167–1183). Die Wandertätigkeit dieses Künstlers wirft ein Licht auf die Intensivierung der kulturellen Beziehungen zwischen Nordfrankreich und England am Ende dieses 12. Jahrhunderts und trägt zur Klärung der Frage bei, wie es zur Ausbildung jener beiden Ländern gemeinsamen Stilrichtung kam, die als ‹Kanalkunst› (‹*Channel style*›) bezeichnet wird.

Diese enge Verknüpfung von Künstlern von diesseits und jenseits des Ärmelkanals tritt auch in einer Gruppe von Bibeln noch jüngeren Datums zutage, an deren Spitze eine dreibändige Bibel aus Saint-Loup in Troyes steht, die von einem Schreiber Manerius aus Canterbury abgeschrieben wurde. Man kann nicht mit Bestimmtheit sagen, daß er auch zur malerischen Ausstattung beigetragen hat, aber die hochstehende Maltechnik und der Stil der mitarbeitenden Künstler zeigen zweifellos Anklänge an einige der hervorragendsten Werke aus den Inselwerkstätten der Epoche. Wie die beiden andern Bibeln, die in diesen Zusammenhang gehören – eine zweibändige Bibel aus Saint-Germain-des-Prés und ein Bibelfragment aus Pontigny –, trägt auch die Manerius-Bibel alle Merkmale eines Werks der Übergangszeit: mit ihrem monumentalen Format, ihrer Art des Dekors, ihrem ornamentalen Formenschatz ist sie eines der letzten Kleinodien in der langen Reihe der großen romanischen Bibeln, aber ihr Stil nähert sich schon gotischer ‹Entspannung›.

Abb. 356

Nordfrankreich

Eine sehr alte Kunsttradition, die man seit der Karolingerzeit verfolgen kann, zeugt für die außerordentliche Fruchtbarkeit der Skriptorien im nördlichen Frankreich während der gesamten Periode der Romanik. Dieses ausgedehnte, politisch sehr zerstückelte Gebiet – im

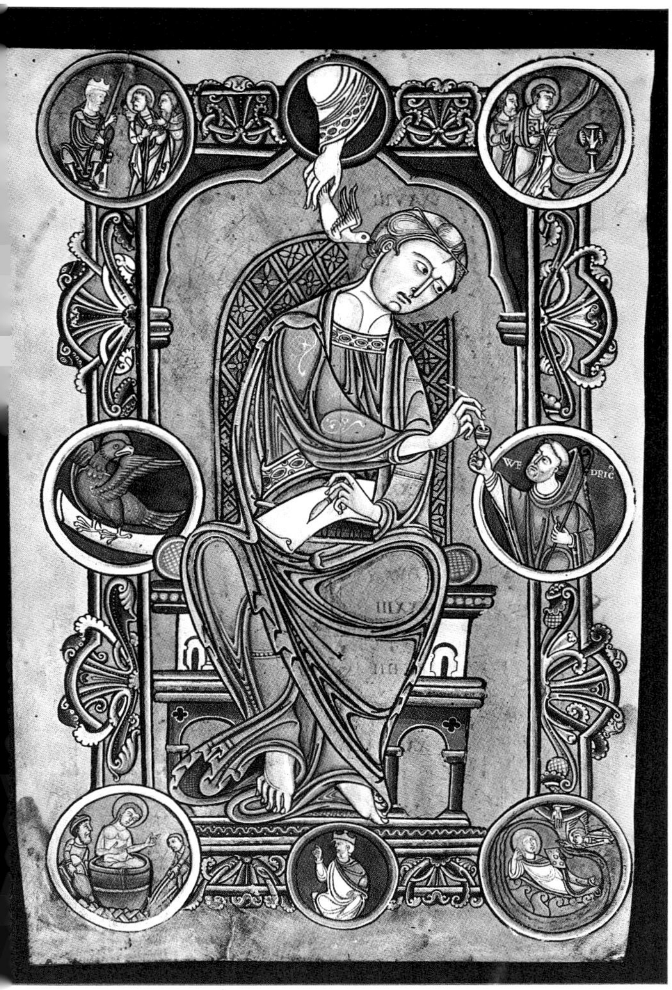
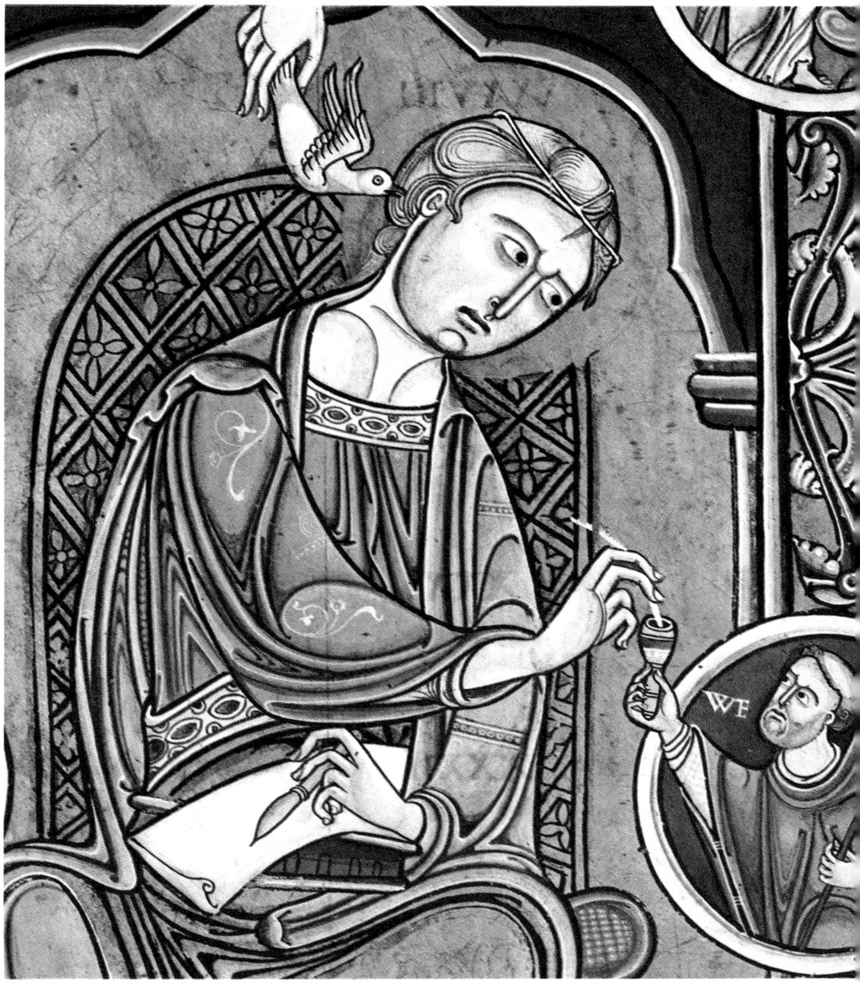

160 und 161 – Liessies – Evangeliar: Der Evangelist Johannes und Wedricus, der Abt von Liessies (Gesamtansicht und Ausschnitt). Vor 1147 – *Malerei auf Pergament; Höhe 0,355 m* – Avesnes, Société Archéologique

Süden vom Tal der Somme, im Norden von dem der Schelde begrenzt –, das die Picardie, das Artois und Cambrésis, den Hennegau und Südflandern umschloß, profitierte von seiner bevorzugten geographischen Lage im unmittelbaren Kontakt mit den insularen und ottonischen Kunstzentren. Noch am Ende des 11. Jahrhunderts gingen die Szenen der berühmten Audomarusvita, die für das Kapitel der Kathedrale von Saint-Omer angefertigt wurde, auf späte Vertreter des ottonischen Stils zurück, wie er im Maas-Gebiet ausgeprägt war. Mitten im 12. Jahrhundert wurden für die Miniaturen des Evangeliars von Cysoing Rahmungen den anderthalb Jahrhunderte älteren angelsächsischen Handschriften entlehnt. Seit 1120 jedoch triumphierten romanisches Stilempfinden, die Vorstellung vom ornamentalen und strukturierten Charakter der Formen, ganz klar in den Illustrationen zu einem der originellsten Bücher der zeitgenössischen Literatur, dem ‹*Liber floridus*› des Mönchs Lambert von Saint- Abb. 349
Omer. Der Zyklus dieses enzyklopädischen Sammelwerks beeindruckt durch seine außerordentliche Vielfalt, die von einfachen Auslegungsschemata bis zu feierlicheren Kompositionen reicht, wie der Darstellung von Petrus, der in seiner Würde als Oberhaupt der Kirche unter einer imposanten, die Stadt Rom symbolisierenden Architektur thront.

Doch wie im Jahrhundert vorher beeinflußte die englische Buchmalerei von neuem nachdrücklich die nordfranzösischen Skriptorien des 12. Jahrhunderts, und viele Künstler dieser Regionen sprachen die Sprache der Romanik nur in der Weise, wie sie durch die englischen Illustratoren vermittelt worden war. Das erscheint weniger verwunderlich, wenn man sich klarmacht, daß einige unter ihnen damals auf dem Kontinent weilten, wie der bedeutende Meister der Lambeth-Bibel, der kurz vor 1147 für den Abt Wedricus von Liessies ein prachtvolles Evangeliar schuf, in dem er eine Probe seiner überwältigenden formalen Virtuosität ablegte in der Art, wie er die italo-byzantinische Formel des *damp fold style* stilisierend interpretierte. Dieses ungewöhnliche Werk hat auf die Buchmalerei des Hennegau eine tiefe Wirkung ausgeübt, besonders in Saint-Amand und Marchiennes. In einem Sakramentar aus Saint-Amand erkennt man bei den drei Personen der Kreuzigungsszene eine vom Lambeth-Meister inspirierte Faltengebung; dessen Stil wurde gleichfalls gegen 1150 bis 1160 von einem Künstler in Marchiennes nachgeahmt in der Initiale ‹B› eines Augustinus-Kommentars zu den Psalmen (Bibliothek von Douai). Auch weiter südlich läßt sich die Anwesenheit englischer Miniatoren an den Werken des Laien Felix ablesen, der um 1160 bis 1164 für die Abtei Corbie arbeitete. Der Einfluß dieses Künstlers, dessen insulare Herkunft kürzlich nachgewiesen wur-

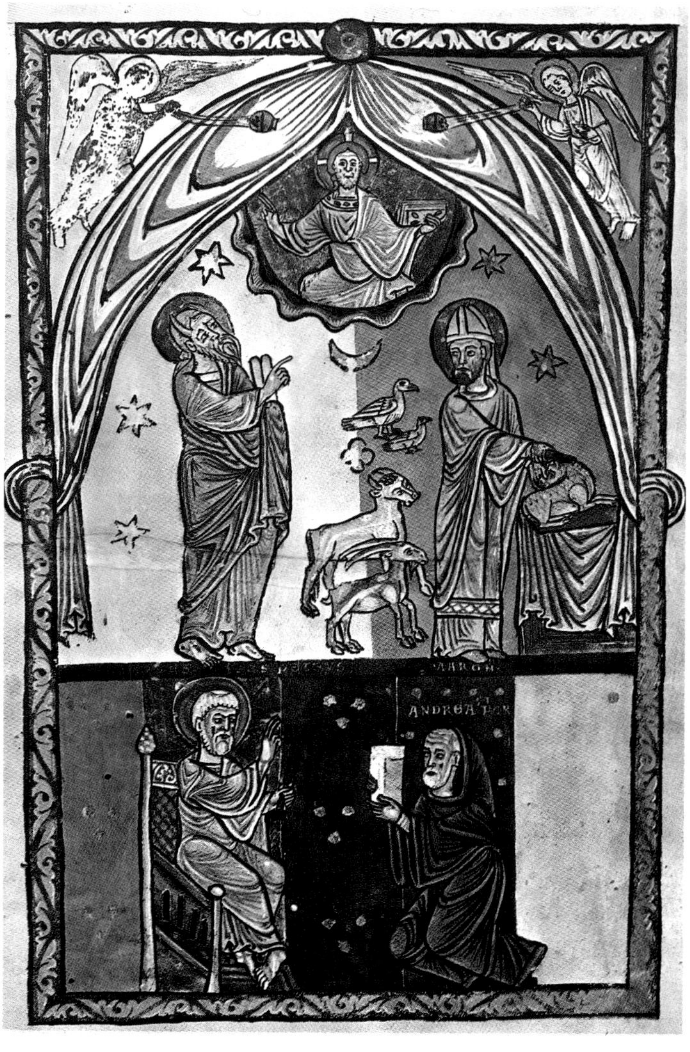

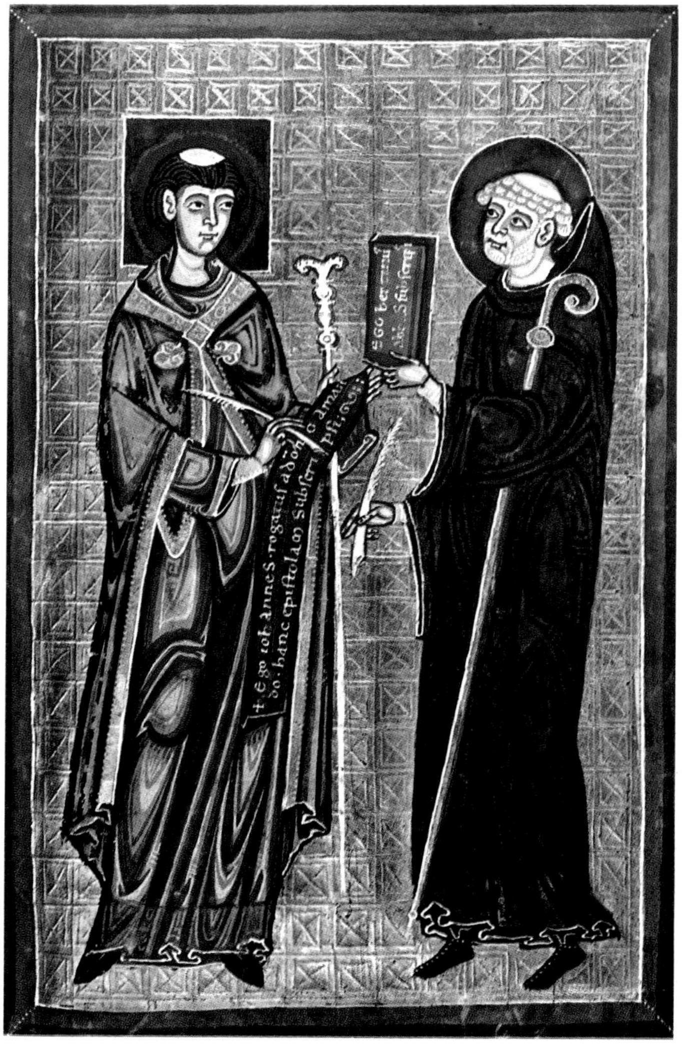

162 – Corbie – Radulphus Flaviacensis, Kommentar zum Buch Leviticus: Moses und Aaron; der Prior Andreas überreicht die Handschrift dem heiligen Petrus. Um 1170–1180 – *Malerei auf Pergament; Höhe 0,42 m* – Paris, Bibliothèque Nationale

163 – Saint-Amand – Zweite Vita des heiligen Amandus: Bischof Jean und der heilige Bertinus. Mitte 12. Jh. – *Malerei auf Pergament; Höhe 0,30 m* – Valenciennes, Bibliothèque Municipale

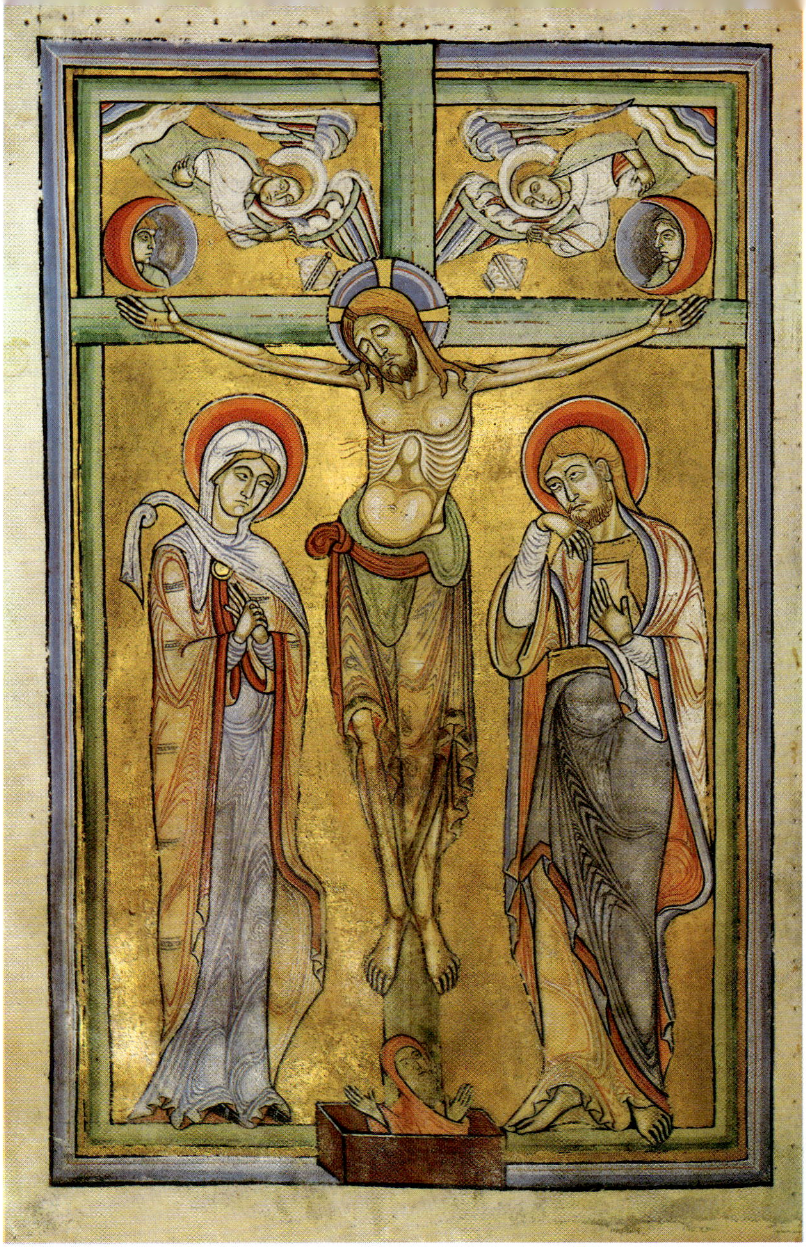

164 – Saint-Amand – Sakramentar: Kreuzigung. Drittes Viertel 12. Jh. – *Malerei auf Pergament; Höhe 0,335 m* – Valenciennes, Bibliothèque Municipale

de, auf die Produktion der großen pikardischen Abtei war beträchtlich. Einem seiner unmittelbaren Schüler lassen sich zwei Frontispizblätter zuweisen; das anspruchsvollere von ihnen befindet sich am Anfang eines Kommentars von Radulphus Flaviacensis zum Buch Leviticus.

Eine eigenständige Persönlichkeit hebt sich aus dieser durch insulare Einflüsse bestimmten Umgebung heraus: es ist der Schöpfer der Miniaturen einer Amandusvita (Valenciennes, Bibliothèque Municipale, ms. 501), die um die Mitte des 12. Jahrhunderts datiert wird. Hier tritt der manierierte Zeichenstil des Lambeth-Meisters hinter einer anders gearteten Kunstauffassung zurück, die sich viel enger an italo-byzantinisches Stilempfinden anschließt, mit dem der Künstler sich entweder unmittelbar oder durch Werke wie das Lektionar von Cluny vertraut machen konnte. Die Behandlung der Gewänder, deren Faltenstege die anatomische

Gliederung der Figuren hervorheben, ist hierfür besonders aufschlußreich. Die Palette mit ihren klaren, frischen Tonwerten verrät deutlich die Kenntnis der Regeln der Farbgebung mediterraner Maler. Nur im Norden Frankreichs zeigte in dieser Zeit ein Künstler wie der Meister des Evangeliars aus Hénin-Liétard – wahrscheinlich war er in Saint-Omer tätig – eine ähnliche stilistische Orientierung, aber doch mit einem abweichenden Kolorit.

Von der erlesenen, zarten Kunst des Meisters der zweiten Amandusvita unterscheidet sich Abb. 350 der Stil jener Künstler, die um 1160 bis 1170 für die Abtei Saint-Amand eine dritte Handschrift mit der Vita ihres Schutzheiligen ausschmückten. Hier hat die Linie Vorrang vor der Farbe und umschreibt mit breitem, sicherem Strich den Kontur der Figuren. Die glatt und flächig aufgetragenen Deckfarben beschränken sich auf eine kleine Anzahl von Farbtönen, die auf ein gedämpftes Rot abgestimmt sind und die glänzende Oberfläche des Goldgrundes umspielen. Auf den Versoseiten der Bilder haben sich sehr schöne Zeichnungen erhalten, die ihnen vielleicht als Vorlage gedient haben und diesselbe Formauffassung verraten. Dem Meister der Werkstatt selbst wird man die großartige Gestalt des heiligen Gregor auf dem Frontispiz einer Handschrift mit den Briefen des Kirchenvaters zuschreiben müssen: auch hier die gleiche Plastizität, die gleiche Ausgewogenheit der Farbgebung.

Der Beitrag der nordfranzösischen Skriptorien auf dem Gebiet der Initialornamentik war gleichfalls nicht gering, wenn auch die verwendeten Formtypen meist auf viel ältere normannische und englische zurückgehen. Hier spürt man am besten, wie eng um 1150 die Werkstätten im Norden Frankreichs zusammenhingen. Vor allem im Hennegau enthalten die Handschriften aus Anchin, Marchiennes, Saint-Amand, Saint-Martin in Tournai und Liessies einen Initialschmuck, der auf regen künstlerischen Austausch schließen läßt. Einer der fruchtbarsten, originellsten Maler war hier der Mönch Sawalo in Saint-Amand, der im dritten Viertel des Jahrhunderts eine beachtliche Zahl von Handschriften illustriert und häufig auch signiert hat. Sein mehr merkwürdiges als schönes Hauptwerk ist eine riesige Bibel in fünf Bänden mit einer Reihe ganzseitiger Initialen. Gerahmt wie richtige Bilder, heben sie sich von einem Teppich aus dünnem Rankenwerk ab, dessen unablässig wiederholte Motive in ihrer Monotonie eine nicht zu leugnende Faszination ausüben.

Zisterzienserhandschriften

In dem so abwechslungsreichen Bild, das die französische Buchmalerei der Romanik bietet, gibt es eine Gruppe von Handschriften, die für sich betrachtet werden muß; denn der Zisterzienserorden, aus dem sie hervorgingen, nahm in der Geschichte des mittelalterlichen Mönchstums eine Sonderstellung ein. Nach der Gründung im Jahre 1098 durch den heiligen Robert von Molesmes mit dem Ziel, das vom heiligen Benedikt gepredigte Ideal der Askese neu zu beleben, wurde die Abtei Cîteaux schon bald der Mittelpunkt eines weitverzweigten Ordens; seine Ausstrahlung auf das religiöse und auch politische Leben im christlichen Europa verdankt er einigen außergewöhnlichen, charismatischen Persönlichkeiten, die für ihn wirkten. Paradoxerweise sind ausgerechnet zur Zeit dieser unerbittlichsten Verfechter einer Rückkehr zur Reinheit ursprünglichen Mönchstums die vollkommensten Kunstwerke im Skriptorium von Cîteaux entstanden. Auf Grund von zwei stilistisch und chronologisch deutlich voneinander abweichenden Handschriftengruppen nimmt Cîteaux eine Vorrangstellung in der Geschichte der romanischen Buchmalerei ein. Das Hauptwerk der ersten ist die berühmte vierbändige Bibel, die um 1109 in Cîteaux in den ersten Regierungsjahren des Abtes Stephan Harding geschaffen wurde: der Meister dieser herrlichen Handschrift, ein hervorragender Zeichner und feiner Naturbeobachter, verband eine raffinierte Technik mit Beobach-

165 – Cîteaux – Bibel des Stephan Harding: König David mit seinen Musikanten. Um 1109 – *Malerei auf Pergament; Höhe 0,425 m* – Dijon, Bibliothèque Municipale

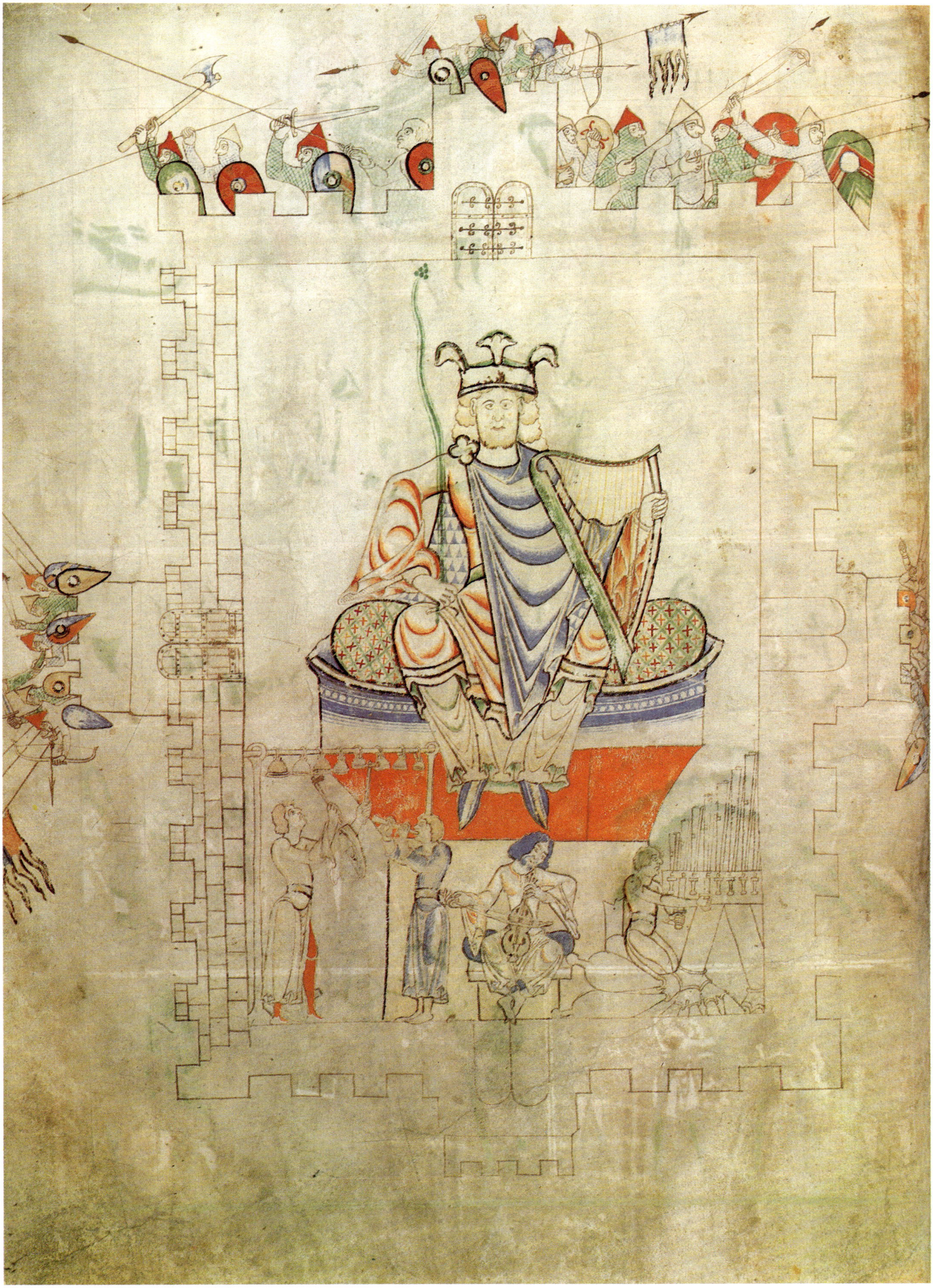

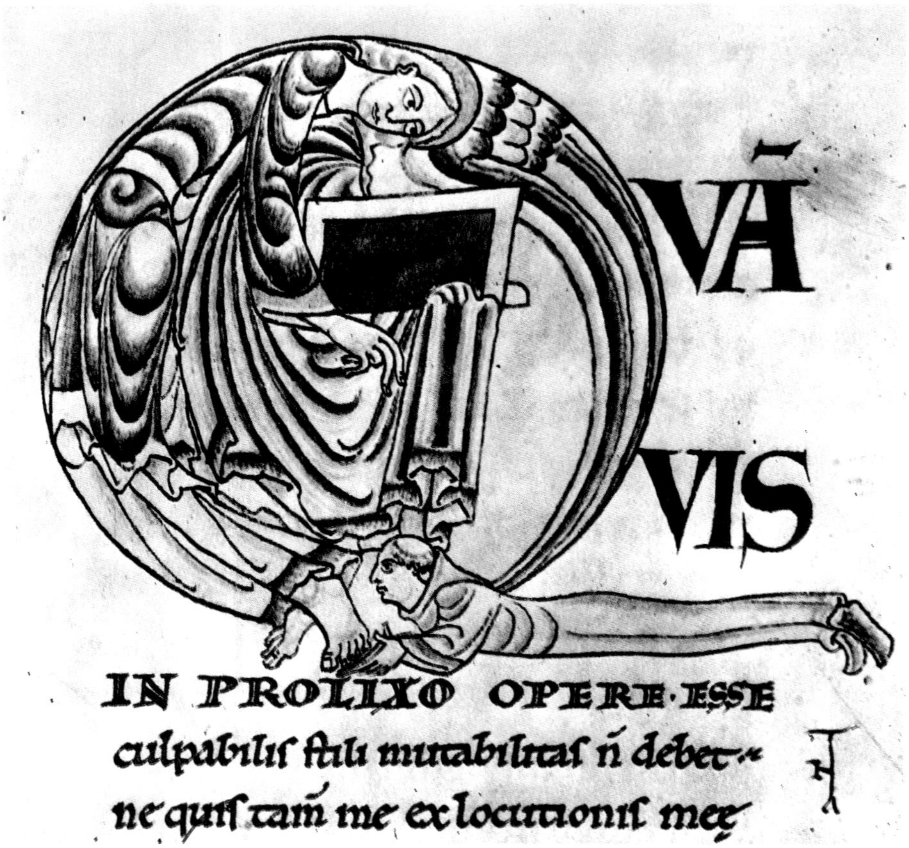

166 – Cîteaux – Gregor der Große, ‹Moralia in Job›: Initiale ‹Q› mit Engel, der einen vor ihm hingestreckt liegenden Mönch segnet. Um 1111 – *Malerei auf Pergament; Gesamthöhe 0,35 m* – Dijon, Bibliothèque Municipale

tungen, die direkt aus den Erfahrungen des täglichen Lebens gewonnen waren. Manchmal spürt man die satirische Absicht, wie bei dem wohlbeleibten Nebukadnezar in der Szene mit den drei Jünglingen im Feuerofen am Anfang des Buchs Daniel. Das volle Maß seiner Meisterschaft beweist er im Bild von David mit seinen Musikanten. Die hoheitsvolle Haltung und Frontalansicht des königlichen Propheten bildet einen Kontrast zur Bewegtheit der kleinen Figuren, der Musikanten zu seinen Füßen und der Soldaten, welche die Stadtmauer von Jerusalem verteidigen, die als Rahmen für die Komposition dient. Die Häufung und das Miniaturformat der Details beeinträchtigen in keiner Weise den monumentalen Charakter des Ganzen.

Sein Bestes gab der Künstler in den figurierten Initialen. Kein anderer zu jener Zeit verstand es besser, Form und Inhalt so zu einem unauflöslichen Ganzen zu vereinen; beispielhaft dafür sind die Initialen in einer vierbändigen Abschrift der ‹*Moralia in Job*› Gregors des Großen, die gegen 1111 entstand. Im Rückgriff auf ein altes Formprinzip, das schon am Ende des 8. Jahrhunderts im Psalter von Corbie verwendet worden war, bog der zisterziensische Künstler seine Personen, wie es die Buchstabenform verlangte; so gewinnen die Szenen durch die Unterwerfung unter den rigorosen Zwang der Form eine unvergleichliche Bewegungsintensität und Ausdruckskraft. Ebenso reizvoll ist die Ikonographie: der Schwerpunkt liegt hier auf der Darstellung handwerklicher Tätigkeiten, wie sie die Ordensregel der Zisterzienser vorschrieb. Häufig kommen Szenen mit Mönchen beim Beschneiden der Bäume und Holzhauen oder bei der Ernte vor, aber manchmal finden sich auch unerwartet Darstellungen ritterlichen Lebens, wie in der schönen Falkenjagdszene im 35. Buch.

Stilistisch hat die Kunst des Meisters der Harding-Bibel und der ‹*Moralia*› keinen erkennbaren Vorgänger in Burgund. Sein rhythmisch-fließender Zeichenstil wie seine offenkundige Liebe zur Natur und sein verhaltener Humor haben gelegentlich dazu geführt, seine Heimat in England zu suchen. In der Tat nehmen einige seiner säulenhaft gelängten Figuren Typen vorweg, die gegen 1120 im Psalter von Saint Albans vorkommen, ohne jedoch die italo-byzantinischen Elemente dieser Handschrift aufzuweisen. Diese finden sich reichlich in den Werken eines zweiten zisterziensischen Künstlers, der vor allem zwei große Bilder in einem Kommentar des heiligen Hieronymus zu den kleinen Propheten und eine Wurzel-Jesse-Darstellung in einem Traktat desselben Autors über Jesaja gemalt hat. Der Stil dieses bedeutenden Malers verrät eine sich von seinem Vorgänger stark unterscheidende Bildung und Schulung. Nichts vermag die Gegensätzlichkeit dieser beiden künstlerischen Temperamente besser zu vergegenwärtigen als eine Gegenüberstellung des David aus der Stephan-Harding-Bibel und des Christus inmitten der kleinen Propheten. Die mächtige, unbewegte Gestalt Christi ist von einer Schwere und Gedrungenheit, neben der die elegante Silhouette Davids ein wenig zerbrechlich wirkt. Gegenüber dem harmonischen Linienfluß des Bibel-Meisters bevorzugte der Hieronymus-Illustrator konstruiertere Formelemente, wie den Typus der Fächerfalten, und stellt so seine Vertrautheit mit dem italo-byzantinischen Formengut unter Beweis. Das darf aber nicht den Blick auf die im wesentlichen karolingischen oder auch ottonischen Quellen seiner Kunst verstellen, die besonders an den athletischen Proportionen des Christus als Logos und dem mächtigen Körperbau der Propheten erkennbar werden, von denen einer, in Rückenansicht gegeben, auf einen in den Handschriften der Hofschule Karls des Kahlen häufig verwendeten Typus zurückgeht. Die sichere und feste Linienführung weist jedoch auf die Kunst in Lothringen und im Maas-Gebiet, wo der Künstler gut seine Schulung erhalten haben kann. Sein Einfluß in Burgund in den Jahren 1130 bis 1140 ist unverkennbar: man findet sehr deutliche Anklänge an seinen Stil in den Zisterzienser-Tochterklöstern La

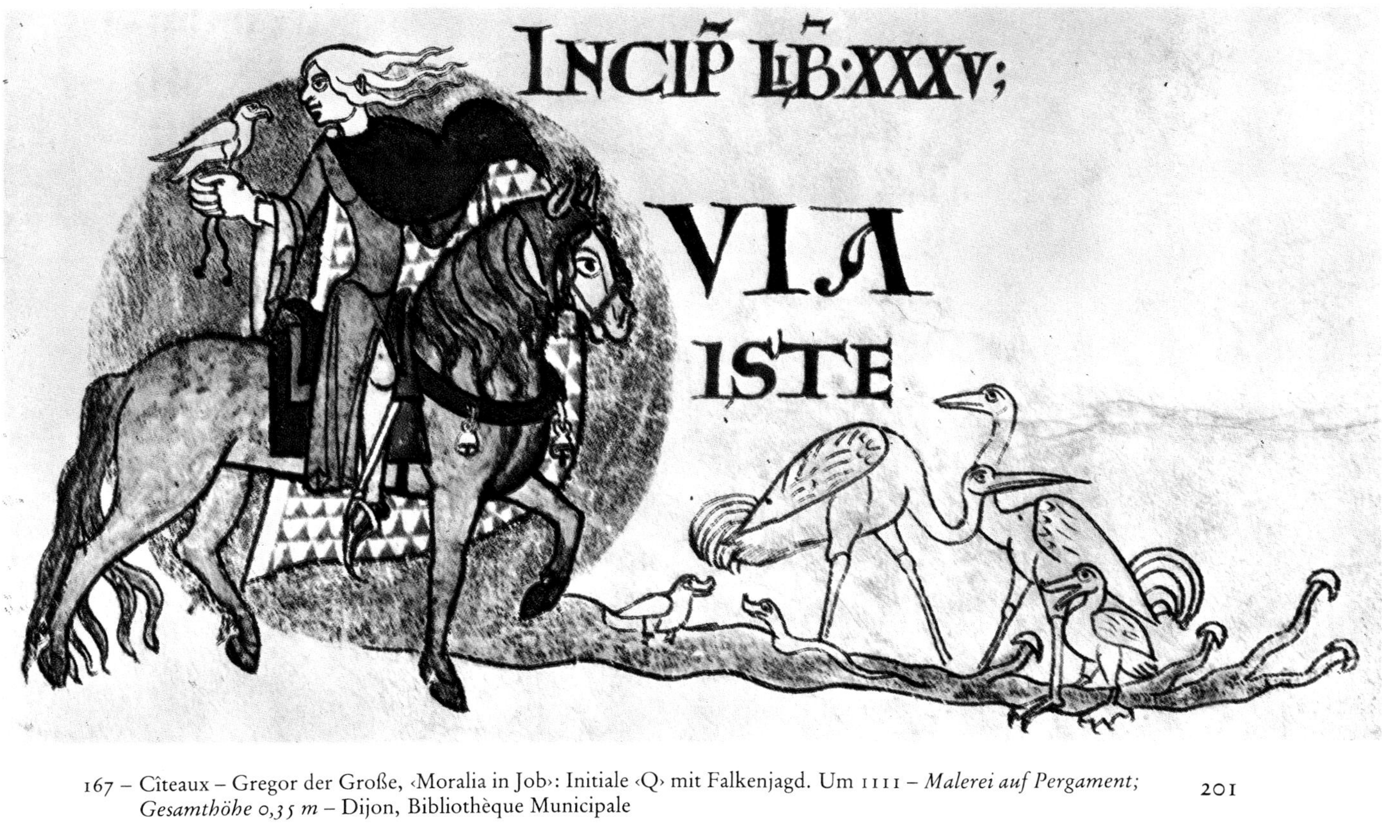

167 – Cîteaux – Gregor der Große, ‹Moralia in Job›: Initiale ‹Q› mit Falkenjagd. Um 1111 – *Malerei auf Pergament; Gesamthöhe 0,35 m* – Dijon, Bibliothèque Municipale

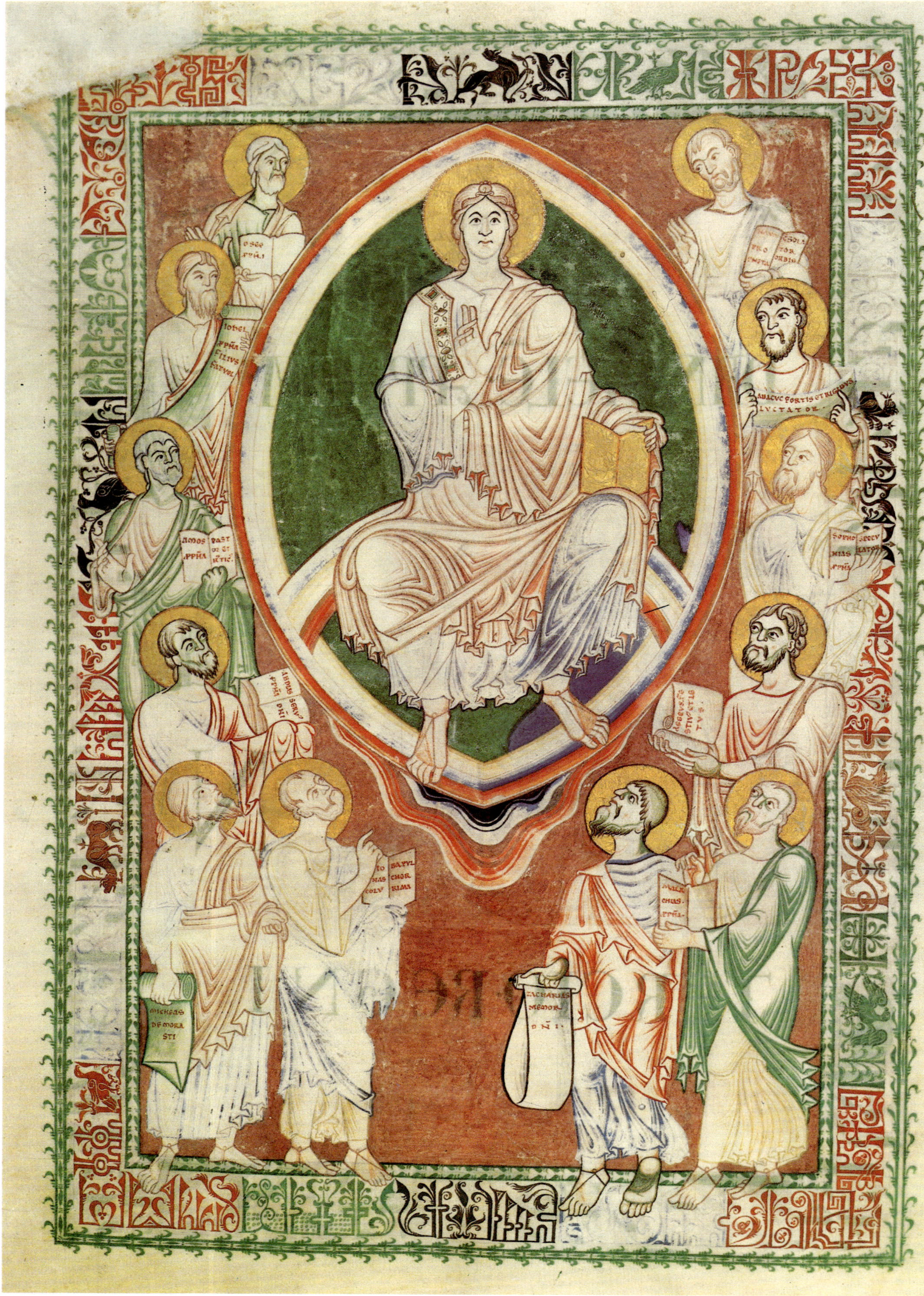

Ferté und Fontenay, aber seltsamerweise auch in der Benediktinerabtei Saint-Bénigne in Dijon. In diesen Zusammenhang hat kürzlich N. Stratford eine gravierte Tafel aus der Kollegiatskirche von Beaune gestellt, auf der Mathilde, die Gattin Hugos II. von Burgund, im Gebet vor der Muttergottes dargestellt ist.

Von der weiteren Entwicklung der zisterziensischen Buchmalerei hat man oft angenommen, sie sei bedingt gewesen durch die angeblich feindliche Einstellung des heiligen Bernhard gegenüber künstlerischem Schaffen und durch die Ordensstatuten – die allerdings jünger sind, als bisher angenommen wurde –, die den Ausstattungsluxus der Handschriften einschränkten und die Verwendung monochromer Initialen empfahlen *(«litterae fiant unius coloris et non depictae»)*. Vielleicht wurden diese Vorschriften zugunsten einer Rückkehr zu weniger aufwendigem Buchschmuck als Reaktion auf das Übermaß an Dekorfreudigkeit erlassen, das im

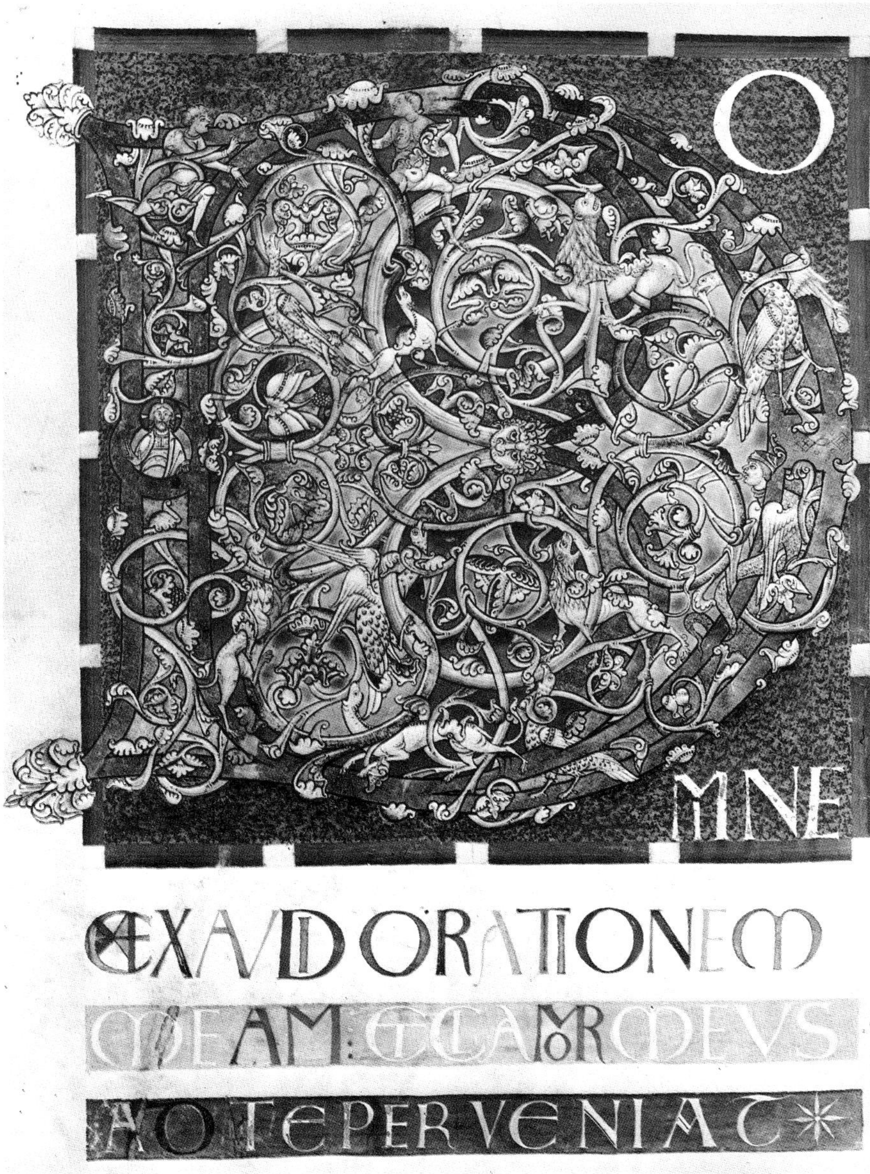

169 – Pontigny – Heiliger Augustinus, Kommentar zu den Psalmen: Zierinitiale ‹D›. Zweites Viertel 12. Jh. – *Malerei auf Pergament* – Clamecy, Musée Municipal

168 – Cîteaux – Heiliger Hieronymus, Kommentar zu den kleinen Propheten: Christus, umgeben von den zwölf kleinen Propheten. Erstes Viertel 12. Jh. – *Malerei auf Pergament; Höhe 0,45 m* – Dijon, Bibliothèque Municipale

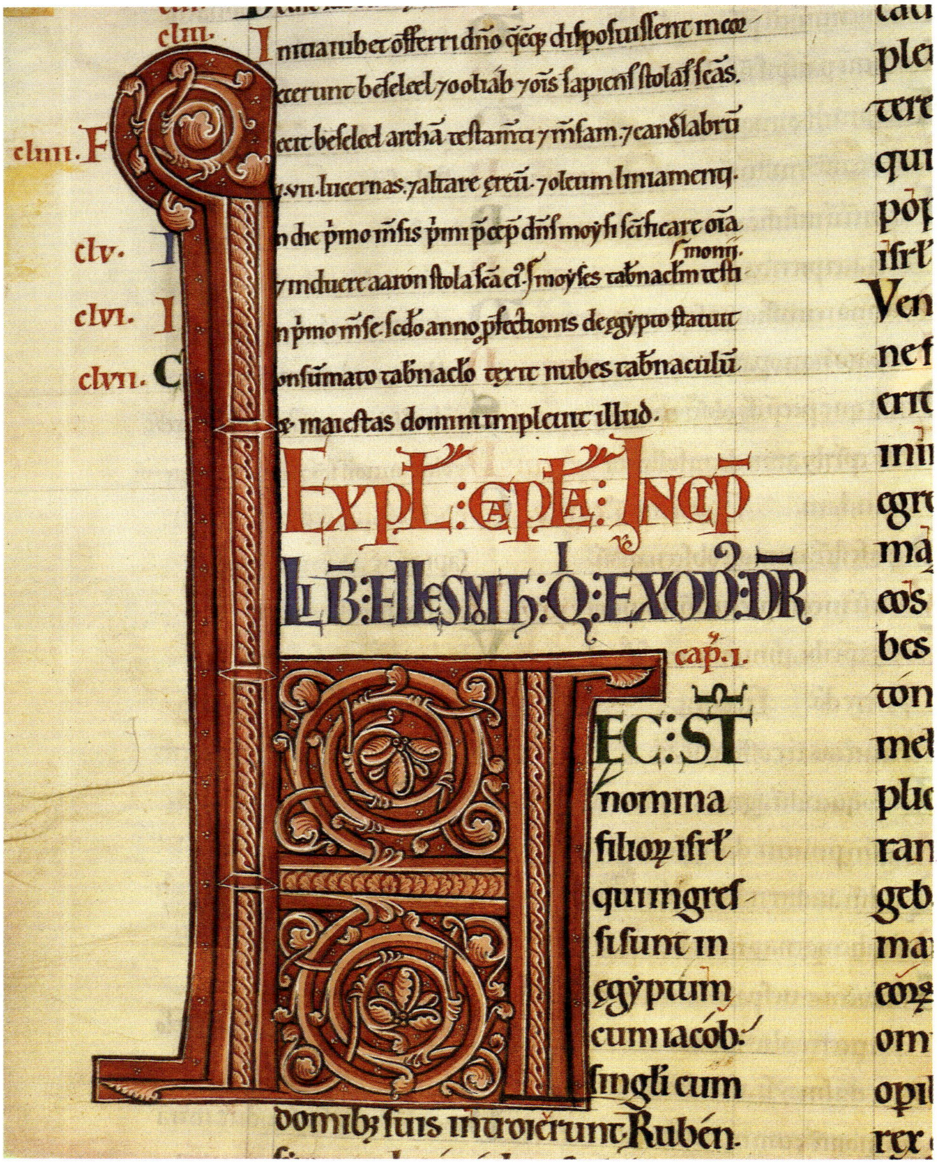

170 – Champagne (?) – Sogenannte Bibel der Zölestiner: Zierinitiale ‹H›. Drittes Viertel 12. Jh. – *Malerei auf Pergament; Höhe 0,535 m* – Paris, Bibliothèque de l'Arsenal

zweiten Viertel des 12. Jahrhunderts in einigen Zisterzienserabteien um sich griff, wie etwa in der Initiale ‹D› eines Handschriftenfragments aus der Abtei Pontigny. In der luxuriösen Ausstattung dieses Werks, das eine der erstaunlichsten Schöpfungen der romanischen Buchmalerei auf dem Gebiete des Initialschmucks ist, zeigt sich die Vollendung und Übersteigerung von Tendenzen, die im Keim schon in den Werken der Künstlergruppe vorhanden waren, die um den Meister der Bibel des Stephan Harding arbeiteten. Im Gegensatz zu diesem überreichen Dekor und sicher in Übereinstimmung mit den Empfehlungen des Ordenskapitels bildete sich in den Zisterzienserhandschriften der zweiten Hälfte des Jahrhunderts ein anderer Initialtyp heraus, bei dem zwar weiter naturalistische Elemente verwendet, aber nun *en camaïeu,* wie einfarbige Gemälde, behandelt wurden. Drei Folgen von großformatigen Bibeln vertreten in besonderem Maße diesen eigentümlichen und für den Zisterzienserorden spezifischen Typ monochromer Buchstaben: eine von ihnen, heute in Troyes aufbewahrt, kommt aus Clairvaux; die anderen beiden – eine liegt in Chaumont, die zweite ist zwischen der Pariser Bibliothèque de l'Arsenal und der Saltykow-Schtschedrin-Staatsbibliothek in Leningrad aufgeteilt – stammen aus bisher nicht bestimmten Zisterzienserabteien, die aber sicher in einem engen Verhältnis zum Stammkloster des heiligen Bernhard standen. Diese bewußte Entscheidung für dekorativen Verzicht ist nur ein Aspekt der umfassenden Kunstanschauung des Zisterzienserordens – die in der Architektur noch deutlicher ausgeprägt war – und stellt ein einzigartiges Beispiel für den Einfluß einer überragenden Persönlichkeit des mittelalterlichen Geisteslebens auf das künstlerische Schaffen ihrer Zeit dar.

ENGLAND

Die Geschichte der englischen Buchmalerei war immer die eines mehr oder weniger lebendigen, aber ständig erneuerten Dialogs zwischen den Künstlern der Insel und denen des Festlandes. Noch mehr als in den früheren Jahrhunderten erlebten die Skriptorien Englands im 12. Jahrhundert einen großartigen Aufschwung, den die zahlreichen und vielfältigen Einflüsse von außerhalb mitbewirkt haben, ohne daß dadurch die schöpferische Originalität gelitten hätte. Im Gegenteil, gerade zu der Zeit, in der die englischen Künstler sich am bereitwilligsten den fremden Einflüssen öffneten, bekräftigten sie am nachdrücklichsten ihre eigene ausgesprochen ornamentale Vorstellung von Handschriftendekoration.

Die Entfaltung des romanischen Stils in der insularen Buchmalerei vollzog sich während der langen und fruchtbaren Periode, in der England von einer ursprünglich sächsischen Dynastie regiert wurde, von etwa 900 bis 1066. Es ist zugleich eine der glanzvollsten Epochen der englischen Miniaturmalerei. Vom karolingischen Erbe genährt und vor allem durch den Utrecht-Psalter, das Hauptwerk der Reimser Schule – der durch seine Aufbewahrung in Canterbury einen unermeßlichen Einfluß auf den Zeichenstil der Inselwerkstätten ausgeübt hat –, stark geprägt, erlebte die angelsächsische Buchkunst etwa um das Jahr 1000 ihren Höhepunkt; danach nahm der schöpferische Elan wieder ab und erstarrte in der Wiederholung stereotyper Formeln, die den Niedergang ankündigten. Das Schicksalsjahr 1066, in dem Wilhelm der Eroberer, Herzog der Normandie, England einnahm, brachte für die Geschichte der insularen Kunst die entscheidende Wende, denn es trug dazu bei, daß die fast erstorbenen Beziehungen zur Festlandskunst neu auflebten. Die Ankunft der Normannen hat aber keineswegs die gesamte künstlerische Produktion Englands in gleicher Weise verändert: während die Kirchenbauten in so starkem Maße davon geprägt sind, daß die englischen Forscher gern vom *Norman style* hinsichtlich der Kirchen sprechen, die vom Ende des 11. Jahrhunderts an und im Verlauf des folgenden gebaut wurden, war der Entwicklungsgang in der Buchmalerei ein anderer. Die Normannen, die lange Zeit bei der insularen Malerei in die Lehre gegangen waren, hatten kaum etwas vorzuweisen, was sie nicht zuvor aus England empfangen hätten, nichts jedenfalls, was die prachtvollen englischen Werke übertroffen hätte oder ihnen auch nur gleichgekommen wäre. Zwar entstanden in der Periode zwischen der Eroberung und dem Jahrhundertende zahlreiche, zweifellos normannische Handschriften – wie jene, die der Bischof von Durham, William von Saint Carilef, aus seinem zeitweiligen Exil in der Normandie mitgebracht hat, oder die Reihe von Handschriften in der Bodleian Library Oxford aus der Kathedrale von Exeter –; und es ist auch wahrscheinlich, daß viele Schreiber und Maler aus normannischen Skriptorien damals den Ärmelkanal überquert haben. Aber die Folgen für die englische Buchmalerei waren doch nur begrenzt und allein bei den Zierinitialen spürbar, dem

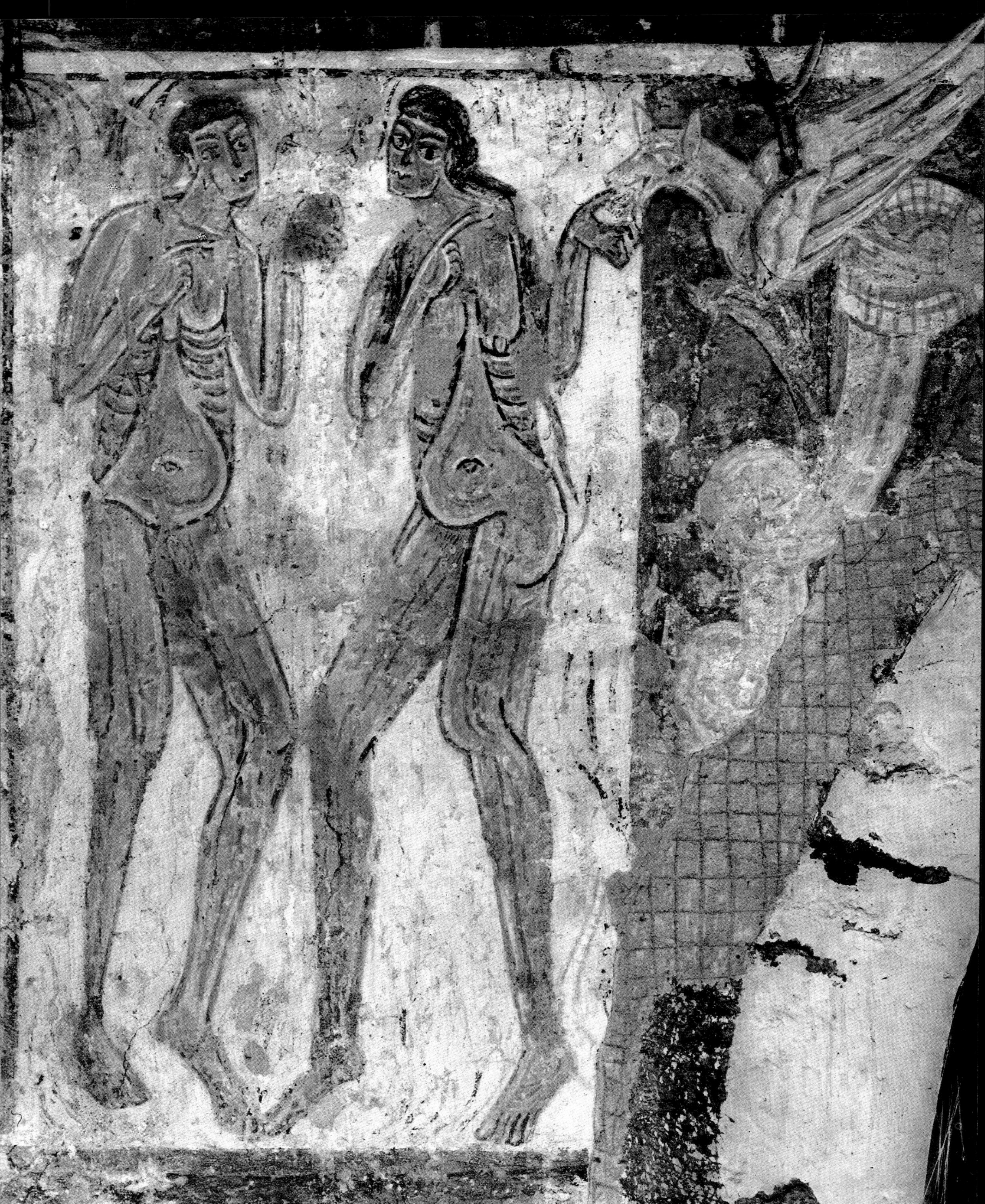

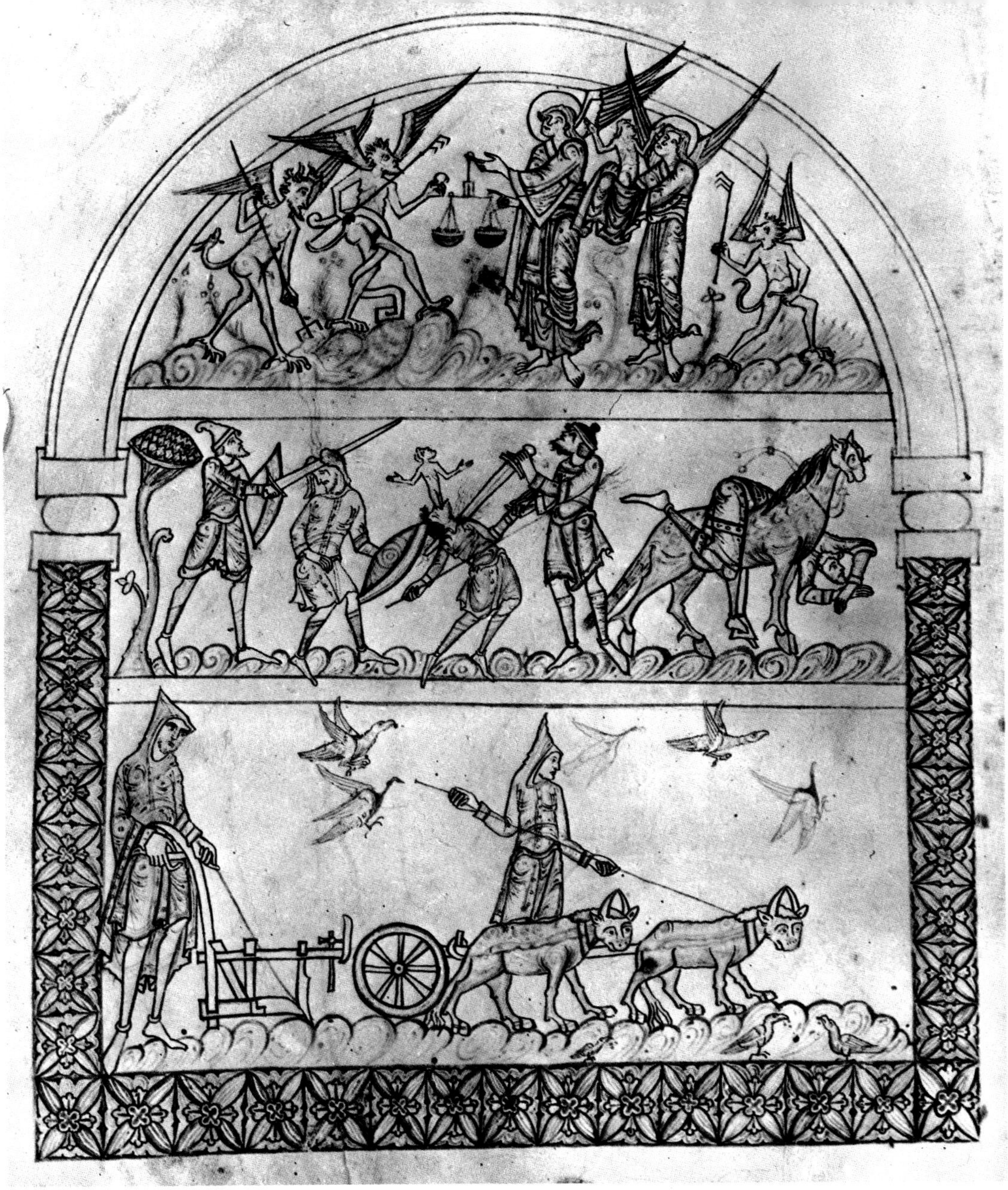

172 – Canterbury – Heiliger Augustinus, ‹De Civitate Dei›: Die Seelenwägung; das schlechte Regiment. Um 1120 – *Malerei auf Pergament; Gesamthöhe 0,35 m* – Florenz, Biblioteca Medicea Laurenziana

einzigen Bereich des Buchschmucks, in dem die normannischen Künstler wirkliche Innovatoren waren. Vielleicht könnte man am Ende dieser Periode, die durch eine starke Präsenz normannischer Künstler geprägt ist, die Ausmalung der Kirche von Hardham in Sussex ansetzen. Der am besten erhaltenen Freskenrest, das Paar Adam und Eva, dessen kraftvolle lineare Stilisierung auf der Insel bis dahin unbekannt war, kennzeichnet den Beginn von Englands Teilnahme am Zusammenspiel der europäischen romanischen Malerei.

Daß das normannische Intermezzo weit davon entfernt war, einen Bruch in der Entwicklung der insularen Buchmalerei herbeizuführen, beweist eine Reihe aus Canterbury stammender Handschriften. Nach einer kurzen Zeit des Stillstands lebte seit dem ersten Viertel des

171 – Hardham, Saint Botolph, Chor – Adam und Eva. Anfang 12. Jh. – *Fresko*

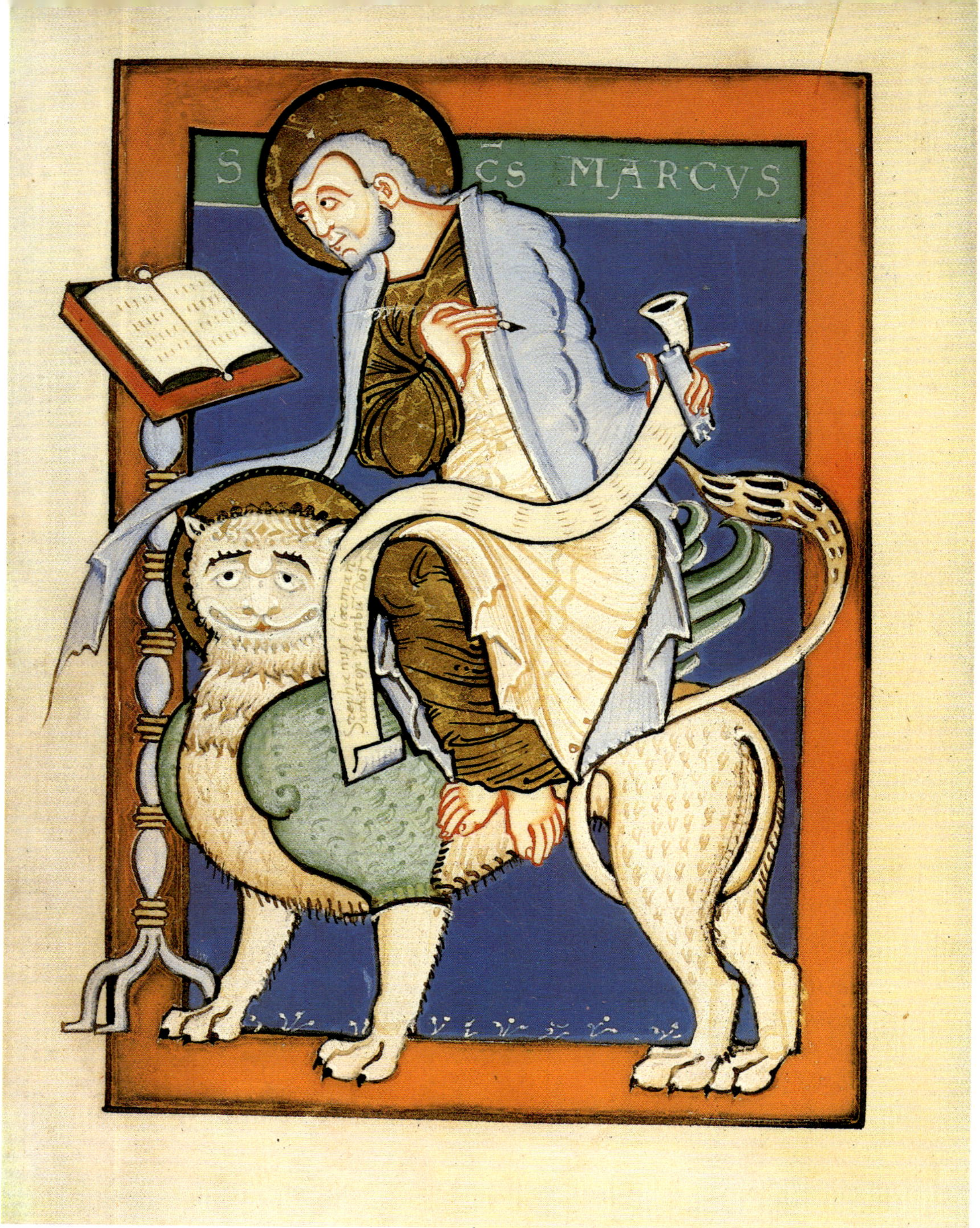

173 – Canterbury (?) – Evangeliar: Der Evangelist Markus, auf seinem Symboltier sitzend. Um 1110–1120 – *Malerei auf Pergament; Höhe 0,26 m* – New York, Pierpont Morgan Library

12. Jahrhunderts das Kunstschaffen in der großen kirchlichen Metropole Englands mit vermehrter Kraft wieder auf. Ausgehend von den beiden mächtigen Benediktinerabteien Saint Augustine und Christ Church, griff die Produktion von Canterbury immer noch mit Vorliebe auf die Kunst der sächsischen Periode zurück, für die die Hauptstadt Kents zusammen mit Winchester eines der wichtigsten Zentren war. Das wird besonders an der Art der Zeichnung klar. So findet sich ein deutlicher Nachhall des nervösen, vibrierenden Stils angelsächsischer

Zeichnungen in den großen Bildkompositionen einer Handschrift von Augustinus' *‹De Civitate Dei›*, die gegen 1120 in der Abtei Saint Augustine in Canterbury angefertigt wurde. Der schillernde Glanz der farbigen Höhungen ist hier sicher nicht ohne Beziehung zu der Ausführung der Zeichnungen in farbiger Tusche, die um das Jahr 1000 in der ersten Kopie des Utrecht-Psalters in Canterbury gewählt wurde.

Ebenfalls aus Canterbury stammt wahrscheinlich ein Evangeliar in der Pierpont Morgan Library, in dem die Evangelisten auf ihren Symbolen sitzend dargestellt sind. Wenn die Idee dieses eigenartigen und ungewöhnlichen ikonographischen Motivs auch insular sein mag, so

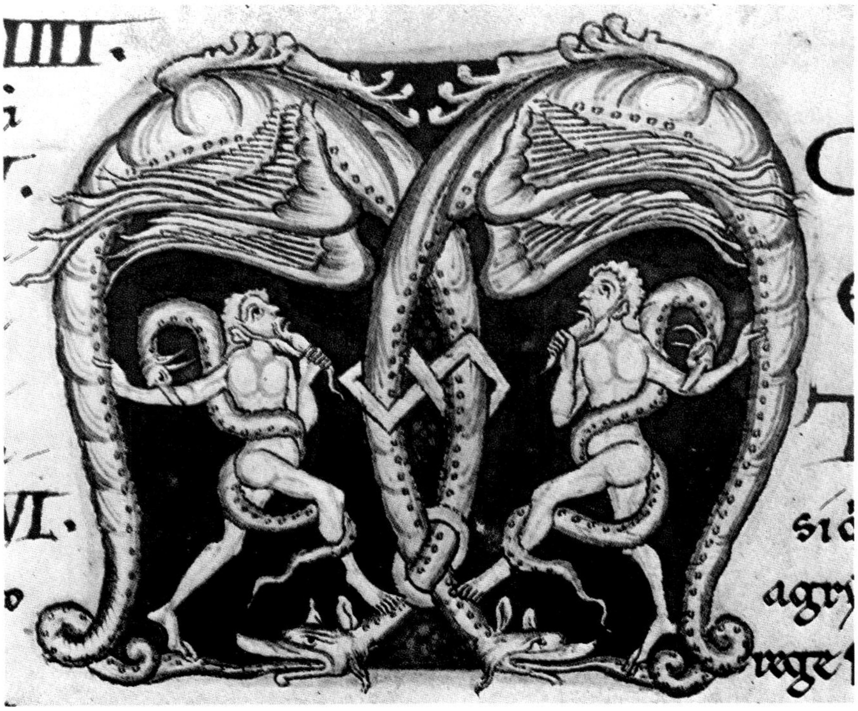

174 – Canterbury – Flavius Josephus, ‹Antiquitates judaicae›: Initiale ‹M›. Um 1120 – *Malerei auf Pergament; Gesamthöhe 0,382 m* – Cambridge, Saint John's College

sind die Gestalten der Evangelisten doch mit Gewißheit einem karolingischen Vorbild der Reimser Schule nachgestaltet, dessen Spannung und Dynamik sie bewahrt haben; die ausgesprochen graphische Behandlung ist jedoch Ausdruck einer andersgearteten Ästhetik.

Auf dem Gebiet des Initialschmucks haben die Künstler in Canterbury offensichtlich aus den Erfahrungen der Normannen gelernt. Aber sie bedienten sich beim Zusammensetzen ihrer Buchstabenformen eines viel umfangreicheren Ornamentrepertoires, das aus den verschiedenartigsten Quellen stammt, wie C. R. Dodwell gezeigt hat. So sind die nackten, von Schlangen umwundenen Gestalten in der Initiale ‹M› einer Flavius-Josephus-Handschrift aus Christ Church Abkömmlinge von antiken Darstellungen des Sternbildes *Serpentarius*, wahrscheinlich nach einem astronomischen Traktat.

Seit etwa 1120 begann der Glanz der karolingischen und angelsächsischen Vorbilder zu verblassen; an ihre Stelle trat der damals in Westeuropa allgegenwärtige italo-byzantinische Stileinfluß, der sich wahrscheinlich von Rom her ausbreitete. Dieser Einfluß – schon deutlich spürbar in einigen Handschriften, die um 1120 bis 1130 in Canterbury ausgestattet wurden – äußerte sich im Auftreten bestimmter charakteristischer Merkmale – Bildung der Gesichter mit asketischen Zügen und übermäßig großen Augen, Behandlung der Fächerfalten –, die sich zögernd mit Formen vermischten, die noch der präromanischen Kunst verpflichtet waren. Abb. 366 Eines der für diesen Übergangsstil repräsentativsten Werke ist eine schöne gehöhte Zeichnung mit den Gestalten von Boethius, Pythagoras, Platon und Nikomachos. Noch ausgeprägter ist der italo-byzantinische Einfluß im Werk eines anderen Künstlers aus Canterbury, der in den Jahren um 1130 tätig war: des Meisters der Gabriel-Kapelle in der Kathedrale der Stadt. Neben der Behandlung der Gesichter, in denen die dunkel umrandeten, fast orientalisch geschnittenen Augen auffallen, läßt ein Detail der Farbgebung keinen Zweifel darüber, aus welcher Quelle der Künstler schöpfte: es ist die Verwendung des blau-grün gestuften Hintergrundes, dem wir schon viele Male auf dem Kontinent begegnet sind. Gemeinsames Ursprungsland war anscheinend Italien, genauer gesagt, die römischen Werkstätten. Selbst wenn dieser bedeutende Künstler möglicherweise keine direkten Kontakte zur italo-byzantinischen Kultur hatte, so muß er sie doch wenigstens über eine Zwischenstufe wie Cluny gekannt haben. Die Bilder in einem Evangeliar in Saint-Martin von Sées, die man ihm mit hoher Wahrscheinlichkeit zuschreiben kann, scheinen jedenfalls zu beweisen, daß er einige Zeit auf dem Kontinent verbrachte. Eine solche Wanderkarriere, für die sich in der englischen Buchmalerei der Zeit noch weitere Beispiele finden, zeigt außerdem, daß Künstler dieses Niveaus nicht an einen bestimmten Ort gebunden waren, sondern gemäß der Nachfrage ihre Dienste anboten. Von dieser Zeit an bildete sich der Status des berufsmäßigen Künstlers heraus.

Aber nicht in Canterbury, sondern in der Abtei von Saint Albans wurden die entscheiden-

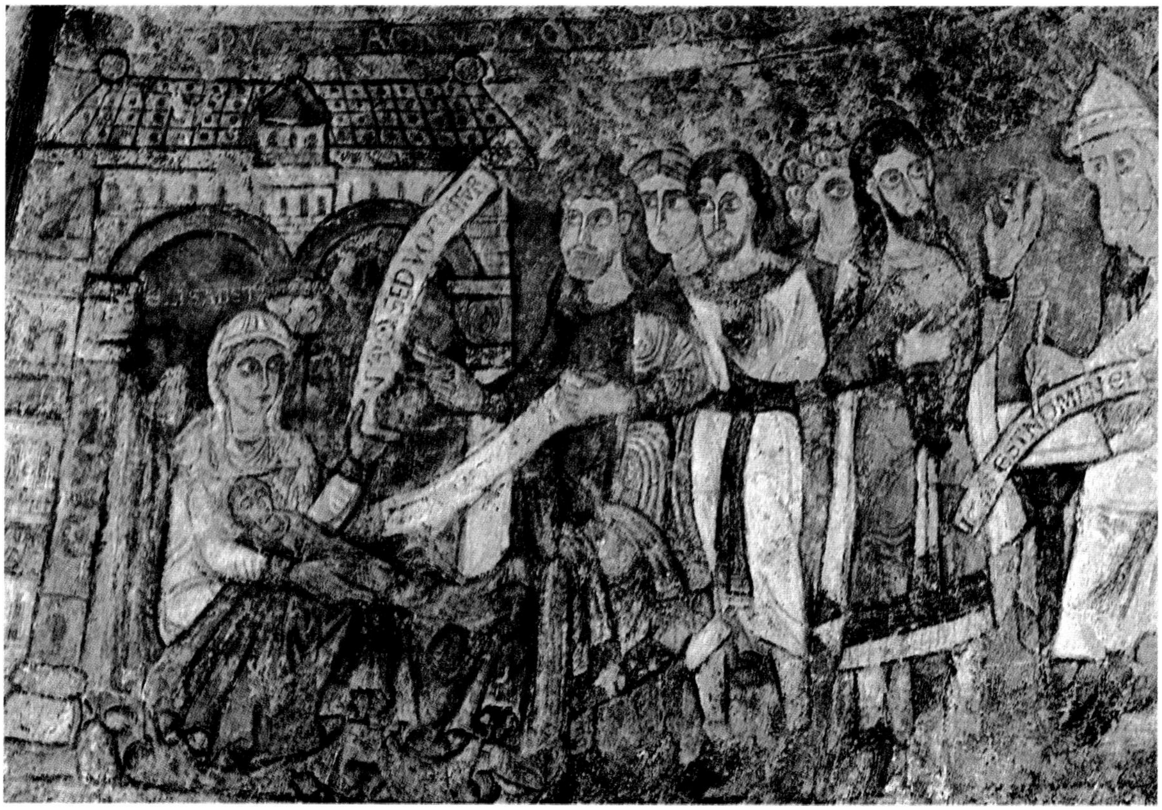

175 – Canterbury, Kathedrale, Gabriel-Kapelle – Geburt Johannes' des Täufers. Um 1130 – *Fresko*

176 – Saint Albans – Psalter: Fußwaschung. Um 1121–1123 – *Malerei auf Pergament; Höhe 0,275 m* – Hildesheim, Sankt Godehard, Schatzkammer

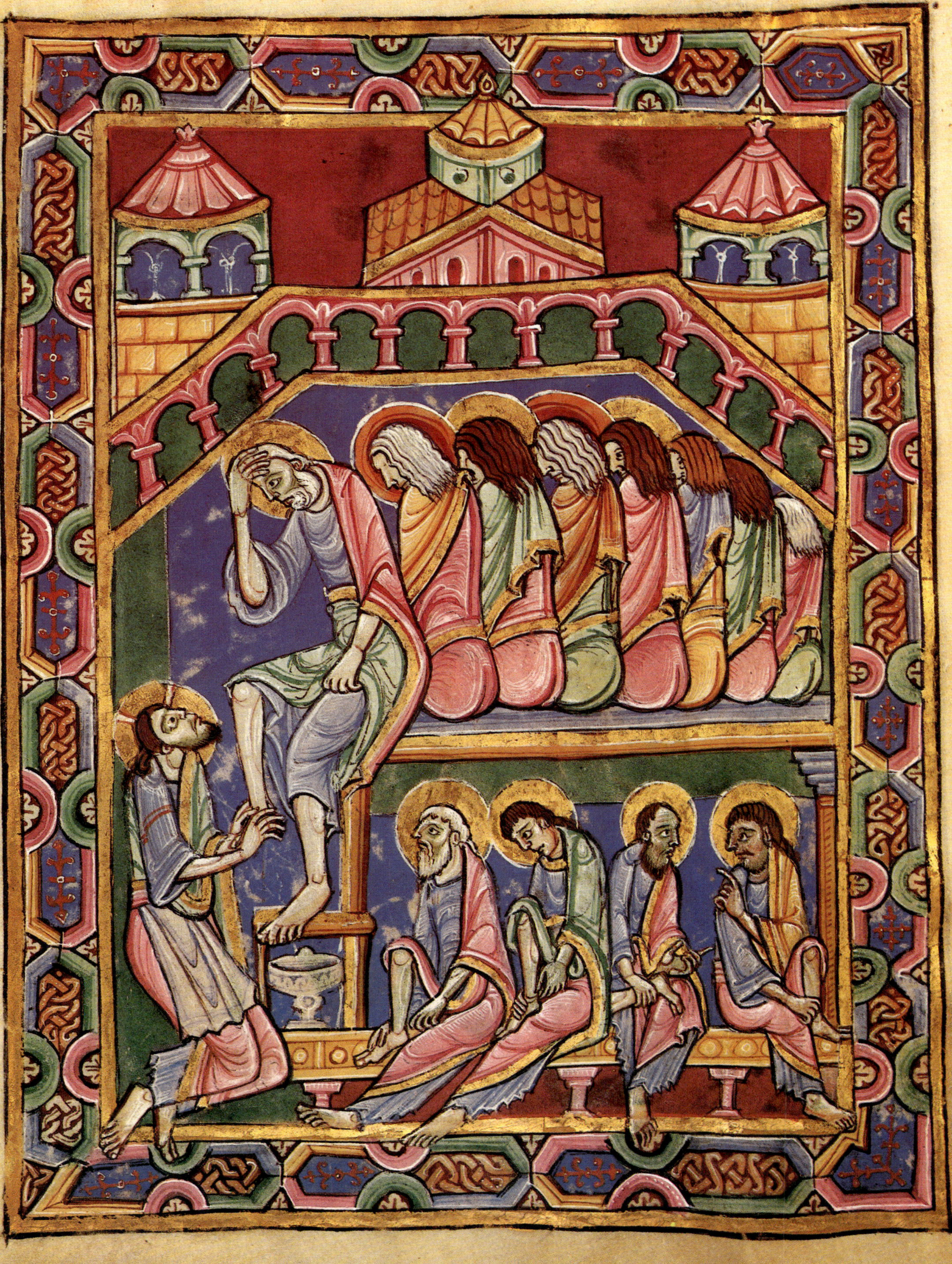

den Schritte getan, durch die sich der endgültige Übergang der insularen Buchmalerei in die Vorstellungswelt der Romanik vollzog. Dort, in jener Abtei nordwestlich von London, wurde um 1121 bis 1123 für eine Nonne mit Namen Christine, die später Priorin in Markyate werden sollte, jener prachtvolle Psalter angefertigt, der heute in Sankt Godehard in Hildesheim aufbewahrt wird. Diese Handschrift ist in doppelter Hinsicht wichtig: durch den Reichtum und die Vielseitigkeit der ikonographischen Themen und durch die Neuartigkeit des Stils. Außer einem illustrierten Kalender umfaßt der Albani-Psalter eine Folge von zweiundvierzig ganzseitigen Miniaturen, die sich größtenteils auf das Leben Jesu beziehen, vier kolorierte Zeichnungen – Alexius-Legende, Emmaus-Geschichte – und zweihundertelf figurierte Initialen, hauptsächlich zu den Psalmen. Innerhalb dieses Ganzen sind zweifellos die siebenunddreißig Evangelienszenen am Anfang der interessanteste Teil. Es scheint nicht ausgeschlossen, daß dieser Zyklus auf einen älteren Prototyp zurückgeht, dessen einzelne Kompositionen – anscheinend sehr unterschiedlichen angelsächsischen, byzantinischen und ottonischen Vorbildern entlehnt – gleichfalls zwei etwas spätere Evangelienzyklen beeinflußt haben könnten, den von Pembroke College und vier Blätter mit Vorzeichnungen einer verlorenen Kopie des Utrecht-Psalters aus Canterbury, die heute zwischen Museen in London und New York aufgeteilt sind. Der Stil dieses Meisters hebt sich ganz besonders heraus. Inmitten von Rahmungen mit abwechslungsreichen, zum Teil antikisierenden Motiven, sind in den Bildern mit erzählerischem Geschick lange, säulenhafte Gestalten wiedergegeben, deren Geschlossenheit

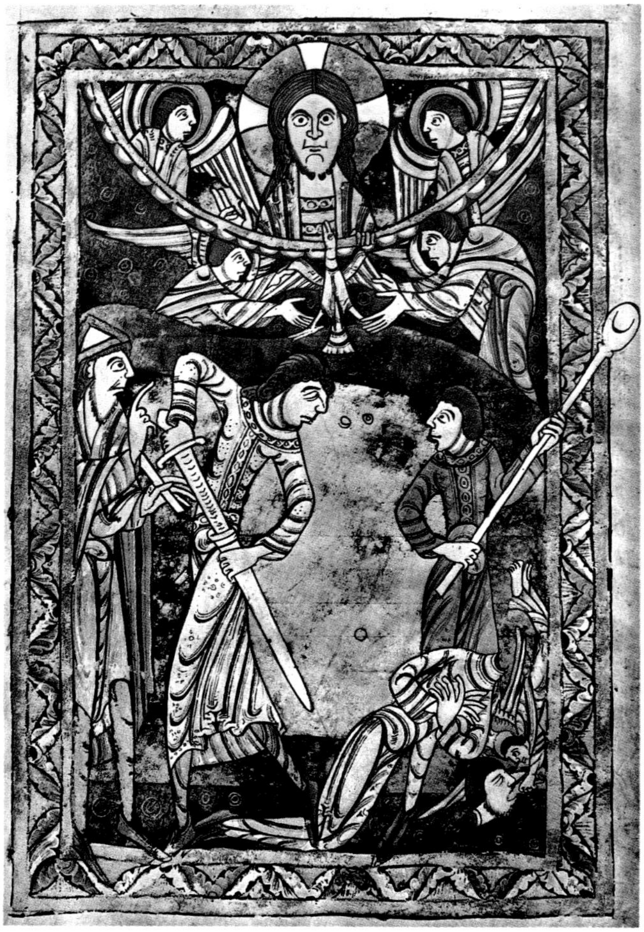

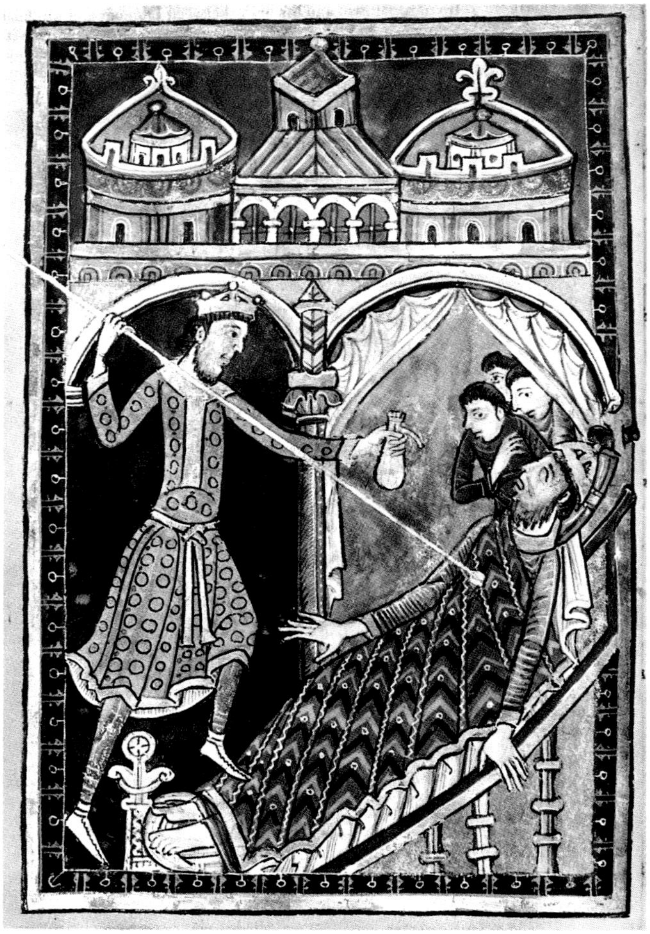

177 – Saint Albans – Psalter: Martyrium des heiligen Alban. Um 1121–1123 – *Malerei auf Pergament; Höhe 0,275 m* – Hildesheim, Sankt Godehard, Schatzkammer

178 – Bury Saint Edmunds – Vita des heiligen Edmund: Der heilige Edmund tötet den König Sweyn. Um 1130 – *Malerei auf Pergament; Höhe 0,27 m* – New York, Pierpont Morgan Library

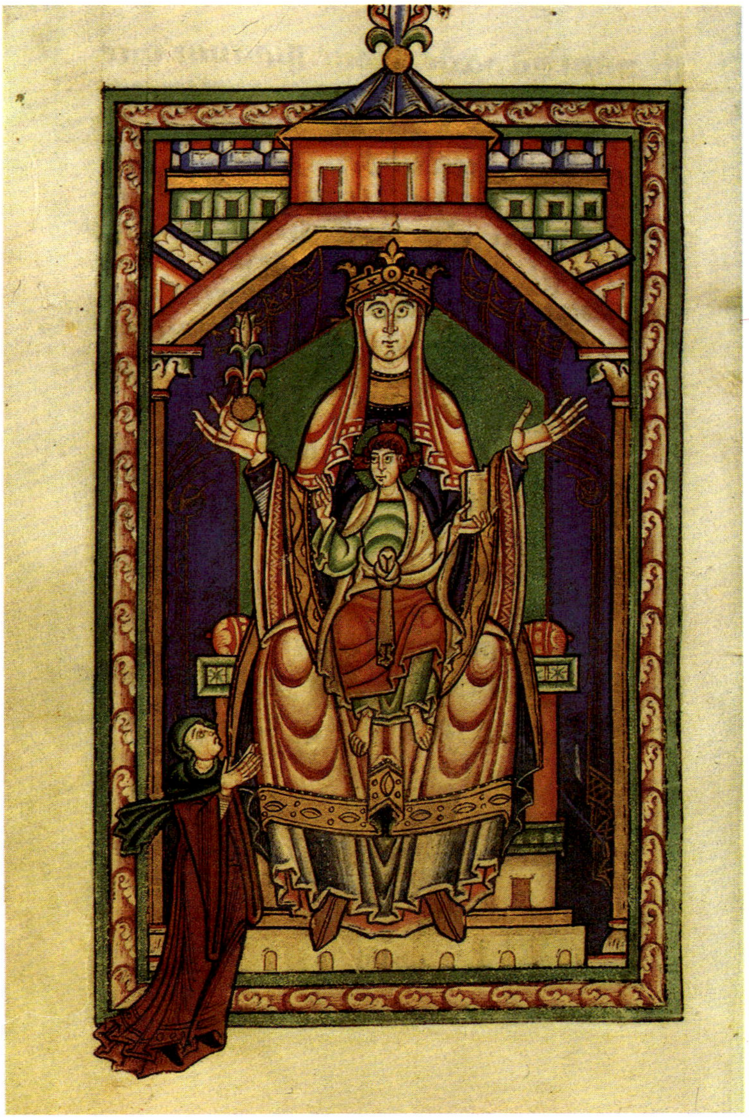

179 – Hereford (?) – Psalter aus Shaftesbury: Maria mit dem Kind. Um 1130–1140 – *Malerei auf Pergament; Höhe 0,22 m* – London, British Library

und Plastizität in der insularen Buchmalerei bisher nicht ihresgleichen hatte. Viele Stilelemente dieses Künstlers, wie auch früherer Werke aus Canterbury, sind von italo-byzantinischen Vorlagen inspiriert, so die Rahmenmotive, die konventionelle Farbgebung des Hintergrundes, von dem sich die Figuren abheben, oder auch die Modellierung, die durch weiße Höhungen in Form von deutlich byzantinisierenden kammartigen Motiven erreicht wird. All diese an der Natur orientierten Darstellungen sind aber in einem schon rein ornamentalen Sinne abgewandelt, wofür die englische Buchmalerei der Zeit noch treffendere Beispiele bieten kann. Die beiden letzten Bilder des Albani-Psalters – Martyrium des heiligen Alban und musizierender David – und alle figurierten Initialen stammen von der Hand eines anderen Künstlers, der, sichtlich vom Hauptmeister beeinflußt, zwar an dessen hohe Meisterschaft nicht heranreicht, aber in seiner extremen Vereinfachung der Formen doch zu großer Ausdruckskraft gelangt.

Der Stil des Hauptmeisters scheint weit gewirkt zu haben, und das um so mehr, als er, wie manche der besten seines Standes in dieser Zeit, anscheinend als Wanderkünstler gelebt hat. So erkennt man seine Hand oder die von sehr nahen Schülern in Manuskripten verschiedenster

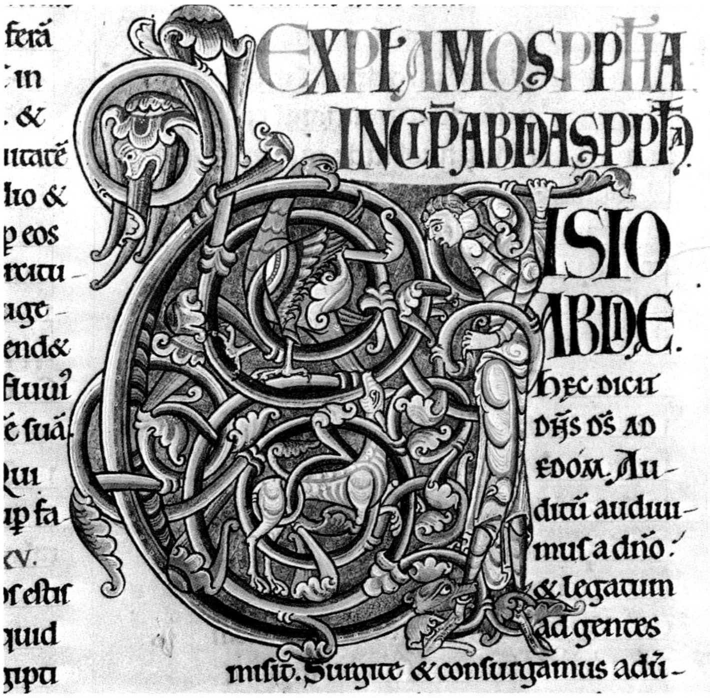

180 – Winchester oder Saint Albans (?) – Bibel: Initiale ‹V›. Um 1140–1150 – *Malerei auf Pergament; Gesamthöhe 0,548 m* – Oxford, Bodleian Library

Provenienz. Zwei der bedeutendsten sind im Skriptorium von Bury Saint Edmunds entstanden: die schon erwähnten Zeichnungen des Evangeliars von Pembroke College und vor allem eine Folge von Illustrationen zur Vita des heiligen Edmund, deren Schöpfer so gut wie sicher der Meister des Albani-Psalters selbst war.

Auf einen seiner glänzendsten Schüler scheint ein sehr schöner Psalter in der British Library (ms. Lansdowne 383) zurückzugehen, der wohl um 1130 bis 1140 für eine Nonne in Shaftesbury, im Westen Englands, angefertigt wurde. Wieder ist hier, wie es von nun an bei reichausgestatteten Psalterien die Regel wurde, dem Psalmentext ein Bilderzyklus vorangestellt; er ist allerdings weniger umfangreich als der im Albani-Psalter, denn er umfaßt nur acht Miniaturen. Ihnen fehlt auch die erzählerische Fülle der Bilder in der Hildesheimer Handschrift, und der Maler beschränkte sich meist auf nur wenige Figuren, deren Verteilung eine besondere Vorliebe für Axialkompositionen verrät: so steht die hieratische Haltung und Frontalansicht in dem schönen Bild von Maria mit dem Kind im Einklang mit der Forderung nach strenger Symmetrie, die aber durch die Einfügung der Nonne im linken unteren Bildfeld in gelungener Weise aufgelockert wird. Die hohe Malkultur des Albani-Meisters wurde hier aufgegeben, die Farbe dient nur der Hervorhebung reiner Formwerte, ähnlich wie bei dem Meister der Bibel des Stephan Harding.

Unter den Manuskripten, die mit dem Shaftesbury-Psalter in Verbindung gebracht werden können, sind ein Werk von Boethius und eine Bibel zu nennen, beide heute in der Bodleian Library, Oxford. Die Zierbuchstaben in der Bibel, die einer späteren Schaffensphase des Künstlers angehören, sind mit großem dekorativen Geschick gestaltet. Die Handschrift wurde lange nach Winchester lokalisiert, während W. Oakeshott sie jetzt dem Skriptorium von Saint Albans zuweisen möchte. Diese in mancher Hinsicht bestechende neue Hypothese beweist unsere Unsicherheit bei der Lokalisierung der besten englischen Buchmaler in dieser Zeit.

Wie der Meister des Albani-Psalters scheint auch der Maler des Shaftesbury-Psalters Schüler herangezogen zu haben. Einem von ihnen ist zweifellos das Frontispiz einer Plinius-Handschrift in der Bibliothek von Le Mans zu verdanken.

181 – Winchester oder Saint Albans (?) – Plinius der Ältere, ‹Naturalis historia›: Plinius verfaßt sein Werk. Um 1140–1150 – *Malerei auf Pergament; Gesamthöhe 0,435 m* – Le Mans, Bibliothèque Municipale

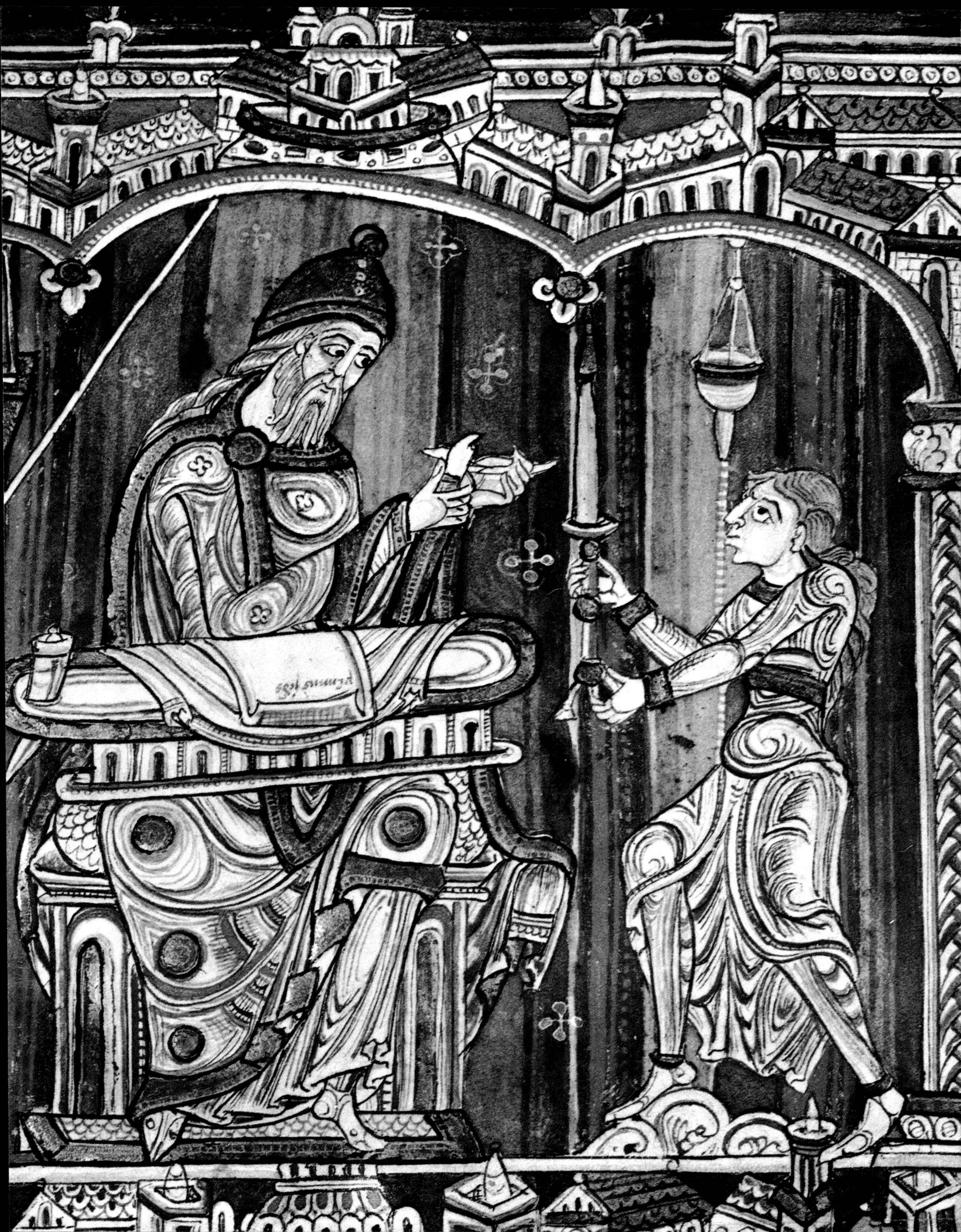

Durch seinen Beitrag zur Ausbildung einer rein romanischen Formensprache in der englischen Buchmalerei hat der Meister des Albani-Psalters den Weg für den unvergleichlichen Maler der Bibel von Bury Saint Edmunds freigemacht, die im Corpus Christi College in Cambridge aufbewahrt wird. Es gibt sehr gute Gründe, diese Handschrift mit einer Bibel zu identifizieren, die nach einem zeitgenössischen Zeugnis aus der Zeit des Abtes Anselm (1121–1148) – genauer gesagt: gegen 1135 – von einem gewissen Meister Hugo angefertigt wurde. Ein außergewöhnlicher Künstler im Dienste eines außergewöhnlichen Abtes! Anselm, gebürtiger Piemontese, hatte sich wie sein Onkel, der große heilige Anselmus, in England niedergelassen nach einer glänzenden Karriere in Rom, wo er zunächst Abt des Basilianerklosters San Saba, dann päpstlicher Legat gewesen war. Zweifellos hat dieser Italiener als ein Freund der Kunst auf entscheidende Weise die italo-byzantinische Stilrichtung in seiner Wahlheimat gefördert. Ein Eintrag in der Chronik von Bury bestätigt das: unter den Arbeiten, die in seiner Regierungszeit ausgeführt wurden, sind Bronzetüren erwähnt, die für das Westportal der Abtei bestimmt waren. Sie waren gleichfalls das Werk Meister Hugos, der also auch Bronzebildner gewesen zu sein scheint. Diese Bronzetüren eines bis dahin in England unbekannten Typus sollten Anselm sicher an die Kirchenportale seiner Heimat erinnern.

Wenn man nach dem Dekor der Bibel urteilt, so war Meister Hugo hingegen gebürtiger Engländer. Die wundervollen Zierbuchstaben der Handschrift legen hierfür ein unwiderlegbares Zeugnis ab. Abb. 374 So das großartige ‹F› im Vorwort von Hieronymus' ‹*Frater Ambrosius*›, dessen Struktur und Einrollungen des Blattwerks ihren Platz in der Entwicklungslinie des insularen Buchschmucks nach der normannischen Eroberung haben. Aber durch seine bewundernswerte, vollkommene Maltechnik, durch die neuartige Farbwahl sowie die außerordentliche Vitalität des pflanzlichen Beiwerks läßt dieses Handschriftenblatt alle früheren vergleichbaren Schöpfungen weit hinter sich zurück. Nur die Verzierung des Rahmens wirkt sehr fremdartig im insularen Schmuckrepertoire und wurde wahrscheinlich von einer mediterranen Vorlage inspiriert. Die drei Medaillons am Schaft zeigen die gleiche Ambivalenz: der Kentaur und die Sirene an den beiden Enden sind antiken Ursprungs; sie wurden wahrscheinlich dem burlesken Sujet des mittleren Medaillons angeglichen – einem Einbeinigen, der versucht, einen Hasen zu scheren –; hier kündigt sich schon die besondere Vorliebe der gotischen Miniatoren Englands für Randdrolerien an.

Auf der Höhe seines Könnens zeigt sich Meister Hugo vor allem in den Erzählszenen, mit denen er die Bibel geschmückt hat. Seine erstaunliche Begabung für plastische Darstellungen ist hier in den Dienst eines geschärften Sinns für die gegliederte Linie gestellt. Was jedoch in den Bildern der Bury-Bibel vorherrscht – bei einer stilisiert-zeichnerischen Interpretation, die die weitere Entwicklung der insularen Buchmalerei auf Dauer prägen sollte –, ist eine noch intensivere Aneignung der Prinzipien einer Figurengestaltung im Sinne des italo-byzantinischen Naturalismus als beim Meister des Albani-Psalters. Von dem von nun an üblichen blaugrünen Grund heben sich schillernd die Personengruppen ab – auffallend die Umkehrung der Farbanordnung, die zeigt, daß die alte räumliche Bedeutung dieser Farbverbindung nicht mehr verstanden wurde –; sie bezeugen die neuerworbene Meisterschaft in der Beherrschung der Anatomie, die nicht zuletzt durch die Übernahme des ursprünglich byzantinischen *damp fold style* erreicht wurde, bei dem die Gewänder wie feucht aussehen, so daß sie die Körperformen betonen und ihren Aufbau erkennen lassen. Zwei mögliche Quellen für diese Orientierung an der byzantinischen Kunst werden gewöhnlich angeführt: manches könnte direkt auf Konstantinopler Werke – Manuskripte, Mosaiken – zurückgehen, anderes mag Meister Hugo durch Vermittlung eines stark vom italo-byzantinischen Stil beeinflußten Zentrums wie Cluny gelernt haben. In Anbetracht des vertrauten Umgangs, den Abt Anselm mit der römi-

182 – Bury Saint Edmunds – Bibel: Moses und Aaron legen den Israeliten das Gesetz aus. Um 1135 – *Malerei auf Pergament; Höhe 0,515 m* – Cambridge, Corpus Christi College

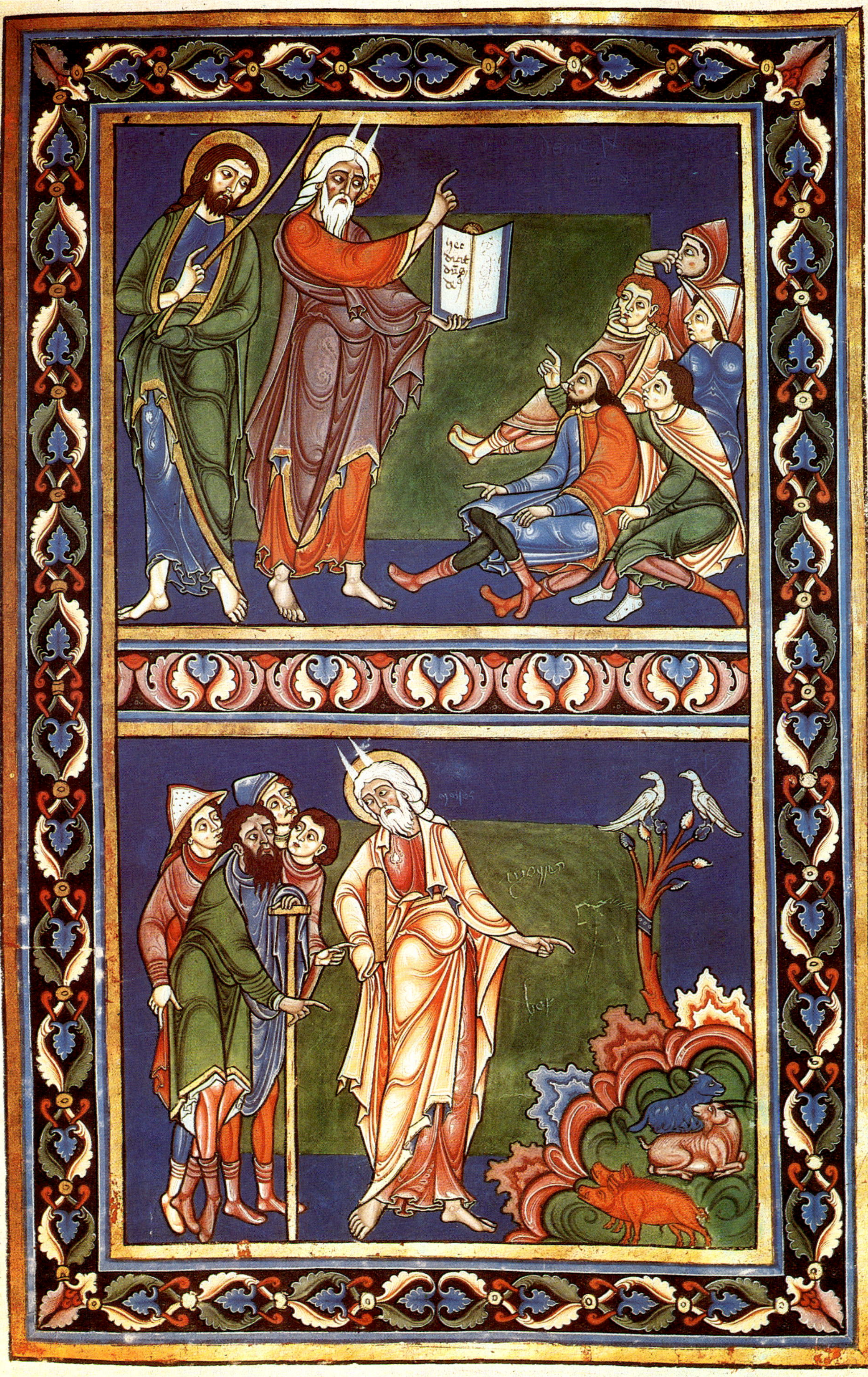

schen Kurie pflog, spricht viel dafür, daß auch der Meister von Bury Nutzen aus einem oder mehreren Aufenthalten in der Heiligen Stadt ziehen konnte.

Ein vielseitig begabter Künstler wie Meister Hugo war sicher auch zur monumentalen Abb. 367 Wandmalerei fähig. In der Kathedrale von Canterbury gibt es ein herrliches Freskenfragment, aus dem klar sein Stilwille und sogar seine Farbgebung sprechen. Es ist die Szene in der Anselm-Kapelle mit dem heiligen Paulus, der von einer Schlange angegriffen wird; hier findet sich der gleiche Anteil byzantinisch geprägter Elemente und formaler Stilisierung wie in der Bury-Bibel. Nur die detailliertere Ausführung des Apostelkopfes weist auf einen fortgeschrittteneren Künstler und ein späteres Datum, zweifellos nach der Jahrhundertmitte.

Meister Hugos Stil hat dagegen nur geringen Einfluß auf die Buchmalerei in Canterbury ausgeübt. Allem Anschein nach hat dieses bedeutende Zentrum Südostenglands, eigener Kunsttradition folgend, um 1150 eine selbständige Entwicklung durchgemacht. Wie stark diese Tradition war, bezeugen besonders eindringlich die Illustrationen eines Psalters, der um 1147 von dem Schreiber Eadwine in Christ Church abgeschrieben wurde (Cambridge, Trinity College). Diese Miniaturen, an denen mehrere Künstler zusammengearbeitet haben, wiederholen – vielleicht vermittelt durch eine weitere, verschwundene Kopie – die berühmten Federzeichnungen des Utrecht-Psalters, die schon einmal, am Anfang des 11. Jahrhunderts, in derselben Abtei kopiert worden waren. Obwohl die Bilder ikonographisch getreu den Vorlagen folgen, fehlt ihnen doch das Vibrierend-Erregte des Reimser Originals. Statt dessen wurden sie in die Sprache der eigenen Zeit umgesetzt: die Formen sind fest umrissen in einem Stil, der stellenweise an den des zweiten Meisters des Albani-Psalters erinnert.

Die winzigen Figuren des Utrecht-Psalters eigneten sich schlecht für eine monumentale Darstellungsweise. Einer solchen begegnet man jedoch in dem eindrucksvollen ‹Porträt› des Schreibers Eadwine am Ende des Codex. Es ist eine ganzseitige, farbig gehöhte Zeichnung. Entlang der Umrahmung verläuft in roten Versalien eine dithyrambische Inschrift, in der sich Eadwine ohne falsche Bescheidenheit *«Scriptor scriptorum princeps»* nennt. Der Stil dieser

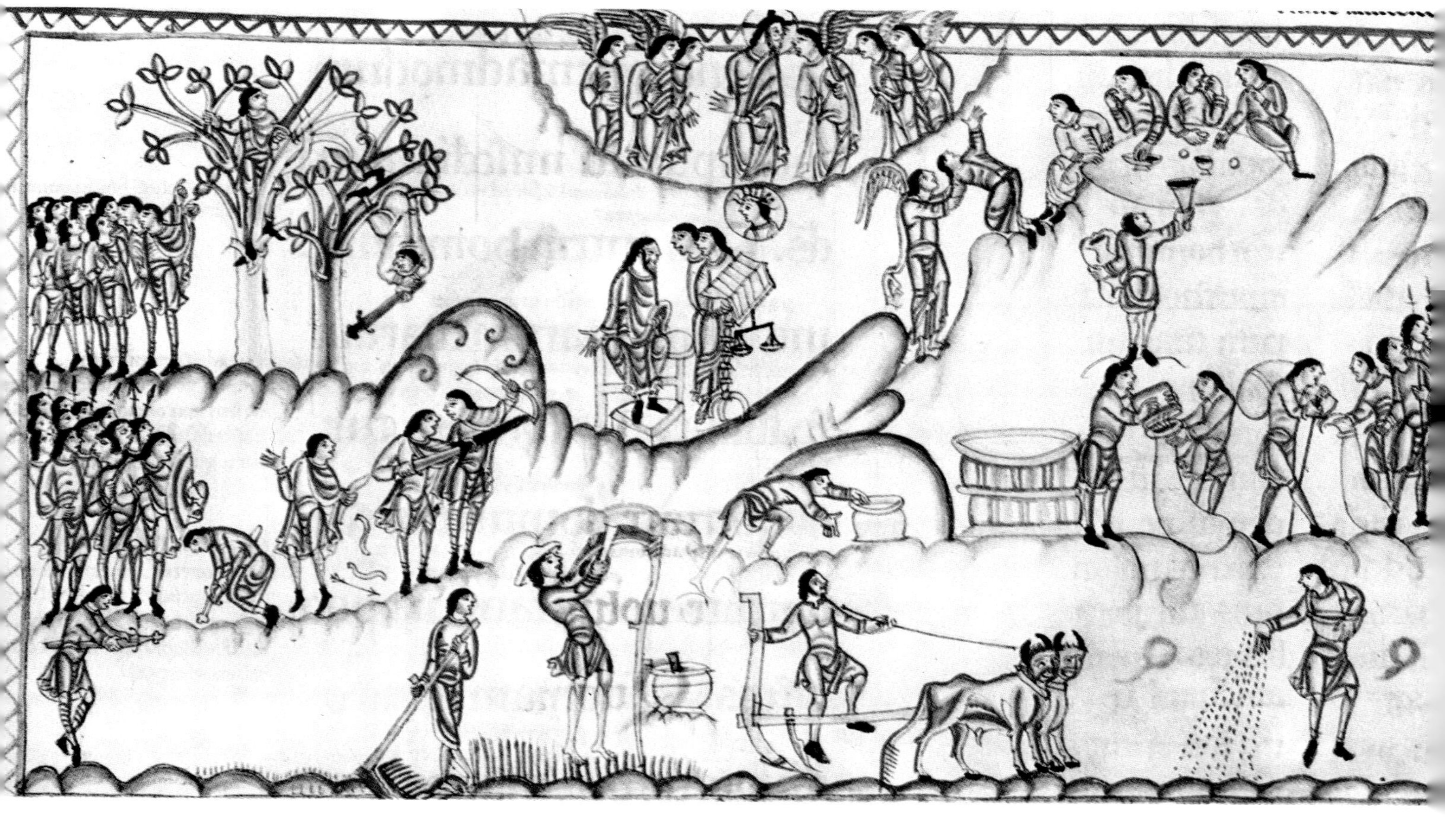

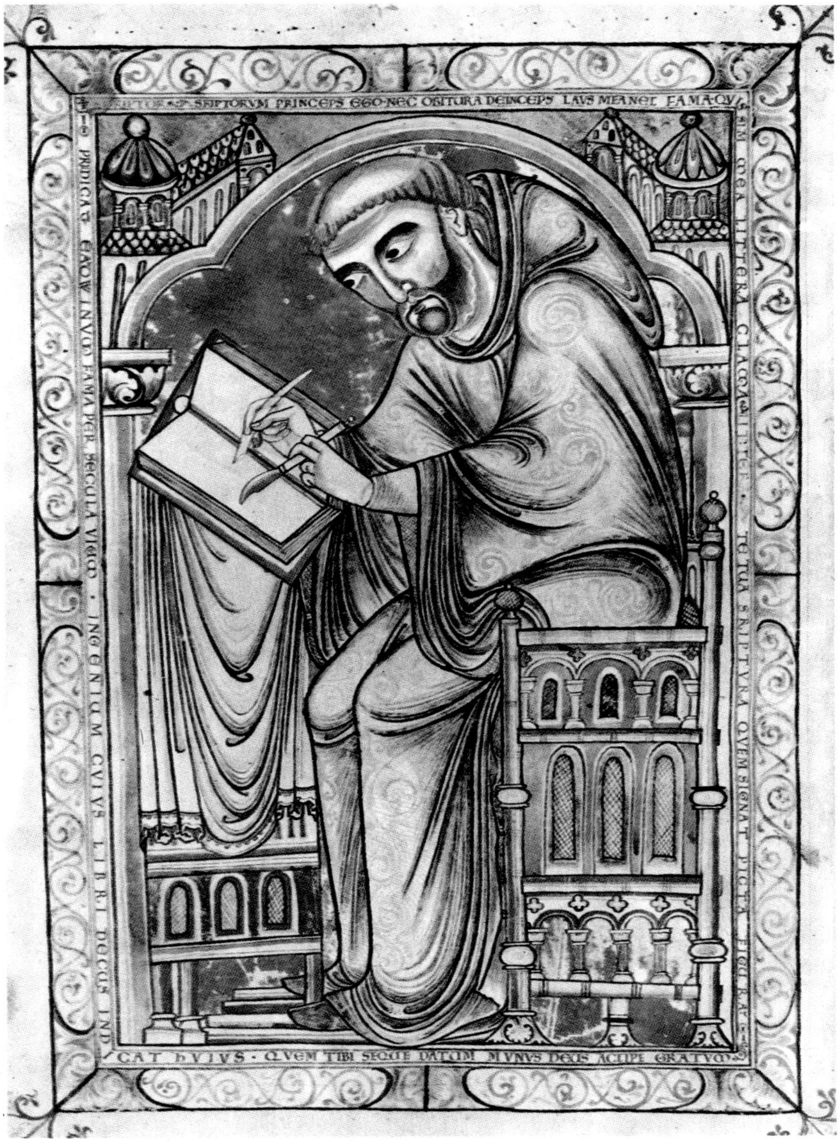

184 – Canterbury – Eadwine-Psalter: Porträt des Schreibers Eadwine. Um 1147 – *Farbige Zeichnung auf Pergament; Höhe 0,46 m* – Cambridge, Trinity College Library

Miniatur weist die gleiche Dualität wie die meisten Buchmalereien auf, die in England seit dem zweiten Viertel des Jahrhunderts geschaffen wurden: die Anziehungskraft des italo-byzantinischen Naturalismus – besonders spürbar in der Art, wie der Kopf des Schreibers modelliert ist – findet ihr Gegengewicht in der angeborenen Neigung der insularen Künstler, die Formen ornamental zu interpretieren, wie hier bei der Behandlung der Gewandfalten des Mönchs, die mit blaß-gelb ausgezogenen Spiralen und Ranken dicht gefüllt sind, die analoge Motive der Rahmung wiederaufgreifen.

Ein weiteres, beachtliches Werk aus Christ Church in dieser Zeit ist die Bibel von Dover (Cambridge, Corpus Christi College). Die beiden Bände, vermutlich von der Hand des ruhmsüchtigen Eadwine, wurden von zwei verschiedenen Künstlern illustriert, von denen der erste, stärker byzantinisch beeinflußte, wohl ein direkter Schüler des Meisters der Gabriel-Kapelle, wenn nicht der Meister selbst war. Der andere, der den zweiten Band und auch einige Seiten des Eadwine-Psalters ausgemalt hat, zeichnet sich durch seine sehr persönliche Auffassung des

183 – Canterbury – Eadwine-Psalter: Illustration des 37. Psalms (Kopie des Utrecht-Psalters). Um 1147 – *Zeichnung auf Pergament; Gesamthöhe 0,46 m* – Cambridge, Trinity College Library

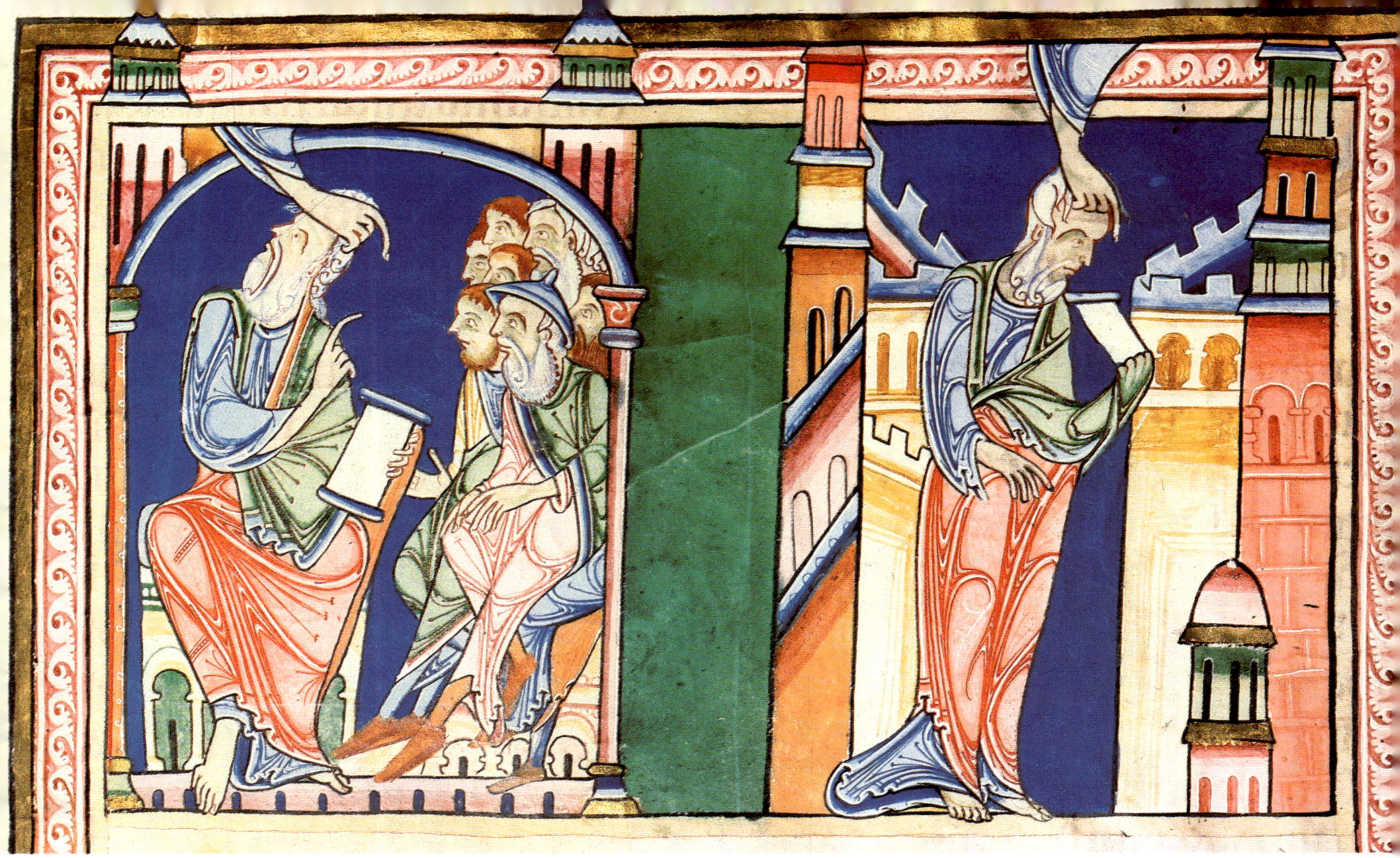

185 und 186 – Canterbury – Lambeth-Bibel: Szenen aus dem Buch Hesekiel (Ausschnitt und Gesamtansicht). Um 1140–1150 – *Malerei auf Pergament; Gesamthöhe 0,52 m* – London, Lambeth Palace Library

italo-byzantinischen Stils und eine eigenwillige Ikonographie aus. Ein Beispiel dafür ist die Initiale am Beginn des Lukas-Evangeliums: dort erscheint der Evangelist bizarr verwandelt als Opferer seines Symboltiers, des Stiers. Abb. 371

Die eigenständigste Persönlichkeit unter den um die Jahrhundertmitte in Canterbury tätigen Künstlern ist unbestreitbar der Illustrator einer Bibel, die anscheinend aus der Abtei Saint Augustine stammt (London, Lambeth Palace Library, und Museum in Maidstone). Wie bei der Bibel von Bury, mit der sich die Werke des Meisters stilistisch vergleichen lassen, umfaßt der erste Band eine Folge von ganzseitigen, manchmal auf mehrere Register verteilten Bildern, deren Ikonographie in auffälliger Beziehung zu der gewisser kontinentaler, besonders katalanischer Bibeln steht. Stilistisch hängt der Meister der Lambeth-Bibel von Meister Hugo ab, etwa in der Art und Weise, wie die Gewänder am menschlichen Körper eng anliegen, und in geringerem Maße auch in seiner Maltechnik und seinem Kolorit. Diese Beziehungen sind aber nicht leicht zu durchschauen, so sehr betont der Lambeth-Meister mit einer überströmenden Freude am Ornamentalen, die an manche Schöpfungen des *Art nouveau* erinnert, die dekorativen Tendenzen, die schon in Meister Hugos Verständnis der italo-byzantinischen Vorbilder deutlich geworden waren.

Wie wir schon gesehen haben, hatte der Stil des Lambeth-Meisters beträchtliche Rückwirkungen auf die Buchmalerei Nordfrankreichs, wo der Künstler das Evangeliar für den Abt Wedricus von Liessies schuf. In England selbst kam eine verwandte Darstellungsweise in den

187 – Winchester – Psalter des Heinrich von Blois: David und der Löwe; David wird von Samuel gesalbt. Um 1150 – *Farbige Zeichnung; Höhe 0,32 m* – London, British Library

Illustrationen eines Psalters vor, der für den Gebrauch in Winchester bestimmt war (London, British Library); er soll für Heinrich von Blois angefertigt worden sein, einen der größten Kunstliebhaber seiner Zeit, Bischof von Winchester (1129–1171) und Bruder des Stephan von Blois, der bis 1154, von vielen Seiten angefochten, den englischen Thron innehatte. Sehr wahrscheinlich beruht die Ähnlichkeit zwischen dem Winchester-Psalter und der Lambeth-Bibel auf ihrer gemeinsamen stilistischen Quelle, der Kunst Meister Hugos. Verschiedene Indizien legen sogar den Gedanken nahe, daß der Psalter-Illustrator seine Ausbildung in Bury, bei dem großen Meister, erhalten haben muß. Seine farbigen Zeichnungen verändern jedoch in ihrem übertriebenen, barocken Zeichenstil den beinahe klassizistischen Geist des Lehrers.

Die beiden einzigen Malereien des Psalters zeigen einen anderen Stil. Die Bilder, Darstellungen des Marientods und der Maria als *regina coeli,* enthalten so offenkundige stilistische und ikonographische byzantinische Stilelemente, daß man eine direkte Kenntnis der Malerei des christlichen Ostens annehmen muß. Aber die ornamentale Faltengebung und gewisse Farbzusammenstellungen – wie die roten Höhungen zur Wiedergabe der Falten auf dem gelben Mantel der thronenden Maria – lassen darauf schließen, daß der Schöpfer dieses Mariendiptychons ein Engländer gewesen sein muß.

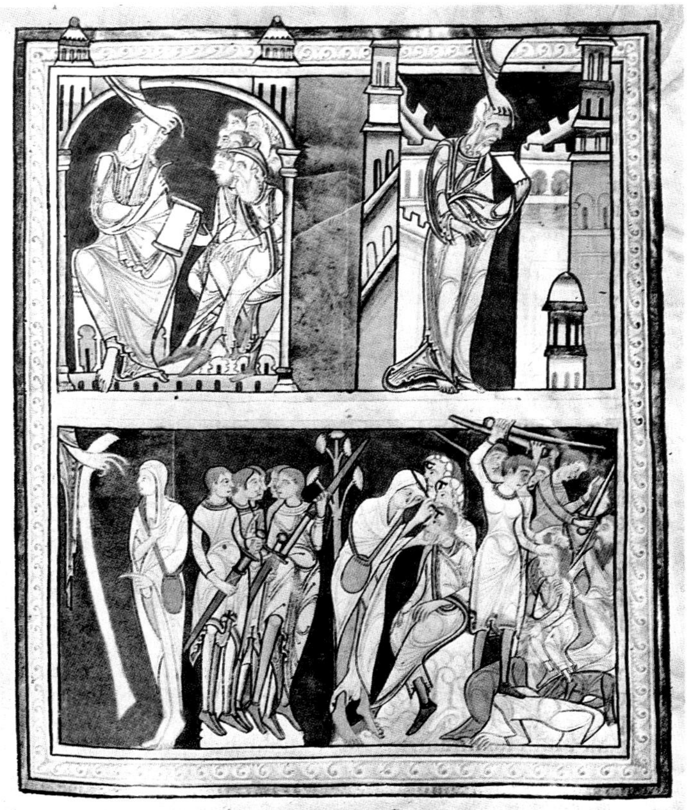

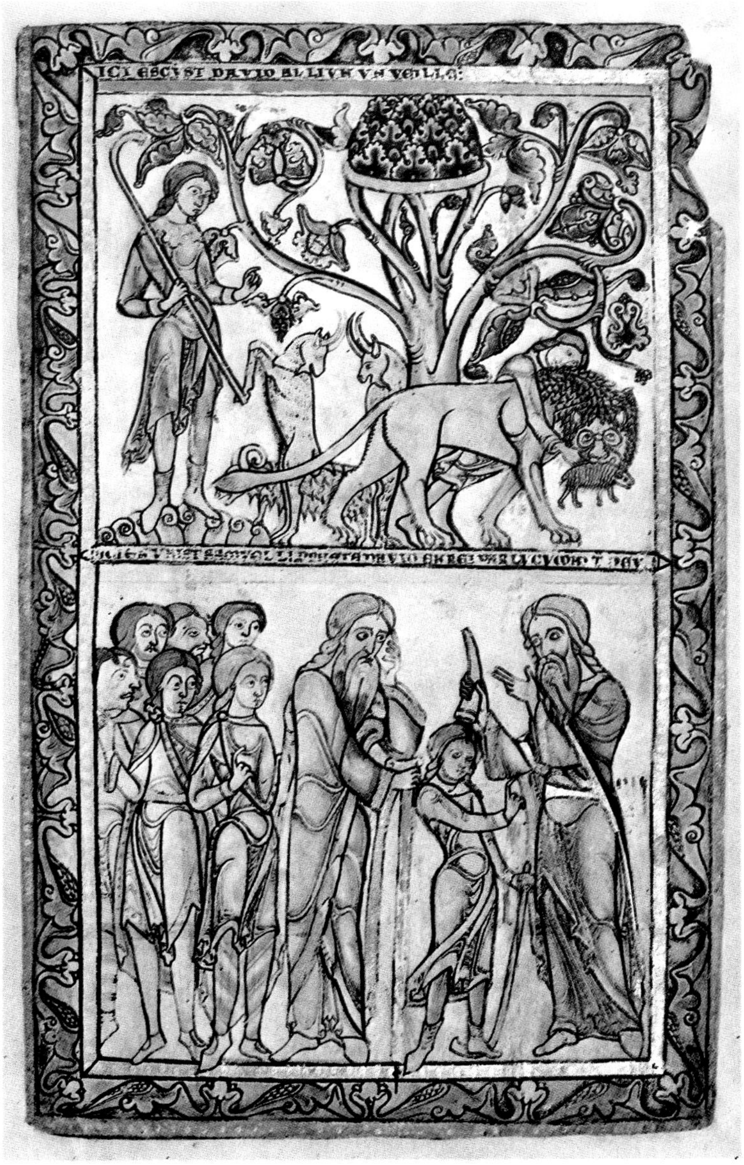

Die mannigfaltigen künstlerischen Verbindungen zwischen Winchester und den Abteien von Bury Saint Edmunds und Saint Albans werden auch in dem zweifellos bedeutendsten Meisterwerk der insularen romanischen Buchmalerei sichtbar, der Bibel der Kathedrale von Winchester. Die Ausschmückung dieser imposanten Handschrift wurde um die Jahrhundertmitte begonnen, bis in die achtziger Jahre fortgesetzt, aber niemals vollendet. Die ausgeführten Teile – es handelt sich in fast allen Fällen um figurierte Initialen, von denen einzelne nur skizziert sind – zeigen, daß mindestens ein halbes Dutzend Künstler aus zwei verschiedenen Generationen mitgewirkt haben; an den Stilunterschieden läßt sich die tiefgreifende Entwicklung der englischen Miniaturmalerei während eines Vierteljahrhunderts ablesen. Von den beiden Malern, die bei der ersten Kampagne zusammenarbeiteten, war der erste ein Künstler, dem seine Figuren – ständig in Bewegung und wie von einer unbändigen Lebensfreude angetrieben – den von W. Oakeshott geprägten sprechenden Namen ‹*Master of the leaping figures*›, ‹Meister der springenden Figuren›, eingetragen haben. Bei aller Bewegtheit und Lebendigkeit seiner Personen, in der sich das Fortleben der karolingischen Kunst von Reims ausdrückt, die seit dem Beginn des vorangegangenen Jahrhunderts in England Eingang gefunden hatte, erweist sich der *Master of the leaping figures* im Hinblick auf Stil und Maltechnik als unmittelbarer Nachfahre und zweifellos begabtester Schüler des Meister Hugo, dessen Lehre er im Sinne eines zarten Linienstils verstand, der ihn in die Nähe der Meister des Psalters von Heinrich von Blois und der Lambeth-Bibel stellt.

Abb. 370

Eine andere Stilrichtung manifestiert sich in den Arbeiten eines zweiten, gleichzeitig wirkenden Künstlers, der in der Bibel eine Reihe von figurierten Initialen und vor allem zwei große, ganzseitige Zeichnungen zum Buch Judith und zum ersten Buch der Makkabäer geschaffen hat. An die Stelle der überreichen Linienkunst des ‹Meisters der springenden Figuren› trat bei ihm ein viel strengeres, reineres Formgefühl; auf die Verbindungen zu dem Stil, der in den westlichen Provinzen Frankreichs um das Loire-Becken weitverbreitet war, hat L. M. Ayres hingewiesen. Bei einer Initiale wie der zum Buch Hosea möchte man auf Grund der Figuren- und Gewandbehandlung wie auch der besonderen Art, Lichter aufzusetzen, sogar die Hypothese erwägen, daß dieser vorzügliche Künstler sich in den Regionen aufgehalten hat, die mit England durch kulturelle und dynastische Beziehungen verbunden waren, und das noch verstärkt seit dem Regierungsantritt von Heinrich II. Plantagenet im Jahre 1154. Eine indirekte Bestätigung dieser Vermutung liefert eine schöne Kopie der Komödien des Terenz aus Saint Albans: in einigen ihrer Bilder hat man die Hand des Meisters der großen Bibelzeichnungen wiedererkannt. Da die Terenz-Illustrationen direkt auf ein karolingisches Exemplar im Besitz der Bibliothek von Saint-Denis zurückgehen, das nur am Ort kopiert werden konnte, ist die Wahrscheinlichkeit groß, daß sich der Künstler auf dem Festland aufgehalten hat.

Abb. 372

Als ein Vierteljahrhundert später einer zweiten Künstlergruppe die Fortführung der von den Vorgängern unvollendet hinterlassenen Bibelausschmückung anvertraut wurde, hatten sich die künstlerischen Verhältnisse grundlegend verändert. Die aus den byzantinischen Vorlagen gezogenen Anregungen waren inzwischen weitverbreitet und in einem Maße übernommen worden, daß anzunehmen ist, die eine Generation jüngeren Neuankömmlinge könnten ihre Lehrzeit direkt in byzantinischen Ateliers verbracht haben. Der wahrscheinlichste Ort der Begegnung zwischen insularen und Konstantinopler Künstlern war in dieser Zeit das Sizilien der normannischen Könige; hier stand die Mosaizisten-Werkstatt von Monreale in Blüte, und hier hat man die Quelle jenes byzantinisch beeinflußten Stils sehen wollen, der für die um 1180 geschaffenen Miniaturen der Winchester-Bibel bezeichnend ist. Wie schon in der älteren Generation waren auch jetzt unter den Mitgliedern der neuen Werkstattgruppe die

188 – Winchester – Psalter des Heinrich von Blois: Maria, zwischen zwei Erzengeln thronend. Um 1150 – *Malerei auf Pergament; Höhe 0,32 m* – London, British Library

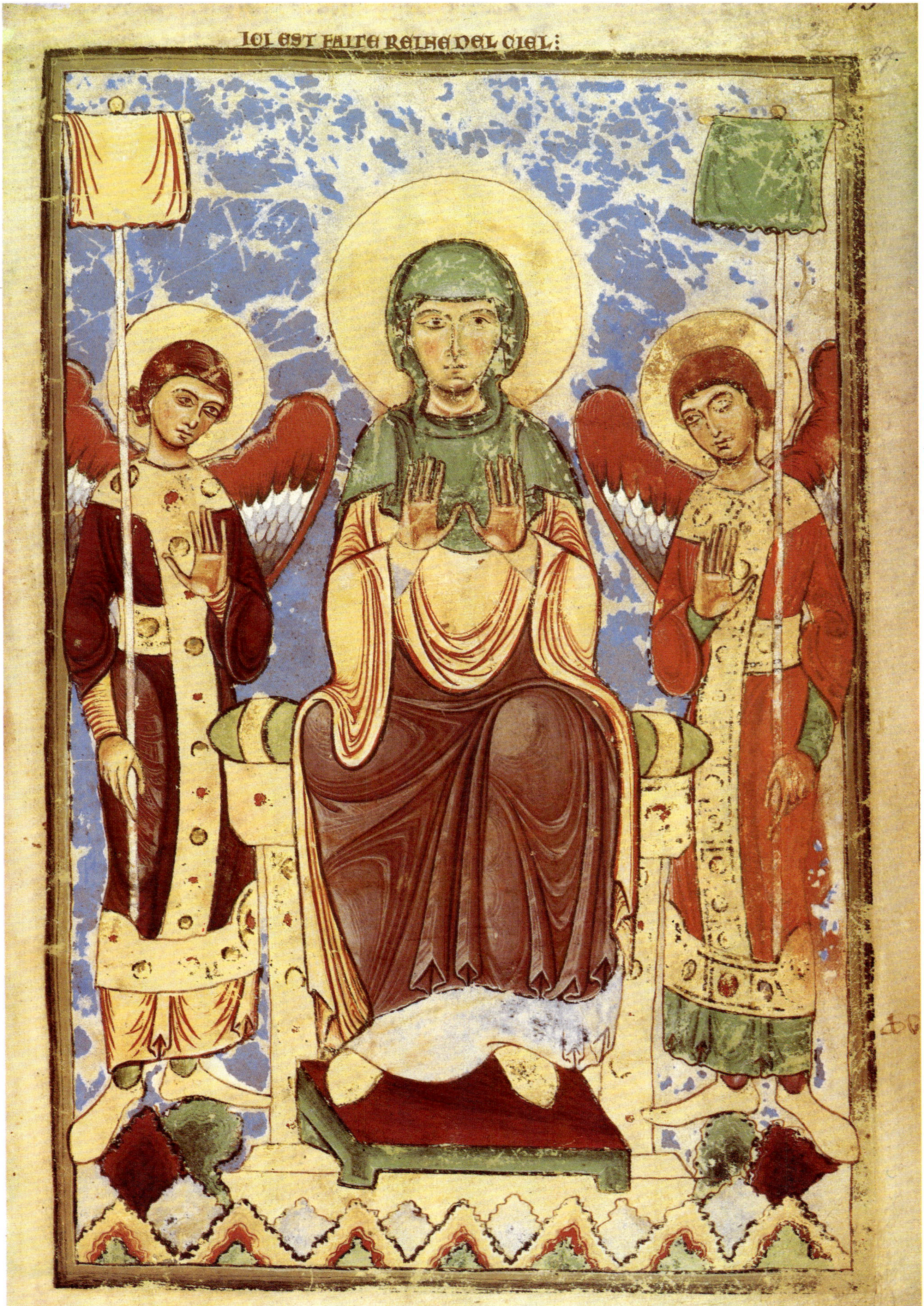
ICI EST FAITE REINE DEL CIEL:

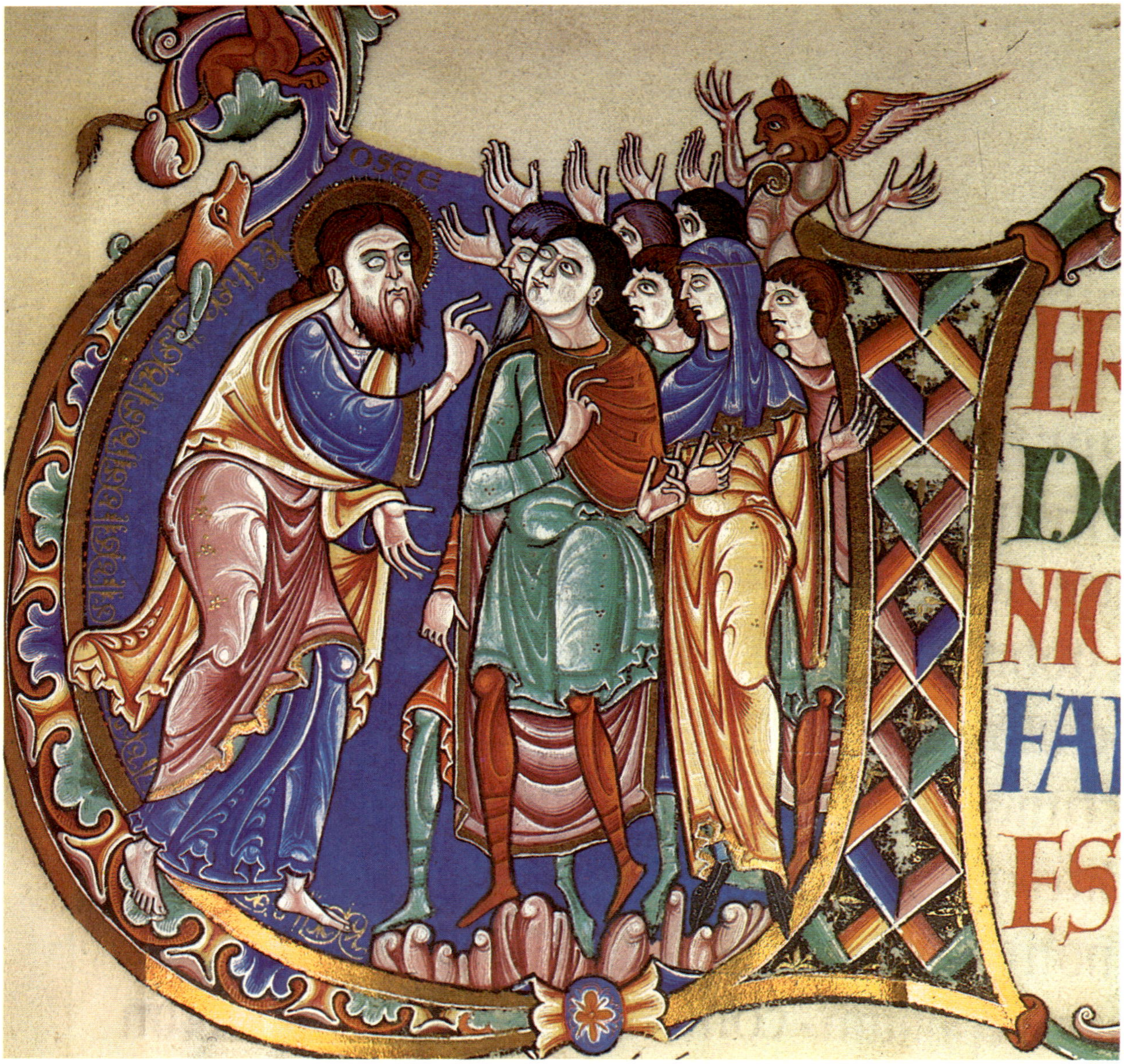

189 – Winchester – Bibel: Initiale ‹V› mit dem Propheten Hosea. Um 1150–1160 – *Malerei auf Pergament; Gesamthöhe 0,583 m* – Winchester, Cathedral Library

Unterschiede beträchtlich: dem stürmischen, expressiven Temperament des Meisters der Genesis-Initiale stand die maßvolle, ausgeglichene Persönlichkeit des *Master of the Morgan Leaf* gegenüber, des interessantesten unter den Künstlern, die an dieser zweiten Ausstattungskampagne teilgenommen haben. Außer den zahlreichen figurierten Initialen, die er in der Bibel ausgeführt hat – manchmal über aufgegebenen Skizzen vom ‹Meister der springenden Figuren› – stammen von ihm die großartigen Szenen aus dem Leben Davids auf einem Einzelblatt in der Pierpont Morgan Library, dem er seinen Namen verdankt. Auf der Rectoseite des Blattes, das sehr wahrscheinlich am Anfang des ersten Buches Samuel in der Winchester-Bibel stehen sollte, folgen der tänzerische Rhythmus der Figuren und die ornamentale Formgebung noch weithin der darunterliegenden Skizze, die rund zwanzig Jahre früher vom Meister der großen Zeichnungen zum Buch Judith und zum ersten Buch der Makkabäer angefertigt worden war. Anders verhält es sich mit der Versoseite, wo der Künstler in einem Bildaufbau

190 – Winchester – Bibel: Illustration zum ersten Buch der Makkabäer. Um 1150–1160 – *Zeichnung auf Pergament; Höhe 0,583* – Winchester, Cathedral Library

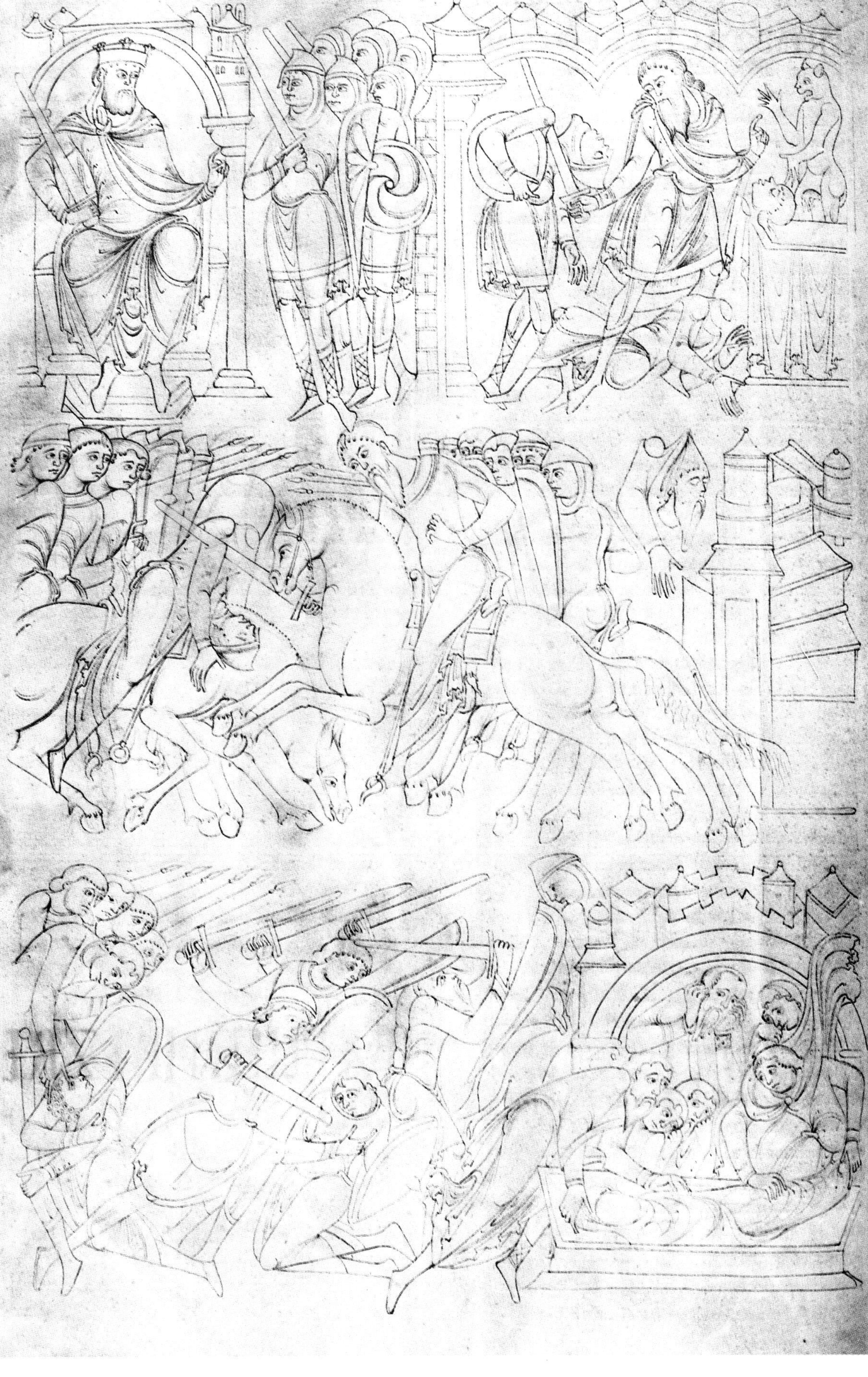

über drei Register seinen eigenen Ideen in der plastischen und malerischen Gestaltung freien Lauf läßt. Die Unterschiede zu älteren englischen Werken treten besonders in der Wiedergabe des menschlichen Körpers klar zutage: sowohl in der Behandlung der Gesichter, bei der sich dank bewundernswürdiger Kunst der Modellierung nach byzantinischer Manier die Knochenstruktur abzeichnet, wie bei den kunstvoll drapierten Gewändern spürt man ein Abrükken von romanischer Vereinfachung und eine Hinwendung zu einem gotischen Naturalismus, für den die byzantinische Kunst der Katalysator gewesen sein dürfte. Allein das Kolorit bleibt zum Teil älterer Tradition treu: trotz der Verwendung schwächerer, fast pastellartiger Tonwerte zeichnen sich die Farben in der Regel durch eine Leuchtkraft und Intensität aus, in der eine Erinnerung an die Farbigkeit der Bury-Bibel weiterlebt.

Eine Entdeckung, die Otto Pächt zu verdanken ist, hat dazu geführt, daß das Werk dieses Künstlers auf spektakuläre Weise noch an Bedeutung gewinnt: in ihm ist der Schöpfer eines

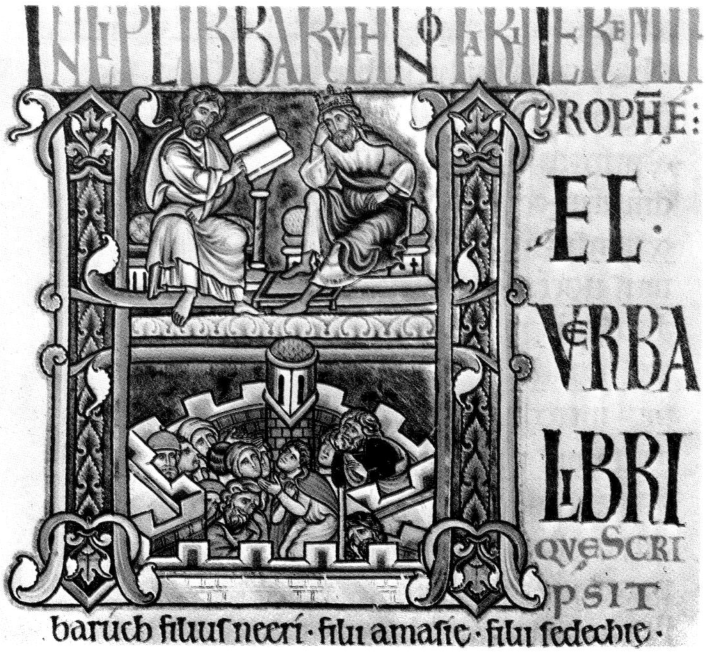

191 – Winchester – Bibel: Initiale ‹H› zum Buch Baruch. Um 1180 – *Malerei auf Pergament; Gesamthöhe 0,583 m* – Winchester, Cathedral Library

der wichtigsten Zyklen der spanischen romanischen Wandmalerei zu sehen. Dieser befand sich in der Kollegiatskirche von Sigena und wurde 1936 während des Bürgerkriegs zerstört. Einmal mehr erweist sich hier, wie leicht die besten englischen Maler in dieser Zeit ihr Talent außer Landes einsetzten, manchmal weit weg von ihrer Heimat, und es ist zugleich ein Beweis dafür, daß zwischen Wand- und Buchmalerei keine undurchlässige Trennwand existierte. Ein anderer Aspekt der außergewöhnlichen stilistischen Wirkung, die der Meister des Morgan-Blattes ausgeübt hat, zeigt sich in einer sächsischen Bibel aus der Zeit um 1200, die im Dom von Merseburg aufbewahrt wird.

Wir sahen schon, daß die insularen Skriptorien in romanischer Zeit überwiegend auf den mittleren Süden Englands konzentriert waren. Das heißt aber nicht, daß die nördlichen Regio-

192 – Winchester – Bibel: Szenen aus dem Leben Davids. Um 1180 – *Malerei auf Pergament; Höhe 0,575 m* – New York, Pierpont Morgan Library

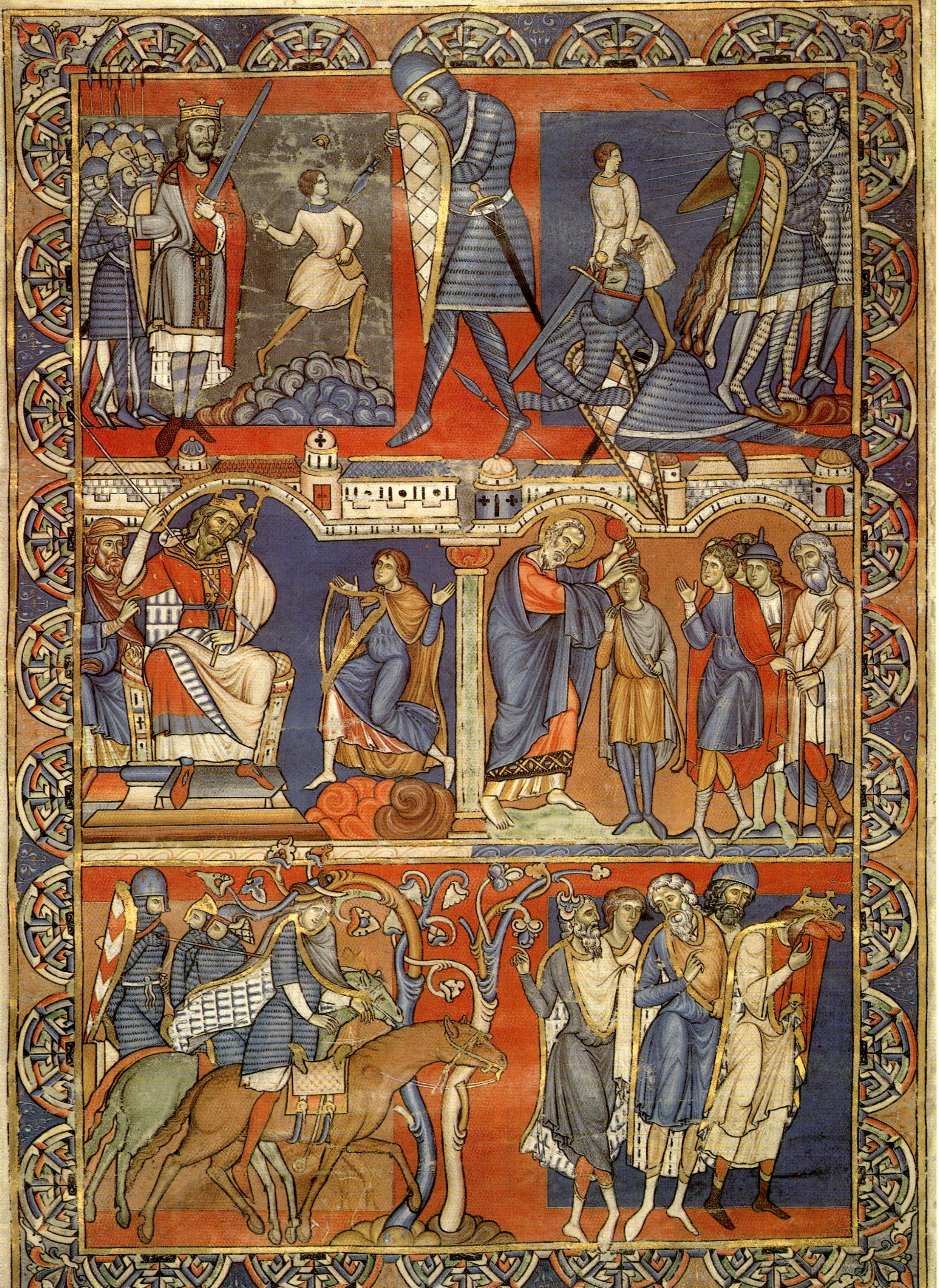

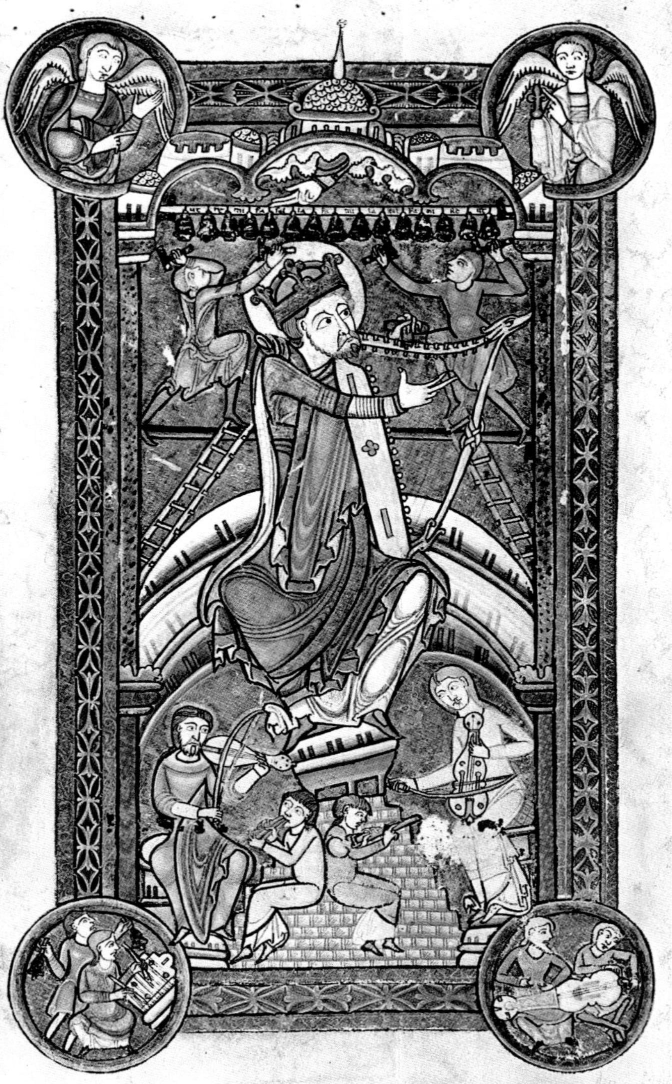

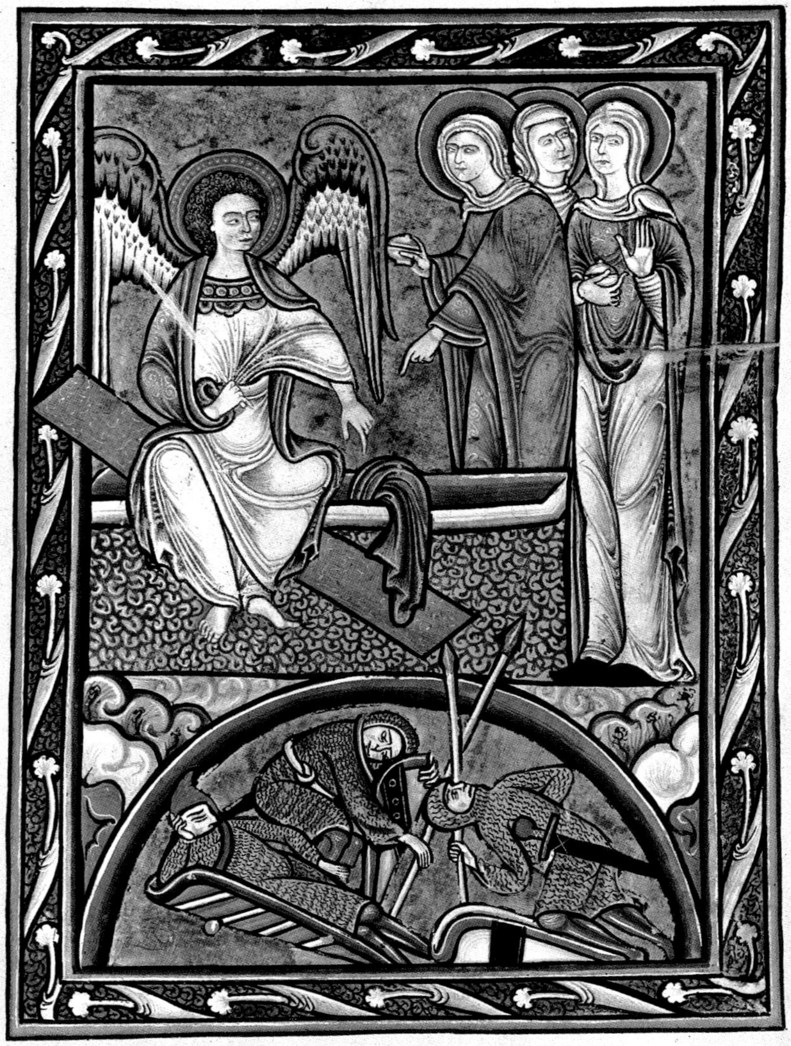

193 – Nordengland (York?) – Psalter: König David mit seinen Musikanten. Um 1170 – *Malerei auf Pergament; Höhe 0,29 m* – Glasgow, Universität, Hunterian Library

194 – Nordengland – Psalter: Die Frauen am Grabe. Um 1180 – *Malerei auf Pergament; Höhe 0,285 m* – Kopenhagen, Det Kongelige Bibliotek

nen überhaupt keine bedeutende Kunst hervorgebracht hätten, wenn auch die Aktivitäten nicht so reich und kontinuierlich wie im Süden waren. An einigen vereinzelten, aber wichtigen Werken kann man sehen, daß sich die Buchmalerei Nordenglands im gleichen Maße entwik-
Abb. 365 kelte wie anderwärts. So zeigen die reizvollen und sehr lebendigen Illustrationen einer Vita des heiligen Cuthbert aus Durham (um 1120) dieselbe Stufe romanischer Formalisierungstendenzen wie die zeitgenössischen Werke aus den Skriptorien von Canterbury und Saint Albans. Aber erst im dritten Viertel des Jahrhunderts ließ die schöpferische Kraft der nördlichen Skriptorien wieder ein Gleichgewicht im künstlerischen Leben der Insel entstehen. Eine glänzende Folge reich ausgestatteter Psalterien bezeugt diese Erneuerung. Nach Einzelheiten der Liturgie zu urteilen, könnten um 1170 in York die bemerkenswerten Miniaturen in einem

Psalter ausgeführt worden sein, der sich im Besitz der Hunterian Library der Universität Glasgow befindet. Man erkennt hier eine durchaus selbständige Anwendung der Formprinzipien des *damp fold style,* dem Meister Hugo in der insularen Buchmalerei zum Erfolg verholfen hatte. Die Interpretation dieses Stils durch den ersten der beiden Künstler, die an dem Manuskript zusammengearbeitet haben – er hat die Szene mit David und seinen Musikanten gemalt –, weicht nur unwesentlich von der Auffassung der beiden manieristischen Nachfolger des großen Meisters von Bury ab, die die Lambeth-Bibel und den Psalter des Heinrich von Blois illustriert haben. Der Rest des Zyklus im Glasgower Psalter enthält Kompositionen, in denen Figuren in starrer Haltung nebeneinandergestellt sind, deren strenge Vertikalität, obgleich im Widerspruch zum wesentlich dynamischeren Charakter des *damp fold style,* doch von schöner Ausdruckskraft ist.

Gleichfalls aus dem Norden Englands stammt ein anderer Psalter, der heute der Königlichen Bibliothek in Kopenhagen gehört. In liturgischer und stilistischer Hinsicht – einige der Initialen tragen verwandte Züge – gibt es Verbindungslinien zur Glasgower Handschrift;

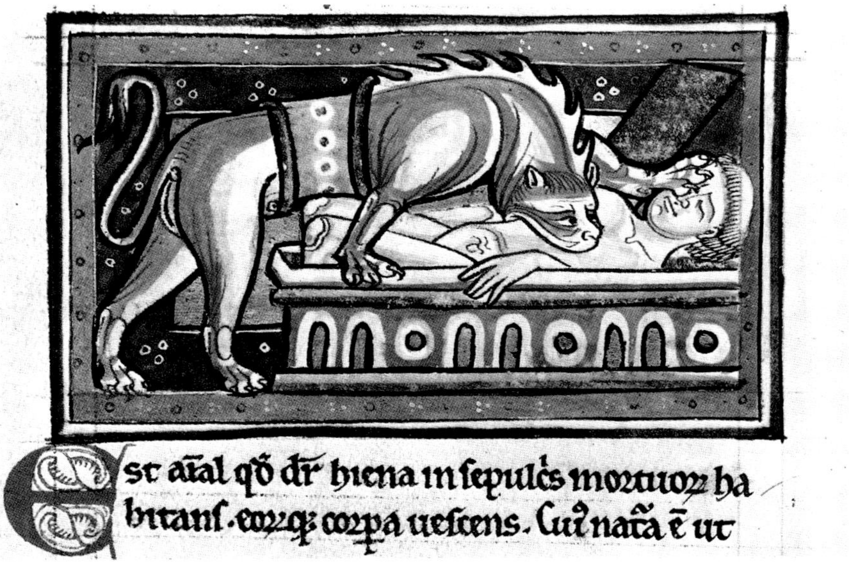

195 – Lincoln (?) – Bestiarium: Hyäne, einen Kadaver verschlingend. Um 1185 (?) – *Malerei auf Pergament; Höhe 0,215 m* – New York, Pierpont Morgan Library

trotzdem scheint der dänische Psalter – ungeachtet der Tatsache, daß im Kalender das Fest des 1173 kanonisierten heiligen Thomas Becket fehlt – etwas später als der Glasgower, nämlich um 1180, angesetzt werden zu müssen. Eine Folge von sechzehn ganzseitigen Miniaturen ist ihm vorangestellt. Diese sehr einheitlichen neutestamentlichen Szenen stellen eine der spätesten, aber zugleich auch verfeinertsten Versionen des *damp fold style* dar. Hier wurden im Gegensatz zum Glasgower Psalter die ornamentalen Auswirkungen dieses Stils voll begriffen und unterstützt durch das feine Fließen der Linien und eine besonders sorgfältige Maltechnik.

Die Handschrift, die 1187 ein Domherr Philipp aus Lincoln der Augustiner-Prioratskirche von Radford schenkte (New York, Pierpont Morgan Library), gehört einer literarischen Gattung an, die im 12. und 13. Jahrhundert in England besonders hoch geschätzt wurde: den Bestiarien. In diesen Sammlungen, späten Abkömmlingen des griechischen *‹Physiologus›,* geht es weniger um wissenschaftliche Beobachtung als um phantastische Berichte und die allegorische und moralische Auslegung von Eigenschaften, die den verschiedenen Vertretern des Tierreiches beigelegt werden. Die Illustrationen des Radforder Bestiariums spiegeln gut die zwiespältige Natur dieses Textes wider, in ihrer Mischung aus genauer Naturbeobachtung und fast heraldischer Stilisierung, wie sie sich am Bild der Hyäne zeigt, die einen Kadaver verschlingt.

Ganz am Ende des 12. Jahrhunderts hatte die insulare Buchmalerei dank der in immer neuen Wellen einströmenden byzantinischen Einflüsse einen Entwicklungsstand erreicht, der es erlaubte, auf neue Weise das Problem der Darstellung der menschlichen Gestalt und der Natur anzugehen. Trotzdem blieb sie ihrem reichen kulturellen und künstlerischen Erbe tief verbunden. Aus jener kurzen Übergangszeit zwischen dem Ende der romanischen Kunst und dem Aufkommen der neuen gotischen Vorstellung vom Menschen ist uns ein überaus repräsentatives Werk erhalten: die letzte in Canterbury vorgenommene Abschrift des Utrecht-Psalters. Es ist eine indirekte Kopie nach einer älteren, verschwundenen, wie A. Heimann kürzlich nachgewiesen hat, und ebenfalls eine unvollendete Kopie, die erst anderthalb Jahrhunderte später in Katalonien fertiggestellt wurde, wohin sie von Anfang an geschickt worden

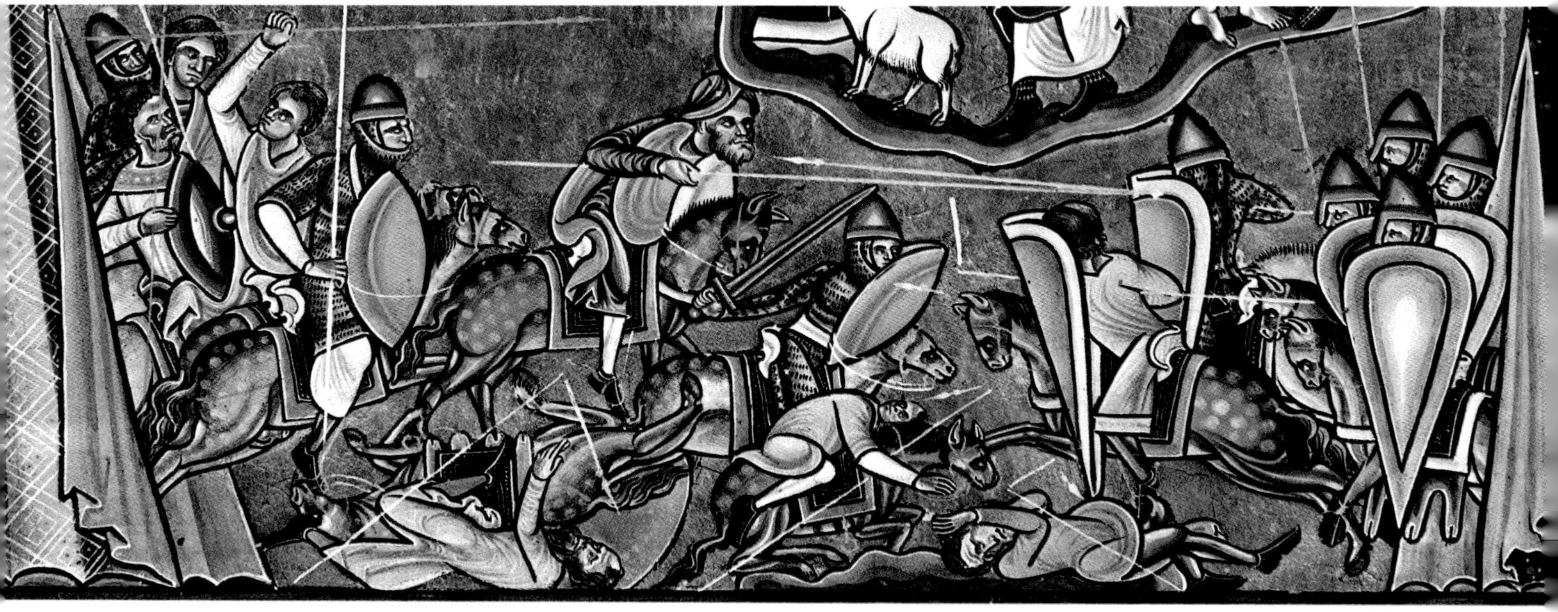

196 – Canterbury – Psalter: Illustration des 27. Psalms (Kopie des Utrecht-Psalters). Ende 12. Jh. – *Malerei auf Pergament; Gesamthöhe 0,48 m* – Paris, Bibliothèque Nationale

sein könnte. An dieser Handschrift zeigt sich nichts Geringeres, als daß über einen Zeitraum von drei Jahrhunderten hinweg das berühmte karolingische Vorbild die Künstler der Insel immer noch faszinierte, so daß es noch ein letztes Mal zu einer Abschrift kam, aber nun in einer erneuerten Formensprache, in der sich das kommende Jahrhundert ankündigte.

DIE IBERISCHE HALBINSEL

Die offensichtliche Originalität der mozarabischen Epoche wurzelte ebensosehr in einer besonderen politisch-kulturellen Situation, die einzigartig in Europa war – ein Nebeneinander und sogar eine wechselseitige Durchdringung zweier Kulturen, die zwei verschiedenen Religionen, der christlichen und der islamischen, angehörten –, wie darin, daß das Land künstlerisch so gut wie völlig von der Außenwelt abgeschnitten war. Im Vergleich zu dieser vorangegangenen Epoche bedeutete die Romanik für Spanien die Wiedereingliederung in die großen Kunstströmungen, die das malerische Schaffen im übrigen christlichen Abendland bewegten. Dieser Entwicklungsprozeß war um so vielschichtiger und mußte sich gegen so viel mehr Widerstände durchsetzen, als die iberischen Künstler von einer gänzlich anders gearteten Situation ausgingen als ihre Nachbarn: sie mußten ohne Übergang den Weg finden von der antinaturalistischen Auffassung der mozarabischen Kunst zu einer Kunstform, deren Erneuerungsbestrebungen zu einem gut Teil auf jenen karolingischen Erfahrungen beruhten, die sie bewußt nicht zur Kenntnis genommen hatten. Vielleicht gab gerade diese Verschmelzung zweier antagonistischer Kunsttraditionen der spanischen Monumental- und Miniaturmalerei in der Romanik ihren herben, gequälten Charakter.

Die verschiedensten historischen, ökonomischen und religiösen Faktoren werden für gewöhnlich angeführt, um den erstaunlichen Kurswechsel zu erklären, den die spanische Kunst seit jener Epoche vollzog. Das 11. und 12. Jahrhundert bedeuteten vor allem für die Königreiche des Nordens, daß die *Reconquista* immer schneller fortschritt: trotz aller Risiken, die sich aus der unübersichtlichen politischen Lage ergaben, setzten die einzelnen christlichen Heere ihren Vorstoß nach Süden zum Schaden der moslemischen Fürstentümer Andalusiens fort. Eine derartige Eroberungspolitik konnte nur mit Hilfe der Unterstützung gelingen, welche die militärischen und geistigen Kräfte Mitteleuropas leisteten. Die Ausstrahlungskraft von Cluny und die Verbindung der kastilischen Dynastie mit dem burgundischen Rittertum haben am Ende des 11. Jahrhunderts besonders dazu beigetragen, daß sich die kulturellen und künstlerischen Ideale des übrigen Europa auch in Nordwestspanien ausbreiteten. Das gleiche Phänomen eines Sich-Öffnens trat schon früher, dank ungewöhnlich günstiger wirtschaftlicher und geistiger Voraussetzungen, in Katalonien zutage, dem anderen großen Pol des künstlerischen Lebens im christlichen Spanien dieser Zeit. Ein letzter Faktor, der das Vordringen romanischen Formenguts auf die Halbinsel begünstigte, war die unablässige Vermischung von Bevölkerungsgruppen als Folge des Aufschwungs, den die Pilgerzüge nach Santiago de Compostela nahmen. Selbst wenn man die Rückwirkung auf die Kunst manchmal überschätzt haben sollte, bleibt doch wahrscheinlich, daß ein Großteil der neuen Formen über die Pilgerstraßen ins Land gebracht worden ist.

Im christlichen Spanien, das, politisch instabil, in mehrere Teilreiche zerfiel – man sprach damals vom Spanien der fünf Königreiche –, konzentrierte sich das künstlerische Schaffen auf zwei große, kulturell verschiedene Gebiete: in der Mitte und im Westen war es die lockere Verbindung aus den Königreichen von Kastilien und León, denen man noch das junge Königreich Portugal hinzurechnen muß, im Nordosten die Reiche von Aragón und Katalonien, die seit 1137 unter der gemeinsamen politischen Vormundschaft des mächtigen Grafen von Barcelona, Raimund Berengar IV., vereint wurden. Das kleine Königreich Navarra war nur ein Spielball zwischen diesen beiden großen Mächten; es gelang ihm nicht, selbst eine bedeutende Kraft zu werden.

Katalonien und Aragón

Zweifellos ist es Katalonien, wo sich die meisten und repräsentativsten Zeugnisse der spanischen Wand- und Buchmalerei aus dieser Zeit erhalten haben. Die Öffnung der Grafschaft Barcelona zum Meer, ihre wirtschaftlichen Beziehungen, aus denen sich vor allem Kontakte zu den wichtigsten Zentren des Mittelmeerraums ergaben, besonders mit Italien, ihre Ausdehnung über die Pyrenäen hinweg, die vorübergehend zu einer Vereinigung von Katalonien und dem Languedoc führte – all das sind Faktoren, die das frühe Auftreten eines katalanischen Malstils erklären, der deutlich romanische Züge trägt. Die katalanischen Wand- und Tafelmaler und die Miniatoren haben wichtige Denkmäler hervorgebracht; da aber im Hinblick auf Stil, Chronologie und geographische Verteilung nur wenig Übereinstimmung besteht, erscheint es gerechtfertigt, die einzelnen Gattungen für sich abzuhandeln.

Im Bereich der Monumentalmalerei muß man sich vor Augen führen, daß trotz ihrer relativ hohen Zahl die erhaltenen Wandmalereien sicher nur einen bescheidenen Teil des ursprünglich Vorhandenen ausmachen. Diese Ensembles, die in ihrer Mehrzahl aus Kirchen stammen, die weit entfernt von den großen städtischen Zentren in den Hochtälern der Pyrenäen lagen, verkörpern nicht immer – wenn auch den meisten von ihnen plastische Qualitäten nicht abzusprechen sind – das Beste von dem, was damals in diesem Teil der Halbinsel entstand, und unser Urteil über die Malerei dieser Landschaften muß ohne die Kenntnis der urbanen Produktion unausgewogen bleiben.

In ikonographischer Hinsicht bietet die Ausmalung der romanischen Kirchen Kataloniens nur wenig nennenswerte Besonderheiten. Die meisten Fresken befinden sich heute übrigens im Museum katalanischer Kunst in Barcelona, wo sie bequem studiert werden können, wenn man auch den Verlust ihres ursprünglichen Architekturzusammenhangs bedauern mag. Erwähnenswert sind jedoch in den Apsisprogrammen, dem für gewöhnlich am besten erhaltenen Teil dieser Kirchenmalereien, gewisse thematische Eigenheiten, die für die katalanischen Zyklen spezifisch zu sein scheinen, wie die Verbindung der thronenden Muttergottes mit der Anbetung der Heiligen Drei Könige (Santa María in Tahull, Esterri de Aneu, Tredós), oder solche, die eindeutig Beziehungen zu manchmal weit entfernten Gegenden verraten. So nimmt es zum Beispiel sehr wunder, in katalanischen Apsiden – mehr als ein Jahrhundert nach seinem ersten Vorkommen in Galliano in der Lombardei – ein auch in Rom bezeugtes Thema wiederzufinden: die Erzengel im Ornat der byzantinischen Kaiser mit den Schriftbändern *petitio* und *postulatio* (Esterri de Aneu, Esterri de Cardós, Estahón, San Pedro in Burgal, Tredós). Erwähnenswert ist auch der relativ hohe Anteil alttestamentlicher Bildthemen, was in Katalonien nicht überrascht, da hier besonders ausführliche Bibelillustrationen im Umlauf gewesen sein müssen, die ihre Spuren in der lokalen Buchmalerei hinterlassen haben.

Die Forschung ist sich darin einig, die Malerei Kataloniens zur Zeit ihrer Blüte – das sind die letzten zwanzig Jahre des 11. und die dreißig ersten des 12. Jahrhunderts – in stilistisch sehr verschiedenartige Gruppen einzuteilen, die nicht den geographischen Gliederungen entsprechen, so daß man die Existenz von Wanderwerkstätten voraussetzen muß. An der Spitze der ersten Gruppe steht das Ensemble von San Quirce in Pedret, das heute auf das Museum katalanischer Kunst in Barcelona und das Museum in Solsona aufgeteilt ist. Es ist gegen Ende des 11. Jahrhunderts zu datieren und gilt als ältester Vertreter einer Stilrichtung, deren Quellen anscheinend in der Lombardei zu suchen sind, besonders in Civate. Das trifft aber nur für einen Teil der Malereien zu, bei denen man von der außerordentlich plastischen Sprache des Vorbilds der lombardischen Maler nur allzuoft abwich und sich für eine kraftlosere, flache, graphische Ausführung entschied. Diese Tendenz, die Modellierung mit Hilfe zeichnerischer

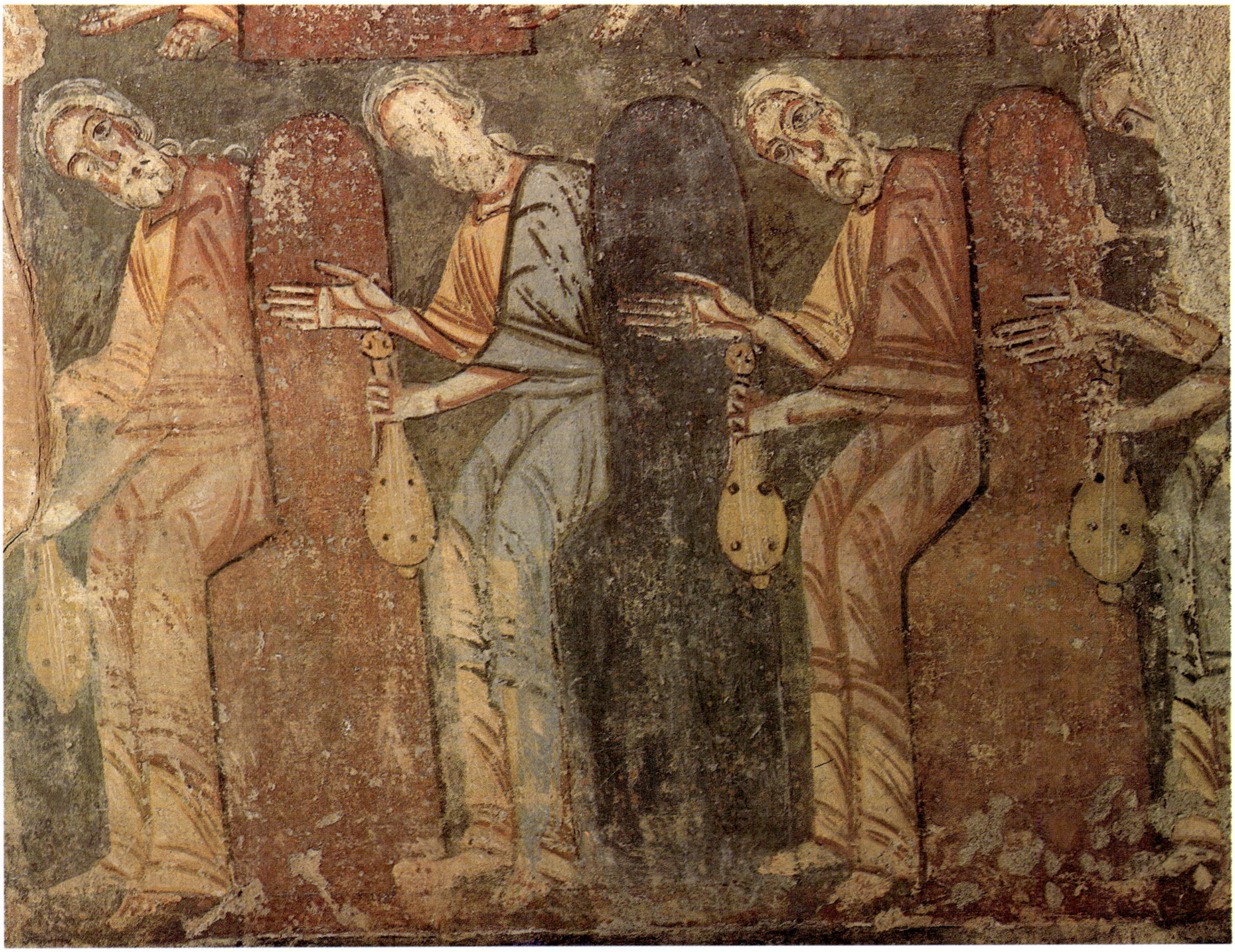

197 – Pedret, San Quirce – Die vierundzwanzig Ältesten der Apokalypse (Ausschnitt). Ende 11. Jh. – *Fresko* – Solsona, Museo Diocesano

und nicht mehr malerischer Mittel zu erreichen, verstärkte sich durch die Neigung zu expressiver Stilisierung der Formen, die am deutlichsten in zwei der gelungensten Ensembles dieser ‹lombardischen› Gruppe zutage tritt, in Santa María in Esterri de Aneu und besonders in San Pedro in Burgal. Nur die Apostelgestalten in der ebenfalls zu dieser Gruppe gehörenden Schloßkapelle von Orcau lassen noch eine genauere Erinnerung an die illusionistische, ursprünglich griechisch-byzantinische Technik der norditalienischen Maler erkennen. Auch die von mehreren Händen gemalten Fresken von San Pedro in Sorpe sind als eines der spätesten Beispiele hier zu nennen. Wahrscheinlich sind sie nach 1123 entstanden, denn die Muttergottes mit dem Kind in der Apsis zeigt eine nahe Verwandtschaft zu jener in der Kirche Santa María in Tahull, die in diesem Jahr geweiht wurde. Einige schöne Reste der Ausmalung des Langhauses haben die Zeiten überdauert: es sind Szenen aus den Evangelien, von denen die am besten konservierte, eine Verkündigung, in ihren Personen mit den überlangen Proportionen kaum noch etwas von der Modellierungskunst des Meisters von Orcau verrät, dem sie

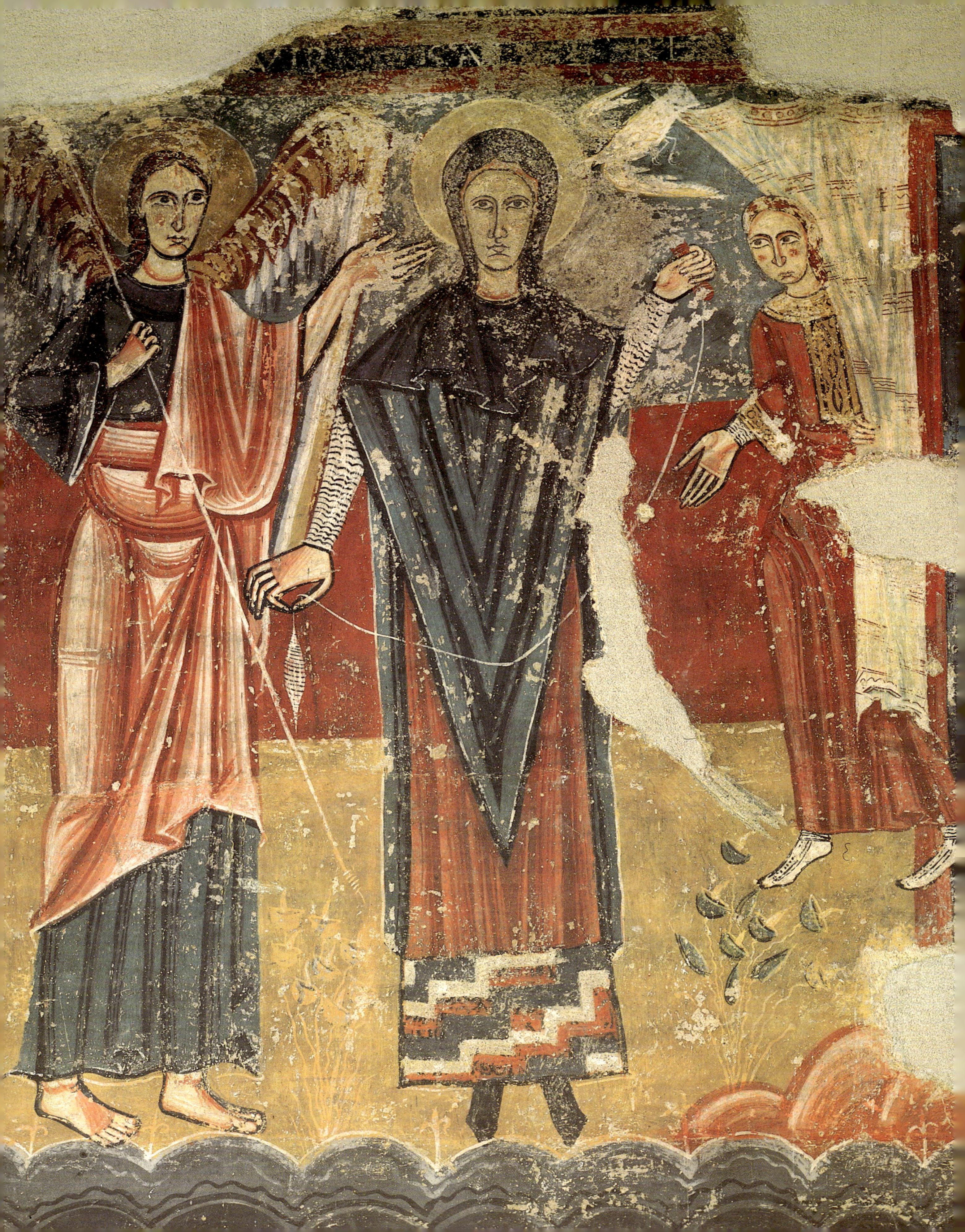

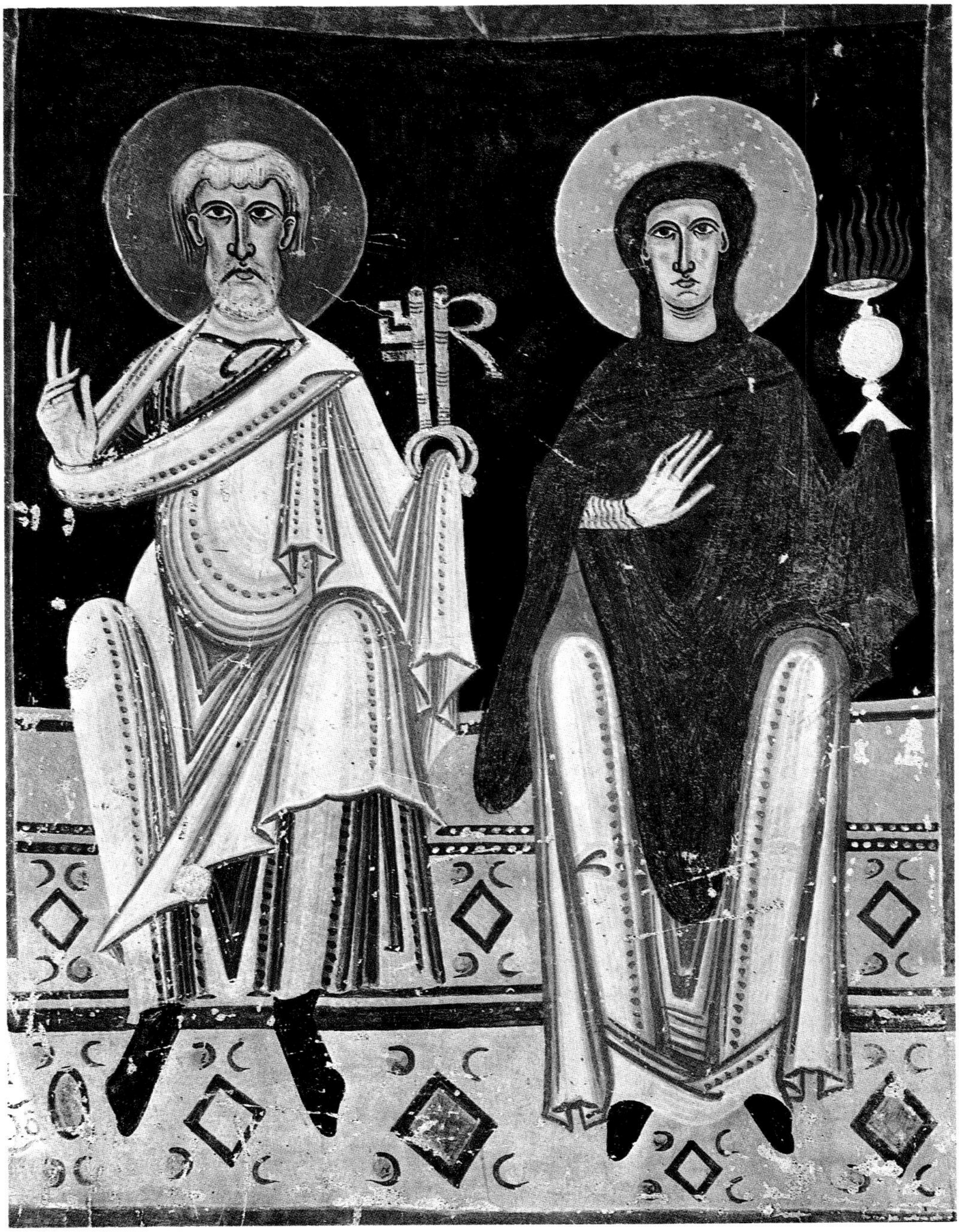

199 – Burgal, San Pedro – Der heilige Petrus und Maria. Erstes Viertel 12. Jh. – *Fresko* – Barcelona, Museo de Arte de Cataluña

zugeschrieben worden ist. Das Bild enthält ein seltenes ikonographisches Detail: das der Magd, die den Vorhang beiseite schiebt, um beim Gruß des Engels anwesend zu sein.

Eher einer französischen Stilrichtung sind zur selben Zeit die Werke verpflichtet, die von der Forschung dem Umkreis des Meisters von Osomort zugewiesen werden, dessen Tätigkeit sich anscheinend auf die Region von Vic und Gerona beschränkte. In Osomort, San Martín in Brull und in Bellcarie vertreten seine bäuerlichen, schwerfälligen Personen den Menschentypus, der durch die Maler des Poitou Verbreitung gefunden hatte, mit denen der Meister von

198 – Sorpe, San Pedro – Verkündigung. Nach 1123 – *Fresko* – Barcelona, Museo de Arte de Cataluña

Osomort manchmal verglichen wurde. Noch klarer tritt diese Abhängigkeit in der Bewegungshaltung der Atlantenfiguren von Santa María in Mur hervor. Eine besonders selbständi-
Abb. 389 ge Variante des westfranzösischen Stils scheint die Steinigung des heiligen Stephanus aus der Kirche San Juan in Bohi zu sein. Der mehrfach vorgeschlagene Vergleich mit den Fresken von Nohant-Vicq ist nur vertretbar, wenn man das katalanische Fragment und die Fresken im Berry als zwei autochthone, deutlich ortsgebundene Ausdrucksmöglichkeiten einer Formensprache ansieht, die von den Freskomalern des Poitou zur Vollkommenheit ausgebildet wurde.

Die beiden größten Schöpfungen der katalanischen Wandmalerei dieser ersten Hälfte des 12. Jahrhunderts sind unbestritten die Ensembles von San Clemente und von Santa María in Tahull. Ihre Datierung ist zugleich die am besten gesicherte, denn wir wissen, daß die beiden Kirchen im Abstand von nur einem Tage am 11. und 12. Dezember 1123 geweiht worden sind. Zwei sehr verschiedenartige Malstile finden sich nebeneinander in den beiden Bauten: der eine, den man den ‹kultivierten›, von französischen Elementen durchdrungenen nennen möchte, ist der Apsis vorbehalten; der andere, volkstümliche, der seine Wurzeln im mozarabischen Erbe hat, ist auf die Langhauswände beschränkt. Die Konche der Apsis in San Clemente enthält eine grandiose, monumentale *Majestas Domini.* Zwei der Evangelistensymbole sind in Medaillons gefaßt, die von Engeln gehalten werden; diese seltene Anordnung findet man auch in San Miguel in Engolasters und in Saint-Martin in Fenollar im Roussillon. Unter der Konche sieht man die hieratisch-unbewegte Reihe der Apostel und eine eigenartige Darstellung der Jungfrau Maria. Die Bezüge zwischen diesem Werk des Meisters von Tahull und der Kunst des Languedoc sind zahlreich: so erinnern die lamellenartige Faltengebung und die stilisierte Haartracht an die Evangelisten in den Evangelienhandschriften, die der Region Agen-Moissac zugeschrieben werden. Ein Detail, wie das um die Knie geschlungene Gewand des Matthäus-Engels, weist noch weiter in den Norden in die Gegend des Poitou (Saint-Savin, Baptisterium in Poitiers) und ins Loir-Tal (Montoire). Aber nur dem katalanischen Meister war eine derart suggestive Kraft der Linienführung eigen, die ihn zu einem der erstaunlichsten Schöpfer neuer Formen des romanischen Mittelalters machte. Ein Beispiel ist die ausdrucksvolle Darstellung der Muttergottes, die in ihrer Stilisierung an das Bemühen um Körperlichkeit mancher englischer Miniatoren wie des Lambeth-Meisters anschließt. Dieses Gefühl für machtvoll konzipierte Formen, das einer großen Genauigkeit in der Ausführung der Details nicht entbehrt, verbindet sich mit einem kräftigen Kolorit, dessen Verteilung auf kontrastierende Zonen die räumliche Wirkung noch verstärkt.

Dem Meister von San Clemente unmittelbar verpflichtet in seiner Weise, die Formen aufzubauen und zu modellieren, wie auch in seinem Kolorit, ist der Maler der Apsis von Santa María in Tahull. Aber man erkennt in der Formensprache dieses Künstlers einen harten Akzent, der dem schwerblütigen spanischen Temperament entspricht. Die ernste, düstere Apsis-Gruppe der Maria mit dem Kind und den Heiligen Drei Königen ist in ihrer strengen Monumentalität wie ein Brückenschlag zwischen der meisterhaften Kunst des Malers von San Clemente und der in ihren Anfängen mozarabischen Neigung, die natürlichen Formen zu verneinen und zu vergewaltigen, wie sie aus den biblischen Szenen des Kirchenschiffs spricht. Auch die enge Verwandtschaft der Gesichter des Meisters der Apsis von Santa María in Tahull und jener in der Kirche von Sorpe verdeutlicht den eklektischen Stil dieses Künstlers. Man hat seine Hand in der Ausmalung der Kapelle von Maderuelo in Kastilien (heute im Prado) wiedererkannt. In Katalonien selbst scheint der Stil der beiden Meister von Tahull die Malereien von Seo de Urgel beeinflußt zu haben.

Abb. 393 Ungewöhnlich gut vertreten ist in Katalonien eine andere Gattung, die Tafelmalerei. Es

200 – Tahull, San Clemente, Apsis – Majestas Domini. Um 1123 – *Fresko* – Barcelona, Museo de Arte de Cataluña

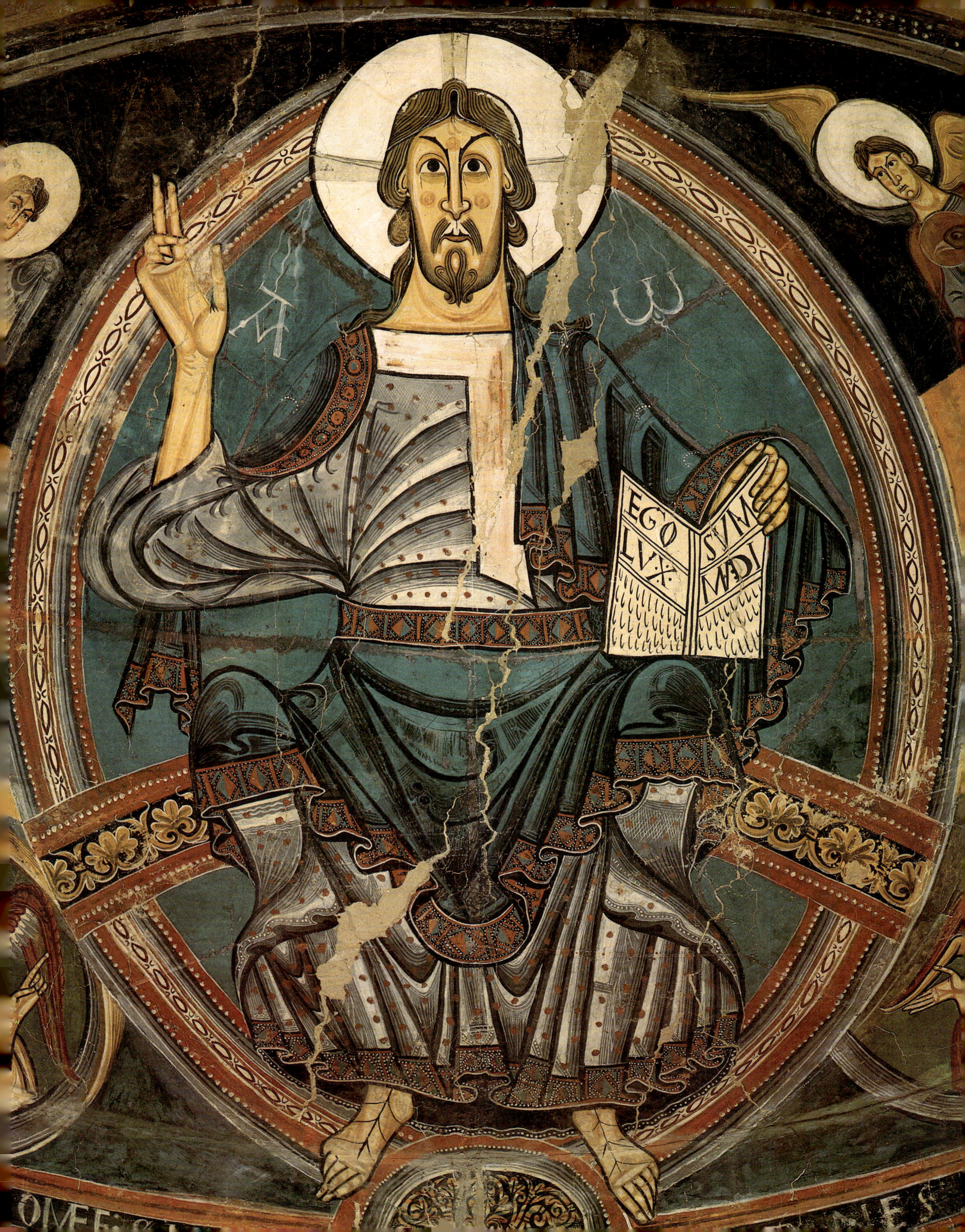
EGO SVM
LVX MVDI

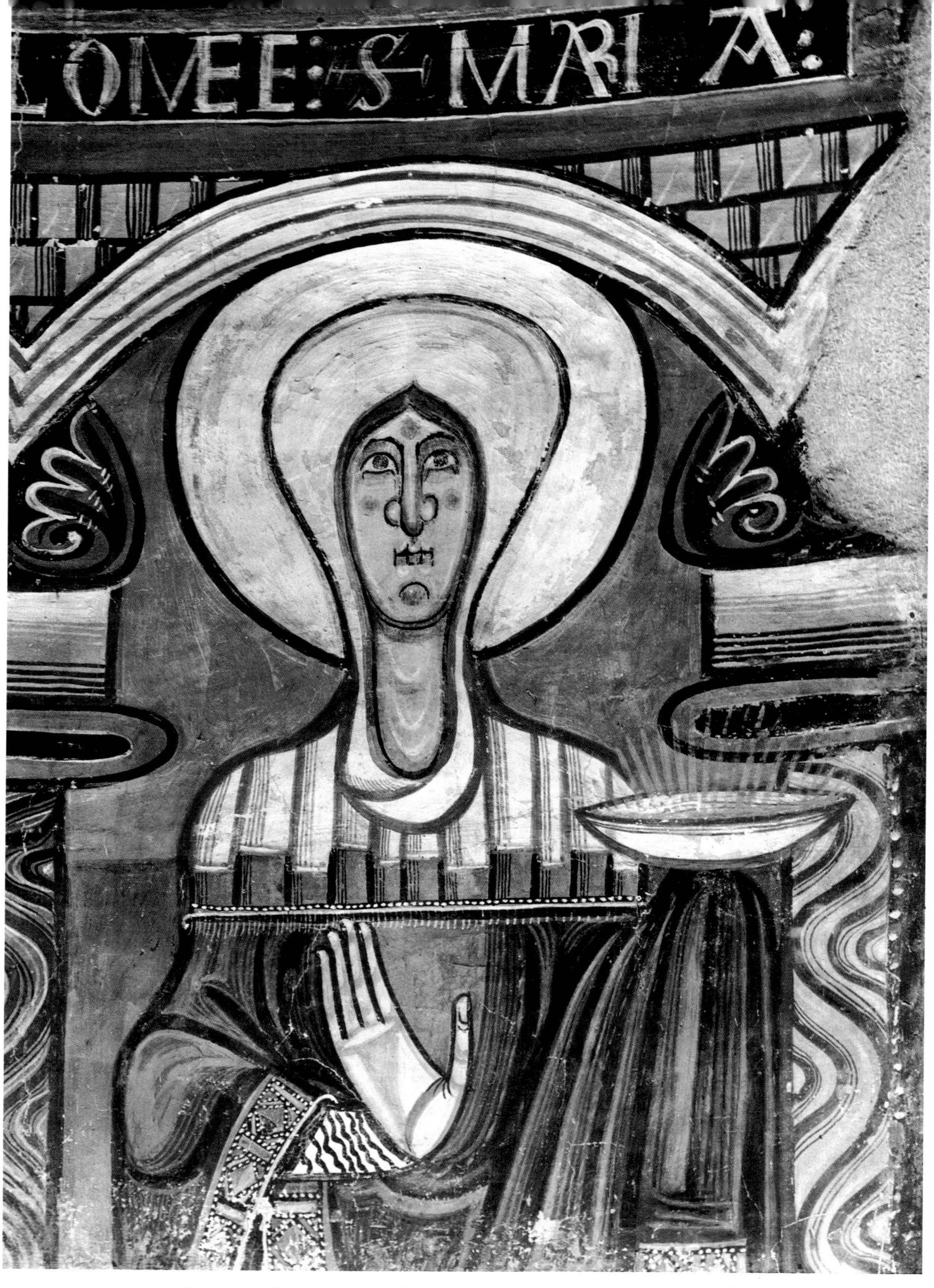

201 – Tahull, San Clemente, Apsis – Maria, eine Kelchschale haltend. Um 1123 – *Fresko* – Barcelona, Museo de Arte de Cataluña

202 – Tahull, Santa María, Apsis – Maria mit dem Kind und die Anbetung der Heiligen Drei Könige (Ausschnitt). Um 1123 – *Fresko* – Barcelona, Museo de Arte de Cataluña

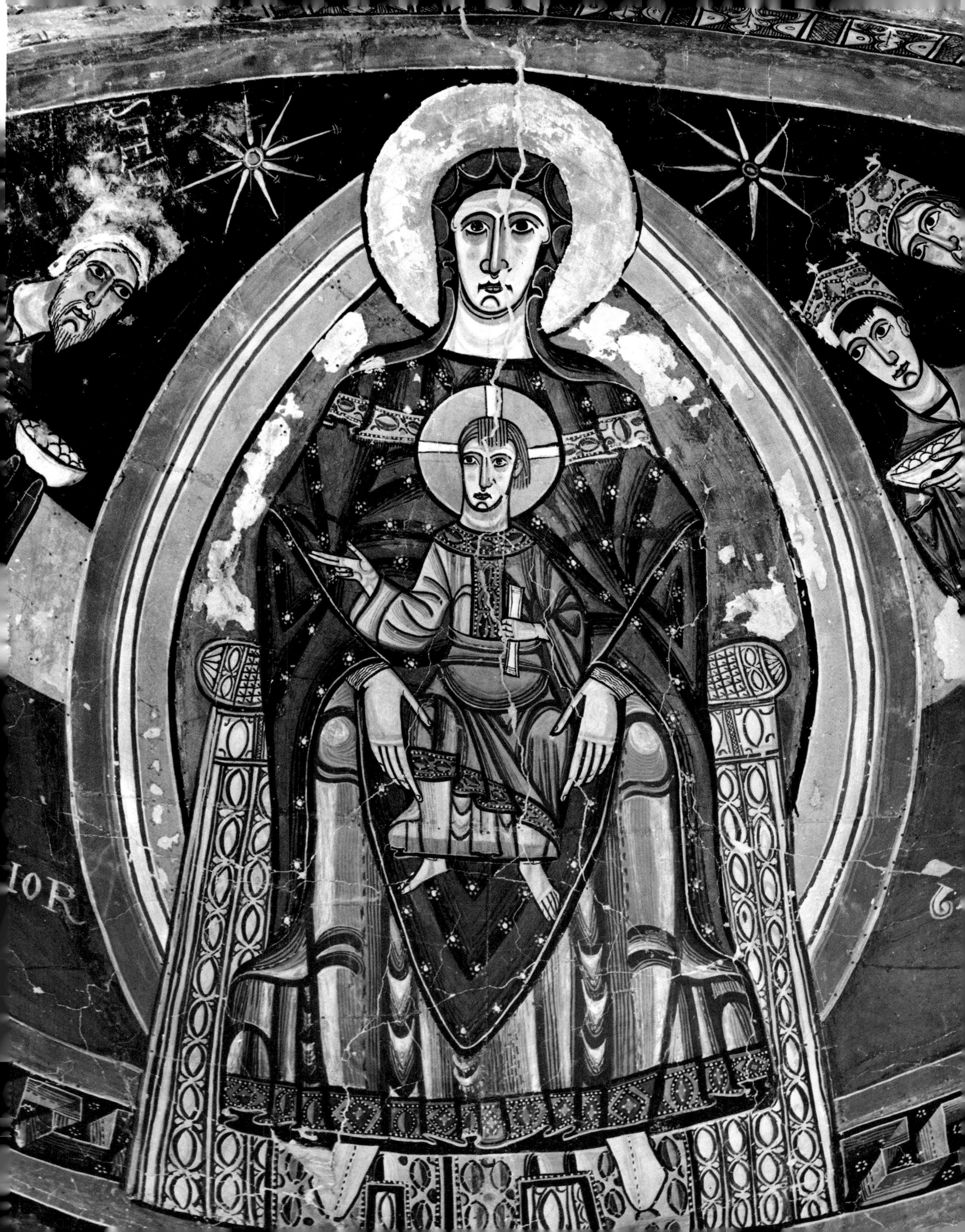

handelt sich in der Hauptsache um Antependien von sehr unterschiedlicher Qualität, aber konventionell im Typus: die Mitte der Tafel nimmt für gewöhnlich in voller Höhe eine majestätisch thronende Gestalt ein – ein segnender Christus, Maria mit dem Kind oder auch der Kirchenpatron –, während die Seiten meist in zwei Register mit Erzählszenen oder Aposteldarstellungen aufgeteilt sind. Es scheint, daß die Hersteller solcher Tafeln manchmal zugleich Freskomaler – wie etwa der Meister von Terrassa und der Maler von Puigreig – wie auch Buchmaler waren. So ergänzen die Malereien auf Holz sehr schön die Werke der katalanischen Wandmalerei und können besonders in der Spätzeit einige Lücken schließen. Zwei Beispiele mögen das veranschaulichen. Das erste ist ein Antependium aus der Kirche San Martín in Gombreny, heute im Museum in Vic. Es gehört ins zweite Viertel des 12. Jahrhunderts und zeigt in der zentralen *Majestas*-Darstellung noch einen Abglanz der noblen Einfachheit des Meisters von San Clemente in Tahull. Abb. 394 Das Antependium von Valltarga aus den letzten Jahren des 12. Jahrhunderts gibt eine Vorstellung von der Art, wie sich in Katalonien die Welle des byzantinischen Einflusses auswirkte, die der Gotik den Boden bereitete – ein Phänomen, für das die Wandmalerei so gut wie kein Zeugnis von Rang beigesteuert hat.

Die katalanische Buchmalerei ging in dieser Periode andere Wege als die Monumentalmale-

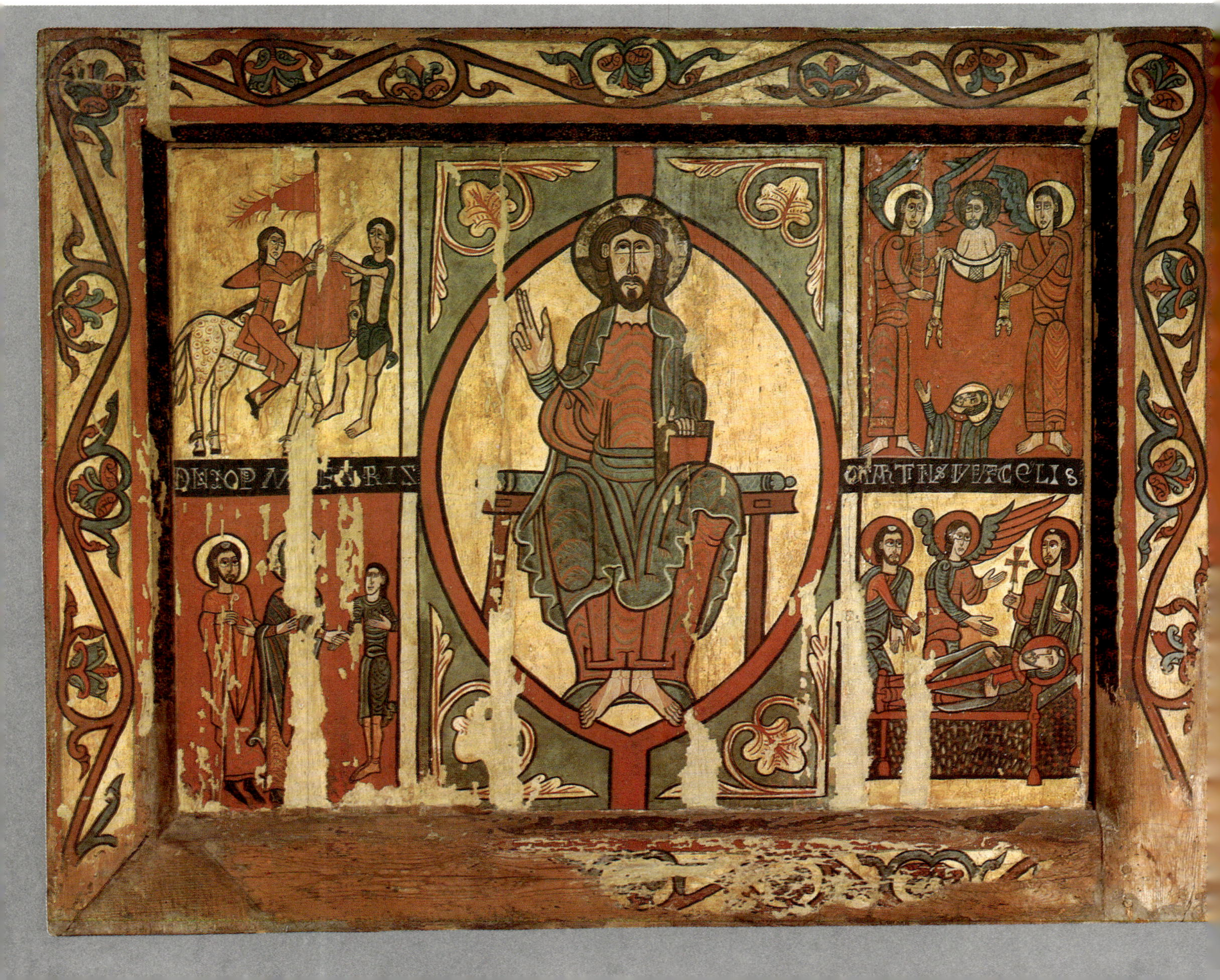

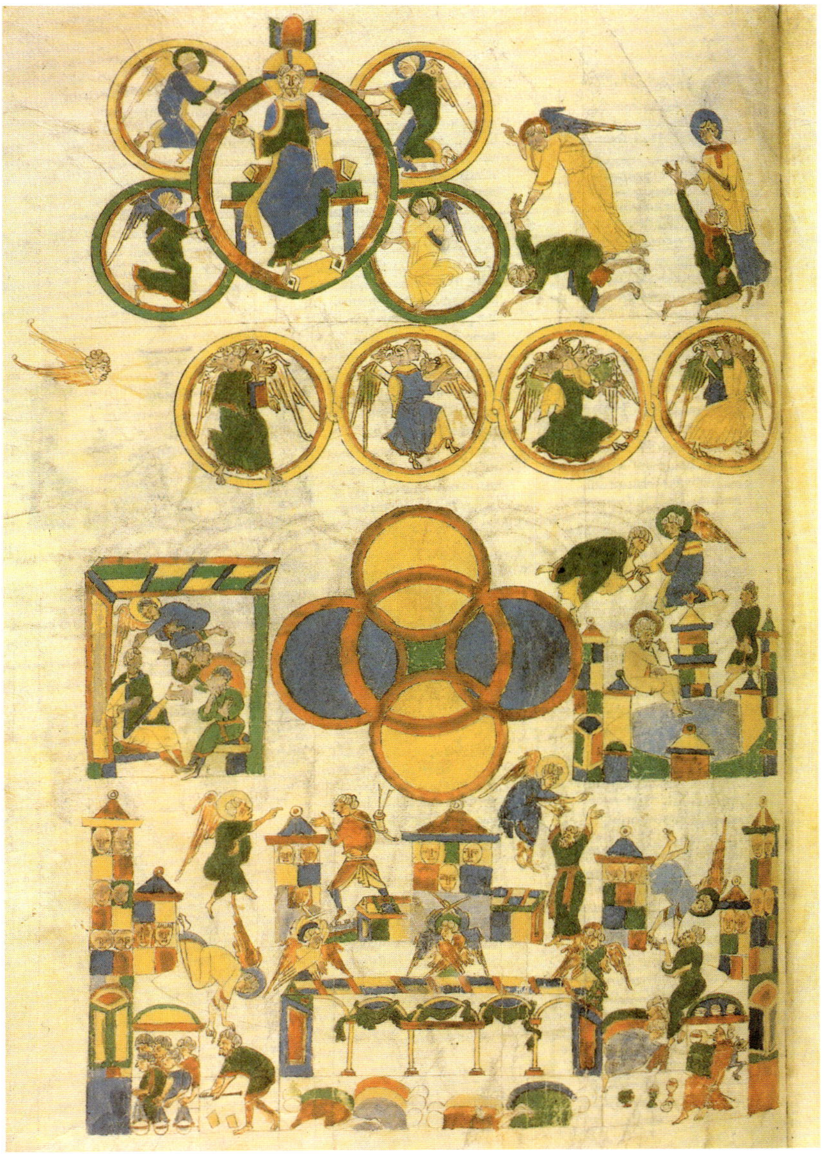

204 – Ripoll – Sogenannte Farfa-Bibel: Illustration zum Buch Hesekiel. Mitte 11. Jh. – *Malerei auf Pergament; Höhe 0,55 m* – Vatikan, Biblioteca Apostolica Vaticana

rei, jedenfalls zu Beginn. In erster Linie, weil der romanische Stil hier viel früher seinen Ausdruck fand als in den anderen Gattungen. Schon zwischen dem zweiten und dritten Viertel des 11. Jahrhunderts wird übereinstimmend die Herstellung von zwei Hauptwerken der romanischen Buchmalerei dieser Region angesetzt, zweier großformatiger Bibeln, von denen die eine in der vatikanischen Bibliothek, die andere in der Pariser Nationalbibliothek aufbewahrt wird. Die erste, die sogenannte Farfa-Bibel, stammt mit Gewißheit aus dem Skriptorium von Ripoll; das bestätigen sehr überzeugende ikonographische Berührungspunkte mit den Skulpturen des biblischen Zyklus, der im 12. Jahrhundert für die Westfassade der Kirche von Ripoll geschaffen wurde. Die Herkunft der Pariser Bibel ist nicht in gleicher Weise gesichert; man hat sie sowohl der großen katalanischen Abtei zugewiesen, wegen stilistischer und ikonographischer Übereinstimmungen mit der vatikanischen Bibel, als auch der Abtei San Pedro de Roda, wo ihre Aufbewahrung seit dem zweiten Viertel des 12. Jahrhunderts belegt ist. Sicher ist jedenfalls, daß ein Teil der alttestamentlichen Illustrationen beider Bibeln,

203 – Gombreny, San Martín – Antependium: Thronender Christus und Szenen aus dem Leben des heiligen Martin. Zweites Viertel 12. Jh. – *Malerei auf Holz* – Vic, Museo Episcopal

deren Ausführung eine Reihe von Künstlern über einen längeren Zeitraum hinweg beschäftigt hat – die apokalyptischen Szenen der Roda-Bibel, die spätesten von allen, gehen sicher nicht vor den Anfang des 12. Jahrhunderts zurück –, im selben Atelier, sogar vom selben Künstler gemalt worden ist. In seinen Bildern drängen sich minuziös ausgeführte Personen und architektonische Details, deren leichtes, durchsichtiges Kolorit diesen Seiten eine schöne, mosaikartige Wirkung verleiht, wie in den Szenen aus dem Leben Salomos, die in der Roda-Bibel einer der Psalterversionen vorangehen. Bei anderen Illustrationen in dieser Bibel von einer etwas jüngeren Hand verzichtete der Künstler auf jeglichen farbigen Akzent und beschränkte sich auf die strenge Einfachheit der Zeichnung, wie in dem sehr reichen Bilderzyklus zum Buch Daniel. In der Ikonographie der beiden Bibeln hat man Abweichungen festgestellt, die beweisen, daß nicht immer dieselben Quellen vorlagen. Welche das waren, ist nach wie vor problematisch, und die Vorlagen aus dem sehr frühen Mittelalter, mit denen man sie in Verbindung gebracht hat, bleiben hypothetisch.

Die Originalität und lebendige Kraft der katalanischen Buchmalerei bestätigt sich weiterhin in der Produktion von Ripoll vom Ende des 11. und zu Beginn des 12. Jahrhunderts. Eine
Abb. 391 Handschrift der Homilien Gregors des Großen zeigt den Erfindungsreichtum der Künstler in dieser Abtei auf dem Gebiet des Initialschmucks.

Das anspruchsvollste Werk aus dem Skriptorium von Ripoll aus dieser Epoche ist ein Beatus-Kommentar der Turiner Bibliothek; seine schwungvollen, beinahe karikaturhaften

205 – San Pedro de Roda – Bibel: Szene aus dem Leben Nebukadnezars: Traumgesicht des umgehauenen Baums. Mitte oder drittes Viertel 11. Jh. – *Tuschzeichnung auf Pergament; Gesamthöhe 0,48 m* – Paris, Bibliothèque Nationale

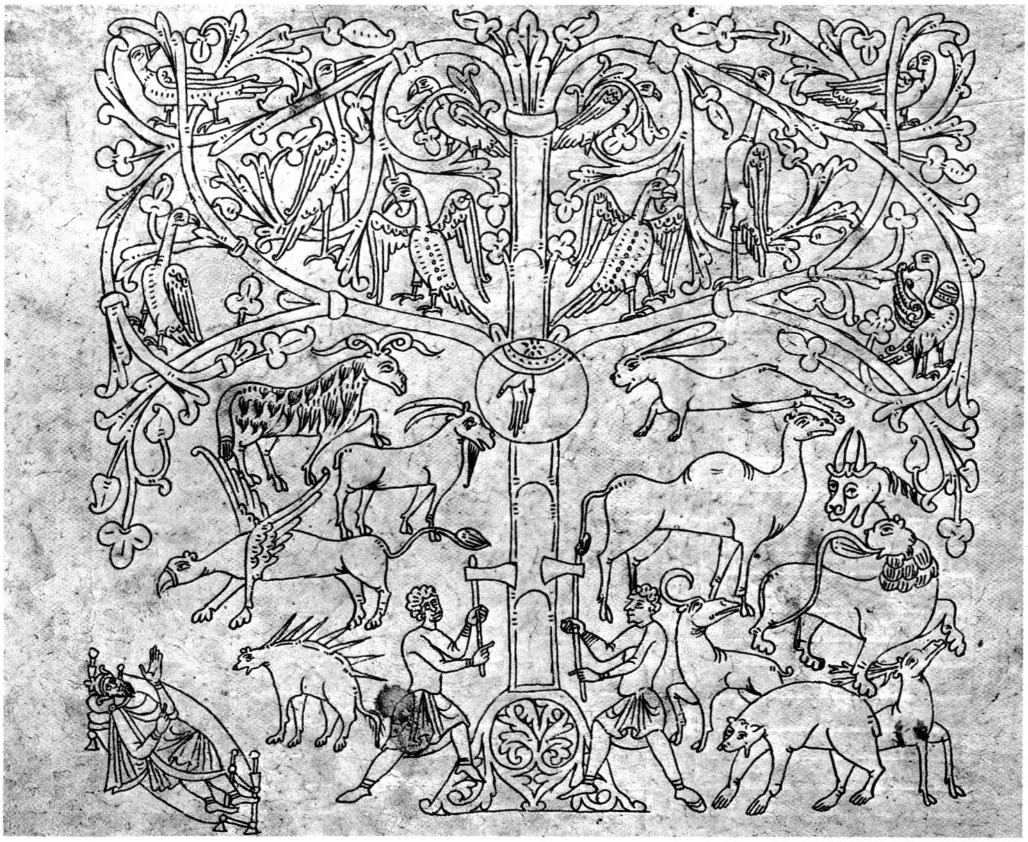

206 – San Pedro de Roda – Bibel: Einweihung des Tempels in Jerusalem; Salomo empfängt die Königin von Saba. Mitte 11. Jh. – *Malerei auf Pergament; Höhe 0,48 m* – Paris, Bibliothèque Nationale

tuus orat coram te hodie
ut sint oculi tui sup do
mũ hanc die ac nocte in
loco quẽ dixisti inuocare
nomẽ tuũ · ut exaudias ora
tionẽ quã puer tuus orat
in hunc locũ ut exaudias
ꝑcationẽ pueri tui & po
puli tui isrl · si orauerit
in loco isto & exaudias in
loco habitationis tuae
dr̃ isrl de caelo · & exau
dias & ꝓpitius sis si pecca
uerit uir inte

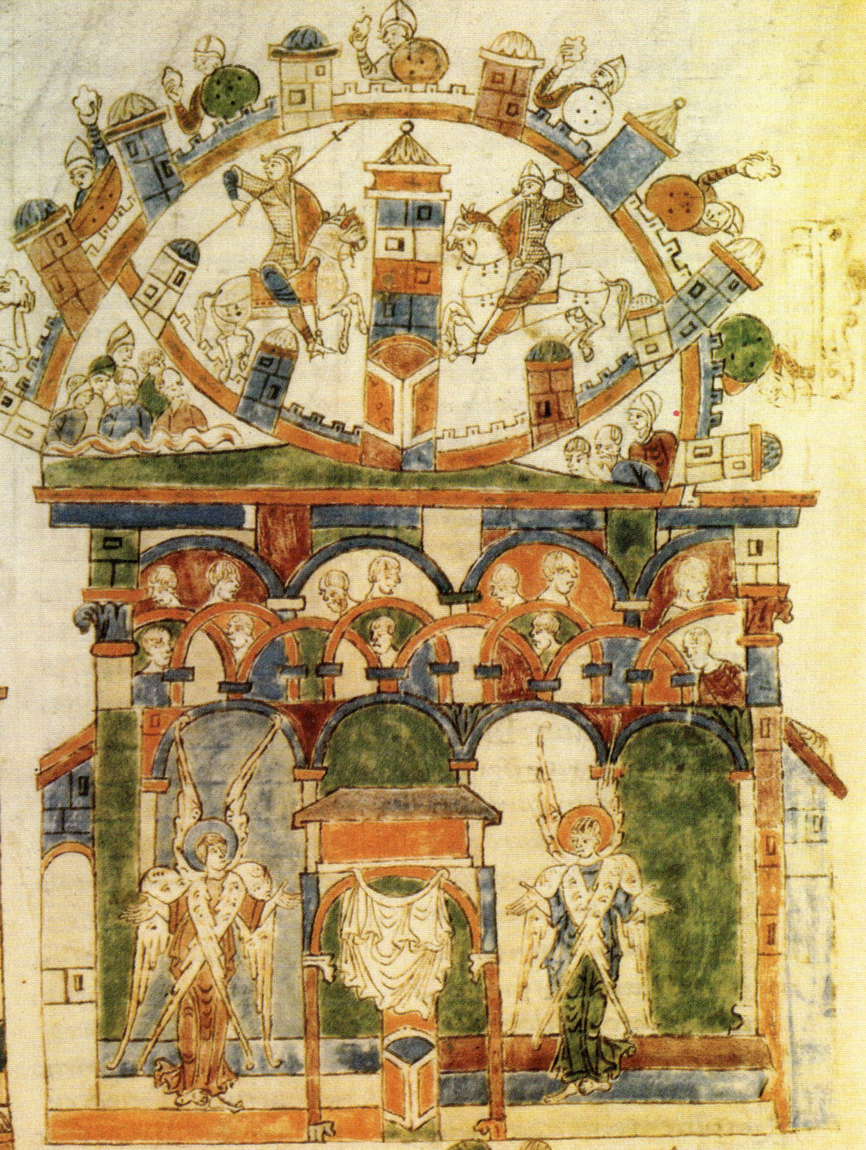

EXPLICIT ORATIO
SALOMONIS ·

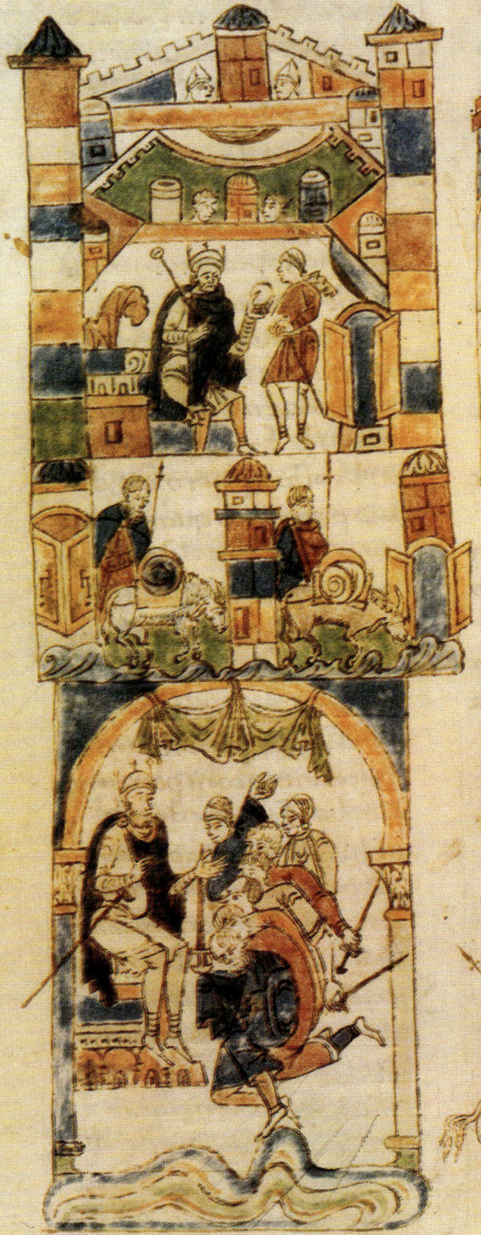

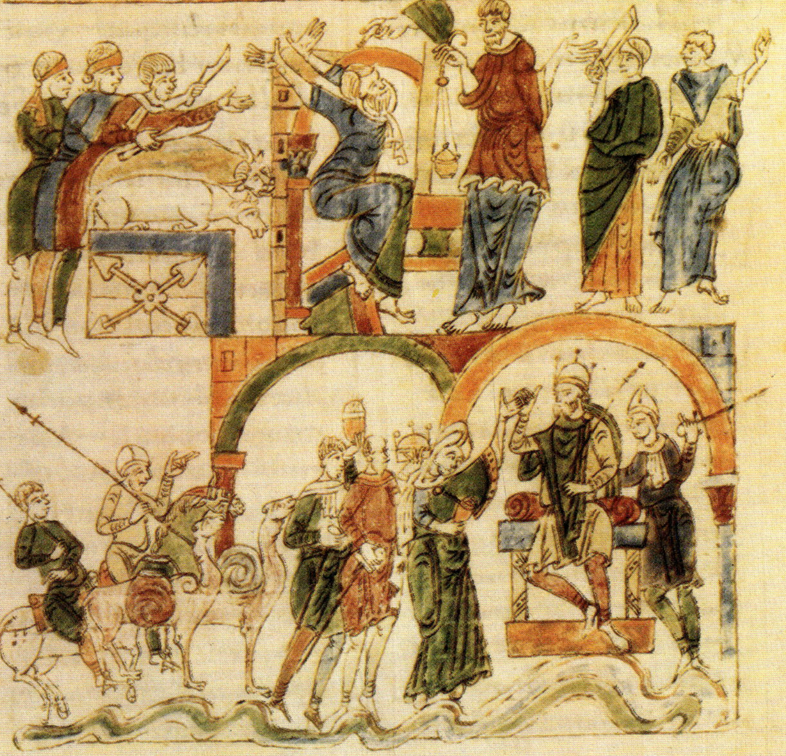

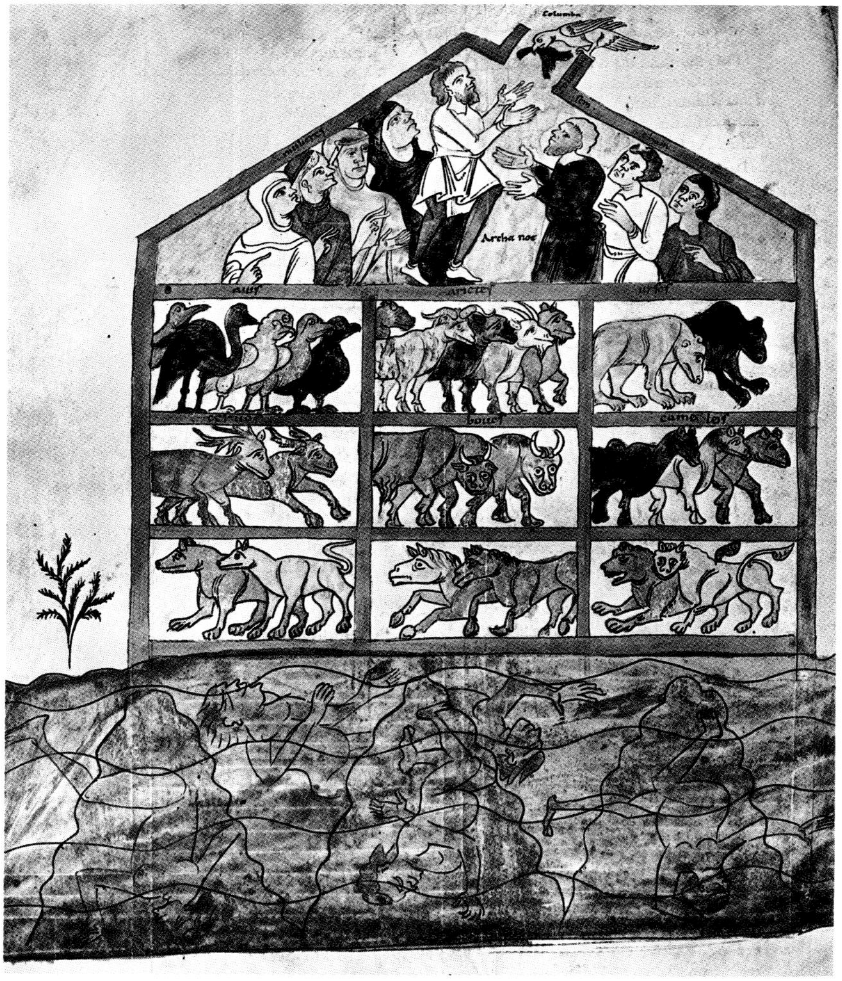

207 – Ripoll – Beatus-Kommentar zur Apokalypse: Die Taube bringt Noah einen Ölzweig in die Arche. Letztes Viertel 11. Jh. – *Malerei auf Pergament; Höhe 0,372 m* – Turin, Biblioteca Nazionale

Illustrationen haben nach Art und Stil nichts mehr zu tun mit denen des Beatus von Gerona, die als Vorlage gedient haben. In ihrer etwas gekünstelten Lebhaftigkeit und in dem offenkundigen Fehlen jeglichen Gefühls für Dramatik lassen die Szenen des Turiner Beatus den endgültigen Bruch der katalanischen Buchmalerei mit der mozarabischen Tradition erkennen.

Diese sollte vom zweiten Viertel des 12. Jahrhunderts an in einer Reihe von Handschriften ausklingen, deren Initialschmuck durch das Auftreten neuer ornamentaler Konzeptionen geprägt ist, die der heimischen Tradition von Grund auf fremd sind. Man kann feststellen, wie jetzt in den katalanischen Initialen der ursprünglich anglo-normannische Typus der sogenannten ‹bewohnten Ranke› *(‹inhabited scroll›)* Verbreitung fand: im mehr und mehr naturalistisch gestalteten Rankenwerk erscheinen Menschen und Tiere. Zwei Handschriften aus dieser Zeit bieten schöne Variationen zu diesem Thema. Die eine, im Besitz des bischöflichen Museums in Vic, schließt sich in ihrer Auffassung der menschlichen Gestalt klar an den
Abb. 392 westfranzösischen Stil an. Die andere, aus dem Kloster Sant Cugat del Vallés bei Barcelona, zeigt eine unerwartete Nähe zur englischen Buchmalerei der Zeit um 1120 bis 1130.

Abb. 395 In einem Werk aragonesischen Ursprungs, der Bibel des Diözesanmuseums von Lérida, die sich früher in Calatayud befand, trifft man auf die schönsten Gestaltungen des Motivs der ‹bewohnten Ranke›. In dieser herrlichen Handschrift, einem Meisterwerk der romanischen Buchmalerei Spaniens, ist es häufig in Initialen integriert, deren ‹fadenförmige› Struktur offensichtlich auf Handschriften aus dem Languedoc und Limousin zurückgeht. Aber der Meister der Bibel von Lérida hat es verstanden, die entlehnten Formelemente in seinem persönlichen Stil zu gestalten, denn manchmal führte er in die Dekoration seiner Initialen abstrakt-geometrische Formen ein, in denen islamische Reminiszenzen nachklingen. Die wilde, ungezügelte Energie, die aus seinen Personen spricht, ist ein weiterer charakteristischer Zug, der zeigt, daß dieser wahrhaft große Meister seine Kraft aus dem Kunstschaffen Spaniens gezogen hat. Die schöne Figur des Harfe spielenden David im Buch der Psalmen beweist, daß der Künstler die neuen Formeln des *damp fold style* wohl kannte. Aber er interpretierte sie mit einer Gestaltungskraft ohnegleichen.

Das Kapitel der Romanik in der katalanischen Buchmalerei endet mit einem merkwürdigen Werk: dem ‹*Liber Feudorum Maior*› im Archiv der Krone von Aragón. Es handelt sich um ein illustriertes Chartular, das nicht von einer mönchischen Gemeinschaft in Auftrag gegeben

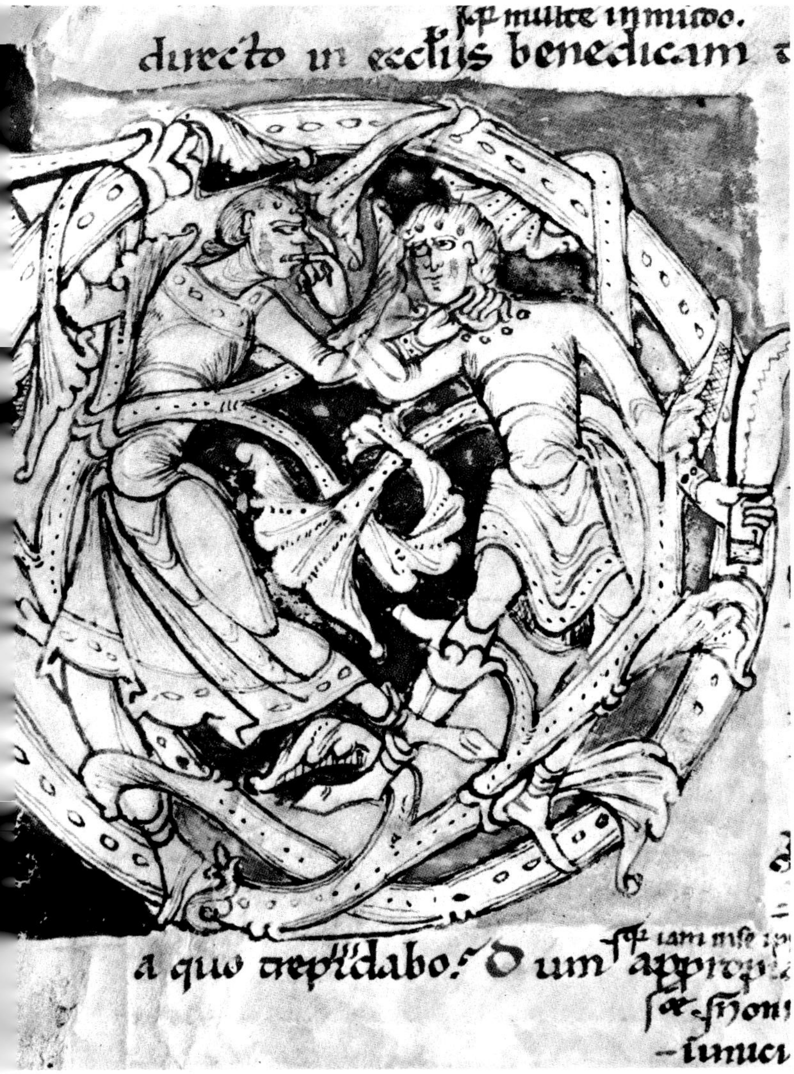

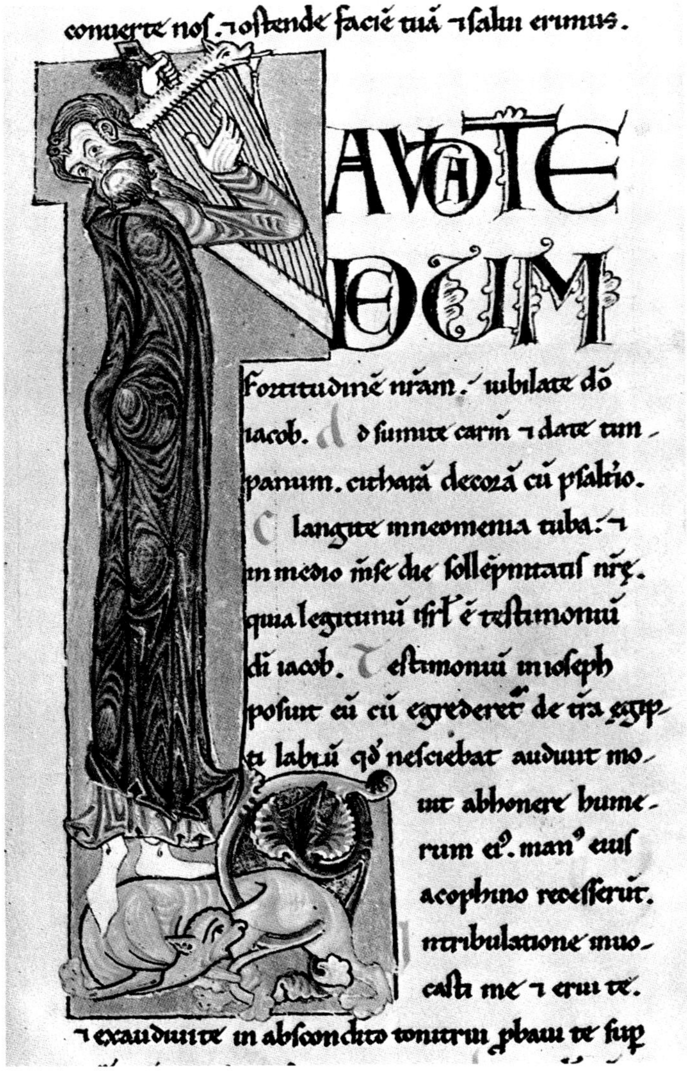

208 – Katalonien – Psalter: Zierinitiale ‹D› mit zwei Personen. Zweites Viertel 12. Jh. – *Malerei auf Pergament; Gesamthöhe 0,305 m* – Vic, Museo Episcopal

209 – Calatayud (?) – Bibel: Zierinitiale ‹L› mit König David, auf der Harfe spielend. Mitte 12. Jh. – *Malerei auf Pergament; Höhe 0,63 m* – Lérida, Museo Diocesano

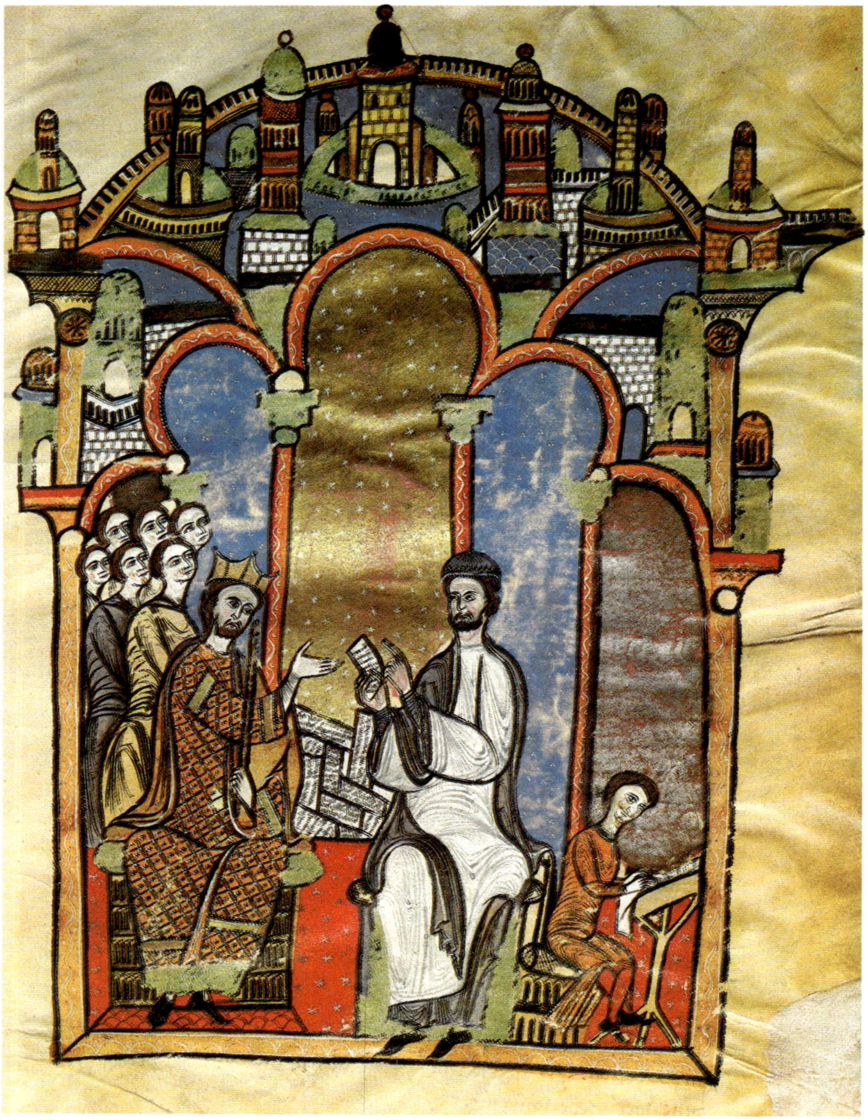

210 – Barcelona – ‹Liber Feudorum Maior›: Ramón de Caldes überreicht sein Buch König Alfons II. von Aragón. Ende 12. Jh. – *Malerei auf Pergament; Höhe 0,42 m* – Barcelona, Archivo de la Corona de Aragón

worden war, wie die meisten uns bekannten Chartularien aus dieser Zeit, sondern von einem Laien, einem Souverän, in diesem Falle von Alfons II. dem Keuschen (1162–1196), Graf von Barcelona und König von Aragón. Von diesem gewaltigen Kompendium, das der Dekan der Kathedrale von Barcelona, Ramón de Caldes, zusammengestellt hat, ist nur ein Fragment erhalten, dessen Illustrationen von zwei verschiedenen Künstlern stammen. Die einen, linkisch und ungeschickt, sind einfache Tuschzeichnungen, gelegentlich mit Höhungen. Die anderen sind in einer sorgfältigen Technik gemalt und verraten nordischen, vielleicht englischen Einfluß, wie es die flüssige Zeichnung bestätigen könnte, zum Beispiel beim Gewand des Ramón de Caldes auf dem Frontispizbild. Die Vorliebe für eine Häufung von Schmuckelementen, wie sie in der Architekturdarstellung dieses Blattes spürbar wird, wie auch die Form der Arkaden gehören dagegen der spanisch-arabischen Tradition an. Zwei weitere Handschriften können wenigstens in Teilen mit der Tätigkeit dieses Malers in Verbindung gebracht werden: die eine, ein Beatus-Kommentar der Pierpont Morgan Library, kommt aus

211 – León, Kollegiatskirche San Isidoro, Panteón de los Reyes – Verkündigung an die Hirten (Ausschnitt). Anfang 12. Jh. oder 1167–1175 (?) – *Fresko*

dem Zisterzienserkloster Las Huelgas in Kastilien, die andere ist eine Zisterzienser-Bibel in der Bibliothek von Dijon. Zwei Tafeln im Museum katalanischer Kunst in Barcelona zeigen andererseits, daß der Künstler sich gelegentlich auch mit der Malerei auf Holz befaßt hat. Nur Fragmente sind von einem Altarbaldachin übriggeblieben; die Bilder enthalten eine Reihe von Passionsszenen.

Kastilien, León, Navarra

Wenn auch unvergleichlich geringer an Zahl als in Katalonien, so dokumentieren die erhaltenen Zeugnisse der Monumentalmalerei in Mittel- und Nordwestspanien doch eine parallele Entwicklung. Hier wie dort ist die gleiche Offenheit gegenüber fremden Einflüssen erkennbar, aber hier beherrschen zunächst, bedingt durch die geographischen, politischen und religiösen Umstände, die Anregungen aus dem Westen und Südwesten Frankreichs das Bild; am Ende des 12. Jahrhunderts wurden sie durch eine starke englische Strömung abgelöst, die ihre Spuren auch in der Buchmalerei hinterlassen hat.

Der Einfluß des Poitou – wenn man ihn auch herunterspielen wollte – wird in einem Zyklus sehr deutlich, der kürzlich in der kleinen Kirche von Bagüés nördlich von Aragón entdeckt wurde (heute ins Diözesanmuseum von Jaca verbracht). Mag der aragonesische Maler seine Formensprache auch in einem französischen Atelier gelernt haben, so brachte er sie doch mit nur ihm eigener unbekümmerter Frische zum Ausdruck.

Qualitätsmäßig trennt eine tiefe Kluft den volkstümlichen Stil des Ensembles von Bagüés von der reifen Kunst der Fresken im Panteón de los Reyes in León. Und doch ist es die gleiche Prägung durch die französische Kunst, die auch in dem weitläufigen Zyklus wieder vorkommt, der die Gewölbe dieses merkwürdigen Gebäudes überzieht, das, wie eine Art Vorhalle an die Kollegiatskirche San Isidoro angebaut, der königlichen Familie von León als Grablege dienen sollte. Die Figuren, die in diesen Malereien auftreten, zeichnen sich durch eine stark plastische Gestaltung aus, die durch den geschickten Einsatz von weißen Höhungen

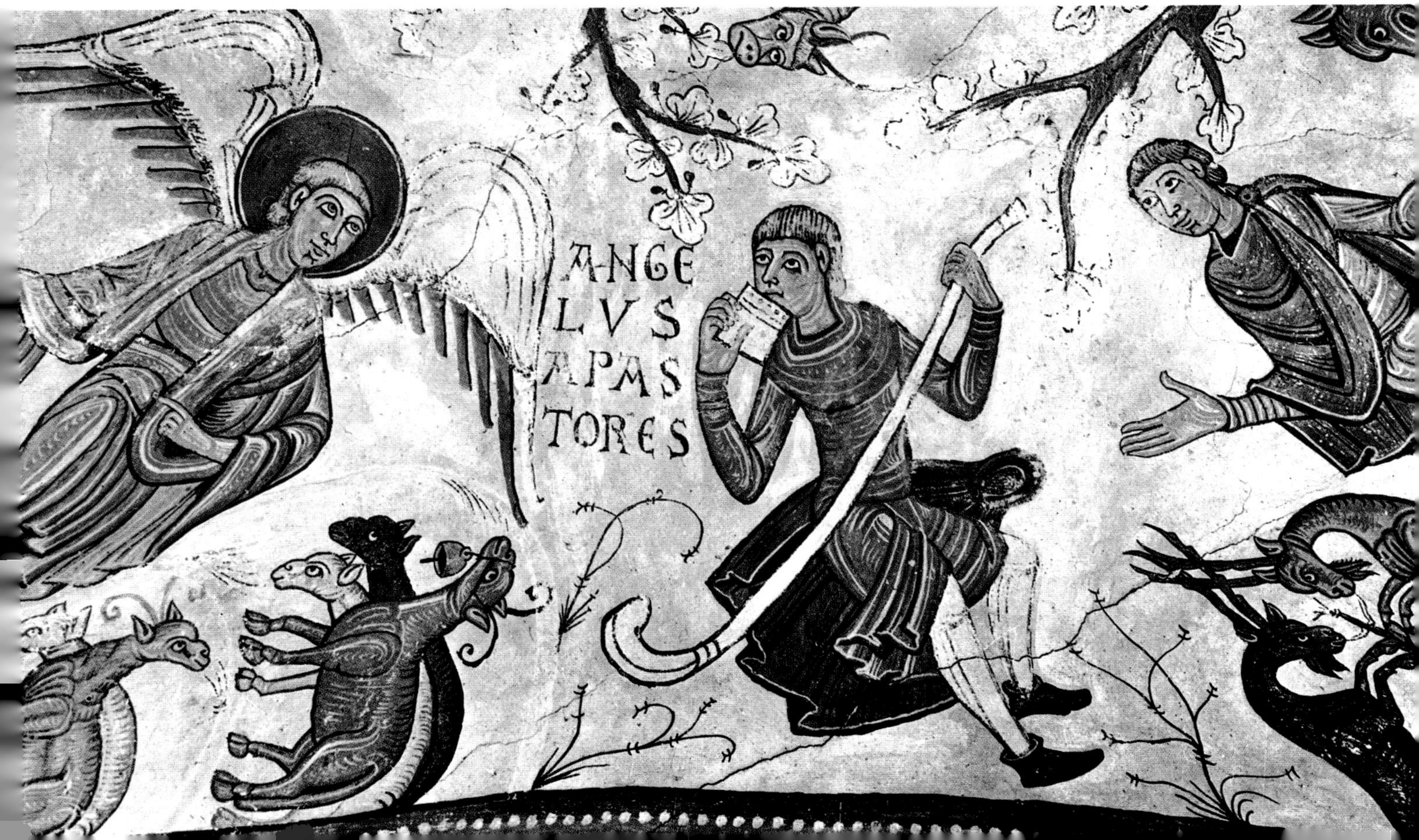

erreicht wird, der sie aus dem ebenen Hintergrund hervortreten läßt. Dieser Stil voll Kraft und Körperlichkeit, für den keine lokalen Vorläufer bekannt sind, entspringt sicher fernen karolingischen Quellen, und wenn es auch kein genaues Gegenstück in der erhaltenen Monumentalmalerei Westfrankreichs gibt, so weisen doch zahlreiche Einzelmotive darauf hin, daß der Schöpfer des Zyklus in León die französischen Malereien kannte. So hat die schön gerundete Bewegungskurve, die der bestickte Ärmel eines segnenden Christus beschreibt, ein Äquivalent in der Zeichnung des Christus in der Glorie in einem Missale aus Saint-Julien in Tours, heute in der Kathedrale von Auxerre. Eine der reizvollsten Szenen in León ist die Verkündigung an die Hirten. Die Datierung der Fresken, die für gewöhnlich unter Ferdinand II. (1167–1175) angesetzt werden, wurde vor kurzem von W. Williams an den Anfang des 12. Jahrhunderts gerückt auf Grund einer neuen Interpretation der Inschrift zu den Stifterfiguren in der Kreuzigungsszene.

Die ältesten romanischen Wandmalereien Kastiliens in Maderuelo und Berlanga sind frühestens um 1130 entstanden, in einer Zeit, als dieser Teil des kastilischen Königreichs unter der Herrschaft von Aragón stand. Das erklärt, warum der Stil der beiden Zyklen so stark von der Kunst des katalanischen Meisters der Apsis von Santa María in Tahull beeinflußt ist. Manche Gelehrten wollen sogar die eigenhändige Handschrift des Meisters in den Fresken von Maderuelo (heute im Prado) erkennen. Eher von einem seiner Schüler stammen die Szenen aus dem
Abb. 388 Leben Jesu in Berlanga. Aber am interessantesten sind dort die Jagdszenen, die ungemein dekorativ von einem sehr eigenwilligen Maler gestaltet wurden, der nichts der Malkultur Kataloniens verdankt.

In die letzten zwanzig Jahre des 12. Jahrhunderts gehört eine der erstaunlichsten Episoden in der Geschichte der spanischen Malerei der Romanik: im Kapitelsaal des Frauenklosters in Sigena, das 1183 von Sancha von Kastilien, Königin von Aragón, gegründet worden war, wirkte ein Maler, dessen englische Herkunft und Identität mit einem der qualitätvollsten Miniatoren während der zweiten Illustrierungskampagne der Winchester-Bibel, dem Meister des Morgan-Blattes, 1962 von Otto Pächt in einem aufsehenerregenden Aufsatz aufgedeckt und später von W. Oakeshott in seiner Monographie bestätigt wurde. Für die Anwesenheit dieses Malers in Spanien ist niemals eine Erklärung gefunden worden. Vielleicht ist sie im Zusammenhang der politischen Annäherung zwischen den Höfen von Kastilien und England im Jahre 1170 zu sehen, als Alfons VIII. von Kastilien, ein Neffe der Gründerin von Sigena, eine der Töchter von Heinrich II. und Eleonore von Aquitanien heiratete.

Abb. 390 Man kennt heute die bedeutende Ausmalung des Kapitelsaals von Sigena, die 1936 während des Spanischen Bürgerkriegs einem Brand zum Opfer fiel, nur noch aus einigen verblichenen Resten im Museum katalanischer Kunst in Barcelona und aus Photographien, die einige Monate vor der Zerstörung gemacht worden waren. Sie lassen das Ausmaß des Verlustes ermessen, der durch die Vernichtung eines der reichsten und vollständigsten Zyklen entstanden ist, die am Ende der romanischen Zeit gemalt wurden. Man hat auf gewisse Anglizismen in der Ikonographie dieses Ensembles hingewiesen, das hauptsächlich alttestamentliche Szenen enthielt, zum Beispiel die Unterweisung Adams in der Feldarbeit durch einen Engel. Der idealisierende, schon vorgotische Stil verbindet sich wie in der Winchester-Bibel aufs glücklichste mit einer Liebe zum Ornamentalen, die in den Pflanzendarstellungen ihren Ausdruck findet.

Die Einwirkung des Stils von Sigena auf die spanische Malerei der Spätromanik scheint beträchtlich gewesen zu sein. Man findet seinen Nachklang in Sigena selbst, in den jüngeren Fresken der Hauptapsis der Klosterkirche, und man nahm an, seinen Einfluß auch in einer Reihe navarresischer Fresken einer noch fortgeschritteneren Periode (Artaiz, Olite, Artajona) erkennen zu können. Aber es war in Kastilien, in Fragmenten aus dem Kapitelsaal von San

212 – León, Kollegiatskirche San Isidoro, Panteón de los Reyes – Majestas Domini. Anfang 12. Jh. oder 1167–1175 (?) – *Fresko*

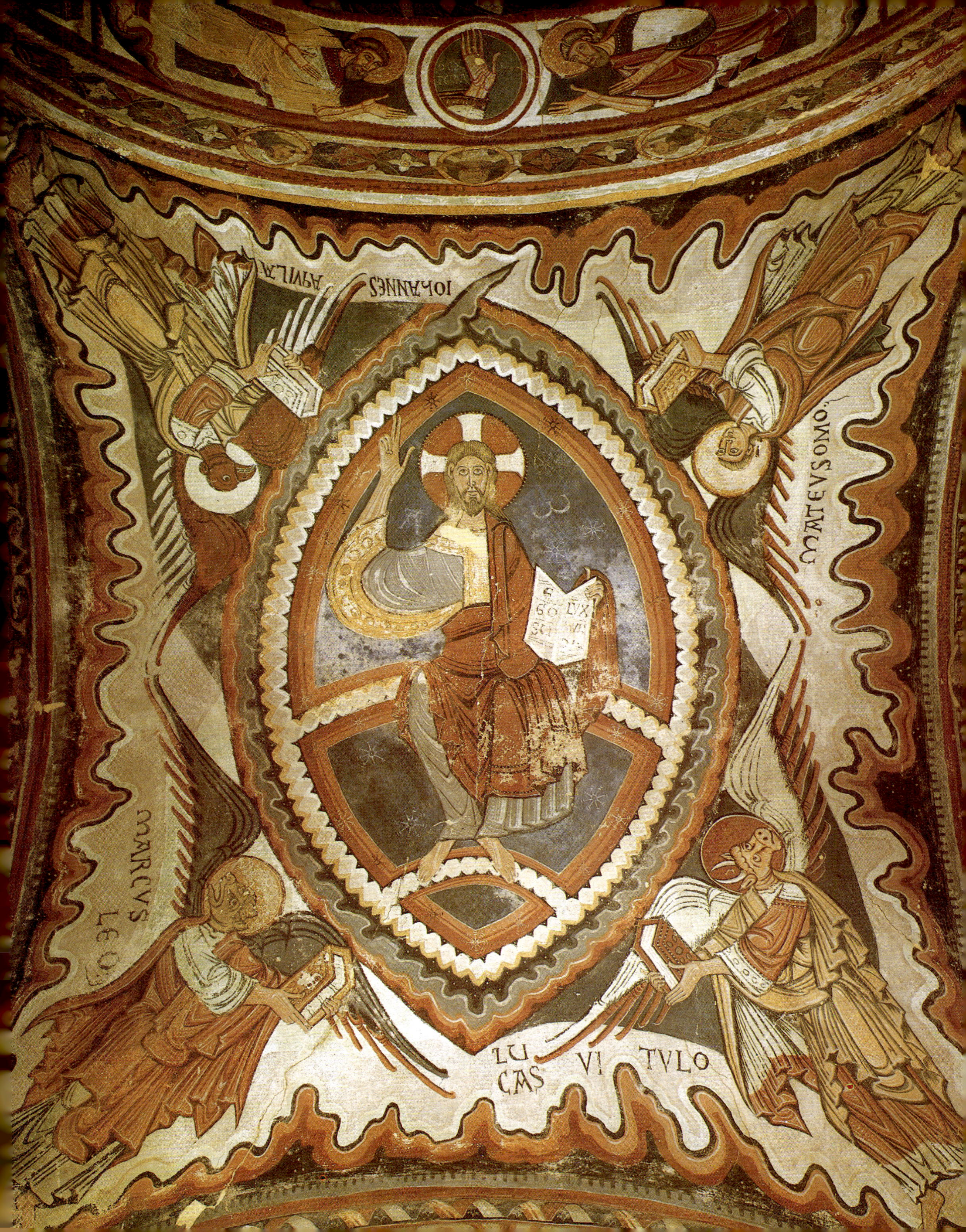
MATEVS OMO
MARCVS LEO
LVCAS VITVLO

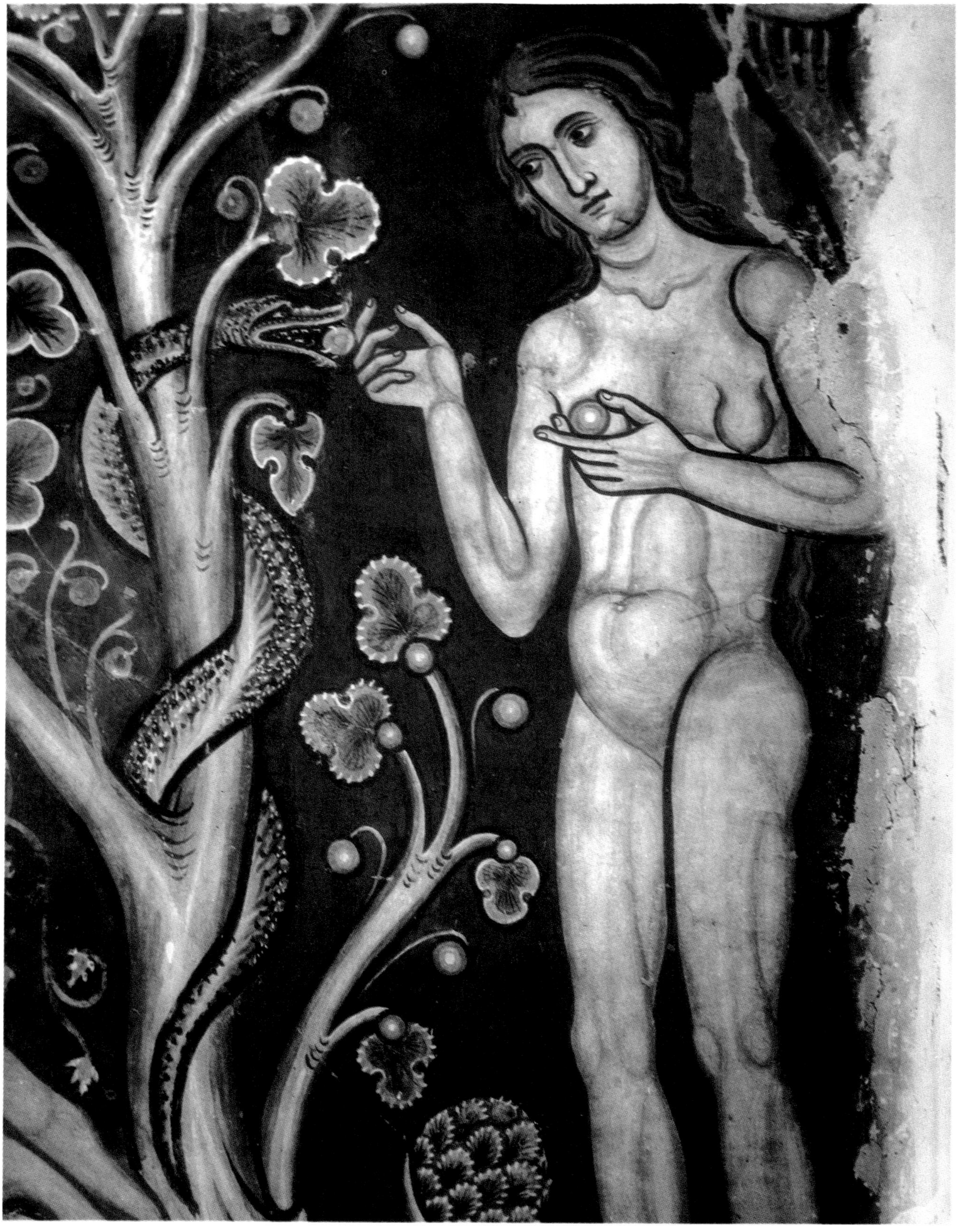

213 – Sigena, Kloster, Kapitelsaal – Die Verführung Evas. Um 1180–1190 – *Fresko (1936 zerstört)*

Pedro in Arlanza aus der Zeit um 1200 – die heute zwischen dem Museum katalanischer Kunst in Barcelona und den Cloisters Collections in New York aufgeteilt sind –, wo man am besten die erlesene Maltechnik und den feinen Zeichenstil des englischen Meisters von Sigena begriffen hat. Zwischen den Fresken in Arlanza und dem Ensemble von Sigena bestehen jedoch keinerlei thematische Bezüge: in Arlanza sind es monumentale Tierdarstellungen – Löwen, Greifen, Drachen –, die in ihrer kühnen Stilisierung an manche Darstellungen in englischen Bestiarien dieser Zeit erinnern.

Die Handschriften, in relativ größerer Zahl erhalten als die Wandmalereien, geben einen genaueren Einblick in den stilistischen Wandlungsprozeß, der den Übergang von der mozarabischen zur romanischen Kunst ermöglichte, so wie man ihn anhand der illuminierten Manuskripte rekonstruieren kann, die aus den Skriptorien in Aragón, Kastilien und León hervorge-

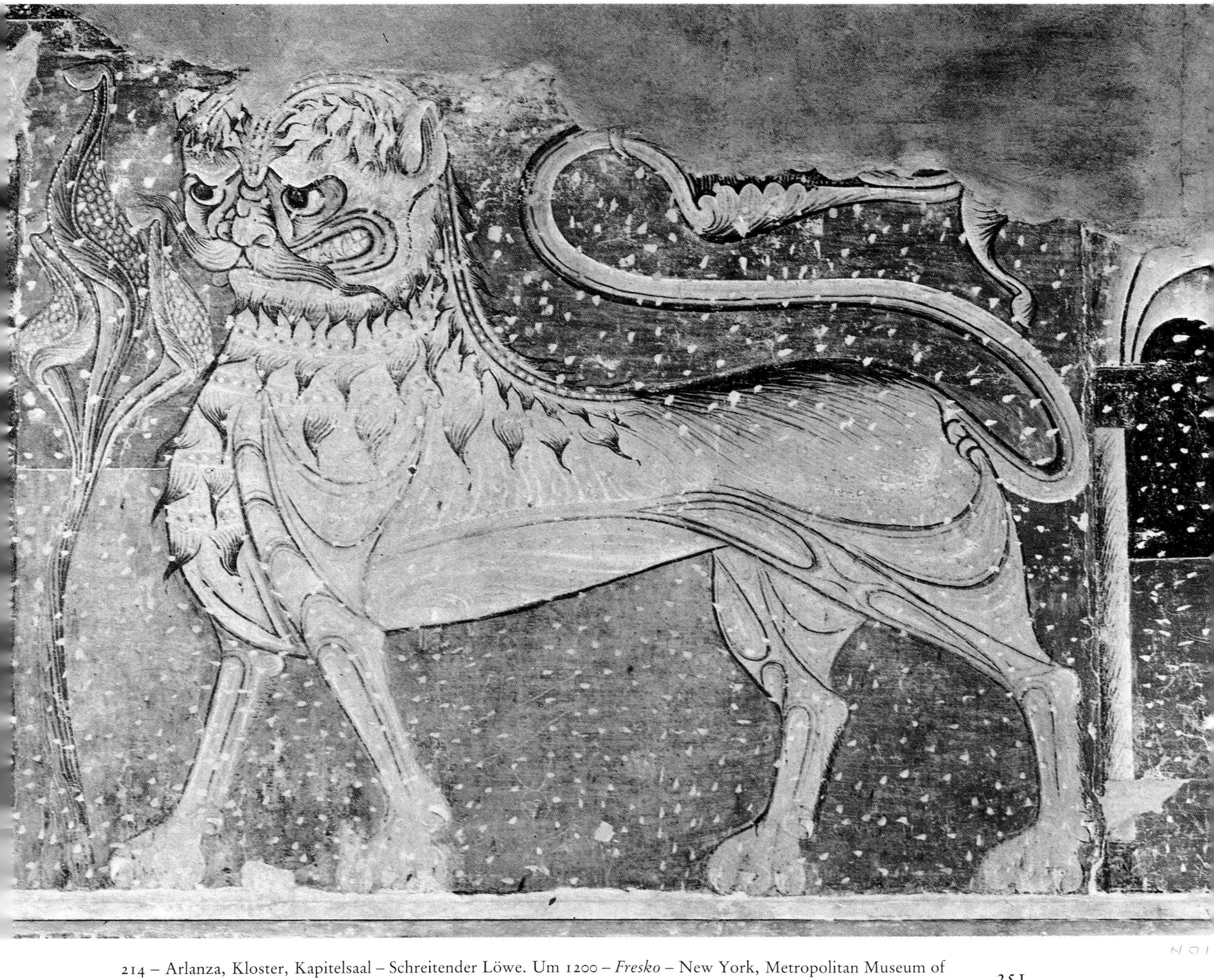

214 – Arlanza, Kloster, Kapitelsaal – Schreitender Löwe. Um 1200 – *Fresko* – New York, Metropolitan Museum of Art, Cloisters Collections

gangen sind. Die Aneignung der romanischen Formensprache in diesen verschiedenen Gegenden Spaniens, die sich erst im 12. Jahrhundert voll auswirkte, entsprang einem Verlangen nach Erneuerung, dessen erste Anzeichen sich seit der Mitte des vorangegangenen Jahrhunderts in Werken gezeigt hatten, die noch der mozarabischen Buchkunst verpflichtet waren; so dem Gebetbuch von König Ferdinand I. von Kastilien, 1055 datiert, oder dem Beatus-Kommentar von Burgo de Osma, von 1086. In diesen beiden Handschriften findet man nicht mehr jene unnachgiebige Ablehnung naturnaher Formen, die die Werke der großen mozarabischen Epoche kennzeichnete. Andererseits erwiesen sich die spanischen Skriptorien als sehr anhänglich gegenüber ihrem ikonographischen Erbe, wie es die Tatsache belegt, daß sie bis zu einem sehr späten Zeitpunkt den Bilderzyklus des Beatus-Kommentars und selbst mozarabische Bibeln immer wieder kopiert haben.

Wie die Künstler der Wandmalereien wandten sich auch die Buchillustratoren Nord- und Nordwestspaniens seit dem Ende des 11. Jahrhunderts gern den Vorbildern nördlich der Pyrenäen zu. Diese Neuorientierung ist besonders im Bereich des Ornaments spürbar, wo man von Aragón bis León die Verbreitung eines Initialtyps beobachten kann, dessen Struktur und Schmuckmotive sich offensichtlich von aquitanischen und sogar limousinischen Vorlagen herleiten: so zum Beispiel in einer Bibel von San Juan de La Peña, in der sich der neue Initialstil merkwürdigerweise mit einem Text in westgotischer Schrift verbindet, oder auch in einem Sakramentar der Kathedrale von Huesca und im sogenannten ‹Missale des heiligen Facundus› aus dem Kloster San Benito el Real in Sahagún (León).

In den Bildern der Handschriften aus diesem Teil Spaniens hat sich der Stilwandel langsamer vollzogen. Sicher folgte der Meister eines Beatus-Kommentars aus San Millán de La Cogolla um 1100 den Tendenzen, die im Gebetbuch Ferdinands I. und im Beatus-Kommentar von Burgo de Osma einen ersten Niederschlag gefunden hatten: die Formen wurden weicher und natürlicher, die Modellierung verleiht den Personen eine neue Körperhaftigkeit. Trotzdem sollte der romanische Stil in diesen Gegenden, welche die Wiege der mozarabischen Kultur gewesen waren, noch auf manchen Widerstand stoßen. Es ging nicht ohne Kompromisse ab, wie man an den eigenartigen Bildern des *‹Liber Testamentorum Regium›*, einem Chartular der Kathedrale von Oviedo, sehen kann, das zwischen 1126 und 1129 von dem Bischof von Oviedo, Dom Pelayo, kompiliert worden war. Hier vereinigt sich der typisch romanische Sinn für strukturierte Formen mit einer Neigung zu Schematismus und geometrischer Abstraktion, die ihre Wurzeln in der heimischen Kunsttradition hat. Der gleiche Dualis-
Abb. 396 mus findet sich in einer schönen Zeichnung mit einer Darstellung der Frauen am Grabe wieder, die sicher im ersten Viertel des 12. Jahrhunderts einem Lektionar aus Santo Domingo de Silos beigefügt wurde.

Erst gegen die Mitte des 12. Jahrhunderts setzte sich mit Macht der Einfluß aus dem Norden in der romanischen Buchmalerei der Königreiche von Kastilien und León durch. Er ist klar in den Illustrationen dreier großformatiger Bibeln zu erkennen. Die älteste, aus der Kathedrale von Ávila, enthält am Anfang des Neuen Testaments einen interessanten Passionszyklus, der ein Teil der Zusätze ist, mit denen ein kastilischer Künstler eine Bibelhandschrift versah, deren eigentlicher Kern im ersten Viertel des 12. Jahrhunderts in einem römischen Atelier ausgeführt worden war. Diese Erzählszenen enthalten viele einmalige ikonographische Details, deren Quellen noch untersucht werden müssen. Stilistisch gehen Menschendarstellung, Gewandbehandlung und Art des Farbauftrags deutlich auf französische Vorlagen zurück. Aber der Künstler hat sich bei ihrer Übernahme von einem rein spanischen Gefühl für expressive Deformation leiten lassen; das Ergebnis sind einige sehr eindrucksvolle formale Neuschöpfungen, wie die erstaunliche Gestalt Christi in der Szene mit dem ungläubigen Thomas.

215 – Oviedo – ‹Liber Testamentorum Regium›: König Ordoño I. und Königin Teresa übergeben ihr Testament. Zwischen 1126 und 1129 – *Malerei auf Pergament; Höhe 0,365 m* – Oviedo, Kathedrale, Biblioteca Capitular

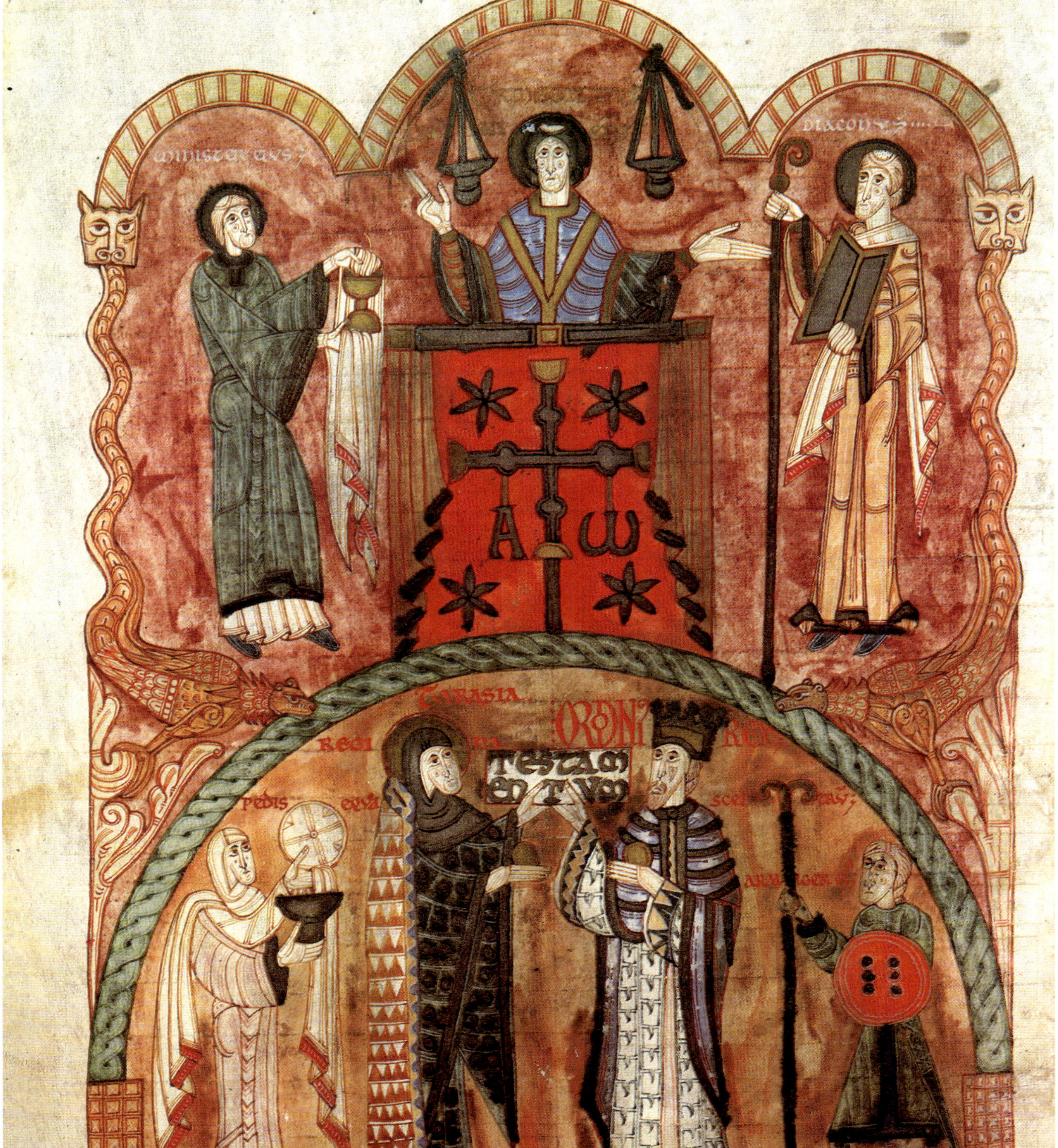
TARASIA
TESTAM ENTVM

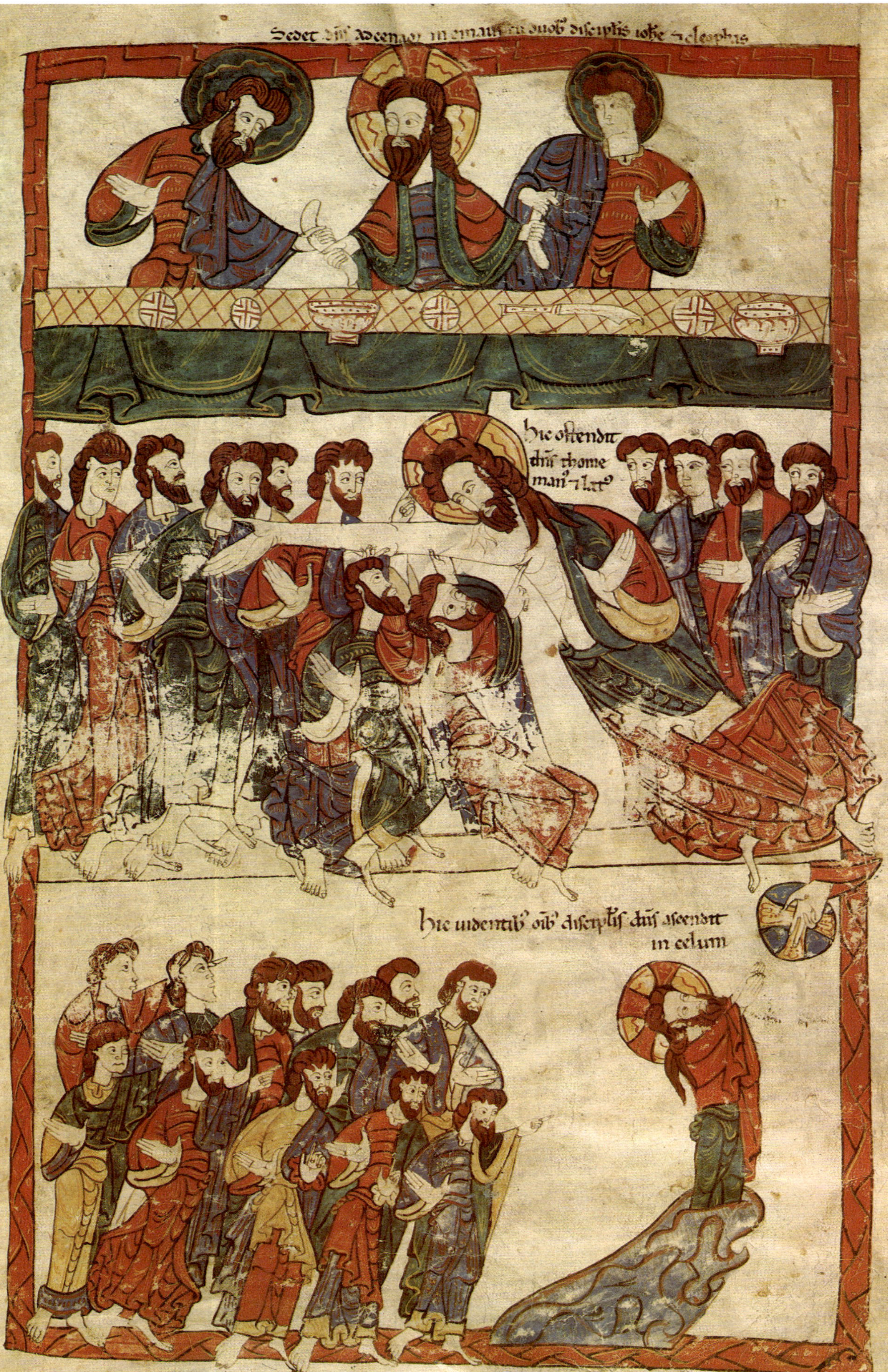
Sedet dns' accenans in emaus cu duob' discipl'is iohe 7 cleophas
hic ostendit dns thome man' 7 lat'
hic uidentib' oib' discip'lis dns ascendit in celum

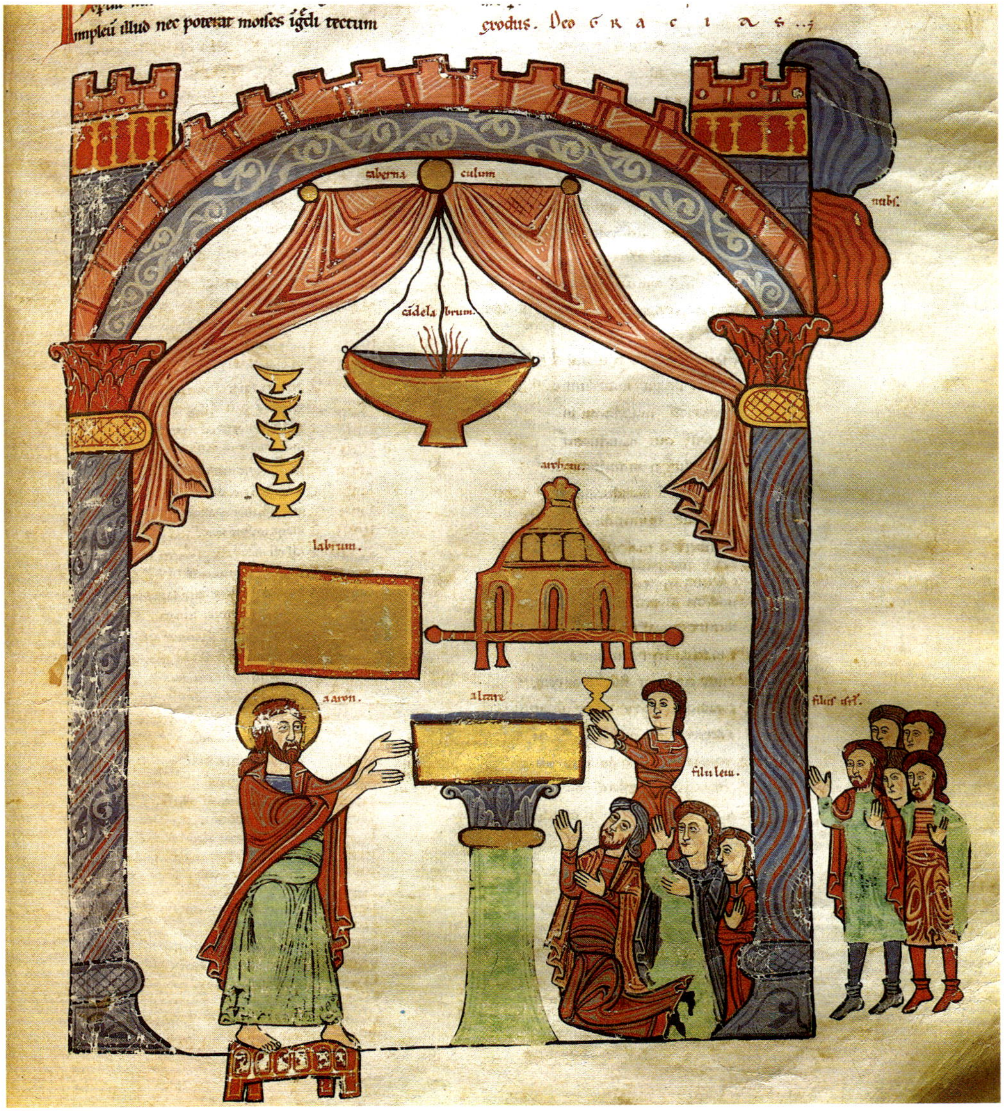

217 – León – Bibel: Aaron beim Opfer vor der Stiftshütte. 1162 – *Malerei auf Pergament* – León, Kollegiatskirche San Isidoro

Ein nahestehender, aber gemäßigterer Stil zeigt sich in den Illustrationen einer der Kollegiatskirche San Isidoro in León gehörenden dreibändigen Bibel, die 1162 zur Zeit von König Ferdinand II. und Abt Menendo hergestellt wurde. Das Vorwort, in dem alle diese Einzelheiten mitgeteilt werden, gibt Auskunft darüber, daß das Pergament für diese Bibel in Frankreich gekauft wurde, und es vermittelt außerdem noch wertvolle Details über die Dauer der Arbeit an der Handschrift: die Abschrift erforderte sechs Monate, während nur ein Monat für die Bebilderung ausreichte. Diese enthält eine Reihe unüblicher Szenen, wie die mit Aaron, der vor der Stiftshütte ein Opfer darbringt, am Anfang des Buches Leviticus. Die unmittelbare Vorlage ist bekannt: es ist die berühmte mozarabische Bibel – ebenfalls in San Isidoro in León aufbewahrt –, die zwei Jahrhunderte früher, im Jahre 960, von den Schreibern Florentius und Sanctius im Kloster Valeránica abgeschrieben wurde.

Einen Sonderfall stellt eine Bibel der Kathedrale von Burgos dar, die wahrscheinlich ins letzte Jahrhundertviertel gehört. Das einzige Bild dieser Handschrift zeigt in zwei Registern

216 – Ávila – Bibel: Christus und die Emmausjünger; der ungläubige Thomas; Himmelfahrt. Mitte 12. Jh. – *Malerei auf Pergament; Höhe 0,585 m* – Madrid, Biblioteca Nacional

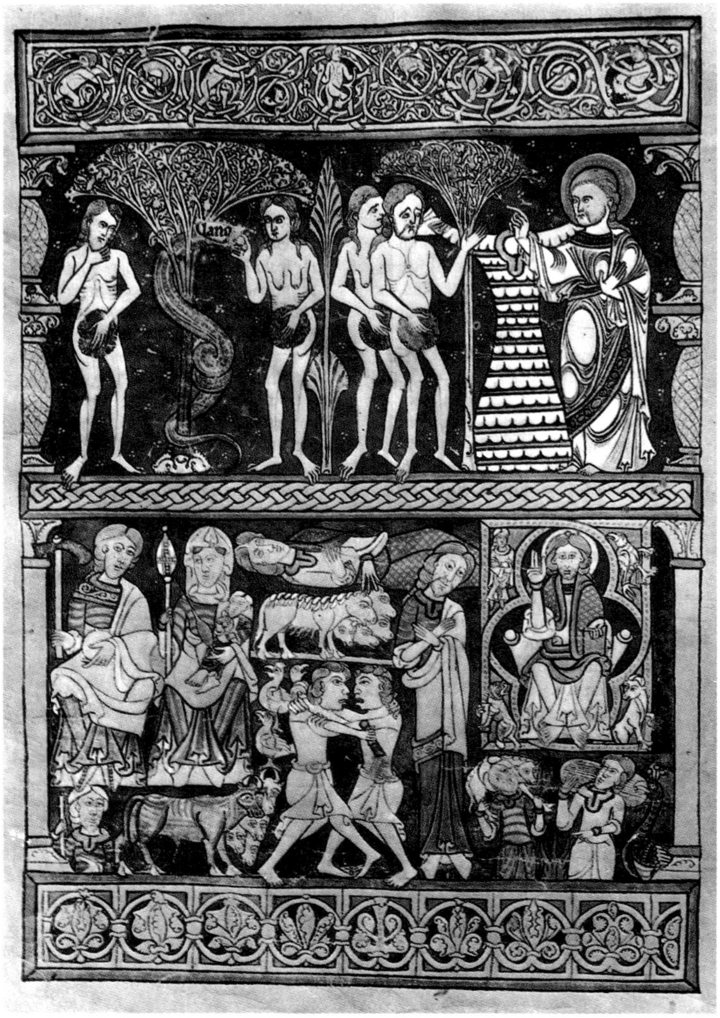

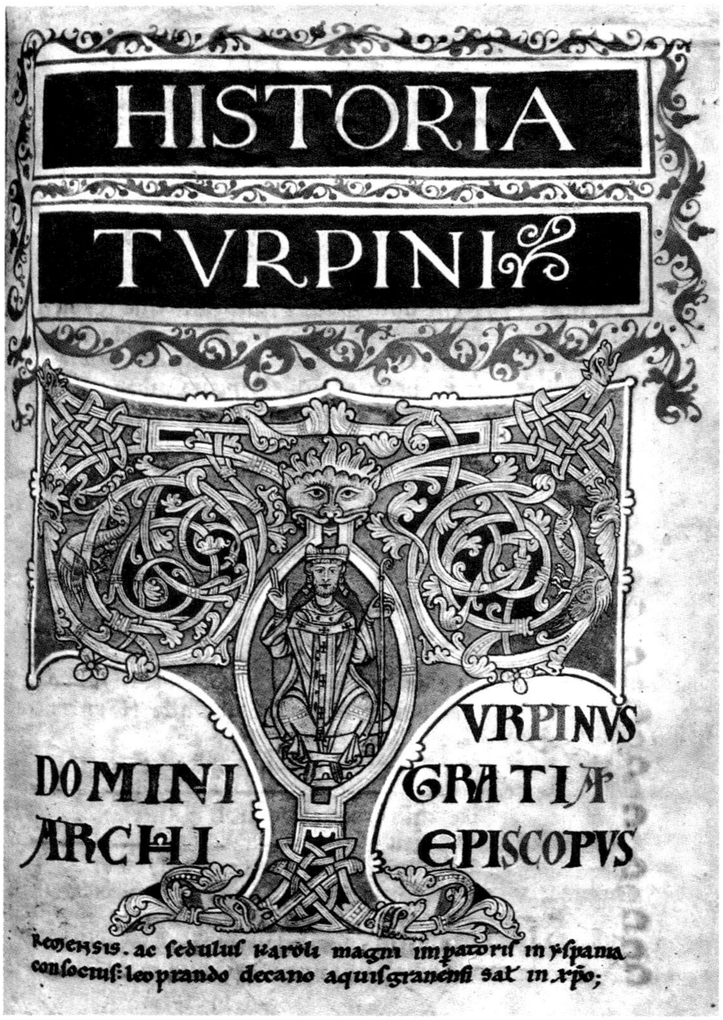

218 – Burgos – Bibel: Sündenfall und Vertreibung aus dem Paradies; Adam und Eva nach der Vertreibung; die Opfer von Kain und Abel. Letztes Viertel 12. Jh. (?) – *Malerei auf Pergament; Höhe 0,53 m* – Burgos, Biblioteca Provincial

219 – Santiago de Compostela – ‹Liber Calixtinus›: Zierinitiale ‹T› mit dem Erzbischof Turpinus. Zweites Viertel 12. Jh. – *Malerei auf Pergament; Höhe 0,31 m* – Santiago de Compostela, Kathedrale, Biblioteca Capitular

Genesis-Szenen vom Sündenfall bis zur Geschichte von Kain und Abel. Dieses Blatt, dessen Stil nicht einheitlich ist, wurde sichtlich von zwei verschiedenen Händen gemalt. Der Schöpfer der unteren Mitte des Bildes, dem auch die Zierbuchstaben der Bibel zu verdanken sind, stellte den menschlichen Körper ungelenk-starr dar, wie es auch sonst in der Buchmalerei Nordwestspaniens üblich ist. Das obere Register ist das Werk eines zweiten Künstlers, wohl aus einer jüngeren Generation, der sich von dem älteren durch die Leichtigkeit und Weichheit der Zeichnung unterscheidet. Sein Stil beweist eine Neuorientierung in Kastilien und ist zweifellos zum Teil von der englischen Buchmalerei beeinflußt, der die Formeln des *damp fold style* entlehnt sind, wie die Gestalt Gottvaters im rechten Bildteil zeigt. Dieser schwingende, fließende Zeichenstil setzte sich auf die Dauer in Kastilien durch; um 1200 trat er wieder zutage in den Szenen, die einer der beiden Maler eines Beatus-Kommentars aus San Pedro de Cardeña ausgeführt hat (Madrid, Museo archeológico nacional, und Privatsammlung Frankreich), und in einem zweibändigen Lektionar in der Kapitelbibliothek von Toledo.

In der Problematik der Beziehungen zwischen der romanischen Buchmalerei Spaniens und

220 – Sahagún – Petrus Lombardus, Kommentar zu den Paulus-Briefen: Zierinitiale ‹P› mit dem Schiffbruch des heiligen Paulus. 1181 – *Malerei auf Pergament; Höhe 0,365 m* – New York, Piermont Morgan Library

regnum suum celeste. idem tibi sperare licet. cui est gloria in secula seculorum amen. **S**aluta priscam et aquilam. aquila: erat uir prisce. apud istos hospitabatur apostolus. et honesiphori domum idest familiam. **E**rastus: remansit chorinti. **T**rophimum autem: reliqui infirmum mileti. Ideo hos nominat: ut ueniens per eos uisitet. **F**estina ante yemem uenire. propter ymbres. et frigora. commonet: ut autumpno ueniret. **S**alutat te oebalus. et pudens. et linus. et claudia. et fratres omnes. Post salutationem fratrum: ipse salutat. quasi subscribens hoc modo. **D**ominus ihesus. sit cum spiritu tuo. et caue ne amonitus irascaris. sed potius: **G**ratia sit nobiscum. idest maneat nostra dilectio.

dñino. amen idest fiat. Vel uera sunt que hactenus dixi.

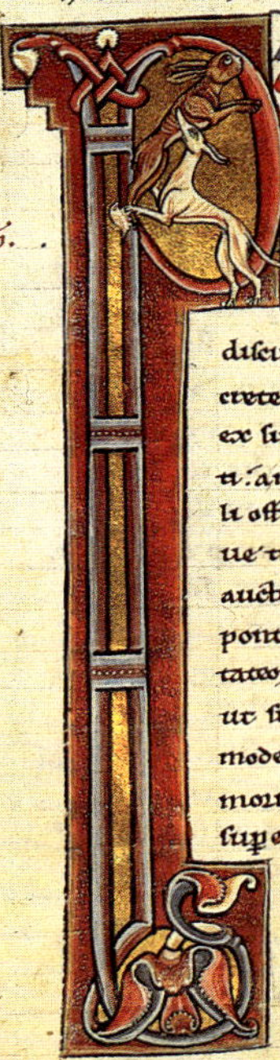

PAULUS SERUUS dei. et cetera. **H**anc epistolam scribit apostolus: tito. quem creauit episcopum. commonens eum fore sollicitum in ecclesiastica disciplina. Tito enim relicto crete episcopo: ex humilitate. et ex simplicitate nimis pacienti: aniehopoli scribit de episcopali officio. uniuerse. et potestatiue tractando. per scripta ei sua auctoritate utili. Debet enim pontifex habere matrem pietatem. et patris seueritatem. ut sit fortis: superbis. et suauis: modestis. Ut non habens timoris angulum. nec elationis supercilium: urat et luceat.

dñib.

Unde: in ueste legalis pontificis erat coccus bistinctus. qui habet speciem ignis. Ignis autem: duo facit. urit: et lucet. ita et pontifex: gladio predicationis: scilicet ignito eloquio. urere debet. mordaci increpatione: et metuenda comminatione. et lucere blandis fouendo. et delectabilia permittendo. Ideo: de manna dicitur. quod in durabat ad ignem: et liquescebat ad solem. Et baculus pontificalis. ab inferiori pungit. et in summo

Nota

faciet: in regnum suum celeste. cui gloria in secula seculorum amen. **S**aluta priscam. et aquilam. et honesiphori domum. **E**rastus: remansit chorinti. **T**rophimum autem: reliqui infirmum mileti. **F**estina: ante yemem uenire. **S**alutat te oebalus. et pudens. et linus. et claudia. et fratres omnes. **D**ominus ihesus: cum spiritu tuo. **G**ratia nobiscum amen.

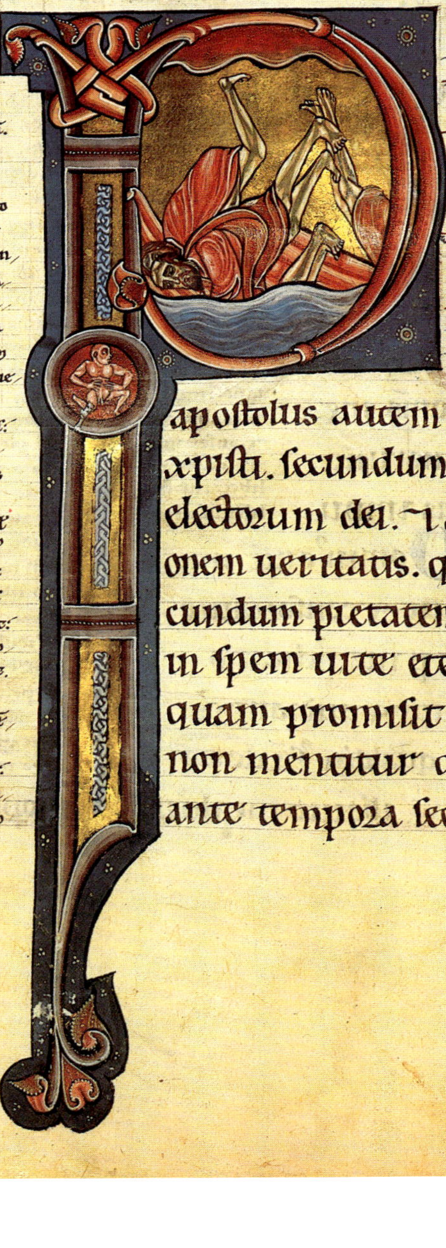

PAULUS SERUUS DEI apostolus autem ihesu xpisti. secundum fidem electorum dei. et agnitionem ueritatis. que secundum pietatem est in spem uite eterne. quam promisit qui non mentitur deus. ante tempora secularia. (l. eterna.)

INCLITUS: ADEFFONSUS: REX: LEGIONENSIUM: ET GALLECIE:

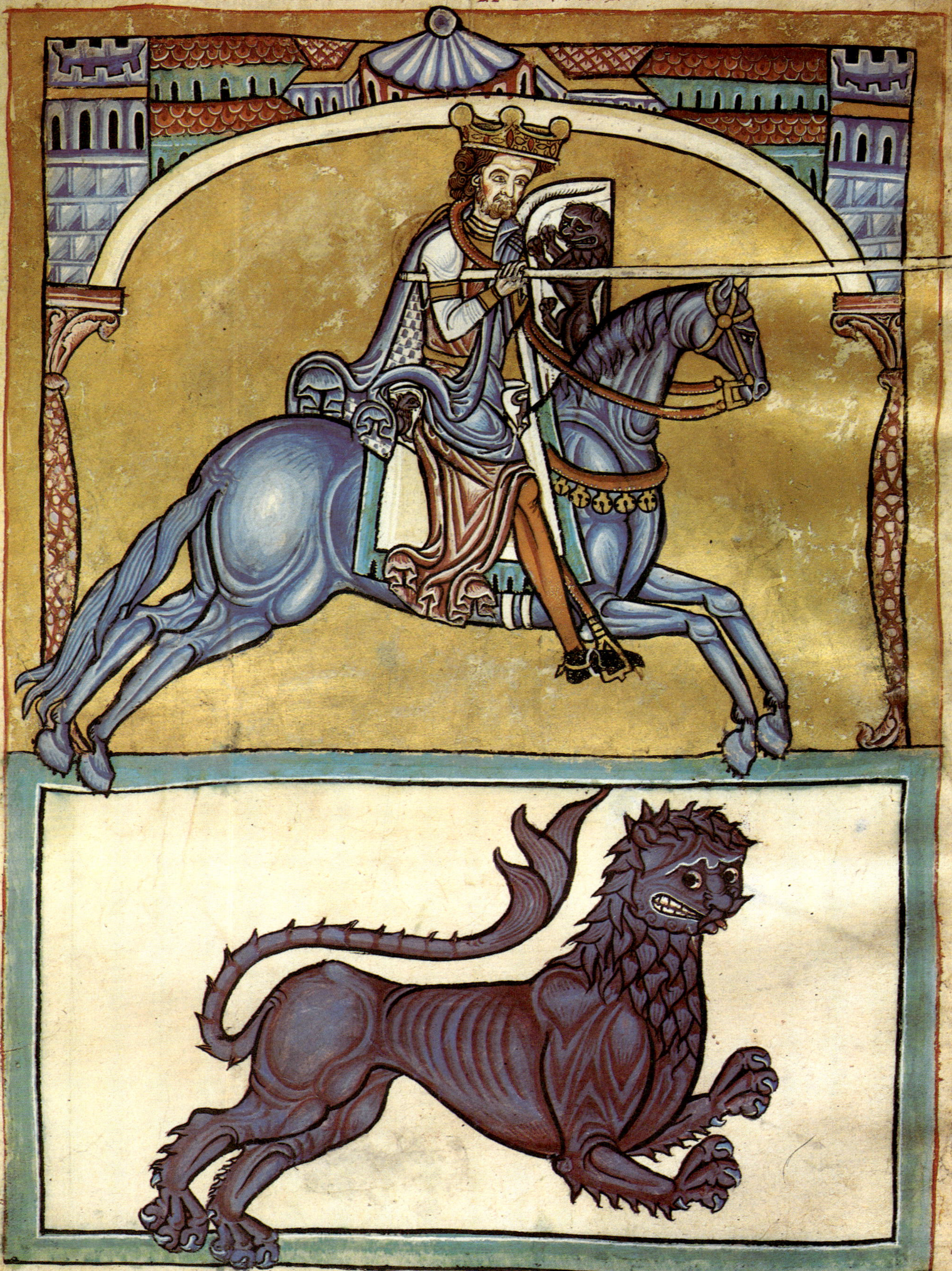

Alfonso IX (Deberia estar en f.° 58) 62 v

den Handschriften aus Nordfrankreich und England spielt der ‹*Liber Calixtinus*› aus Santiago de Compostela eine besondere Rolle. Die Handschrift ist berühmt ihres Textes wegen, aber noch wenig erforscht im Hinblick auf ihre bildliche Ausstattung. Sie wurde von einem Mönch aus dem Poitou, Aimeric Picaud, angefertigt und kurz vor der Mitte des 12. Jahrhunderts ins reine geschrieben. Neben einigen Miniaturen enthält sie eine Reihe von figürlich und ornamental ausgeschmückten Initialen, deren stilistische Quellen allem Anschein nach französisch sind. Für die Initialen kann es keinen Zweifel geben, daß diese Quellen in erster Linie in der anglo-normannischen Buchmalerei der Jahre um 1100 zu suchen sind, genauer in der Handschriftengruppe, die mit der Carilef-Bibel in Durham in Verbindung gebracht wird, auch wenn hier einige deutlich spätere Schmuckelemente auftreten. Der Stamm der Initiale ‹T› am Anfang der Geschichte Karls des Großen schwillt an und wird zu einer Art Siegel, um die Gestalt des Erzbischofs Turpinus aufzunehmen, der vermutlich der Autor des Textes war. Diese eigentümliche formale Gestaltung hat ihre Vorläufer nur in normannischen oder normannisch beeinflußten Handschriften aus dem frühen 12. Jahrhundert. Auch die eigentliche Ausführung der Initiale in brauner Tusche mit roten Höhungen wirkt stark normannisch. Der Purpurgrund des Titels und die stilisierte Rankenumrahmung weisen dagegen auf eine ältere Dekortradition und gehen wahrscheinlich auf karolingische Vorlagen aus der Schule von Tours zurück. So ist dieses Werk, wenn es in der spanischen Handschriftenproduktion der Romanik auch nur eine Randerscheinung blieb, doch ein überzeugendes Beispiel für den künstlerischen Austausch, zu dessen Anregung die Pilgerstraße nach Santiago beitrug.

Ein großer stilistischer Unterschied besteht zwischen zwei im Abstand von zwanzig Jahren geschaffenen Werken, die sicher in León entstanden sind: die 1162 für San Isidoro in León angefertigte Bibel und ein Kommentar zu den Paulus-Briefen von Petrus Lombardus, der 1181 in Sahagún kopiert wurde. Während die Formvorstellungen der westfranzösischen Malerei bei dem Bibelillustrator noch in einigem Ansehen standen, sind sie aus der Handschrift von Sahagún völlig verschwunden, die man, von einigen Besonderheiten im Detail abgesehen, kaum von den zeitgleichen Werken des *Channel style* unterscheiden kann. Besonders aufschlußreich für dessen Einfluß sind die hochentwickelte Maltechnik und die Tonwerte des Kolorits, während die profanen oder grotesken Motive in den Zierbuchstaben auf englische Vorbilder zurückgehen. Allein die energische Modellierung der Personen verrät vielleicht die spanische Herkunft des Künstlers.

Diese neue malerische Ausdrucksweise erscheint vollständig gemeistert in einer Miniatur des Chartulars A von Santiago de Compostela, die König Alfons IX. von León darstellt. Hoch zu Roß scheint er einen unsichtbaren Feind mit der Lanze anzugreifen, während in der Zone darunter in ebensolchem Elan der Löwe, das Wappentier des Königreichs León, zum Sprung ansetzt und in seiner machtvollen Stilisierung und dem wildaufgerissenen Rachen an den Löwen im Kapitelsaal von Arlanza erinnert. Obwohl dieses Werk bereits am Anfang des 13. Jahrhunderts entstand, weist nichts in ihm auf die Existenz jenes Stils hin, der sich im Norden Frankreichs und in England zu entwickeln begann und dessen humanistische Vorstellungen sich erst spät im 13. Jahrhundert in der Buchmalerei der Iberischen Halbinsel durchsetzen sollten.

221 – Santiago de Compostela – Chartular ‹A›: König Alfons IX. von León, zu Pferd angreifend; Löwe (Wappentier von León). Anfang 13. Jh. – *Malerei auf Pergament; Höhe 0,50 m* – Santiago de Compostela, Kathedrale, Biblioteca Capitular

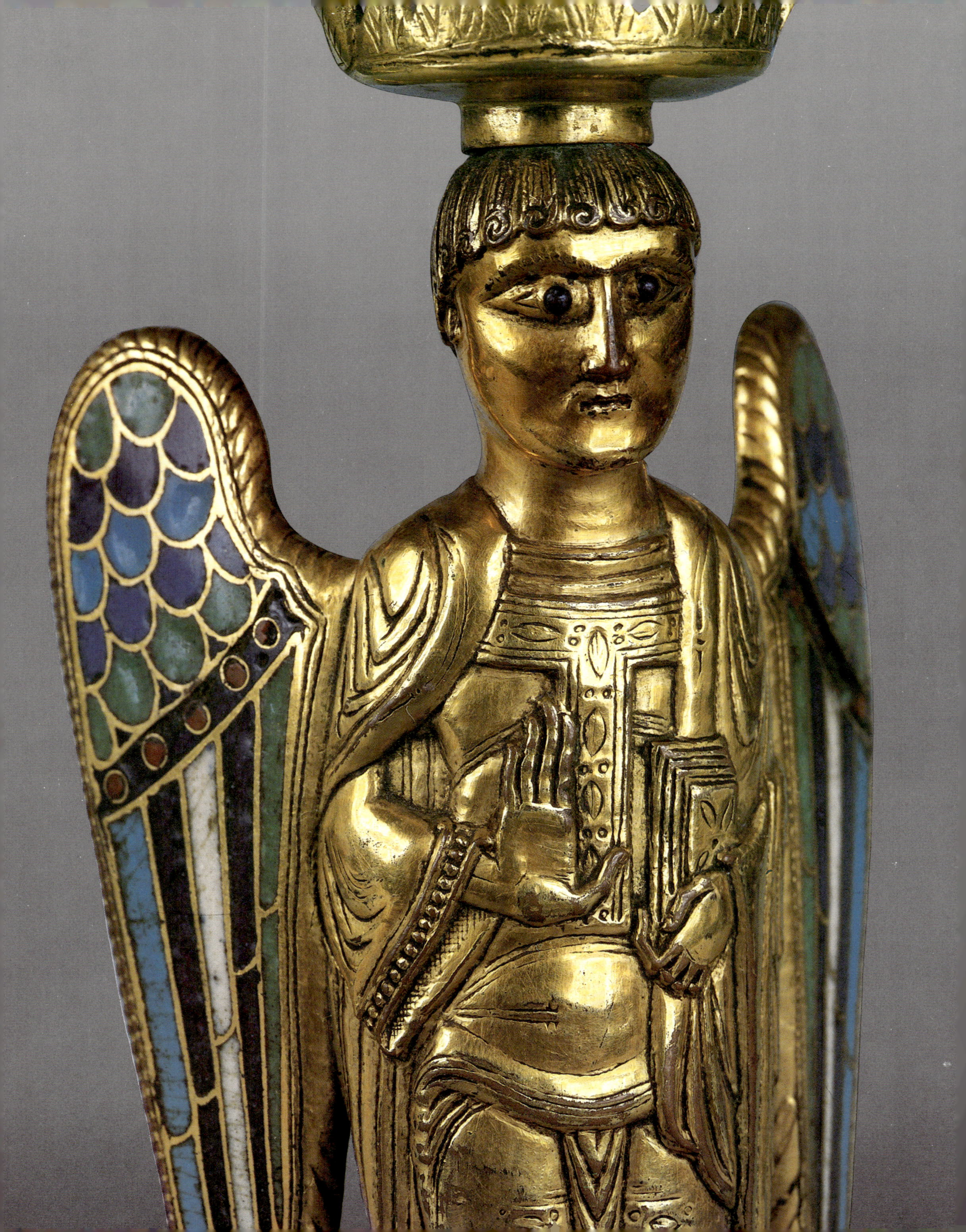

III

DIE KLEINKUNST

Von Danielle Gaborit-Chopin

EINLEITUNG

Jahrhundertelang hatte ein großer Unterschied zwischen der Kunst der nördlichen Bereiche und jener des Mittelmeerraums, in dem der Einfluß der klassischen Kultur beherrschend war, bestanden. Während der romanischen Zeit – im 11. und 12. Jahrhundert – zeichnet sich dieser Unterschied eher zwischen Westen und Osten ab, das heißt zwischen Gebieten, die stärker der Autorität des Heiligen Römischen Reiches unterworfen waren, und den an den Atlantik grenzenden Reichen. In der unleugbar stark heterogenen westlichen Ländergruppe entstand eine gewisse Einheitlichkeit von Denk- und Geschmacksgewohnheiten, einerseits dank vergleichbarer Feudalsysteme, andererseits dank der fortdauernden kriegerischen Auseinandersetzungen und friedlichen Kontakte: mit dem Eindringen skandinavischer Völker an allen Nordsee- und einigen Atlantikküsten, der Eroberung Englands und der darauffolgenden Gründung des Reichs der Plantagenet, mit der *Reconquista,* aber auch dem Seehandel und dem Beginn der Pilgerfahrten nach Santiago de Compostela erwuchs aus diesem Mosaik von Territorien eine Einheit, wobei jedoch die einzelnen Gebiete keineswegs ihren individuellen Charakter verloren. Daher offenbart eine Betrachtung der Kleinkunst wie auch der Malerei und der Skulptur zunächst das Vorhandensein zahlreicher und sehr eigenständiger Schaffenszentren, in deren vereinzelten, zuweilen widersprüchlichen, oft anarchischen Versuchen kaum eine zusammenhängende Entwicklung sichtbar wird.

Dieser Mannigfaltigkeit entspricht die Fähigkeit, neue Wege künstlerischen Ausdrucks zu finden. Die Kreativität zeigt sich sowohl auf künstlerischem als auch auf intellektuellem Gebiet: im Laufe des 11. und 12. Jahrhunderts entwickelten Fulbert von Chartres und seine Schüler, Abälard und Hugo von Saint-Victor, eine neue Denkweise. Gleichzeitig blühten neue literarische Gattungen auf, die provenzalische Lyrik der Troubadours und im Norden jene der *Chansons de geste.* Wenn man weiß, welche Bedeutung die Künstler der Tradition und der Beachtung der ikonographischen Regeln bei der Herstellung von sakralen Kleinkunstwerken beimaßen, so erscheint diese außerordentliche Freiheit in der Erfindung als der vielleicht tiefste Unterschied zwischen den Kunstwerken aus dem Atlantikraum und jenen, die aus dem Bereich des Heiligen Römischen Reiches stammen.

Es ist bedeutsam, daß ein so starr festgelegtes Motiv wie das der *Sedes sapientiae* abgeändert, ja sogar in einem Geiste relativer Unabhängigkeit umgeformt werden konnte. Die ehemals vergoldete bronzene Applikationsfigur der thronenden Madonna aus dem Fjord von Randers (Kopenhagen, Nationalmuseet) gilt mit Recht als eine der vollkommensten Äußerungen romanischer Ästhetik. In gänzlichem Bruch mit dem klassischen Bild der *Sedes sapientiae,* von dem die Essener Madonna (um 1000) eines der ältesten Beispiele ist, beschreibt ihr gedrängter

222 – Südliche Werkstatt (Limousin) – Statuette eines Engels, Attribut des Evangelisten Matthäus (Ausschnitt). Um 1140–1150 (?) – *Vergoldetes Kupfer, Gruben- und Zellenschmelz; Gesamthöhe 0,236 m* – Saint-Sulpice-les-Feuilles, Kirche

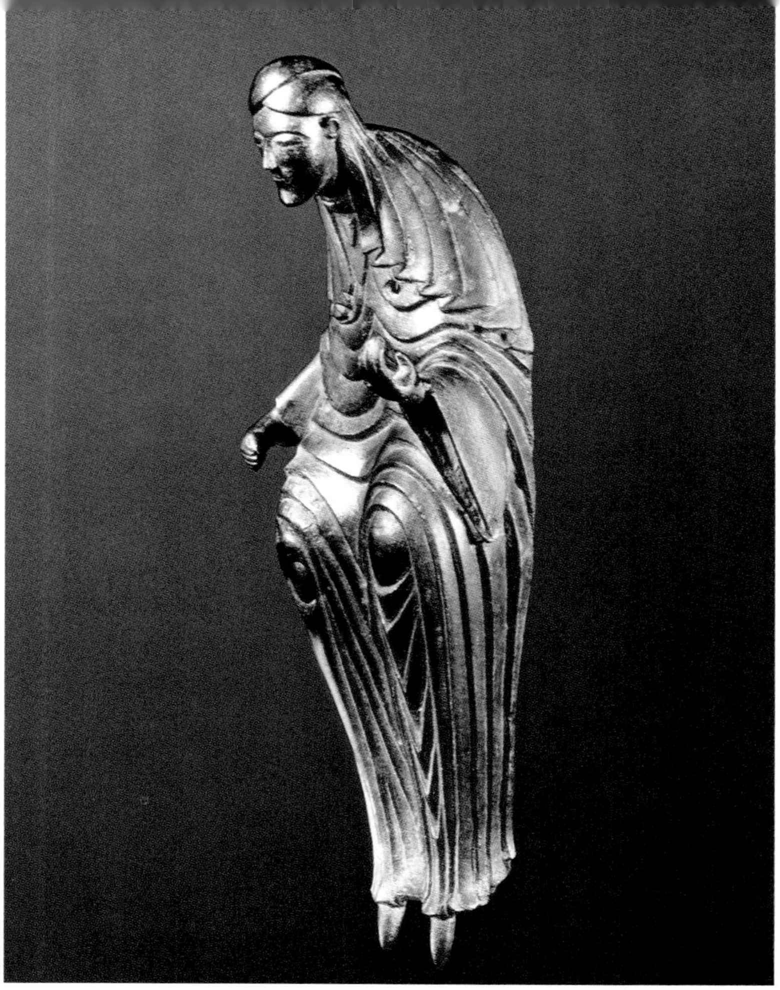

223 – Dänemark – Statuette der Madonna von Randers. Mitte 12. Jh. – *Vergoldetes Kupfer; Höhe 0,124 m* – Kopenhagen, Nationalmuseet

Umriß die Form eines Boots; nur der eiförmige Kopf, die Hände und die Schuhspitzen tauchen aus den Kleidern auf, die in regelmäßige, klar abgegrenzte Falten gelegt sind, die den Körper wie Planken umschließen. Wenn auch die bewußt graphische Behandlung der Falten paradoxerweise das Voluminöse der Figur betont, so verliert doch die Statue in der starren Anwendung dieses ornamentalen Spiels jeglichen menschlichen Zug und wird zum abstrakten Ausdruck der Gottesmutter.

Die Madonna aus dem Fjord von Randers könnte das Mittelstück eines jener großen ‹Goldaltäre› – Altarvorsätze aus Kupfer und vergoldeter Bronze – gewesen sein, von denen in der Gegend von Jütland noch zahlreiche Exemplare erhalten sind. Keine der Applikationsfiguren, die noch *in situ,* etwa auf den Altären von Lisbjerg (Kopenhagen, Nationalmuseet) oder von Broddetorp (Stockholm, Nationalmuseum) erhalten sind, erreicht jedoch diese Vollkommenheit. Möglicherweise hat hier das Fortbestehen des ornamentalen Charakters der nordischen Kunst die überraschendste Verwirklichung gefunden; die Muttergottes von Randers ist jedoch nicht eigentlich typisch für die skandinavische Kunst – andere Zentren, wie etwa Burgund, wo Falten manchmal ebenfalls bandförmig angeordnet wurden, hätten ein ähnliches Werk hervorbringen können.

Dasselbe Thema der *Sedes sapientiae* wurde jedoch in Gebieten, die teilweise noch unter karolingischem Einfluß standen, auf weniger originelle Weise behandelt. Spätestens seit dem

224 – Zentralfrankreich – Thronende Muttergottes mit Kind (Ausschnitt). Zweite Hälfte 12. Jh. – *Silber, Filigrane, Gemmen; Gesamthöhe 0,60 m* – Beaulieu-sur-Dordogne, Kirchenschatz

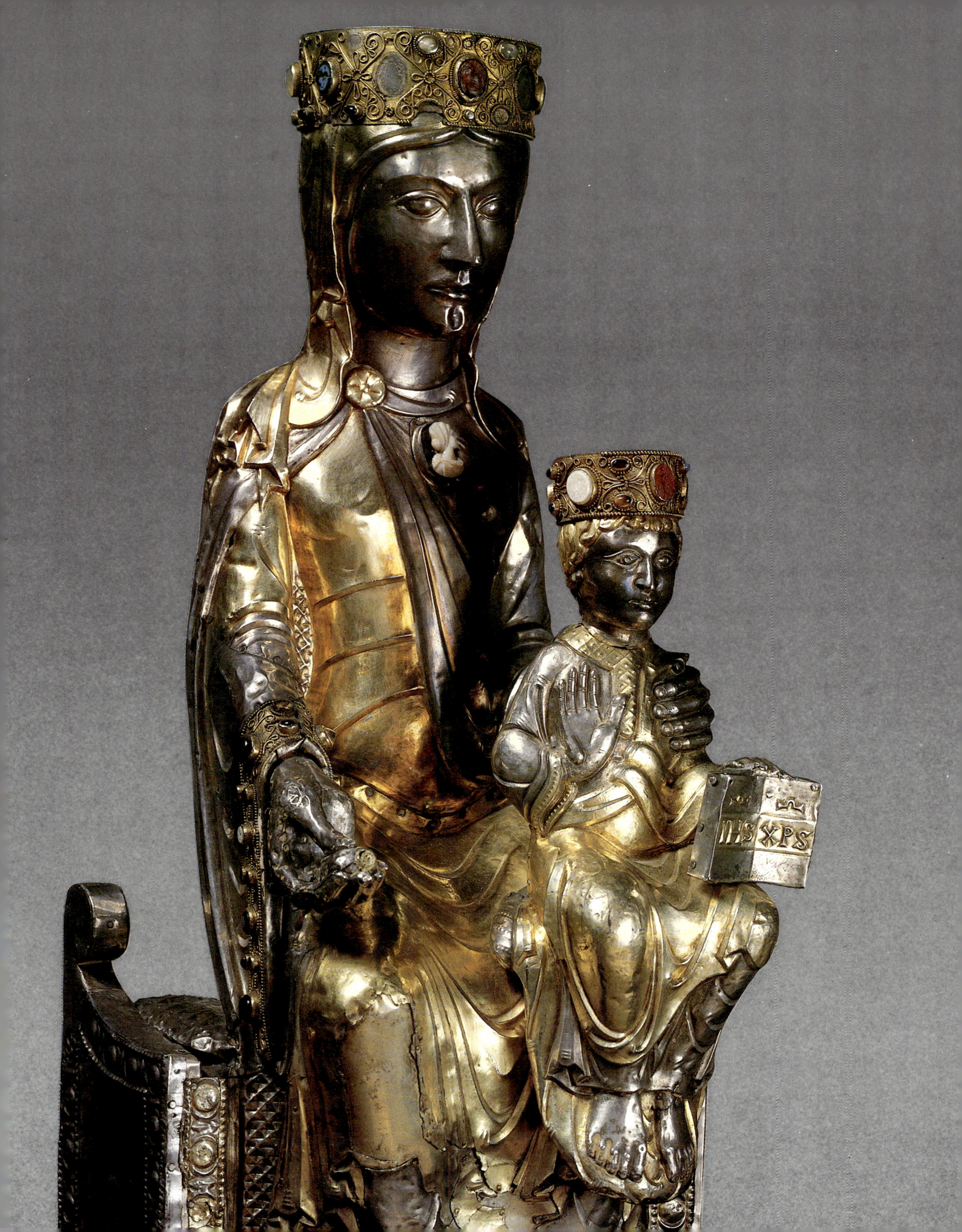
IHS XPS

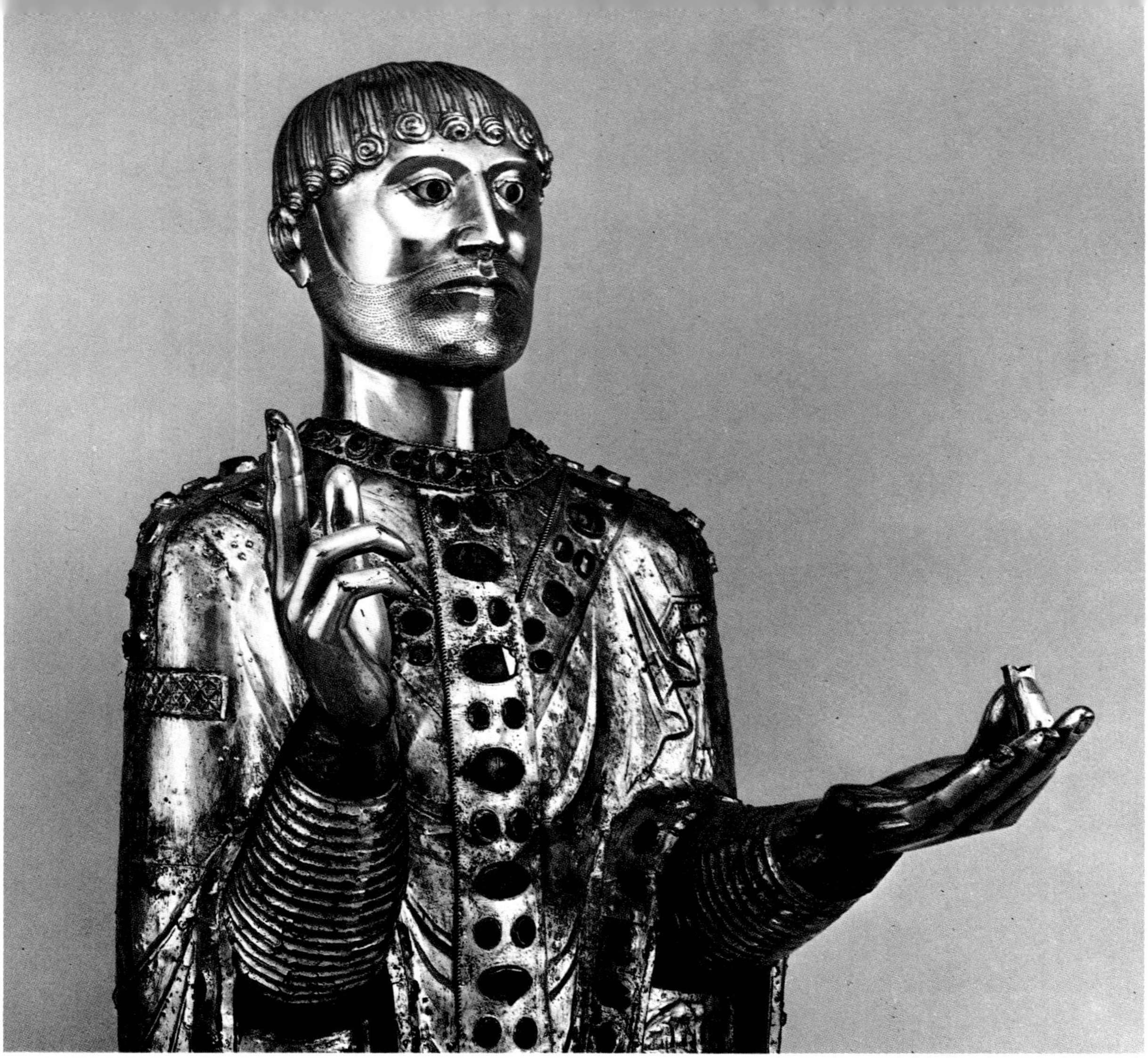

225 – Zentralfrankreich – Büste des heiligen Baudimus (Ausschnitt). Zweite Hälfte 12. Jh. – *Vergoldetes Kupfer; Gesamthöhe 0,73 m* – Saint-Nectaire, Kirchenschatz

10. Jahrhundert sind in der Auvergne, die von den Invasionen am Ende des 9. Jahrhunderts verhältnismäßig verschont geblieben war, und im Südwesen Frankreichs große, mit Edelmetall überzogene Holzstatuen bezeugt. Diese thronenden Madonnen aus der Auvergne sind jenen der ottonischen und nachottonischen Werkstätten sehr ähnlich. Die Madonna von Orcival, von Marsat oder von Beaulieu läßt eher an die Muttergottes von Paderborn oder Hildesheim als an die eben erwähnte von Kopenhagen denken. Mit dieser letzteren verglichen, stellt die silberüberzogene Muttergottes von Beaulieu eine Rückkehr zu menschlichem Aussehen nach klassischer Tradition dar. Die systematische und unlogische Schematisierung der Falten – vor allem über der Brust – sowie der starre Ausdruck des Gesichts verbinden sie jedoch nichtsdestoweniger auch mit der romanischen Strömung. Die Büste des heiligen Baudimus in Saint-Nectaire regt zu ähnlichen Betrachtungen an, weshalb denn auch P. Lasko vorschlug, in ihr ein Werk des 10. Jahrhunderts zu sehen, dessen Haupt und Goldborten im 12. Jahrhundert erneuert worden seien.

Tatsächlich zeigen viele Werke Gemeinsamkeiten mit jenen aus dem Gebiet des Heiligen Römischen Reichs, und sei es nur, weil – wie in der Auvergne oder in den angrenzenden

Gebieten – gleiche Vorbilder analoge Werke hervorgerufen haben mögen. Das karolingische Erbe – soweit es noch fortbestand – wurde jedoch auf verschiedene Weise benutzt: anscheinend gab es keine politische Motivation, es zu einem obligaten Bezugspunkt zu erheben, wie dies in der ottonischen und nachottonischen Kunst der Fall gewesen war, und erst kurz vor dem 13. Jahrhundert haben die Kapetinger ihren Titel ‹Nachfahren Karls des Großen› geltend gemacht. In diesem westlichen Teil Europas wirkte sich auch orientalischer oder byzantinischer Einfluß aus, aber er hielt sich in Grenzen, und kein Zentrum konnte eine mit Rom, Venedig oder Süditalien vergleichbare Mittlerrolle für die byzantinische Kunst übernehmen. Das klassische Erbe hatte schließlich in diesen Gegenden nicht mehr die gleiche Bedeutung wie in Köln, Trier oder Mailand: die Nachahmungen klassischer Werke blieben vereinzelt und zeugen eher von formaler Anlehnung an die antiken Werke als von wirklich lebendiger Anregung.

SKANDINAVIEN

Eine Eigentümlichkeit skandinavischer Kunst war ursprünglich die völlige Unabhängigkeit vom antiken Formen- und Bilderschatz. Der Streit der Romantik darüber, welcher dieser Richtungen der Vorrang gebühre, ist heute überholt; die Unabhängigkeit und tiefe Wesensverschiedenheit sind jedoch hervorzuheben, da der nordischen Ästhetik bei der Entstehung der romanischen Kunst zweifellos eine wichtige Rolle zufiel. Diese Ästhetik fand natürlich in jenen Regionen, in denen die antike Überlieferung – sei es auf Grund ihrer schwachen Verwurzelung oder ihres Verfalls nach den Wikingerangriffen – am wenigsten ausgeprägt war, eine günstigere Aufnahme und ein besseres Verständnis. Die norwegischen, schwedischen oder dänischen Werke zeigen jeweils eigene Merkmale; bei ihnen wurde jedoch durchwegs stärkeres Gewicht auf das Ornamentale als auf die unmittelbare Erscheinung gelegt; sie weisen eine Vorliebe für komplexe Flächenornamente auf, die man – formal unterschiedlich – in Irland wiederfindet. Diese dekorativen Gestaltungsweisen, die ohne Zweifel ursprünglich magische Bedeutung besaßen, wurden größtenteils auch nach der Christianisierung Skandinaviens um 1000 beibehalten. Man wandte sie bei der Ausschmückung der Holzportale von Stabkirchen wie auch bei der von Geräten an. Die wichtigsten Bronze- oder Goldschmiedewerke gehen auf die Kunst der großen ‹Goldaltäre› zurück, die im allgemeinen von der prunksüchtigen Kunst des Heiligen Römischen Reiches beeinflußt waren. Bestimmte Figuren wie die Muttergottes aus Randers oder der Christus von Åby (Kopenhagen, Nationalmuseet) gehören jedoch voll und ganz dem romanischen Stil der Atlantikländer an, zu dessen bedeutendsten Schöpfungen sie gerechnet werden können.

Die geschnitzten Elfenbeine bilden eine besonders bemerkenswerte Gruppe der Kleinkunst-Objekte. Das Kreuz aus Walroßzahn (Kopenhagen, Nationalmuseet), das von einem gewissen Liutger für Gunhild-Helena, die Tochter König Svens, angefertigt worden war, trug auf der Schauseite eine heute verschollene Christusfigur zwischen vier Medaillons mit den Allegorien der Ecclesia, der Synagoge, des Lebens und des Todes; die Rückseite des Kreuzes zeigt das ‹Jüngste Gericht›. Die Prinzessin Gunhild-Helena, die unter diesem Doppelnamen in den lateinischen und den Runen-Inschriften genannt wird, wurde gewöhnlich mit einer Tochter des Königs Sven Estridson (gestorben 1076) identifiziert: das Kreuz wäre demnach in einem kultivierten Milieu, wahrscheinlich in einem dem Hofe nahestehenden Zentrum, möglicherweise in dem damals dänischen Lund, wo ein Kanonikus mit dem Namen Liutger er-

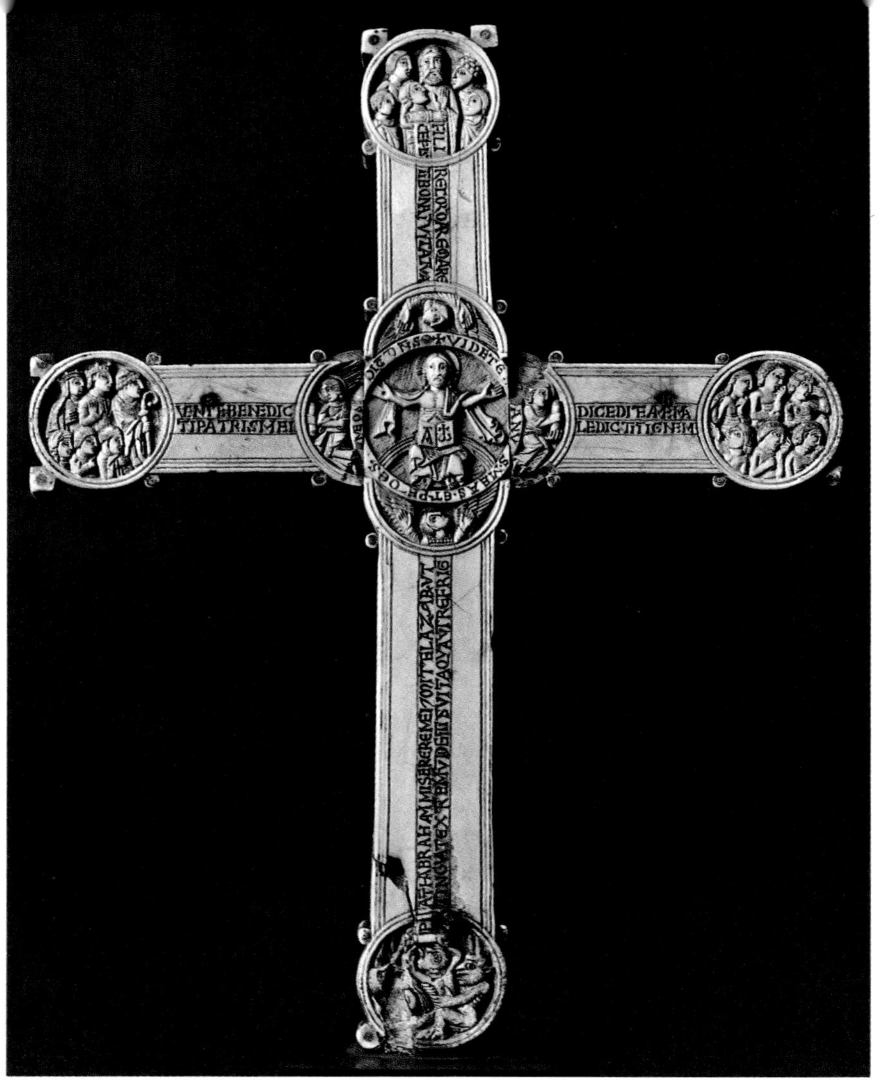

226–228 – Dänemark – Kreuz der Gunhild-Helena. Rückseite und Ausschnitte der Vorderseite: Synagoge und ‹Vita›. Vor 1157(?) – *Elfenbein; Gesamthöhe 0,285 m* – Kopenhagen, Nationalmuseet

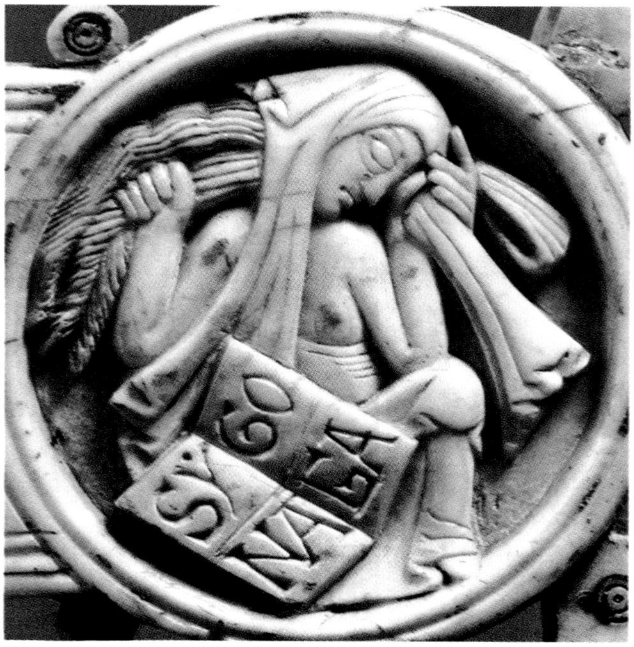

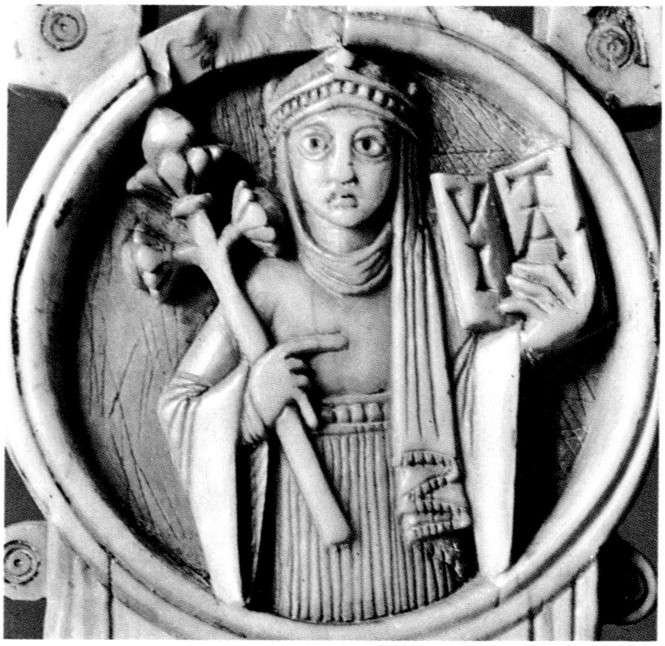

wähnt wird, entstanden. Übereinstimmungen zwischen den Reliefs des Kreuzes und späteren angelsächsischen (vor allem der Abtei Saint Albans nahestehenden) Werken wurden betont – sie sind nicht überraschend, wenn man bedenkt, wie eng die skandinavischen Länder seit Jahrhunderten mit den Inselreichen verbunden waren. Die für das Kreuz vorgeschlagene frühe Datierung läßt es jedoch als isoliertes und schwer erklärbares Werk erscheinen. Einleuchtender ist daher eher eine kürzlich von H. Langberg vorgeschlagene und von gewichtigen Argumenten getragene Hypothese, wonach Gunhild-Helena die Tochter eines anderen dänischen Königs, Svens III., gewesen sei, der von 1147 bis 1157 regiert hatte und den die Heirat mit der Tochter Konrads von Wettin mit germanischen Höfen in Verbindung gebracht hatte. Diese neue Datierung würde das Verständnis der Entstehungsgeschichte des Elfenbeins bedeutend erleichtern: die lange lateinische Inschrift konnte nur in einem schriftkundigen, kultivierten Milieu entworfen worden sein, wie es unserer Kenntnis nach am dänischen Hof im 12. Jahrhundert gegeben war. Andererseits ließen sich auch die nachgewiesenen stilistischen Ähnlichkeiten zwischen dem Kreuz und bestimmten germanischen Werken wie auch die Verwandtschaft mit dem Metalldekor der großen dänischen ‹Goldaltäre› oder mit bestimmten Aspekten der Flachrelief-Skulptur des 12. Jahrhunderts in Schweden (zum Beispiel das Portal von Hablingho, die Taufbecken etwa von Tryde, Löderup, Valleberga) ohne weiteres erklären. Die Expressivität einiger Medaillons und die Behandlung der Dämonen des ‹Jüngsten Gerichts› jedoch erinnern darüber hinaus auch an südlichere Werke, und beim Anblick der ‹Synagoge› mit den fliegenden Haaren könnte man an die sogenannte *‹Luxuria›* der Fresken von Tavant denken.

Abgesehen von diesem Stück, dessen Stil und Bedeutung durchaus ungewöhnlich sind, zeigen die skandinavischen Elfenbeine einen sehr einheitlichen Stilcharakter. Unabhängig von ihrer Form – Tau- und Krummstäbe, Kästchen, Reliquiare, Olifanten, Schachfiguren – ist ihre Oberfläche ganz oder teilweise von einem Dekor bedeckt, der dem der Stabkirchen der letzten Jahrzehnte des 12. Jahrhunderts gleicht: einem Netzgewebe aus ineinander verschlungenen Tieren, das aus dem Urnes-Stil der Mitte des 11. Jahrhunderts entstanden ist, und Rankenwerk mit wahrscheinlich von englischen Werken beeinflußten Monsterköpfen, die Blattwerk

229–232 – Norwegen – Schachfiguren. Ende 12. Jh. – *Walroßzahn; Gesamthöhe 0,103 m* – London, British Museum

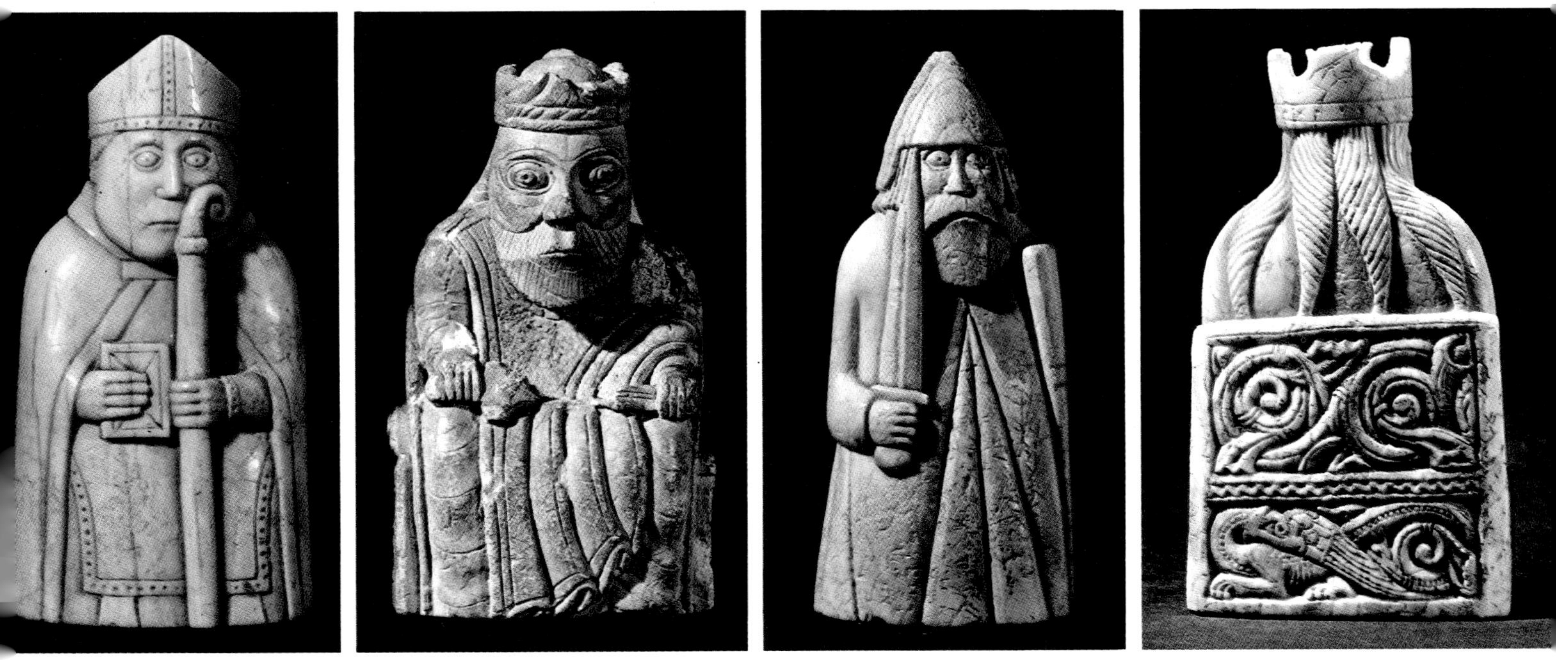

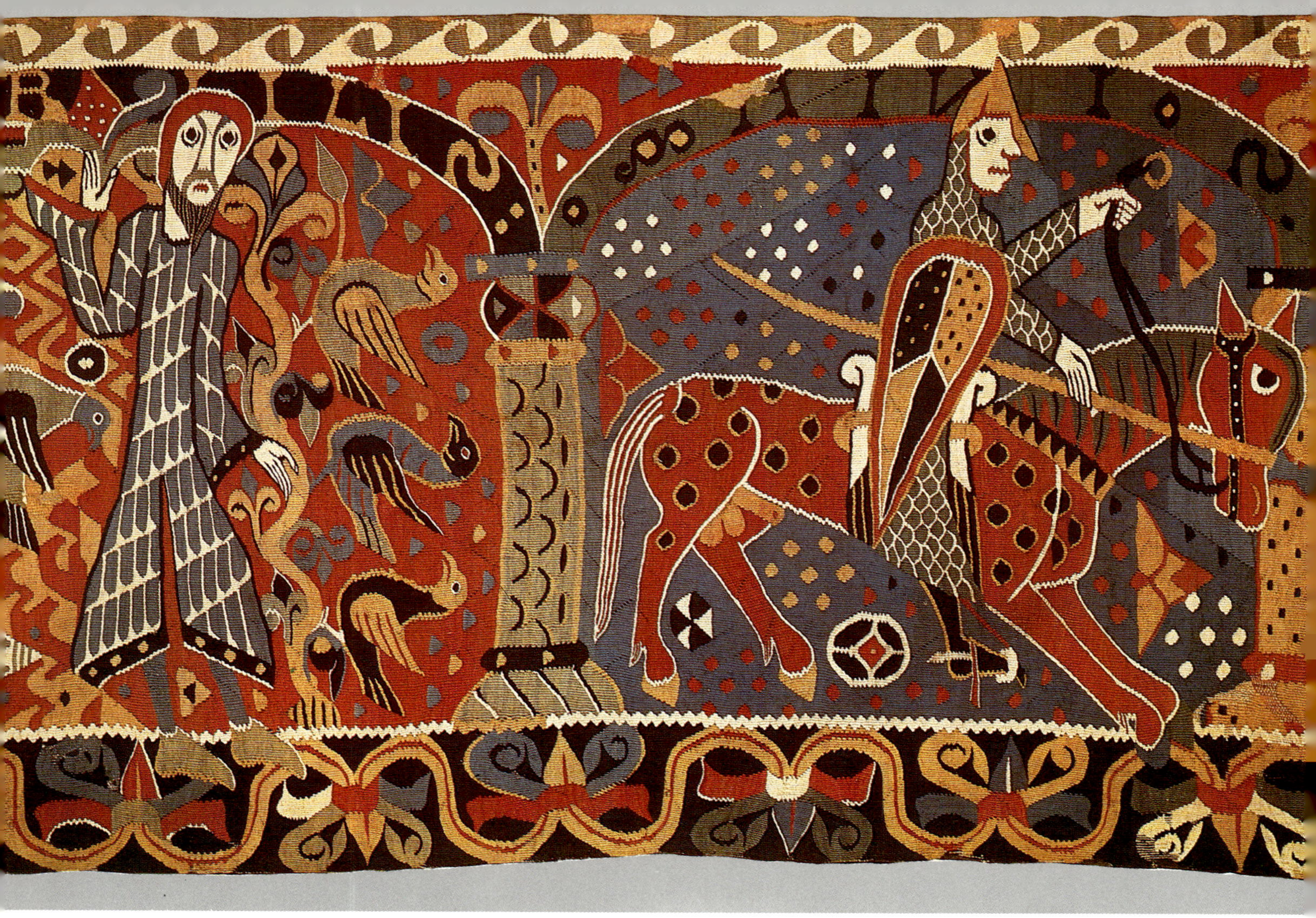

233 – Norwegen oder Frankreich – Fragment der Tapisserie von Baldishol: Die Monate April und Mai. Erste Hälfte 13. Jh.(?) – *Wolle; Höhe 1,18 m* – Oslo, Kunstindustrimuseet

ausspeien. Das aus Walroßzahn geschnitzte Amsterdamer Kästchen mit durchbrochen gearbeitetem Firstkamm (Rijksmuseum) ist mit sich kreuzenden Rankenbändern bedeckt, deren Anordnung eigentümlich an die Olifanten Süditaliens erinnert. Ähnliches von Ungeheuern bevölkertes Rankenwerk breitet sich auch auf dem großen, im 13. Jahrhundert geschnitzten Abb. 373 Walroßzahn (Florenz, Bargello) aus, der sich vor 1377 im Schatz der Sainte-Chapelle in Paris befand und der Philipp dem Kühnen möglicherweise von König Magnus im Austausch gegen ein Fragment der vermeintlichen Dornenkrone Christi (‹*Sainte Couronne*›) überlassen worden war. Der gleiche Dekor wurde – graviert oder in sehr flacher Reliefschnitzerei – auf einer Reliquienbüchse aus London (British Museum) und auf den Königsthronen der Schachfiguren von der Insel Lewis verwendet.

Es bleibt ein Rätsel, zu welchem Zweck die achtundsiebzig Schachfiguren – Könige, Königinnen, Bischöfe und Reiter –, die man 1831 in einem Versteck auf dieser Hebriden-Insel fand, zusammengetragen worden waren. Bildeten sie – wie man erwogen hat – das Warenlager eines Händlers? Ihr Fundort ließ an englische Herkunft denken. Die kompakte, geometrisierte Form, die bewußte Vereinfachung der Gesichtszüge der Figuren sowie die Ornamentmotive der Rückenlehnen ihrer Throne weisen auf norwegische Herkunft, auf das Gebiet um Trondheim, hin. Es ist anzunehmen, daß diese Stücke für den Export bestimmt waren und daß der rasche Umlauf skandinavischer Elfenbeine in Westeuropa zur Verbreitung ihres Ornamenttypus beigetragen hat. Das Motiv des bevölkerten Rankenwerks war allerdings in der romanischen Epoche allgemein beliebt und kam in zahlreichen Elfenbeinzentren – in Norwegen wie in England oder in Westfrankreich – vor. So könnte der Taustab aus Walroßzahn des heiligen Abb. 379 Pierre, eines Erzbischofs aus der Tarentaise (gestorben 1174), auf dem Ungeheuer inmitten von Laubwerk nach Weintrauben schnappen (Moûtiers-en-Tarentaise, Schatzkammer), ebensogut englischer wie skandinavischer Herkunft sein.

Muß man umgekehrt das in der Kirche von Baldishol gefundene Fragment eines Wandteppichs mit Darstellungen der Monate April und Mai – ein sehr seltenes Zeugnis für diese Technik in romanischer Zeit – für ein norwegisches Werk halten, das aus der langen Erfahrung dieses Landes im Textilhandwerk hervorging, oder ist es auf Grund des Stils des Reiters als ein französisches, nach Skandinavien importiertes Werk anzusehen? Das Fehlen vergleichbarer, in derselben Technik hergestellter Werke, die Mühelosigkeit, mit der Kunstwerke von einem Land ins andere gelangten, und das Ineinanderspielen verschiedener Einflüsse in den an die Nordsee und den Atlantik grenzenden Regionen erlauben keine eindeutige Antwort auf diese Fragen.

IRLAND

Während des Frühmittelalters war Irland eine der Hochburgen der europäischen Kunst gewesen, und die Missionsfahrten der irischen Mönche sowie die Verbindungen, die sie mit den kultivierten Kreisen des Kontinents angeknüpft hatten, hatten dazu beigetragen, den Ruf der Buchmaler und Goldschmiede der Insel zu verbreiten. Die romanische Kunst verdankt in ihren Anfängen sicherlich vieles der irischen Kunst, von der sie unter anderem die Vorliebe für die Abstraktion und für die ornamentale Form übernahm. Wenn auch die ersten Wikingerangriffe, in deren Verlauf die großen irischen Klöster geplündert wurden, bis ins späte 8. Jahrhundert zurückreichen, ist die insulare Kunst unter dem Druck der Eroberer nicht untergegangen, sondern hat sich durch die Berührung mit der skandinavischen Kunst – mit der sie übrigens viel Gemeinsames hatte – langsam verändert.

Das Vorkommen irischer Gegenstände in Wikingergräbern ist ein Beweis für die Bewunderung, die die nordischen Völker den insularen Schöpfungen entgegenbrachten. Umgekehrt haben jedoch auch die irischen Goldschmiede, von denen mehrere namentlich bekannt sind, nach und nach einige der bei den Skandinaviern beliebten Ornamentmotive übernommen. Der Stil von Ringerike, bei dem in ein und demselben Dekor Tierdarstellungen und Laubwerk erscheinen, verbreitete sich in der zweiten Hälfte des 11. Jahrhunderts in Irland. Eine Variante des Urnes-Stils, bei dem langgliedrige Tiere in Flechtbändern aus fadenförmigen Schlangen zappeln, hat sich dort seit Ende des 11. Jahrhunderts entwickelt. Auch neue Techniken erschienen neben den traditionellen: die Benutzung von Buckeln aus rotem oder gelbem Grubenschmelz, von – jedoch weniger zarten – Filigranen und von gegossenen, durchbrochen gearbeiteten Füllungen wurde fortgesetzt, Niellodekor wie auch Metallinkrustationen – vor allem Silbertauschierungen – häuften sich jedoch mehr und mehr.

Für den Beginn der irisch-wikingischen Periode ist der *Cumdach* des Stowe-Missale (Dublin, National Museum of Ireland) charakteristisch: eine Manuskriptkassette, die mit Metallornamenten bedeckt ist. Sie ist gegen Ende des 14. Jahrhunderts umgearbeitet und restauriert worden; ältere Teile blieben jedoch erhalten. Dank einer Inschrift läßt sie sich zwischen 1045 und 1052 datieren und einem Mönch aus der mächtigen Abtei Clonmacnois, Dunchad O'Taccain, zuschreiben. Die Schmalseiten des *Cumdach* zeigen in gleichmäßigem Wechsel Platten mit Flechtwerk und Bronzeplatten mit seltsamen menschlichen Gestalten, deren rechteckige Körper in nur durch einige Striche angedeutete Gewänder gehüllt sind. Die Köpfe mit ringförmigen Mündern und übergroßen, mit Emailperlen inkrustierten Augen sind nahezu formlos. Die Suggestivkraft dieser Darstellungen ist trotz ihrer gedrängten Art außerordentlich stark und kündigt bereits gewisse Aspekte der irischen Bronzen des 12. Jahrhunderts an.

Am Ende des 11. und im 12. Jahrhundert wurden die Gegenstände im Urnes-Stil mit einem Netzwerk aus dünnen Schlangen mit langgezogenen Mäulern überzogen. Ein Beispiel von großer Vollkommenheit bilden die durchbrochen gearbeiteten vergoldeten Silberplatten des Reliquiars der Glocke des heiligen Patrick (Dublin, National Museum of Ireland), das um 1100 von dem Goldschmied Cuduilig O'Immaien und seinen Söhnen angefertigt wurde. Das gleiche ornamentale Motiv wurde auch auf einer Reihe von Krummstäben aus Goldschmiedearbeit verwendet. Die bedeutendsten und jedenfalls besterhaltenen sind jene von Lismore und von Clonmacnois (Dublin, National Museum of Ireland). Wie alle mittelalterlichen irischen Krummstäbe unterscheiden sie sich von gleichzeitigen kontinentalen: es handelt sich in Irland um Krummstab-Reliquiare, deren Goldschmiedeverkleidung eine einfache Holzkrümme, die verehrenswürdige Reliquie eines Heiligen, überzieht. In ihnen verbindet sich somit die Funktion des Hirtenstabes und die sakrale Aufgabe. Der überlange Schaft ist durch mehrere Knäufe aus Goldschmiedewerk gegliedert; die Form der Volute ist unverwechselbar: sie ist über dem

234 – Irland – Manuskriptkassette, sogenannter ‹Cumdach› des Stowe-Missale (Ausschnitt). Zwischen 1045 und 1052 (Bronzen) und Ende 14. Jh. – *Bronze, Silber, Cabochons; Höhe 0,187* – Dublin, National Museum of Ireland

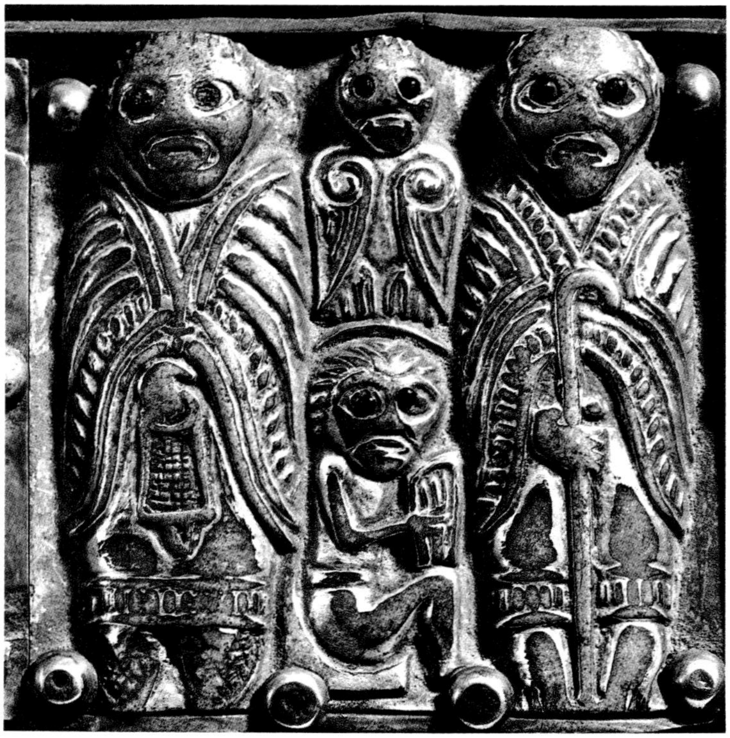

235 – Irland – Krummstab, sogenannter Stab der Äbte von Clonmacnois. Um 1100 – *Vergoldete Bronze, Silber, Niello; Gesamthöhe 0,971 m* – Dublin, National Museum of Ireland

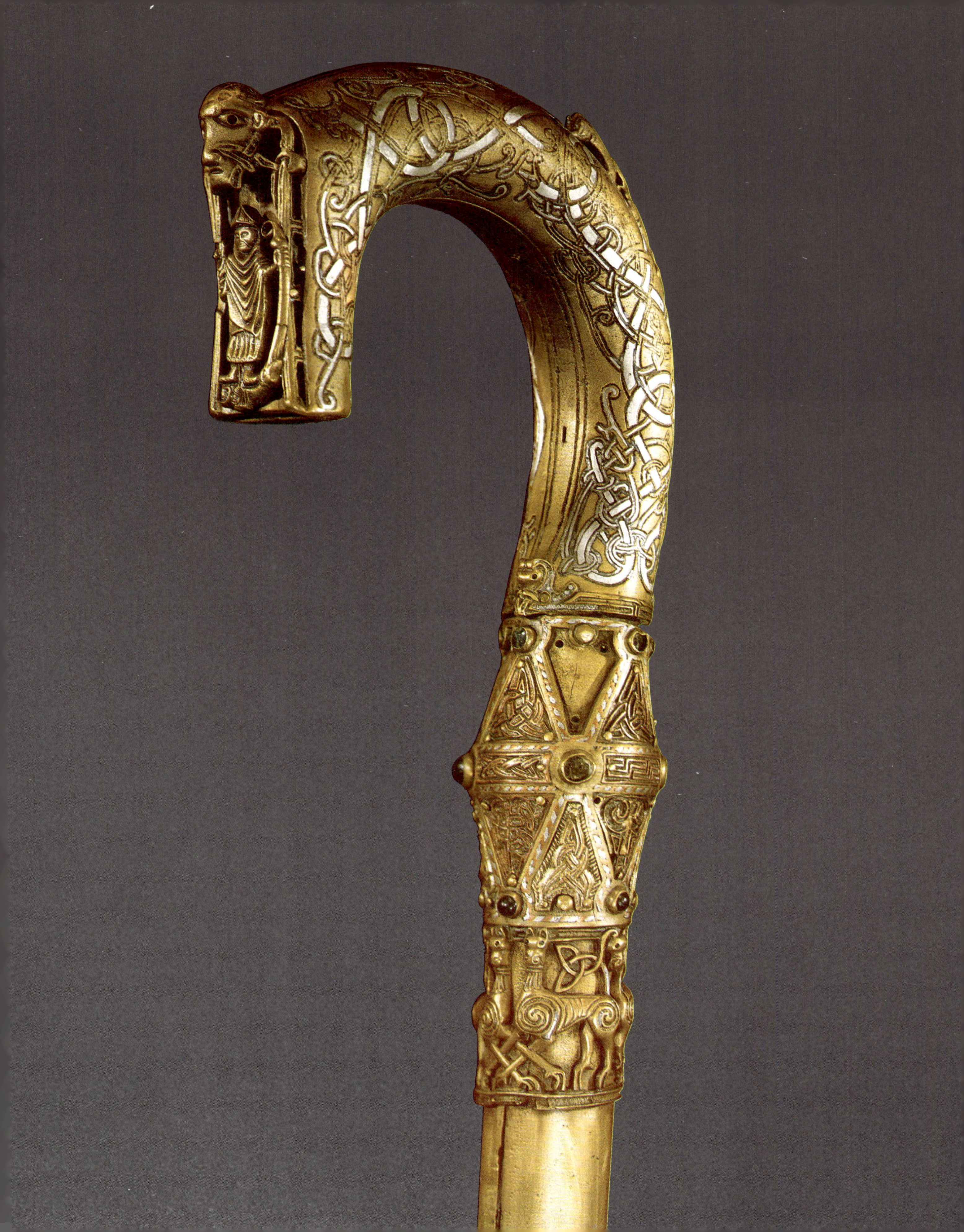

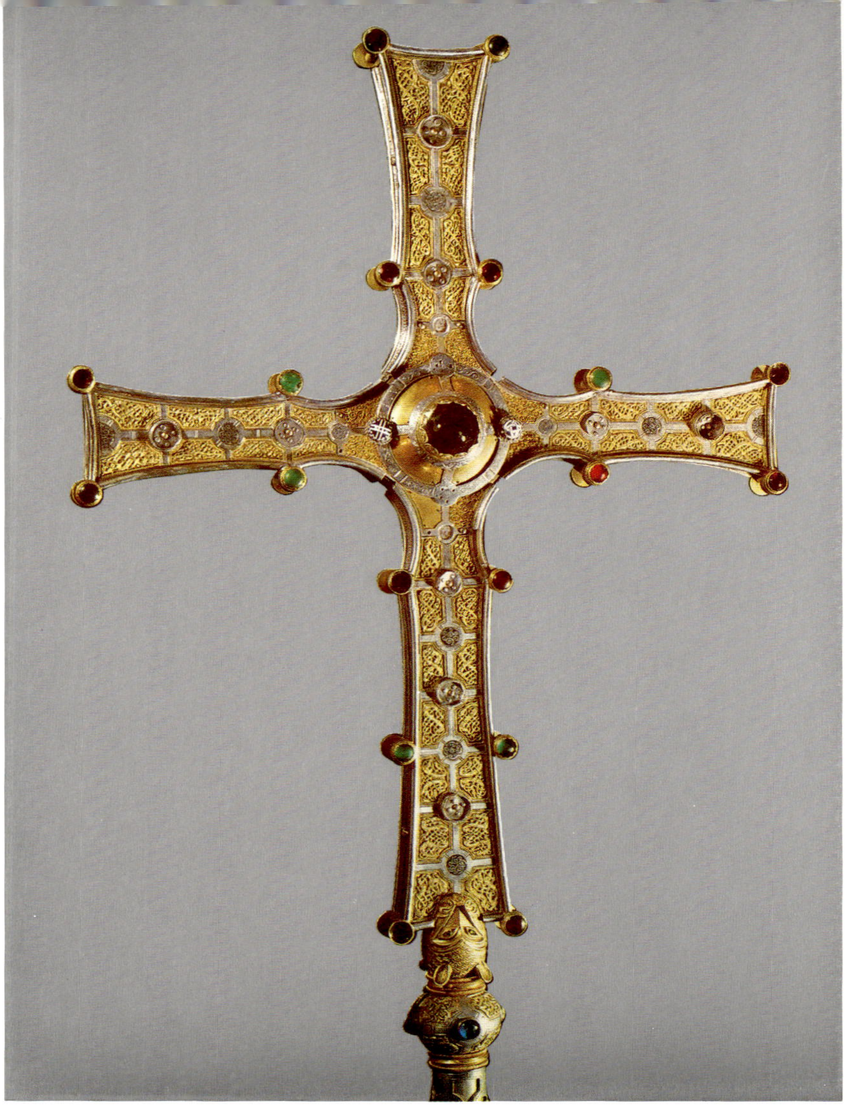

oberen Knauf leicht hufeisenförmig geschwungen und endet senkrecht. Ihre Krümme wird durch herrliche ‹Kämme› aus gegossenem, durchbrochen gearbeiteten Metall hervorgehoben. Diese ‹Kämme› bestehen auf dem Krummstab von Lismore aus Fabeltieren, deren Körper von Flechtwerk bedeckt sind, auf jenem von Clonmacnois aus einer Reihe von Vierfüßlern, die einander ins Hinterteil beißen. Die Volute des Krummstabs von Clonmacnois ist von Schlangen-Flechtbändern überzogen. Diese setzen sich aus langen, zu Ranken gebogenen und von schwarzem Niello unterstrichenen Silberstreifen zusammen. Am Ende der Volute wurde im 14. Jahrhundert unter einem Monsterkopf mit langem Schnurrbart die Figur eines Abtes hinzugefügt; der durchbrochen gearbeitete Ring unter dem oberen Knauf hat einen Dekor aus Hunden mit gegengekreuzten Beinen. Der gleiche unerschöpfliche Erfindungsreichtum, den auch die engmaschigen Gitter des Flechtwerks nicht einzudämmen vermögen, findet sich auf
Abb. 360 der elfenbeinernen Krümme aus dem Kloster Aghadoe (Kerry) wieder, deren Form sich eher den kontinentalen Krummstäben nähert (Stockholm, Historisches Museum).

Das gestreckte Kreuz von Cong, bei dem sich auf elegante Weise die Geraden mit den geschwungenen Linien verbinden, stellt eine geläuterte Version des traditionellen irischen Steinkreuzes dar. Es ist durch blaue, grüne und rote Grubenschmelz-Knöpfe und durch Zierbuckel gegliedert. Seine durchbrochen gearbeiteten Platten sind mit Flechtbändern aus

236 und 237 – Roscommon (?) – Reliquienkreuz von Cong. Gesamtansicht und Ausschnitt: In den Kreuzschaft beißendes Ungeheuer. Um 1125–1130 – *Bronze, nielliertes Silber, Bergkristall, Grubenschmelz; Gesamthöhe 0,765 m* – Dublin, National Museum of Ireland

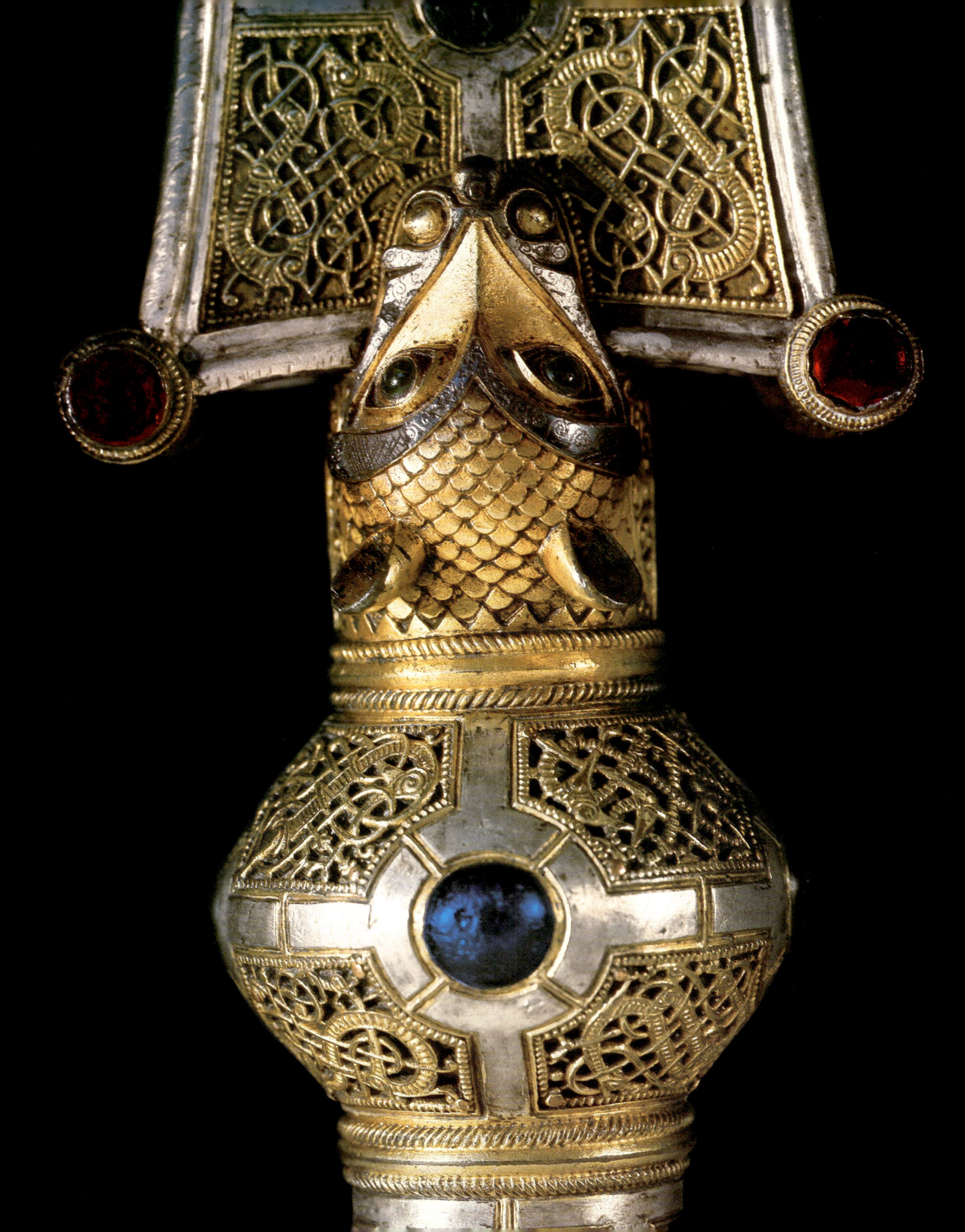

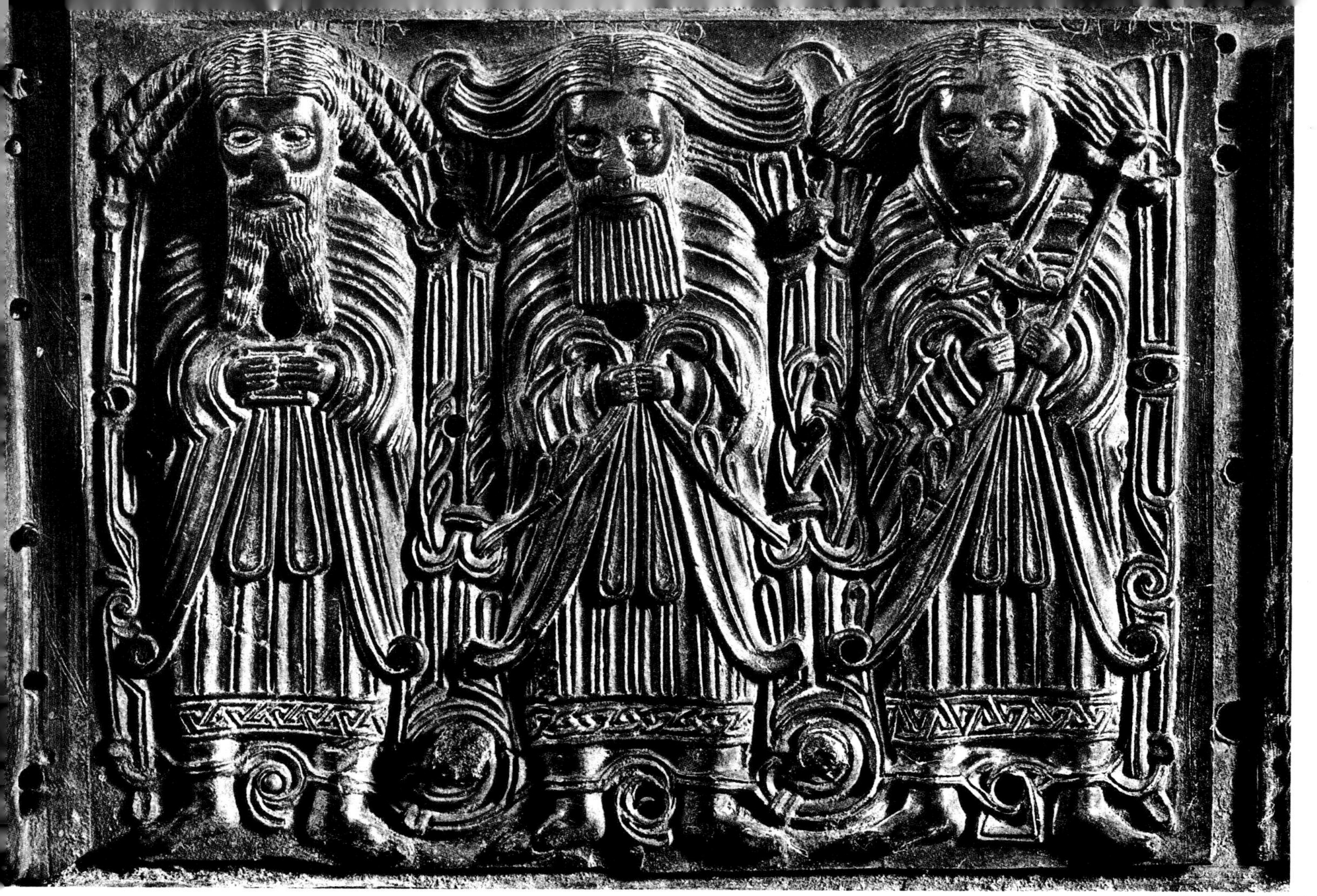

238 – Irland – Schrein des heiligen Maodhóg. Ausschnitt: Personen, durch Flechtbandsäulchen getrennt. Erste Hälfte 12. Jh. – *Bronze, Emails; Gesamthöhe 0,19 m* – Dublin, National Museum of Ireland

schlangenförmigen Tieren mit entenartigen, langgezogenen Schnäbeln, einer Reminiszenz des Urnes-Stils, bedeckt. Überaus erstaunlich ist die Art und Weise, wie der Künstler den unteren Teil des Kreuzes mit dem Nodus verband: in den Kreuzschaft beißt ein doppelter, schuppiger, silbertauschierter Monsterkopf mit wildfunkelnden blauen Emailaugen. Die Herkunft dieses Meisterwerks der irischen romanischen Goldschmiedekunst läßt sich dank der Inschriften präzisieren: es wurde etwa zwischen 1125 und 1130 für einen 1119 von König Turlough O'Connor nach Irland gebrachten Kreuzsplitter angefertigt. Wahrscheinlich wurde es in der Abtei Roscommon, die mit Clonmacnois in Verbindung stand, von dem Goldschmied Maelism Mac Bratdan U Echan hergestellt. Ein anderes Reliquiar, der aus dem Kloster Lemanaghan stammende Schrein des heiligen Manchan (Kirche von Boher, Offaly) steht dem Kreuz von Cong nahe. Es ist wie dieses mit Grubenschmelz geschmückt, und seine beiden Langseiten werden von einem Kreuz eingenommen, dessen riesige, durchbrochen gearbeitete Buckel einen ähnlichen Dekor wie die Platten des Kreuzes von Cong aufweisen. Die Eigenart des Schreins zeigt sich jedoch vor allem in der Reihe von noch erhaltenen Applikationsfiguren: die steifen, langen und mageren, nahezu viereckigen Figuren haben große eiförmige Köpfe in stark vereinfachtem Umriß. Auf diesen blockartigen Figuren sind Faltenwurf, Einzelheiten der Kleidung, der Bärte und der Frisuren mit geritzten Strichen angedeutet. Die

bewußte Sparsamkeit der Mittel, die nahezu unmenschliche Geometrisierung der Formen erinnern auch an einige der verwirrendsten mittelalterlichen Bronzen des Kontinents – etwa an das Taufbecken von Tirlemont (Brüssel, Musées royaux) und an die Bronzetüren von Nowgorod oder von San Zeno in Verona. Die Figuren des Manchan-Schreins gehen jedoch eindeutig auf jene des *Cumdach* des Stowe-Missale zurück und sind darüber hinaus von Gestalten wie jener Bronzefigur eines Geistlichen beeinflußt, die von dem Schrein des heiligen Canisius (Dublin, National Museum of Ireland, Ende des 7. Jahrhunderts) herstammen soll, oder von Buchmalereien wie etwa dem Engel, dem Symbol des heiligen Matthäus, aus dem Buche von Armagh vom Beginn des 9. Jahrhunderts (Dublin, Trinity College, Nr. 52). Es bleibt daher die Frage offen, ob diese kleinen sonderbaren Figuren vom Manchan-Schrein, deren unmenschlicher, extrem geometrisierter Zug so sehr einer Tendenz der insularen Ästhetik entspricht, von kontinentalen – ihrerseits isoliert dastehenden – Werken inspiriert wurden, oder ob der Einfluß in entgegengesetzter Richtung, das heißt in Richtung auf den Kontinent zu, wirksam wurde, auf dem irische Mönche ihre Tätigkeit fortsetzten. Mehrere identische Applikationsfiguren – wie die kleine Bischofsstatue des Dubliner Museums – wurden in Abb. 361
Irland gefunden; sie stammen vom Schrein des heiligen Manchan oder von anderen ähnlichen Reliquiaren und könnten die zweite der beiden Hypothesen untermauern.

Die Bronzefiguren vom Schrein des heiligen Maodhóg (der ‹Breac Maodhóg›) wirken vielleicht noch verwirrender. Sie sind jedoch einer anderen stilistischen Konzeption verpflichtet, bei der die menschliche Figur in einem sehr kunstvollen, graphischen Spiel aufgelöst und das ursprüngliche Architekturmotiv – Figuren unter Arkaden? – seiner Funktion entfremdet wird: die Bögen sind in wallende Haarfülle, die Säulen in Streifen aus Flechtwerk und wildwuchernder Vegetation oder in eine Aufstapelung von Raubvögeln und Vogel-Sirenen umgewandelt. Der Bezug zu Vorläufern in der irischen Buchmalerei, vor allem zu den Evangelistendarstellungen, ist offenkundig. Dennoch stehen die Reliefs in ihrer kraftvollen Plastizität und der paradoxen Monumentalität auch Werken der kontinentalen romanischen Kunst nahe.

ENGLAND UND DAS REICH PLANTAGENET

England, in der Nähe Irlands gelegen und in Kontakt mit der skandinavischen Welt, deren zerstörerische Überfälle es mehrfach zu ertragen gehabt hatte, war im 10. und zu Beginn des 11. Jahrhunderts kontinentalen Einflüssen gegenüber aufgeschlossen geblieben. Die Eroberung Englands durch die Normannen im Jahre 1066 verstärkte noch diese Bindung an den Kontinent, vor allem mit dem Westen und Südwesten Frankreichs: von diesem Zeitpunkt an überquerten Menschen und Werke ununterbrochen in beiden Richtungen den Ärmelkanal. Es kann daher nur eine die modernen Grenzen übergreifende Bezeichnung wie ‹*Channel School*›, anglo-normannische Kunst und ‹*art Plantagenêt*› einen Begriff von den Ähnlichkeiten geben, die man vor allem während der Regierungszeit der Plantagenets zwischen der Kunst Englands und des Kontinents feststellen kann. Übereinstimmende Motive der südenglischen und der westfranzösischen Kunst (bis nach Aquitanien) sind häufig und die Stileigentümlichkeiten vergleichbar. Auch haben sich die Verbindungen, die schon zuvor zwischen England und Nordfrankreich bestanden hatten und die aus Saint-Omer zu Beginn des 11. Jahrhunderts ein Zentrum insularer Kunst gemacht hatten, nicht gelockert.

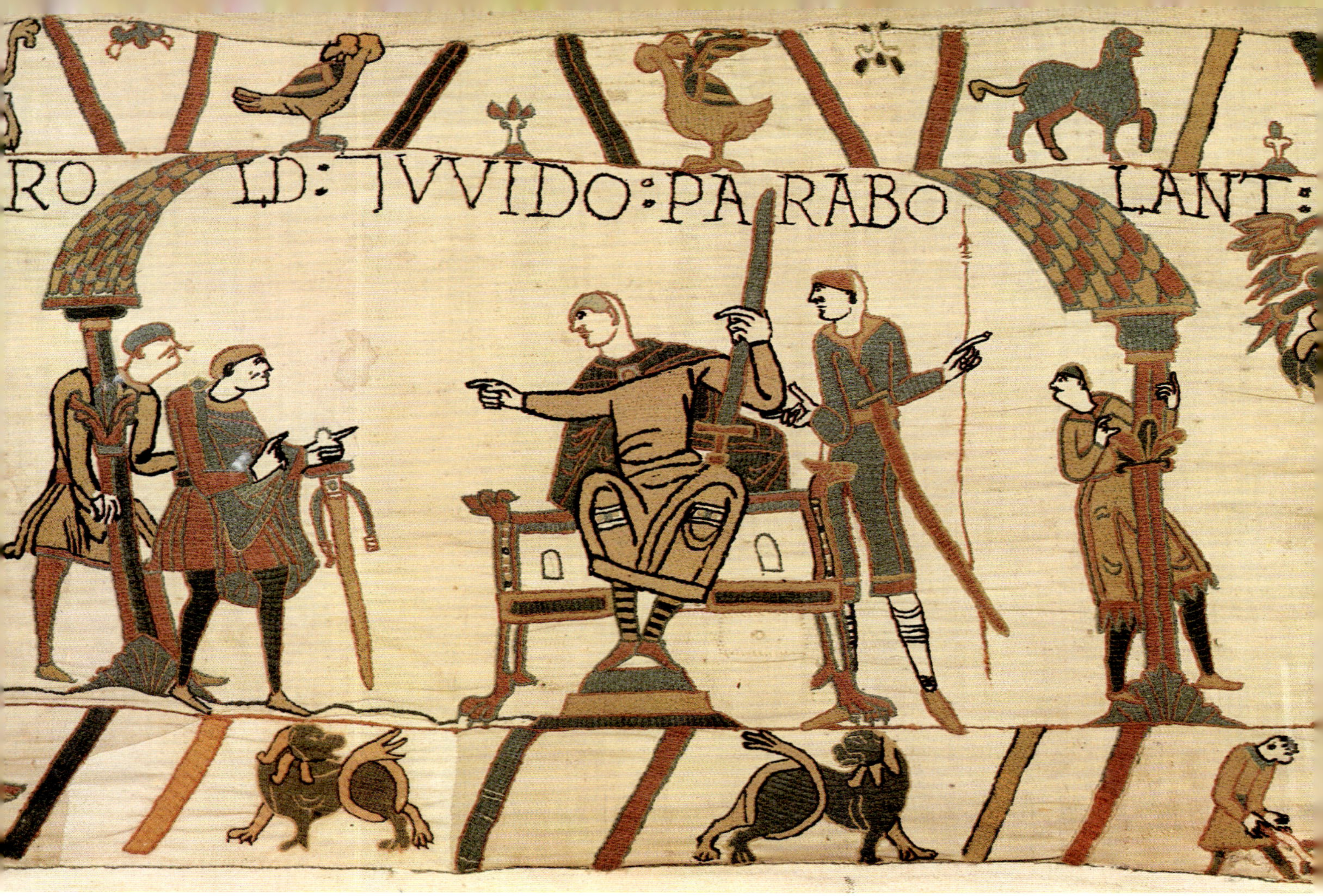

239 – Canterbury (?) – Teppich von Bayeux. Ausschnitt: Harold vor dem Grafen Guy; zwei Boten Wilhelms von der Normandie befehlen

Der Teppich von Bayeux

Der wahrscheinlich in dem Jahrzehnt nach dem Normannensturm entstandene Wandteppich von Bayeux stellt diese Situation unmittelbar bildlich dar. Die *‹telle du Conquest›* ist kein Webteppich, sondern eine farbige Wollstickerei auf einem aus mehreren Stücken zusammengesetzten Leinenstreifen, dessen Gesamtlänge mehr als siebzig Meter beträgt. Die Stickerei stellt eigentlich nicht die Eroberung Englands, sondern Episoden aus dem Leben des englischen Königs Harold II. bis zu seiner Niederlage bei Hastings im Jahre 1066 dar. Wilhelm dem Eroberer fällt hierbei eine weniger wichtige Rolle zu als Harold.

Der Teppich von Bayeux ist ein außergewöhnliches Monument, zu dem bis heute kein Vergleichsstück bekannt wurde. Die nur von kleinen, die einzelnen Sequenzen trennenden Bäumen gegliederte Erzählung entwickelt sich – ein wenig nach Art der Bildgeschichten – ohne Unterbrechung. Der Faltenwurf ist schematisch, die Volumen vereinfacht, und die Farben sind in breiten kontrastierenden Flächen hingesetzt. Der expressive Stil der lebhaft geschilderten Szenen und der kraftvoll angedeuteten Ereignisse besitzt unleugbar erzählerischen Wert und gibt die pittoresken Einzelheiten des täglichen Lebens einfallsreich wieder: die Szenen des Kampfes sowie jene, die die Vorbereitungen des Normannenheers zum Er-

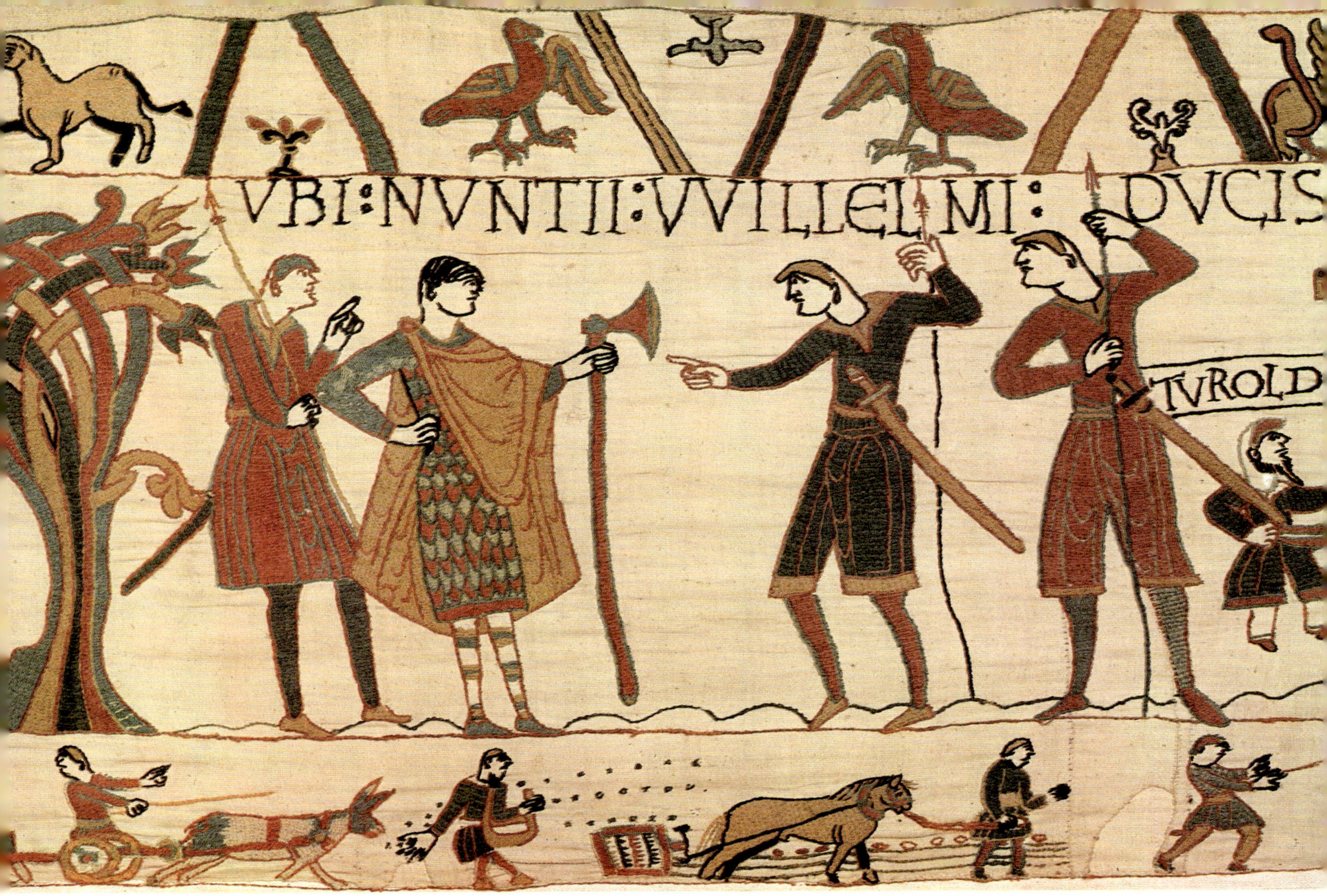

Guy, ihnen Harold auszuliefern. Zwischen 1077 und 1082 – *Wollstickerei auf Leinen; Höhe etwa 0,50 m* – Bayeux, Musée épiscopal

oberungszug schildern – Bau der Schiffe, Sammlung der Waffen oder die Episode der Einschiffung Harolds, bei der die Engländer, mit Hund und Falken, gezeigt werden, wie sie ihre Schuhe ausgezogen haben, um besser waten zu können – sind von großem Reiz. Die Personen sind klar gekennzeichnet: die oft mit langen dünnen Schnurrbärten ausgestatteten Engländer unterscheiden sich von den Normannen, deren Nacken und Hinterkopf glattgeschoren sind. Die Bauwerke – so auch die Kirche Saint Peter in Westminster, in der Eduard der Bekenner begraben ist – sind zumeist im Schnitt dargestellt.

Zwei Schmuckleisten verlaufen die ganze Länge des Teppichs entlang. Sie tragen ornamentale Motive, Tierkreiszeichen, Fabeln und verschiedene Szenen – erotische Szenen, von einem Kalendarium angeregte Szenen –, die keinen unmittelbaren Bezug zum eigentlichen Thema haben. Die Fabeln sollen ein englisches Vorbild haben; Fabel- und Tierkreismotive tauchten jedoch in anderer Form bereits in der ersten Hälfte des 11. Jahrhunderts in einer Skizze des Adhémar de Chabannes, eines Mönchs von Saint-Martial in Limoges, auf.

Die Herkunft des Teppichs bleibt umstritten, wenn auch die Legende ihn Königin Mathilde zuschreibt. Es ist jedoch auf ein Gedicht des Baudri de Bourgueil hinzuweisen, das einen Wandbehang im Zimmer der Gräfin Adele von Blois mit der Darstellung der Eroberung Englands erwähnt und somit beweist, daß ähnliche Textilarbeiten für die Umgebung des

Eroberers hergestellt worden sein müssen. Tatsächlich läßt die wichtige Rolle, die in der Erzählung Odo, dem Erzbischof von Bayeux und der Kathedrale von Bayeux (in der Harold den Eid leistete), zugemessen wird, die Vermutung zu, der Teppich sei für Odo von Bayeux – wohl anläßlich der Weihe seiner Kathedrale 1077 und bevor er 1082 in Ungnade fiel – angefertigt worden. Der Stil des Teppichs, der Ähnlichkeiten mit englischen Handschriften hat, und das Vorkommen von nicht-normannischen Namen in den Inschriften weisen darauf hin (wie Francis Wormald gezeigt hat), daß der Erzbischof von Bayeux ihn wahrscheinlich bei den damals bereits berühmten englischen Stickern bestellt hat und daß die Kartons zweifellos in Canterbury hergestellt wurden, wo zu diesem Zeitpunkt noch immer eine ausgezeichnete Buchmalerwerkstatt florierte.

Der Leuchter aus Gloucester

Abb. 362 Die Geschichte eines weiteren Kunstwerks, des vergoldeten Bronzeleuchters aus Gloucester (London, Victoria and Albert Museum) beweist ebenfalls den guten Ruf, den die englischen Künstler und ihre Werke in den Jahrzehnten nach der Eroberung Englands und zu Beginn des

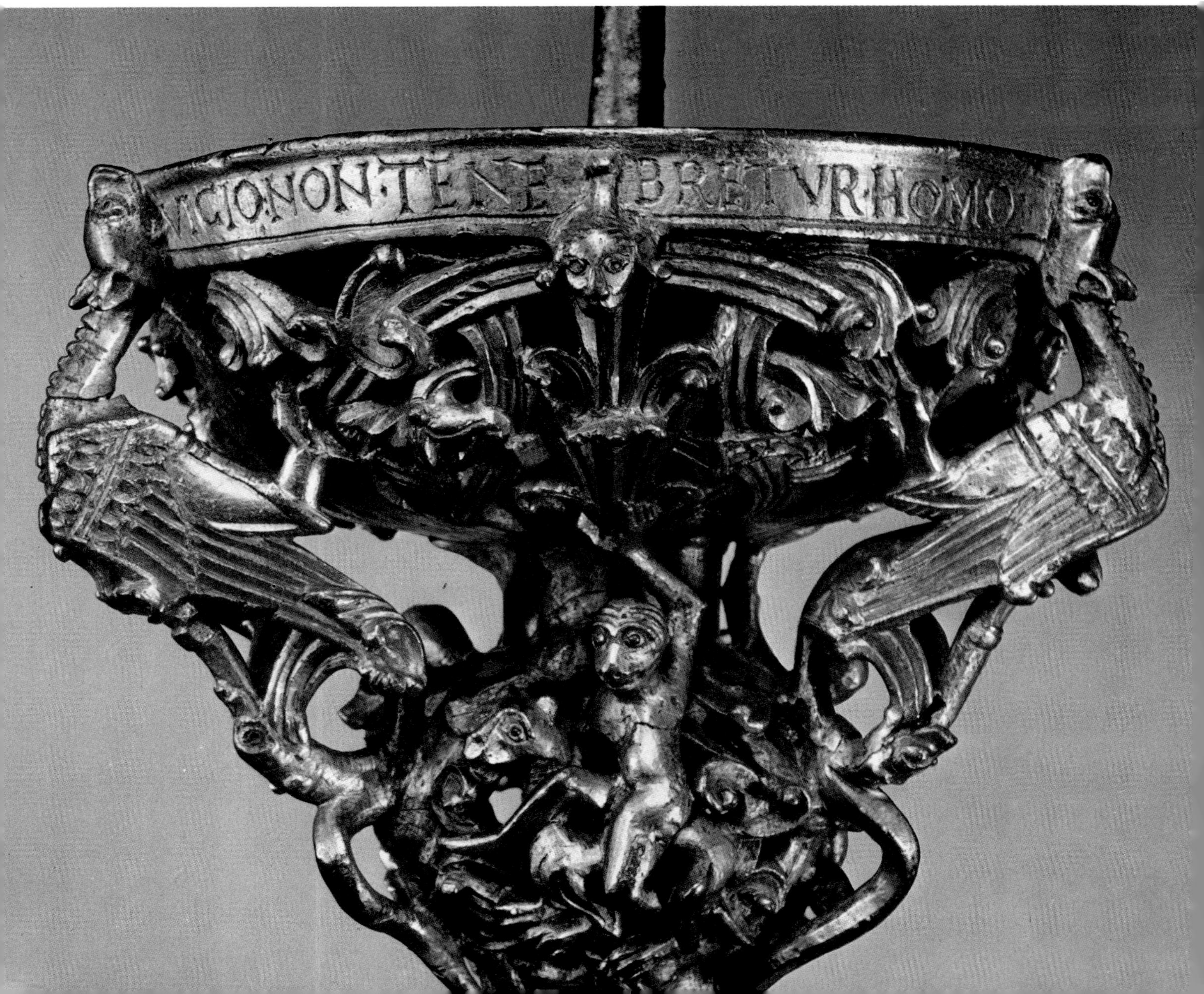

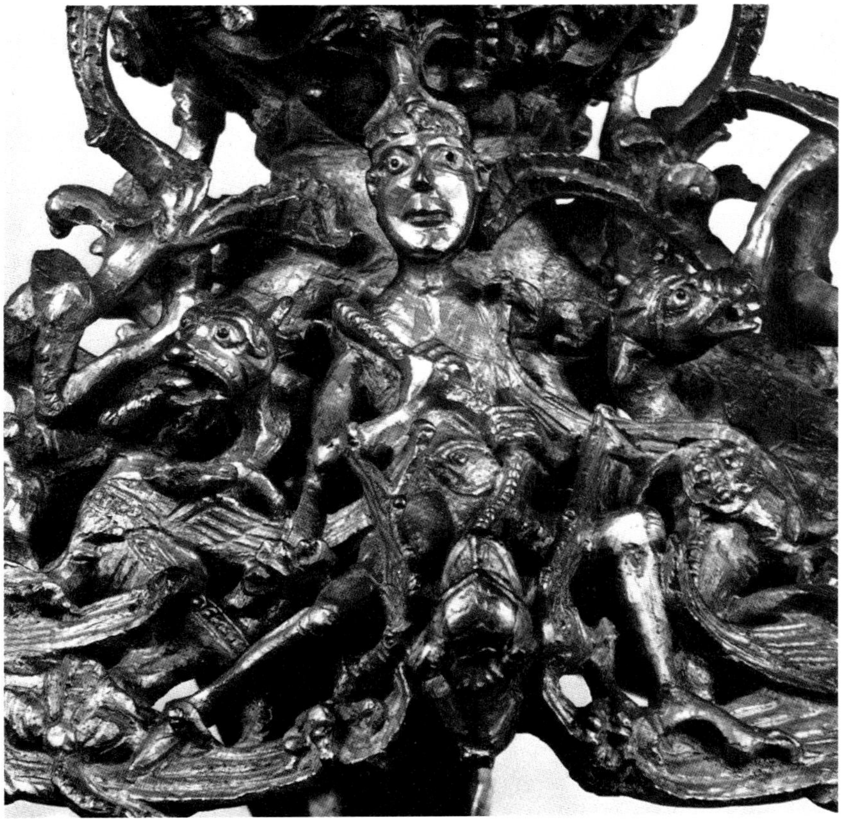

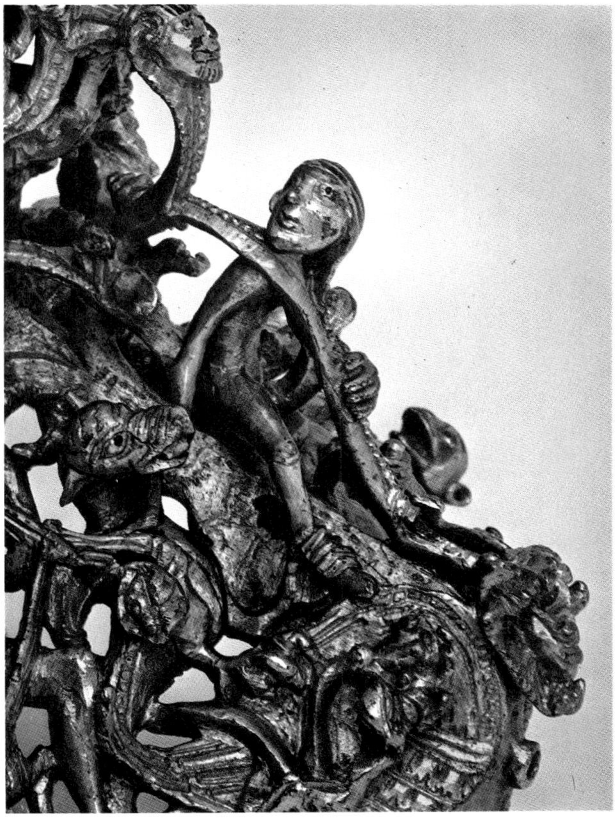

240–242 – England – Leuchter aus Gloucester. Ausschnitte der Lichtschale und des Fußes: Ineinander geschlungene menschliche Figuren und Monstren. Zwischen 1104 und 1113 – *Bronze; Gesamthöhe 0,515 m* – London, Victoria and Albert Museum

12. Jahrhunderts auf dem Kontinent genossen. Eine in die Lichtschale gravierte Inschrift aus dem 13. Jahrhundert tut kund, daß der Leuchter von Thomas de Poché der Kathedrale von Le Mans gestiftet wurde, während eine andere, aus dem 12. Jahrhundert stammende Inschrift auf dem Band, das sich um den Schaft windet, behauptet, der Leuchter sei im Auftrag von Abt Peter von Saint Peter in Gloucester (1104–1113) hergestellt worden. Es ist daher anzunehmen, daß der Leuchter mit einem weiteren, der wahrscheinlich sein Pendant bildete, aus der Abtei Gloucester – vielleicht 1122 anläßlich des großen Brandes, der das Kloster verwüstete – entfernt wurde und später in den Besitz der Familie de Poché gelangte, bevor er schließlich für würdig befunden wurde, die Kathedrale von Le Mans zu schmücken. Weitere aus England stammende Leuchter müssen sich bereits in Le Mans befunden haben, wenn man dem Dankesbrief, den der Bischof von Le Mans, Hildebert von Lavardin, an die Königin Mathilde, die Tochter Heinrichs I., schrieb, Glauben schenkt.

Der Leuchter aus Gloucester steht nicht isoliert da: die Dokumente erwähnen noch jene weiteren Stücke, die den Stolz der Kirchen von Winchester, Canterbury oder Durham bildeten. Angesichts der großen Beliebtheit der maas- und rheinländischen sowie niedersächsischen Bronzen des 12. Jahrhunderts könnte man versucht sein, die englischen Leuchter als Importstücke anzusehen. Der Leuchter von Gloucester kann jedoch schwerlich als lothringisches Werk angesehen werden, und alles unterscheidet ihn von einem gleichzeitigen maasländischen Werk wie dem Lütticher Taufbecken (Saint-Barthélemy) oder einem vergleichbaren, wenngleich späteren Werk wie dem Prager Leuchterfuß (Veitsdom). Er ist aus drei Teilen gegossen und ruht auf drei geflügelten Drachen, deren geschweifte Schwänze sich um kleine nackte Männer schlingen; der Fuß, der gedrehte Schaft, die Knäufe und die Lichtschale

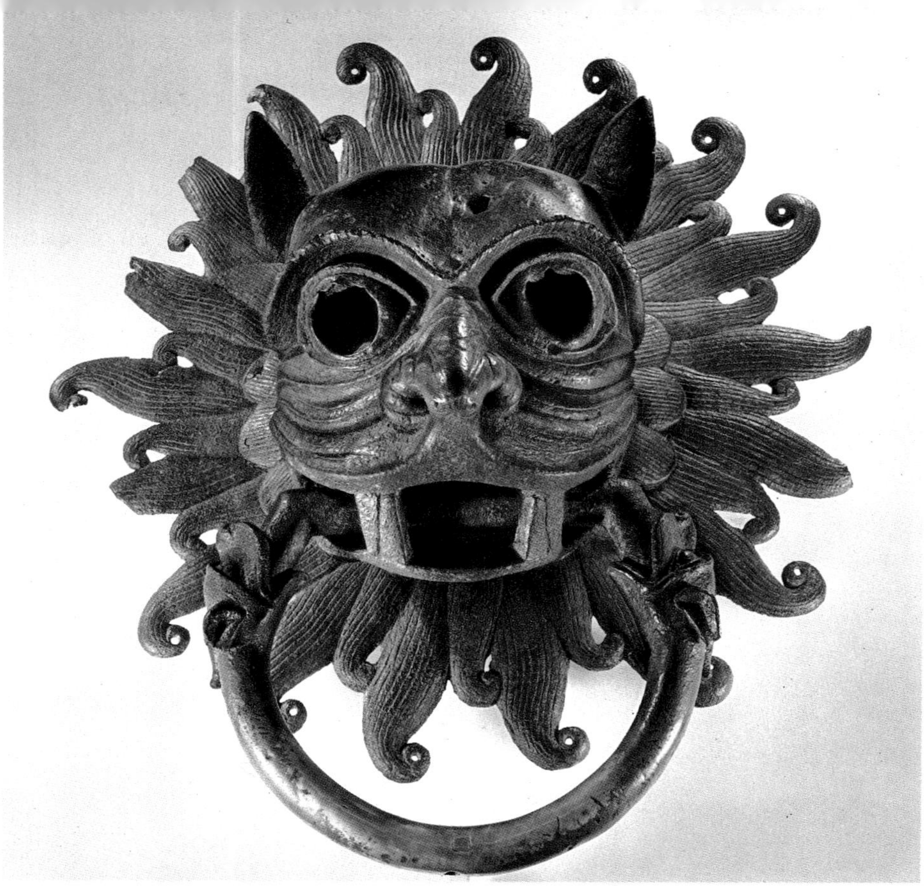

243 – England – Türklopfer in Form eines Löwenkopfs. Beginn 12. Jh. – *Bronze; Höhe 0,55 m* – Durham, Kathedrale

verschwinden unter einem unentwirrbaren Gerank, in dem es von Tieren, Ungeheuern und Menschen- oder Affenwesen wimmelt. Im Gesamteindruck unterscheidet er sich deutlich von den rheinischen Leuchtern, wenn auch die Dekormotive ähnlich sind und antike Themen in den Kentauren des unteren Knaufs erscheinen: die runden, biegsamen Ranken verknüpfen und vermischen sich, ohne daß eine logische Struktur unter ihren Schnörkeln erkennbar würde; die schlangenförmigen Figuren mit schmalen Schultern und schmächtigen, gleichsam knochenlosen Gliedern haben das beunruhigende Aussehen von Lemuren und scheinen einem phantastischen Alptraum zu entstammen. Den einzigen christlichen Zug bilden die Evangelistensymbole des mittleren Knaufs. Ch. Oman hat auf die Verwandtschaft derartiger Drachen und Palmetten mit denen der zeitgenössischen Buchmalerei von Durham hingewiesen. Die frappierende Ähnlichkeit, die diese Figuren in die Nähe irischer Bronzen – wie jener des *Cumdach* des Stowe-Missale oder des Knaufs vom Krummstab aus Clonmacnois (Dublin, National Museum of Ireland) – rückt, ist jedoch ebenfalls zu erwähnen, was die insulare Herkunft des Leuchters bestätigt.

Einige weitere, wenn auch spätere, englische Bronzen gehören der gleichen Strömung an: die Monsterköpfe des Türklopfers aus Dormington und des Türklopferrings der Kathedrale von Durham sind den Figuren auf dem Leuchter nahe verwandt. Die Londoner Elfenbeinplat-
Abb. 363 te mit der Kreuzabnahme von der Mitte des 12. Jahrhunderts (Victoria and Albert Museum) bietet das vielleicht beeindruckendste Beispiel für diese Strömung. Bei den schlottrigen Figuren, die zu schwach erscheinen, um die Last der Köpfe mit den riesigen Augen tragen zu können, wurde die Fremdartigkeit der Leuchterfiguren bewahrt, ja noch verstärkt mit Hilfe

von geometrischen Linien und den Zickzackfalten der Gewänder. Züge, die sich mit den Manuskripten und Reliefskulpturen aus dem Herefordshire (Kilpeck, Castle Frome) vergleichen lassen, könnten auf eine insulare Herkunft der Elfenbeinarbeit hinweisen, wenn auch A. Goldschmidt eher daran dachte, sie einem spanischen Künstler zuzuschreiben.

Die Aktivität der englischen Bronzekünstler war sicherlich von geringerer Bedeutung als jene der Künstler von Maas und Rhein; sie war nichtsdestoweniger eine Realität und drückte sich in den verschiedenen Stilrichtungen aus, die damals die anglo-normannische Kunst oder anglo-angevinische Kunst beherrschten. Die kleine, ursprünglich zu einer Kreuzigungsgruppe gehörige Muttergottesfigur (London, British Museum), als deren Fundort man allgemein Durham ansieht, vertritt eine völlig andere Tendenz als der Leuchter aus Gloucester oder die ihm nahestehenden Stücke. Der Faltenwurf ist auf ihrer langgezogenen, leicht gebeugten Gestalt in klaren Linien angedeutet, die von harten Wellenlinien und Fältelungen – einem offensichtlichen Erbe des Winchesterstils – unterbrochen sind. Diese Umwandlung älterer Modelle zum Steifen hin läßt an eine Entstehungszeit um die Mitte des 12. Jahrhunderts denken. Mehr noch als an gleichzeitige englische Werke erinnert dieses Stück möglicherweise an Bronze- oder Elfenbeinwerke Nordwestfrankreichs.

Die englischen Gießer scheinen über einen großen Zeitraum hinweg die Bewunderung der kontinentalen Kunstliebhaber genossen zu haben. So wurden ihre berühmten Blei-Taufbekken exportiert oder an Ort und Stelle nachgebildet – wie etwa das Taufbecken aus Saint- Abb. 385
Évroult-de-Montfort (Orne). Seine Seitenwände zeigen vier Evangelistendarstellungen, die durch übereinandergesetzte Arkadenreihen, auf denen unter den Tierkreiszeichen die mehrfach wiederholten Allegorien der Monate und der Jahreszeiten vorkommen, getrennt sind. Das Blei-Taufbecken von Saint Augustin in Brookland (Kent) ist ein vergleichbares, wenngleich weniger sorgfältig ausgeführtes Beispiel: die mit der Model hergestellten Reliefs stellen gleichfalls die Monate und Jahreszeiten unter den Tierkreiszeichen dar und sind ebenfalls auf übereinandergestellte Arkadenreihen verteilt. Im speziellen Fall des normannischen Blei-Taufbeckens handelt es sich höchstwahrscheinlich um ein auf den Kontinent gebrachtes englisches Werk oder um die auf dem Kontinent entstandene Arbeit eines englischen Gießers.

Elfenbeine

Die in England bereits im 10. Jahrhundert weitverbreitete Elfenbeinschnitzerei wurde während der ganzen romanischen Epoche fortgeführt, wobei sich gewisse Stilunterschiede feststellen lassen. In den Publikationen der letzten Jahrzehnte neigten die Gelehrten dazu, die Anzahl englischer Elfenbeine zu übertreiben: die verwickelte politische und künstlerische Situation in England, in der Normandie und im Anjou erschwert tatsächlich die Lokalisierung einiger Stücke beträchtlich.

Die obenerwähnte Platte mit der Kreuzabnahme (London, Victoria and Albert Museum) stand stilistisch in der Nachfolge des Leuchters aus Gloucester. Die einem anderen Genre angehörende, mit spürbar humoristischem Einschlag versehene Elfenbeinbüchse des Victoria and Albert Museum, die wohl im Umkreis von Saint Albans entstand, läßt dieselbe Gleichgültigkeit gegenüber der anatomischen Richtigkeit der Figuren erkennen – ob diese nun Misch- Abb. 368
oder Fabelwesen wie die Kentauren und die Löwenreiter auf den Seitenwänden sind.

Der Bildstil anderer Elfenbeine ist dieser Tendenz entgegengesetzt: der Bischofsstab des Abb. 364
heiligen John von Beverley (Sammlung Hunt) erscheint im Vergleich mit den genannten Elfenbeinen trotz des bevölkerten Laubwerks seiner Volute überaus klassisch. Die in die Volute geschnitzte Szene zeigt ein Wunder des heiligen John, eines Bischofs von York im

8. Jahrhundert, der 1037 anläßlich einer ersten Überführung seiner Gebeine von York nach Beverley kanonisiert wurde. Möglicherweise entstand der Krummstab um 1066, als Ealdread, Erzbischof von York, eine Vita des Heiligen schreiben ließ. Nach dem Stil des Bischofsstabs zu urteilen, könnte man allerdings auch eine weit spätere Datierung vorschlagen (erste Hälfte des 12. Jahrhunderts?).

Den vollendetsten Ausdruck aber finden die plastischen Qualitäten, die auch den Bischofsstab von Beverley auszeichnen, bei der Londoner Statuette einer Muttergottes mit Kind aus Walroßzahn (Victoria and Albert Museum), die an der großen europäischen Entwicklung des Motivs der thronenden Madonna teilnimmt. Der Bezug zur Monumentalskulptur ist überaus deutlich, und man hat die Ähnlichkeit ihrer stark asymmetrischen Gestaltung mit jener der Jungfrau Maria der Kathedrale von York betont. Die Originalität der Elfenbeinmadonna beruht einerseits auf der außergewöhnlichen Bernsteinfarbe ihrer Patina, die dem Elfenbeinblock das Aussehen eines Edelsteins verleiht, andererseits auf der Feinheit der Gewandfalten, die sie mit einem ornamentalen Liniennetz umschließen. Dank dem betont graphischen Charakter des Faltenwurfs erinnert die Madonna mehr an die Reliefs in der Abteikirche von Malmesbury (Wiltshire), die ihrerseits von der kontinentalen Skulptur beeinflußt waren, als an die Reliefs aus Chichester, mit denen sie verglichen wurde. Die Statuette gehörte ursprünglich zu einer Anbetung der Heiligen Drei Könige: einer der Könige, der nahe Dorchester (Dorset County Museum) gefunden wurde, gibt einen Hinweis auf die Herkunft. Diese Gruppe ist eines der ältesten, heute noch erhaltenen Beispiele für Elfenbeinstatuetten, die eine Episode aus dem Leben Christi wiedergaben; bei der Arbeit an ihren Gruppen großer Statuet-

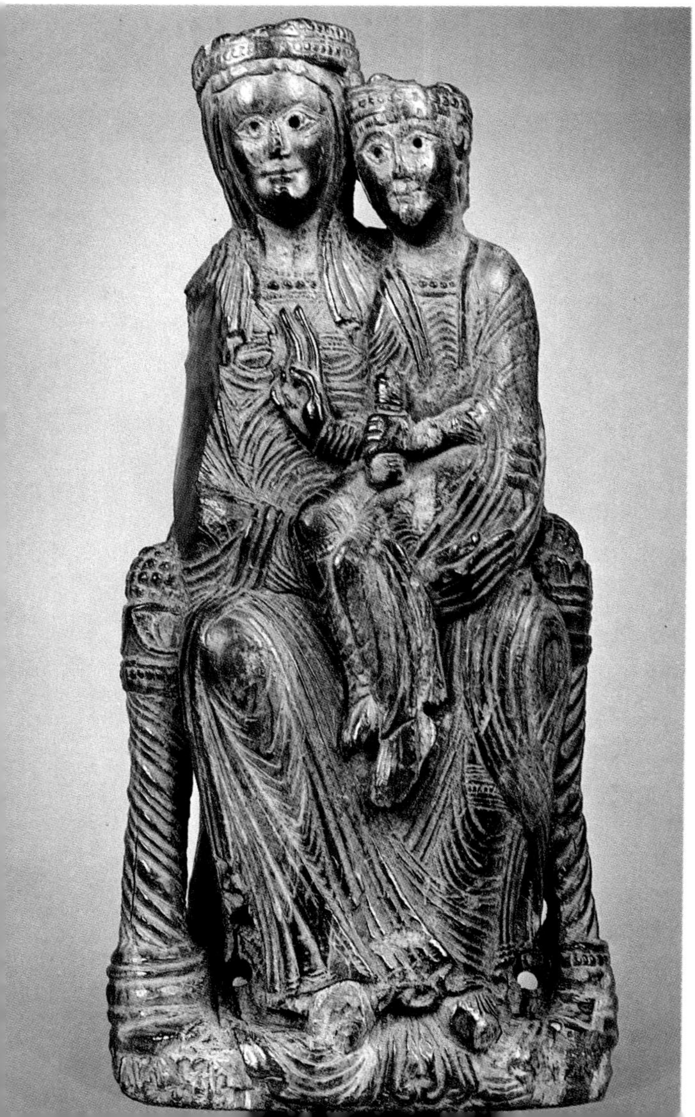

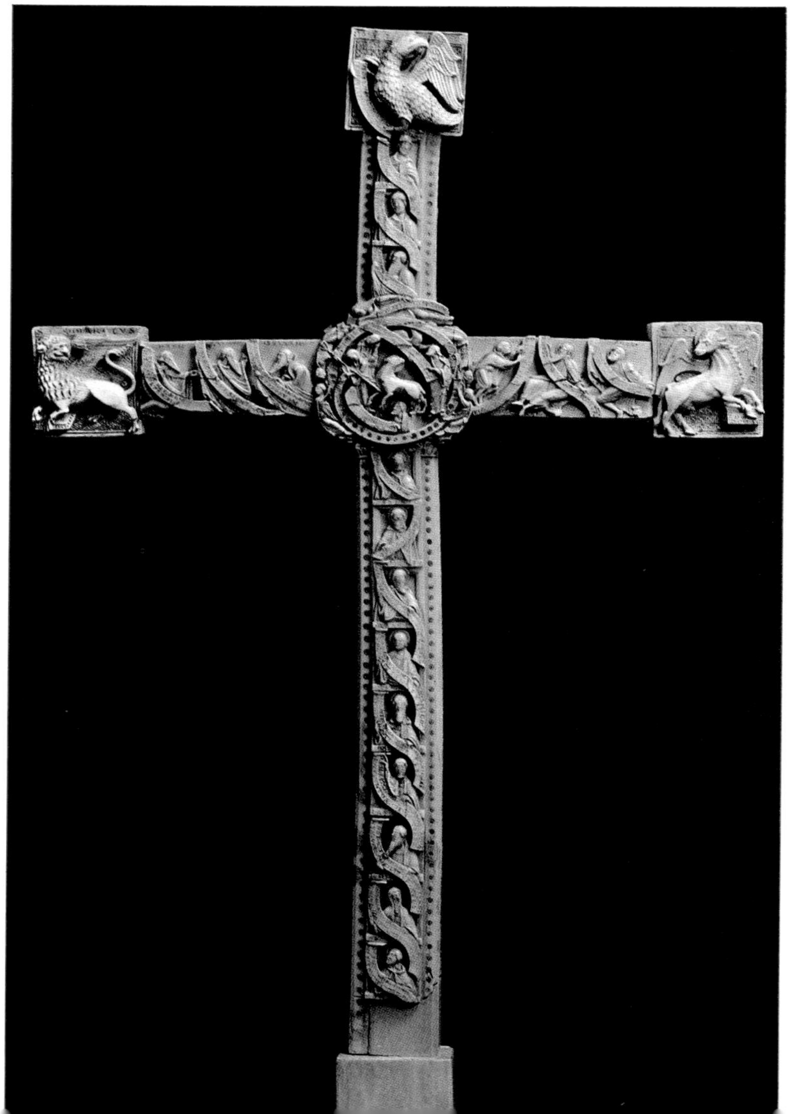

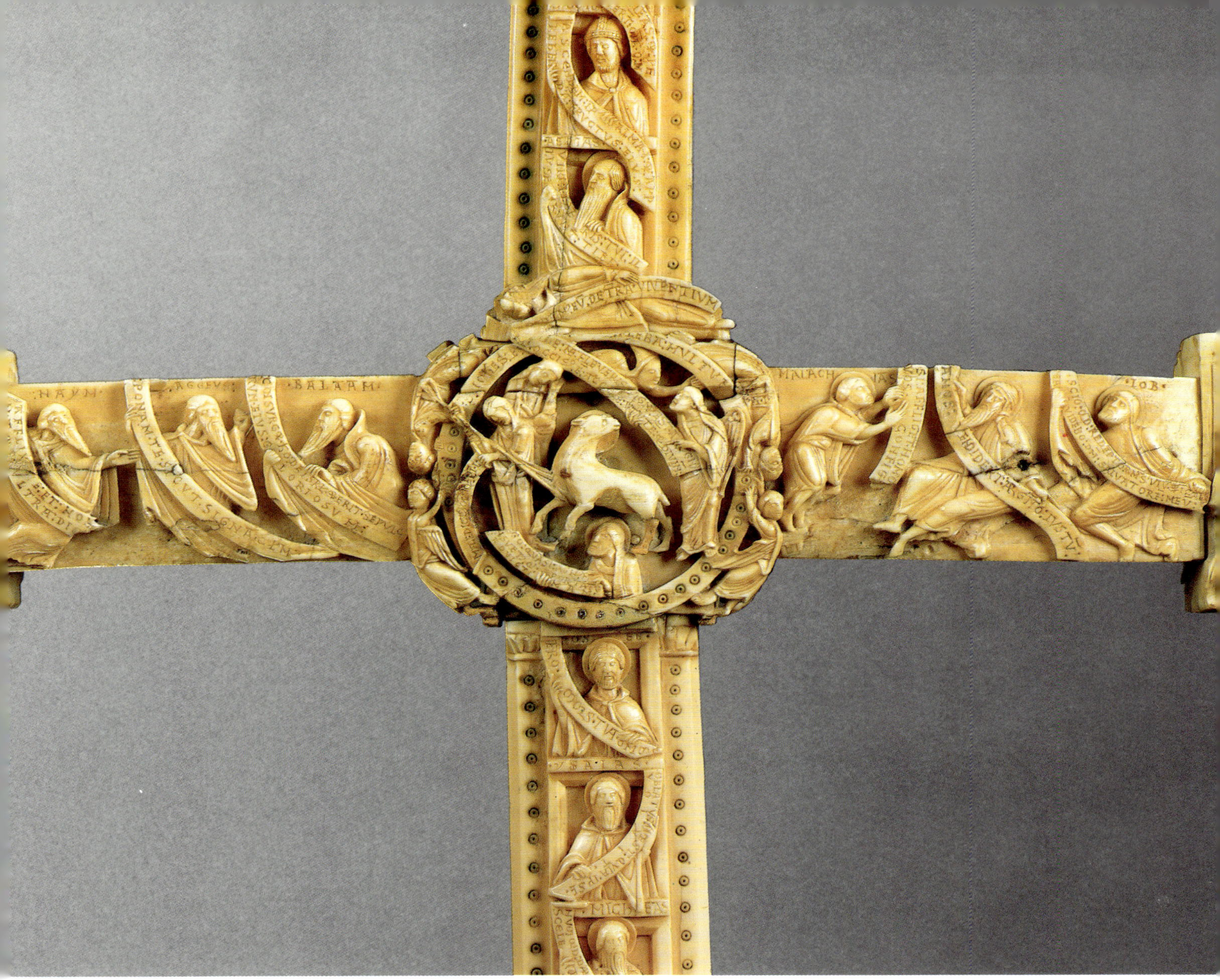

245 und 246 – Bury Saint Edmunds (?) – Großes Altarkreuz. Gesamtansicht und Ausschnitt der Rückseite: Das von der Synagoge durchbohrte Lamm Gottes. Um 1135–1140 (?) – *Walroßzahn; Gesamthöhe 0,577 m* – New York, Metropolitan Museum of Art, Cloisters collections

ten haben sich die Elfenbeinschnitzer des 13. Jahrhunderts sichtlich der Versuche ihrer Vorläufer erinnert.

Das beeindruckendste der Werke, die englischen Elfenbeinschnitzern zugeschrieben werden, ist das große Altarkreuz der Cloisters Collections in New York. Es ist aus mehreren Stücken aus Walroßzahn zusammengesetzt und beidseitig mit Skulpturen geschmückt, die einem komplexen Bildprogramm folgen, dessen Bedeutung sich nicht immer unmittelbar erschließt. Die Schauseite trug einen heute verschollenen Kruzifixus, den man ohne wirklich stichhaltigen Grund mit dem stilistisch völlig verschiedenen und eindeutig späteren Kruzifixus von Oslo zu identifizieren gesucht hat. Die Herkunft des Kreuzes ist unbekannt; es entstand jedoch ohne Zweifel in einem gebildeten Milieu, das auf Studien der Theologie und

244 – Dorchester – Statuette einer thronenden Madonna mit Kind. Um 1150–1170 – *Walroßzahn; Höhe 0,135 m* – London, Victoria and Albert Museum

der Heiligen Schrift großen Wert gelegt haben muß. Trotz seiner Größe zeigt dieses Kreuz mehr Ähnlichkeit mit der Buchmalerei als mit der Monumentalskulptur. Sein ‹gelehrter› Aspekt wird durch eine Vielzahl von Spruchbändern mit Inschriften und Bibelzitaten, die von den Figuren emporgehalten werden, noch verstärkt. Die Qualität der Elfenbeinarbeit ist unbestreitbar – man kann sich jedoch fragen, ob die allzu ehrgeizigen Absichten dem Werk nicht etwas geschadet haben: der feierliche Zug der Propheten auf der Kreuzrückseite leidet unter zu großer Monotonie, die unzähligen Inschriften, die zum Verständnis der dargestellten Szenen beitragen sollen, sind möglicherweise ein Beweis für die Unfähigkeit des Künstlers, auf klare Weise allzu komplizierte theologische oder ikonographische Ideen mit künstlerischen Mitteln auszudrücken. Erklärende Spruchbänder wurden allerdings in der englischen Kunst des 12. Jahrhunderts häufig verwendet, und man griff bei Grubenschmelzarbeiten vielfach darauf zurück, um graphische Effekte zu erzielen, von denen die verschlungenen Spruchbänder um die zentralen Medaillons hier einen Vorgeschmack liefern. Man brachte die langen schmalen Figuren, die oftmals heftig bewegt erscheinen, mit jenen der Buchmalerei der Handschriften aus Winchester, Canterbury und Bury Saint Edmunds in Beziehung. Die wie Schnüre fallenden Falten der Gewänder lassen Vergleiche mit der Bibel aus Bury Saint Edmunds, die von Meister Hugo um 1135 ausgeführt wurde, besonders überzeugend erscheinen. Möglicherweise entstand das Kreuz zur selben Zeit oder wenig später ebenfalls in Bury. Auf Grund der judenfeindlichen Inschriften, die das Kreuz trägt, wurde auch eine spätere Datierung vorgeschlagen. Verschiedene ikonographische Elemente, die durch bestimmte Inschriften – Abfassung des *titulus,* Gespräch des Pilatus mit Kaiphas, die Verspottung Noahs, die das Lamm Gottes bedrohende Synagoge – unterstrichen werden, weisen tatsächlich auf eine starke judenfeindliche Strömung hin, die man zu Vorkommnissen in Bury unter Abt Samson (1180–1214) in Verbindung zu bringen gesucht hat. Leider sind antisemitische Bewegungen im westlichen Europa des 12. Jahrhunderts zu häufig, als daß dieser isolierte Aspekt eine Datierung und Lokalisierung des Stücks ermöglichen könnte.

Ein charakteristischer Zug englischer oder unter englischem Einfluß entstandener Elfenbeine ist das Fortbestehen von Blattmotiven in ihrem Dekor – ein Einfluß jenes ‹Winchesterstils›, der in der Buchmalerei am Ende des 10. und in den ersten Jahrzehnten des 11. Jahrhunderts vorherrschte. Diese Motivtreue ist um so leichter verständlich, als es sich um eines der Lieblingsthemen der romanischen Kunst – das Blatt- oder Rankenwerk mit Lebewesen – handelt. Dieses von fremdartigen Vierfüßlern bevölkerte Blattwerk überzieht den Deckel eines rechteckigen Elfenbeinkästchens – vielleicht ein Federkasten –, dessen Ende von einem riesigen geöffneten Maul gebildet wird und auf dessen Seitenteilen wilde Tiere einen Menschen verschlingen (London, British Museum). Einem ähnlichen Vorbild folgen auch die jüngeren,
Abb. 376 durchbrochen gearbeiteten Reliefs des Reliquienkreuzes des Victoria and Albert Museum. Hier wird als Pendant zu dem *Agnus Dei* zwischen den Evangelistensymbolen ein Schütze, der einen Vogel bedroht, gezeigt – eine in der englischen Ikonographie häufige Anspielung auf den Jäger Ismael. Die teilweise mit den beblätterten Ranken am Federkasten und am Kreuz verflochtenen Ungeheuer wurden mit der Buchmalerei von Canterbury in Beziehung gebracht, was zu einer Datierung an das Ende des 11. Jahrhunderts führt.

Auf einem Taustab (London, Victoria and Albert Museum), der aus einer Sammlung in Le Mans stammt, an dessen insularem Ursprung jedoch kaum zu zweifeln ist, umschließen Palmetten mit langen hölzernen Ranken, die jenen des Leuchters aus Gloucester gleichen und deren Äquivalent in den Schmuckinitialen der Manuskripte von Canterbury zu finden ist, Menschen und geflügelte Greifen. Ein vergleichbares Fragment, auf dem die Ranken, die eine kleine Figur umschließen, in einer großen stilisierten Blume enden, wurde im Umkreis der

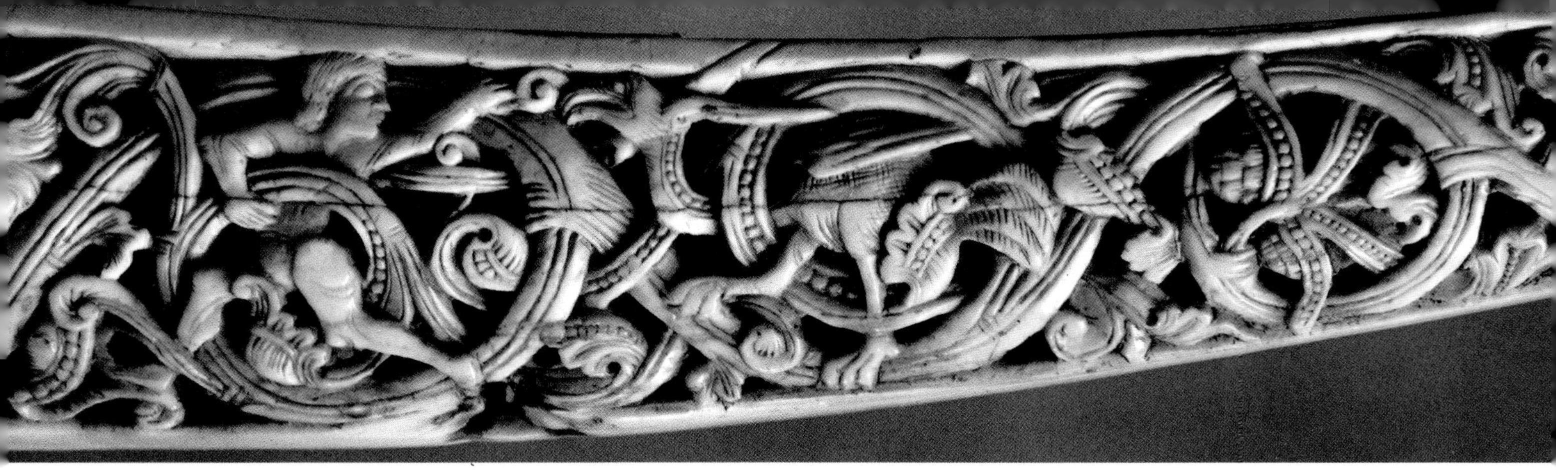

247 – England – Stuhlseitenlehne. Ausschnitt mit bevölkertem Blattwerk. Um 1150 – *Walroßzahn; Gesamtlänge 0,58 m* – Florenz, Museo Nazionale del Bargello

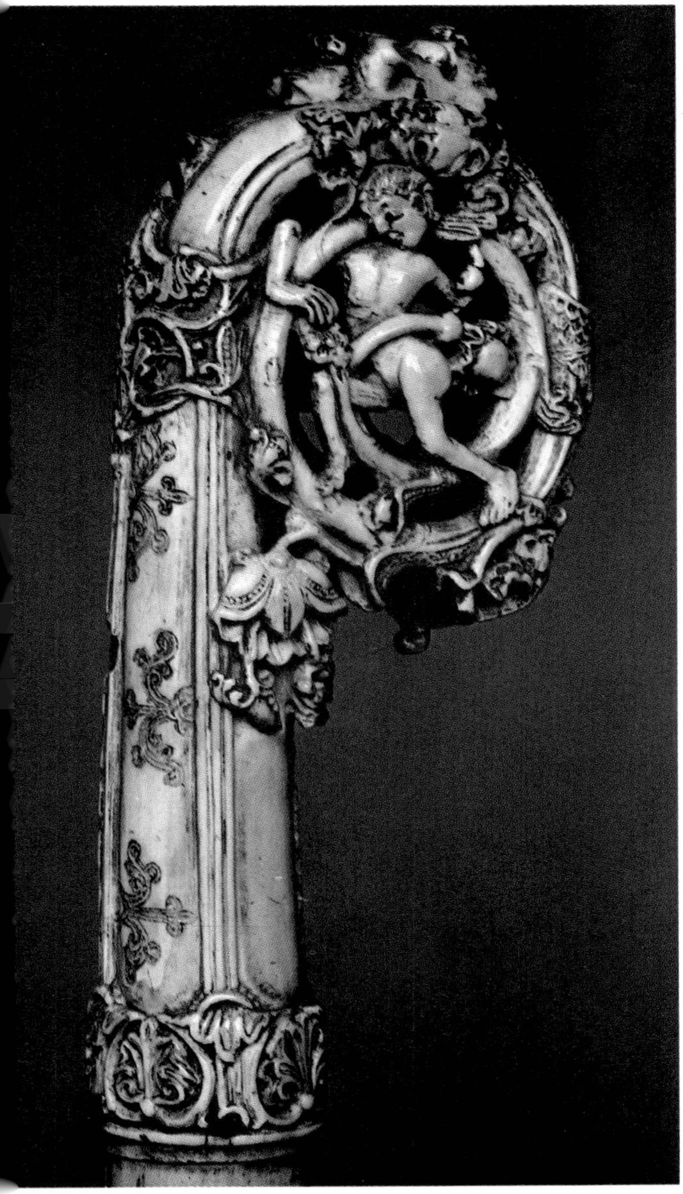

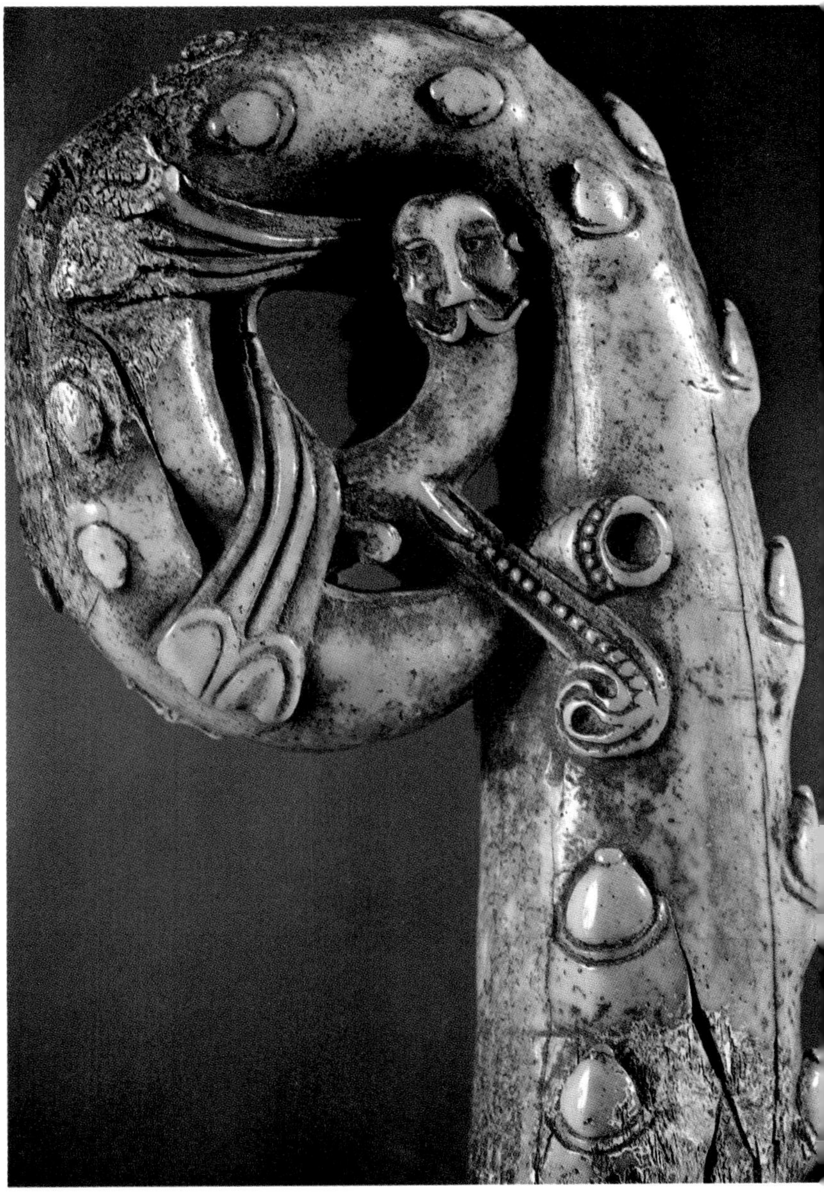

248 – England – Krummstab mit nackter Figur in der Volute. Letztes Drittel 12. Jh. – *Walroßzahn; Höhe 0,175 m* – Florenz, Museo Nazionale del Bargello

249 – Herrschaftsgebiet der Plantagenet (Anjou) – Krummstab des Bischofs Ulger (Ausschnitt der Volute). Vor 1118 – *Walroßzahn; Höhe der Volute 0,115 m* – Angers, Münsterschatz

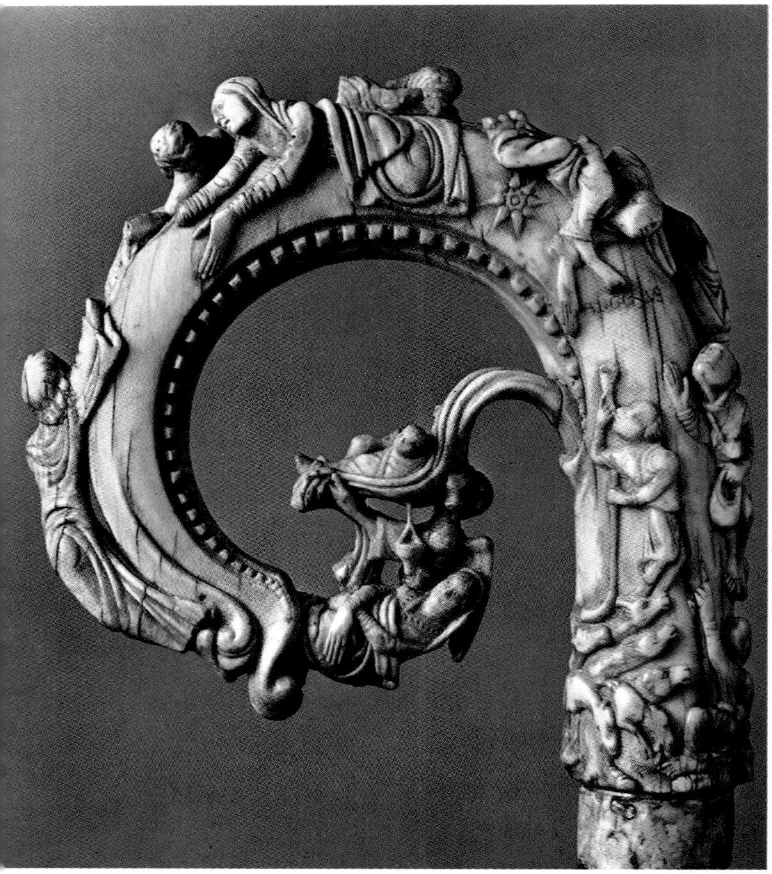

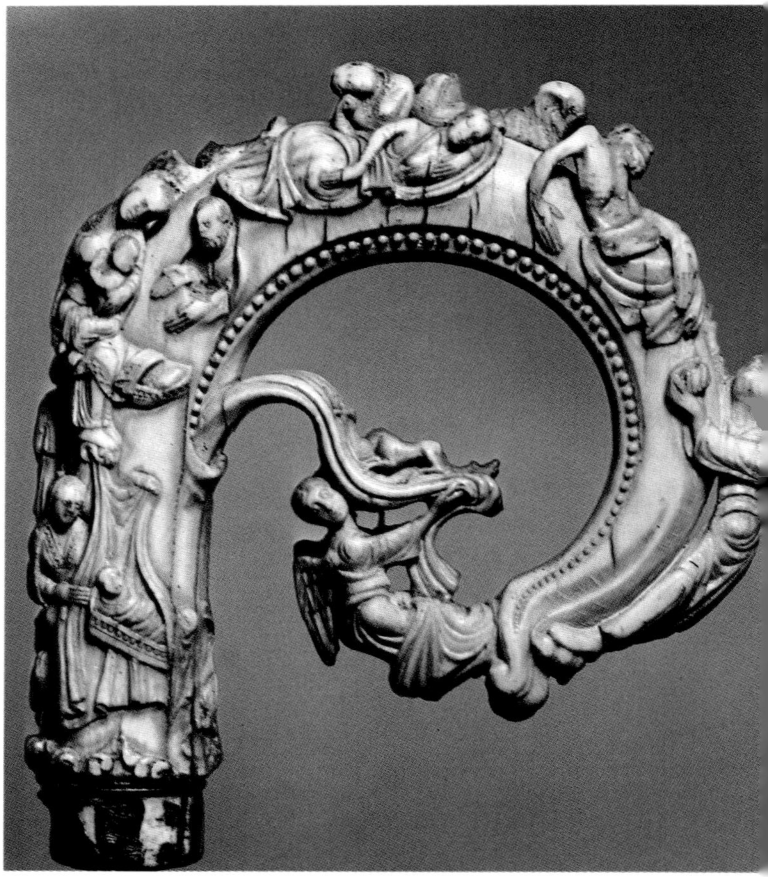

250 und 251 – Herrschaftsgebiet der Plantagenet (Anjou?) – Krummstab mit Szenen aus der Kindheit Christi und dem Leben des heiligen Nikolaus. Mitte 12. Jh. – *Elfenbein; Höhe 0,12 m* – London, Victoria and Albert Museum

Abtei Saint Albans (London, British Museum) gefunden. Gegen Mitte des Jahrhunderts entfaltete sich perlengeschmücktes, bevölkertes Rankenwerk mit runden vollen Palmetten auf der ganzen Länge einer Stuhlseitenlehne aus Walroßzahn, deren Ende von einem Monsterkopf verschlungen wird (Florenz, Bargello). Der Bischofsstab des Bargello, der das Motiv des Taustabs aus Le Mans wiederaufgreift, zeigt eine zappelnde nackte Figur inmitten von Stielen, die zu reichen Litzen geknotet sind und zu riesigen Blumenkronen aufblühen, aus denen rankenähnliche Staubgefäße hervorquellen. Dieser Bischofsstab ist wahrscheinlich ebenfalls englischer Herkunft, wenn man ihn auch mit der Schmuckleiste aus Carrières-sur-Seine (Paris, Louvre) vergleichen kann.

Es ist jedoch zu betonen, daß die Wiedergabe des in Rankenwerk verfangenen Menschen oder – phantastischen oder realistischen – Tiers keine Eigentümlichkeit der englischen Kunst des 11. und 12. Jahrhunderts darstellt, sondern in der kontinentalen Skulptur und Buchmalerei ebenfalls weit verbreitet war. Auch wurde für den Dekor der Voluten der Bischofs-, Tau- und Krummstäbe – ob sie nun aus Elfenbein oder aus Bronze waren – mit Vorliebe eine Blumenverzierung gewählt, deren symbolische Interpretation ins Auge fällt: dieses Blattwerk bezieht sich nicht nur auf den Psalmenvers *Justus ut palma florebit* oder auf den blühenden Stab des Engels oder des Herolds, des Friedensbringers, es läßt vor allem an den Stab des Hohenpriesters Aaron denken; dieser war «grün geworden; er trieb Zweige, blühte und trug Mandeln» (Moses, Numeri XVII, 23). Die bösartigen Monster und Tiere weisen ihrerseits auf die Kräfte des Bösen hin, von denen die Seelen der Gläubigen bedroht sind.

Es ist daher keineswegs erstaunlich, wenn an kontinentalen Werken, die aus einem englischen Einflüssen gegenüber aufgeschlossenen Milieu stammen, Ähnlichkeiten mit den eben genannten Werken zu finden sind: der Elfenbein-Taustab der Abtei von Coulombs (Chartres, Musée des Beaux-Arts) zeigt eine Variante des Monsterkopfs des Londoner Federkastens oder der Armlehne des Bargello. Auf dem kleinen Bischofsstab des Ulger, Bischofs von Angers (gestorben 1148), der als sprossendes Reis geformt ist, befindet sich ein Ungeheuer mit blattartigen Schwimmflossen und menschlichem Kopf (Angers, Münsterschatz). Auf dem Taustab aus durchbrochen gearbeiteter Bronze aus Coimbra (Portugal) sind ebenfalls phantastische Vögel mit einem Pflanzendekor verbunden. Auch die bemerkenswerte Serie von normannischen Bronze-Krummstäben zeigt interessante Parallelen zu dem Taustab von Le Mans oder der Elfenbein-Krümme des Bargello: Laubwerkschnörkel, die sich strahlenförmig um ein Tier legen (Krummstab einer Äbtissin von Rouen; Rouen, Musée des Antiquités), Palmetten, die aus dem Rachen einer Schlange hervorquellen (Mont-Saint-Michel, Schatzkammer) oder große hängende Blumen im Zentrum der Volute (Rouen, Musée des Antiquités). Letzteres Beispiel weist bereits auf die herrlichen Krummstäbe mit emaillierten Palmetten hin, die in den Limousiner Werkstätten um 1200 entstanden und von denen der Krummstab aus Poitiers ein besonders reizvolles Beispiel ist, bei dem die Farbigkeit des Grubenschmelzes durch den dunkleren Akzent des niellierten Silbers hervorgehoben wird.

Abb. 377
Abb. 409
Abb. 380
Abb. 382
Abb. 383

Bei der Gemeinsamkeit der Vorbilder und den stilistischen Übereinstimmungen zwischen all diesen Stücken ist zur Vorsicht beim Versuch einer Lokalisierung auf das eine oder andere Ufer des Herrschaftsbereichs des Hauses Plantagenet zu raten: das Bruchstück des Schafts eines Elfenbein-Taustabs des Louvre, das mit symmetrisch angeordneten Laubsträußen, mit stilisierten Blumen und Pinienzapfen geschmückt ist, erinnert an den Elfenbein-Krummstab des Bargello, aber auch an die kleinen Säulen des Kreuzgangs von Saint-Nicolas in Angers. Ein aus dem Lütticher Domschatz stammender Elfenbein-Taustab (London, Victoria and Albert Museum) erscheint als spätere Version des Taustabs von Le Mans, zeigt jedoch ebenfalls Analogien zu Saint-Aubin in Angers. Seine Figuren, die enganliegende Gewänder mit weiten, perllitzenbesetzten Ärmeln tragen und runde Köpfe mit hervortretenden Augen haben, nähern sich im Typus den Figuren der Episoden aus dem Leben des heiligen Nikolaus, die auf der Volute eines Krummstabs (London, Victoria and Albert Museum) erzählt werden. In einer Folge von Szenen, die auf dem Bogen der Krümme etwa wie im Bogen eines Portals oder in der Rundung einer Initiale nebeneinandergestellt sind, zeigt sich zugleich eine große Erzählfreude und die typisch romanische Vorliebe für eine systematische Verformung der Figuren, damit sie ihrer Stützfunktion gerecht werden. Die weitverbreitete Annahme, dieser Krummstab sei im Grab des Erzbischofs Richard von Canterbury (gestorben 1184) gefunden worden, ist nur eine fragwürdige Hypothese, die sich auf Stilvergleiche mit den Glasfenstern der Kathedrale von Canterbury stützt. Das Thema des heiligen Nikolaus, auf dessen Fasten gewöhnlich in den Abhandlungen des 12. Jahrhunderts über Klosterzucht als Vorbild hingewiesen wird, spricht eher dafür, daß der Krummstab für einen Abt hergestellt wurde. Das Werk nähert sich stilistisch ebensosehr einigen kontinentalen Skulpturen – wie den Pfeilern der Abtei von Coulombs nahe Chartres (Paris, Louvre) oder den in Saint-Aubin (Angers) befindlichen Reliefs – wie den Glasfenstern von Canterbury.

Abb. 378
Abb. 375

Emails aus dem Norden

Die englischen Grubenschmelzarbeiten wurden allzu lange mit der Limousiner oder maasländischen Produktion gleichgesetzt – ihre Originalität wird gegenwärtig anerkannt. Die Gründe

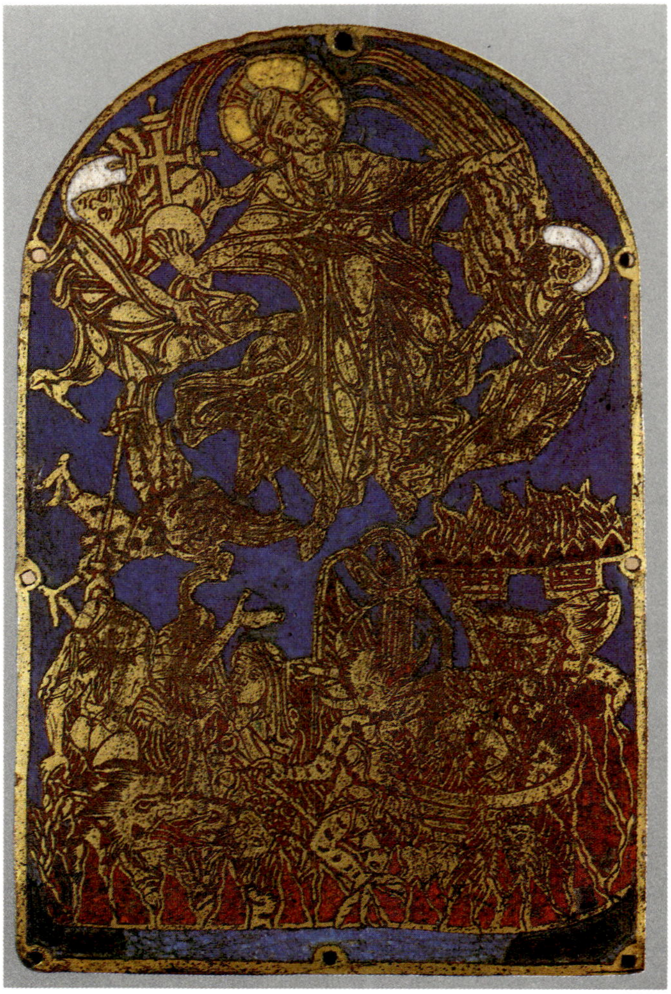

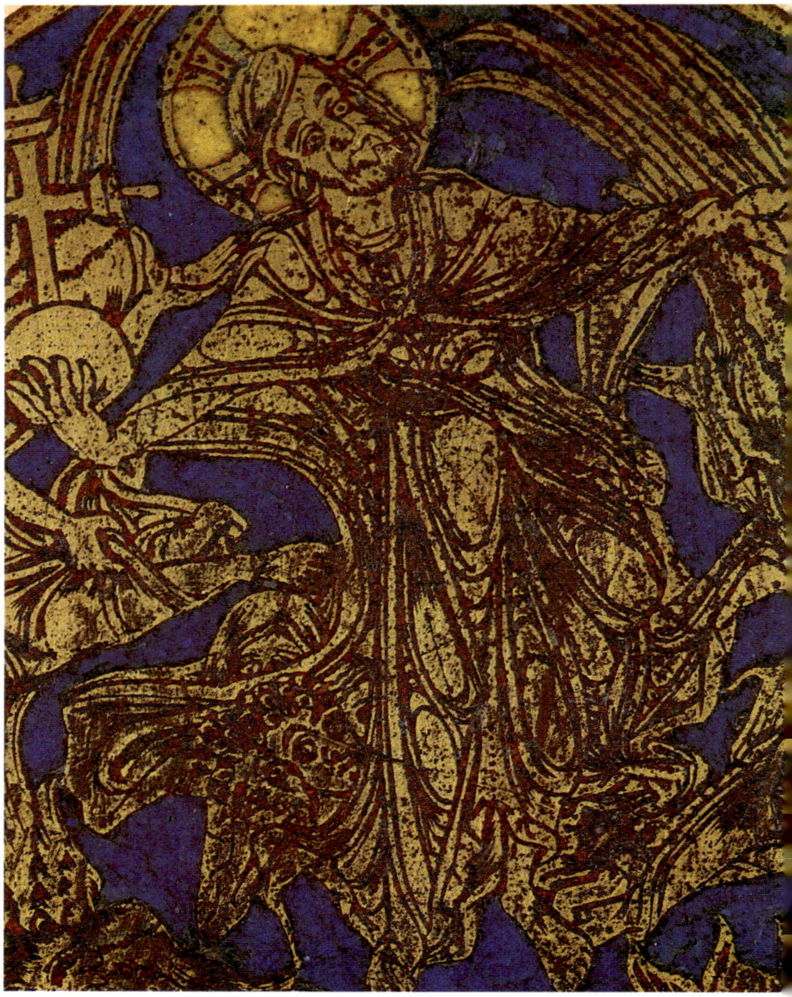

252 und 253 – England – Platte mit dem Jüngsten Gericht (Gesamtansicht und Ausschnitt mit Christus). Mitte 12. Jh. – *Vergoldetes Kupfer, Grubenschmelz; Gesamthöhe 0,139 m* – London, Victoria and Albert Museum

für die Entwicklung der Grubenschmelztechnik und deren einzelne Stufen im 12. Jahrhundert sind jedoch noch genauer zu klären.

Die Grubenschmelztechnik war im 12. Jahrhundert in ganz Westeuropa verbreitet. Im nördlichsten Gebiet stellten dänische Werkstätten während der ersten Hälfte des Jahrhunderts Abb. 406 Reliquienschreine und Kästchen her, die unverwechselbar sind und weite Verbreitung fanden. Auf diesen Werken sind die Emails in kalten Farben breitflächig, auf fast kubistisch anmutende Weise angeordnet. In Irland und England stützte sich die Emailkunst auf eine lange Tradition. Wahrscheinlich ermöglichten die häufigen Kontakte mit dem Maasgebiet und den Rheinlanden den englischen Künstlern der Romanik, Werke aus diesen Gegenden genau zu studieren und Anregungen von ihnen zu empfangen. Die Verbindung des englischen Königshauses mit Heinrich dem Löwen erleichterte ihnen darüber hinaus die Kenntnis niedersächsischer Emails. Die Tatsache, daß Aquitanien an das Reich der Plantagenet fiel, erklärt Ähnlichkeiten mit den Limousiner Emails.

Die Platte mit dem Jüngsten Gericht (London, Victoria and Albert Museum) ist das älteste der englischen Emails: die Figuren sind hier vor dunkelblauem Emailgrund, der von einigen roten, weißen oder gelben Punkten belebt ist, ausgespart – ein Vorgehen, das an zeitgenössische oder etwas spätere niedersächsische Werke erinnert. Die Zeichnung der Verdammten, von denen es im Höllenfeuer wimmelt, die kreisbogenförmigen Umrisse der Engel und die tänzerische Haltung der großen Christusfigur, deren Gewand und Mantel sich in unruhigem Faltenwurf aufblähen, sind jedoch noch von dem – allerdings verhärteten und systematisierten – ‹Winchesterstil› geprägt. Die Komposition ist von einer beeindruckenden Kraft und Heftigkeit, die im übrigen englischen Emailwerk kaum ein Echo fand.

Der Stil dieses Jüngsten Gerichts wurde mit den Miniaturen des sogenannten ‹Psalters Heinrichs von Blois› (London, British Library, ms. Cotton Nero C. IV) in Verbindung gebracht, wenn er auch etwas weniger elegant und geschmeidig erscheint. Jene Emails jedoch, die man ohne Zweifel mit der Person des Heinrich von Blois in Zusammenhang bringen kann – die beiden halbkreisförmigen Platten des British Museum –, zeigen ein ganz anderes Ausse-

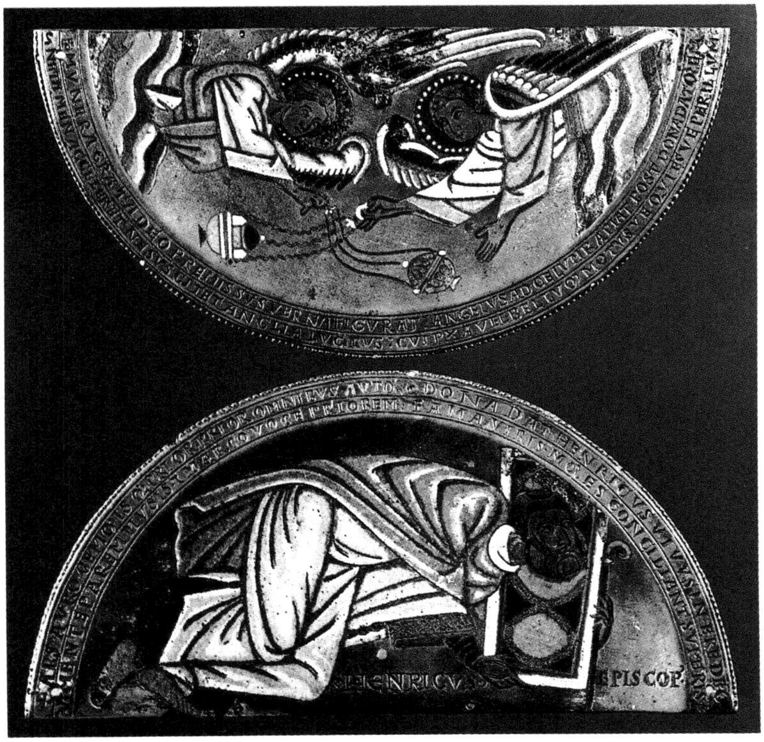

254 – Winchester (?) – Platten des Heinrich von Blois: Heinrich von Blois, kniend; zwei rauchfaßschwingende Engel. Um 1150 – *Vergoldetes Kupfer, Grubenschmelz; Durchmesser 0,179 m* – London, British Museum

hen. Diese leicht konkaven Emails sind von einer doppelten Inschriftenleiste eingefaßt, die auf den Stifter, den Bischof Heinrich, hinweist: auf einer der Platten hält dieser kniend einen Bischofsstab und einen viereckigen Gegenstand – ein Reliquiar oder einen Altar? – hoch; er ist mit Heinrich von Blois, dem Bischof von Winchester (1129–1171) und Bruder des englischen Königs Stephan, identifiziert worden. Auf der zweiten Platte schwingen Engel, die mit dem Oberkörper aus den Rauchwolken ragen, Rauchfässer. Die beiden Platten könnten von einem Altartisch oder einem Reliquiar stammen – vielleicht sogar, wie es von H. P. Mitchell vorgeschlagen wurde, von dem Schrein des heiligen Swithin, der 863 starb und dessen Reliquien unter dem Episkopat Heinrichs von Blois 1150 wiederum verlagert wurden. Nach der im allgemeinen akzeptierten Wiederherstellung der ursprünglichen Anordnung stünden sich die beiden Platten vertikal gegenüber. Ihre Form und die Haltung der Figuren rechtfertigen diese Hypothese. Weniger einleuchtend ist hingegen die Annahme, beide Platten seien so angeordnet gewesen, daß ihre waagerechten Ränder der Mitte zugewandt waren – als hätten sie beispielsweise die oberen und unteren Blütenblätter eines jener emaillierten Vierpässe gebildet, von denen die Kunst des 12. Jahrhunderts zahlreiche Beispiele aufweist. Tatsächlich hätte eine derartige Rekonstruktion zur Folge, daß der kniende Stifter im oberen und die Engel im unteren Teil erschienen. Da nach den ikonographischen Regeln die rauchfaßschwingenden Engel gewöhnlich oben und der Stifter unten plaziert sind, wäre es naheliegender, an eine Anordnung zu denken, bei der die gebogenen Ränder mit den Inschriften zur Mitte des Stücks gedreht wären; die Platten hätten dann ober- und unterhalb einer viereckigen oder rechteckigen Platte befestigt sein können – eine Anordnung, die vielleicht weniger häufig als jene des Vierpasses vorkommt, die jedoch in der rhein- und maasländischen Kunst ebenfalls belegt ist (so zum Beispiel auf dem Dach des Heribert-Schreins in Deutz) – oder, wenn man die Hypothese des Schreins des heiligen Swithin fallen läßt, ober- und unterhalb eines Kreuzes (wie am Elfenbein-Kreuz der Sibylle, Paris, Louvre). Der Emailkünstler der Platten des Heinrich von Blois hat sich – wenn er nicht sogar Maasländer war, wie manchmal behauptet wird – sicherlich von maasländischen Werken anregen lassen und hat ihnen die ruhige, würdige Zeichnung seiner Engel und die raffinierte Farbgebung seiner Emails, auf denen Blau-, Grau- und Grüntöne vorherrschen, entlehnt. Die Darstellung des Stifters verrät indessen die Herkunft des Künstlers aus einem völlig anderen Milieu: der Bischof kniet in sonderbar akrobatischer Haltung mit gekreuzten Beinen und in einer gewaltsamen Drehung des Nackens mit zurückgeworfenem Haupt. Zu dieser mit dem Kanon maasländischer Kunst unvereinbaren Haltung gibt es Vergleichsbeispiele in der englischen oder westfranzösischen Buchmalerei.

Die um 1160 bis 1180 datierte Gruppe der drei Ziborien von Malmesbury, Balfour und Warwick (New York, Pierpont Morgan Library, und London, Victoria and Albert Museum)

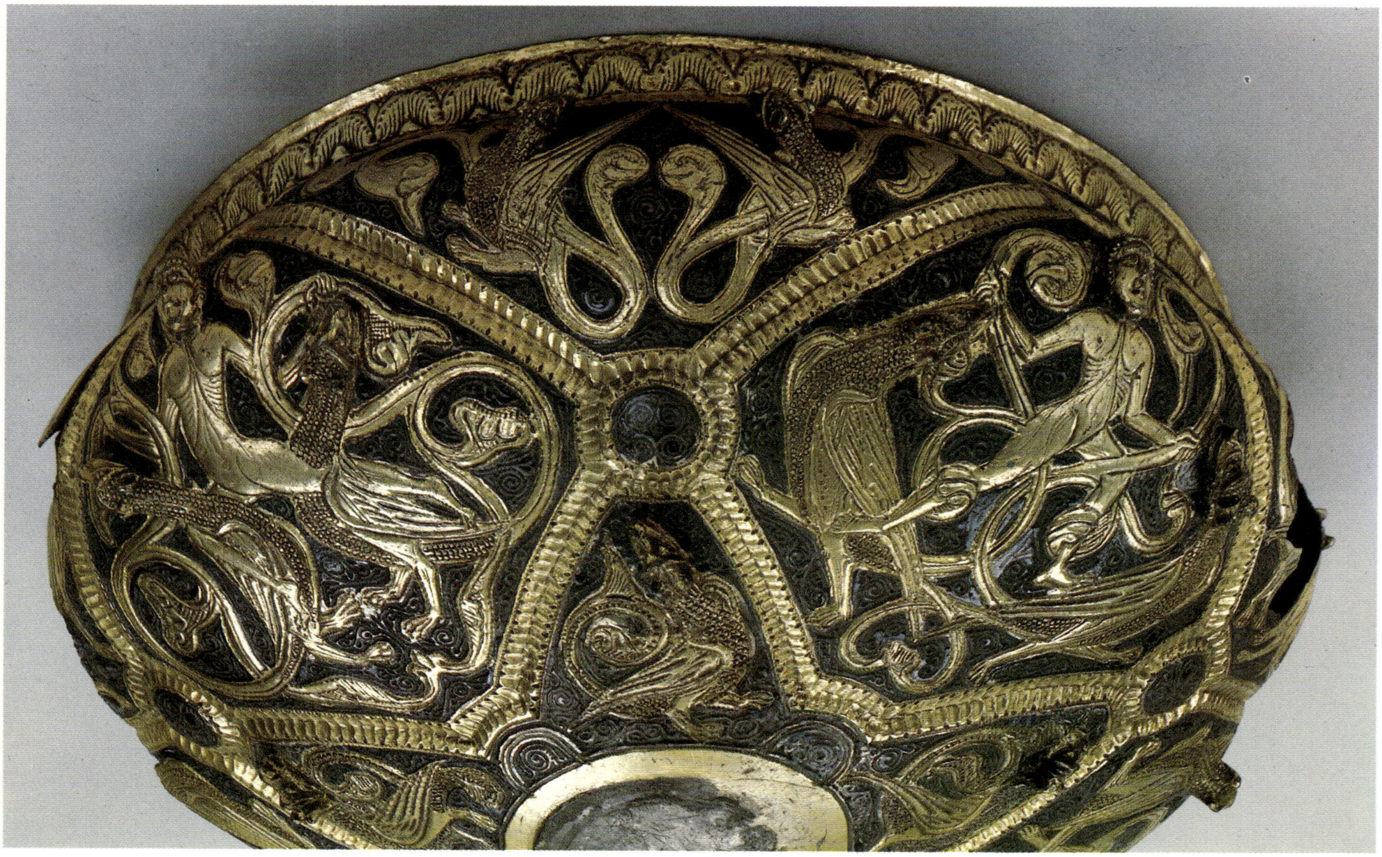

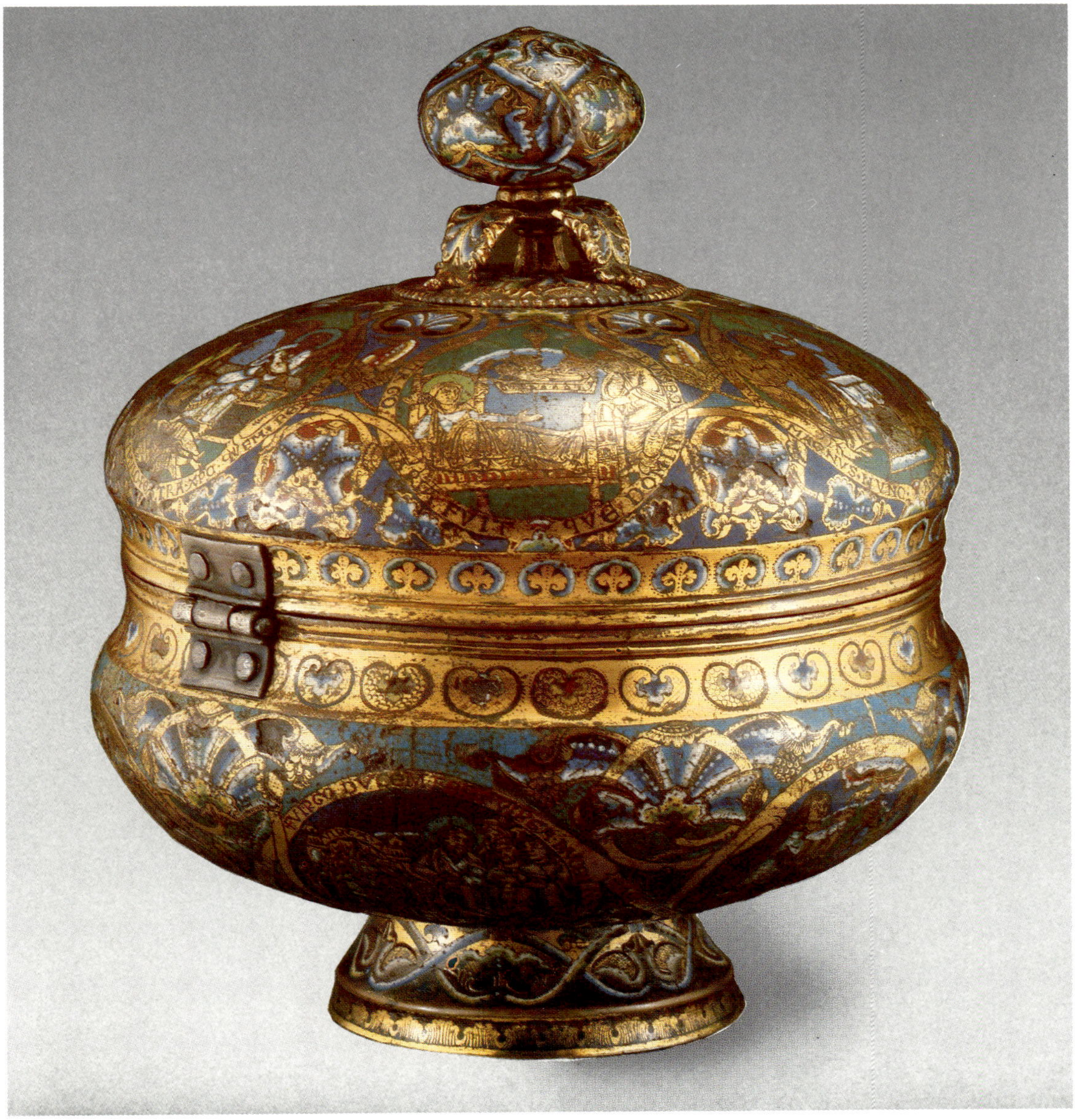

256 – England – Ziborium von Malmesbury. Um 1160–1180 – *Vergoldetes Kupfer, Grubenschmelz; Durchmesser 0,162 m* – New York, Pierpont Morgan Library

zeigt ähnliche Übereinstimmungen mit den rhein- und maasländischen Emails, jedoch auch ähnliche Unterschiede: die Emails der Ziborien von Malmesbury und von Balfour sowie die Emailspuren auf der Kuppa von Warwick, der heute der Deckel fehlt, haben eine kalte, subtile Farbgebung, die in ihrem nuancenreichen Spiel der Blau- bis Weißtöne und in der Hervorhebung des Grüns durch dunkelrote Spitzen an die Kunst von Stavelot erinnert. Die in den Medaillons dargestellten Themen sind typologischer Natur, wobei die Episoden aus dem Leben Christi auf den Deckeln den Antitypen dieser Szenen auf der Kuppa entsprechen: die Medaillons sind von Spruchbändern eingefaßt, die Inschriften aus leoninischen Versen enthalten. Die Figuren können mit jenen der Emails mit Schilderungen aus dem Leben der Heiligen Petrus und Paulus verglichen werden, die man ebenfalls einer englischen Werkstatt zu-

255 – Herrschaftsgebiet der Plantagenet (England?) – Kuppa eines Ziboriums, mit reliefierten Monstren und nackten Menschen geschmückt. Um 1170–1180 – *Vergoldetes Silber, nielliert; Durchmesser 0,177 m* – New York, Metropolitan Museum of Art, Cloisters collections

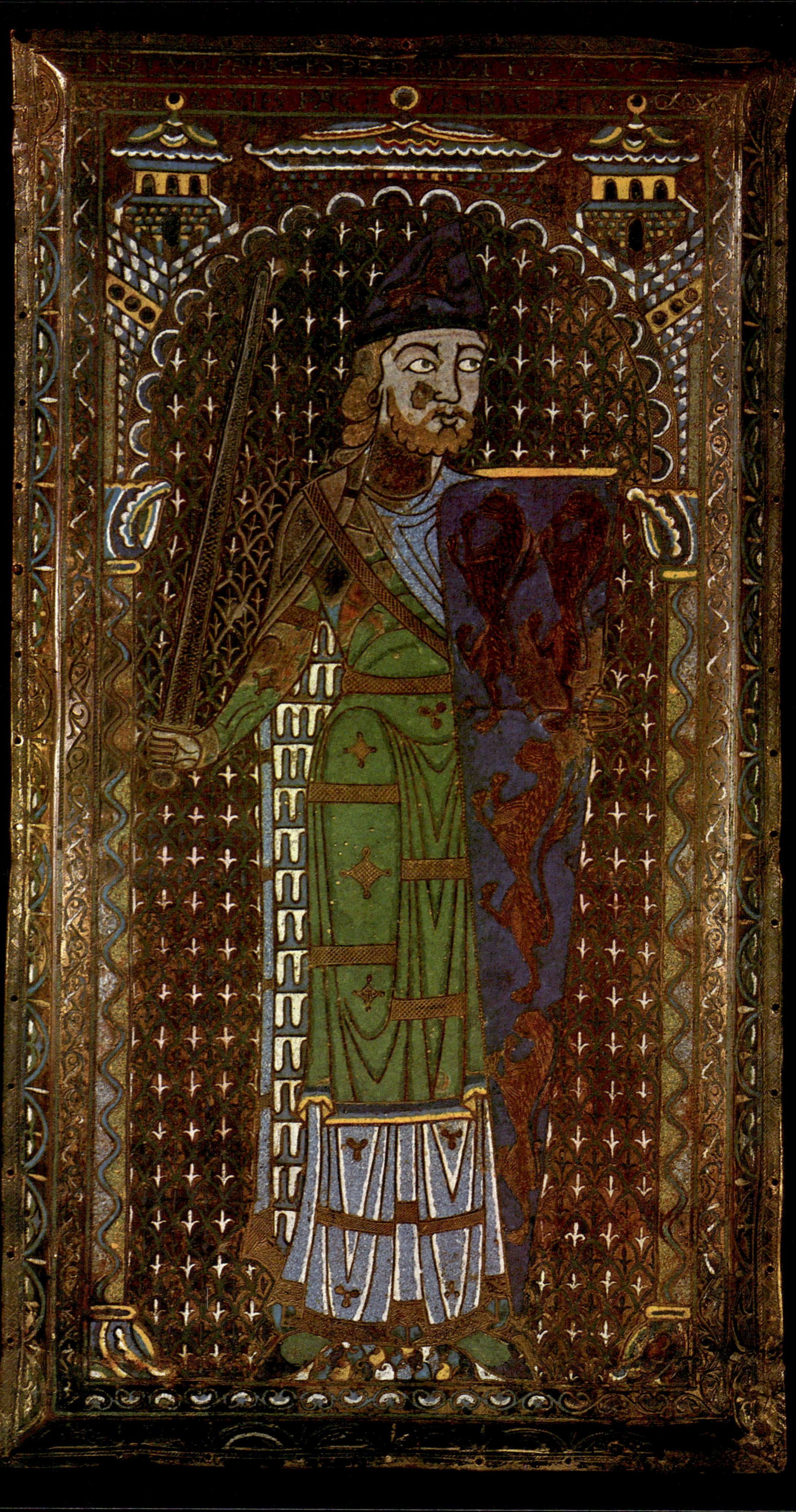

schreibt. Aber die Dekorelemente überwiegen, und die riesigen stilisierten Emailblumen zwischen den Medaillons fallen zu allererst ins Auge. Diese ‹Palmetten-Blumen› mit den fleischigen Blütenblättern, deren Ränder geschweift sind, strecken auf der vergoldeten Fläche des Metalls ihre teilweise asymmetrischen Tentakeln aus. Entsprechungen gibt es in der zeitgenössischen englischen Buchmalerei; sie sind aber vor allem, wie M.-M. Gauthier gezeigt hat, einer der beherrschenden Züge der ornamentalen Kunst in den insularen und kontinentalen Territorien des Hauses Plantagenet.

Die drei Ziborien weisen den gleichen Umriß auf; Kuppa und Deckel haben die Form einer abgeflachten Kalotte, die sich zur Öffnung hin verengt. Zwei vergoldete, niellierte Silberkelche (Stockholm, Nationalmuseum, und New York, Cloisters Collections), deren Rankenwerk auf dem einen Kelch von Monstern, auf dem anderen von Ungeheuern und nackten Männern durchsetzt ist, sind vom gleichen Typus. Beide wurden als englische Werke angesehen; sie sind jedoch in erster Linie vortreffliche Beispiele für den *‹goût Plantagenet›*. Ihr Schmuckmotiv sowie die Benutzung von Niello im Dekor sind für die Kunst des Anjou ebenso charakteristisch wie für die Englands; selbst ihre Form ist nicht typisch englisch, da man sie, wenn auch etwas bauchiger, beim schönen Limousiner Ziborium des Meisters Alpais, später bei der *Sainte Coupe* des Schatzes von Sens oder dem ‹Ziborium Karls des Großen› aus Saint-Maurice d'Agaune wiederfindet. Auch die reliefierten Köpfe der Monster und der nackten Männer, die das Rankenwerk bevölkern, rufen zum Vergleich mit Limousiner Werken auf.

Die formale Übereinstimmung dieser kontinentalen mit englischen Ziborien könnte natürlich als das Ergebnis eines englischen Einflusses angesehen werden. Sie kann jedoch auch daraus resultieren, daß sie ein gemeinsames – byzantinisches – Vorbild hatten: tatsächlich befinden sich in der Leningrader Eremitage mehrere Goldschmiedekelche byzantinischen Ursprungs – mit oder ohne Deckel –, die formal den eben genannten Ziborien und Kelchen gleichen. Einer der Wege, auf denen derartige Kelche in den Westen gelangt sein könnten, war die berühmte ‹Waräger-Straße›, die das byzantinische Reich mit Skandinavien verband. So stammt der niellierte Silberkelch des Stockholmer Nationalmuseums aus dem Schatz von Dune auf Gotland, in dem auch eine Silbertasse mit Palmettendekor und Fabeltieren, die zweifellos eine byzantinische Arbeit ist, gefunden wurde (Stockholm, Nationalmuseum).

Eine kleine Gruppe von Grubenschmelzarbeiten, die jenen, die mit einiger Sicherheit als ‹englisch› angesehen werden, sehr nahesteht, muß wohl kontinentalen Werkstätten zugeschrieben werden. Der emaillierte, zu Unrecht ‹von Ragenfroy› genannte, von Bruder Willelmus (*«frater Willelmus me fecit»*) signierte Krummstab, der gegen Ende des 18. Jahrhunderts Abb. 381 in der Abtei Saint-Père in Chartres gefunden wurde, ist eine der elegantesten Schlangenkrümmen mit doppeltem Schnörkel. Nichts beweist jedoch, daß die Krümme immer zu diesem Bischofsstab gehört hat, da das glatte Ende der Volute mit dem emaillierten Stab bei einer – allerdings frühen, möglicherweise mittelalterlichen – Restaurierung verbunden wurde. Es steht keineswegs fest, daß dieses nicht-emaillierte Endstück der Volute wirklich das ursprünglich zur Willelmus-Krümme gehörende war – es ist naheliegender, an eine Zusammenfügung zweier verschiedener Stabfragmente zu denken. Abgesehen von der Frage seiner Homogenität, bleibt der Krummstab von Chartres (Florenz, Bargello) dank seines Emaildekors ein Stück von allergrößter Wichtigkeit: der Ansatz der Volute ist wie auf den englischen Ziborien mit einem lockeren Netz aus dekorativen Streifen oder Spruchbändern geschmückt. In diesem Netz erscheinen Fabeltiere und Darstellungen des Kampfs zwischen Tugenden und Lastern; die Medaillons des Knaufs enthalten Episoden aus dem Leben Davids. Wenn auch das Thema der Psychomachie in der Kunst des Westens und Südwestens Frankreichs im 11. und im 12. Jahrhundert nicht unbekannt war, so ist der Krummstab des Willelmus doch mit großer

257 – Herrschaftsgebiet der Plantagenet (Maine oder Anjou) – Grabtafel des Gottfried Plantagenet. Um 1158(?) – *Vergoldetes Kupfer, Grubenschmelz; Höhe 0,63 m* – Le Mans, Musée de Tessé

Wahrscheinlichkeit auf normannischem Gebiet – wenn auch unter sehr starkem englischen Einfluß – entstanden. Auf Grund der vorherrschenden dekorativen Elemente, der kalten Farben und der Kenntnis maasländischer Werke, die er ahnen läßt, erinnert dieser Krummstab trotz des karikaturistischen Aspekts seiner Figuren an die englischen Ziborien. Das ebenfalls mit einer Darstellung der Psychomachie geschmückte Kästchen des Domschatzes von Troyes wird derselben Werkstatt zugeschrieben. Drei weitere Kästchen, zu denen auch jenes im Victoria and Albert Museum mit der Darstellung der Freien Künste gehört, müssen mit diesen Stücken in Verbindung gebracht werden.

Dank seiner Bestimmung, seiner Größe und Schönheit ist das Grabdenkmal des Gottfried (Geoffroi) Plantagenet (Le Mans, Musée de Tessé) das Hauptwerk der nördlichen Emails. Auf der schweren, ungewöhnlich großen Grubenschmelzplatte – sie ist die größte aller noch erhaltenen Platten (0,63 × 0,33 m) – steht der noch jugendliche Fürst. Er dreht sich leicht nach links, trägt einen Helm und hebt mit der rechten Hand ein Schwert empor, das vielleicht aus Gold war, während er mit der Linken einen länglichen Schild mit goldenem Löwen auf blauem Grund an sich zieht. Seine langgestreckte Gestalt hebt sich von einem blumenübersäten Grund ab; darüber wölbt sich eine mit Architekturfragmenten verzierte Arkade auf schmalen Säulen mit Wellendekor. Die beherrschenden Farben sind Grün, Weiß und mehrere Blautöne, die durch wenige Striche in lebhaftem Gelb und durch Goldhöhung auf Braunfirnisgrund belebt werden. Zunächst wohl dank der Persönlichkeit Gottfrieds ist dieses Email eines der berühmtesten: Gottfried, Graf von Anjou und Maine, mit der Tochter Heinrichs I. Beauclerc, Mathilde, verheiratet, die ‹Kaiserin› genannt wurde, da sie in erster Ehe mit Kaiser Heinrich V. verheiratet gewesen war, war der Vater Heinrichs II. Plantagenet und der eigentliche Begründer des ausgedehnten Herrschaftsbereichs dieser Dynastie.

Das Grabdenkmal war vom Bischof von Le Mans, Guillaume de Passavant, wahrscheinlich kurz nach dem Tod des angevinischen Fürsten, vielleicht um 1158 anläßlich der Weihe der Kathedrale Saint-Julien in Auftrag gegeben worden. Texte des 18. Jahrhunderts berichten, daß die Emailplatte damals an einem Pfeiler der Kathedrale angebracht war, da das goldgeschmiedete Mausoleum, an dem man sie ursprünglich befestigt hatte, im 16. Jahrhundert zerstört worden war. Ein weiteres Mausoleum, das Grabmal des Bischofs Ulger in der Kathedrale von Angers, war früher mit einer kaum kleineren emaillierten Platte (0,48 × 0,30 m) geschmückt und vermittelt eine Vorstellung vom ursprünglichen Aussehen des Grabmals Gottfrieds des Schönen. Den Aufrißzeichnungen von R. de Gaignières und dem noch erhaltenen Holzgestell des Mausoleums von Angers zufolge war die emaillierte Platte, auf der Ulger mit seinem Hirtenstab auf Ornamentgrund dargestellt ist, in der Mitte der Langseite eines ‹Schreins› zwischen zwei übereinandergesetzten Arkadenreihen mit Applikationsfiguren angebracht. Christus im Tetramorph auf dem Dach war auf gleiche Weise von Arkaden umschlossen. Es ist naheliegend, daß das Grabbildnis Gottfrieds wie jenes des Ulger in einen vergleichbaren Aufbau eingefügt war, dessen Typus übrigens im 12. Jahrhundert mehrfach bezeugt ist.

Das Email des Gottfried Plantagenet galt lange Zeit als ein Limousiner Werk: die Aufteilung, die gewellte Zeichnung der Arkade, auf der Bauwerke mit lebhaft gefärbten Dächern abgebildet sind, die Geometrisierung der Falten des Gewandes und der Tunika sowie die ornamentale Behandlung des Pelzfutters des Mantels haben tatsächlich viele Parallelen in der Kunst West- und Südwestfrankreichs sowie im *‹œuvre de Limoges›*. Die Farbgebung unterscheidet sich jedoch deutlich von der in Limoges verwendeten. Auch wurde in Limoges die Technik des Braunfirnisgrundes nicht benutzt, obgleich sie sowohl im Maasgebiet als auch in Spanien bekannt war. Das Email von Le Mans, in dem man maasländischen Einfluß nachweisen wollte, steht in Wirklichkeit vor allem den englischen Emails, darunter insbesondere – wie

258 – Frankreich – Applikationsfigur: Apostelstatuette. Zweite Hälfte 12. Jh. – *Vergoldete Bronze; Höhe 0,14 m* – Paris, Louvre

259 – Herrschaftsgebiet der Plantagenet (Anjou?) – Christusstatuette (Ausschnitt). Zweite Hälfte 12. Jh. – *Vergoldete Bronze* – London, British Museum

Hubert Landais betont hat – den Platten des Heinrich von Blois nahe. Die Annahme, das Grabdenkmal des Schwiegersohns Heinrichs I. Beauclerc, des Vaters Heinrichs II. Plantagenet, sei von englischen Emailkünstlern gefertigt worden, hat viel Verführerisches an sich. Bislang erscheint jedoch die Hypothese, das Werk sei lokaler Herkunft, als die verläßlichste: eine gewisse Übereinstimmung zwischen dem Email und den Miniaturen einer Plinius-Handschrift (ms. 263) aus Le Mans besteht. Die schönen Fragmente eines vergoldeten Bronze-Radleuchters aus Angers (Musée Saint-Jean) beweisen, daß solche mit Architekturabbreviationen besetzten Arkaden in dieser Gegend nicht unbekannt waren. Vor allem befand sich das einzige dem Mausoleum Gottfrieds vergleichbare Stück – das mit einer emaillierten Platte geschmückte Grabmal des Ulger – unweit von Le Mans in der Kathedrale von Angers.

Bronzen

Wie man sieht, einte im 12. Jahrhundert ein ausgedehntes Netz von Verbindungen England und den westlichen Teil Europas, vor allem Westfrankreich. Die Situation ist für die Beurteilung der Bronzen um so komplizierter, als es sich hier um Kleinkunstwerke handelt, die leicht transportierbar waren und ihrer Kostbarkeit wegen häufig ausgetauscht oder auch geraubt

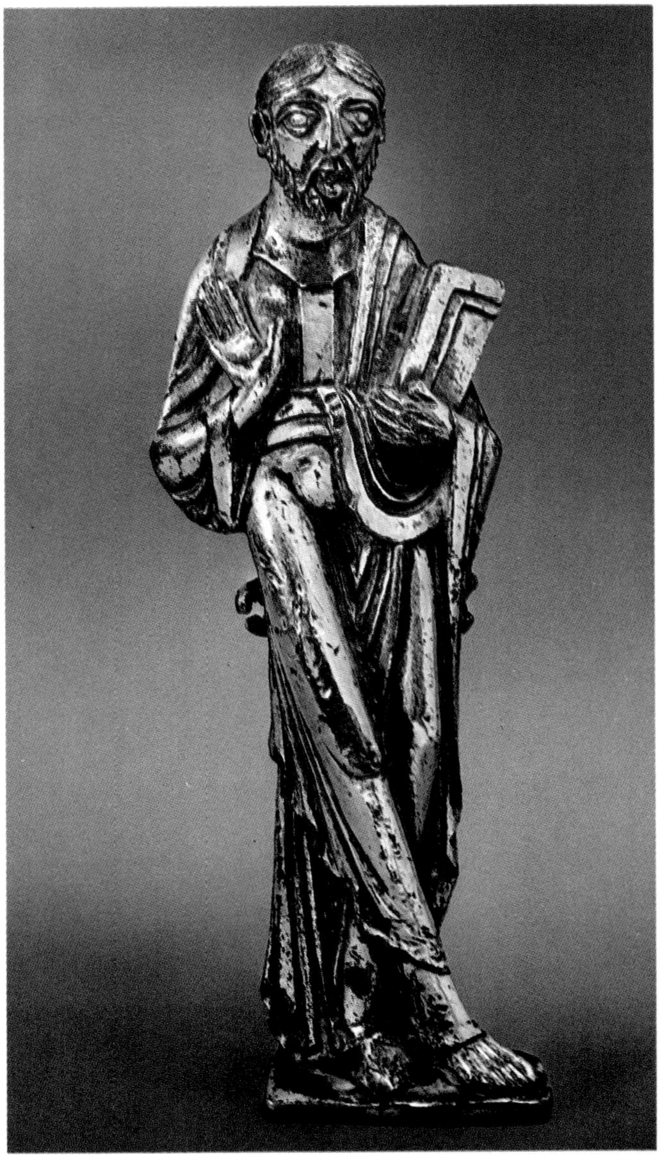

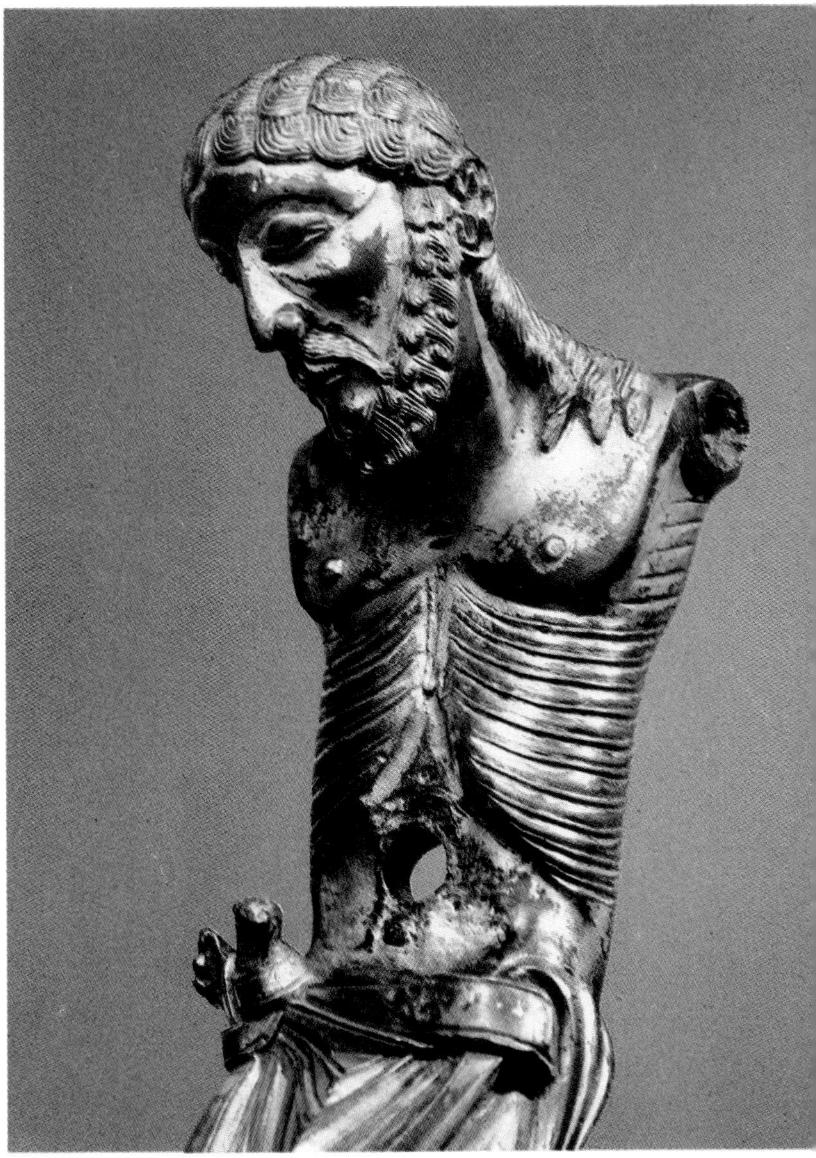

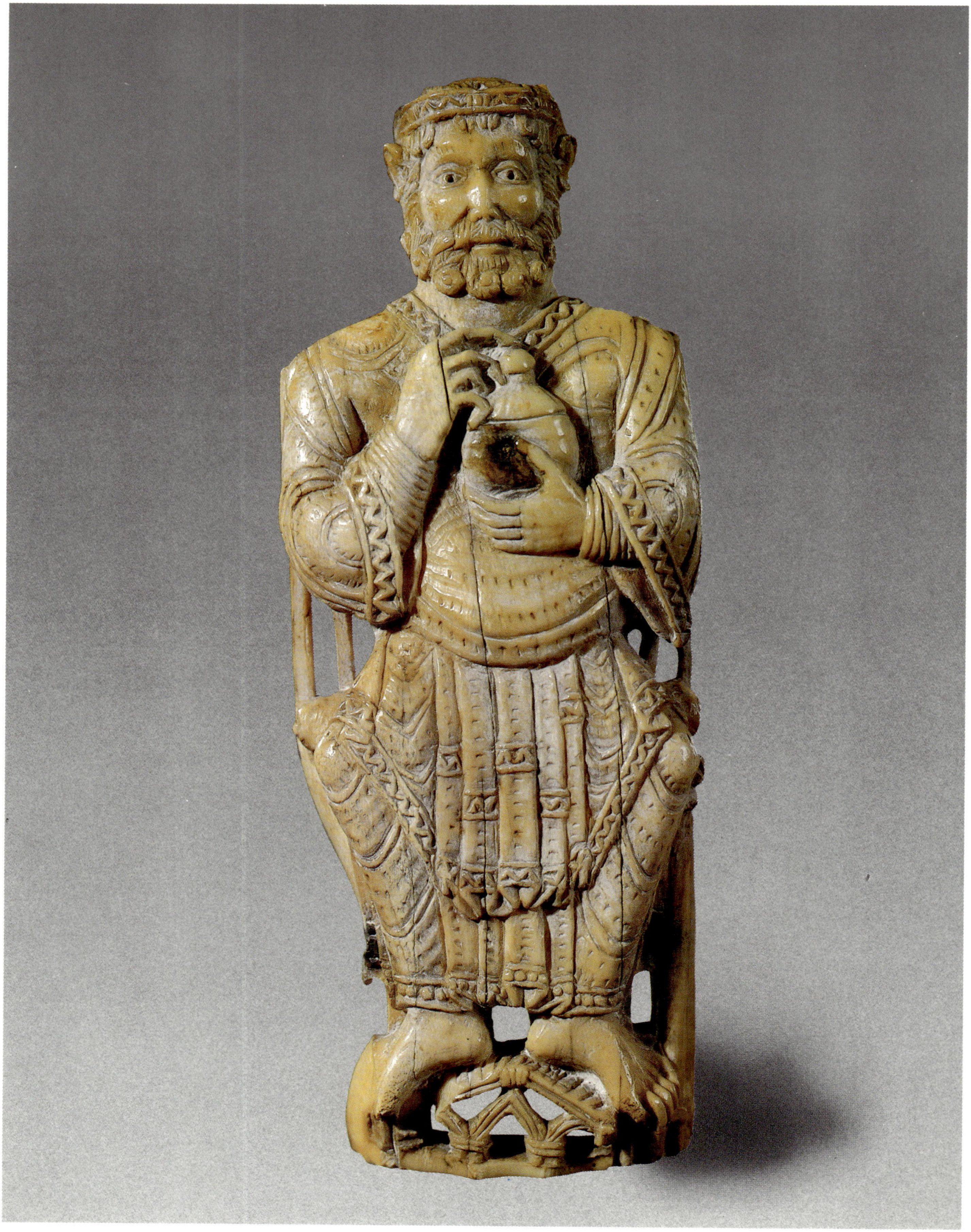

wurden. Wie man von englischen – oder heute englischen Werkstätten zugeschriebenen – Bronzen, Elfenbeinen und Emails nicht sprechen kann, ohne auf kontinentale Werke Bezug zu nehmen, so zeigen auch die kontinentalen Stücke – oder solche, bei denen man eine kontinentale Herkunft annehmen kann – verwirrende Übereinstimmungen mit entsprechenden Werken von jenseits des Kanals. Ein Beispiel hierfür bieten zwei Christusfiguren aus vergoldeter Bronze von außerordentlicher Qualität, von denen die eine in Angers (Musée Saint-Jean), die andere in London (British Museum) aufbewahrt wird. Die erste dieser Christusfiguren wurde in La Blissière in Soudan (Loire-Atlantique) gefunden. Die allgemeine Umrißzeichnung und die Modellierung des Körpers mit den etwas schmalen Schultern haben zu einem Vergleich mit einem anderen – in der Londoner City gefundenen – Kruzifixus aus Walroßzahn, dem heute leider der Kopf fehlt, geführt. Dieser Kruzifixus war ehemals vergoldet. Die Verwandtschaft beider Werke ist tatsächlich deutlich sichtbar: das Lendentuch ist auf vergleichbare Art drapiert, und auch die Proportionen ähneln sich, wenn auch der Rumpf des Kruzifixus von Angers eine stärkere Stilisierung aufweist, die nicht allein von der Verschiedenheit des benutzten Materials herrührt. Der Kruzifixus aus Soudan gleicht darüber hinaus im Typus einem anderen aus vergoldeter Bronze (London, British Museum), der ehemals zur Stoclet-Collection gehörte: man findet auf den beiden Applikationsfiguren die gleiche gerippte Haartracht, den gleichen gelockten, spitzen Bart, der ein etwas zu langes Gesicht einrahmt, die gleichen langen starren, auf die Schultern niederfallenden Locken sowie eine ähnliche Anordnung des Lendentuchs und einen identischen Gürtelknoten. Die Stilisierung der Modellierung ist bei dem Kruzifixus der Stoclet-Collection aber noch deutlicher, wie auch die Zeichnung der Rippen auf dem Oberkörper noch abstrakter und die Ziselierung noch weiter verfeinert ist. Die Wahrscheinlichkeit, daß der Stoclet-Kruzifixus – wie man zunächst vorgeschlagen hat – spanischer Herkunft sei, ist gering. Seine Ähnlichkeit mit dem Kruzifixus aus Soudan und dem Elfenbein-Kruzifixus aus London lassen eher an eine Herkunft aus Anjou denken. Dieser Gruppe läßt sich noch ein Kruzifixus aus Bronze des Metropolitan Museum in New York (frühere Collection Molinier) zuordnen.

Aber der Stoclet-Kruzifixus könnte auch mit Werken aus dem Westen oder Nordwesten Frankreichs – wie der Serie von drei Bronze-Aposteln, die auf den Louvre und die frühere Collection Martin Le Roy verteilt sind – in Verbindung gebracht werden. Die drei gleich großen Statuetten, deren jede ein Buch trägt, zeigen das gleiche Befestigungssystem – durch in die Masse geschmolzene Ringe – und stammen sicher von einem Ensemble; alle drei haben das längliche Gesicht mit dem kleinen gespitzten Mund, das bereits den Stoclet-Kruzifixus kennzeichnete; die beiden Apostel aus der Sammlung Martin Le Roy (frühere Sammlung Spitzer) zeigen die gleiche gerippte Haartracht; der Apostel des Louvre (frühere Sammlung Piet-Lataudrie) mit Mittelscheitel schlägt seine langen mageren Beine übereinander. Die Herkunft dieser drei Stücke ist unbekannt. Ihre Verwandtschaft mit dem Stoclet-Christus, die elegante Haltung ihrer eckigen Körper, die an die Apostel des Himmelfahrt-Glasfensters der Kathedrale von Le Mans erinnern, könnten tatsächlich in das angevinische Milieu zurückweisen.

NORDWEST- UND MITTELFRANKREICH

Die anscheinend *in situ* aufbewahrten romanischen Reste des Schreins des heiligen Babolinus in Coudray-Saint-Germer (zwischen Gisors und Beauvais) zeigen, daß der Stil der eben erwähnten drei Apostel keine Eigentümlichkeit des Anjou darstellt. Von der Kreuzigungsszene des Reliquiars aus Coudray sind nur die gravierten Medaillons mit Mond und Sonne, die Abb. 346

260 – Saint-Omer – Applikationsfigur: Ein Alter der Apokalypse, eine Vase haltend. Um 1100 – *Walroßzahn; Höhe 0,115 m* – Saint-Omer, Hôtel Sandelin

Spuren des Kreuzes, die *titulus*-Schrift und die Nimben der drei verschollenen Applikationsfiguren – des Gekreuzigten, der Muttergottes und des heiligen Johannes – erhalten. Andererseits existieren noch zwei – übrigens sehr verschiedene – Bronzen: die eine ist eine Applikationsfigur, Christus oder ein sitzender Heiliger, ein Buch haltend. Die steife, gedrungene Gestalt, die von einem Kopf mit großen, starren Emailaugen beherrscht wird, bildet einen starken Gegensatz zu der Eleganz der zweiten Bronze. Diese ist eine rechteckige Platte – eine
Abb. 347 damals ungewöhnliche Form –, von der sich ein thronender Christus in Hochrelief abhebt. Die abstrakte Anordnung des Faltenwurfs, der auf Knöchelhöhe durch ‹Glockenfalten› aufgelockert wird, die breiten, von einem Doppelstrich umgebenen Augen, die parallelen Strähnen des gekämmten Haars – all das rückt diesen thronenden Christus in die Nähe der eben genannten Apostel. Das Aussehen des mit Arkaden versehenen Throns, die starren fächerförmigen Falten zwischen den Knien, der ornamentale Zug der Komposition und die Behandlung des frontal gegebenen, flachen und unbeweglichen Gesichts erinnern jedoch ebenfalls an die Buchmalerei und an die Elfenbeine aus dem Umkreis von Saint-Omer.

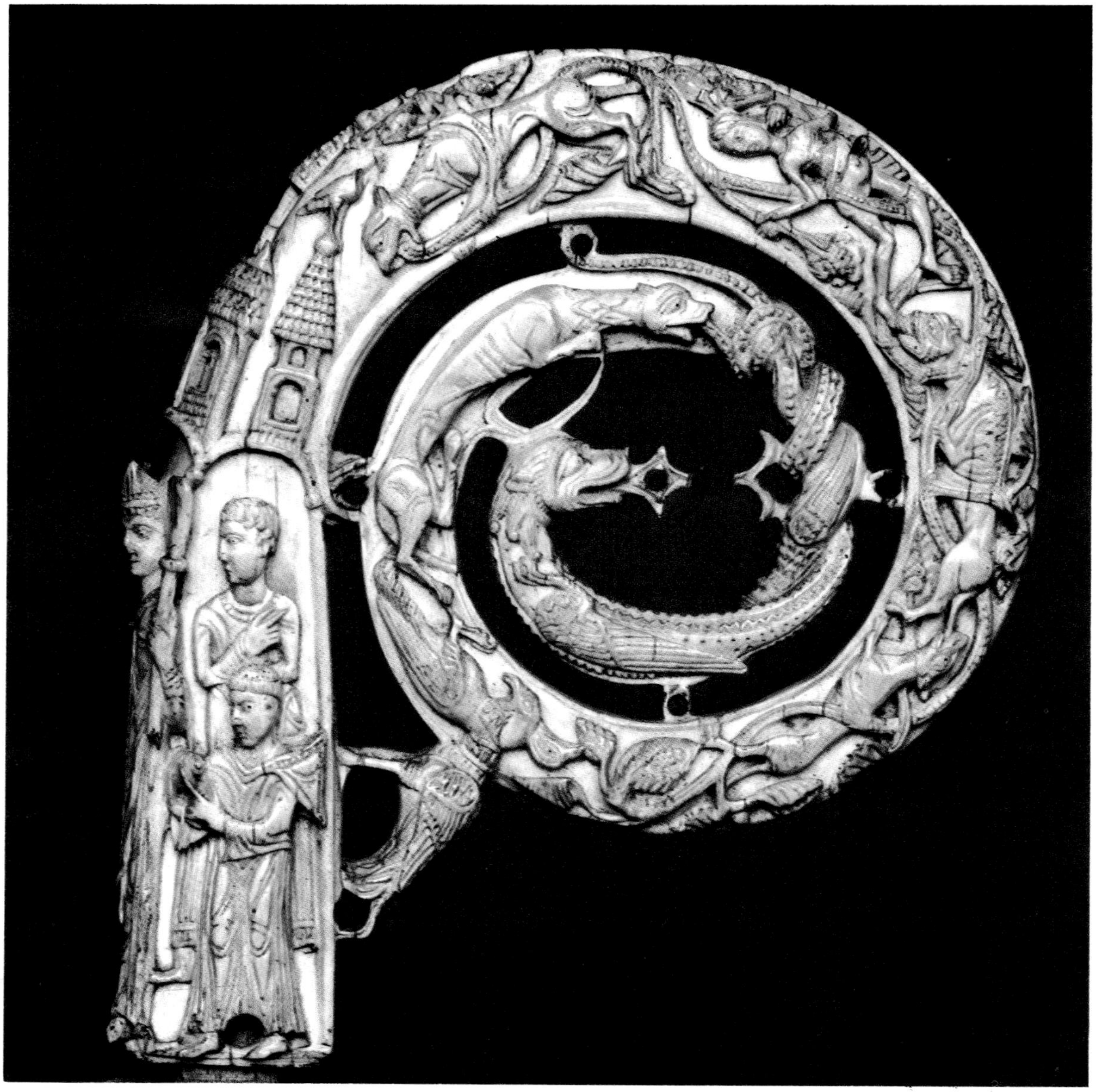

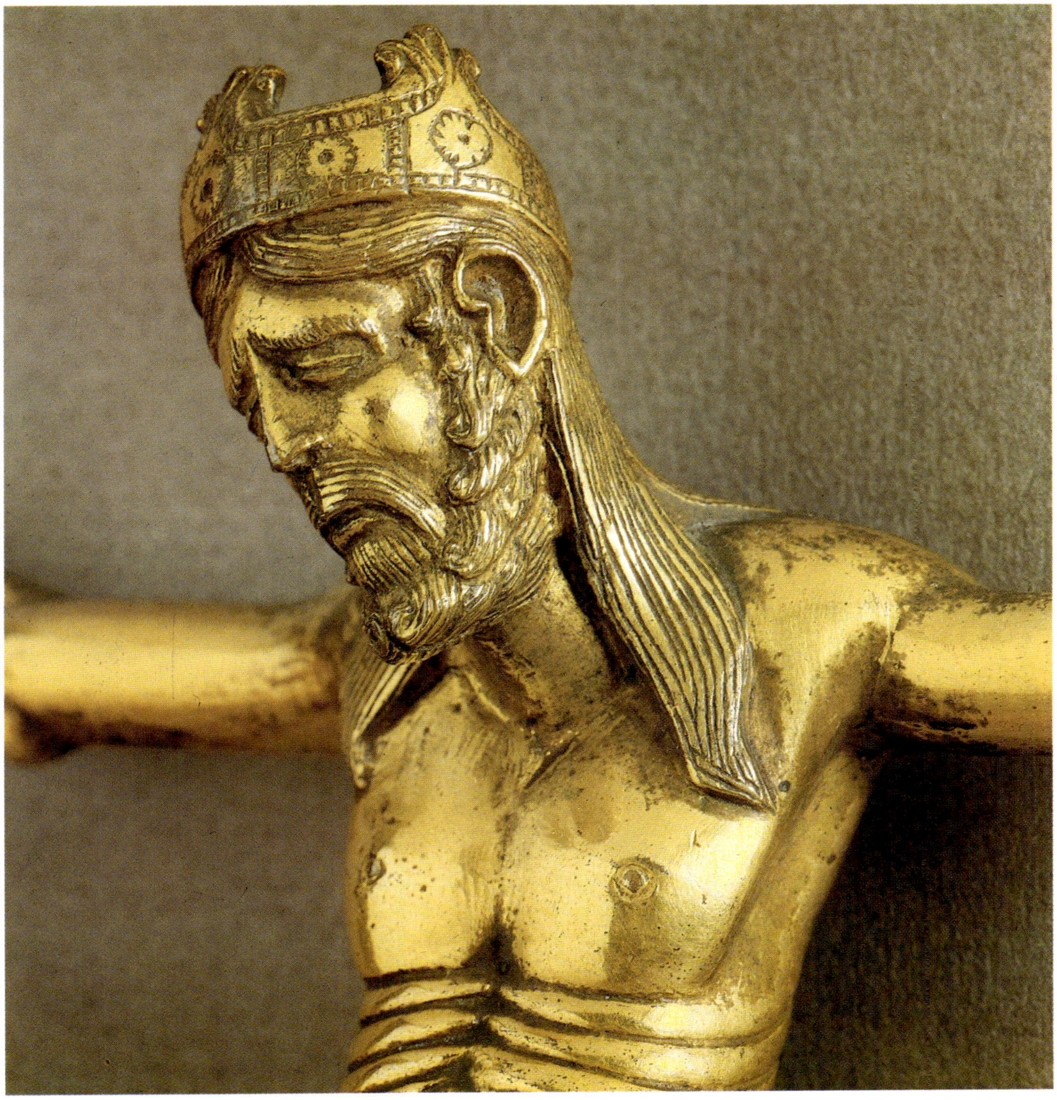

262 – Burgund (?) – Christus am Kreuz (Ausschnitt). Mitte 12. Jh. – *Vergoldete Bronze; Gesamthöhe 0,22 m* – Paris, Louvre

Die Alten der Apokalypse von Saint-Omer, die zweifelsohne älteren Datums als der thronende Christus von Coudray-Saint-Germer sind, zählen zu den besten Schöpfungen der romanischen Elfenbeinschnitzer. Diese Figuren mit inkrustierten Glasperlenaugen und breiten, von den Haaren und dem gelockten Bart eingerahmten Gesichtern, halten runde Vasen (Lille, Musée des Beaux-Arts; Saint-Omer, Hôtel Sandelin) oder ein Musikinstrument (London, British Library); das Attribut der New Yorker Figur (Metropolitan Museum) ist verloren. Diese vier Applikationsfiguren aus Walroßzahn sitzen unbeweglich, gleichsam erstarrt, in Frontalstellung auf ihren durchbrochen gearbeiteten Thronen. Sie sind das Ergebnis stilistischer Bemühungen von deutlich ornamentalem Charakter. Die starren oder auch gerundeten Parallelfalten, die bei den Exemplaren von Saint-Omer und London beinahe kanneliert erscheinen, werden durch flache gravierte Schraffierungen betont und durch die breiten Bänder der Borten unterbrochen. Es handelt sich hier keineswegs um einen isolierten Versuch: dieselbe Behandlung der menschlichen Figur findet sich von neuem gegen Ende des 11. Jahrhun-

261 – Beauvais (?) – Sogenannter ‹Bischofsstab des Yves von Chartres›. Vor 1091 (?) – *Elfenbein; Höhe 0,18 m* – Florenz, Museo Nazionale del Bargello

derts und um 1100 in den Malereien des Evangeliars von Corbie (Amiens, ms. 24), der Vita des heiligen Omer (Saint-Omer, ms. 698) oder des Evangeliars, das für Lüttich oder Saint-Omer hergestellt worden war (Brüssel, Bibliothèque royale, ms. II. 175).

Die vier Alten stammen von einem Ensemble, das schon vor langer Zeit auseinandergerissen worden ist, denn der Alte von London befand sich bereits im 18. Jahrhundert auf einem Buchdeckel der Abtei Saint-Hubert in den Ardennen. Die Tatsache, daß einer der Alten in Saint-Omer (Saint-Omer, Hôtel Sandelin) gefunden worden ist, weist auf eine Herkunft aus Saint-Omer, sehr wahrscheinlich aus der Abtei Saint-Bertin hin. Vermutlich waren diese vier Figuren Teil einer Gruppe von Alten der Apokalypse, die Christus oder die thronende Madonna umgaben. In der Kleinkunst wurde dieses Thema auf zwei berühmten, heute verschollenen, goldgeschmiedeten Schreinen – den Reliquiaren von Saint-Gilles-du-Gard und von Santiago de Compostela – wiederholt; ein weiteres Zeugnis hierfür bietet das Schrein-Grab aus Kalkstein von Saint-Junien (Haute-Vienne), das einer Goldschmiedearbeit nachgebildet ist. Könnte man demnach annehmen, daß die vier elfenbeinernen Alten von einem Reliquiar aus Saint-Bertin stammen?

Abb. 351 Mehrere Elfenbeine sind den Alten von Saint-Omer verwandt: der Kruzifixus von Münster (Westfälisches Landesmuseum) steht ihm stilistisch sehr nahe. Die Kreuzabnahmegruppe des
Abb. 352 Schnütgen-Museums (Köln) und die Apostelfigur des Museums von Lille gehören der gleichen Strömung an.

Hingegen unterscheidet sich der sogenannte ‹Bischofsstab des Yves von Chartres› aus Elfenbein völlig von dieser Gruppe, obgleich er zweifelsohne nahezu gleichzeitig und in nicht sehr großer Entfernung von den Alten entstanden ist. Seinem Dekor – einem der reichsten, den man auf einer Schlangenkrümme finden kann – mangelt es an Einheitlichkeit: die am Ansatz der Stabkrümme geschnitzte Szene stellt unter einer dreifachen, von Bauwerken überragten Arkadenreihe vier Personen dar, die einen Bischof mit Mitra umringen. Im dreifachen Schnörkel der Volute hingegen wird das Thema des von nackten Menschen und Fabeltieren bevölkerten Rankenwerks, das an den Dekor des elfenbeinernen Federkastens von London (British Museum) erinnert, wieder aufgegriffen. Die nüchterne Ausführung betont den Kompositcharakter des Stücks noch. Möglicherweise entstand der Bischofsstab nur wenig vor 1100 in der Gegend von Beauvais. Nach einer Überlieferung, deren Stichhaltigkeit heute weder bejaht noch verneint werden kann, wird er tatsächlich mit der Erinnerung an Yves von Chartres in Verbindung gebracht, der Abt von Saint-Quentin in Beauvais gewesen war, bevor er Bischof von Chartres (1091–1116) wurde. Der elfenbeinerne Bischofsstab befand sich ehemals in Saint-Quentin; einer Beschreibung vom Beginn des 19. Jahrhunderts zufolge gehörte er zum Schatz der Kathedrale von Beauvais – damals war er mit einem gotischen Elfenbeinknauf verbunden, den der Sammler Carrand durch den heutigen romanischen Knauf ersetzte.

Der Bischofsstab des Yves von Chartres erweckt den Eindruck, er sei ein Einzelstück. Wir wissen jedoch noch sehr wenig über die Entwicklung der Kleinkunst im Nordwesten Frankreichs im 11. und 12. Jahrhundert, da die Schatzkammern der reichen Klöster in diesen Gebieten völlig ausgeraubt und zerstört worden sind. Wären sie erhalten geblieben, so würden wir wahrscheinlich völlig andere Vorstellungen von romanischer Goldschmiede- und Elfenbeinkunst haben und unsere Meinungen über bestimmte Einzelprobleme – wie zum Beispiel über die Beziehung der Werkstätten, die in Saint-Denis für Suger arbeiteten, zum Maasgebiet – zumindest nuancieren.

Wir wissen ebensowenig über das Berry oder Burgund. Tatsächlich ist es nicht möglich, auch nur für ein einziges Kleinkunstwerk den sicheren Nachweis für seine Herkunft aus diesen Gebieten, in denen die romanische Skulptur so kraftvoll aufblühte, zu erbringen; kein

265 – Conques – Reliquiar, sogenanntes ‹A Karls des Großen›. Ausschnitt: Rauchfaßengel. Beginn 12. Jh. – *Vergoldetes Silber; Gesamthöhe 0,43 m* – Conques, Abtei Sainte-Foy, Klosterschatz

einziges Goldschmiedewerk kann als Reststück der Schatzkammern jener Klöster mit reicher Liturgik – wie Charlieu, Saulieu, La Charité-sur-Loire, Cluny oder Cîteaux – gelten. Eine derart große Unkenntnis zwingt zur Vorsicht bei der Lokalisierung: der thronende Christus aus vergoldeter Bronze des Museums von Cluny könnte ebensogut mit der Christusfigur des Tympanons von Saint-Benigne in Dijon (Dijon, Musée archéologique) wie mit der des kleinen Tympanons von Issy-les-Moulineaux verglichen werden. Er könnte aus der zweiten Hälfte des 12. Jahrhunderts stammen. Der wahrscheinlich ältere Kruzifixus, ebenfalls aus vergoldeter Bronze, eines Kreuzes im Louvre (frühere Sammlung Boy), der wie die emaillierten Limousiner Christusfiguren der letzten Jahrzehnte des Jahrhunderts mit einer Krone versehen ist, erinnert dank der regelmäßigen Schönheit seiner Züge und der abstrakten Verflechtung seiner Haare, seines Kinn-, Backen- und Schnurrbarts an die cluniazensische Bildhauerkunst. Die burgundische Kunst hat jedoch nur selten diesen Grad von Feinheit in der Modellierung erreicht.

263 und 264 – Zentralfrankreich – Schrein von Moissat-Bas. Ausschnitt eines Giebels und einer Langseite: Thronender Heiliger; heiliger Johannes. Um 1200 – *Vergoldetes Kupfer; Gesamthöhe 0,45 m* – Clermont-Ferrand, Münsterschatz

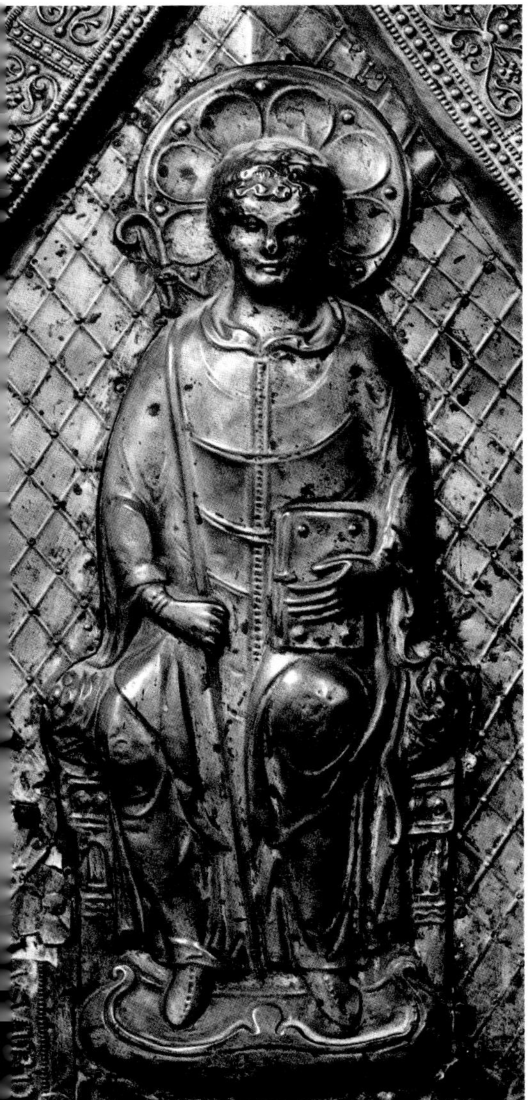

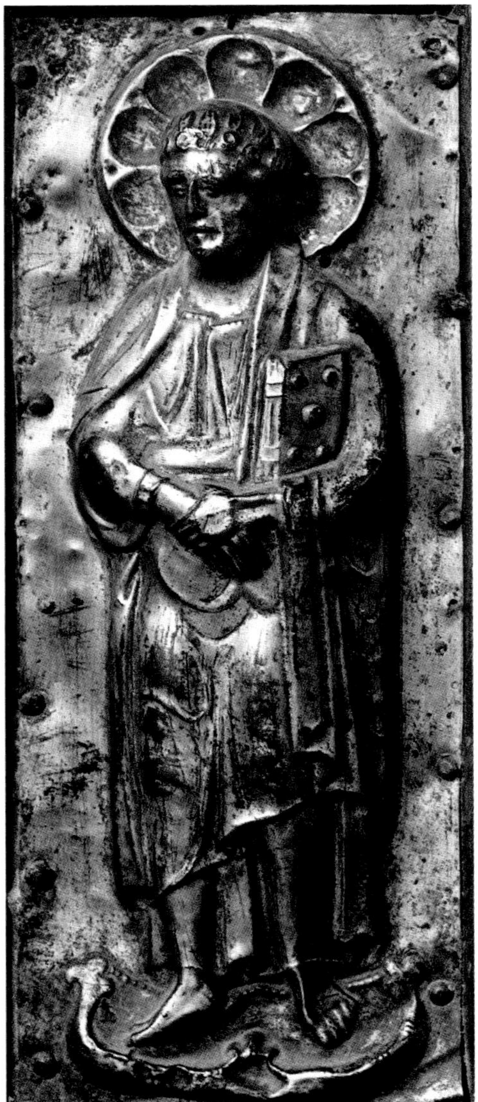

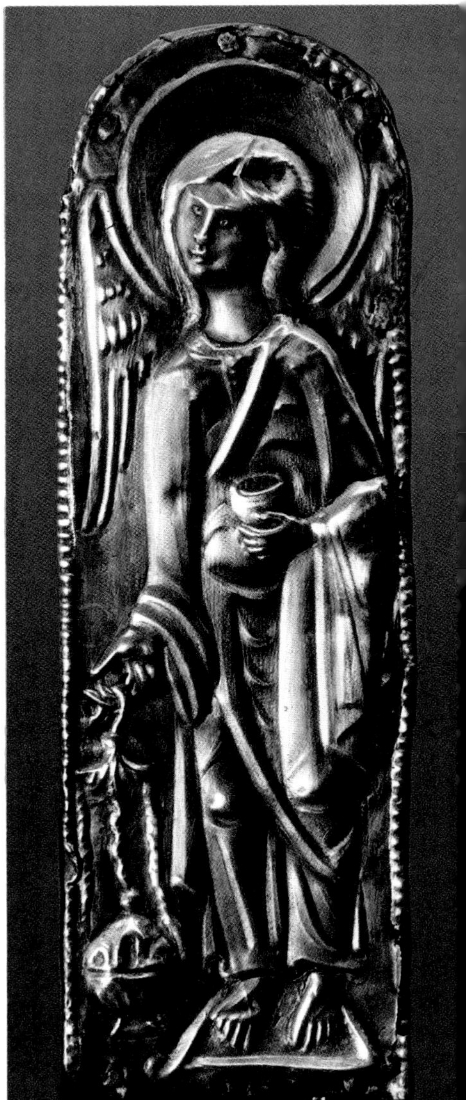

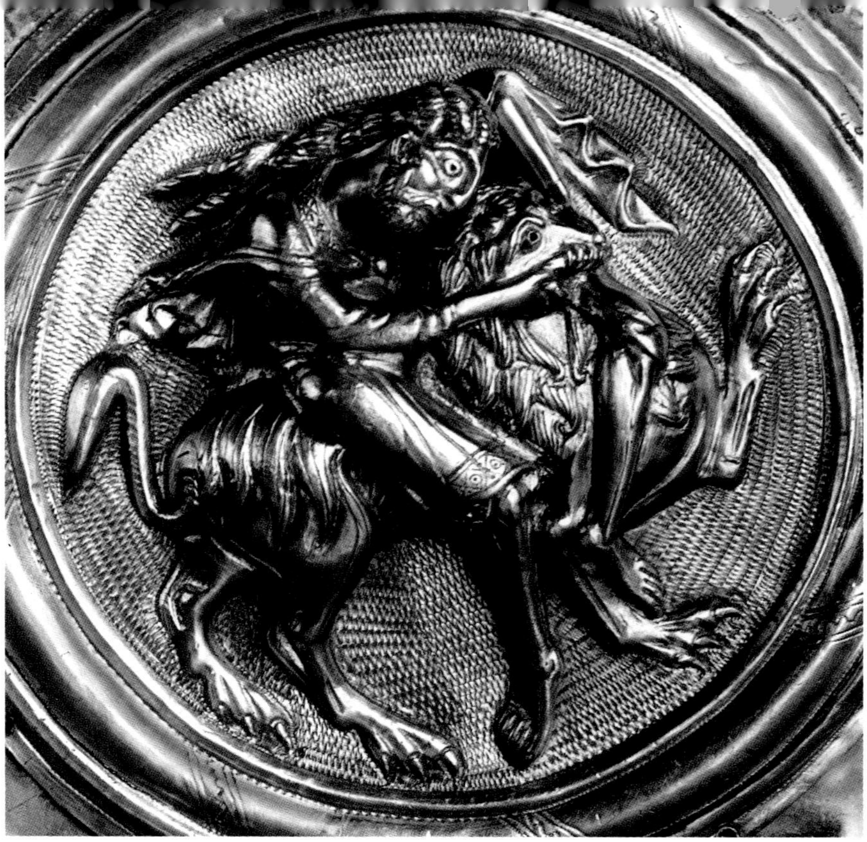

266 – Rodez – Medaillon, auf der ‹Laterne des Bégon› befestigt: Samson, auf einem Löwen reitend. Mitte 12. Jh. (?) – *Vergoldetes Silber; Höhe der Laterne 0,42 m* – Conques, Abtei Sainte-Foy, Klosterschatz

Gebiete Zentralfrankreichs

Die wenigen erhaltenen französischen Goldschmiedearbeiten aus romanischer Zeit sind durch die Macht der Umstände aus jedem Zusammenhang gerissen und nehmen dadurch in unseren Augen einen zu starken Zug von Einmaligkeit und Individualität an, als daß eine Generalisierung möglich wäre: auf Grund des Dekors aus getriebenen Blumen und der breit ausschwin-
Abb. 386 genden Filigrane erinnert das Kreuz mit doppeltem Querbalken – sogenanntes Kreuz von La Roche-Foulque – in Angers (Musée Saint-Jean, um 1160–1170?) an südlichere Werke, etwa die Madonna von Beaulieu und das Reliquiar von Ambazac. Es folgt jedoch gleichfalls byzantinischen Vorbildern. Es bildet die Fassung für ein kleineres älteres Goldkreuz, das dank seiner Struktur mit dem Lütticher Kreuzreliquiar in Verbindung gebracht und auf das Jahr
Abb. 387 1000 datiert werden kann. Auch das Kreuz von Valasse (Rouen, Musée des Antiquités) mit bereits gotischen Filigranen verdankt seine archaisierende Form dem ottonischen Kreuz, dem es als Fassung dient und das die Kaiserin Mathilde der von ihr gegründeten Zisterzienserabtei gestiftet hatte.

Die meisten der heute noch erhaltenen Stücke stammen jedoch aus dem Zentrum Frankreichs und dem Zentralmassiv – aus Gebieten, die dank ihrer geographischen Lage auf natürliche Weise vor den großen historischen Erschütterungen bewahrt worden waren. Die Kirche von Moissat-Bas (Puy-de-Dôme) besaß lange Zeit eines der wenigen Reliquiare mit Applikationsfiguren aus dieser Periode. Dieser rechteckige Schrein mit Satteldach trägt auf den zwei Giebelseiten zwei stark reliefierte thronende Heilige. Auf den durch Rankenwerkstreifen unterteilten Langseiten sind auf der einen Seite Christus am Kreuz zwischen der Muttergottes, dem heiligen Johannes, der Ecclesia und dem Zenturio sowie der thronende Christus zwischen den vier Evangelisten, auf der anderen Seite fünf stehende und fünf sitzende Heilige dargestellt. Die Seite mit der Kreuzigung war mit fünf rechteckigen Zellenschmelzplatten auf Kupfer – ohne Zweifel in Zweitverwendung – geschmückt. Hiervon ist nur ein Teilstück an Ort und Stelle erhalten, das einer Platte des Louvre (frühere Sammlung Cote), die derselben Herkunft sein könnte, gleicht.

Da mehrere der dargestellten Heiligen (Landomar, Siviardus, Pavacius, Rignirius, Martin) im Loire-Gebiet und vor allem im Maine verehrt wurden, ist es möglich, wie E. Rupin angedeutet hat, daß der Schrein bei Le Mans hergestellt und dann in die Auvergne geschickt worden ist. Es ist jedoch ebenfalls nicht ausgeschlossen, daß er am Ort entstand, denn Moissat-Bas war seit dem 10. Jahrhundert ein Priorat von Saint-Laumer in Blois. Der Stil des Reliquiars spräche eher für diese zweite Hypothese: die Vollendung und Zartheit der Modellierung und der flüssige Faltenwurf dieser Applikationsfiguren in Hochrelief sind überraschend. Die jugendliche Rundung der Gesichter, die lange Zeit in den Emailwerken aus Limoges fortbestand, erinnert an die Skulpturen von Mozat; die elegante Einfachheit des Faltenwurfs läßt an die großen Goldschmiedestatuen des heiligen Césaire aus Maurs oder der Madonnen von Orcival und Beaulieu denken.

Die größere Geschmeidigkeit des Faltenwurfs und die Natürlichkeit der Bewegungen auf dem Reliquiar von Moissat-Bas weisen mit Bestimmtheit auf ein etwas späteres Datum, wahrscheinlich das Ende des 12. Jahrhunderts, hin. Aber die Unterteilung der Felder durch breite, mit gestanzten Motiven geschmückte Streifen, die Frontalität der Personen, die Anordnung der Falten auf der Brust eines der Heiligen im Giebel sowie das Vorkommen von eingeschlossenen Buchstaben in den Inschriften sprechen gegen die von E. Rupin vorgeschlagene späte Datierung ins 13. Jahrhundert.

Vorläufer dieses Stils könnten in Conques zu finden sein, in den Werken, die mit dem Namen des Abts Bégon III. (1087–1106) verbunden sind. Goldschmiede und Emailkünstler arbeiteten für diesen Abt, der in der Liste der großen mittelalterlichen Mäzene besondere Erwähnung verdient. Außer den Emails, von denen später die Rede sein wird, tragen auch mehrere Goldschmiedearbeiten Inschriften, die seinen Namen erwähnen: das Reliquiar, das seiner Form die Bezeichnung ‹A Karls des Großen› verdankt, ist ein heterogenes Stück, auf dem Reste verschollener Reliquiare wiederverwendet wurden. Die beiden oben abgerundeten Platten in der Mitte, die mit rauchfaßschwingenden Engeln in Treibarbeit geschmückt sind, gehörten sicherlich nicht von Beginn an zum ‹A Karls des Großen›. Sie werden auf Grund der Ähnlichkeit ihrer Reliefs mit einem anderen für Bégon angefertigten Reliquiar – der sogenannten ‹Laterne› – als Werk der Goldschmiede Bégons angesehen. Auch dieses Reliquiar ist ein aus mehreren Teilen zusammengesetztes Stück. Die Mehrzahl seiner getriebenen Reliefs ist in zu schlechtem Zustand, als daß ein Vergleich entscheidend sein könnte. Hingegen stehen diese anmutigen, lächelnden Engel wiederum einem Kreuzigungsrelief nahe, das seinerseits ein Buchdeckelfragment ist; es ist auf einem dritten, ebenfalls für Bégon angefertigten Reliquiar, dem sogenannten ‹Reliquiar Paschalis' II.›, angebracht. Auf Grund dieses verwirrenden Durcheinanders von verstreuten Reliquiarresten ist es allenfalls möglich, die rauchfaßschwingenden Engel als ein Werk des frühen 12. Jahrhunderts anzusehen, das vielleicht etwas eher als die Kreuzigung des Reliquiars Paschalis' II. entstand.

Eines der Reliefs auf dem Sockel der sogenannten ‹Laterne› Bégons unterscheidet sich von allen anderen: das getrieben gearbeitete Medaillon aus vergoldetem Silber – stilistisch ohne Gegenstück in Conques – ist zu einem unbestimmten Zeitpunkt auf der ‹Laterne› befestigt worden. Es zeigt Samson mit langem, wehendem Haar wie er auf einem Löwen reitet, wobei er diesem ins Maul greift, um ihn zu zerreißen. Dieses ikonographische Thema steht jenem Davids, der einen Löwen erstickt – ein Thema, mit dem es zuweilen verwechselt wurde –, nahe. Es erfreute sich großer Beliebtheit in der romanischen Kunst, in allen Techniken und in allen Gegenden. Die Version des Medaillons von Conques ist jedoch eine der bemerkenswertesten: Mensch und Tier heben sich in sehr starkem Relief von einem gestrichelten Grund ab; sie bilden – in wildem Kampf ineinander verschlungen – eine Einheit. Dem Goldschmied gelang es meisterhaft, die Kraft und Stärke dieses Kampfes darzustellen. Die sehr abstrakte Komposition fügt sich zwanglos dem ‹Gesetz des Rahmens›, wobei die Stellung des Löwenschwanzes und der Löwenpfoten, die Haltung der Beine und die Anordnung der Haare Samsons den Eindruck wirbelnder Bewegung noch verstärkt. Die von Ch. Perrat entzifferte Inschrift auf der Rückseite des Medaillons schreibt dieses wahre Meisterwerk romanischer Goldschmiedekunst einem Goldschmied aus Rodez *(Gislebertus Ruthenensis)* zu. Die Verbindungen zwischen Rodez und Conques – dessen Abt an der Wahl des Bischofs von Rodez teilnahm – waren eng genug, um das Vorhandensein dieses Schreinfragments in der großen Abtei des Rouergue zu erklären.

Noch ein weiteres Stück des Schatzes von Conques, der Tragaltar aus Porphyr mit einer Fassung aus nielliertem Silber, ist mit dem Namen Bégons verbunden. Dieser Altar ist mit Halbfiguren unter Arkaden geschmückt und trägt eine lange Inschrift, die daran erinnert, daß er 1100 von Ponce, einem ehemaligen Mönch zu Conques und späteren Bischof von Barbastro in Aragón, geweiht wurde. Die Abtei von Conques und mit ihr die großen Klöster Aquitaniens, die an der Pilgerstraße nach Santiago de Compostela lagen, waren demnach offenbar privilegierte Zentren, die die Kontakte mit den romanischen Gebieten Spaniens ermöglichten.

DIE IBERISCHE HALBINSEL

Spanien war für die Entwicklung der Kleinkunst von entscheidender Bedeutung. Im Laufe des 11. und 12. Jahrhunderts veränderte sich die Lage der christlichen Reiche im Norden der Halbinsel völlig, da sie durch die Auflösung des Kalifats von Córdoba 1032 von einer ständigen Bedrohung befreit wurden. Seit der Mitte des 11. Jahrhunderts trug die *Reconquista* ihre Früchte; wenn auch die politische Einigung nur vorübergehend war, sahen Ferdinand I. und Alfons VI. ihre Macht doch genügend gefestigt, um den bedeutsamen Titel ‹Kaiser› anzunehmen. Das Reich von León – Zentrum der *Reconquista* –, dessen Straßen von den Pilgern nach Santiago de Compostela benutzt wurden, erregte das Interesse des ganzen westlichen Klerus und insbesondere der Cluniazenser. Was Katalonien und die Cerdaña betrifft, so standen sie seit langem in Kontakt mit Frankreich.

Leider ist in Katalonien kein einziges Goldschmiede- oder Elfenbeinwerk von wirklicher Bedeutung erhalten. Die Vernichtung von Kunstwerken war hier verheerend, und das Fehlen von aus Texten bekannten, aber zerstörten Stücken – wie etwa dem Retabel von Gerona – macht sich schmerzlich bemerkbar. Es ist jedoch nicht auszuschließen, daß die außerordentliche Entwicklung der Herstellung von bemalten oder mit Stuck geschmückten Holzplatten in dieser Gegend die Schaffung großer Werke aus wertvollen Materialien verhinderte. Erhalten sind hingegen einige Zeugnisse der Textilkunst, die sich hier zweifellos unter dem Einfluß von arabischen, mit Italien rivalisierenden Werkstätten besonders glanzvoll entwickelt hatte. Im Museum von Barcelona wird die aus Urgel stammende gestickte Standarte des heiligen Otto aufbewahrt. In der Kathedrale von Gerona wiederum befindet sich der große *‹Tapiz de la Creación›*. Dieser *‹tapiz›* ist wie der Teppich von Bayeux eine Stickerei aus bunter Wolle auf

267 – Spanien – ‹Tapiz de la Creación›. Ausschnitt: Die Erschaffung Adams. Beginn 12. Jh. – *Wollstickerei auf Leinen; Gesamthöhe 4,60 m* – Gerona, Münsterschatz

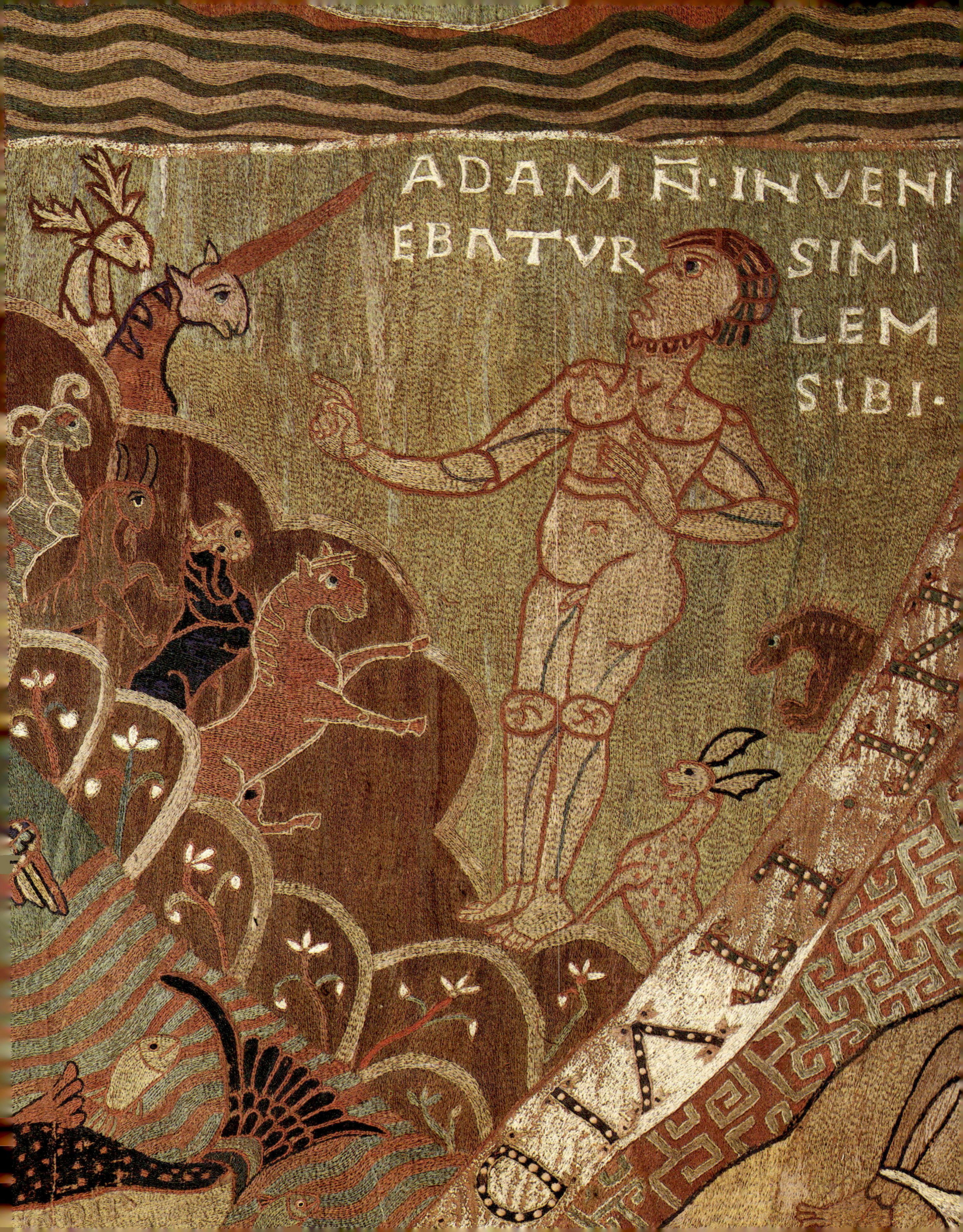
ADAM N̄·INVENI
EBATUR
SIMI
LEM
SIBI·

Leinwand. Der hier in Kettenstich ausgeführte Dekor bedeckt den Stoff weitaus dichter als auf der Stickerei mit der *‹telle du Conquest›*. Die strahlenförmig um die Zentralfigur des Christus Pantokrator angeordnete Komposition stellt die verschiedenen Etappen der Genesis, die Erschaffung der Tiere, des Menschen sowie die Winde und die Jahreszeiten dar. Die Ikonographie folgt der Buchmalerei der Wiener Genesis-Handschrift des 6. Jahrhunderts. Der untere Teil des Wandteppichs ist der Kreuzauffindung gewidmet: die Stickerei war in der Kapelle des Heiligen Grabes, die 1100 in der Vorhalle der Kathedrale von Gerona errichtet worden war, über dem Kreuzaltar aufgehängt. Das Werk, das einer Seo de Urgel nahestehenden Werkstatt zugeschrieben wird, stammt demnach aus den ersten Jahrzehnten des 12. Jahrhunderts.

Im Westen – in Navarra, Altkastilien, León, Asturien und Galizien – erlebte die Kleinkunst eine frühe und eigenständige Blüte, deren wirkliche Bedeutung vielleicht bislang unterschätzt wurde. Eine Erklärung für dieses so frühzeitige Aufblühen findet sich vielleicht in der tiefen

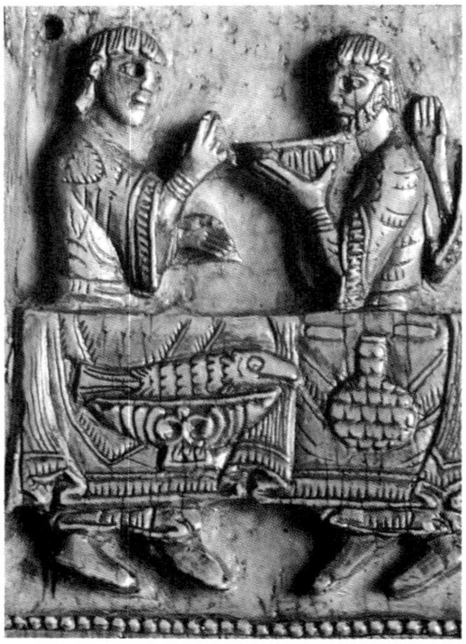

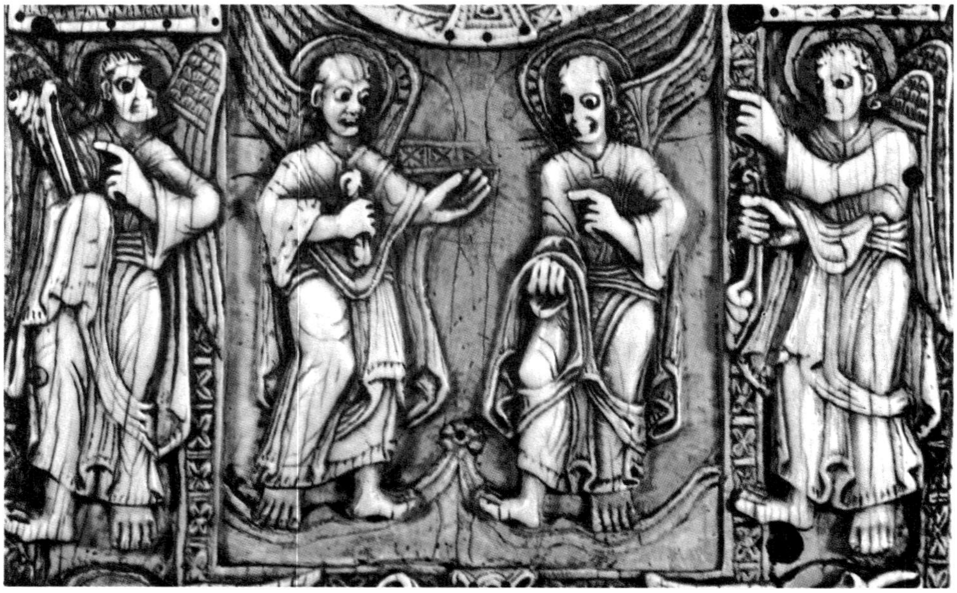

268 – Spanien – Platte vom Schrein des heiligen Millán: Episode aus dem Leben des Heiligen. 1053–1070 – *Elfenbein* – San Millán de la Cogolla, Abteischatz

269 – León – Einbanddeckel: Thronender Christus (Ausschnitt des unteren Teils). Um 1060 – *Elfenbein; Gesamthöhe 0,264 m* – Paris, Louvre

Verwurzelung in der westgotischen und mozarabischen Kunst, vielleicht auch in der Kenntnis ottonischer Werke oder vielmehr dem Fortwirken des karolingischen Erbes, darüber hinaus jedoch auch in einigen wenigen Kontakten mit byzantinischen Stücken. Zwei große Kulturzentren gewannen im Laufe der zweiten Hälfte des 11. Jahrhunderts an Bedeutung: San Millán de la Cogolla und León. Goldschmiede und Elfenbeinkünstler arbeiteten gegen Ende des 10. Jahrhunderts im mozarabischen Kloster San Millán de la Cogolla bei Najera. Im Jahr 1053, anläßlich der Erhebung der Gebeine des heiligen Millán, die vom Kloster Suso (‹oben›) in jenes von Yuso (‹unten›) überführt wurden, begann die Arbeit an einem Goldschmiede-Schrein, der mit getriebenen Reliefs, Edelsteinen und geschnitzten Elfenbeinplatten geschmückt wurde. Von diesem Schrein, der von den Truppen Napoleons zerstört wurde, von

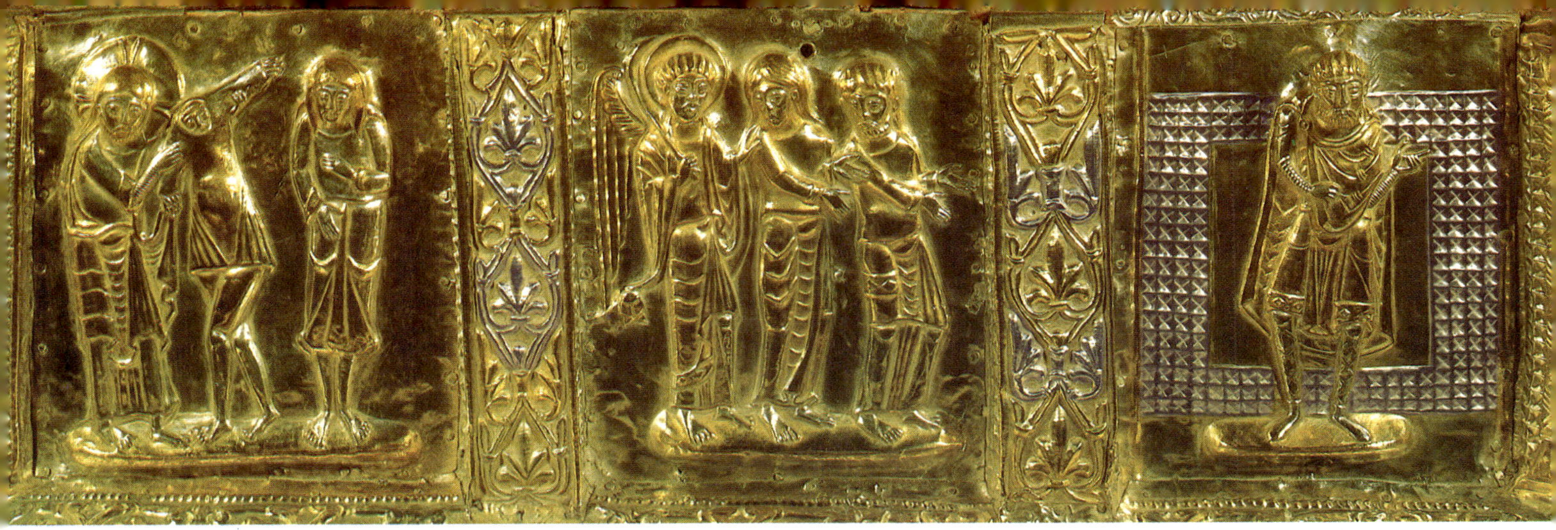

270 – León – Reliquienkästchen des heiligen Isidor. Ausschnitt einer Langseite: Episoden aus der Geschichte Adams; König Ferdinand I. Um 1063 – *Vergoldetes Silber, nielliert; Höhe 0,255 m* – León, San Isidoro, Schatz der Kollegiatskirche

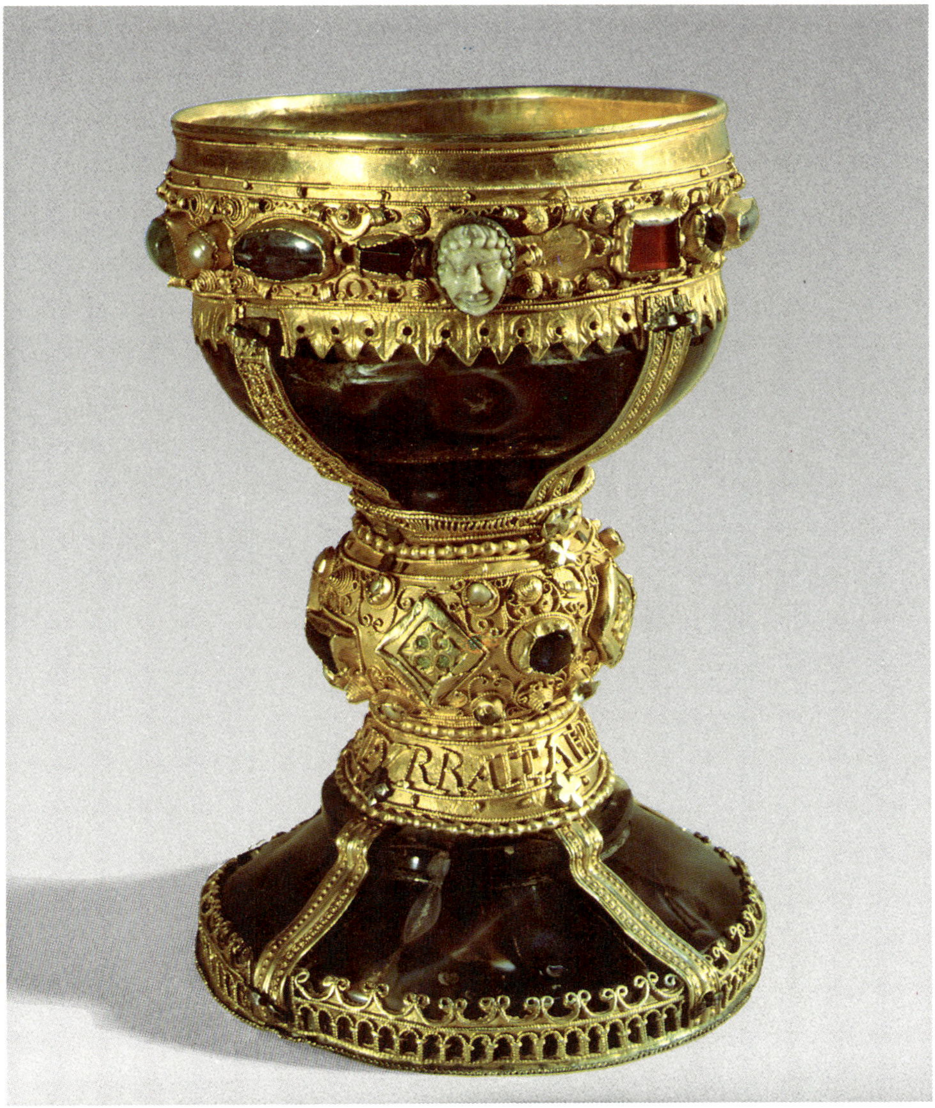

271 – León – Kelch der Doña Urraca von Zamora. Vor 1101 – *Achat, Gold, Filigrane, Gemmen, Emails; Höhe 0,185 m* – León, San Isidoro, Schatz der Kollegiatskirche

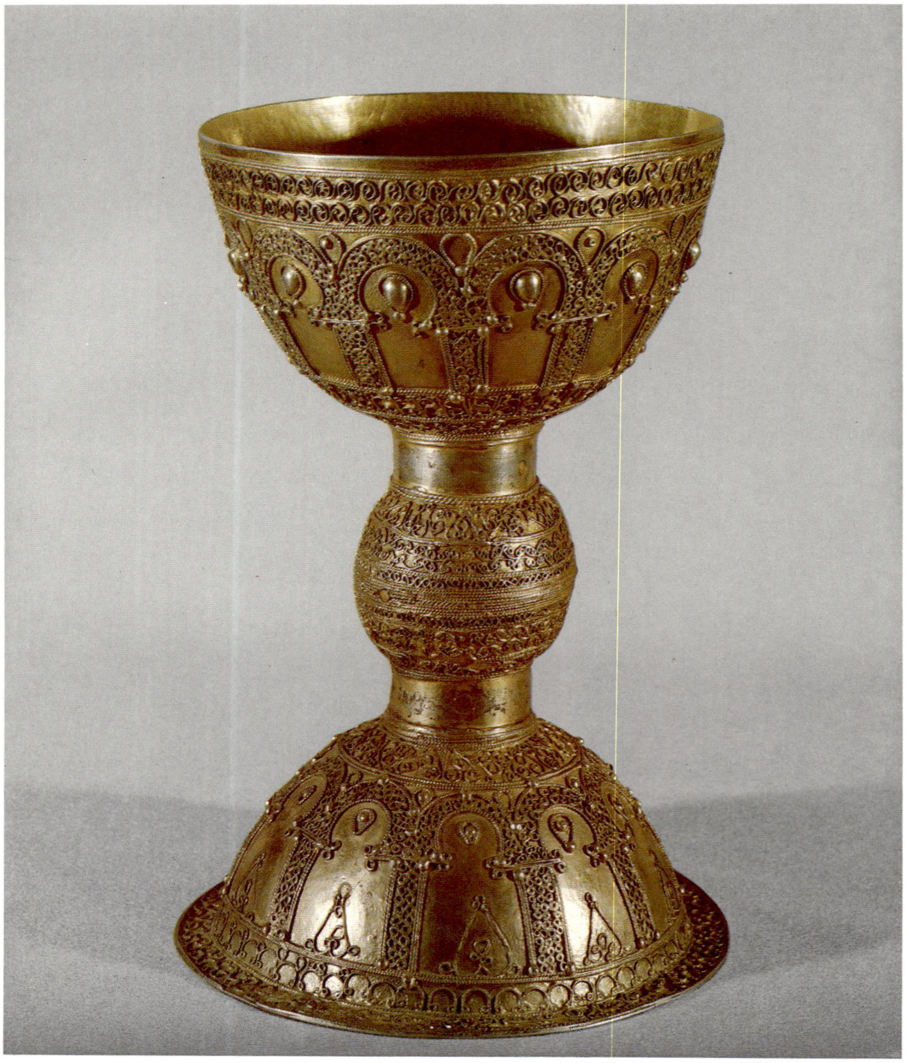

272 – Kastilien – Kelch des heiligen Dominikus von Silos. Vor 1073 – *Vergoldetes Silber, Filigrane; Höhe 0,30 m* – Silos, Abteischatz

dem wir jedoch dank einer Beschreibung von Sandoval vom Beginn des 17. Jahrhunderts wissen, ist heute nur noch die Mehrzahl der Elfenbeinplatten erhalten; sie befinden sich nahezu alle *in situ* (San Millán, Schatzkammer; Florenz, Bargello; Washington, Dumbarton Oaks; Leningrad, Staatliche Eremitage; Berlin, verschollene Stücke). Die auf dem Schrein dargestellten Personen – Ramiro I. von Aragonien, Sancho IV. von Navarra und die Äbte Petrus (1062–1070) und Blasius (1070–1080) – weisen auf eine Fertigstellung des Schreins um 1070, sicherlich nur kurze Zeit nach der Weihe der Kirche von Yuso im Jahre 1067 hin. Auf einer der Elfenbeinplatten (Leningrad) sind zwei Personen – *«Engelar (?) Magistro et Redolfo filio»* – dargestellt, deren germanisch klingende Namen einen rheinländischen Einfluß auf das Stück vermuten ließen; dies konnte um so einleuchtender erscheinen, als das verschollene Goldschmiederetabel von Najera in der Nähe von San Millán de la Cogolla von einem gewissen Almanius signiert war. Der Stil der Elfenbeine rechtfertigt jedoch diese Hypothese nicht: der große thronende Christus, der in Washington (Dumbarton Oaks) aufbewahrt wird, überrascht durch die originelle Ausführung der eingeschnittenen, dichten Gewandfaltung und die

273 – León oder Asturien – Großer Reliquienkasten, sogenannte ‹Arca santa›. Ausschnitt einer Seite: Die Heimsuchung. 1075 – *Vergoldetes Silber; Gesamthöhe 0,73 m* – Oviedo, Kathedrale, Cámara santa

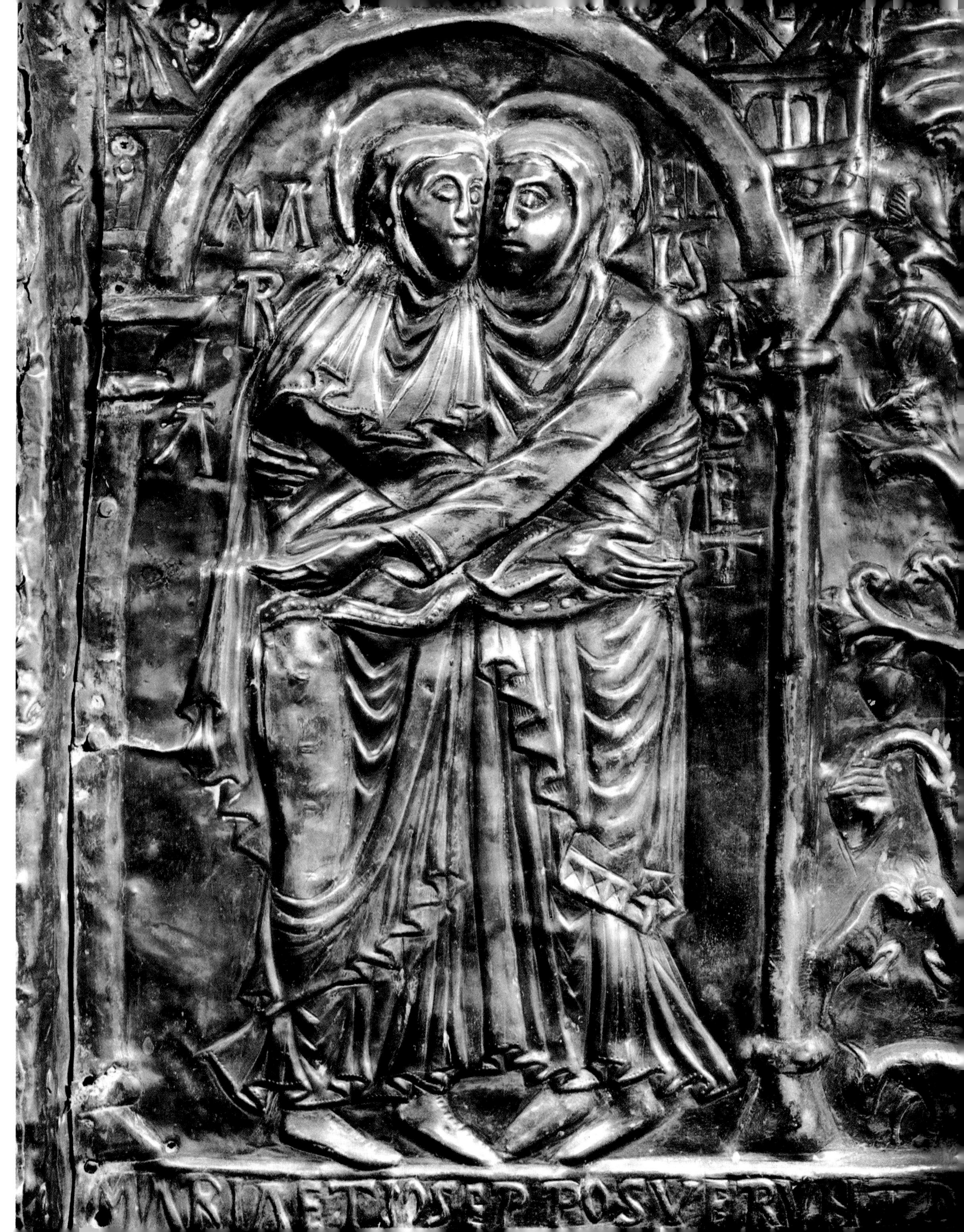

Eigenständigkeit der Modellierung des eiförmigen Gesichts mit den großen inkrustierten Augen, das an jenes der elfenbeinernen Christusfigur Ferdinands I. (Madrid, Museo archeológico nacional) denken läßt. Die Porträts der wichtigsten an der Arbeit am Schrein beteiligten Personen und die vom Text des heiligen Braulio angeregten Episoden aus der Vita des heiligen Millán sind von einer köstlichen Erzählfreude, wie sie in der mittelalterlichen Elfenbeinkunst nur selten vorkommt. Die Szenen sind voller pittoresker Details, zuweilen lehrreich, wie das Relief (Berlin, verschollenes Stück) mit dem Zug, der den für den Schreindekor benötigten Elefantenzahn transportierte: dieses Zeugnis beweist die Seltenheit des Elfenbeins zu jener Zeit, so daß die Ankunft einer großen Menge dieses wertvollen Materials als außerordentliches Ereignis Beachtung verdiente. Die um einige Jahrzehnte später, um 1090, entstandenen
Abb. 397 Platten des Felix-Schreins lassen sicherlich mehr Geschicklichkeit in der Reliefherstellung, andererseits jedoch ein weit stärkeres Festhalten an der traditionellen Ikonographie erkennen.

León war um die Mitte des 11. Jahrhunderts eines der glänzendsten europäischen Kulturzentren und eines der ersten, in dem eine neue Kunstrichtung entstand, in der sich mozarabische und asturische Überlieferung mit den von jenseits der Pyrenäen kommenden Einflüssen verbanden. Auf Anregung Ferdinands I. und seiner Gemahlin Doña Sancha arbeiteten Goldschmiede und Elfenbeinschnitzer an der Bereicherung des Schatzes von San Isidoro: einige Zeugnisse ihrer Tätigkeit sind noch erhalten. Das große Kästchenreliquiar des heiligen Isidor aus Silber und vergoldetem Silber ist mit getrieben gearbeiteten Genesis-Szenen geschmückt: die Personen, unter denen sich auch der Stifter, Ferdinand I., befindet, sind kraftvoll modelliert und heben sich in deutlichem Relief vom glatten Hintergrund ab. Die Szenen sind durch Dekorplatten mit Palmetten-Rankenwerk, Blumen und niellierten Motiven unterteilt. Diese überaus schönen niellierten Medaillons führen technisch sicher die Tradition von Arbeiten aus den Werkstätten Córdobas weiter, erinnern jedoch dank der Feinheit des Dekors und der Komposition auch an die Rosettenbuckel, die in der byzantinischen Goldschmiedekunst verwendet wurden.

Die plastischen Qualitäten des Silberreliquiars zeigen sich auch in den für San Isidoro geschnitzten Elfenbeinen. Das Hauptstück dieser Gruppe ist das große Elfenbeinkruzifix (Madrid, Museo archeológico nacional) das Ferdinand I. 1063 anläßlich der Weihe der Kirche stiftete. Die üppige Modellierung des fast vollplastischen Kruzifixus könnte an die ottonischen Christusfiguren erinnern, zeugt jedoch gleich diesen möglicherweise von einer Fortführung der karolingischen Überlieferung. Andere Züge dieses Kruzifixus sind jedoch völlig außergewöhnlich und enthalten bereits einige der stilistischen Merkmale des nachfolgenden Jahrhunderts. Die zentrale Figur hebt sich von einem Grund ab, auf dem in einer sehr selten geübten Technik Tiere graviert sind, die in Rankenwerk beißen. Auf der ornamentalen Borte, die das Kreuz – wie auf den mozarabischen Kreuzen – rundherum schmückt, sind auf phantastische Weise die Körper der zum Limbus Niedersteigenden mit jenen aus den Szenen des Jüngsten Gerichts verflochten. Die Rückseite, auf der das Gotteslamm und die vier Evangelistensymbole erscheinen, ist weithin von bevölkertem Rankenwerk überzogen. Aus derselben Werkstatt stammen auch das Kästchen mit den Seligkeiten (Madrid, Museo archeológico nacional), der 1059 für die Reliquien Johannes' des Täufers und des Pelagius gestiftete Schrein, von dem nur eine Elfenbeinplatte (León, San Isidoro) erhalten ist und eine Buchdeckelplatte des Louvre.

Die Tochter Alfons' VI., Doña Urraca von Zamora, stiftete San Isidoro einen herrlichen, mit Gold, Edelsteinen und emaillierten Rauten geschmückten Kelch aus Achat. Vergleichbare Stücke zu diesem Werk vom Ende des 11. Jahrhunderts fehlen. Sein Filigrandekor, vor allem die kleinen, aus zusammengerollten Filigranen gebildeten Kegel auf dem oberen Teil des

275 – León – Kußtafel-Reliquiar mit thronendem Christus. Um 1170 – *Elfenbein, Silber; Höhe 0,135 m* – León, San Isidoro, Schatz der Kollegiatskirche

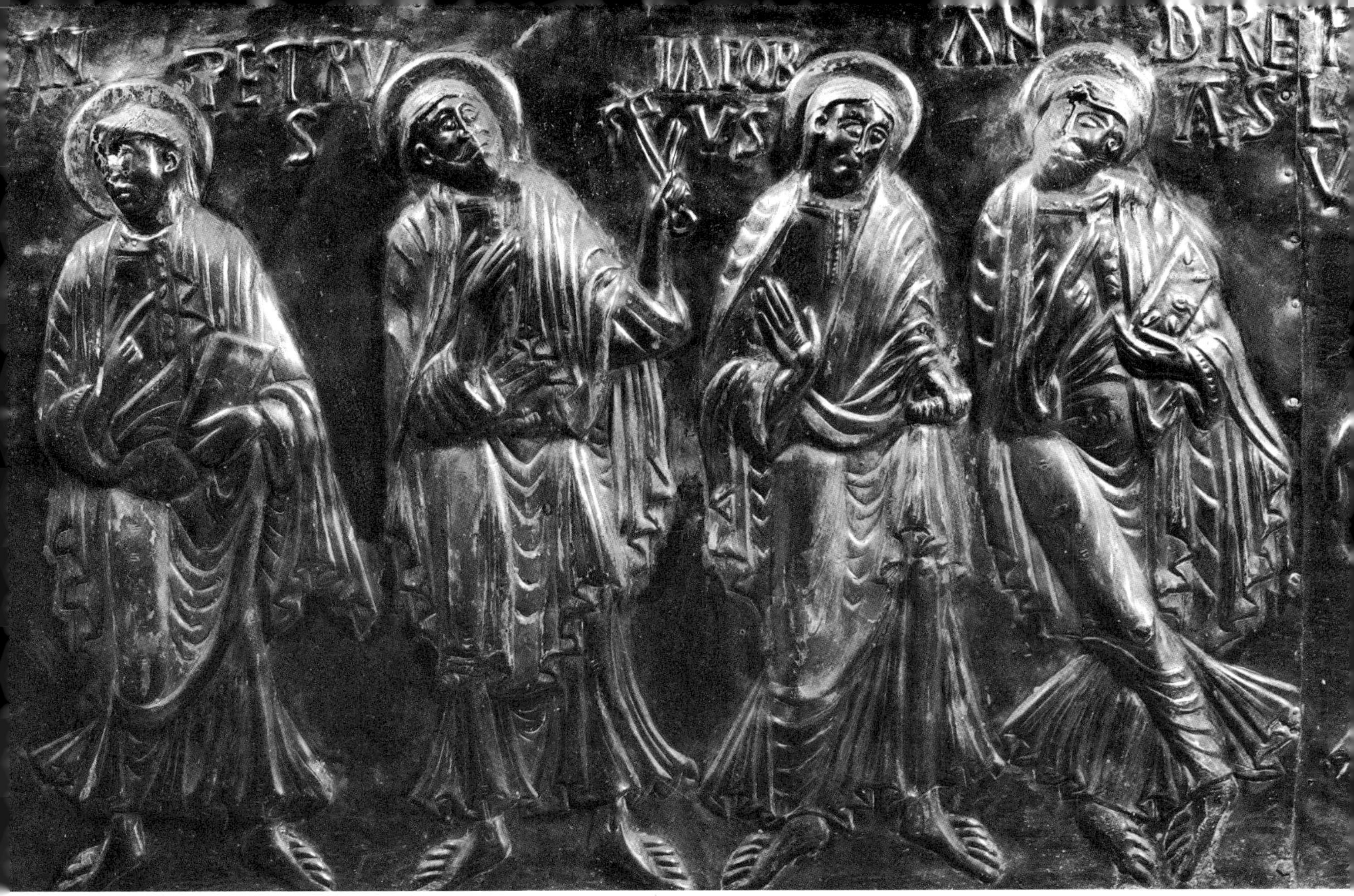

274 – León oder Asturien – Großer Reliquienkasten, sogenannte ‹Arca santa›. Ausschnitt einer Seite: Vier Apostel.
1075 – *Vergoldetes Silber; Gesamthöhe 0,73 m* – Oviedo, Kathedrale, Cámara santa

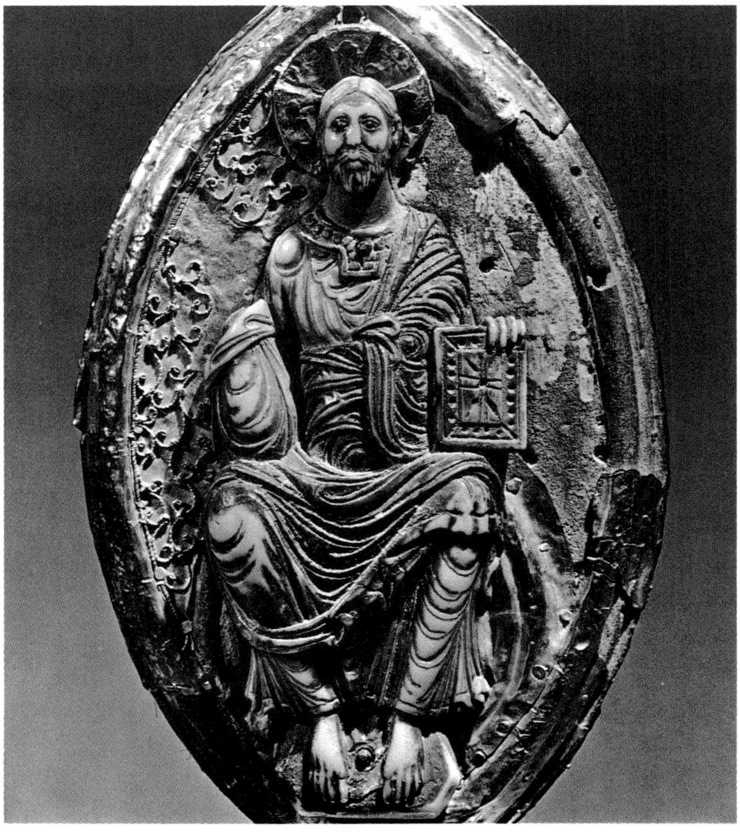

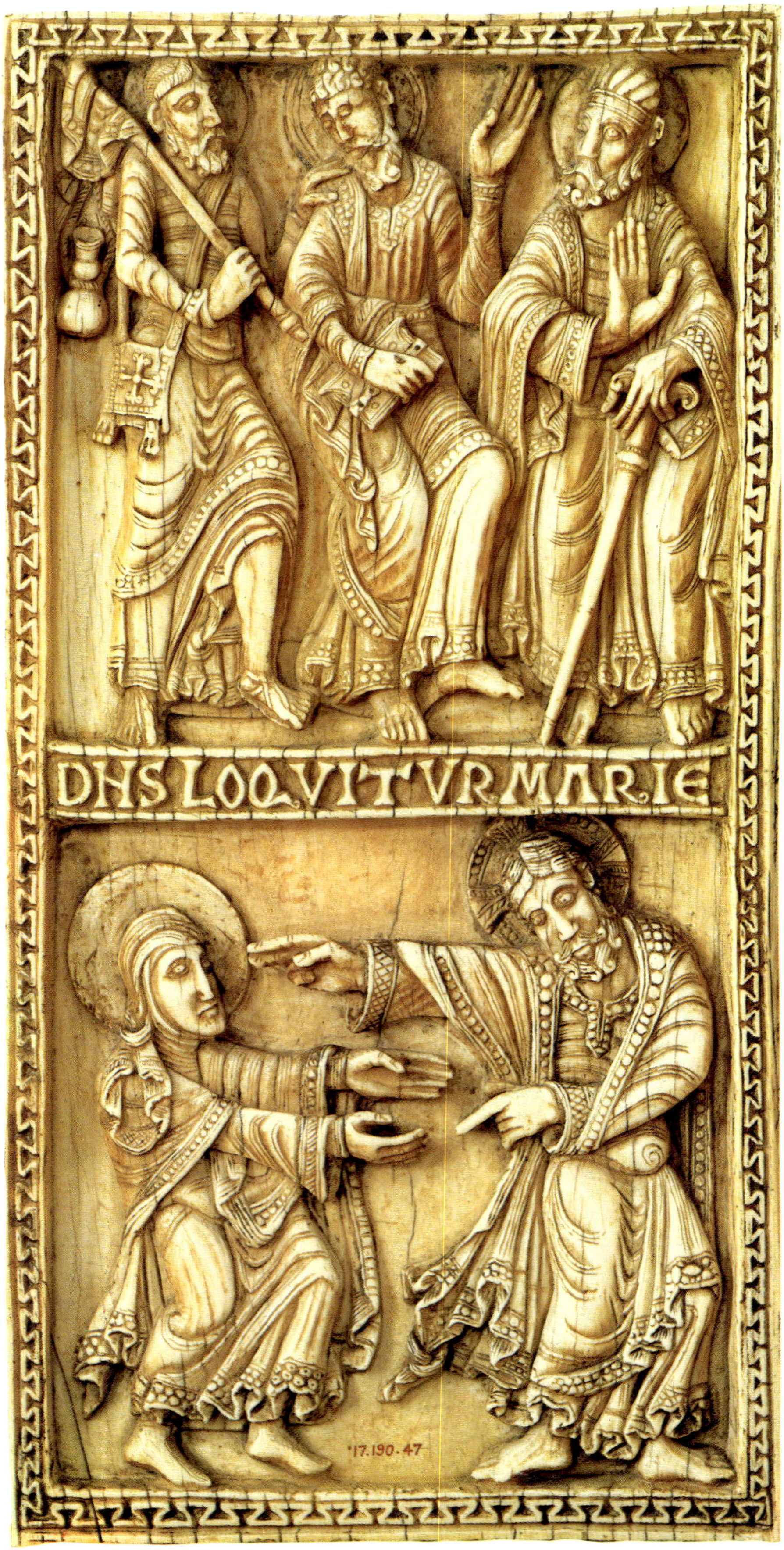
DHS LOQVITVR MARIE
17.190.47

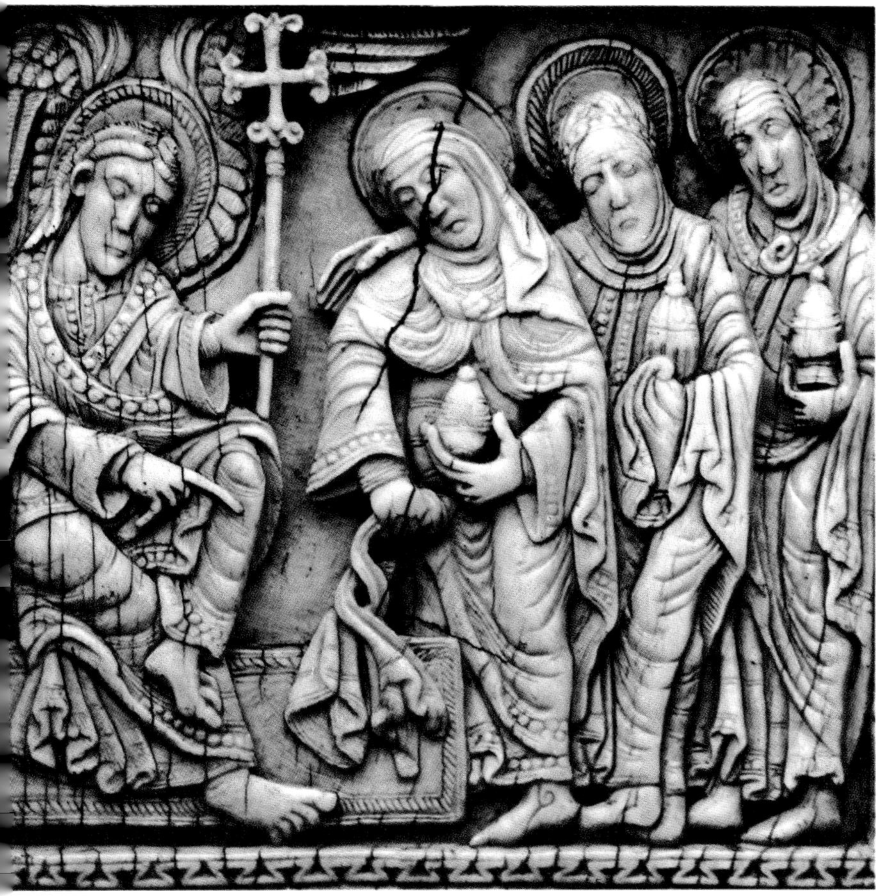

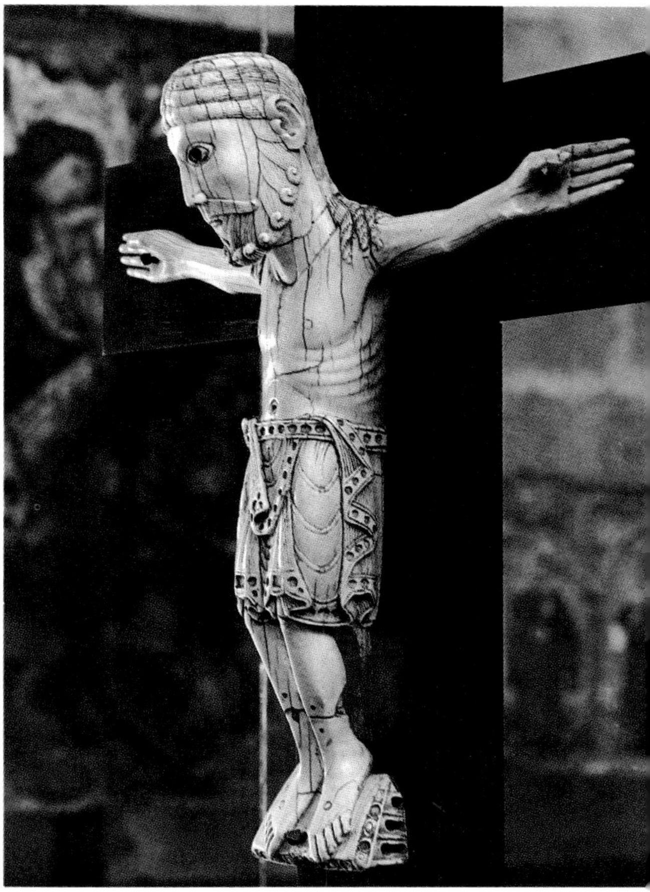

277 – León oder Asturien – Einbanddeckel. Ausschnitt: Die Frauen am Grabe. Erste Hälfte 12. Jh. – *Elfenbein; Höhe 0,135 m* – Leningrad, Eremitage

278 – León oder Asturien – Christus von Carrizo. Erste Hälfte 12. Jh. – *Elfenbein, inkrustierte Augen; Höhe 0,335 m* – León, Museo de San Marcos

Kelchs, lassen an ältere rheinische, für Kaiser Heinrich II. hergestellte Goldschmiedearbeiten denken. Aber formal unterscheidet sich dieser Kelch gänzlich von ottonischen Werken, ist vielmehr ganz der spanischen Tradition verbunden: seine Form, bei der Fuß und Kuppa beinahe die gleiche Wichtigkeit besitzen, ist jener des vergoldeten Silberkelchs von Silos verwandt. Wenn dieser letztere wirklich, wie seine Inschrift behauptet, dem heiligen Dominikus von Silos (Santo Domingo; gestorben 1073) gehört hat, so ist er etwas älter; er bleibt in seinem Filigrandekor der mozarabischen Tradition noch treu.

Eines der bedeutendsten Denkmäler des romanischen Spanien, die *Arca santa*, wurde 1075 der Kathedrale von Oviedo von Alfons VI. gestiftet. Dieser große, für die Reliquien der Kathedrale von Oviedo bestimmte Schrein wurde mit anderen Reliquiaren der *Cámara santa* 1934 unglücklicherweise beschädigt. Seine Ränder weisen kufische Inschriften auf, und auf drei Seiten ist er mit Szenen aus getriebenem Silber geschmückt. Diese zeigen Christus inmitten seiner Apostel thronend und – auf den Seitenplatten – Szenen aus der Kindheit Christi, die Auferstehung, den heiligen Michael im Kampf mit dem Drachen und eine Apostelgruppe. Diese Figuren wurden ehemals durch eine wachsartige Mischung stabilisiert, von der Überreste – Abdrücke der Metallreliefs – noch heute im Provinzmuseum von Oviedo erhalten sind. Die Treibtechnik der *Arca* geht wahrscheinlich auf jene der Goldschmiede von San Isidoro

276 – León oder Asturien – Einbanddeckel: Die Pilger nach Emmaus; Noli me tangere. Erste Hälfte 12. Jh. – *Elfenbein; Höhe 0,268 m* – New York, Metropolitan Museum of Art

von León zurück – stilistisch unterscheidet sie sich von deren Werken jedoch deutlich: die bewegten Figuren, die langgestreckt und knochig wirken, tragen Gewänder mit feinen, verschachtelten Falten, die – in ineinandergreifenden Dreiecken oder starr fächerförmig – wie systematisch angeordnet über die Hüften fallen. Die Eleganz und die bewegte Haltung wie auch die Anordnung des Faltenwurfs stehen der Monumentalplastik Südwestfrankreichs, vor allem den Skulpturen von Angoulême – die jedoch ein halbes Jahrhundert später entstanden – und der Deckenmalerei von Saint-Savin-sur-Gartempe bei Poitiers nahe. Der Stil der *Arca* könnte die Verbindungen, die der Hof von León unter Alfons VI. mit Frankreich anknüpfte und die 1080 in der Heirat des Königs mit Konstanze von Burgund konkreten Ausdruck fanden, widerspiegeln. Aber dieser Stil steht in Oviedo selbst relativ isoliert da: auch die Handschrift des ‹*Liber testamentorum*›, die in den ersten Jahrzehnten des 12. Jahrhunderts für Pelagius, den Bischof von Oviedo, ausgemalt wurde, ruft nur in der Anordnung der Figuren und dank dem Vorkommen zahlreicher fächerförmig verteilter Falten die Erinnerung an die *Arca santa* wach; die flächig aufgetragenen, unplastischen Buchmalereien stehen jedoch noch stark in der Abhängigkeit von der mozarabischen Kunst.

Abb. 399 Auf dem Deckel der *Arca santa,* in dessen Randstreifen eine lateinische Inschrift die Reliquien Oviedos aufzählt, befindet sich eine gravierte, niellierte Darstellung des Gekreuzigten zwischen den Schächern. Der Strich zeugt von gleicher Meisterschaft wie die Seitenreliefs – mit vielleicht einer noch größeren Freiheit der Zeichnung. Das Kästchen von San Isidoro und die *Arca santa* von Oviedo sind von um so größerer Wichtigkeit, als alle anderen großen spanischen Werke aus Gold oder Silber verschollen sind: wie schon erwähnt, sind weder das kostbare Retabel der Kathedrale von Gerona, das die Gräfin von Barcelona gestiftet hatte, noch jenes von Najera oder der goldene und silberne Altarvorsatz von Santiago de Compostela, auf dem Christus, umgeben von den Evangelisten inmitten der vierundzwanzig Alten der Apokalypse, thronte, erhalten.

Die Arbeit mit wertvollen Metallen und Elfenbein wurde in Oviedo und León im Lauf des 12. Jahrhunderts fortgesetzt. Die gleiche Technik der Metallgravur wie auf dem Deckel der
Abb. 401 *Arca santa* findet sich auf der Rückseite eines Goldschmiedekreuzes der *Cámara santa,* das unter dem Namen ‹Nikodemus-Kreuz› bekannt ist. Seine Schauseite, auf der sich ein Kreuzpartikel unter einem Cabochon befindet, trägt eine Elfenbeinstatuette des hier tot, doch in
Abb. 398 voller Würde dargestellten Gekreuzigten. Auf dem Diptychon des Gundisalvus, eines Bischofs von Oviedo (1162–1174), sind ebenfalls Elfenbeinfiguren und gravierte, niellierte Darstellungen von guter Qualität miteinander verbunden. Die Technik der niellierten Gravur findet sich übrigens auf einem der wenigen in Galizien erhaltenen romanischen Werke, dem Tragaltar aus dem Domschatz von Orense, wieder. Die Elfenbeinfiguren der Kreuzigung des
Abb. 400 Diptychons des Gundisalvus könnten in die Nähe des Silberkreuzes von San Salvador in Fuentes (New York, Metropolitan Museum) gerückt werden. Die sonderbare Anordnung der Falten auf dem Ärmel der Muttergottes oder auf den Beinen des thronenden Christus scheint jedoch bereits die Behandlung des Faltenwurfs der Christusskulptur am Portal von Moarbes (Provinz Palencia) anzukündigen. Die Kußtafel aus Elfenbein und Goldschmiedearbeit von San Isidoro in León bietet hingegen ein Bild des thronenden Christus, der von klassischem Geist erfüllt ist.

Die beiden Einbanddeckel, auf denen einerseits die Pilger auf dem Gang nach Emmaus und das *Noli me tangere* (New York, Metropolitan Museum), andererseits die Kreuzabnahme (Privatsammlung) und die Frauen am Grabe (Leningrad, Eremitage) dargestellt sind, zählen zu den Meisterwerken spanischer romanischer Kunst. Die stark reliefierten Figuren haben hier langgezogene, seltsam gebrochen wirkende Körper, die von heftigen Bewegungen ge-

279 – Nordwestspanien – Platte. Ausschnitt: Anbetung der Könige. Erste Hälfte oder Mitte 12. Jh. – *Walroßzahn; Gesamthöhe 0,36 m* – London, Victoria and Albert Museum

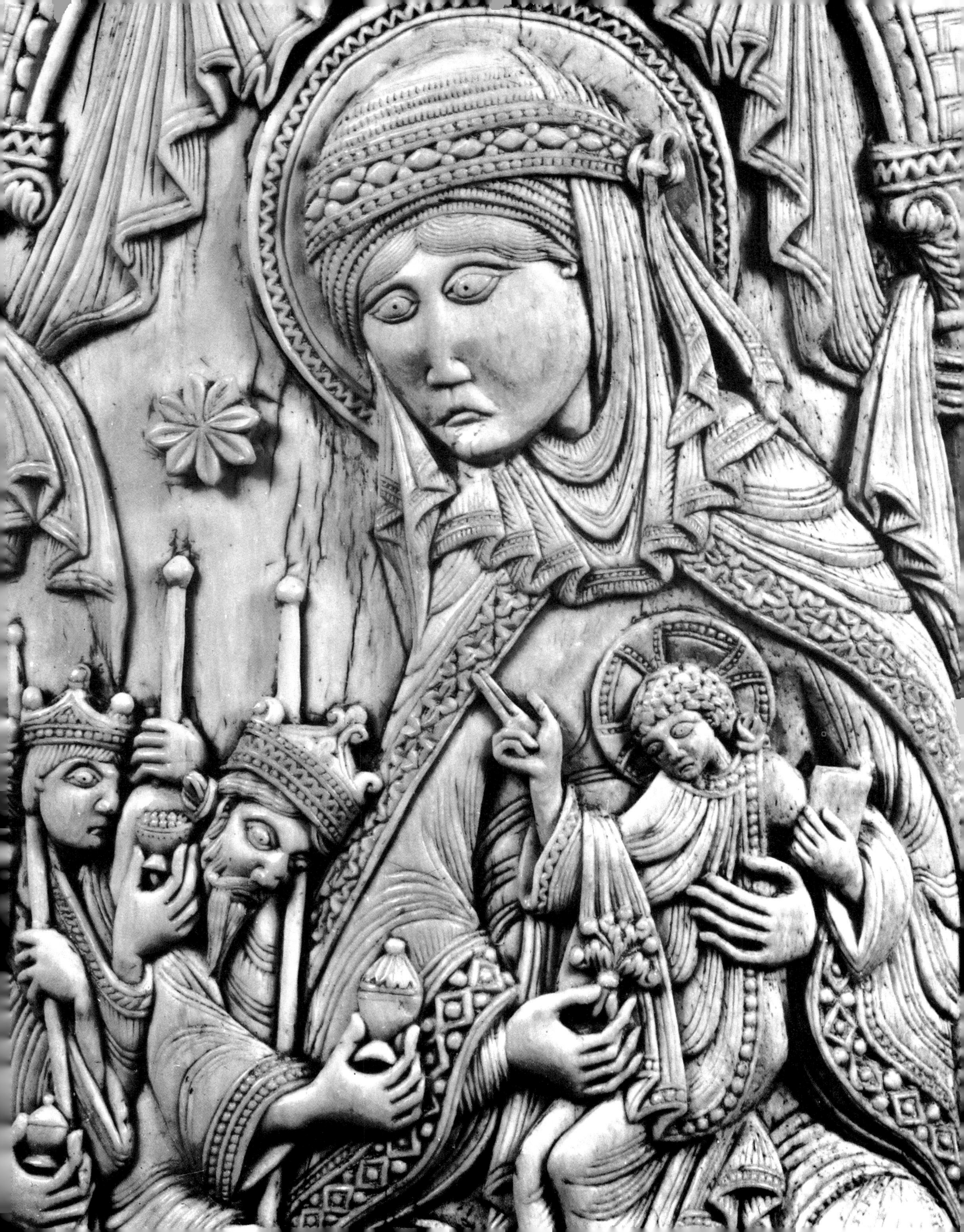

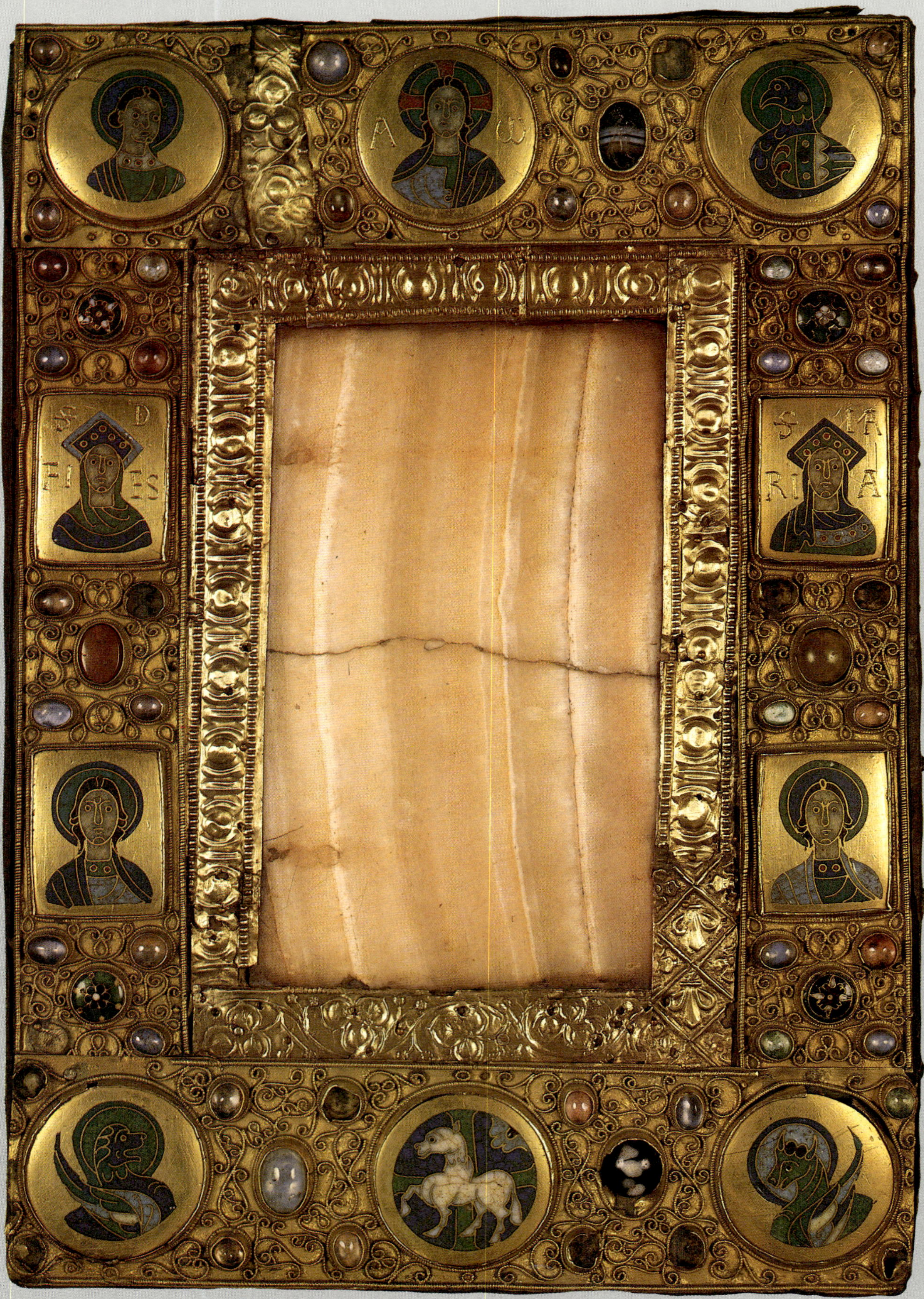

280 – Conques – Tragaltar der heiligen Fides. Um 1100 – *Alabaster, vergoldetes Silber, Filigrane, Gemmen, Zellenschmelz; Höhe 0,29 m* – Conques, Abtei Sainte-Foy, Schatz

schüttelt erscheinen. Ihre Gewänder, die zuweilen – wie bei der Christusfigur des *Noli me tangere* – in ausgezackt wirkende Säume auslaufen, sind mit Borten und Perllitzen besetzt. Dieser sehr persönliche, zugleich kraftvoll und gewählt erscheinende Stil zeigt einige Übereinstimmung mit der spanischen Monumentalplastik, vor allem in Silos und später in Santillana del Mar (bei Santander), aber auch mit derjenigen Südwestfrankreichs, insbesondere mit der Skulptur von Toulouse um 1130, wo der zweite Meister des Kapitelsaals von Saint-Étienne vergleichbare Verfahren anwendete.

Die Köpfe der Figuren dieser zwei Platten können mit jenen der *Arca* des heiligen Felix in San Millán de la Cogolla verglichen werden, deren Relief jedoch wesentlich flacher ist und weit weniger Originalität besitzt. Die Zuweisung der beiden Elfenbeine von New York und Leningrad nach Spanien wird vor allem durch die Ähnlichkeit mit dem Christus von Carrizo wahrscheinlich. Dieser Kruzifixus (León, Museo de San Marcos) ist untersetzter und steifer und war ehemals mit Inkrustationen geschmückt, von denen nur jene der Pupillen erhalten sind. Die Zisterzienserabtei von Carrizo, aus der er stammt, wurde erst 1176 gegründet, doch scheint die Statuette lange vor der Klostergründung entstanden zu sein. Sie könnte in die ersten Jahrzehnte des Jahrhunderts datiert werden.

Die Londoner Platte mit der Anbetung der Heiligen Drei Könige (Victoria and Albert Museum), die ebenfalls mit Ornamentlitzen überladen und durch Fächerfalten und zickzackartige Drapierungen aufgelockert ist, gehört der gleichen Strömung an, in der das Formale und Irreale auf die Spitze getrieben wird. Die Muttergottes mit Kind sitzt unter einem mit Gebäuden besetzten Bogen, in dem eine Eule haust. Maria beherrscht mit ihrer hohen Gestalt die drei kleineren, furchtsamen Könige, die sich auf lange Stöcke stützen. Der untere Fries mit wilden, sich gegenseitig verschlingenden Tieren unterstreicht noch die Fremdartigkeit dieser

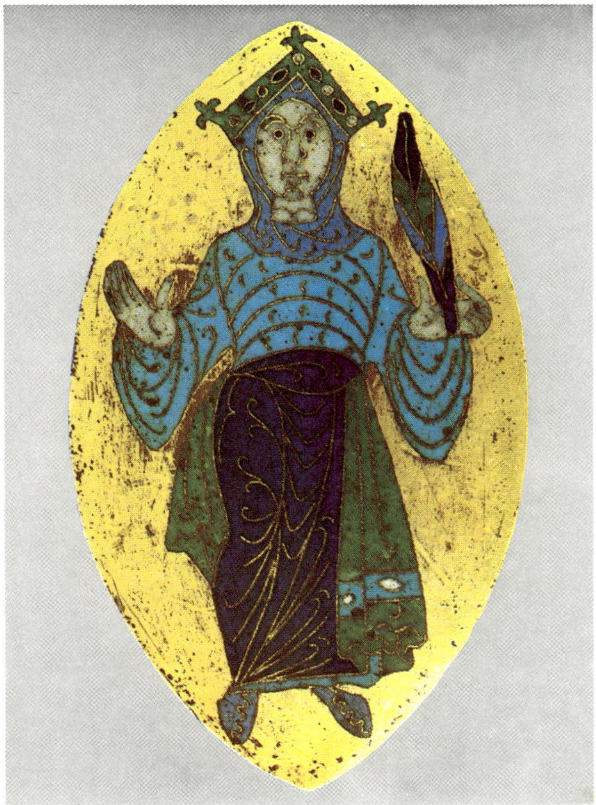

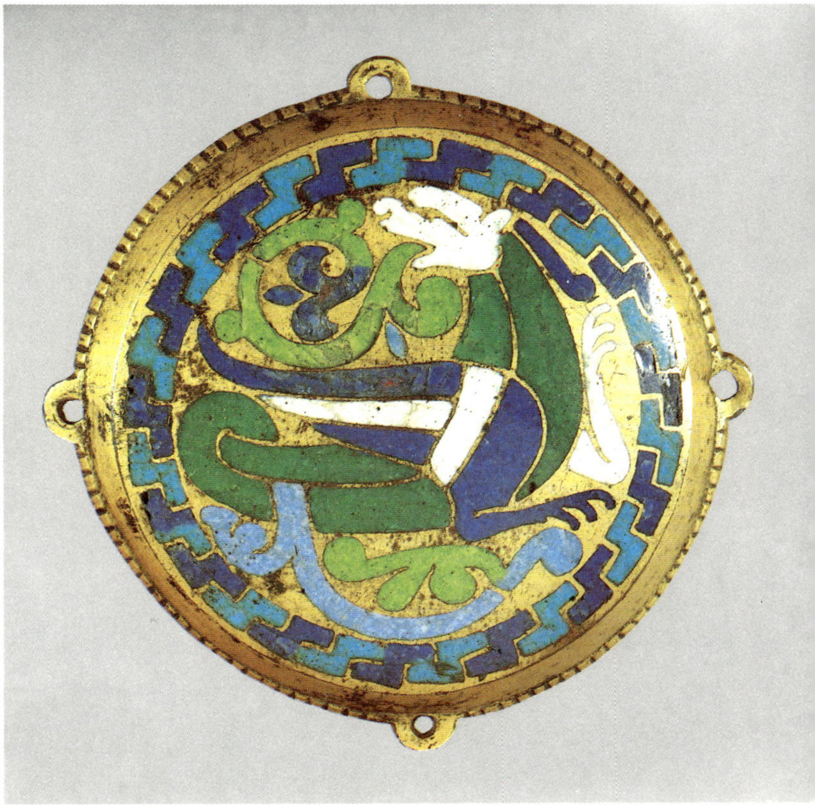

281 – Conques – Platte in Schifform: Heiliger Märtyrer. Um 1100 – *Vergoldetes Kupfer, Gruben- und Zellenschmelz; Höhe 0,10 m* – Paris, Louvre

282 – Conques – Medaillon mit Greif, von Mäanderstreifen gerahmt. Zwischen 1107 und 1119 – *Vergoldetes Kupfer, Grubenschmelz; Durchmesser 0,08 m* – Paris, Louvre

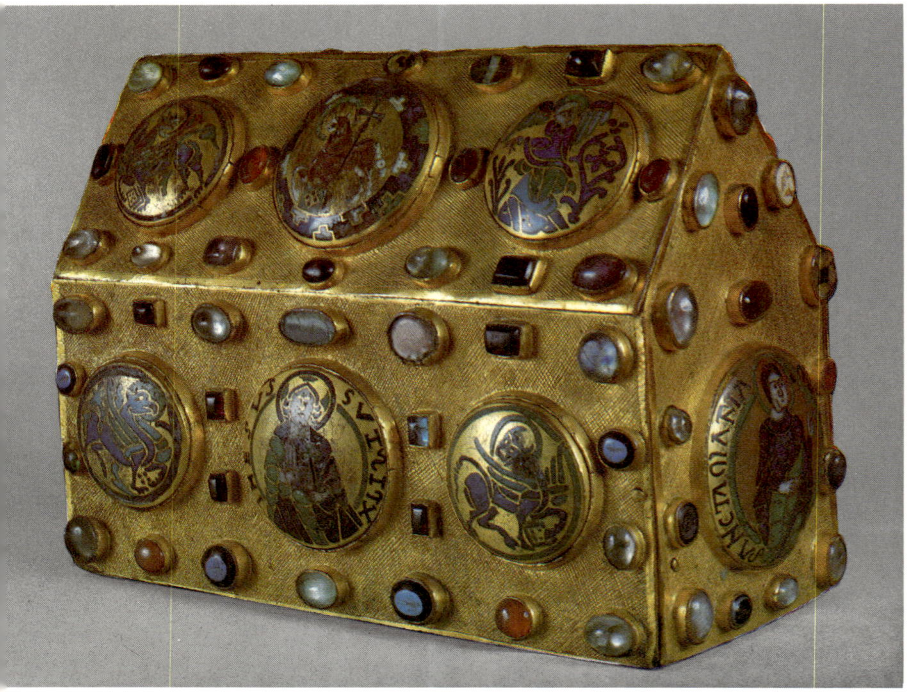

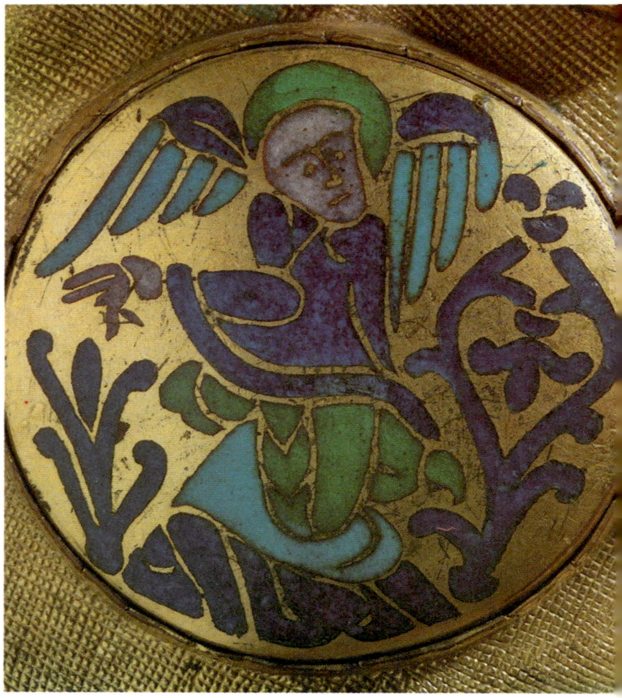

283 und 284 – Südliche Werkstatt (Rouergue oder Limousin) – Schrein von Bellac (Gesamtansicht und Ausschnitt des Engels vom Dach). Um 1110–1120 – *Vergoldetes Kupfer, Grubenschmelz; Höhe 0,195 m* – Bellac, Kirchenschatz

Darstellung, deren Herkunft zahlreiche Diskussionen auslöste, wobei man das Werk bald einer maasländischen oder englischen, bald einer spanischen Werkstatt zuschrieb.

Tatsächlich unterscheiden sich mehrere nördliche, allerdings schlecht lokalisierte Elfenbeine Abb. 369 – wie eine Kreuzigung des Victoria and Albert Museum oder die Verkündigung von Berlin-Dahlem (Maas, Nordfrankreich oder England) – nicht wesentlich von diesem Stil. Aber am überzeugendsten wirkt der Vergleich mit den beiden Platten des *Noli me tangere* und der Frauen am Grabe, auf denen man darüber hinaus die Überfülle dekorativer Elemente und die Gesichter mit den von einem Doppelstrich umrandeten, hervortretenden Augen und dem kleinen zusammengepreßten Mund mit herabgezogenen Mundwinkeln wiederfindet. Ähnliche Beziehungen zur Monumentalplastik, wie man sie für diese beiden Platten geltend machte, lassen sich auch bei der Platte mit der Anbetung der Könige feststellen. Für mehrere präzise ikonographische Details gibt es jedoch nur in Spanien Äquivalente: der Bogen, von dem ein Vorhang mit strahlenförmig auslaufenden Falten herunterhängt, ist dem der Anbetung der Könige vom Tympanon von Santa María in Uncastillo (Zaragoza) ähnlich, einem Werk, das übrigens in seiner Komposition dem Londoner Elfenbein sehr nahesteht; die Bauwerke oberhalb der Arkade haben Öffnungen mit Hufeisenbögen von mozarabischem Typus; die Muttergottes trägt eine sonderbare, enganliegende Haube, während ein Schleier unter dem Kinn geknüpft ist und um den Hals flattert. Dieser sonderbare Kopfschmuck, der nicht mit der ‹Nonnenhaube› auf zahlreichen Muttergottesdarstellungen jener Zeit zu verwechseln ist, erscheint nur in spanischen Werken: der Typus der Haube an sich ist oft in der iberischen romanischen Skulptur nachgewiesen worden; seine Verbindung mit dieser Art flatternder ‹Nonnenhaube› ist wesentlich seltener (Elfenbein mit Muttergottes und Kind im Louvre; Skulpturen von Jaca, Sangüesa, San Isidoro von León, Erill la Val, Huesca, Dax usw.). Das Material des Werks, Walroßzahn, schließt die iberische Herkunft nicht aus, denn die französischen und spanischen Basken waren seit dem Mittelalter kühne Walfänger. Das oben erwähnte Elfenbein vom Schrein von San Millán de la Cogolla beweist übrigens, daß Elfenbein im romanischen Nordwestspanien – wie in zahlreichen anderen Gegenden – sehr selten war.

Die heftige Diskussion, die die Zuordnung der Anbetung der Könige entfachte, ist sehr bezeichnend: sie zeigt auf exemplarische Weise, bis zu welchem Grad weit voneinander entfernte Kulturzentren, die allerdings alle am Atlantik liegen, gleiche Vorbilder und ein gemeinsames Bildrepertoire benutzen konnten, wobei dann analoge Werke entstanden.

Die Verbindungen zwischen Nordwestspanien und dem Reich der Plantagenet, insbesondere Aquitanien, wurden im Laufe des 12. Jahrhunderts immer enger; das Netz der Straßen, auf denen die Pilger Navarra, Altkastilien, León und Asturien durchquerten, um Galizien zu erreichen, wurde durch politische und eheliche Allianzen verstärkt: auf die burgundischen Heiraten Alfons' VI. und seiner Töchter folgte 1169 die Heirat Alfons' VIII. mit der Tochter Heinrichs II. und Eleonores von Aquitanien. Es ist daher nicht überraschend, daß manche dieser Verbindungen Arbeiten aus Grubenschmelz beeinflußten, eine Technik, die in unseren Augen ihr Ansehen Limoges verdankt, wenn auch diese Vorstellung einseitig und revisionsbedürftig ist. In Spanien sind mehrere große Monumente aus Grubenschmelz aus den letzten Jahrzehnten des 12. Jahrhunderts erhalten (Fragmente des Antependiums von Orense, Antependium von San Miguel in Excelsis, *urna* von Silos, Thron der ‹Jungfrau Maria von la Vega› in Salamanca), für die man jenseits der Pyrenäen keinen Vergleich finden kann. Wie sie mit der Limousiner Kunst zusammenhängen, ist noch gänzlich ungeklärt.

SÜDLICHE EMAILS

Die Entwicklung der südlichen Emailkunst begann nicht in Limoges, sondern in Conques, dessen bedeutende Rolle in der Geschichte der mittelalterlichen Kleinkunst einmal mehr deutlich zutage tritt. Im Schatz von Conques befindet sich ein Tragaltar aus Alabaster, dessen Filigranrand in regelmäßigem Wechsel mit Cabochonengruppen sowie Medaillons und Emailplaketten ausgefüllt ist. Christus zwischen den Evangelistensymbolen, die Muttergottes, die heilige Fides und zwei Heilige sind hier in Halbfigur auf Goldgrund dargestellt; einzig das Gotteslamm hebt sich von einem farbigen Grund ab. Das Aussehen dieser Emails, ihre Anordnung wie auf einem Ikonenrahmen und die angewandte Technik – Zellenschmelz auf Kupfer – verraten die Absicht, die kostbaren byzantinischen Zellenschmelzarbeiten auf Gold, von denen vier dekorative Einfassungen zwischen den Filigranen desselben Rahmens eingelassen sind, nachzuahmen. Dank der maßvollen Farbpalette der Emails, der Einfachheit der durch die Zellen vorgegebenen Zeichnung und der Sparsamkeit der Mittel entstanden Werke, die sich stark von ihren Vorbildern unterscheiden und dank ihrer Frische und augenscheinlichen Naivität bezaubern. Der Tragaltar der heiligen Fides wurde zweifellos unter Abt Bégon III. für die Abtei von Conques hergestellt. Die beiden Medaillons mit Prophetendarstellungen aus Rouen (Musée des Antiquités) und Antwerpen (Musée Mayer Van den Bergh) können derselben Werkstatt, aus der auch die mandorlaförmige Platte des Louvre stammt, zugeschrieben werden. Auf letzterer Platte hebt sich eine heilige Märtyrerin in Ganzfigur vom Goldgrund ab. Sie hält einen Palmwedel und ist mit einer Krone geschmückt, die dem Nimbus der Jungfrau Maria und der heiligen Fides auf dem Tragaltar ähnelt.

Die endgültige Ablösung des Zellenschmelzes durch Grubenschmelz geschah unter Abt Bonifatius (1107–1110), dem Nachfolger Bégons. Auf einem Kästchen des Schatzes von Conques befinden sich noch heute große, leicht gewölbte emaillierte Kupfermedaillons mit Fabeltieren, die mit einem Perlmotiv eingefaßt sind; zwei dieser Medaillons tragen eine lateinische Inschrift: die eine, die den Namen Bonifatius' nennt, läßt eine präzise Datierung dieser Medaillons zu; die zweite (*«scrinia Concharum monstrant opus undique clarum»*, «die Kästchen von Conques zeigen in allen Teilen eine bewundernswerte Arbeit») gibt einen Hinweis darauf, daß ursprünglich mehrere solcher Kästchen bestanden haben. Tatsächlich gehören zehn Medaillons mit Fabeltieren, die mit Mäandern umgeben sind, eindeutig zu einer analogen Serie, auch wenn sie heute auf mehrere Museen (New York, Metropolitan Museum; Florenz, Bargello; Paris, Louvre) verstreut sind. Bei diesen ganz in Grubenschmelz gearbeiteten Medaillons wurden eine stark eingeschränkte Farbskala – weiß, blau und grün – angewandt und sicher Anregungen von orientalischen oder aus dem arabischen Spanien stammenden Stoffen übertragen, deren Ornamentik hier bewundernswert wiedergegeben wurde.

Das Vorkommen der heiligen Fides auf dem Tragaltar wie auch die Inschrift des Kästchens beweisen, daß diese Emails für Conques hergestellt worden waren. Wurden sie aber auch in Conques selbst angefertigt? Zumindest ihre Herkunft aus südwestfranzösischen Werkstätten steht fest, da ähnliche Stücke im Limousin lokalisiert wurden. Ein den Fabeltieren der Medaillons von Conques vergleichbarer Emailvogel auf guillochiertem Grund findet sich auf dem Schaft eines Krummstabs, der in Limoges selbst – an der Stelle des Benediktinerfriedhofs – gefunden wurde (Limoges, Musée municipal; 1981 gestohlen). Auf dem Schrein von Bellac (Haute-Vienne) befinden sich auf vergoldeten, guillochierten, mit großen Cabochons übersäten Kupferplatten Grubenschmelzmedaillons mit Christus, dem Lamm Gottes, den Evangelistensymbolen und der Muttergottes sowie weitere Medaillons dekorativen Charakters mit einander zugewandten Löwen und Vögeln, die auf das Paradies hinweisen. Obwohl die Tiere der Apokalypse und des Paradieses einen dünneren Strich aufweisen als die für Bonifatius gefertigten und auch die Farbgebung der Emails abweicht, ist doch die Ähnlichkeit der Ausführung und der benutzten Vorbilder nicht zu leugnen und erlaubt eine Datierung des Schreins von Bellac in die ersten Jahrzehnte des 12. Jahrhunderts.

Emails, deren Palette jener von Conques nahesteht, sowie die Verbindung der Grubenschmelztechnik mit Zellenschmelz für gewisse Details kennzeichnen eine der ältesten vollplastischen emaillierten Skulpturen, den Engel von Saint-Sulpice-les-Feuilles. Der Engel stammt aus der ‹*celle*› von Balezis, einem kleinen Kloster, das eine Tochtergründung des Limousiner Klosters Grandmont war; er wurde zweifellos sehr früh – vor dem Ende des 15., vielleicht schon im 13. Jahrhundert – auf sonderbare Weise neu montiert, wobei zwei Teile aus dem 13. Jahrhundert, ein Sockel und eine aus Bergkristall geformte und in eine gravierte Fassung eingelassene ‹Monstranz›, hinzugefügt wurden. Der Engel selbst ist eine Statuette aus vergoldetem Kupfer. Nur die Augen und eine Seite der Flügel sind emailliert. Seine strenge Frontalität wird durch den Eindruck verhaltener Kraft und großer Vergeistigung, den diese Figur erweckt, aufgewogen. Der runde, feste Kopf sitzt auf einem schmalen, unkörperlichen Leib, der in die strenge Form eines Halbzylinders gepreßt ist. Die leichten Falten des Stoffs und die Krümmung der Finger der gegen die Brust gehaltenen Hand folgen eher der Tendenz zum Graphischen; das Vorherrschen aufsteigender Linien lenkt den Blick auf die großen entfalteten Flügel, die durch Emailstreifen unterteilt sind. Die ursprüngliche Funktion dieser Statue, die nahezu als romanisches Kunstwerk *par excellence* gelten könnte, ist unbekannt: auf Grund des Buchs kann man den Engel als Symbol des heiligen Matthäus ansehen und annehmen, daß es drei weitere Evangelistensymbole gab. Die vollplastische Modellierung des Kopfs und die Tatsache, daß auch die Rückseite der Flügel graviert war, lassen darauf schließen, daß gewisse Teile der Rückseite sichtbar waren: der Engel könnte demnach die Ecke eines Schreins oder noch wahrscheinlicher einen großen Kreuzfuß geschmückt haben. Nur wenige Stücke sind

285 – Südliche Werkstatt (Limousin) – Engelsstatuette, Attribut des heiligen Matthäus. Mitte 12. Jh. – *Vergoldetes Kupfer, Gruben- und Zellenschmelz; Höhe 0,236 m* – Saint-Sulpice-les-Feuilles, Kirche

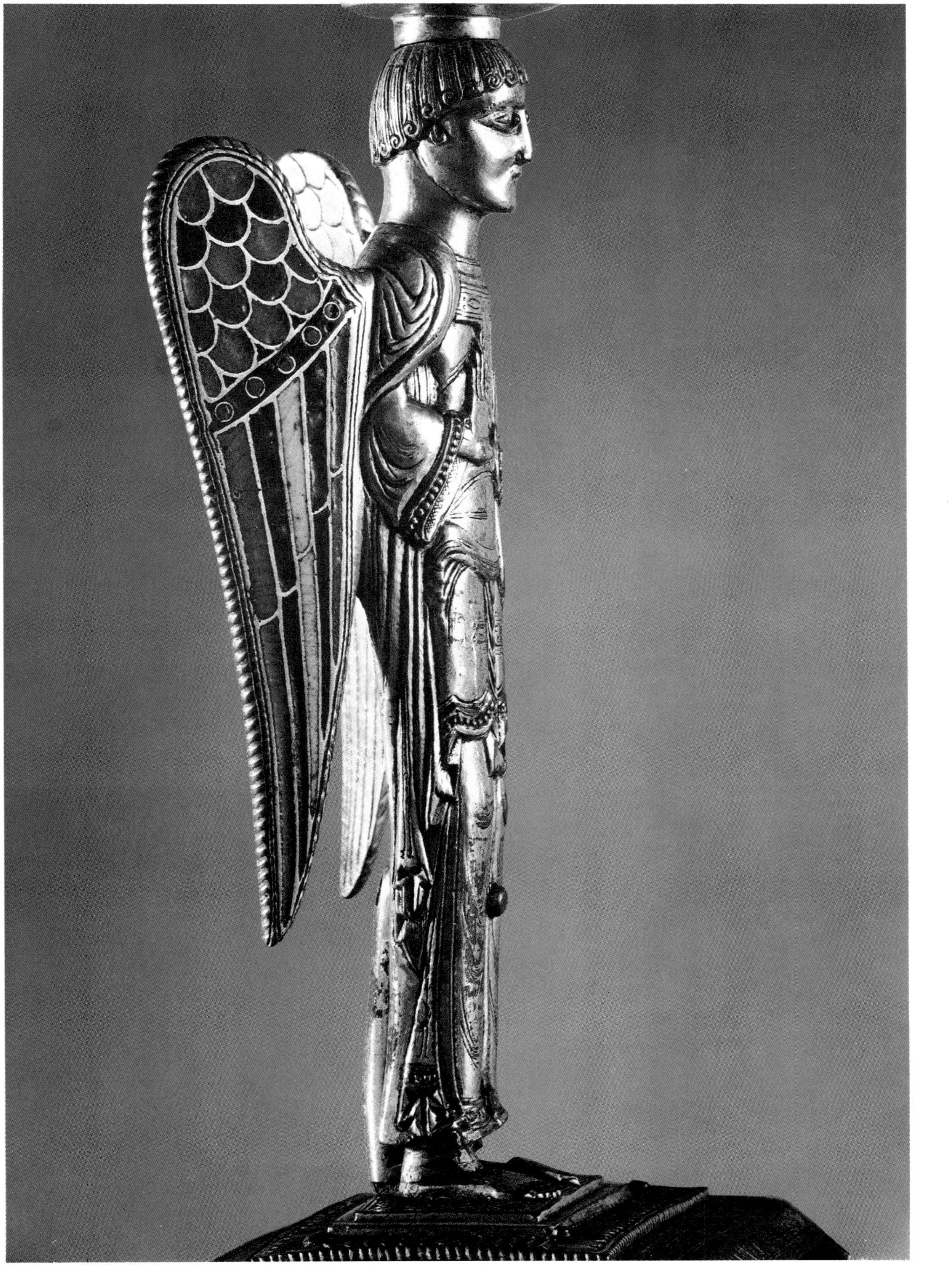

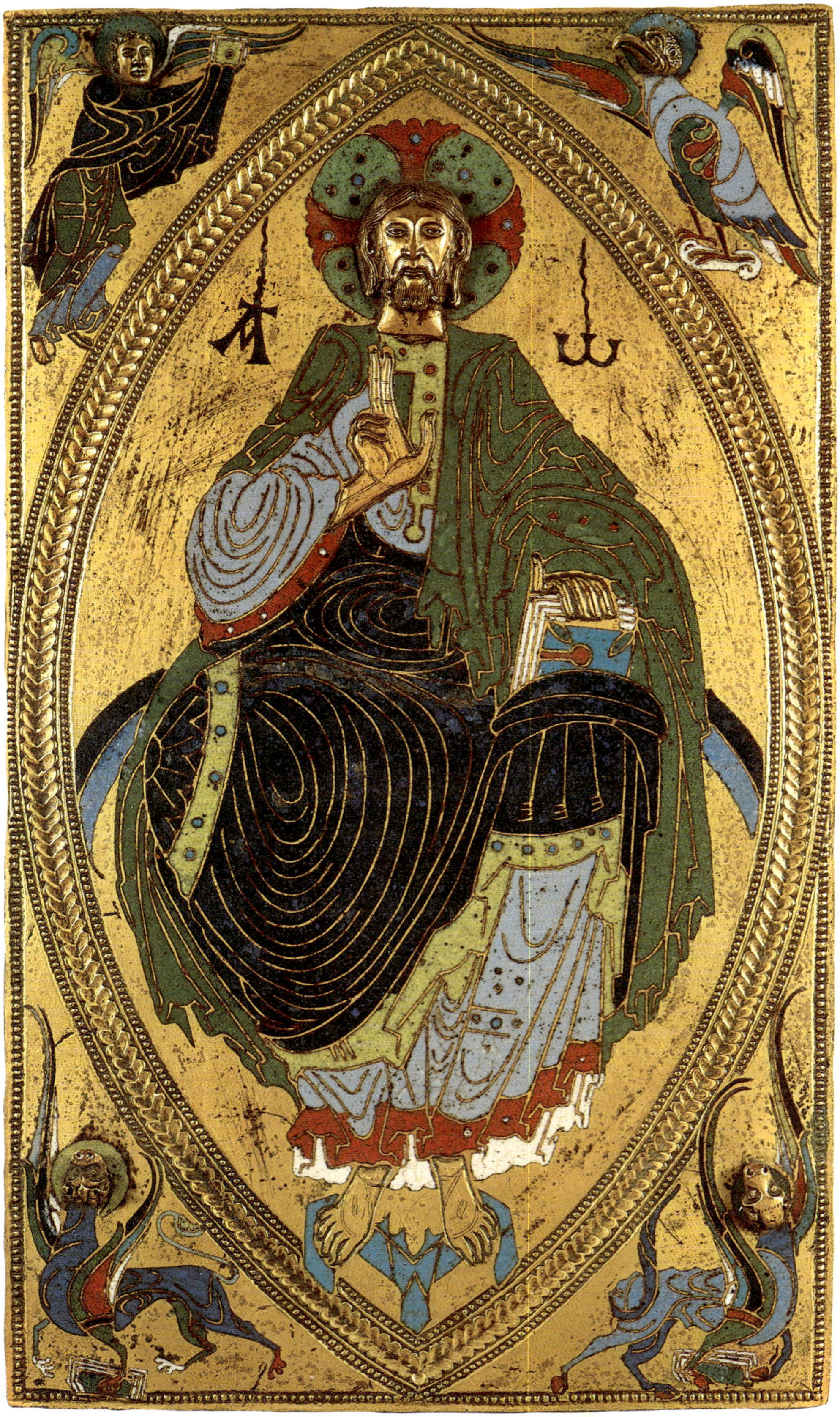

286 – Südliche Werkstatt (Limousin oder Spanien) – Einbanddeckel: Segnender Christus im Tetramorph. Um 1150–1170 – *Vergoldetes Kupfer, Grubenschmelz; Höhe 0,238 m* – Paris, Musée de Cluny

287 – Südliche Werkstatt (Silos) – ‹Urna› des heiligen Dominikus. Ausschnitt des Mittelteils: Segnender Christus im Tetramorph. Um 1170 – *Vergoldetes Kupfer, Grubenschmelz; Höhe 0,85 m* – Burgos, Museo provincial

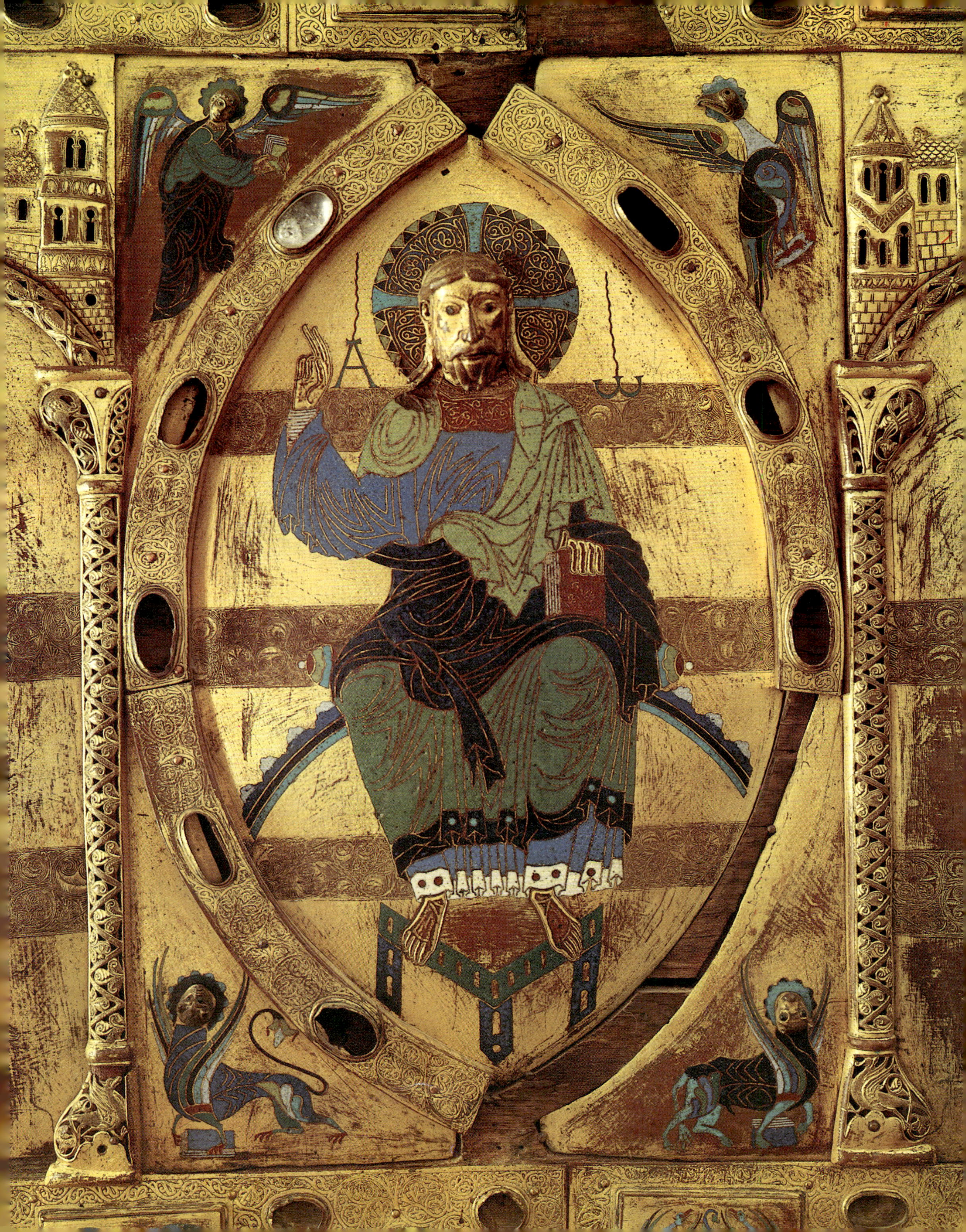
A
ω

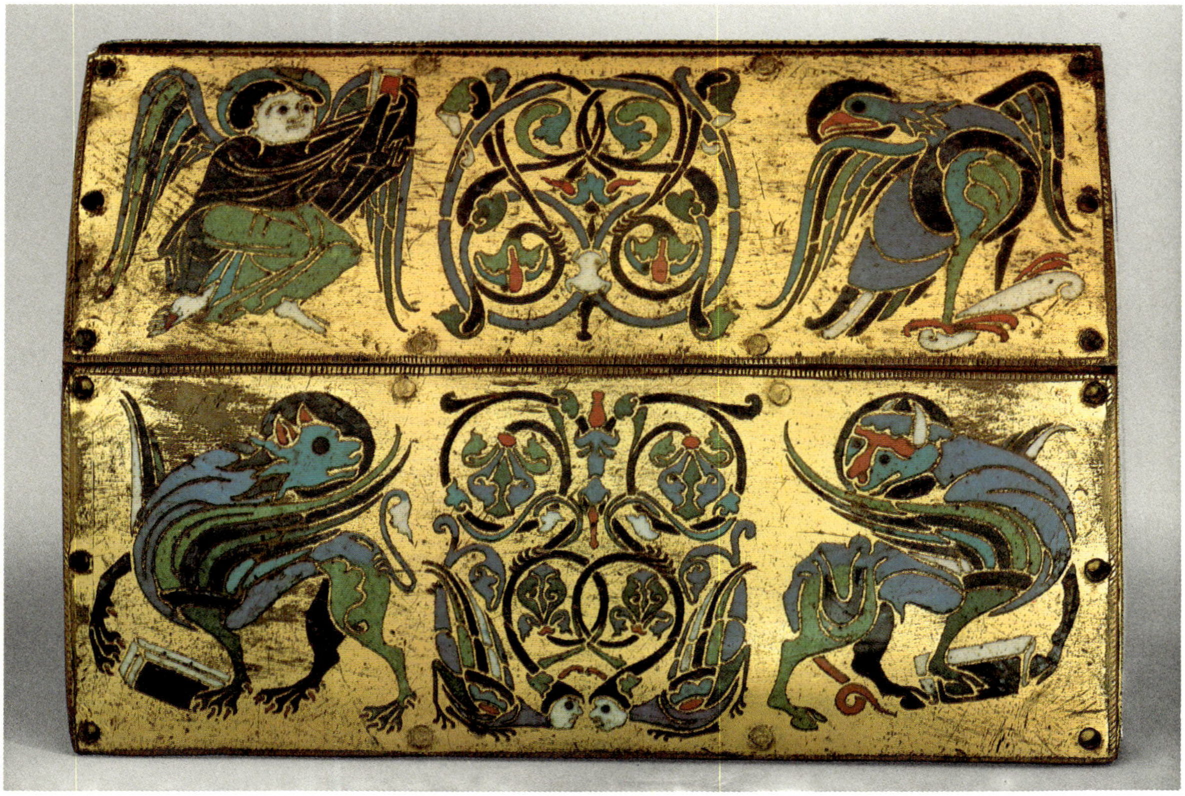

288 – Südliche Werkstatt (Limousin?) – Schrein von Champagnat: Evangelistensymbole. Um 1160–1170 – *Kupfer, Grubenschmelz; Höhe 0,12 m* – New York, Metropolitan Museum of Art

ihm vergleichbar: die Ausführung der Emails, der Kopftypus und die gesamte Komposition zeigen große Ähnlichkeit mit südlichen Werken, aber auch mit einigen Bronzen, die aus dem angevinischen Milieu stammen. Gewisse Eigentümlichkeiten, vor allem die sehr flächige Behandlung des Faltenwurfs, lassen die späte Datierung, die man auf Grund der offensichtlichen Verwandtschaft mit den Emails von Silos für diesen Engel vorschlug, als ungerechtfertigt erscheinen.

Die gleiche Verbindung von Gruben- und Zellenschmelz findet sich bei dem großen thronenden Christus des Buchdeckels aus der früheren Sammlung Spitzer (Paris, Musée de Cluny), dessen Pendant die Kreuzigung des Istituto Valencia de Don Juan, Madrid, bildet. Stilistisch hat das Spitzer-Email jedoch nur wenig mit dem Engel von Grandmont gemein: der nahezu wilden Spannung bei letzterem steht hier die poetische Erhabenheit gegenüber; der kleine Kopf mit dem verächtlichen Ausdruck und die übergroße segnende Hand Christi treten aus den Faltenwirbeln und den heftig kontrastierenden Farben hervor. In dieser übersinnlichen, irreellen Vision scheint die romanische Kunst – weit entfernt von jeglichem Bemühen um Illusion – ihre Sprache, ihren eigenen Ausdruck gefunden zu haben. Die Herkunft der beiden Platten von Paris und Madrid ist unbekannt. Die Fresko- und Buchmalerei Aquitaniens gab die Anregung für das Bild des thronenden Christus, dessen Ähnlichkeit mit jenen von Saint-Gilles von Montoire, mit der Bibel des Klosters Saint-Aubin in Angers und vor allem mit dem Sakramentar von Saint-Étienne in Limoges – mehr als ein halbes Jahrhundert jünger als das Email – seit langem hervorgehoben wurde. Der Christus aus der Sammlung Spitzer, der früher als das Meisterwerk der Limousiner Emailkunst angesehen wurde, wird heute mit den Werkstätten von Silos in Verbindung gebracht. Vielleicht besteht indessen kein grundlegender Widerspruch zwischen beiden Lokalisierungen.

Das steinerne Grabmal des heiligen Dominikus, des Gründers der Abtei von Silos, war wie jenes des Ulger und Gottfrieds Plantagenet mit zwei großen vergoldeten Kupferverkleidungen geschmückt. Es ist allerdings nicht mit Sicherheit festzustellen, ob beide Stücke gleichzeitig entstanden sind. Das ‹Dach› (Silos, Abteischatz) besteht aus einer langen rechteckigen Kupferplatte, auf der sich vom Braunfirnisgrund vergoldete Apostelfiguren unter Arkaden abheben. Es ist interessant, daß hier die Braunfirnistechnik angewendet wird, die in Nordeuropa weit verbreitet war und im Maine und Anjou nachzuweisen ist, die jedoch von den Limousiner Emailkünstlern außer acht gelassen wurde. Die zweite Verkleidung, die die Seitenflächen der *urna* bildet (Burgos, Museo provincial), besteht aus Grubenschmelz; die Apostel umgeben hier Christus im Tetramorph. Diese durch intensive Farben hervorgehobenen Apostel mit flammenförmigen Nimben bilden ein Ensemble von außergewöhnlicher Qualität. Ihre Gewänder mit breitflächig aufgetragenen Farben werden durch das Spiel der Metallstege aufgelockert, die ineinandergefügte Dreiecke oder T-Formen bilden, zu denen die Bündel der vertikalen Falten kontrastieren. Die reliefierten Köpfe, die für sich ziseliert und dann hinzugefügt worden sind, weisen alle einen stark persönlichen Ausdruck auf und erinnern an die Kunst der Skulpturen der *Cámara santa* von Oviedo. Diese Köpfe lassen eine völlige Beherrschung der Metallbearbeitung erkennen, für die auch die Säulen, die durchbrochen gearbeiteten Bronzekapitelle mit phantastischen Vögeln inmitten von Palmetten und die Bauwerke über den Arkaden, deren Ähnlichkeit mit den Fragmenten des Radleuchters von Angers (Musée Saint-Jean) verblüffend ist, einen weiteren Beweis liefern. In den mit feinem Rankenwerk überzogenen, gravierten Streifen des Hintergrunds kommt ein Dekorelement vor, das sich auch in den Randstreifen wiederfindet; Gruppen von Cabochons wechseln dort mit emaillierten Platten ab, auf denen sich ‹Palmetten-Blumen› ausbreiten, die den Schwänzen phantastischer Vögel mit langen Schwanenhälsen entsprießen.

Abb. 402

Abb. 403 und 404

Alle charakteristischen Elemente der Emails der *urna* – die starken Farbkontraste, die Geometrisierung und die ornamentale Tendenz des Strichs, die Grubenschmelztechnik, die Benutzung des mit Rankenwerk überzogenen Grunds sowie die reliefierten Köpfe – haben in der Emailkunst des Anjou oder von Limoges ihre Entsprechungen. Die durchbrochen gearbeiteten Bronzeteile etwa – die ‹Palmetten-Blumen›, deren wie Fühler nach allen Seiten ausgebreitete Protuberanzen ihnen den Namen ‹Quallen-Palmetten› eingetragen haben, sowie die langhälsigen Vögel – sind kennzeichnend für den von M.-M. Gauthier als ‹*goût Plantagenet*› bezeichneten Stil; der Südwesten Europas, Altkastilien inbegriffen, bildete ihm zufolge ein einheitliches Kulturgebiet, in dem «das Vorherrschen eines Stils mit einer künstlerischen Oberherrschaft übereinstimmt». Wenn man sich dieser stilistischen Gegebenheit bewußt wird, so stellt sich die Frage nach der Lokalisierung der ‹südlichen Emails›. Schufen spanische Künstler, die in der Limousiner Technik bewandert waren, oder Limousiner Künstler, die mit den Vorbildern der iberischen romanischen Kunst vertraut waren, die *urna* von Silos? Die um 1170 datierten Emails der *urna* sind mit Sicherheit in einer Werkstatt entstanden, die den Höhepunkt ihres künstlerischen Schaffens erreicht hat. Leider kennen wir jedoch keine früheren spanischen Grubenschmelzarbeiten, die die Entwicklung dieser Werkstatt erklären könnten. Das sicher etwas spätere Antependium von San Miguel in Excelsis, das um 1170 bis 1180 ursprünglich für die Kathedrale von Pamplona hergestellt worden war, steht den emaillierten Platten der *urna* sehr nahe. Auf Grund des Stils seiner Figuren, der Verteilung der Gewandfalten und der weniger satten Farben könnte es jedoch auch ein Limousiner Werk sein.

Andererseits ist es verlockend, den oben erwähnten Christus der früheren Sammlung Spit-

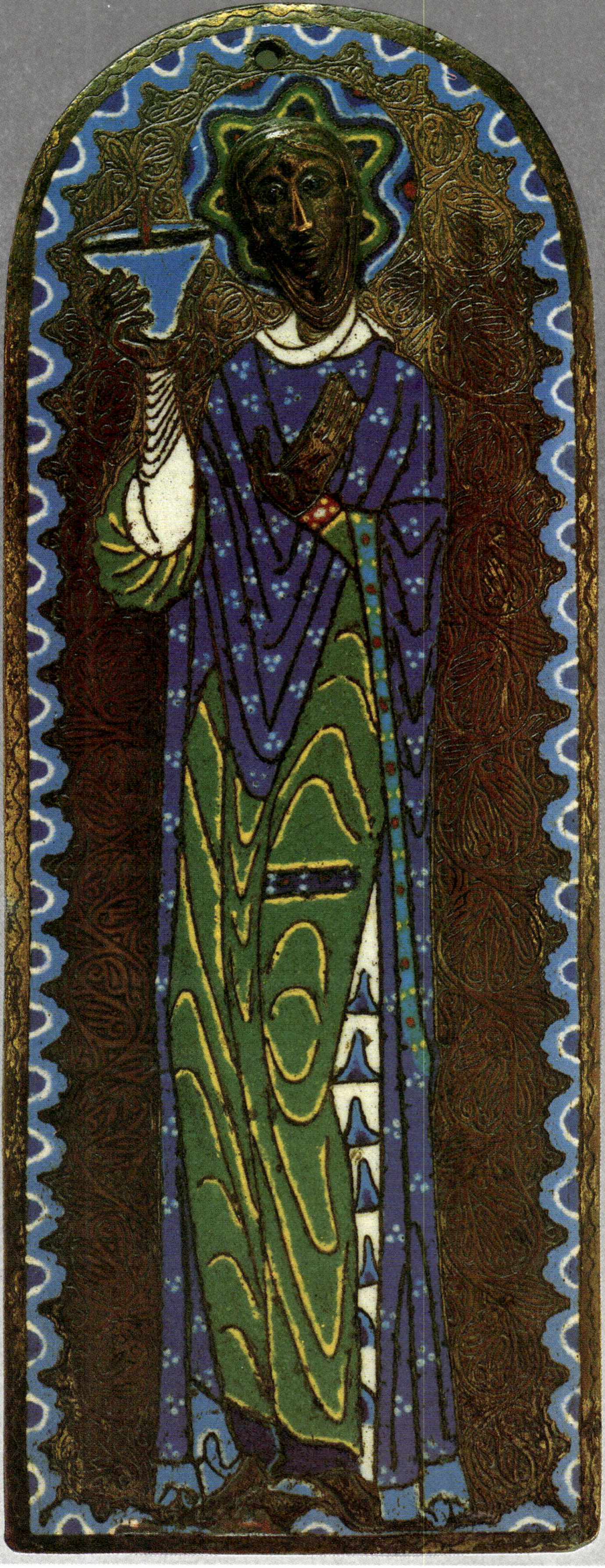

289 – Limoges – Bogenförmige Platte: Die klugen Jungfrauen. Um 1181–1185 (?) – *Kupfer, Grubenschmelz; Höhe 0,249 m* – Florenz, Museo Nazionale del Bargello

zer, dessen Limousiner Herkunft keineswegs unwiderlegbar nachgewiesen ist, einer Werkstatt in Silos zuzuweisen. Diese Werke weisen tatsächlich viele Ähnlichkeiten auf; ein Punkt für Punkt durchgeführter Vergleich der Platte des Musée de Cluny mit derjenigen des thronenden Christus von Silos läßt jedoch zu viele Unterschiede hervortreten, als daß die Hypothese, beide stammten von ein und demselben Künstler oder aus derselben Werkstatt, völlig überzeugen könnte: die Spitzer-Platte und ihr Pendant haben keinen ‹*fond vermiculé*›; die Farben, insbesondere das Rot, werden auf andere Weise angewendet, wenn sie sonst auch jenen von Silos gleichen; vor allem sind jedoch die Proportionen der Figuren sehr unterschiedlich – weit langgezogener auf den Einbanddeckeln, auf denen die Köpfe kleiner sind und sich weiter von der Monumentalplastik entfernen. Schließlich ist die Zeichnung des Faltenwurfs bei dem Werk aus Silos eher klassisch zu nennen als auf den beiden Einbanddeckeln, auf denen zwar Falten in T-Form erscheinen, die jedoch flüchtiger, nervöser gestaltet sind und von Hakenfalten und von kammförmigen Falten unterbrochen werden.

Eine andere Arbeit läßt die ungesicherte Herkunft dieser Emails noch klarer hervortreten: ein arabisches Elfenbeinkästchen aus dem Kloster Silos (Burgos, Museo provincial) wurde zu Abb. 405 einem unbekannten Zeitpunkt mit emaillierten Platten besetzt. Auf dem Deckel erscheint das *Agnus dei* zwischen zwei Vögeln mit zu Rankenwerk gerollten Schwänzen, die jenen der *urna* gleichen. Dieses Lamm Gottes könnte derselben Werkstatt zuzuordnen sein, wie ein kleiner Schrein (New York, Metropolitan Museum), auf dem der heilige Martial, der ‹Apostel des Limousin›, als Pendant zur Muttergottes neben Christus dargestellt ist. Allein das Vorkommen des heiligen Martial ist für eine Lokalisierung dieses Stückes nicht ausreichend, da dieser Heilige im 12. Jahrhundert auch in Spanien bekannt war und verehrt wurde, wie seine Darstellung in den Fresken von San Isidoro in León deutlich beweist. Ein früherer Aufbewahrungsort des New Yorker Schreins trägt weiter zur Verwirrung bei: er befand sich noch im 19. Jahrhundert in Champagnat (Creuse) und ist folglich mit großer Wahrscheinlichkeit ein Limousiner Werk.

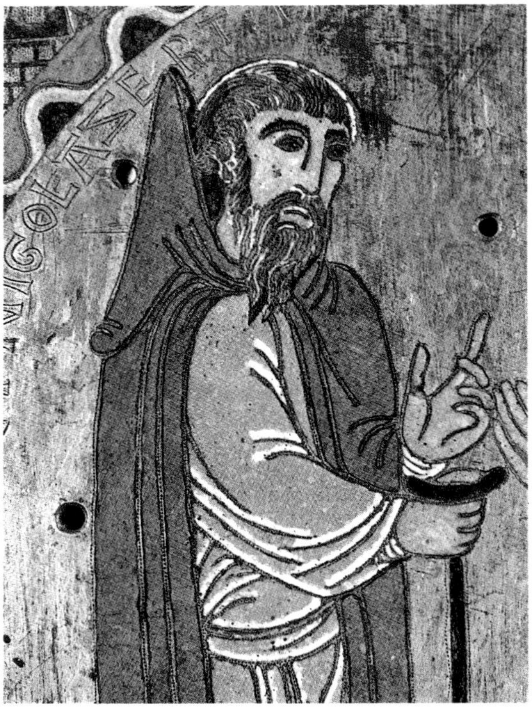

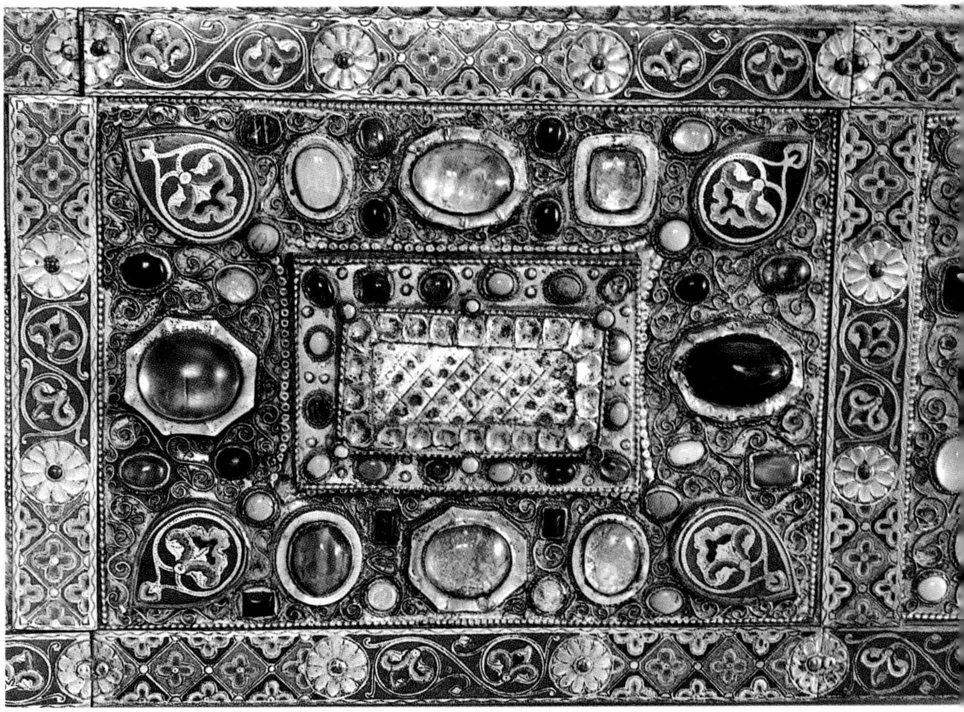

290 – Limoges – Retabelplatte des Hauptaltars von Grandmont. Ausschnitt: Hugo Lacerta. Um 1189–1190 – *Vergoldetes Kupfer, Grubenschmelz; Höhe der Platte 0,265 m* – Paris, Musée de Cluny

291 – Limoges – Schrein von Grandmont (Ausschnitt einer Langseite). 1188–1189 – *Vergoldetes Kupfer, Gemmen, Grubenschmelz; Gesamthöhe 0,63 m* – Ambazac, Kirche

In den Jahren 1167 bis 1169 wurde Limoges im Zusammenhang mit zwei Einbanddeckeln der Abtei Saint-Victor in Paris zum erstenmal als Zentrum der Emailkunst genannt. Von diesem Zeitpunkt an erlebte das ‹Limousiner Werk›, das ‹*opus lemovicense*›, eine außerordentliche Entwicklung. Die große Anzahl von erhaltenen Limousiner Emails – deren Corpus M.-M. Gauthier erstellt – bestätigt diesen Erfolg, der erst seit der Mitte des 13. Jahrhunderts abzunehmen begann; die bedeutendsten dieser Emails sind jedoch größtenteils vor 1200 entstanden und gehören zu der späten Strömung, die sich im letzten Drittel des 12. Jahrhunderts in Aquitanien ausbreitete.

Man weist gewöhnlich auf den Kontrast zwischen maasländischen und Limousiner Emails hin. Abgesehen von der technischen Virtuosität, unterscheidet sich das *opus lemovicense* in allem von den tiefgründigen Tendenzen der maasländischen Kunst: durch die Überfülle von Dekorelementen, die ornamentale Behandlung des Hintergrundes, die Verwendung reliefierter Köpfe und die kräftigen, dunkleren Farben, die von dem berühmten Ultramarinblau beherrscht werden. Die viel einfachere, unmittelbar verständliche Ikonographie spiegelt keine zeitgenössischen theologischen Spekulationen wider; schließlich sind die Limousiner Emailkünstler ganz vom Geist romanischer Kunst durchdrungen, während jene des Maastals der Würde der Antike nachtrauern. So ist es eine Sache des Geschmacks und nicht der Kunstgeschichte, die einen zu loben oder die anderen herabzusetzen.

Mehrere Limousiner Stücke aus den letzten Jahrzehnten des 12. Jahrhunderts, deren Bedeutung darin besteht, daß sie eine Chronologie der Limousiner Emails jener Periode ermöglichen, sind mit der Erinnerung an den Orden von Grandmont verbunden. Dieser vom heiligen Stephan von Muret (gestorben 1124) gegründete Eremitenorden schien ursprünglich durch nichts dazu bestimmt zu sein, eine Rolle in der Geschichte der Kleinkunst zu spielen: die Ordensregel und die sie vervollständigenden Vorschriften verboten jeglichen Luxus und sogar allen Dekor in den Klosterkirchen oder in den ‹*celles*›, den kleinen Klöstern. Der Orden entwickelte sich im 12. Jahrhundert und der ersten Hälfte des 13. Jahrhunderts und wurde von den Plantagenet und ihrer Umgebung kräftig gefördert. Nach einem sehr schnellen Aufblühen bis um 1170 bis 1180 erlebte er eine Reihe von Krisen, die seine Ausbreitung zwar nicht spürbar beeinträchtigten, die jedoch einen völligen Umschwung in der Haltung gegenüber dem künstlerischen Schaffen mit sich brachten. Die relative Armut des Klosters Grandmont, dessen bescheidene Schatzkammer 1183 von Heinrich dem Jungen ausgeplündert wurde, führte vielleicht dazu, daß der Schmuck des Hauptaltars in vergoldetem Kupfer und nicht in einem Edelmetall ausgeführt wurde. Wenn auch nicht sicher feststeht, daß das Eucharistiekästchen von Grandmont (Limoges, Musée municipal, 1981 gestohlen) als Ersatz für die von Heinrich dem Jungen entwendete Goldtaube unmittelbar nach dem Raub hergestellt wurde, so lassen sich doch für andere Stücke des Schatzes relativ sichere Datierungen vorschlagen.

So entstanden vier der sieben Schreine, die zumindest gegen Ende des Mittelalters über dem Hauptaltar angebracht waren, zwischen 1181 – dem Zeitpunkt, zu dem die in ihnen aufbewahrten Reliquien der Gefährtinnen der heiligen Ursula aus Köln überführt wurden – und 1185 – dem Datum, an dem der Prior Guillaume de Treignac, der diese Überführung ins Werk gesetzt hatte, von revoltierenden Konversen seines Amtes enthoben und aus seinem Kloster vertrieben wurde. Diese Schreine der Gefährtinnen der heiligen Ursula sind verschollen, und wir kennen von ihnen nur einige technische (emailliertes Kupfer, Reliefköpfe) oder ikonographische (Heiligendarstellungen, Martyriumsszenen) Details. Sie ähnelten mit großer Wahrscheinlichkeit einigen Schreinen mit ‹*fonds vermiculés*› aus denselben Jahrzehnten, auf denen man die Darstellung von Martyriumsszenen findet (zum Beispiel Schreine der heiligen Valeria in Leningrad und London; Schreine des heiligen Stephan von Malval und von Gimel). Die am

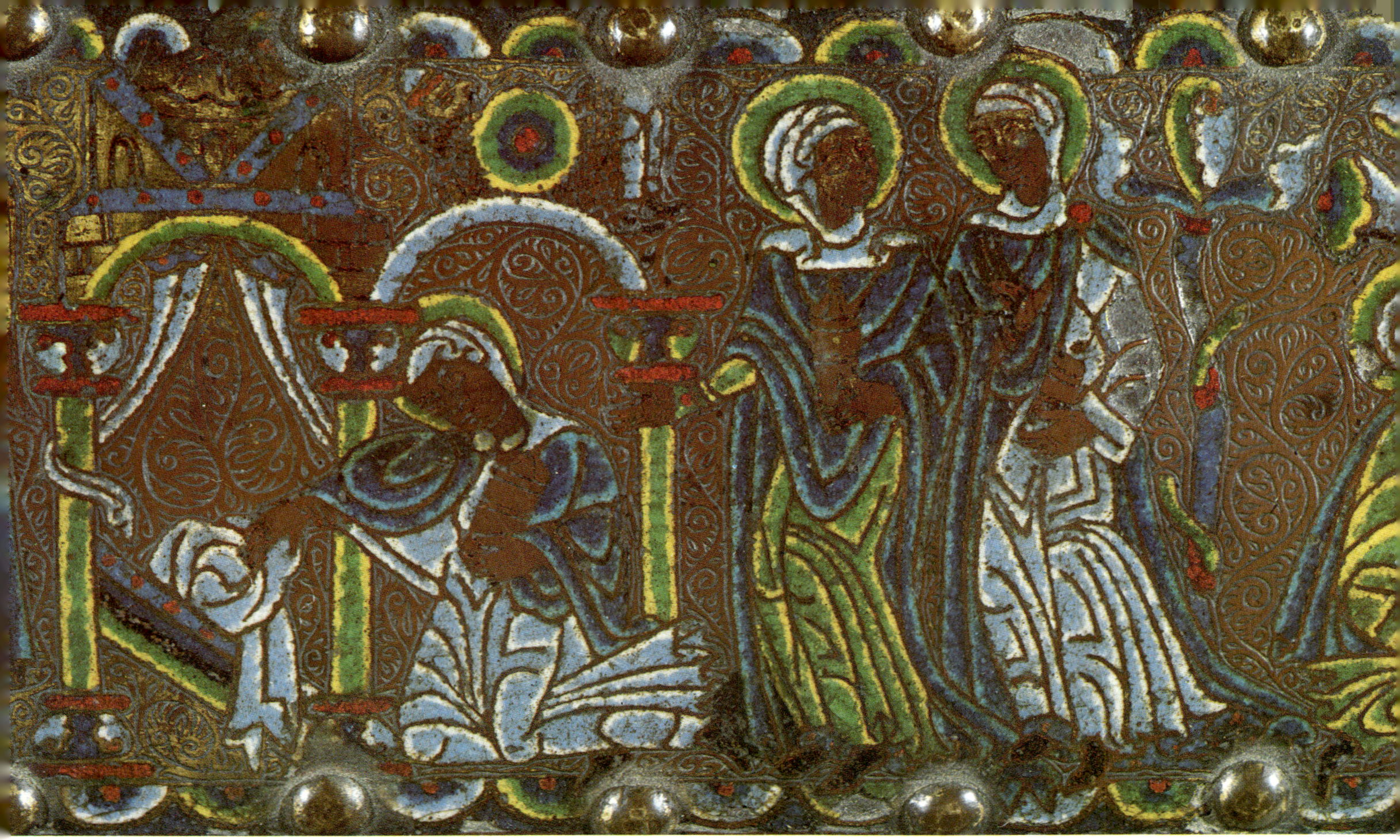

292 – Limoges – Schrein. Ausschnitt vom Dach: Die Frauen am Grabe. Um 1170–1180 – *Vergoldetes Kupfer, Grubenschmelz; Gesamthöhe 0,19 m* – Nantouillet, Kirche

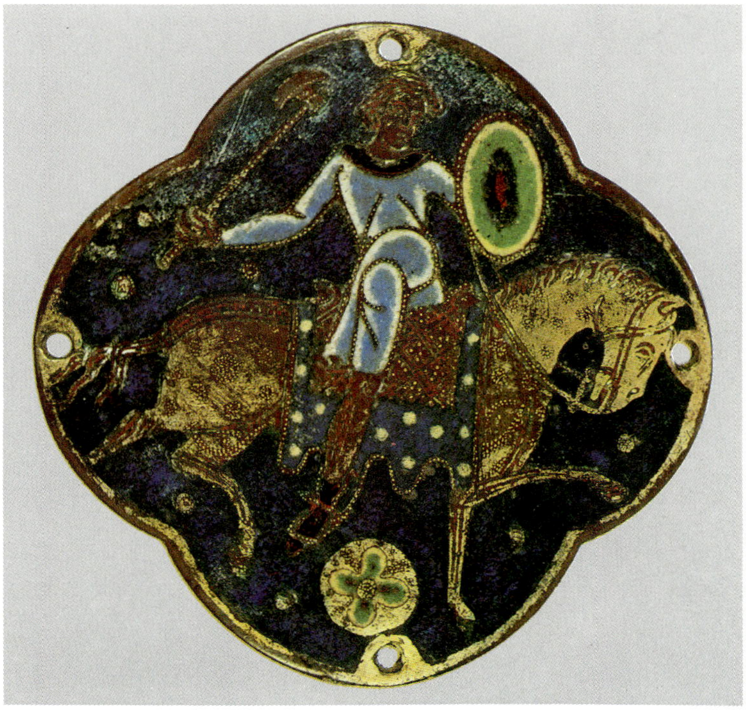

293 – Limoges – Vierblättriges Medaillon von einem Kästchen: Reiter. Um 1170–1180 – *Vergoldetes Kupfer, Grubenschmelz; Höhe 0,069 m* – Paris, Louvre

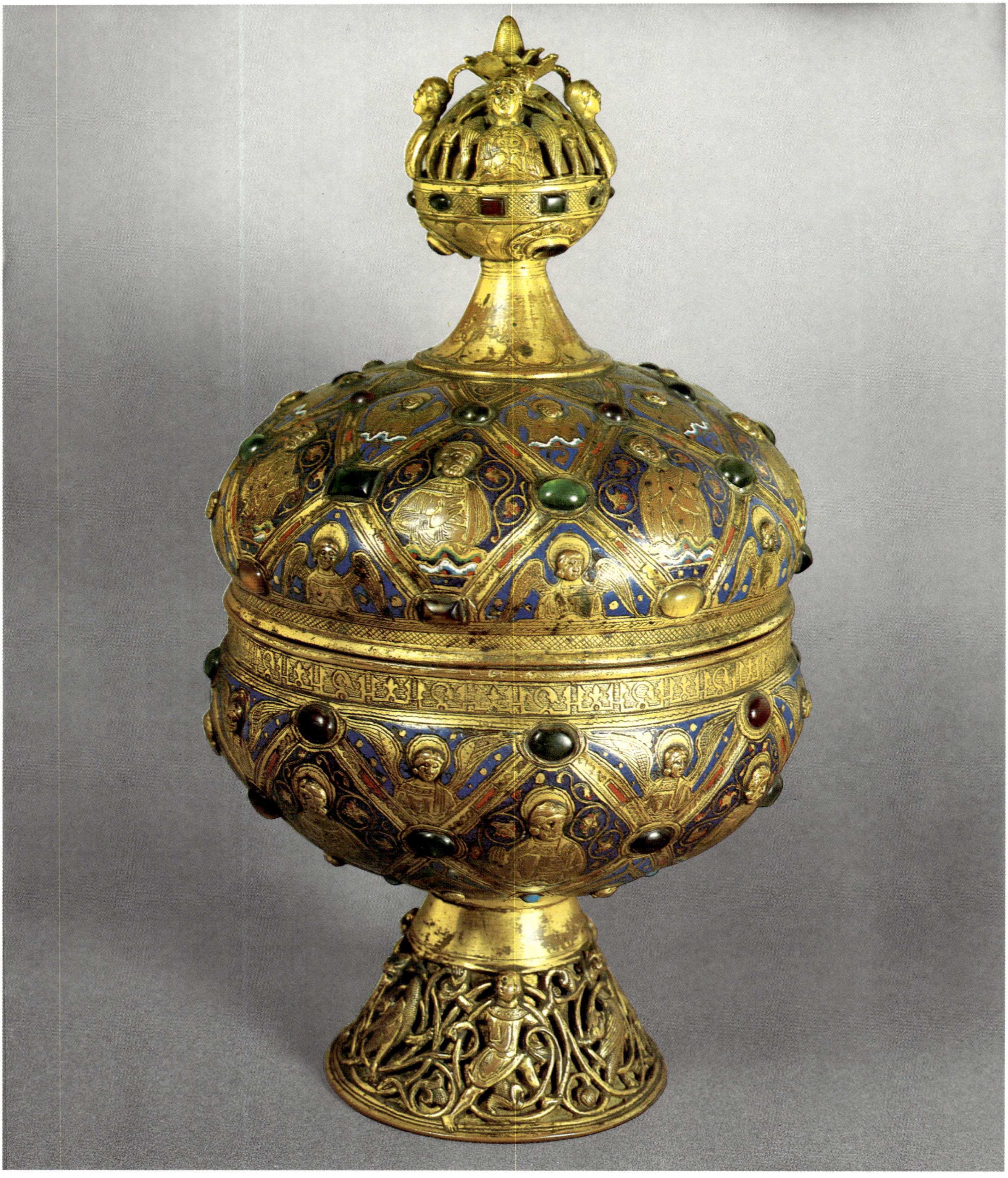

294 – Limoges – Ziborium des Meisters Alpais. 1180–1200 – *Vergoldetes Kupfer, Gemmen, Grubenschmelz; Höhe 0,34 m* – Paris, Louvre

Ende des 12. Jahrhunderts geläufige Gleichsetzung der ‹Kölner Jungfrauen› mit den klugen Jungfrauen des Evangeliums könnte fast dazu berechtigen, in den sehr schönen, gebogenen Platten mit *‹fonds vermiculés›* in Wien (Kunsthistorisches Museum) und Florenz (Bargello) die Reste eines jener Schreine von Grandmont zu sehen. Diese Platten stehen übrigens der Kunst des Antependiums von San Miguel in Excelsis sehr nahe.

Die Serie von Emails mit *‹fonds vermiculés›*, deren Ausführung in das letzte Viertel des 12. Jahrhunderts fällt und zu der einige der reizvollsten Limousiner Werke gehören, besteht aus zahlreichen sowohl stilistisch wie auch ikonographisch ziemlich heterogenen Stücken. Die Tatsache, daß sämtliche großen Limousiner Emailensembles verschollen sind, unterstreicht sicherlich noch den Eindruck, es habe sich um Serienproduktion gehandelt, zu der man nur allzuoft das *Œuvre de Limoges* herabwürdigen wollte. Der Schrein von Nantouillet (Seine-et- Abb. 407
Marne) zum Beispiel entstand zweifellos nicht in bestimmtem Auftrag: die Szenen vom Tode und der Auferstehung Christi, die die Seiten und das Dach zieren, konnten zu jedem beliebigen Heiligtum und jeder beliebigen Reliquie passen. Dieses unspezifische Bildprogramm schadet jedoch weder der Qualität noch dem Stil der Emails. Der Schrein von Nantouillet steht den vorher erwähnten Schreinen von London und Malval oder dem kleinen Martialis-Schrein im Louvre ziemlich nahe. Charakteristisch für diese kleine Gruppe sind Figuren, die in völliger Abhängigkeit von romanischer Ästhetik in lebhaften und schroff kontrastierenden Farben emailliert sind: sie weisen tänzerische oder verzerrte Haltungen und deutlich geometrisierte Formen auf. Das rechteckige Kästchen mit profanem Dekor und zum Teil Rankenwerk-Grund aus dem British Museum gehört derselben Gruppe an. Die Medaillons, die in die Kupferplatten des Deckels und der Schmalseiten graviert sind, ähneln den Vierpässen des Louvre, die ebenfalls von einem profanen Zwecken dienenden Kästchen stammen, dessen feine Ziselierung es als Werk derselben Werkstatt ausweist (um 1175–1185). Doch tragen diese Vierpässe emaillierte Darstellungen auf glattem Grund: es scheint demnach, als sei der Dekortypus des Hintergrunds der Limousiner Emails, dem man so viel Bedeutung beigemessen hat, nicht sonderlich maßgebend für ihre chronologische Einordnung und keineswegs, wie man allzu lange angenommen hat, ein absolut sicheres Kriterium für die Identifikation der Werkstätten.

Die Heiligsprechung des Stephan von Muret nahmen die Mönche von Grandmont 1189 zum Anlaß, ihren Hauptaltar mit einem großen emaillierten Kupferdekor zu versehen. Das aus mehreren Beschreibungen bekannte Retabel dieses Altars zeigt christologische Szenen und die wichtigsten Episoden aus dem Leben des heiligen Stephan. Zwei Platten dieses Retabels (Paris, Musée des Thermes und Musée de Cluny) haben die Zerstörung überstanden, die der Aufhebung des Ordens am Vorabend der Französischen Revolution folgte. Eine dieser Platten gibt die Anbetung der Könige wieder. Eine verbesserte Entzifferung der provenzalischen Inschrift der zweiten Platte hat dazu geführt, daß man auf ihr den heiligen Stephan von Muret erkannte, der als Geistlicher gekleidet und mit Nimbus versehen dargestellt ist, wie er sich mit seinem Schüler, dem Konversen Hugo Lacerta unterhält. Die beiden Szenen erscheinen unter wellenförmigen Arkaden, über denen Bauwerke stehen, deren Ähnlichkeit mit jenen der Platte des Gottfried Plantagenet auffällt. Der Nimbus des Stephan von Muret ermöglicht eine Datierung dieser Platten in den Zeitraum nach seiner Heiligsprechung. Es ist jedoch wahrscheinlich, daß der Hauptaltar unmittelbar nach der Kanonisation um 1189 bis 1190 ausgeführt wurde. Die Arbeit ist außerordentlich sorgfältig: die emaillierten Figuren heben sich von glattem Grund ab; ein einziger Kopf – der des Kindes der Anbetung der Könige – ist in Relief gebildet. Die Zeichnung, die einfacher und flüssiger als in den älteren Werken ist, verrät eine naturalistische Tendenz, die hier zum erstenmal in der südlichen Emailkunst auftritt.

Diese Eigenheiten tauchen auch in einer Serie von Kreuzen und Kreuzfragmenten auf. Die vorgotische Behandlung der Anatomie der Christusfigur, die extreme Feinheit der Ziselierung und der Farbigkeit vor allem des Gesichts, die Benutzung feiner Emaillinien zur Hervorhebung der hauptsächlichen gravierten Züge (wie auf den Platten des Musée de Cluny) – all dies rechtfertigt die Zuweisung der schönsten dieser Platten an die Werkstatt, in der auch das Retabel von Grandmont entstand. Es ist vielleicht kein Zufall, daß drei dieser Kreuze mit großer Wahrscheinlichkeit aus Niederlassungen von Grandmont stammen (Paris, Musée de
Abb. 408 Cluny: Kreuz von Mathons; Louvre und Musée de Saumur: Kreuz von Cherves). Das Kreuz von Bordeaux (Musée des Arts décoratifs), das jenem von Semur sehr ähnlich ist, soll aus dem Kloster La Sauve-Majeure stammen, was die Annahme bestätigt, die für Grandmont arbeitende Werkstatt habe sich nicht in Grandmont selbst, sondern in Limoges befunden und auch von anderen großen Klöstern Aufträge erhalten.

Das Retabel des Hauptaltars von Grandmont stammt mit Sicherheit aus dem Zeitraum zwischen 1189 und 1190. Für den Schrein von Ambazac, in den mit großer Wahrscheinlichkeit die Reliquien des heiligen Stephan von Muret anläßlich seiner ‹Erhebung› am 30. August 1189 gebettet wurden, läßt sich eine noch genauere Datierung vorschlagen. Frühestens im Herbst 1188 betrieb der Prior Gérard Itier in Rom die Heiligsprechung des Ordensgründers. Auf dem mit Ausnahme von zwei Engelsbüsten nahezu bildlosen Schrein verbindet sich ein reicher, etwas an ältere Schreine erinnernder Edelsteindekor auf der Schauseite mit einem harmonischen Spiel byzantinisch beeinflußten, getriebenen Rankenwerks auf der Rückseite, wo sich Emailblumen, die ebenso bewundernswert in der Farbgebung wie in der Zeichnung sind, entfalten. Sehr seltsam ist die Verquickung von komplexer symbolischer Komposition und – die Geisteshaltung von Grandmont klar widerspiegelnden – bewußten Archaismen mit unterschiedlichsten und modernsten Techniken: die Emailblumen erinnern an einige der obengenannten Vierpässe des profanen Kästchens aus dem Louvre; das Kreuzrankenwerk der Schmalseiten ist ein Vorläufer des Limousiner Dekors um 1200 und vom Beginn des 13. Jahrhunderts. Die Behandlung der durchbrochen gearbeiteten ‹Palmetten-Blumen› des Firsts folgt jener der kleinen Säulen von Silos und von San Miguel in Excelsis.

Die unzähligen Bittgänge, die die Mönche von Grandmont und andere Geistliche Aquitaniens um 1200 in Rom unternahmen, könnten teilweise erklären, warum man unter Innozenz III. Limousiner Emailkünstler berief, um die *Confessio* von Sankt Peter schmücken zu lassen. Von diesem seiner Figuren beraubten Werk sind an Ort und Stelle noch die Reste des Rahmens erhalten; sieben Figuren befinden sich im Museo Sacro: bei diesen etwas grob gestalteten Applikationsfiguren wurde Email in halbplastischer Form verwendet. Die gleiche Technik zeigt auch der Dekor einer Serie von Applikationsfiguren des Gekreuzigten, bei denen das Lendentuch oder die Dalmatika auf diese Weise emailliert ist. Der wachsende Einfluß der Vollplastik ist hier eines der Anzeichen für den Übergang der romanischen Kunst in die Gotik.

Das Ziborium des Meisters Alpais – ein Werk, das zwischen der romanischen und der gotischen Welt steht – soll diesen kurzen Überblick über die vor 1200 entstandenen Limousiner Emailarbeiten abschließen. Während die Mehrzahl seiner Komponenten Übereinstimmung mit Stücken aus der zweiten Hälfte des 12. Jahrhunderts zeigt, weist der Emaildekor in den Rauten der beiden halbkugeligen Gefäßhälften bereits auf Limousiner Werke des 13. Jahrhunderts hin, denen die Zeichnung der Engel- und Heiligenbüsten, die geschmeidige, elegante Gravur der im Innern der Schale erscheinenden Engelsbüste und der Typus des mit vier Engelsbüsten geschmückten Deckelknaufs nahestehen. Mehrere der Haupteinflüsse, die die Entwicklung der Limousiner Emailkunst in der zweiten Hälfte des 12. Jahrhunderts bestimmt

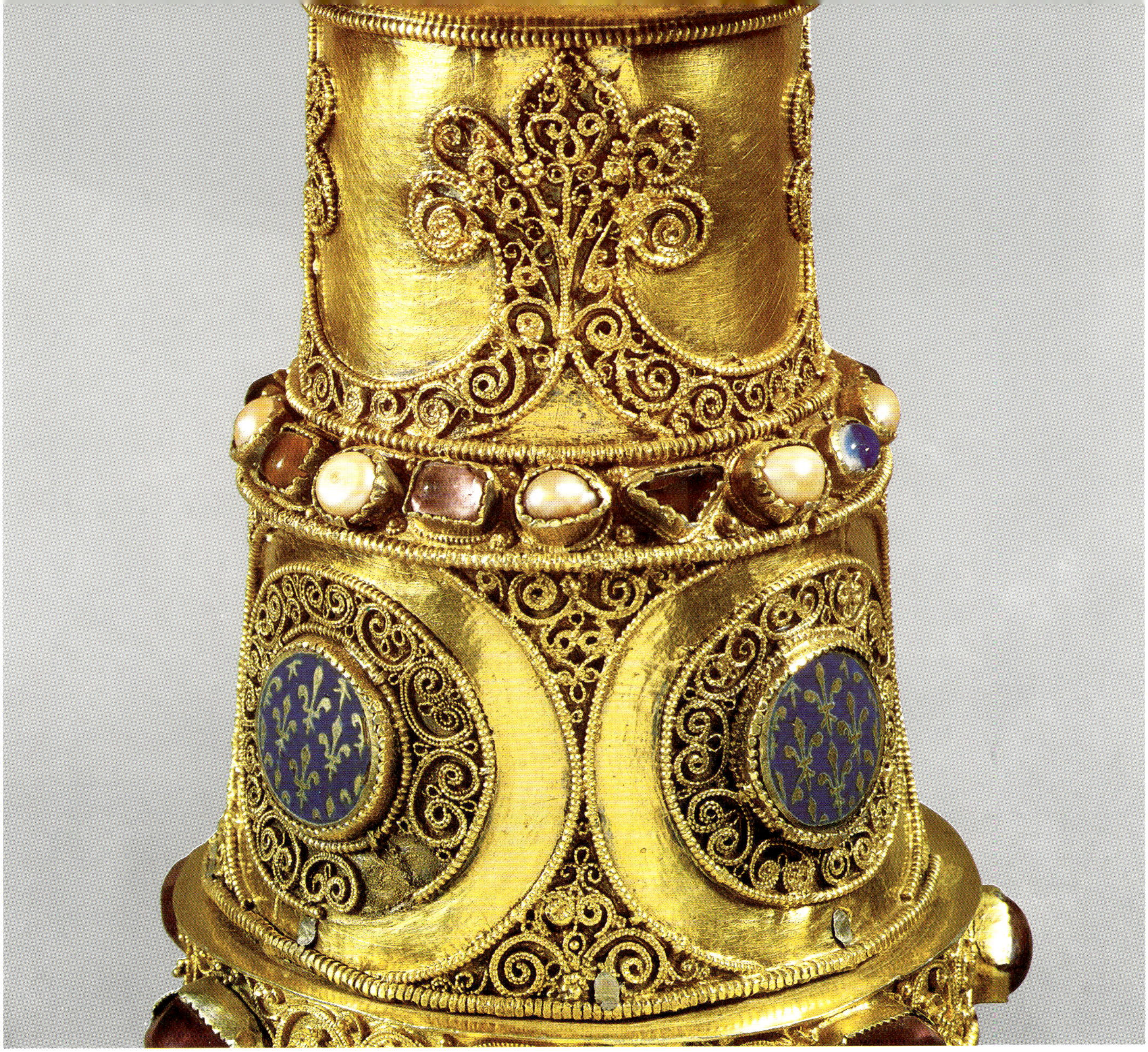

295 – Saint-Denis – ‹Eleonore-Vase› (Ausschnitt der Halsfassung). Vor 1147 – *Vergoldetes Silber, Filigrane, Gemmen; Gesamthöhe 0,337 m* – Paris, Louvre

haben, lassen sich an diesem Ziborium erkennen: seine Form ist jener der englischen Ziborien von Malmesbury, Balfour und Warwick vergleichbar, wenn auch die Rundung voller ist. Die pseudokufische Inschrift, die den Rand der Kuppa umzieht, erinnert an die Beziehungen der südlichen Werkstätten zu Spanien; der durchbrochen gearbeitete Bronzefuß, auf dem die bei Limousiner Emailkünstlern beliebten Monstren im Rankenwerk kleine Menschlein mit kurzen Tuniken verfolgen, gehört in den Umkreis der Reliefteile auf der *urna* von Silos, erinnert jedoch ebenfalls an maas- oder rheinländische Werke.

Als Fundort des Ziboriums des Alpais gilt das Grab des Bertrand de Malsang, eines Abts von Montmajour (1298–1316), in dem sich auch ein Emailkrummstab aus Limoges (Paris, Louvre) fand. Etwas mehr als ein Jahrhundert nach seiner Entstehung wurde das Ziborium demnach als Grabbeigabe verwendet. Die ausgewogenen Proportionen und die Schönheit der Abb. 410

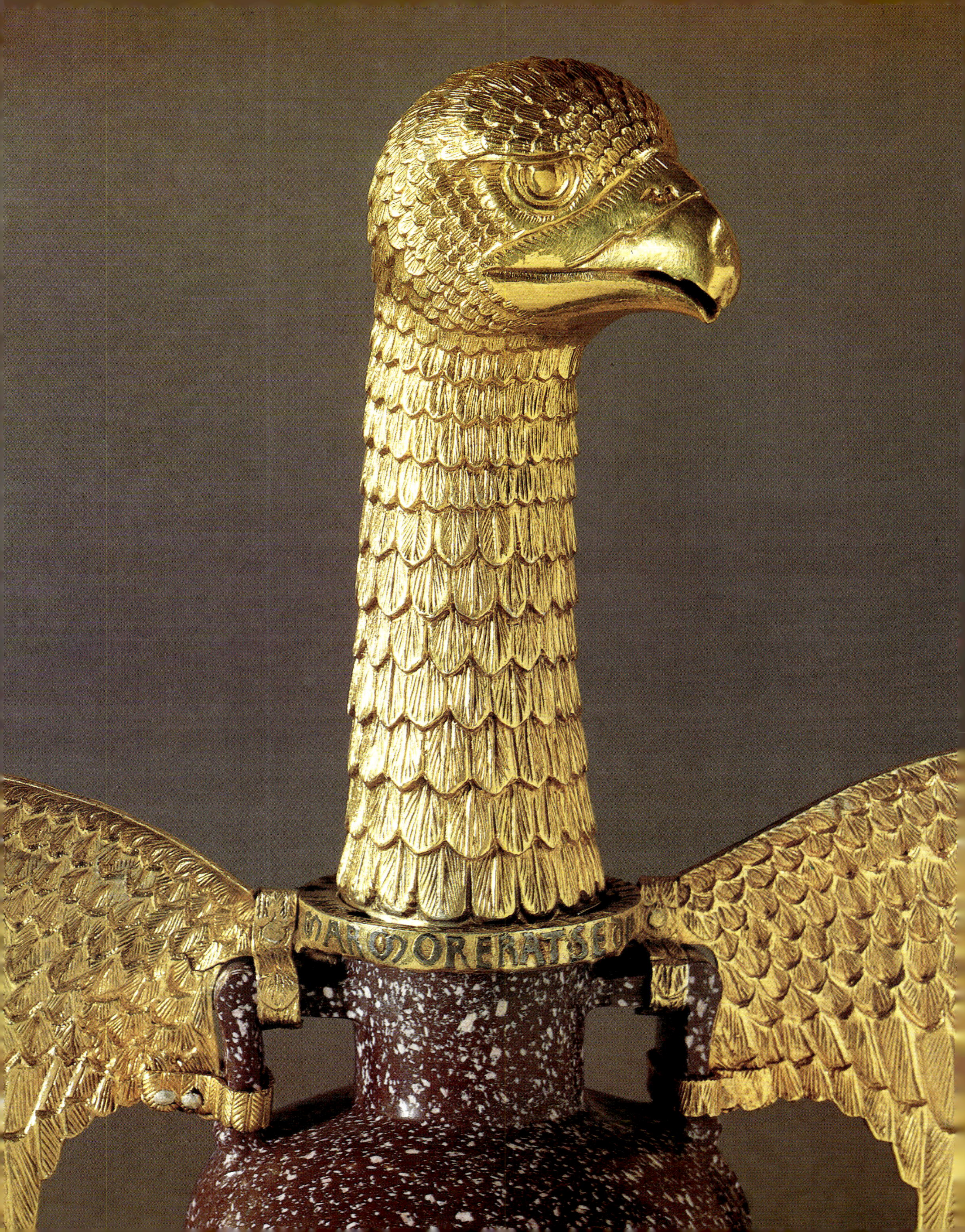
MARMORERATSE

Emails hätten diesem liturgischen Gefäß allein schon Berühmtheit zu verschaffen vermocht. Die gravierte Inschrift, die es als Werk des Meisters Alpais – *«Magi[s]ter G. Alpais me fecit lemovicarum»* – ausweist, macht es jedoch darüber hinaus zu einem äußerst wichtigen Dokument für die Geschichte der südlichen Emailkunst; die Limousiner Herkunft des Meisters Alpais wird übrigens durch die Nennung von Personen gleichen Namens im Konsularregister von Limoges von 1216 bestätigt.

Nur wenige mittelalterliche Künstler sind namentlich bekannt; um so mehr war man versucht, die Persönlichkeit des Meisters Alpais und seine Werkstatt genauer zu umreißen. Bereits J.-J. Marquet de Vasselot hat die Übereinstimmungen zwischen dem Ziborium und einigen Krummstäben und durchbrochen gearbeiteten Medaillons festgestellt. Der Krummstab aus dem Schatz von Saint-Maurice d'Agaune, der Einbanddeckel der ehemaligen Sammlung von Sachsen-Weimar und das Eucharistie-Kästchen von Grandmont (Limoges, Musée municipal) wurden ebenfalls diesem in den letzten Jahrzehnten des 12. Jahrhunderts tätigen Emailkünstler zugeschrieben.

SUGER ODER DIE ANFÄNGE DER GOTIK

Einige Gebiete des Atlantikraums – so etwa Skandinavien, Irland, Aquitanien – öffneten sich nur widerstrebend der aufkommenden Gotik, während andere – zum Beispiel Saint-Denis unter Abt Suger – zur Wiege des neuen Stils wurden. Es mag paradox erscheinen, wenn hier Suger erwähnt wird, auf den sich zwangsläufig jede Abhandlung über gotische Kunst bezieht. Die Persönlichkeit Sugers ist jedoch zu vielseitig, als daß man die Betrachtung auf einen einzigen Aspekt – wenn dieser auch noch so gewaltige Neuerungen hervorrief – beschränken könnte. Im Bereich der Kleinkunst, der er besondere Aufmerksamkeit widmete, hat sich Suger oftmals als sehr konservativ erwiesen.

Der Abt von Saint-Denis war Freund und Berater Ludwigs VI., Berater Ludwigs VII., Regent des Reiches während des Zweiten Kreuzzugs – ein Mann der Tat und der Macht. Er hat Sorge getragen, in seinen Schriften eine Art Erklärung, ja sogar Rechtfertigung für seine Verwaltung von Saint-Denis, insbesondere die Vermehrung des Klosterschatzes betreffend, zu hinterlassen. In dem *‹Liber de rebus in administratione sua regis›*, einem Plädoyer, das sicherlich als Erwiderung auf die Vorwürfe des heiligen Bernhard gedacht war, der sich über diese «Werkstatt des Vulkans», in die sich Saint-Denis verwandelt hatte, empörte, hat Suger seine tieferen Motivationen durchblicken lassen, die meistenteils jenen der großen kirchlichen Mäzene des 11. und 12. Jahrhunderts gleichen: in erster Linie war es der Wille, mit Hilfe einer Überfülle kostbarer Objekte seine Kirche zur schönsten der Christenheit zu machen – zur Rivalin der Sophienkirche in Konstantinopel, deren Herrlichkeiten er sich von den aus dem Heiligen Land zurückgekehrten Pilgern schildern ließ. Mit diesem Projekt der bloßen Eitelkeit verband sich die Idee, nichts sei für den Dienst Gottes zu schön und die Christen müßten die Heiden im Luxus der liturgischen Geräte zu übertreffen suchen. Diesen damals weitverbreiteten Gründen folgten sehr viel persönlichere: so etwa der Ehrgeiz, in der Geschichte von Saint-Denis die Bedeutung Karls des Kahlen zu erreichen, der Laienabt von Saint-Denis gewesen war und das Kloster mit herrlichen Geschenken überschüttet hatte; die Aufzählung der Stiftungen Karls des Kahlen kehren wie ein Leitmotiv in den Schriften Sugers wieder, der in dem karolingischen Herrscher ein Vorbild nach seinem Geschmack gefunden zu haben scheint. Suger war schließlich von den Schriften des Dionysios Pseudo-Areopagita, von dem ein griechischer Text noch in karolingischer Zeit in Saint-Denis übersetzt worden war, beein-

296 – Saint-Denis – Vase in Adlerform (Ausschnitt des Kopfs). Vor 1147 – *Porphyr, vergoldetes Silber; Gesamthöhe 0,431 m* – Paris, Louvre

flußt worden und glaubte, daß «jede Kreatur – sichtbar oder unsichtbar – ein Licht ist» und daß es dem Menschen möglich sei, sich zu Gott zu erheben, indem er gleichsam die physische Welt «auf mystische Weise» absorbiert. Unter dem Deckmantel dieser Ideen konnte Suger sich der wahren Leidenschaft hingeben, die er für die Kunst und insbesondere für Gegenstände aus kostbarem Material empfand. Die Verzückung, in die er beim Anblick lichtfunkelnder Edelsteine geriet und die er auf eine für die damalige Zeit ungewöhnliche Weise zu analysieren suchte, erscheint uns heute als ein wahrhaft ästhetisches Gefühl. In diesem Zusammenhang erhalten die Monumente aus der Abtzeit Sugers, die verloren oder im Schatz von Saint-Denis erhalten sind, eine einzigartige Bedeutung.

Seinem komplexen Charakter gemäß ließ Suger diese verschiedenen Werke von mehreren Goldschmiedewerkstätten ausführen: das große Goldkreuz wurde 1147 bei Goldschmieden aus «verschiedenen Regionen» in Auftrag gegeben; der emaillierte Kupferfuß war das Werk von *«Lotharingi»*, die ohne Zweifel mit den *«Barbari»*, den Schöpfern einer der ‹Tafeln›, die den Goldaltar Karls des Kahlen ergänzten, identisch sind. Schließlich vollendeten Goldschmiede aus der Île-de-France – *«nostri»* – diesen Altar. Die Schriften Sugers spiegeln somit den heterogenen Charakter der Werke wider, die in Saint-Denis, wo sich zweifellos zahlreiche stilistische Strömungen begegneten und durchdrangen, entstanden waren. Ohne Frage hatte Suger Kontakt zur Kunst des Maastals und des Heiligen Römischen Reiches: die moderne Kunstkritik ist sich darin einig, die *«Lotharingi»* mit maasländischen Goldschmieden gleichzusetzen. Der emaillierte Kupferkreuzfuß, der zu Beginn des 17. Jahrhunderts fast völlig zerstört wurde, zeigte zu einem sehr frühen Zeitpunkt (1147) eine Ikonographie, die für die nördlichen Emails der zweiten Hälfte des 12. Jahrhunderts typisch ist: sein Bildprogramm war ‹typologisch›, die Szenen des Alten Testaments künden die parallel dargestellten Episoden des Neuen Testaments an. Man vergißt jedoch allzuoft, daß diese Tätigkeit maasländischer Emailkünstler in Saint-Denis nur einen Aspekt des ‹Mäzenats› Sugers darstellt. Auch Bronzekünstler wurden für die Ausführung der beiden Türen der Abteikirche berufen: die vergoldete Mitteltür, auf der Suger sich wie auch auf den Glasfenstern darstellen ließ, war mit Relieffiguren in Medaillons – Szenen der Passion und der Himmelfahrt – geschmückt; die dritte Tür war ein älteres, mit ‹Airardus› signiertes Werk, das möglicherweise in der ersten Hälfte des 11. Jahrhunderts entstanden war und von Suger beibehalten wurde. Die Türen des Airardus und Sugers wurden im 18. Jahrhundert und während der Französischen Revolution eingeschmolzen. Ein Zeugnis für die Kunst der Bronzegießer in Saint-Denis aus dieser Periode ist
Abb. 357 jedoch erhalten: der berühmte Dagobert-Thron (Paris, Cabinet des Médailles) ist ein komplexes Monument, das im Mittelalter mehrfach umgearbeitet und restauriert wurde. Suger selbst berichtet, er habe die *cathedra* reparieren lassen; es scheint denkbar, daß bei dieser Restaurierung des 12. Jahrhunderts einer der Füße wiederhergestellt und die beiden Knäufe in Kopfform zu beiden Seiten der Rückenlehne angefügt wurden.

Mehrere Vasen Sugers sind erhalten. Das fatimidische Gießgefäß aus Bergkristall könnte mit jenem Gefäß identisch sein, das Thibault de Blois-Champagne – der es seinerseits von Roger II. von Sizilien erhalten hatte – Saint-Denis stiftete. Seine Fassung kann jedoch auf keinen Fall in der Île-de-France entstanden sein. Die vier weiteren Gefäße Sugers – der Kelch, die Kanne aus Sardonyx, die ‹Eleonore-Vase› und die Adler-Vase – lassen hingegen mehrere Übereinstimmungen erkennen, die eine Zuweisung an eine von Saint-Denis abhängige Werkstatt
Abb. 358 ermöglichen. Der Kelch (Washington, National Gallery of Art) ist eine byzantinische Schale aus Sardonyx mit Kanneluren; seine vergoldete Silberfassung folgt byzantinischen Vorbildern. Sie kann mit jener der Vasen der Schatzkammer von Sankt Markus in Venedig verglichen werden – ihr Typus war jedoch im romanischen Westen nicht unbekannt, wie die

Zeichnung von dem verschollenen Kelch von Saint-Josse (Paris, Bibliothèque nationale) zeigt. Ihre Ausführung ist jedoch mit Sicherheit westlich. Der Entwurf der wechselweise mit Cabochons und Perlen besetzten Henkel gleicht jenem des Henkels der Kanne aus Sardonyx (Paris, Louvre); auf dem Hals dieser Kanne können die gleichen technischen Eigentümlichkeiten wie an der Fassung des Kelches festgestellt werden: doppeltes Perlfiligran in regelmäßigen, engen Schnörkeln; gezackte Steinfassungen; von Perldrähten umschlossene Granulationen. Der Hals der Kanne gleicht seinerseits durch den Wechsel von ausgebauchten Teilen und zylindrischen Tüllen dem der ‹Eleonore-Vase›. Die Inschrift, die Suger auf den Fuß der ‹Eleonore- Abb. 359 Vase› niellieren ließ, erinnert an das Schicksal dieses muselmanischen Kristalls: Wilhelm von Aquitanien, dem er von *Mitadolus* – vielleicht einem arabischen Emir – geschenkt worden war, hatte ihn der Eleonore von Aquitanien gegeben; die schenkte ihn ihrem Gemahl Ludwig VII., der ihn seinerseits Suger gab, worauf ihn Suger dann Gott weihte. Die Fassung der ‹Eleonore-Vase› überrascht zunächst durch die herrlichen Filigranblumen, für die in der Goldschmiedekunst des 12. Jahrhunderts kein Äquivalent zu finden ist. Bei aufmerksamer Prüfung zeigt sich jedoch, daß sie technisch dem Kelch und der Kanne gleicht; so stimmt insbesondere die Ausführung der Filigrane mit jener der beiden Werke überein – die Vase stammt somit aus der selben Werkstatt.

Dieser Typus des doppelten, mit Perlen besetzten Filigrans, das enggedrängt auf Metallgrund geschweißt ist – ein Typus, den man nur auf den Vasen Sugers findet und der bereits einige Merkmale der französischen gotischen Goldschmiedekunst anzukündigen scheint –, ist bedeutsam. Er erscheint auf keinem der zeitgenössischen maasländischen Goldschmiedewerke, und man kann ihn als ein Charakteristikum jener Goldschmiede der Île-de-France ansehen, die von Suger beschäftigt wurden und die er – laut eigener Aussage – weniger verschwenderisch als jene des Maasgebietes fand.

Die Adlervase aus Porphyr könnte diese Hypothese stützen: Suger hat ausführlich die Entdeckung dieser ‹Urne› aus Porphyr in einem Kasten des Klosters und seinen Entschluß, ihre «Amphorenform in jene eines Adlers umzuwandeln», beschrieben. Diese Umwandlung geschah sicherlich unter seiner Aufsicht; daß im 17. Jahrhundert in einer Pariser Privatsammlung eine gleichartig geformte Vase aus Hartstein – von der nur noch ein von dem Gelehrten Claude Fabri de Peiresc angefertigtes Aquarell zeugt – existierte, könnte als Beweis dafür gelten, daß die Adlervase von Goldschmieden der Île-de-France hergestellt wurde. Die stolze Freude Sugers über dieses außergewöhnliche Stück drückt sich in der Inschrift aus, die er seiner Gewohnheit gemäß auf das Stück niellieren ließ: «Dieser Stein verdient es, mit Gemmen und Gold gefaßt zu sein; er war Marmor, aber in dieser Fassung ist er kostbarer als Marmor» *(«... Marmor erat sed in his marmore carior est»).* In welch schöpferischer Vision kam Suger die Idee, aus dieser roten Porphyrvase den Körper eines Raubvogels zu gestalten? Möglicherweise hatte der Anblick von Kanopen oder der Phantasievögel der orientalischen Stoffe einen tiefen Eindruck bei ihm hinterlassen. Er kann jedoch auch die Absicht gehabt haben, der klassischen Tradition zu folgen, indem er mit Hilfe des Symbols des heiligen Johannes auf den römischen Kaiseradler anspielte. Der Adler des Suger ist jedoch gleichfalls eine Apotheose der romanischen Kunst: trotz der Überfülle naturalistischer Details ist er ein vielfältig kombiniertes Werk. Er bietet ein zugleich einfaches und überraschendes Bild – gewissermaßen ein symbolisches und hieratisches Zeichen, das sich unvergeßlich einprägt.

IV.
DAS CHRISTLICHE IMAGINÄRE
Von André Malraux

Wir scheiden weder die romanische Kunst noch die Kunst der Kathedralen von dem Glauben, deren offenbarer Ausdruck sie sind; aber wir sprechen von der Kunst des 5. Jahrhunderts, als handelte es sich dabei um ein in die Zuständigkeit der Archäologie (und manchmal der modernen Malerei ...) fallendes Phänomen. Sicherlich ist das gläubige Volk einer Staatsreligion etwas anderes als die Gemeinde einer verfolgten Kirche. Indessen fehlt es nicht an Zeugnissen, die an der echten und tiefen Frömmigkeit des römischen Volkes im 5. Jahrhundert wenig Zweifel lassen, und es schiene wenigstens leichtfertig, wollte man das geistige Leben der Kirche zu Lebzeiten des heiligen Augustinus für unerheblich halten. Was unsere Zeit am Glauben der Romanik und der Gotik am besten versteht, ist etwas, das eigentlich nicht dieser Glaube selbst ist: die Erhebung und Liebe des Nächsten, die unmerklich rationalisierten Bilder des heiligen Bernhard und des heiligen Franziskus, alles, was der Verwechslung des Heiligen mit dem aufopfernden Arzt Vorschub leistet, was den Bau einer Kathedrale dem Bau eines gigantischen Wasserkraftwerks, die Kreuzzüge unserer Revolution vergleichbar macht. Wir haben am mittelalterlichen Christentum wiederentdeckt, was Liebe war – aber nicht die Transzendenz. Aber in den ephemeren Reichen von Mailand und Ravenna wie im aufsteigenden oströmischen Reich regiert die Transzendenz den Glauben. Die Offenbarung, die die Welt erschüttert hat und jetzt das christliche Land in ein Gewand von Kirchen kleidet, neben welchem das «weiße Kleid» des 11. Jahrhunderts bescheiden anmuten wird, ist allerdings die Offenbarung der Liebe; aber sie darf nicht mit einem Aufruf zum Mitleid verwechselt werden. Gott hat für das Heil der Menschen seinen Sohn geopfert: «Also hat Gott die Welt geliebt, daß er gab seinen eingeborenen Sohn, damit jeder, der an ihn glaubte, nicht verloren wäre, sondern das ewige Leben hätte.» Gewißheit, den Himmel zu erreichen, ist das Heil nicht an erster Stelle; zuvor ist es Wiedergeburt im Geiste, Erkenntnis Gottes, die Liebe, welche, durch Christus vermittelt, der göttlichen antwortet; die Märtyrer hatten sich nicht um irgendwelcher endlosen himmlischen Urlaubsfreuden willen den wilden Tieren vorwerfen lassen. Das ewige Leben hat nichts gemein mit der den Menschen von verschiedenen antiken Religionen verheißenen Unsterblichkeit. Der wichtigste Akzent des damaligen Christentums liegt nicht auf dem Paradies, das in der Kunst auch kaum dargestellt wird, auch nicht auf Christi moralischer Botschaft, ja nicht einmal auf seinem Kreuztod. Alle Aufmerksamkeit gilt vielmehr dem Geheimnis Gottes, das durch Christus offenbart ist.

Die Offenbarung hat drei blitzende Worte: Gott ist Liebe. Aber diese Liebe ist keine menschliche Liebe, heilige Liebe ist sie; und sie hat am Geheimnis des Ewigen teil. Die Offenbarung bringt nicht die Erklärung dieses Mysteriums, sondern die Kommunion mit ihm. Die Erklärung des Kosmos hat aufgehört, Hauptgegenstand des Denkens zu sein: Obwohl Gott Liebe ist und dem Menschen durch die Liebe zugänglich, bleibt er doch im Innersten ewig geheimnisvoll. Apokalypse ist bekanntlich nur das griechische Wort für Offenbarung – und das Grab Sankt Johanns in Ephesos genießt fast ebensoviel Verehrung wie das Heilige Grab selbst.

Die heilige Geschichte, sogar diejenige Christi, vermischt sich mit den Manifestationen dieses Mysteriums: das Leben Christi ist eine Manifestation Gottes wie der brennende Dornbusch. Dieses wie der Goldgrund dem Schein vorausgesetzte Geheimnis wird das wesentliche Thema der Kunst.

Nie bemüht sich diese, Jesus und Maria als Individuen darzustellen; sie bemüht sich nicht einmal, einen Typus des Erlösers festzusetzen, dessen Bilder von Mailand bis nach Ravenna so unterschiedlich sind wie ihre Schöpfer. Und doch ist die Einheit der von diesen Bildern vorausgesetzten anderen Welt unübersehbar und die gleiche wie die der biblischen Szenen, die sie beherrschen. Denn diese Szenen stellen nicht dar, was auf der Erde geschehen ist, sie schildern die ‹Abenteuer› des Heiligen.

Wahrscheinlich sucht sich auch der Traum für seine Operation nicht irgendeine beliebige Postkarte aus – mit Sicherheit aber bietet die Apokalypse nicht bloß irgendeine beliebige Ansicht. Jedes Hauptwerk des romanischen Stils stellt eines der großen christlichen Symbole dar oder steht doch in engem Zusammenhang mit einem solchen, wie die ‹Könige› von Chartres dem Portal verbunden sind, die Kapitelle der Kirche. Das durchgängig erscheinende Bild Christi im Tetramorph symbolisiert das Universum. Der Betrachter weiß nicht, daß der Löwe, der Adler und der Stier einst Bezeichnungen der Himmelsrichtungen und geheimnisvollen Kräfte der Erde waren; aber das Bild des Löwen macht auf ihn – wie noch auf uns – mehr Eindruck als das der Spitzmaus; das des Adlers hat mehr Kraft als das des Sperlings. Der kreuzförmige Schatten der ausgestreckten Arme Christi ist nicht der Schatten eines Baumes. Und man hat es nun nicht mehr bloß mit dem Fisch der Katakomben zu tun, sondern mit komplexen Figuren, deren Gestalt schon an und für sich mit einer rätselhaften Macht begabt ist. Und diese Gestalt ist ebenfalls dem Werk präexistent: Die Bildhauer erfinden weder die Erscheinung des Ewigen noch das Tetramorph. Aber ihre Kunst ist es, welche aus den Postkarten, die der Traum der Gläubigen sich erwählt, das Werk der Wahrheit schafft, das dem erwachten Träumer einleuchtet. Ohne Kunst ist das Bild auch des höchsten Symbols nur ein Zeichen, wie die unbemerkenswerte Miniatur des ‹Beatus›, die (wie es scheint ...) dem Meister von Moissac die Ikonographie geliefert hat. Die romanische Schöpfung bewirkt – wie jede sakrale Schöpfung – die Verwandlung der Zeichen in Symbole, die Belebung der Zeichen durch die geistige Wahrheit, die die Welt verbirgt und verkennt und deren Entdeckung des Menschen Pflicht ist. So dringt das Werk zum Heiligen vor, wird Vorahnung der Gotteswelt. Die Symbole, die es als «spürbare Zeichen» belebt (wie Scotus Eriugena will), symbolisieren nichts aus der geschaffenen Welt in dem Sinn, wie wir sagen, daß die blaue Farbe die Reinheit symbolisiere, sie sind vielmehr Symbole des Unsagbaren.

Aber woher nähme der Künstler die überzeugenden Formen solcher Symbole, wenn nicht aus dem Grunde, aus dem sie der Christenheit recht sind? Er erfindet sie nicht, er findet sie vor. Das Volk, das sie nicht kennt, erkennt sie; und die Kirche fordert sie, die Künstler schaffen sie, auf daß das Volk sie erkenne. Aber es erkennt Christus nur in der Kommunion. Aus diesem Grund hat keine Kunst, keine Kultur im Heiligen so viel Menschliches begriffen, das Heilige so ungeschmälert durch das Menschliche auszudrücken gewußt. Man sondert diese Kunst in Schulen, und es ist richtig, daß die Skulptur von Toulouse, die von Moissac in einer Umgebung entstehen, die von der Umgebung, mit der die burgundischen Bildhauer es zu tun haben, in vielem verschiedenen ist. Es ist aber nicht minder wahr, daß sich von

Toulouse nach Moissac, von Moissac nach Conques, von Conques nach Beaulieu und bis zum Christus von Ripoll die Kommunion auf die gleiche Weise ausbreitet und vertieft wie von Cluny nach Vézelay, von Vézelay nach Autun und durch die Burgunder Kruzifixe. Während der kurzen – nur vierzig Jahre währenden – Zeit, die der Geschichte eine Skulptur schenkt, die fortan zu deren teuerstem Besitz gehört, wird in der ganzen Christenheit auf die Vermenschlichung des Heiligen hingearbeitet. Die Kunst des Meisters von Beaulieu und die des Gislebert von Autun scheinen etwa fünf Jahre nach der Vollendung der Tympanon-Reliefs in Beaulieu und Autun 1145 beim ‹Königsportal› in Chartres zusammenzuwirken. Und was bei ihren gotischen Nachfolgern in den Hintergrund treten wird, ist nicht das Menschliche, sondern das Heilige.

Die Kathedralenplastik leistet die Untersuchung, die Idealisierung oder Spiritualisierung des Scheins einzig zu dem Zweck, das Heilige in ein christliches Imaginäres zu verwandeln.

Der Text ist André Malraux' Werk ‹La métamorphose des Dieux. Le Surnaturel›, Paris Gallimard, 1976, entnommen, dessen deutsche Fassung unter dem Titel ‹Metamorphose der Götter. Das Übernatürliche› in der Übersetzung von Peter Hahlbrock 1978 im Propyläen/Ullstein Verlag, Berlin, erschien.

HOLZSCHNITZEREI
VOM KUNSTHANDWERK ZUM MEISTERWERK

von Xavier Barral i Altet

Unsere Vorstellung von romanischer Holzschnitzerei ist weitgehend mit den schönen, farbig gefaßten Holzstatuen verbunden: mit Madonnenstatuen oder Kruzifixen aus Italien, Katalonien oder aus der Auvergne. Holz als Werkstoff hatte jedoch im Mittelalter eine zu große Bedeutung, als daß man sich auf diesen einzigen Aspekt beschränken könnte. Bei Sakral-, Profan- und Wehrbauten, für Bögen und Dachstühle, Fußböden und Decken, allerlei Rahmungen sowie für Stützen und bei verschiedenen Techniken wurde Holz verwendet; man darf bei dieser Aufzählung auch das liturgische oder profane Mobiliar nicht vergessen.

Den Abhandlungen des Theophilus zufolge waren die auf Holzbearbeitung spezialisierten Werkstätten in romanischer Zeit bereits deutlich von anderen Handwerkszweigen geschieden. Anscheinend schufen diese Werkstätten unterschiedliche Gegenstände ohne deutlich erkennbare Spezialisierung, wenn auch ein gewisser Grad von Spezialisierung den einzelnen Kunsthandwerkern innerhalb jeder Werkstatt möglich war. Der holzverarbeitende Handwerker wurde *carpentarius* genannt und von den mit Stein, Metall oder anderen Materialien arbeitenden Handwerkern unterschieden. In England wurde diese Bezeichnung im 12. Jahrhundert auf jene Personen im Umkreis des Königshofs angewandt, die mit der Pflege und Instandhaltung der Paläste betraut waren. Sie erfreuten sich dank dieser Aufgabe eines gewissen Ranges in der Gesellschaft. Übrigens konnten Maurer und Tischler ein und derselben Zunft angehören.

Dem ‹*Livre des métiers*› des Étienne Boileau zufolge spezialisierten sich die holzverarbeitenden Handwerker im Laufe des 12. und 13. Jahrhunderts immer mehr – ein Prozeß, der dem der Entwicklung in anderen Handwerkszweigen entsprach. Von nun an wurden zum Beispiel Fenster und Türen an einem anderen Ort als die plastischen Bildwerke hergestellt. Das Schreiner- und das Zimmerhandwerk hätten demzufolge nicht mehr viel Gemeinsames gehabt; ihr Arbeitsbereich war jedoch schon vorher klar geschieden, wie die jeweils benutzten Werkzeuge der beiden Handwerkszweige beweisen.

Die Arbeit des Holzschnitzers war interessanterweise den Tätigkeiten der anderen Handwerkszweige oft untergeordnet. Nur selten war der holzgeschnitzte Dekor dazu bestimmt, im Rohzustand zu erscheinen: gewöhnlich wurde er mehrfarbig bemalt oder mit reichem Gold- oder Silberüberzug versehen. Dies unterstreicht die enge Verbindung, die zwischen den verschiedenen mittelalterlichen Techniken bestand. Man muß auch noch auf einen anderen, nicht weniger wichtigen Aspekt dieses Handwerks hinweisen: zuweilen sollten die Handwerker nur die Träger für andere Techniken herstellen – Holztafeln für die Malerei oder den Holzkern für bestimmte Kunstgegenstände. In allen diesen Fällen nahm man bei der Wahl des Holzes auf die lokalen Bedingungen und auf die Bestimmung des Werkes Rücksicht. Ein wichtiger Punkt war die Zusammensetzung der Hölzer, ein weiterer der eigentliche Schnitzvorgang.

BAUORNAMENTIK UND MOBILIAR

Holz spielte bei ländlichen oder städtischen Bauten als Teil des Dachstuhls, des Dachs oder auch beim Mauerbau eine sehr wichtige Rolle. Eine Aufzählung der verschiedenen Arten des Mauerbaus mit Hilfe von Balken oder Baumstämmen ist hier nicht möglich. Auch können wir die Beschreibung der in Texten erwähnten oder durch Ausgrabungen ermittelten Holzbauten nicht wiederaufgreifen. In diesem Band wurde bereits auf die norwegischen Holzkonstruktionen hingewiesen, zu denen man auch die Häuser und Kirchen hinzuzählen muß, zu deren Konstruktion hauptsächlich Holzpfosten verwendet wurden.

Zum hölzernen Baudekor gehören die Türen und Fenster, Gesimse und Schwellen, Fußböden und Holzdecken, von denen Teile zuweilen – wie in den norwegischen Kirchen, in denen der gesamte Baudekor aus Holz ist – noch erhalten sind.

Türen mit Holzschnitzerei

Die Kirchentür erfuhr im Mittelalter – wie die Haustür – stets eine besonders sorgfältige Behandlung. Wenn auch nur wenige Holztüren erhalten sind, war ihre Anzahl doch nicht geringer als die der italienischen oder deutschen Bronzetüren. Die Türen von Sankt Maria im Kapitol in Köln zeigen einen Dekor im Hochrelief, wobei die Türfüllungen von einem reichen Dekor aus Flechtbändern und anderen geometrischen Motiven eingerahmt werden. Das Leben Christi bildet den Mittelpunkt eines Bildprogramms, das am Eingang eines Sakralgebäudes angebracht ist und bei dem Themen aus der Kindheit und der Passion Christi gegenübergestellt sind. Später, um 1220, entstand für die Türen der Kathedrale von Gurk in Kärnten ein analoges Bildprogramm.

Dank einer Studie Walter Cahns wur-

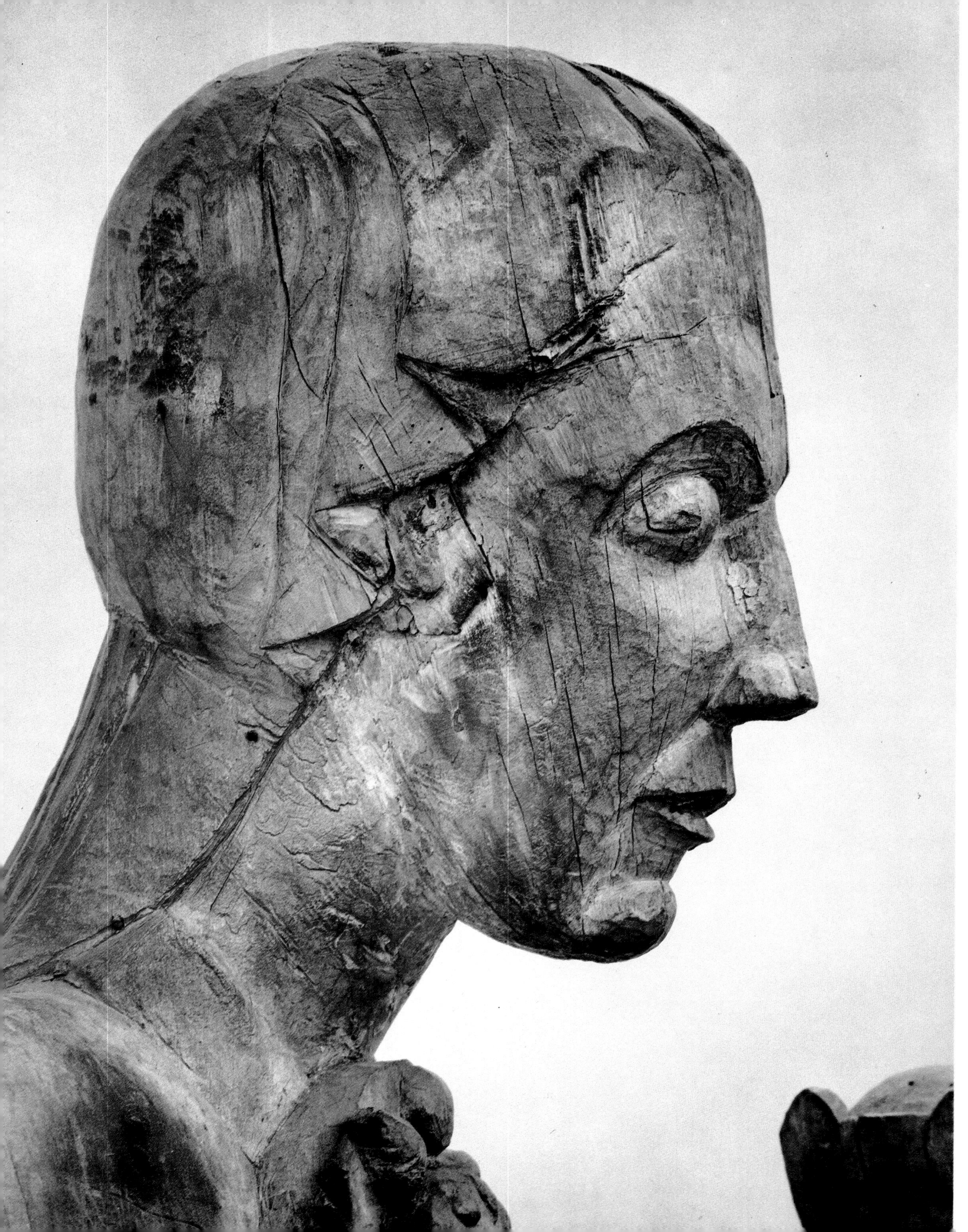

de man auf eine typische und eigentlich sehr wenig bekannte Gruppe von französischen romanischen Türen aufmerksam gemacht. Sie befindet sich im Velay; zu ihr gehören vor allem die Türen der Kathedrale von Le Puy, von Chamalières-sur-Loire, Blesle und Lavoûte-Chilhac. Von den drei mittelalterlichen Türen der Kathedrale von Le Puy sind die beiden am Eingang zu den dem heiligen Gilles und dem heiligen Martin geweihten Kapellen erhalten. Jede besteht aus zwei Flügeln mit breitem Rand und acht Füllungen mit Figurenschmuck. Die erste ist der Kindheit Christi vorbehalten, die zweite zeigt Episoden aus der Passion.

Die hier angewandte Holzschnitztechnik zeigt ähnliche Züge wie der Grubenschmelz: die Darstellungen heben sich ohne Relief vom ausgehöhlten Grund ab. Da das benutzte Holz aus dieser Gegend stammt, wurden die Türen wohl an Ort und Stelle hergestellt; eine Inschrift nennt den Namen des Künstlers und des Auftraggebers: *«Gauzfredus me f[e]cit, Petrus edi [ficavit].»* Letzterer wurde mit dem Bischof Pierre III. von Le Puy (1143–1155) identifiziert.

Wenn auch die Bemalung verschwunden ist, wodurch sich die Geschlossenheit des Werks erklärt, beeindrucken diese Werke noch heute den Beschauer tief. In Chamalières ist das Bildprogramm keine Bilderserie, sondern eine Zusammenstellung von Einzeldarstellungen zum Thema des Kreuzgedankens, die der romanischen Monumentalskulptur gleichen. In Blesle erscheinen die Personifikationen der Monate: so findet sich das Kreuz inmitten eines kosmologischen Universums, das jenem der großen zeitgenössischen Fassaden vergleichbar ist.

Die Gruppe der mit Figurenschmuck versehenen Türen von Le Puy und dem Velay wurde nicht von einer einzigen Werkstatt hergestellt. Sie ist aber ein Anhaltspunkt dafür, die Aufmerksamkeit auf die Bedeutung und den Reichtum der geschnitzten Türen zu lenken. Die geschnitzten Türen sind jenen Holztüren vergleichbar, die keinen Dekor besaßen, für die jedoch eiserne Türbeschläge vorgesehen waren – schmiedeeiserne Teile mit geometrischem Pflanzendekor oder Figurenschmuck, die direkt auf das Holz genagelt wurden.

Das Mobiliar

Nur wenige hölzerne Möbelstücke profanen oder sakralen Charakters aus romanischer Zeit sind erhalten. Zur besseren Kenntnis des Genres muß man auf Darstellungen in der Wandmalerei oder den Manuskripten zurückgreifen, aus denen erkennbar wird, wie Betten und Tische, verschiedene Arten von Stühlen, Schränke und Truhen benutzt wurden. Die Möbel waren von schwerer, derber Form und wurden von breiten, niedrigen Stützen getragen. Sie waren aus mehreren Holzstücken zusammengefügt und zuweilen durch schmiedeeiserne Verbindungsstücke zusammengehalten, die darüber hinaus auch Dekorfunktion hatten. Der Dekor bestand entweder aus der Holzschnitzerei selbst oder wurde durch Lederapplikationen oder zarte Bemalung hervorgehoben.

Im Katalanischen Museum in Barcelona befindet sich eine Chorbank aus San Clemente in Tahull. Es handelt sich hierbei um ein ungewöhnliches und seltenes Exemplar, das aus drei durch kleine Säulen voneinander abgeteilten Sitzen besteht. Der größtenteils durchbrochen gearbeitete Dekor besteht aus geometrischen oder pflanzlichen Motiven, die jenen der steinernen Monumentalplastik oder auch der Freskomalerei gleichen. Man hat diese Chorbank mit den schweizerischen Exemplaren von Valère verglichen.

Mehrere geschnitzte Stühle, Sessel und Teile von Kirchenbänken sind in Norwegen, in Tyldal, Rennebu, Blaker und andernorts erhalten. Sie besitzen einen sehr reichen Dekor, der ebenfalls mit der Steinskulptur verglichen wurde. Neben dem üblichen Repertoire von Flechtwerk- und Pflanzenmotiven findet man hier zum Beispiel eine Kampfszene mit zwei Kriegern. Diese Sitze sind auf ähnliche Art wie die Elfenbeinthrone zusammengefügt. Auch die hölzernen Klappstühle können zu Vergleichszwekken herangezogen werden.

Liturgisches Mobiliar

Holz war auch im Hauptteil des Sakralraums, vor allem für die Ausstattung des Altars, von großer Bedeutung: entweder umgab eine Art ‹Schachtel› aus Holz einen gemauerten Kern, oder es wurde eine Tafel vor die Schauseite des Altars gesetzt, der sogenannte Altarvorsatz.

Eine zusammenhängende Gruppe von Altarvorsätzen in Katalonien zeigt den engen Bezug, der zwischen Holzbildnerei, Stucktechnik und Malerei bestand. In Italien kam – wenn auch in etwas späterer Zeit – das Altarretabel auf, wie man überhaupt dort ganz allgemein die Entwicklung der Tafelmalerei verfolgen kann, für die die Vorbereitung des Holzes, die Art seiner Zusammenfügung und seine Oberflächenbehandlung von entscheidender Bedeutung waren.

Der Baldachin oder das Ziborium, ein symbolischer Schutz des Altars, bestand in romanischer Zeit häufig aus Holz. Zwei Exemplare dieses Mobiliartyps befinden sich im Katalonischen Museum in Barcelona; sie stammen aus Estamariu und Toses. Wie die italienischen Exemplare aus Stein haben auch diese hölzernen Baldachine Basen, Säulen und Kapitelle, über denen halbkreisförmige Platten zusammengefügt sind, die den Altarhimmel tragen sollten. Einige flache Baldachine sind ebenfalls erhalten. Die jetzige Anordnung des aus Tabernoles stammenden Baldachins im Katalanischen Museum gibt das mittelalterliche Aussehen der romanischen Apsis getreu wieder.

Die Reliquiare und Reliquienschreine kamen in einer ersten Arbeitsphase fast immer aus Werkstätten, die auf Holzbearbeitung spezialisiert waren. In manchen Fällen wurde nur die ungefähre Form des Stücks hergestellt, das dann noch einen Metallüberzug bekommen sollte. In anderen Fällen war für die kleinen geschnitzten Reliquienkästchen ein gemalter Dekor vorgesehen. Man kann sich im Zusammenhang mit diesen Objekten fragen, wie nah die Werkstätten der Holzbearbeiter wohl bei den Werkstätten der Goldschmiede, Emailkünstler oder Maler lagen.

BILDSCHNITZEREI

Die bemalten romanischen Madonnenstatuen und Kruzifixe aus Holz sind wohl die berühmtesten und ‹edelsten› Schöpfungen der romanischen Holzschnitzer; sie sind gut erhalten, und noch heute werden sie geradezu kultisch verehrt. Diese Werke sind jedoch keineswegs von den eben genannten oder anderen Stücken monumentalen Charakters – wie etwa dem Lesepult aus Alpirsbach oder auch bestimmten Grabmälern oder hölzernen Grabfiguren – zu trennen.

297 – Kanton Luzern – Maria mit dem Kind (Ausschnitt). Ende 12. Jh. – *Holz; Gesamthöhe 0,97 m* – Zürich, Schweizerisches Landesmuseum

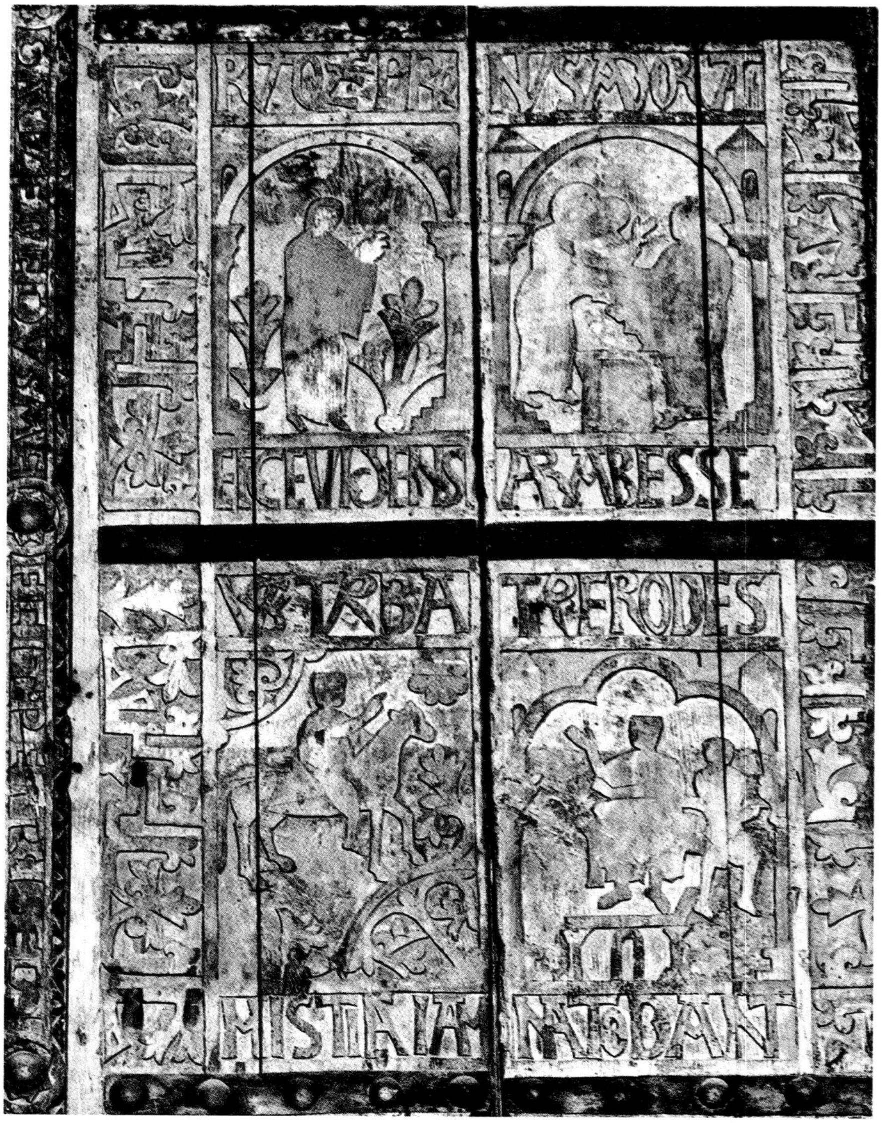

298 – Le Puy, Kathedrale – Zweiflügelige Tür. Ausschnitt: Szenen aus der Kindheit Christi. Zwischen 1143 und 1155 – *Holz*

299 – Corneilla-de-Conflent, Prioratskirche – Türen mit Beschlägen (Ausschnitt). 12. Jh. – *Holz und Schmiedeeisen*

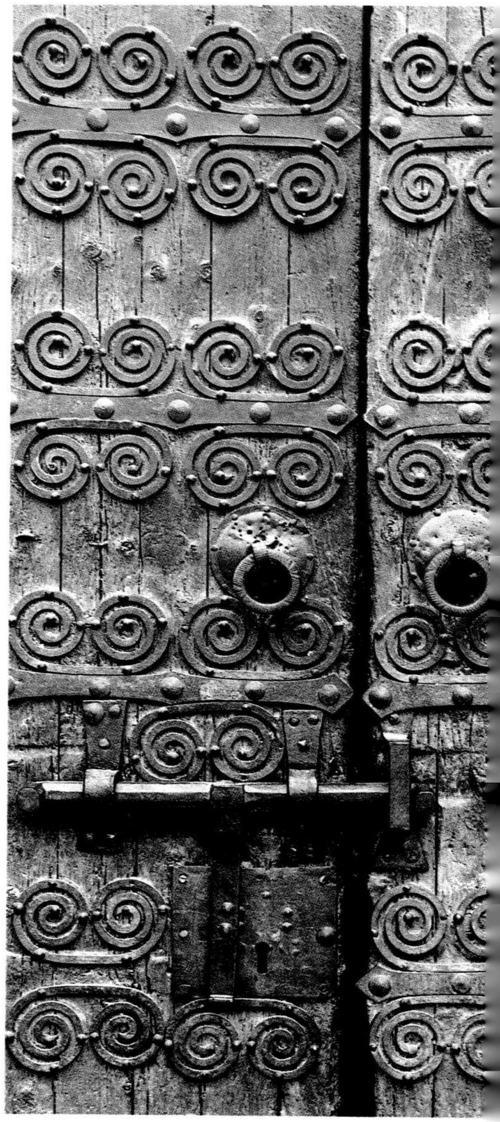

Mit der Entwicklung des Heiligen- und Reliquienkults vermehrte sich die Anzahl der Bildwerke, die eine Büste oder andere Teile des Körpers darstellten. Die Serie aus der Auvergne – repräsentativ für sie ist die Büste des heiligen Baudimus in Saint-Nectaire – ist weithin bekannt. Die in der Kirche von Maurs (Cantal) aufbewahrte Büste des heiligen Césaire von Arles ist ein Beispiel für die Technik, bei der ein Holzkern mit Edelmetallen überzogen wurde; Kopf und Hände sind jedoch direkt auf das Holz gemalt, ohne Einlegearbeit. Dieses Beispiel, dem man noch weitere hinzufügen könnte, beweist die enge Verbindung, die in romanischer Zeit zwischen Holzschnitzern und Goldschmieden bestand. Letztere gaben nur einigen, für reichere Auftraggeber bestimmten Bildwerken einen kostbaren Überzug. Bei einer 1964 durchgeführten Restaurierung der Büste des heiligen Chaffre du Monastier kam unter dem Metallüberzug ein ungewöhnlich genau geschnitztes Gesicht aus Holz zum Vorschein. Man entdeckte dabei, daß die Metallmaske zwar unabhängig von den Formen des Holzes gestaltet wurde, dessen Überzug sie bildete, der Körper der Skulptur hingegen für den Silberüberzug, der direkt auf ihn getrieben wurde, vorbereitet worden war. Das

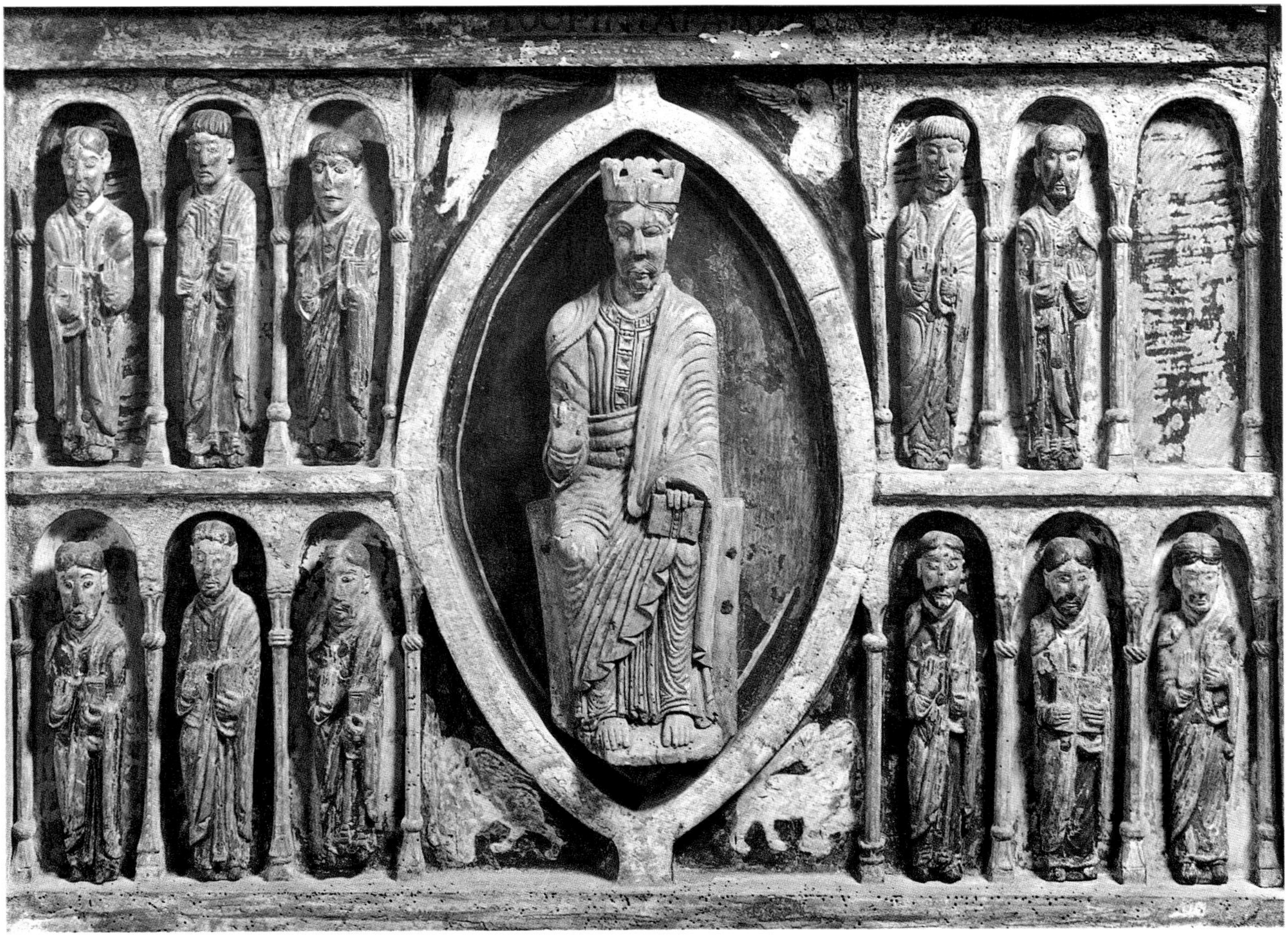

300 – Tahull, Santa María – Altarretabel. 12. Jh. – *Holz* – Barcelona, Museo de Arte de Cataluña

Gesicht sollte – wie bei der Büste von Maurs – ursprünglich nur bemalt werden. An diesen Beispielen lassen sich die verschiedenen Ebenen ablesen, auf denen die Holzschnitzer – mit oder ohne die Hilfe von Goldschmieden – für eine mehr oder weniger reiche Kundschaft arbeiteten.

Madonnenstatuen

Die frontal dargestellte thronende Muttergottes mit dem Kind auf den Knien ist vielleicht das charakteristischste Merkmal der westlichen romanischen Kunst. Man hat sie oft in Parallele zur Ikone der byzantinischen Welt gesetzt. Der romanische Typus entstand im frühen Mittelalter und entwickelte sich bis um 1200 fort. Zu diesem Zeitpunkt verlor die Gestalt der Muttergottes ihre Steifheit und wandte sich zärtlich dem Kinde zu. Zahlreiche Exemplare sind erhalten. Die Auvergne und das Pyrenäengebiet Kataloniens und des Roussillon waren zwei bedeutende Zentren dieser Produktion, die nicht auf Frankreich beschränkt blieb, sondern sich mit vielen regionalen Varianten von Skandinavien bis nach Italien ausbreitete.

Ihre Entstehung ist einerseits mit der ikonographischen Entwicklung des Themas der thronenden Muttergottes, andererseits mit dem allgemeinen Aufblühen der romanischen Skulptur verknüpft. Eine Rolle spielte dabei die Christianisierung lokaler Kulte, die sich von nun an von der Jungfrau-Mutter angezogen fühlten, dem christlichen Pendant zu den Mutter-Göttinnen und zur Darstellung der Mutterschaft überhaupt, die das romanische Christentum besonders verehrte, da über sie das Heilsgeschehen erfolgte. Vom 10. Jahrhundert an gewann die Herstellung von Madonnenstatuen an Beliebtheit. In diesem Zusammenhang erwähnt man oft die goldene Madonnenstatue, die Étienne II., Bischof von Clermont-Ferrand, um 946 für seine Kathedrale anfertigen ließ. Derartige Statuen dienten häufig als Reliquiare und besaßen in Rücken, Bauch, Kopf oder Sockel eine Höhlung.

Die Größe der Madonnenstatuen konnte unterschiedlich – zwischen 35 und 145 cm – sein; für gewöhnlich waren sie jedoch ungefähr 75 cm hoch. Das Material kam meist aus heimischer Gegend: Nußbaum im Süden, Eichenholz oder Birke in Nordfrankreich, Lindenholz in Deutschland oder der Schweiz. Die Statuen wurden entweder aus einem

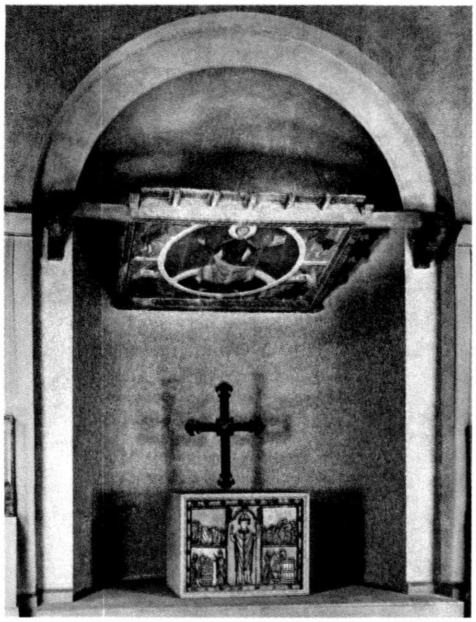

301 – Tabernoles, Kirche – Flacher Baldachin, in rekonstruiertem mittelalterlichem Kontext. 12. Jh. – *Malerei auf Holz* – Barcelona, Museo de Arte de Cataluña

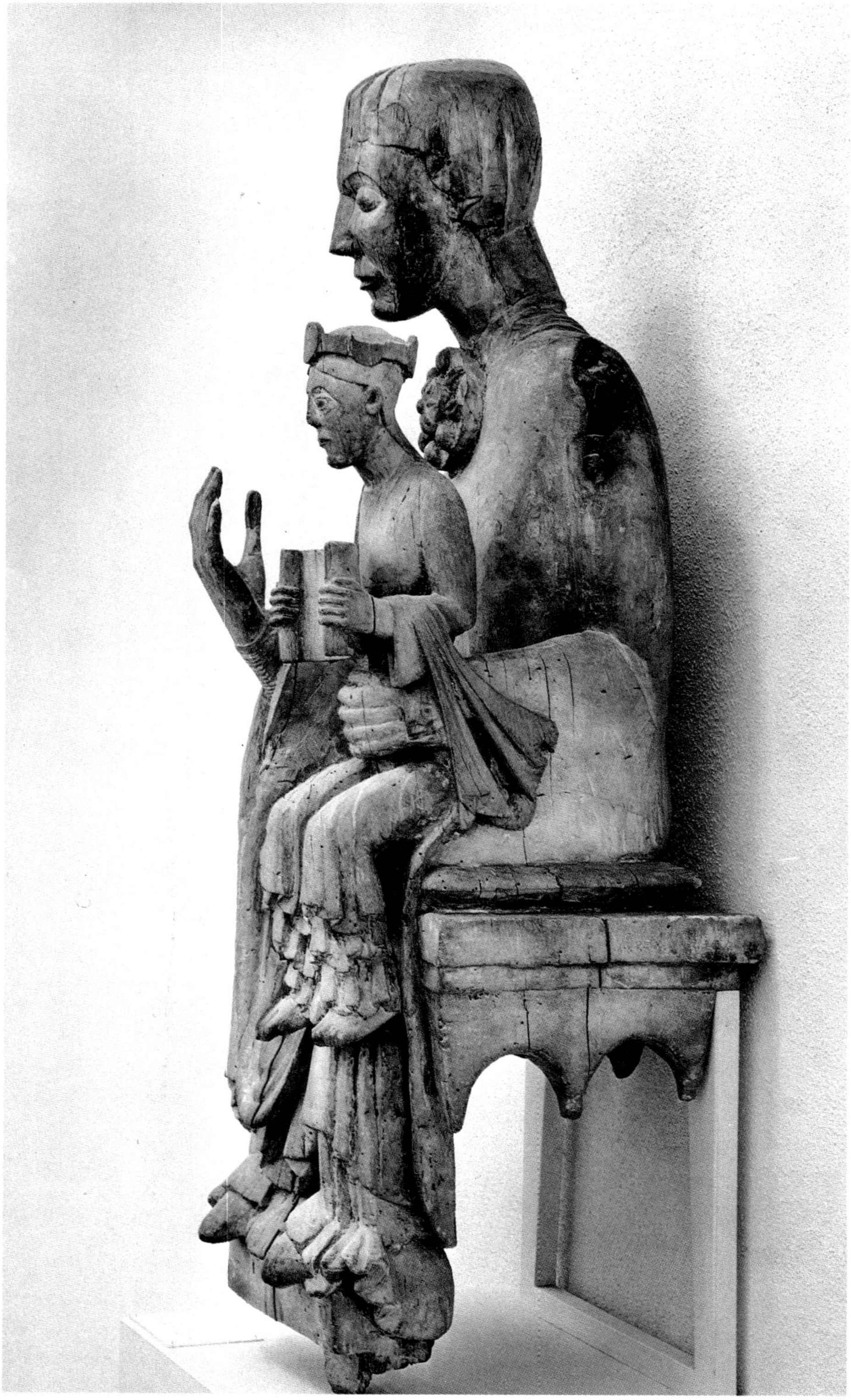

302 – Kanton Luzern – Maria mit dem Kind. Ende 12. Jh. – *Holz; Höhe 0,97 m* – Zürich, Schweizerisches Landesmuseum

einzigen Holzblock geschnitzt, dem das gesondert geschnitzte Kind angefügt wurde, oder aber man zog es vor, kleine Holzteile für sich zu schnitzen und sie anschließend zusammenzusetzen, wobei man zuweilen auf bis zu zwanzig Einzelteile kam. Nach dem Schnitzvorgang und der Montierung wurde der Holzkern für die farbige Fassung vorbereitet. Die Farben sind uns trotz mehrfacher Übermalung bekannt: Hände und Gesichter waren fleischfarben; die Madonna trug eine rote Tunika, darüber einen blauen, zuweilen mit Goldborten geschmückten Mantel; das Gewand des Kindes war blaugrün oder rot und mit einem roten oder blauen Mantel überdeckt. Das vom Kind gehaltene Buch ist oft vergoldet. Einige Statuen sind mit Ausnahme des Gesichtes gänzlich vergoldet (Tournus, Marsat), als sollten sie Goldschmiedestatuen nachahmen.

Das Problem der schwarzen Madonnen verdient eine sorgfältige Untersuchung, da heute zwar viele Exemplare ein schwarzes Gesicht aufweisen, nur wenige jedoch auf das Mittelalter zurückgehen. Ihre Ikonographie ist schon sehr frühzeitig festgelegt, ohne daß man deshalb ihren Ursprung genau zu bestimmen vermöchte. Verschiedene Theorien wurden vorgetragen: Einfluß der byzantinischen Ikonen, Kontakte mit der islamischen Welt, Illustrierung einer Passage des Lieds der Lieder und so fort. Heute neigt man zu regionalen Erklärungen für jeden einzelnen Fall.

Die Madonnenstatue spielte je nach ihrer Stellung im Kirchenraum eine wichtige Rolle in der Liturgie. Sie wurde oft als Reliquiar benutzt und konnte den traditionellen Reliquienschrein ersetzen; in diesem Fall befand sie sich möglicherweise in der Krypta, wie uns Hughes de Poitiers um 1161 bis 1165 von der als Reliquiar verwendeten Madonnenstatue von Vézelay berichtet. Eine solche Verwendungsweise ist auch für die Statuen von Saint-Pierre in Gent um 1114 bis 1132 oder in Abingdon in England nachgewiesen. Die Statue befand sich im allgemeinen auf einem Altar, war jedoch zugleich tragbar, also beweglich, und konnte somit bei Prozessionen mitgeführt oder auch bei geistlichen Spielen benutzt werden. Die Madonna von Angoustrine in der Cerdaña bietet ein Beispiel für eine Altargestaltung, bei der die Madonnenstatue unter einem hölzernen

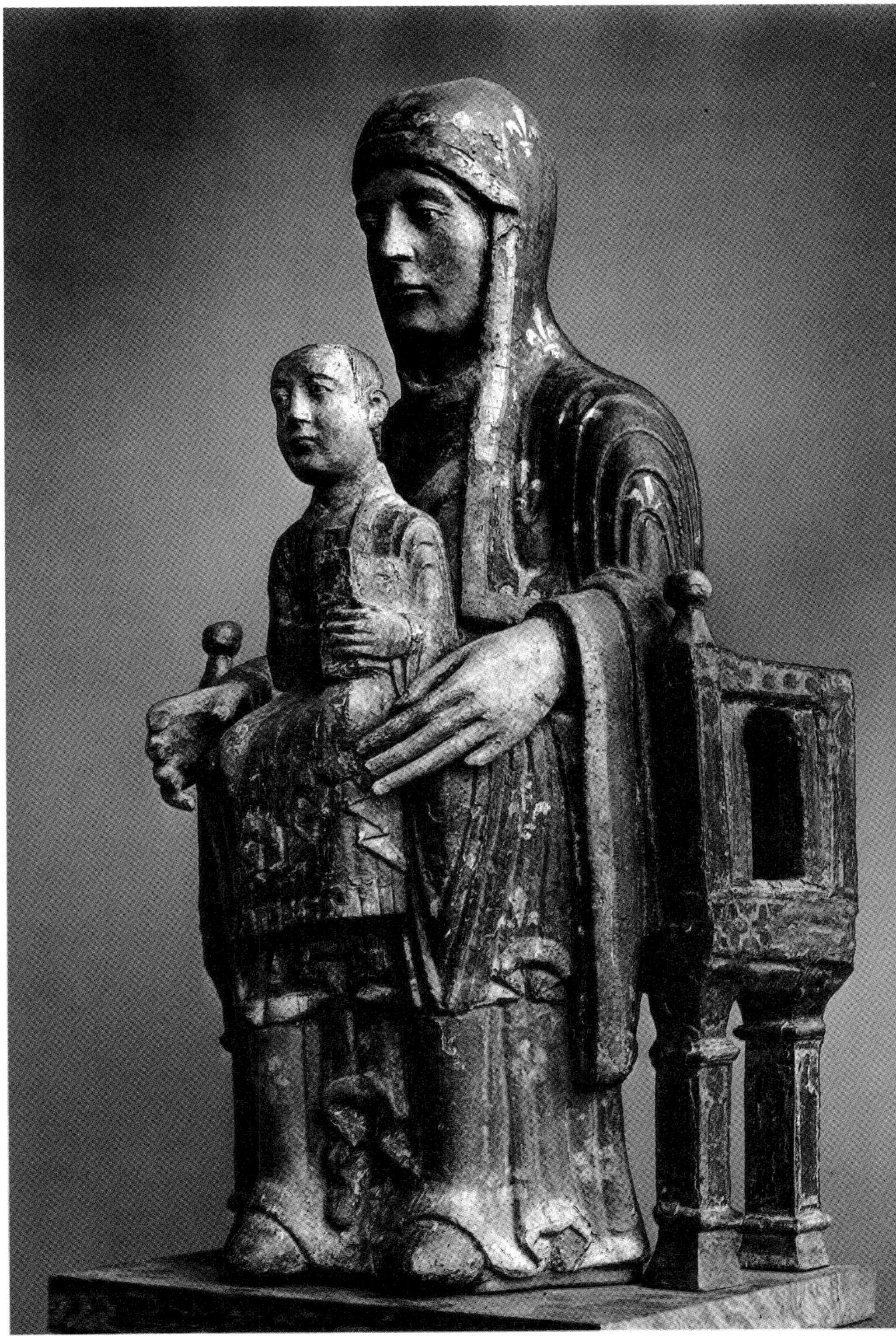

303 – Auvergne – Maria mit dem Kind. 12. Jh. – *Bemaltes Holz* – Saint-Nectaire, Kirche

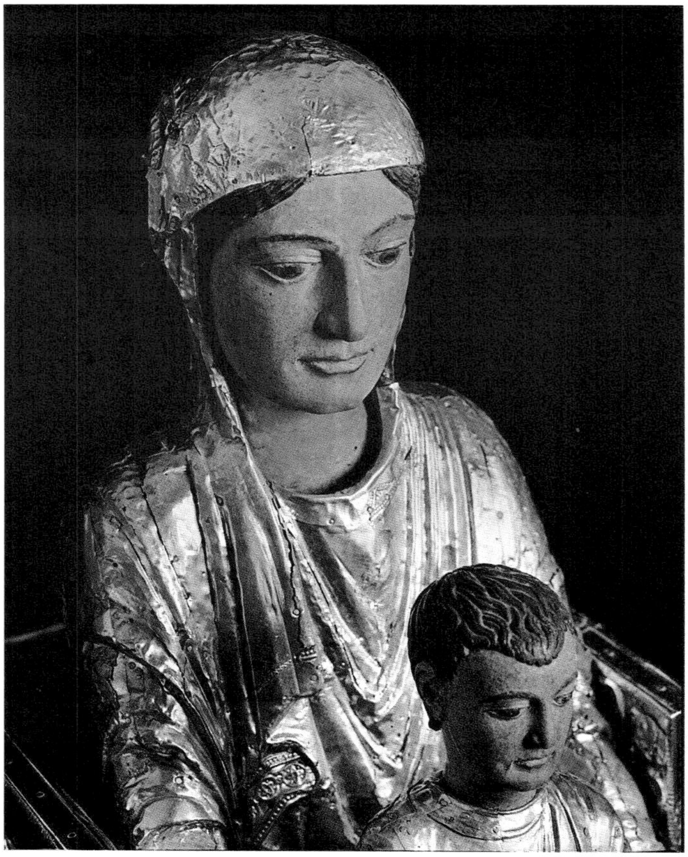

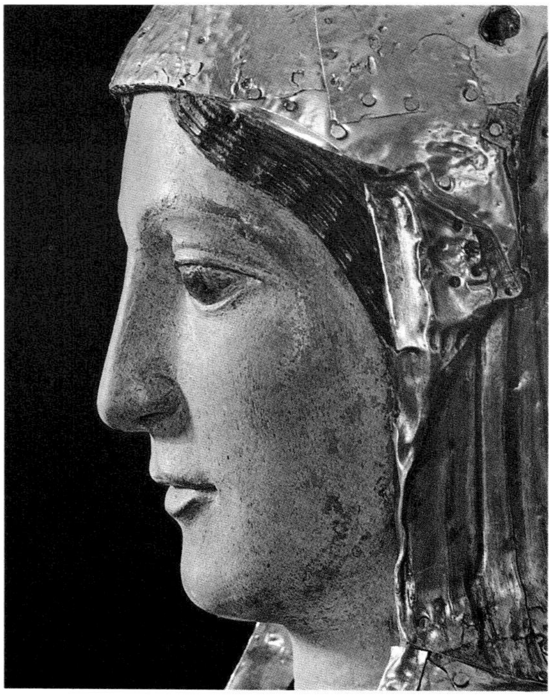

304 und 305 – Auvergne – Maria mit dem Kind (Ausschnitt). 12. Jh. – *Holz, mit versilbertem Kupfer beschlagen; Gesamthöhe 0,74 m* – Orcival, Notre-Dame

Baldachin in ein gemaltes Retabel eingefügt ist.

In Frankreich entstanden Madonnenstatuen in allen Gegenden, die Auvergne ist jedoch die Region, aus der bei weitem die meisten Exemplare erhalten sind. Ein Charakteristikum der auvergnatischen Produktion ist das kalligraphische Spiel des Faltenwurfs; die Stellung des Kindes variiert zuweilen, Maria hingegen ist immer frontal dargestellt. I. H. Forsyth hat drei Stilgruppen unterschieden: die erste, für die die Morgan-Madonna (heute im Metropolitan Museum in New York) sowie die Madonnen von Heume-L'Église und Montvianeix bezeichnend sind, zeigt einen komplizierten Faltenwurf und langgestreckte Proportionen. Die zweite Gruppe mit den Madonnen von Saint-Pourçain-sur-Sioule (heute in Tournus), Orcival, Saint-Flour (Musée des Beaux Arts in Lyon) und Marsat unterscheidet sich von der vorigen Gruppe durch die Stellung des Kindes, das hier schräger gehalten wird. Die dritte Gruppe, zu der die Madonnen von Saugues und La Chaumette (Haute-Loire) gehören, weist Gewänder auf, die ganz von der ovalen Form der Falten bestimmt sind. Die drei Gruppen gehören nichtsdestoweniger zusammen; ihre Datierung ist durch einen Vergleich der Madonna des Südportals von Notre-Dame-du-Port in Clermont-Ferrand mit der in Tournus aufbewahrten Madonnenstatue möglich.

Im Gebiet der Pyrenäen werden für gewöhnlich zwei Gruppen unterschieden: die der Pyrénées-Orientales mit den Madonnen von Corneilla-de-Conflent, Err, Planès, Saint-Michel-de-Cuxa oder Espirà-de-Conflent und jene der Hautes-Pyrénées. Beide Gruppen stellen sich als Ausläufer spanischer Gruppen dar. Die Hauptwerke aus Katalonien sind die Madonna aus Stein der Kathedrale von Solsona und die mehrfach restaurierte schwarze Madonna von Montserrat. Die beiden wichtigsten Gruppen Kataloniens sind die aus der Gegend um Gerona mit der Madonna der Kathedrale und die von Seo de Urgel.

Jede romanische Kunstprovinz der Iberischen Halbinsel besitzt eine bedeutende Anzahl von Madonnenstatuen wie auch von anderen holzgeschnitzten Werken. Die Madonnenstatuen der Gegend von Huesca stehen jenen von Navarra nahe. Das wichtigste Produktionszentrum liegt im Bistum von Roda de Isabena. Kastilien, León und Galizien besitzen ihrerseits typische Serien, die im einzelnen hier aufzuzählen unmöglich ist. Um trotzdem wenigstens auf die große Bedeutung der Produktion von holzgeschnitzten Werken in diesen Gegenden hinzuweisen, genügt es, die Aufmerksamkeit auf zwei von J. Cudiol entdeckte Männerköpfe zu lenken, die ehemals im Kloster Santa María in Sahagún aufbewahrt wurden. Diese sehr großen und bereits gotischen Köpfe sind Zeugen für eine Monumentalplastik aus Holz, die gleichberechtigt neben der Steinbildhauerei steht.

Soweit sich in Burgund qualitätvolle Holzschnitzereien erhalten haben, zeigen sie – wie auch in anderen Gebieten –

einen deutlichen Bezug zur zeitgenössischen Monumentalskulptur. Bei der Madonna von Autun (heute in der Cloisters Collection in New York) fällt die graphische Behandlung der langgezogenen Falten auf, die mit jener der Werkstatt des Gislebertus verglichen wurde. Die Übereinstimmungen mit der Monumentalskulptur treten in der heute verstümmelten Statue von Notre-Dame de Bon Espoir in Dijon vielleicht noch deutlicher zutage. Beide jeweils aus einem einzigen Block gearbeiteten Statuen werfen das Problem des stilistischen Zusammenhangs zwischen Burgund und der Île-de-France an der Schwelle zur gotischen Kunst auf – insbesondere wenn man die Falten, die Bauch und Brust der Madonna umspielen, wie auch die Behandlung der Haare genau betrachtet.

Im Norden sind diese Berührungen noch eindeutiger und wurden vielfach festgestellt. Die Madonna des Fogg Art Museum wurde oft mit dem Tympanon der Kathedrale von Senlis in Beziehung gebracht. Die thronende Madonna von Jouy-en-Josas stellt den Höhepunkt dieser Entwicklung dar und wurde trotz zahlreicher Restaurierungen stilistisch mit den eben genannten Skulpturen von Senlis verglichen. Sie besitzt darüber hinaus besondere Bedeutung durch die eigentümliche Stellung des Kindes, das stehend – von zwei Engeln getragen – dargestellt ist. Die Übereinstimmungen zwischen den hölzernen Madonnen und der Monumentalskulptur aus Stein nahmen allgemein zu, seit von der Mitte des 12. Jahrhunderts an im Norden Frankreichs steinerne Madonnen an Torpfeilern und Tympana ihren Platz fanden.

Kruzifixe

Die farbig gefaßten plastischen Darstellungen des ans Kreuz genagelten Christus sind ebenso zahlreich wie die Madonnenstatuen. Die häufig aus drei oder vier Stücken zusammengefügte Figur Christi kann mit einer langen Tunika bekleidet oder auch nur mit einem Lendenschurz versehen sein. Im allgemeinen wird Christus in beiden Fällen und während der ganzen romanischen Zeit lebend dargestellt – ein Symbol seines Sie-

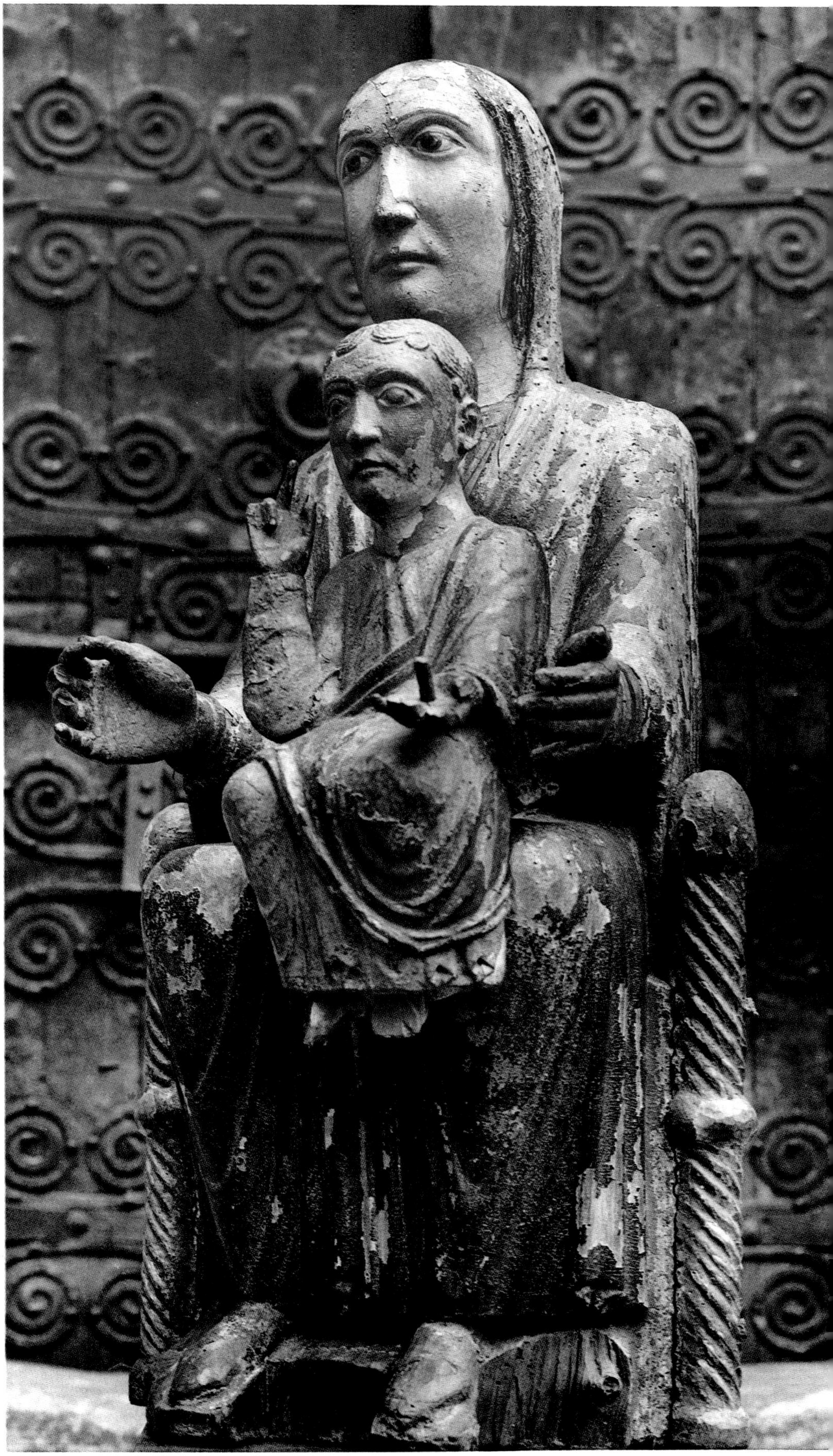

306 – Ostpyrenäen – Maria mit dem Kind. 12. Jh. – *Bemaltes Holz* – Corneilla-de-Conflent, Prioratskirche

ges über den Tod. Der Ursprung beider Typen reicht weit zurück, denn sie sind mindestens seit dem 6. Jahrhundert an verschiedenen Exemplaren nachzuweisen.

Der mit einer langen taillierten Tunika bekleidete und in majestätischer Haltung dargestellte Christus am Kreuz hat im Westen weite Verbreitung gefunden. Der berühmte *Volto Santo* von Lucca spielte bei dieser Ausbreitung sowohl in Italien als auch in Frankreich, Katalonien oder in den germanischen Ländern eine bedeutende Rolle. Der Überlieferung nach soll der *Volto Santo* von Nikodemus, einem Jünger Christi, aus einem Baum des Ölbergs geschnitzt worden sein. Nachdem dieser Kruzifixus in die Toskana gelangt und nach Lucca gebracht worden war, bildete er sofort das Ziel andauernder Pilgerzüge. Übereinstimmend wird heute der *Volto Santo* von Lucca an das Ende des 12. Jahrhunderts oder den Anfang des 13. Jahrhunderts datiert. Mit seinem würdigen Ausdruck, der langen, in breiten Falten niederfallenden Tunika und dem klaren, bedeutenden, von langen Haaren und einem Vollbart umrahmten Haupt prägte der Kruzifixus von Lucca die typischen Züge einer ganzen Serie. Auf diesen Prototyp gehen der Kruzifixus von Bocca di Magra (wahrscheinlich eine im 12. Jahrhundert hergestellte Kopie des ersten *Volto Santo*) sowie die Kruzifixe der Kathedrale von Mailand, von San Sepolcro in der Toskana, von Barcelona (Majestas Batllo), von Cruilles und La Trinité auf katalanischem Gebiet, von Saint-Michel-d'Aiguilhe in Le Puy und schließlich von Braunschweig zurück.

Die zu diesem Typus gehörigen Kruzifixe sind sehr zahlreich und haben regionale Varianten, die sich in der Behandlung – oder dem Fehlen – der Falten, der Haarlänge, der Kopfhaltung in Bezug zum Körper, im Vorkommen oder dem Fehlen einer Krone, der Bemalung und so weiter unterscheiden. In manchen Gebieten – wie in Katalonien – hat man diesen Typus bevorzugt, in anderen – wie etwa der Auvergne – ist der unbekleidete Christus häufiger.

Um die Vordringlichkeit einer gebietsvergleichenden Untersuchung zu unterstreichen, kann man ein besonders bedeutendes und umstrittenes Werk als Beispiel anführen – den bemalten hölzernen Kruzifixus, der in der Kirche Saint-

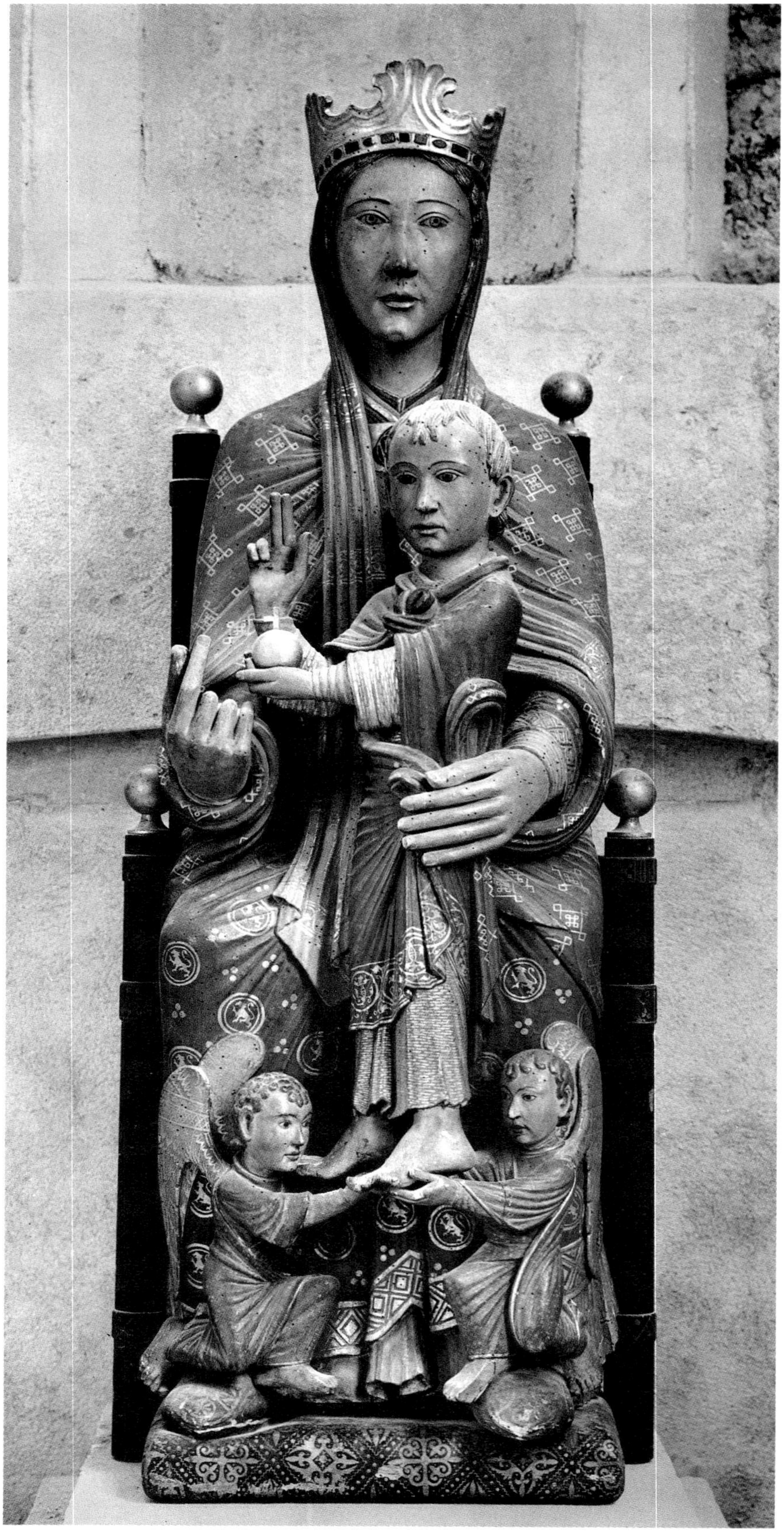

307 – Nordfrankreich – Maria mit dem Kind, sogenannte ‹Madonna la Diège›. 12. Jh. – *Bemaltes Holz* – Jouy-en-Josas, Kirche

Pierre in Moissac aufbewahrt wird. W. Sauerländer hat bewiesen, daß dieser Kruzifixus ein romanisches Werk ist, das zu gleicher Zeit wie das berühmte Figurentympanon entstand. Der auf ein Astkreuz genagelte Christus ist unbekleidet, nur mit einem über die Knie niederfallenden Lendenschurz dargestellt; die Arme sind leicht angewinkelt, das Haupt mit geschlossenen Augen ist zügig und mit großer Sicherheit modelliert; zu beiden Seiten des Kopfes fallen die Haare in breiten Strähnen nieder. Die Behandlung der Haare und des Gesichtes, vor allem aber die Wiedergabe der scharf geschnittenen Falten und der Borten des Lendenschurzes gleichen dem Haupt und dem Gewand der Christusfigur vom Tympanon der Abtei und können mit mehreren Einzelheiten der Skulpturen des Portikus verglichen werden. Der Kruzifixus von Moissac soll das Werk ebenjener Bildhauer sein, die auch am Portal gearbeitet haben. Sein Typus ist in der ersten Hälfte des 12. Jahrhunderts sehr selten, vor allem wenn man ihn mit späteren Werken aus der Auvergne oder dem Midi in Beziehung setzt. Kann man, von

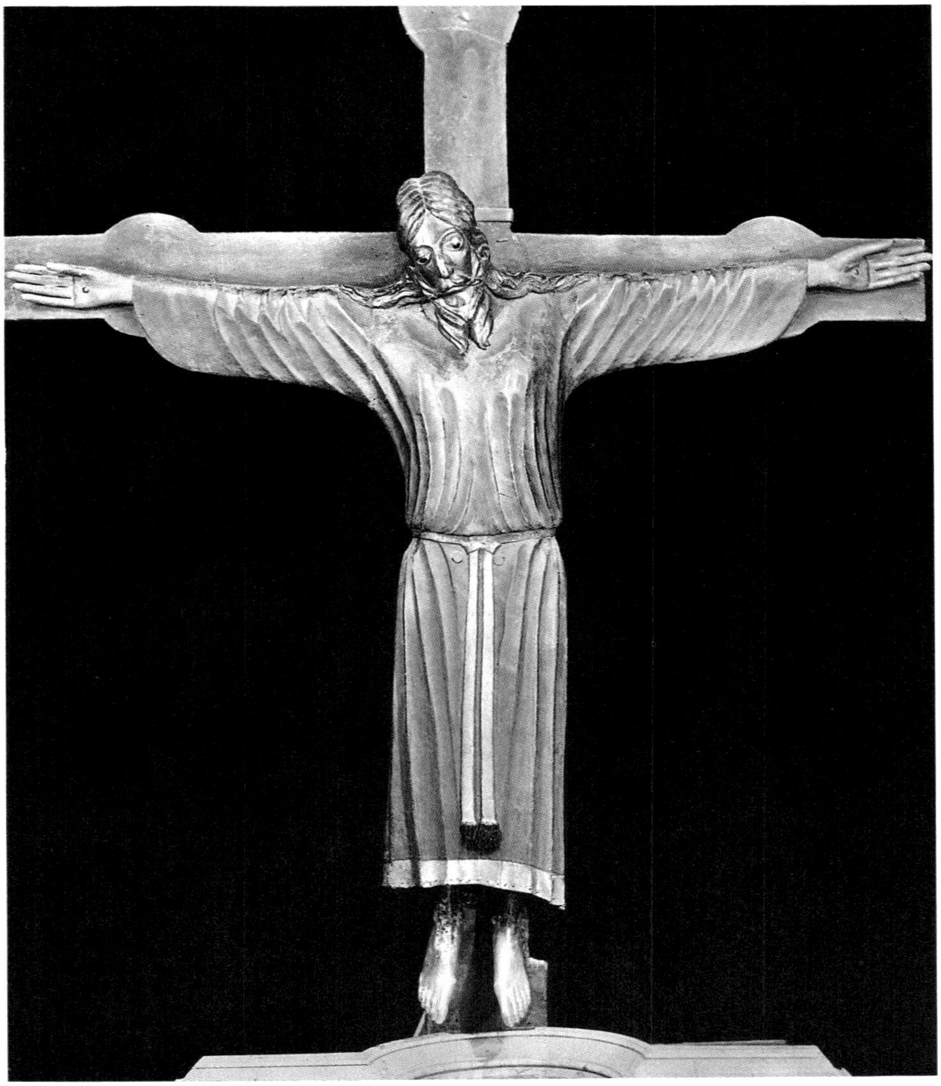

308 – Katalonien – Kruzifix, sogenannte ‹Majestas Batllo› (Ausschnitt). Mitte 12. Jh. – *Bemaltes Holz; Gesamthöhe 0,92 m* – Barcelona, Museo de Arte de Cataluña

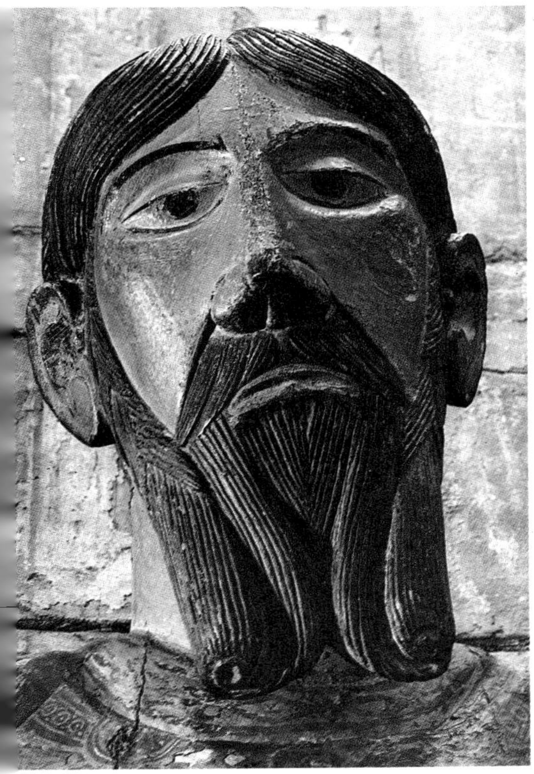

309 – Italien – Kruzifix, sogenannter ‹Volto Santo›. Ende 12. oder Anfang 13. Jh. – *Bemaltes Holz* – Lucca, Kathedrale

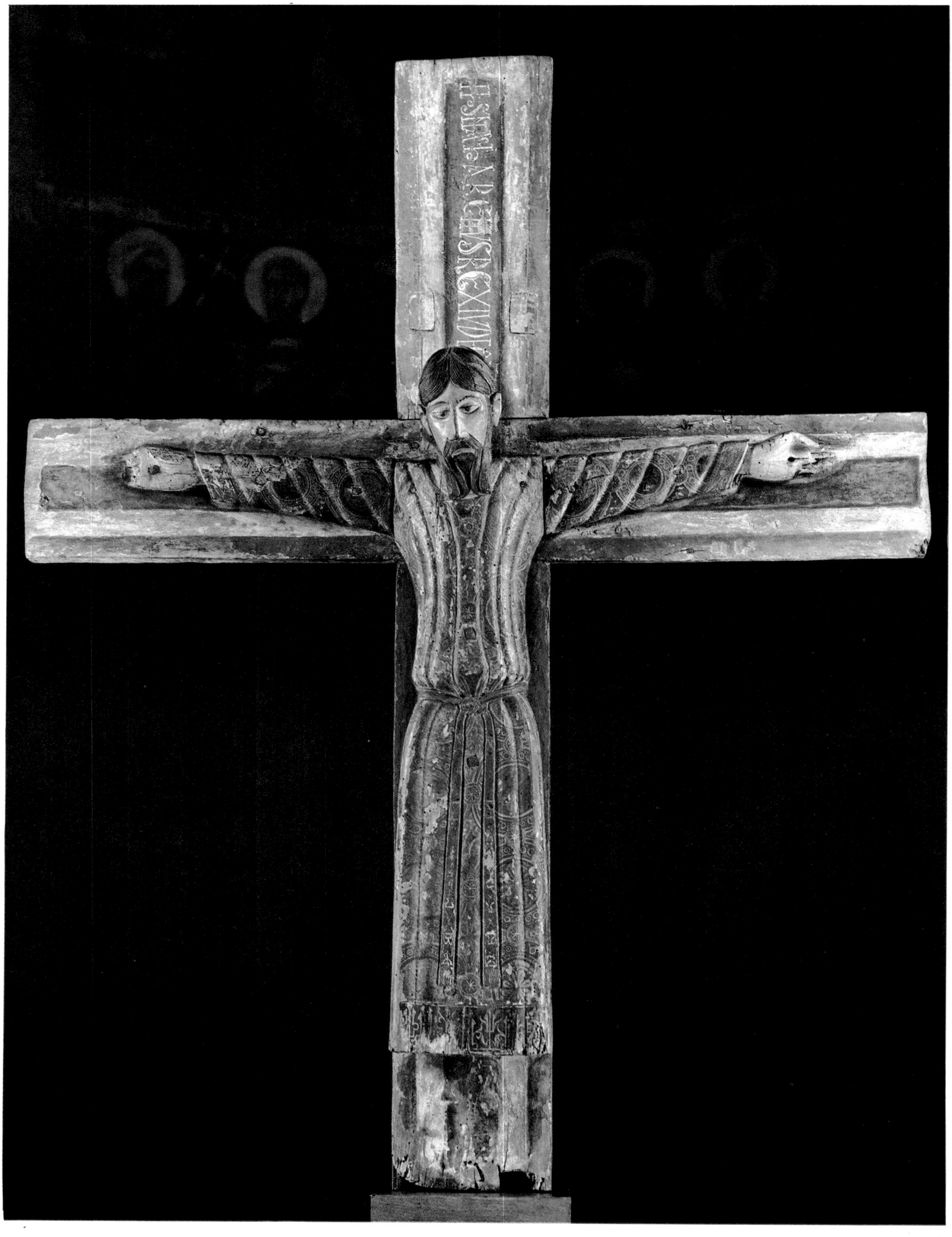

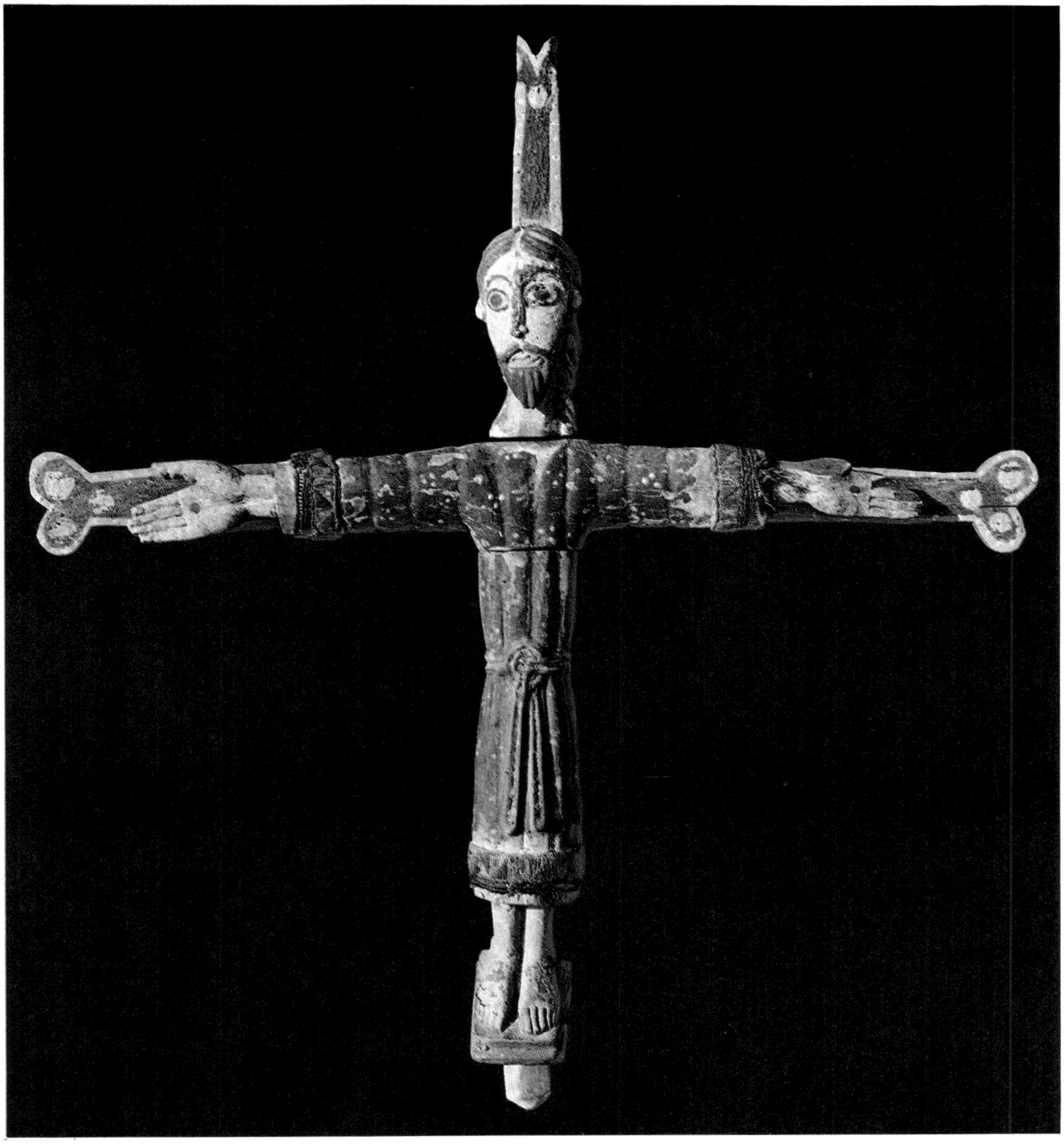

311 – Auvergne – Kruzifix (Reliquiar). 12. Jh. – *Bemaltes Olivenholz; Höhe 0,26 m* – Le Puy, Saint-Michel-d'Aiguilhe

diesem Vergleich ausgehend, Allgemeines über die Arbeit in den Werkstätten der Bildhauer oder Holzschnitzer aussagen? Es scheint schwierig, eine allgemeine Regel aufzustellen, da zu viele Holzskulpturen verschollen sind. Die Feststellung mag daher genügen, daß diese Analogien in vielen Fällen deutlich sind.

Kreuzabnahmegruppen

Die Szene der Kreuzabnahme erscheint am Ende der karolingischen Zeit zur Illustrierung des Evangeliums und entwickelt sich gegen Ende der romanischen Epoche zur Vollplastik. Diese Ensembles bestehen im allgemeinen aus dem Gekreuzigten, der von Joseph von Arimathia gehalten wird, Nikodemus, der diesem beisteht, Maria und dem heiligen Johannes sowie zuweilen den beiden Schächern. Von den zahlreichen Varianten der Gruppe entsprechen die vier geläufigen vier verschiedenen Momenten der Szene: Christus ist noch ans Kreuz genagelt, die rechte Hand ist bereits vom Kreuz losgelöst, beide Hände sind bereits losgelöst oder aber der Leichnam Christi ist bereits völlig vom Kreuz genommen.

Etwa fünfzehn Ensembles sind in Italien erhalten, wenn man jene Kruzifixe nicht mitzählt, die einst zu einer Gruppe gehörten, heute aber auseinandergerissen sind. Das älteste Fragment einer solchen Kreuzabnahme ist der auf etwa 1170 datierte Kruzifixus von Badia di San Anti-

310 – Katalonien – Kruzifix, sogenannte ‹Majestas Batllo›. Mitte 12. Jh. – *Bemaltes Holz; Höhe 0,92 m* – Barcelona, Museo de Arte de Cataluña

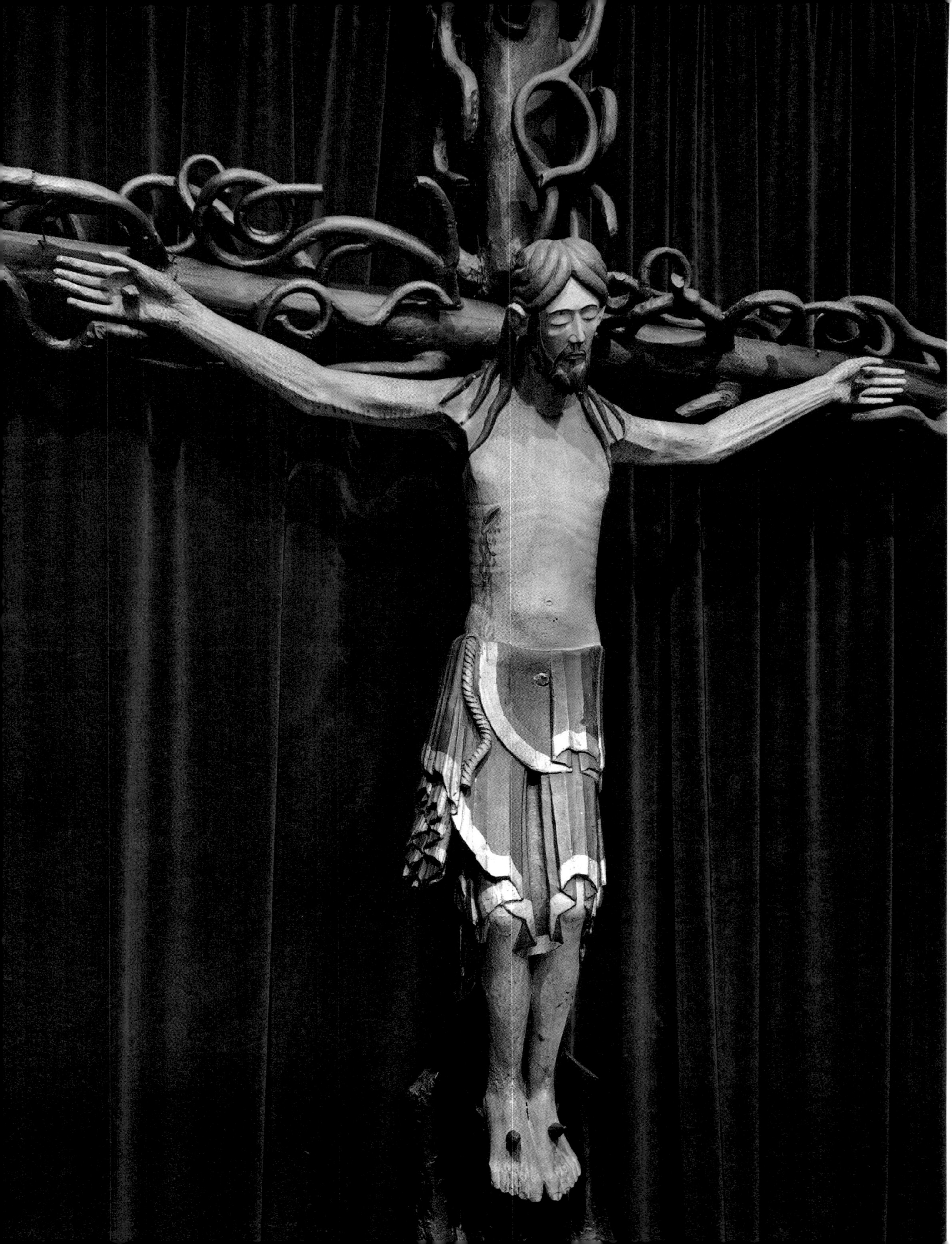

mo in der Toskana. Zwei Statuen des Musée de Cluny, Paris, sollen aus der Gegend von Arezzo stammen. Die einzigen zwei vollständig erhaltenen Gruppen in Italien sind diejenige aus Volterra, in der Nikodemus die Nägel aus den Füßen Christi zieht, und jene der Kathedrale von Tivoli. Sie sollen beide im ersten Viertel des 13. Jahrhunderts und kurz vor der Figurengruppe des Louvre entstanden sein.

Diese überaus majestätischen und beeindruckenden Gruppen sind Monumentalensembles aus unabhängigen, vollplastisch gearbeiteten Figuren. Anläßlich einer Ausstellung wurde vor kurzem die Kreuzabnahmegruppe des Louvre einer Laboruntersuchung unterzogen: drei Statuen sind aus Pappelholz, die vierte aus Weidenholz geschnitzt. Die Figur des Joseph von Arimathia ist aus zehn Einzelteilen mit Hilfe von Holzbolzen und Kitt zusammengesetzt. Auf die hohe Qualität der Bemalung ist ebenfalls hinzuweisen.

In Katalonien, vor allem im Pyrenäengebiet, ist eine kaum geringere Anzahl von Kreuzabnahmegruppen erhalten. Eine Gruppe bilden die zahlreichen Exemplare aus Erill, die alle aus derselben Werkstatt stammen (Tahull, Erill, Durro, Fogg Art Museum usw.). Alle diese Exemplare haben gemeinsame Stilmerkmale, wie ein Vergleich der Christusfiguren, Mariens oder anderer Figuren deutlich werden läßt. So trägt zum Beispiel die Muttergottes, die mit einem in breiten Falten niederfallenden Gewand bekleidet ist, einen für diese Werkstatt typischen Kopfschmuck. Die Anatomie des nackten Oberkörpers Christi und der beiden – bei katalanischen Kreuzabnahmen nie fehlenden – Schächer bildet ein weiteres Kennzeichen für die Arbeiten dieser Werkstatt: das Sternum wird durch horizontale Linien und die Rippen immer durch zarte parallele Einschnitte wiedergegeben.

Aus der weniger bekannten Werkstatt von Seo de Urgel soll der Kruzifixus des Museo Frederico Mares in Barcelona und der des Bostoner Gardner Museum stammen. Auf keinen der beiden Stücke finden sich die Kennzeichen der Werkstatt von Erill – mit nur zwei Zuweisungen ist die Produktion der Werkstatt von Seo de Urgel jedoch schwer zu beschreiben.

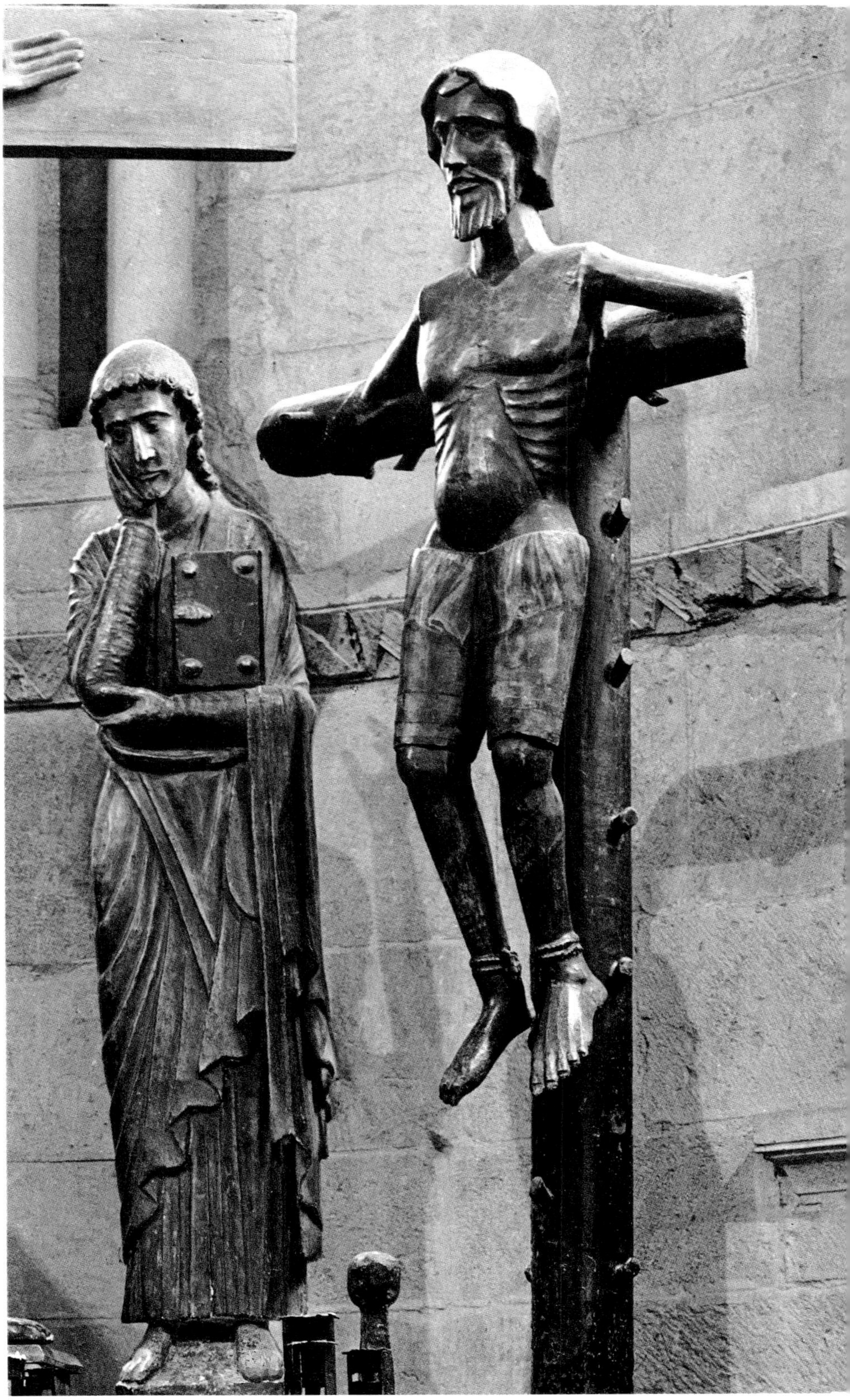

313 – Katalonien – Kreuzabnahme. Ausschnitt: Der heilige Johannes und ein Schächer. 1251 –. *Bemaltes Holz* – San Juan de les Abadesses, Abteikirche

312 – Moissac – Kruzifix auf einem Astkreuz. 1120–1140 – *Bemaltes Holz* – Moissac, Saint-Pierre

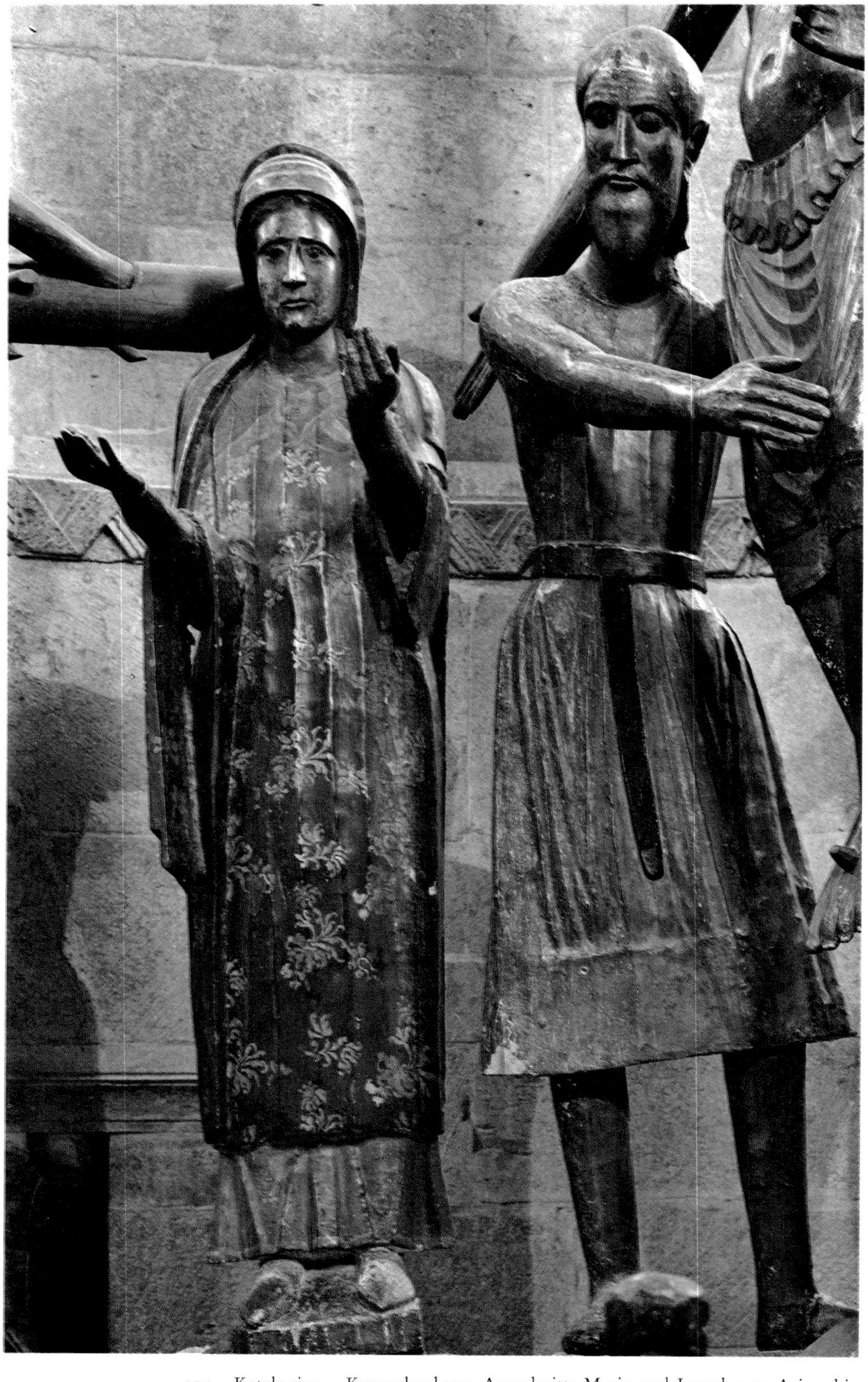

314 – Katalonien – Kreuzabnahme. Ausschnitt: Maria und Joseph von Arimathia. 1251 – *Bemaltes Holz* – San Juan de les Abadesses, Abteikirche

Die bekannteste und bei weitem besterhaltene katalanische Kreuzabnahme ist die von San Juan de les Abadesses; einmalig ist ihre Entstehungsgeschichte. Es ist bekannt, daß das Werk von einem Gläubigen aus der Stadt San Juan, namens Dulcet, finanziert wurde und daß dieser auch Nußbaum- und Tannenholz nach Ripoll Tarascó für die – für den Marienaltar bestimmten – Figuren lieferte. Das Werk war am 16. Juni 1251 vollendet. Die Gruppe besteht aus sieben Statuen, die in einem sehr strengen Stil ausgeführt sind, der möglicherweise auf die der Klosterwerkstatt von Ripoll zugeschriebenen Holzfiguren zurückgeht. In die Stirn der Christusfigur ist eine Höhlung gegraben, die vom Moment der Weihe an eine Hostie aufnehmen sollte. Weitere Reliquien waren im Rücken aufbewahrt. Den Texten zufolge war die Kreuzabnahme von San Juan de les Abadesses auf dem Hauptaltar der Kirche oder in unmittelbarer Nähe desselben aufgestellt. Diese Plazierung unterscheidet sich von jener der anderen, vor allem der italienischen Ensembles. Der für die Osterliturgie bestimmten Kreuzabnahme war im Kirchenraum ein bevorzugter Platz vorbehalten. Die großen Kruzifixe aus Holz wurden in Italien oder Deutschland zuweilen inmitten des Hauptschiffs der Kirche aufgestellt, meist jedoch oberhalb der die Priesterschaft von den Gläubigen trennenden Schranken. Die Gruppe des Klosters Las Huelgas in Burgos befindet sich noch heute an dieser Stelle und bestätigt somit diese Plazierung für bestimmte Kreuzabnahmen.

Die Holzschnitzerei – zugleich Kunst und Handwerk – war eine der Hauptaktivitäten des mittelalterlichen Kunstschaffens. Ihr Studium erleichtert das Verständnis der zunehmenden Spezialisierung in diesem Beruf und läßt die engen Verbindungen erkennen, die zwischen Kunsthandwerkern und Künstlern, die mit unterschiedlichen Materialien und in einander ergänzenden Techniken arbeiteten, bestanden. Die großen Übereinstimmungen, die bestimmte Holzskulpturen mit der steinernen Monumentalplastik aufweisen, bestätigen die Annahme, daß die Bildhauer der Steinskulpturen nach Holzmodellen arbeiteten.

315 – Katalonien – Kreuzabnahme. 1251 – *Bemaltes Holz* – San Juan de les Abadesses, Abteikirche

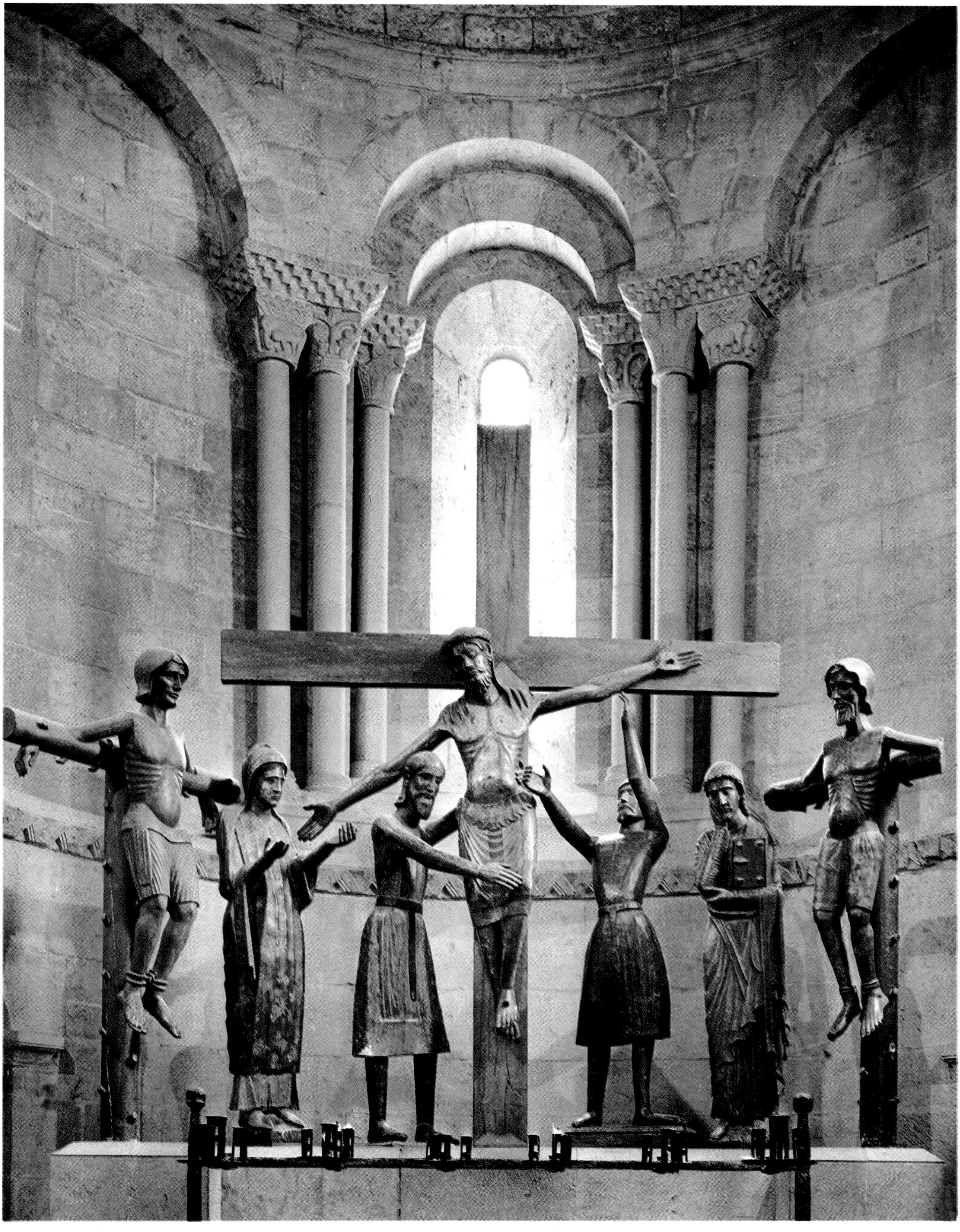

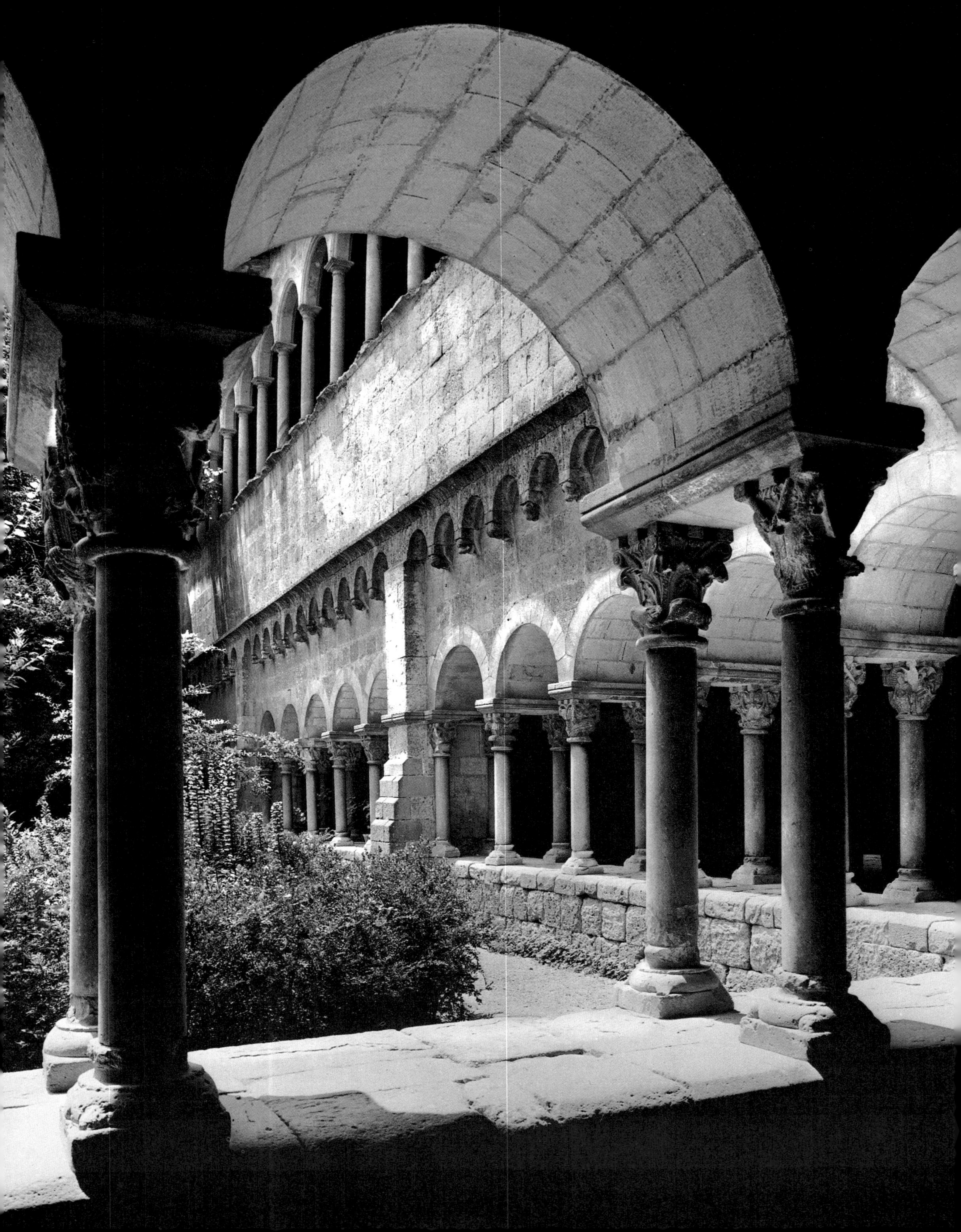

ANHANG

316 – *zu S. 104* – Sant Benet de Bages – Kreuzgang (Ausschnitt). 12. Jh.

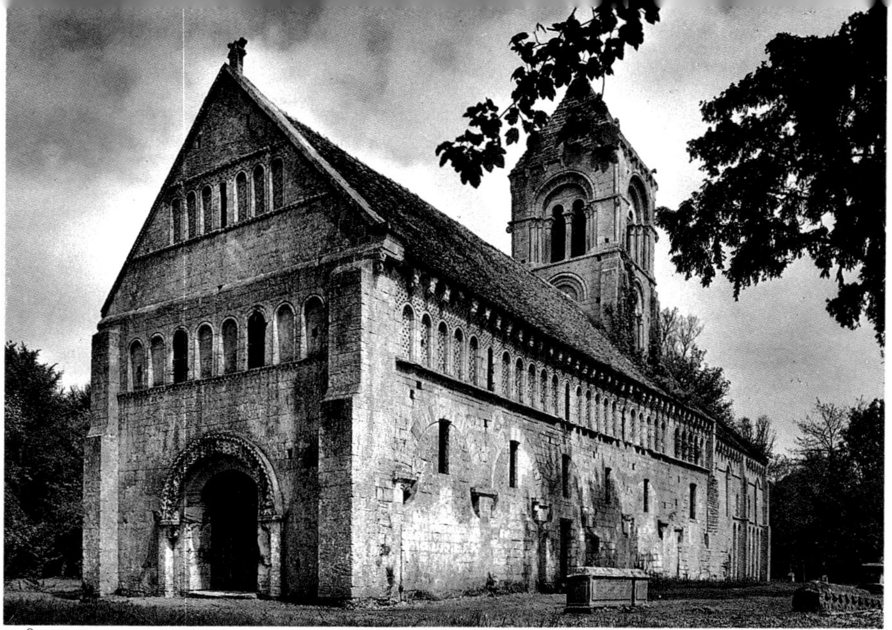

318

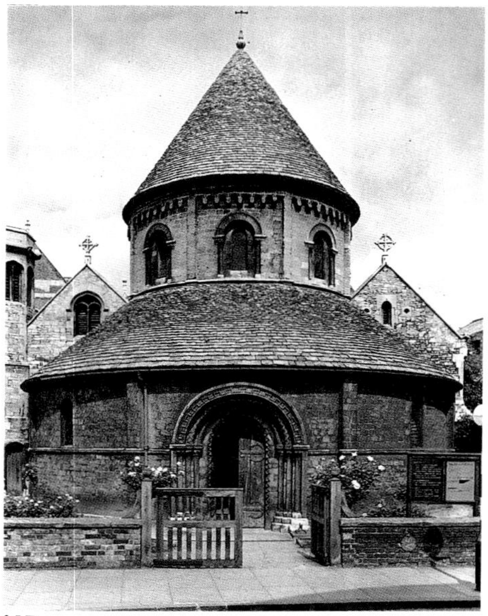

317

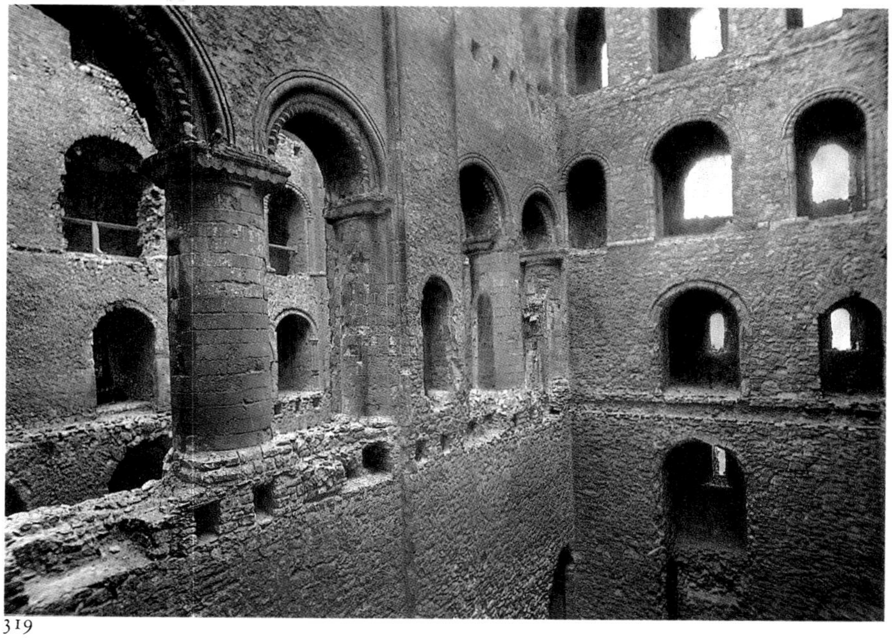

319

317 – *zu S. 125* – Cambridge – Rotunde des Heiligen Grabes. Nach 1130

318 – *zu S. 58* – Thaon – Kirche: Gesamtansicht. 11. Jh.

319 – *zu S. 30* – Rochester – Donjon: Die große Halle. Um 1130

320 – *zu S. 73* – Gerona, Kathedrale – Bischofsthron. 11. Jh. – *Marmor*

321 – *zu S. 94* – Perpignan, Kollegiatskirche Saint-Jean-Baptiste – Majestas Domini und Heiligenfiguren. Anfang 13. Jh.

322 – *zu S. 19* – Cluny – Privathaus: Fassade mit Portal und drei gekuppelten Fenstern (Arkadenfenster). 12. Jh.

323 – *zu S. 110* – Montceaux-l'Étoile, Kirche – Tympanon: Himmelfahrt Christi. 12. Jh.

324 – *zu S. 89* – Saint-Michel-de-Cuxa, Kirche – Fassade der Empore. Ausschnitt: Symbole der Evangelisten. Mitte 12. Jh.

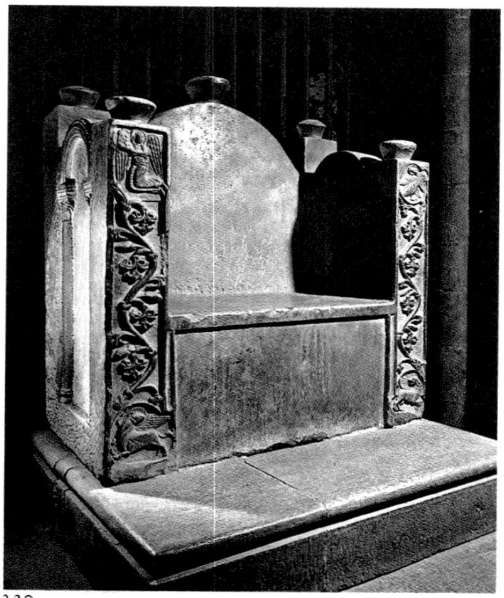

320

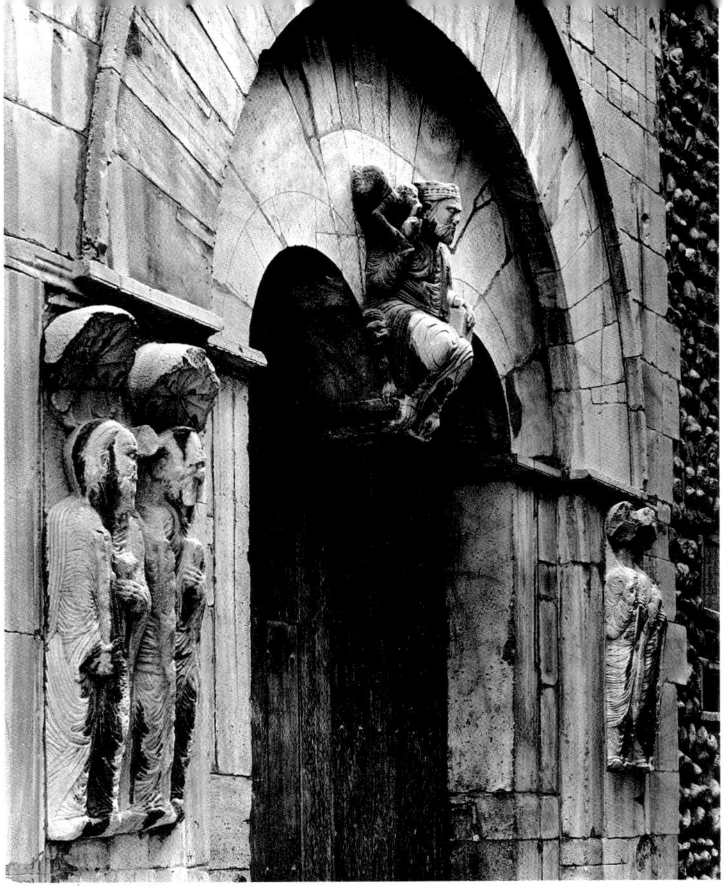

321

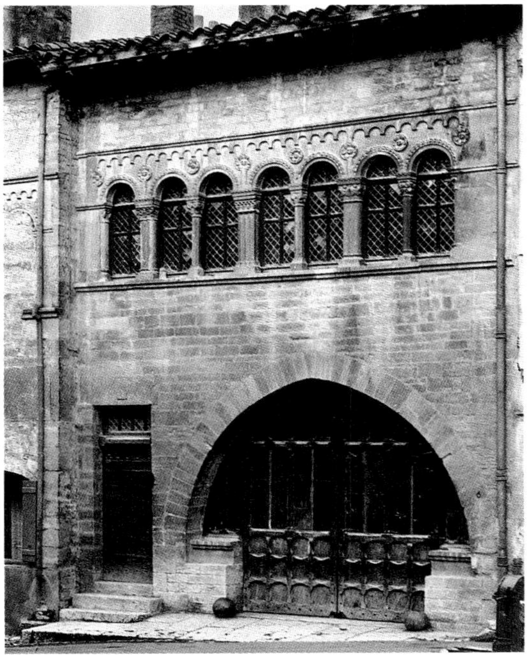

322

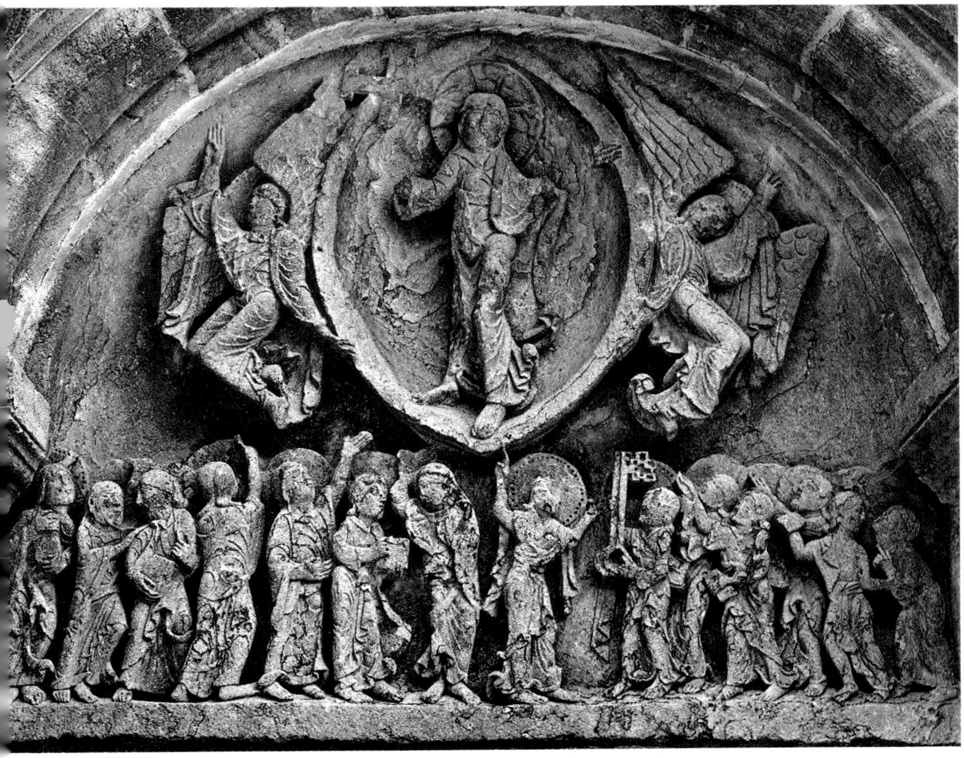

323

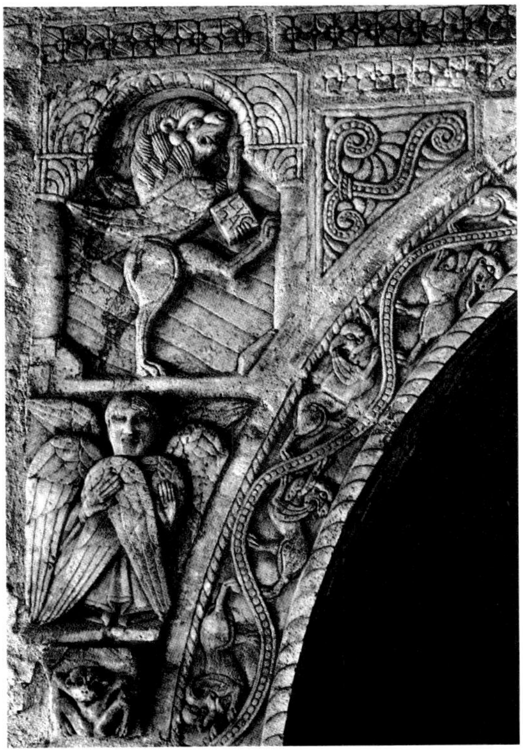

324

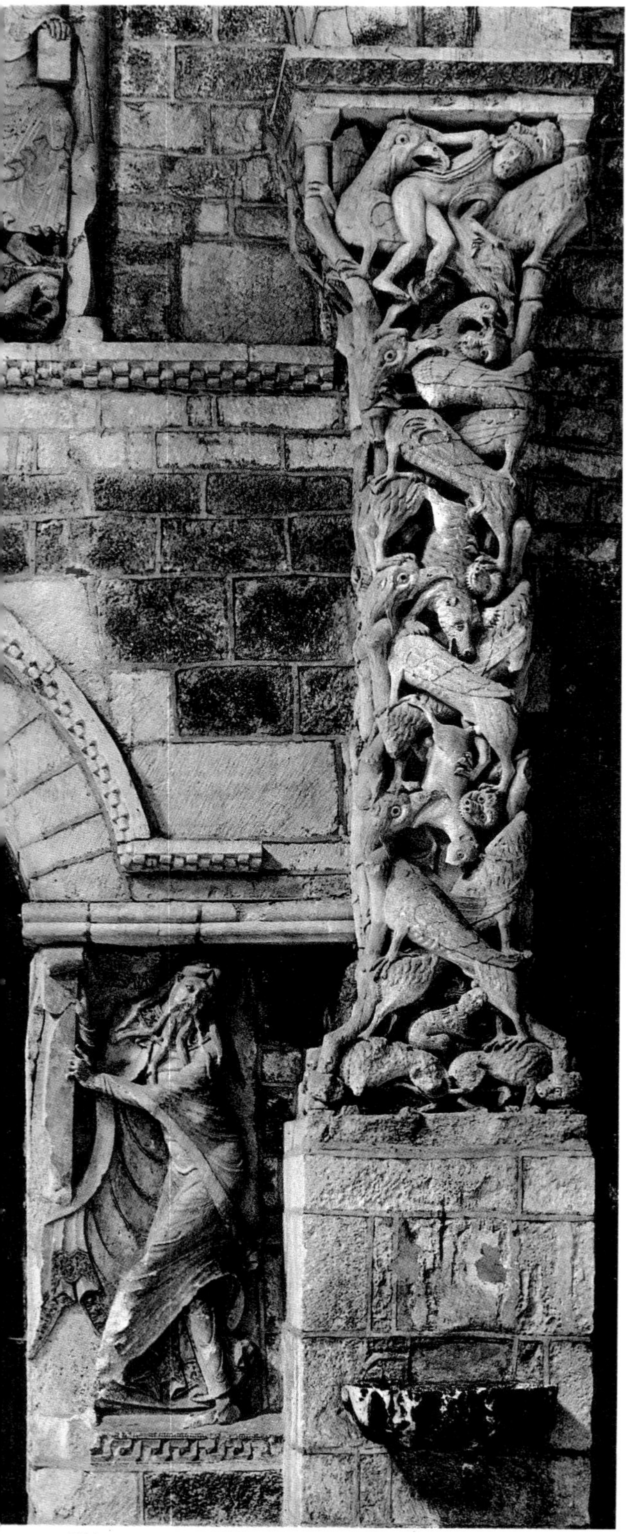

325

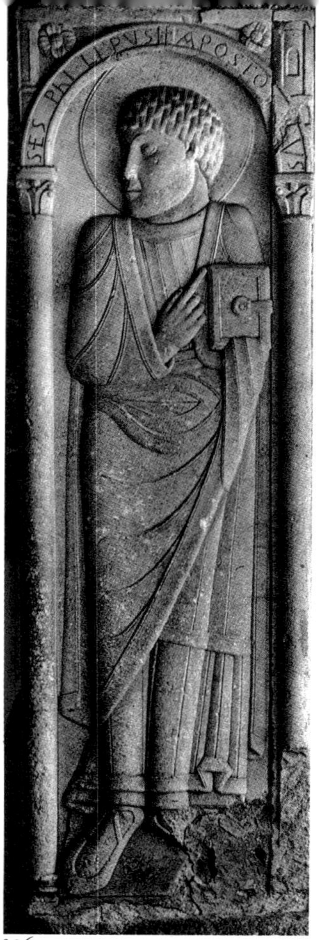

326

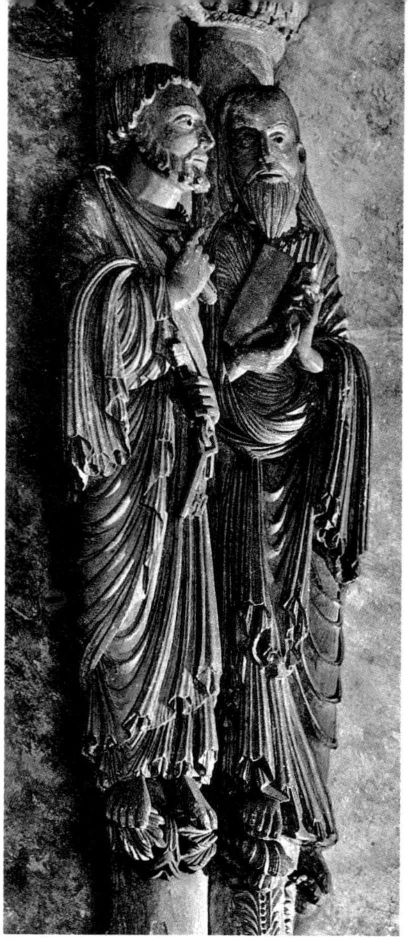

327

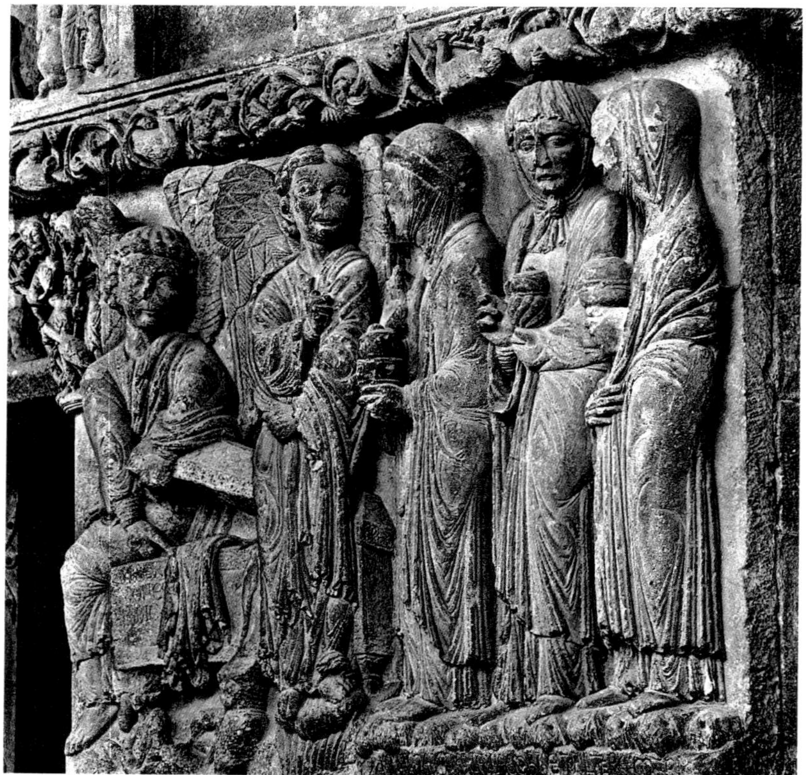

328

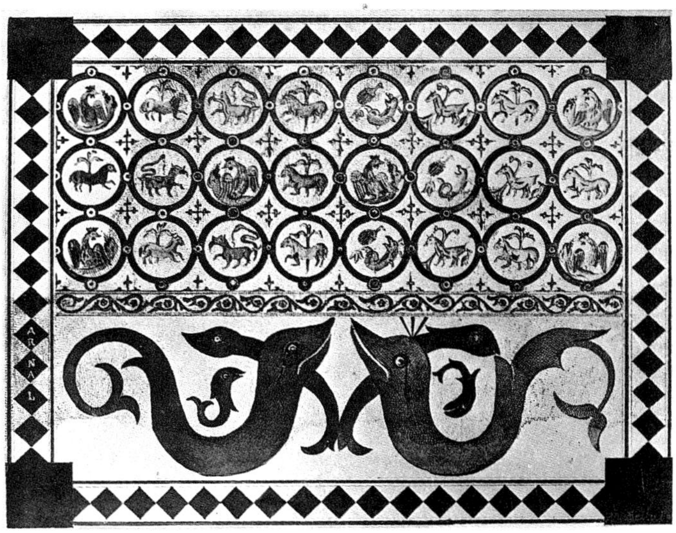

329

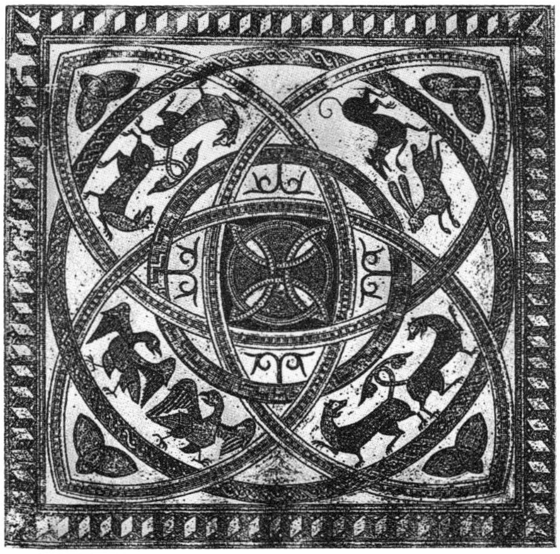

330

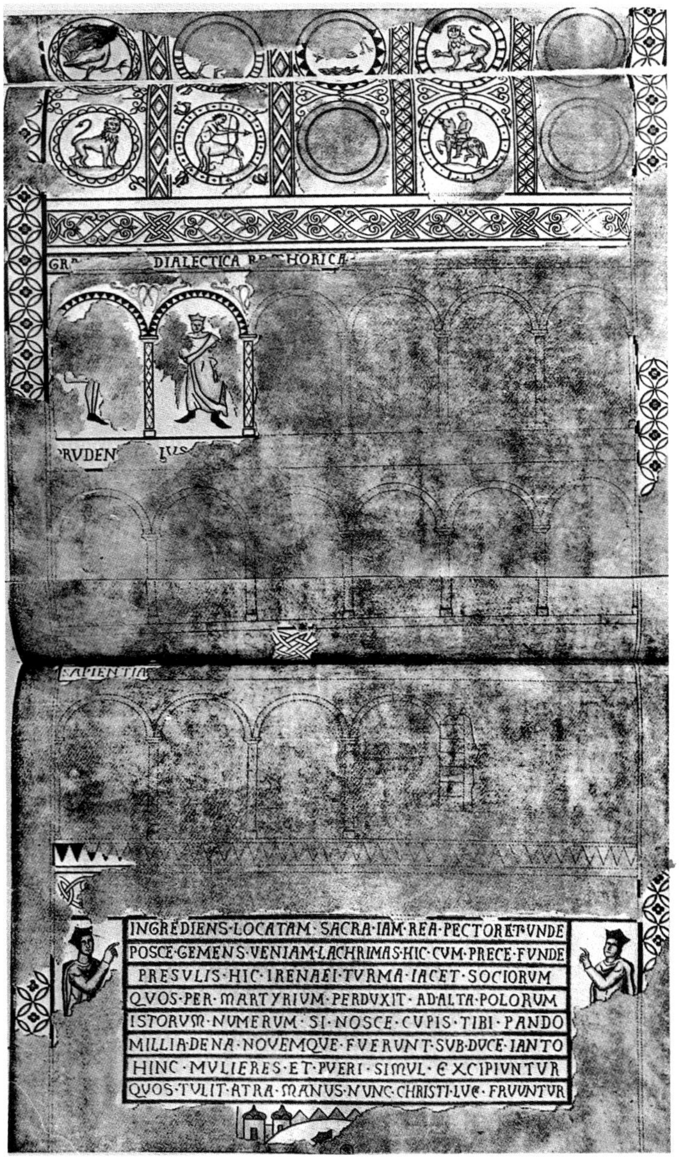
DIALECTICA
INGREDIENS·LOCATAM·SACRA·IAM·REA·PECTORE·TVNDE
POSCE·GEMENS·VENIAM·LACHRIMAS·HIC·CVM·PRECE·FVNDE
PRESVLIS·HIC·IRENAEI·TVRMA·IACET·SOCIORVM
QVOS·PER·MARTYRIVM·PERDVXIT·AD·ALTA·POLORVM
ISTORVM·NVMERVM·SI·NOSCE·CVPIS·TIBI·PANDO
MILLIA·DENA·NOVEMQVE·FVERVNT·SVB·DVCE·IANTO
HINC·MVLIERES·ET·PVERI·SIMVL·EXCIPIVNTVR
QVOS·TVLIT·ATRA·MANVS·NVNC·CHRISTI·LVCE·FRVVNTVR

331

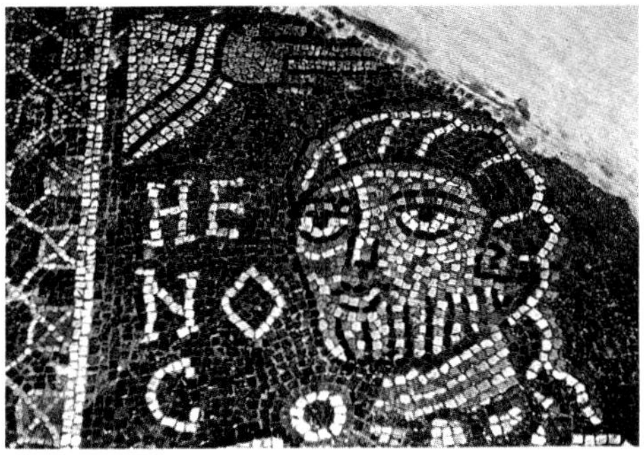
HE
NO
C

332

325 – *zu S. 80* – Souillac, Sainte-Marie – Fragmente des alten Portals, heute auf der Innenseite: Der Prophet Jesaia und Pfeiler. 1130–1140

326 – *zu S. 104* – Moissac, Kreuzgang der Abteikirche – Nordwestpfeiler: Der heilige Philipp. Um 1100

327 – *zu S. 94* – Oviedo, Kathedrale, Cámara santa – Zwei Apostelfiguren. Um 1188–1200

328 – *zu S. 94* – Estella, San Miguel – Fassade. Ausschnitt: Die Frauen am Grab. 12. Jh.

329 – *zu S. 150* – Ripoll, Abteikirche – Bodenmosaik: Fabeltiere in Medaillons und Delphine (Zeichnung ergänzt). Um 1150–1175

330 – *zu S. 149* – Sorde-l'Abbaye, Abteikirche – Bodenmosaik: Quadrat mit geometrischen Mustern und Tieren (Rekonstruktion von Lafollye). Erstes Viertel 12. Jh.

331 – *zu S. 149* – Lyon, Saint-Irénée – Bodenmosaik: Fragmente von Medaillons und Inschrift (Zustand im 19. Jh. nach Artaud). Um 1150

332 – *zu S. 150* – Cruas, Kirche – Bodenmosaik. Ausschnitt: Der Prophet Enoch

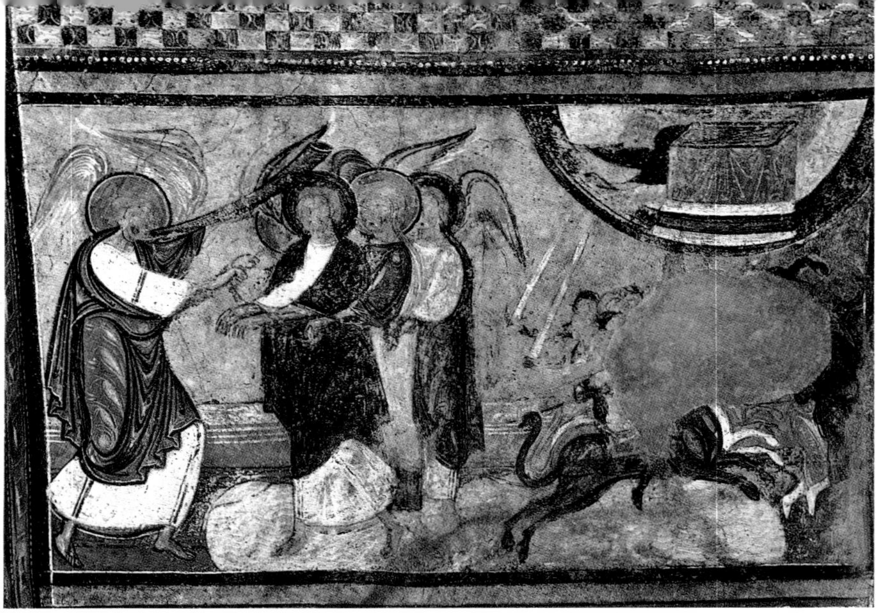

333

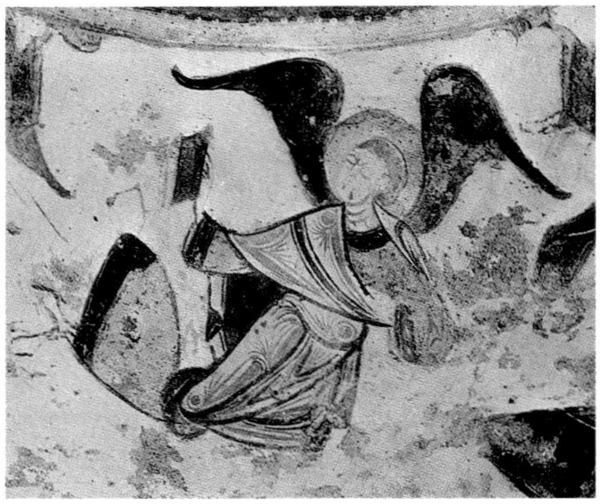

334

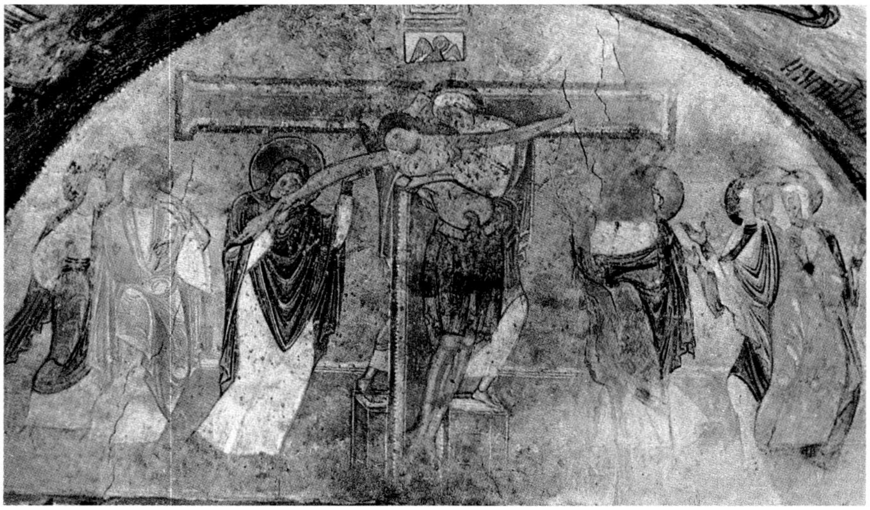

335

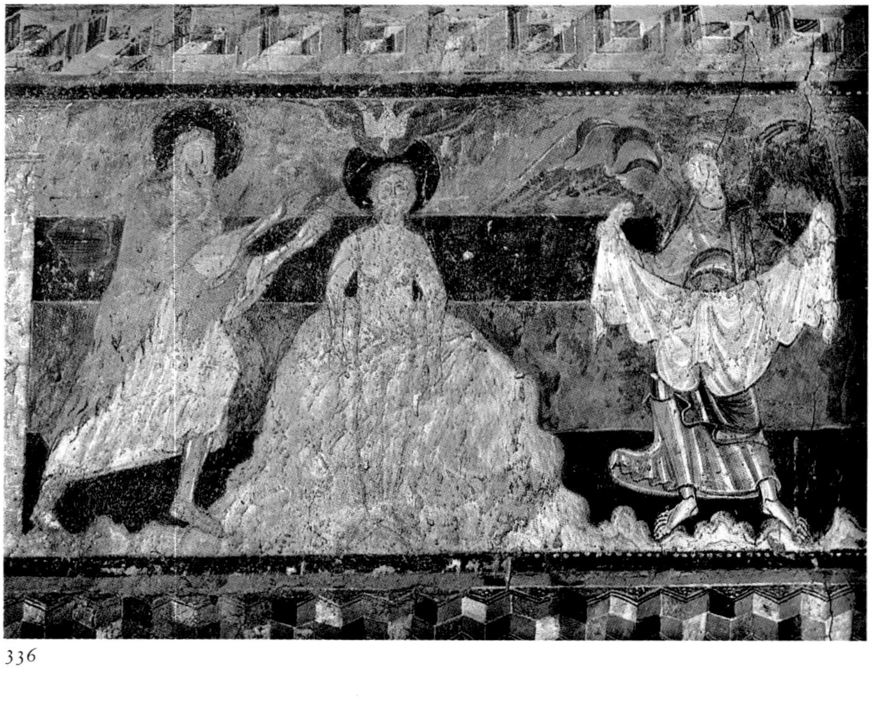

336

333 – *zu S. 169* – Saint-Savin-sur-Gartempe, Abteikirche, Vorhalle – Die Entfesselung der Engel. Um 1100 – *Fresko*

334 – *zu S. 176* – Montoire, Kapelle Saint-Gilles, Ostapsis – Der Engel, das Symbol des Evangelisten Matthäus (Ausschnitt). Um 1120–1130 – *Fresko*

335 – *zu S. 169* – Saint-Savin-sur-Gartempe, Abteikirche, Empore der Vorhalle – Kreuzabnahme. Um 1100 – *Fresko*

336 – *zu S. 182* – Brinay, Saint-Aignan – Taufe Christi. Erstes Viertel 12. Jh. – *Fresko*

337 – *zu S. 169* – Angers – Bibel von Saint-Aubin: Majestas Domini. Ende 11. – Anfang 12. Jh. – *Malerei auf Pergament; Höhe 0,485 m* – Angers, Bibliothèque Municipale

338 – *zu S. 181* – Le Mans, Kathedrale, Fassade – Prozessionsszene. Um 1140–1145 – *Glasmalerei*

339 – *zu S. 169* – Mont-Saint-Michel – Buch Daniel: Initiale ‹A› mit der goldenen Statue Nebukadnezars. Anfang 12. Jh. – *Malerei auf Pergament; Gesamthöhe 0,455 m* – Bordeaux, Bibliothèque Municipale

340 – *zu S. 177* – Poitou, Saintonge oder Angoumois (?) – Sammlung von Heiligenviten: Initiale ‹X› mit Personen in Ranken. Um 1150 – *Malerei auf Pergament; Höhe 0,49 m* – Paris, Bibliothèque Nationale

341 – *zu S. 177* – Le Mans – Isidor von Sevilla: Initiale ‹P›. Um 1120–1130 – *Malerei auf Pergament; Gesamthöhe 0,255 m* – Paris, Bibliothèque Nationale

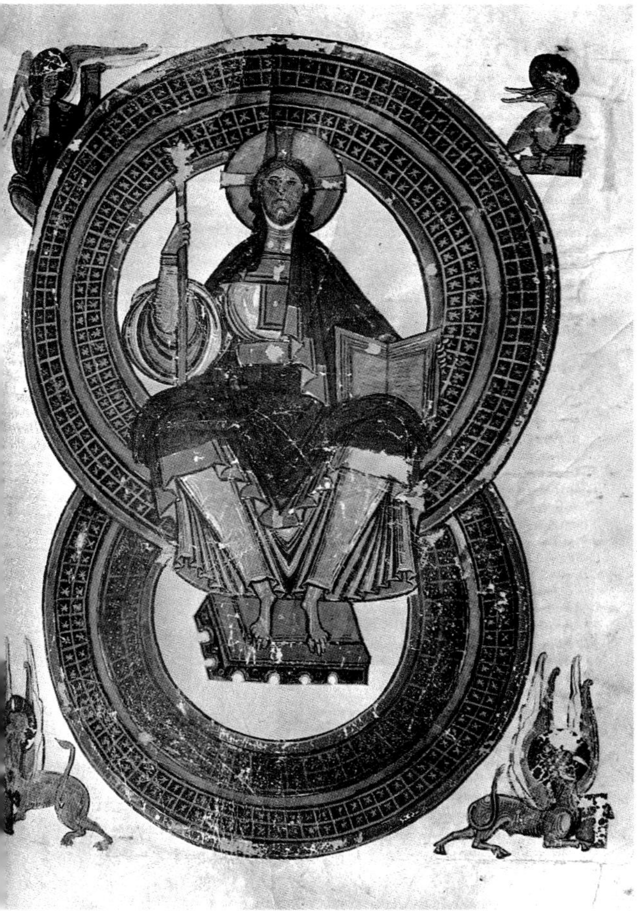

337

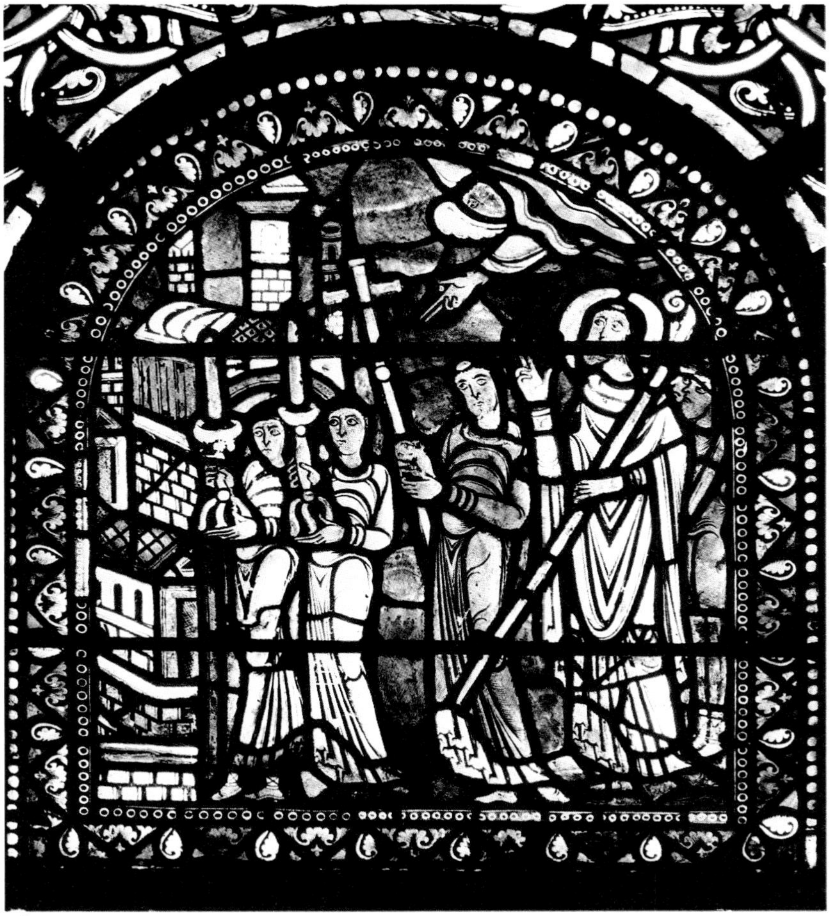

338

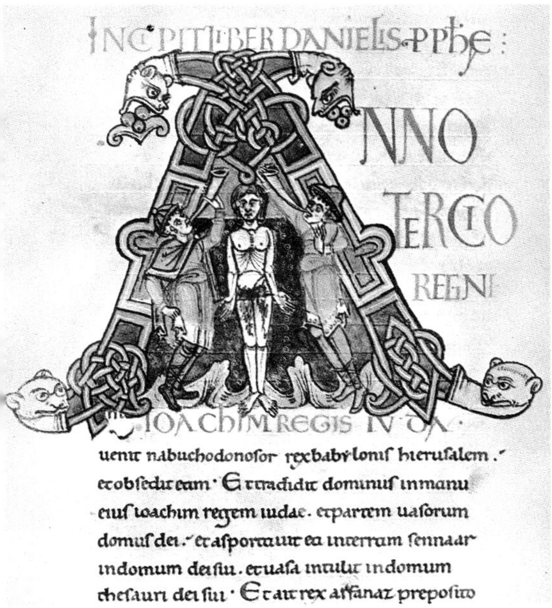

339

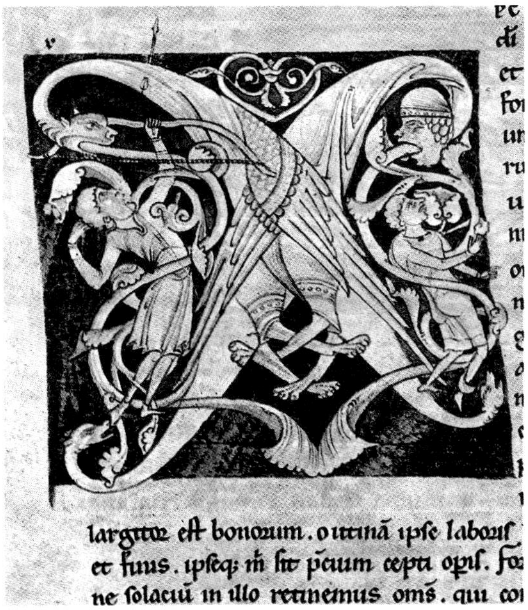

340

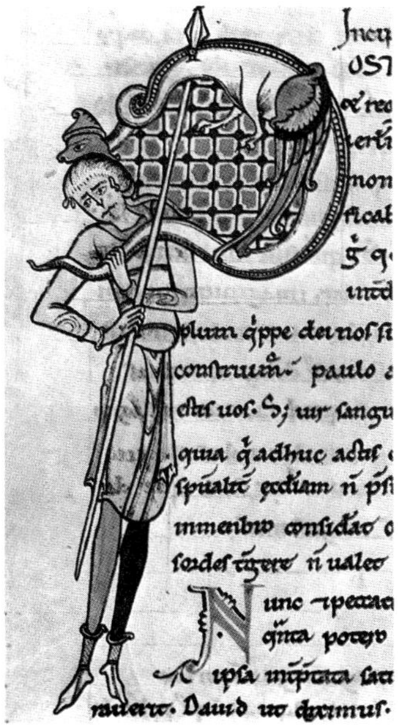

341

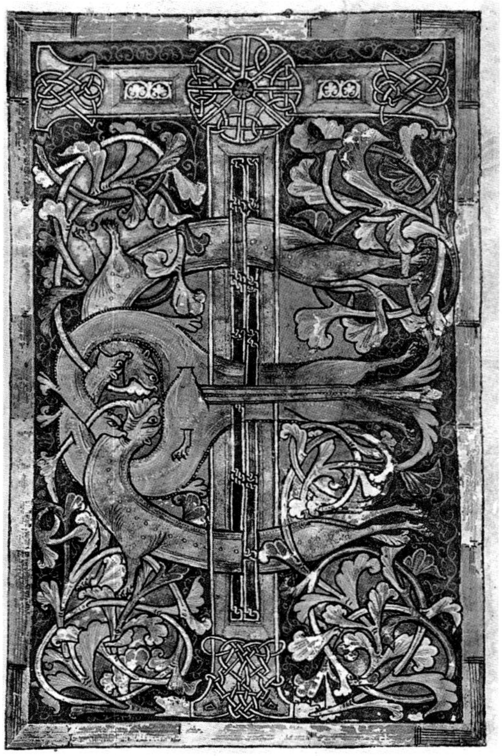

342

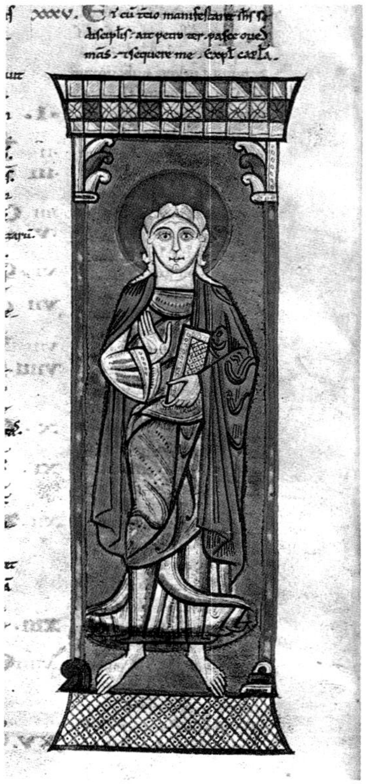

343

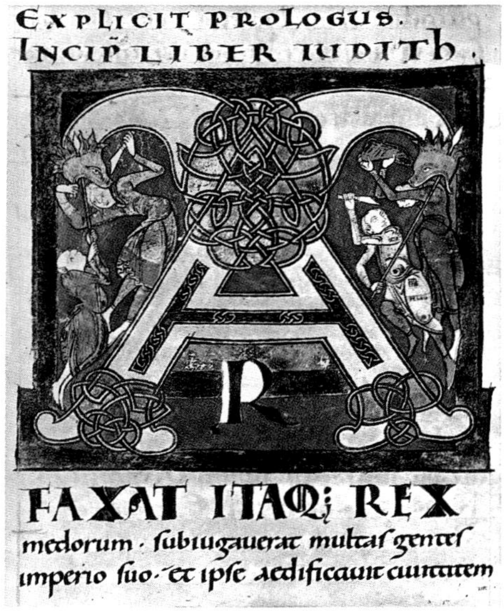
EXPLICIT PROLOGUS.
INCIP LIBER IUDITh.
FAXAT ITAQ; REX
medorum · subiugauerat multas gentes
imperio suo · et ipse aedificauit ciuitatem

344

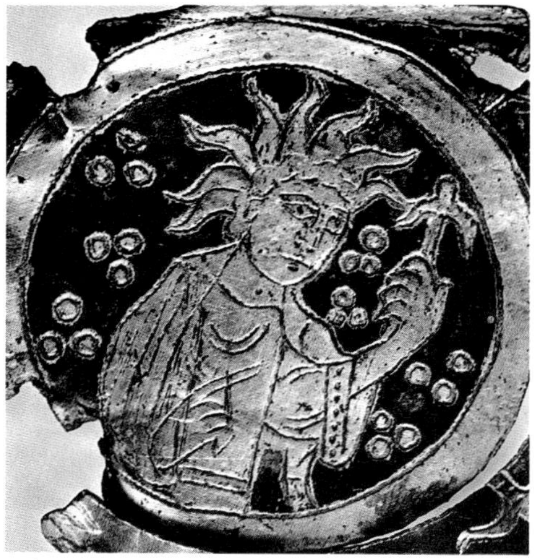

346

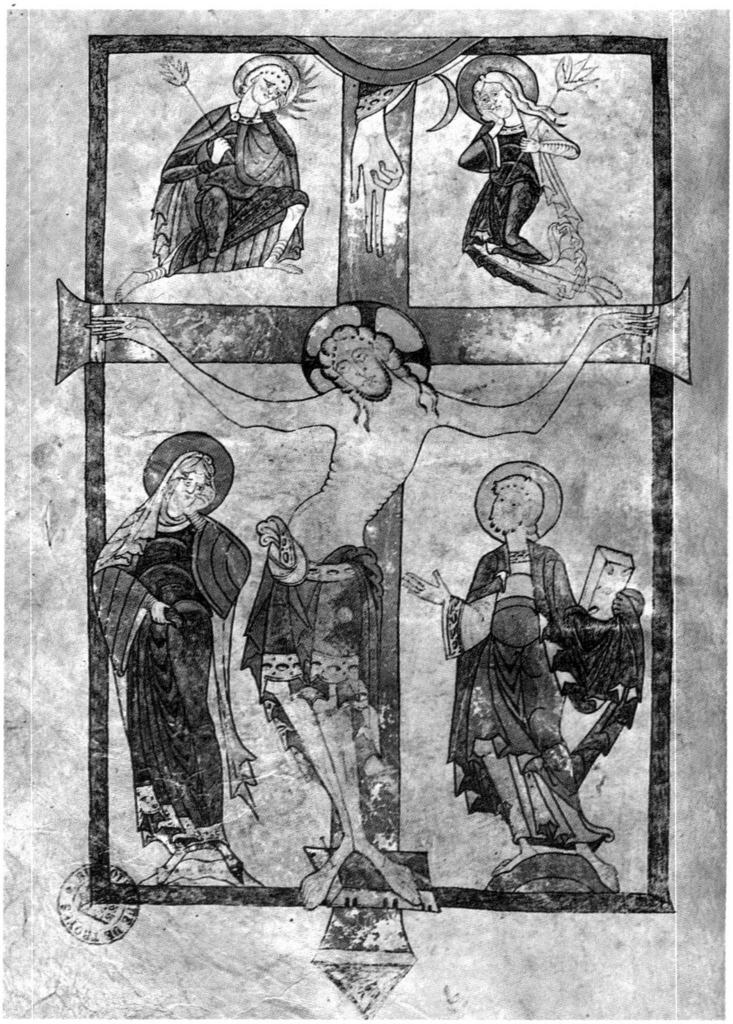

345

342 – *zu S. 185* – Limoges – Sakramentar von Saint-Étienne: Te-igitur-Initiale. *Um 1100 – Malerei auf Pergament; Höhe 0,27 m* – Paris, Bibliothèque Nationale

343 – *zu S. 188* – Gegend von Agen-Moissac – Evangeliar: Der Evangelist Johannes. Erstes Viertel 12. Jh. – *Malerei auf Pergament; Höhe 0,26 m* – Paris, Bibliothèque Nationale

344 – *zu S. 184* – Limoges – Zweite Bibel von Saint-Martial: Initiale ‹A› zum Buch Judith. Um 1100 – *Malerei auf Pergament; Gesamthöhe 0,54 m* – Paris, Bibliothèque Nationale

345 – *zu S. 191* – Chartres – Missale von Saint-Père: Kreuzigung. Erstes Viertel 12. Jh. – *Malerei auf Pergament; Höhe 0,295 m* – Troyes, Bibliothèque Municipale

346 – *zu S. 297* – Nordfrankreich – Fragment vom Schrein des heiligen Babolin: Kreuzigung. Ausschnitt: Luna. Anfang 12. Jh. – *Vergoldetes Kupfer, Braunfirnis; Gesamthöhe 0,20 m* – Le Coudray-Saint-Germer, Kirche

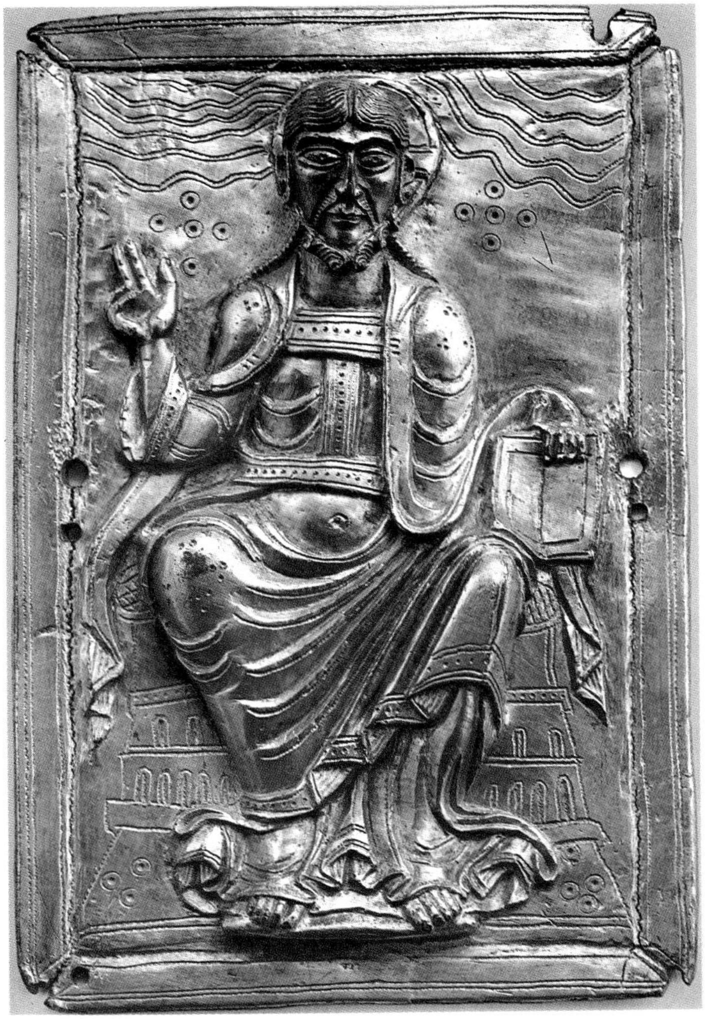

347

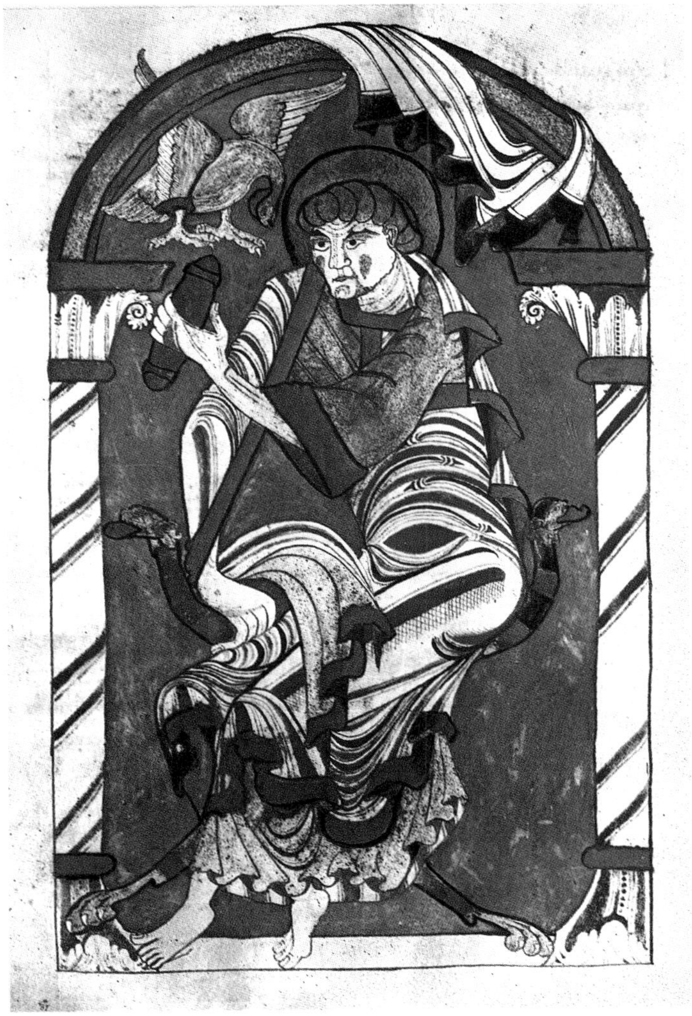

348

347 – *zu S. 298* – Nordfrankreich – Fragment vom Schrein des heiligen Babolin: Thronender Christus. Anfang 12. Jh. – *Vergoldete Bronze; Höhe der Christusfigur 0,215 m* – Le Coudray-Saint-Germer, Kirche

348 – *zu S. 191* – Beauvais (?) – Evangeliar: Der Evangelist Johannes. Ende 11. Jh. – *Malerei auf Pergament; Höhe 0,275 m* – Amiens, Bibliothèque Municipale

349 – *zu S. 195* – Saint-Omer – Lambert: ‹Liber floridus›: Der heilige Petrus, vor der Stadt Rom thronend. Um 1120 – *Malerei auf Pergament; Höhe 0,37 m* – Gent, Bibliothèque de l'Université

350 – *zu S. 198* – Saint-Amand – Vita des heiligen Amandus: Der Heilige erhält die Bischofswürde; Wunder des heiligen Amandus. Um 1160–1170 – *Tuschzeichnung auf Pergament; Höhe 0,31 m* – Valenciennes, Bibliothèque Municipale

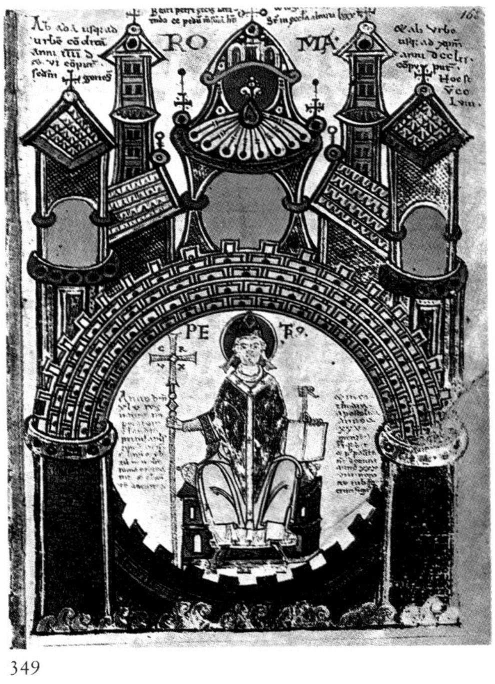

349

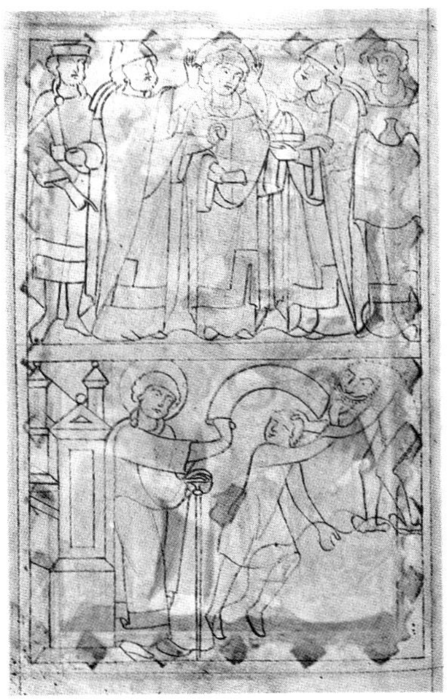

350

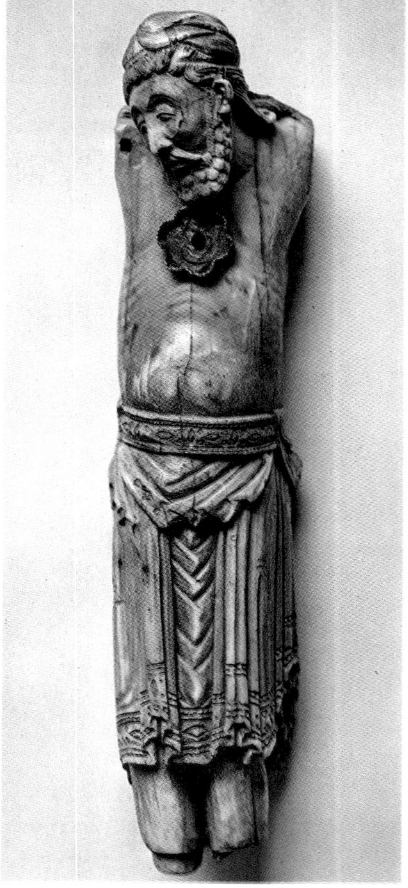

351

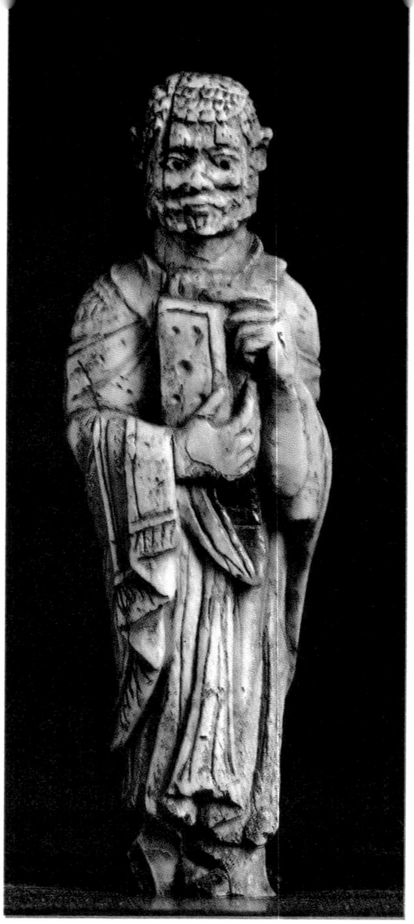

352

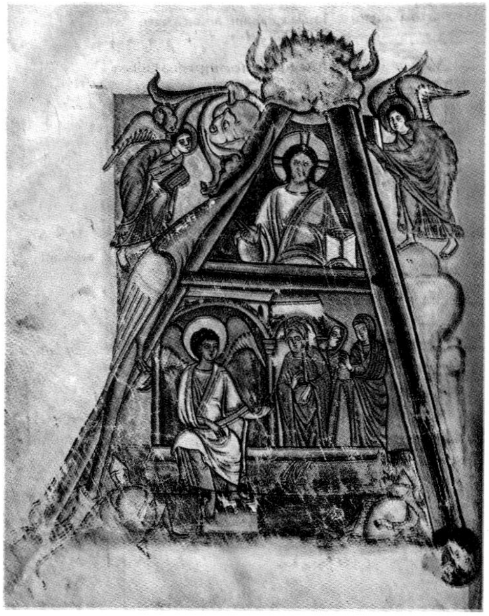

353

351 – *zu S. 300* – Maasgebiet oder Nordfrankreich – Fragment eines Kruzifixus. Um 1100 – *Walroßzahn; Höhe 0,153 m* – Münster, Westfälisches Landesmuseum

352 – *zu S. 300* – Nordfrankreich – Apostelstatuette. Anfang 12. Jh. – *Walroßzahn; Höhe 0,075 m* – Lille, Musée des Beaux-Arts

353 – *zu S. 192* – Saint-Denis – Antiphonar: Initiale ‹A› mit segnendem Christus und den Frauen am Grabe. Um 1150–1160 – *Malerei auf Pergament; Höhe 0,29 m* – Paris, Bibliothèque Nationale

354 – *zu S. 190* – Chartres, Kathedrale, Westfassade – Die Flucht nach Ägypten. Um 1145–1150/1155 – *Glasmalerei*

355 – *zu S. 194* – Paris – Petrus Lombardus: Kommentar zu den Paulus-Briefen: Initiale ‹P› mit dem heiligen Paulus. Um 1170–1180 – *Malerei auf Pergament; Höhe 0,39 m* – Paris, Bibliothèque Nationale

356 – *zu S. 194* – Troyes – Manerius-Bibel: Initiale ‹I› zum Buch Genesis mit Szenen aus der Schöpfungsgeschichte (Ausschnitt). Um 1180–1190 – *Malerei auf Pergament; Gesamthöhe 0,525 m* – Paris, Bibliothèque Universitaire Sainte-Geneviève

357 – *zu S. 336* – Saint-Denis – Dagobert-Thron. Ausschnitt von der Lehne: Knauf in Form eines Kopfes. 12. Jh. (Knauf und Umarbeitungen) – *Bronze; Gesamthöhe des Throns 1,35 m* – Paris, Bibliothèque Nationale, Cabinet des Médailles

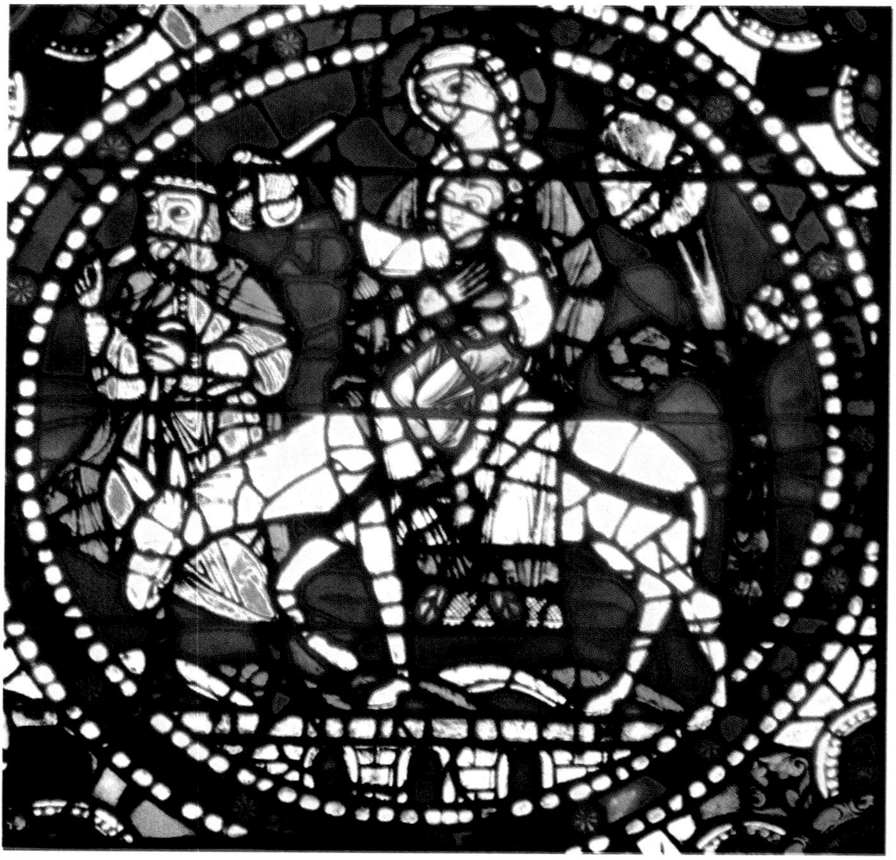

354

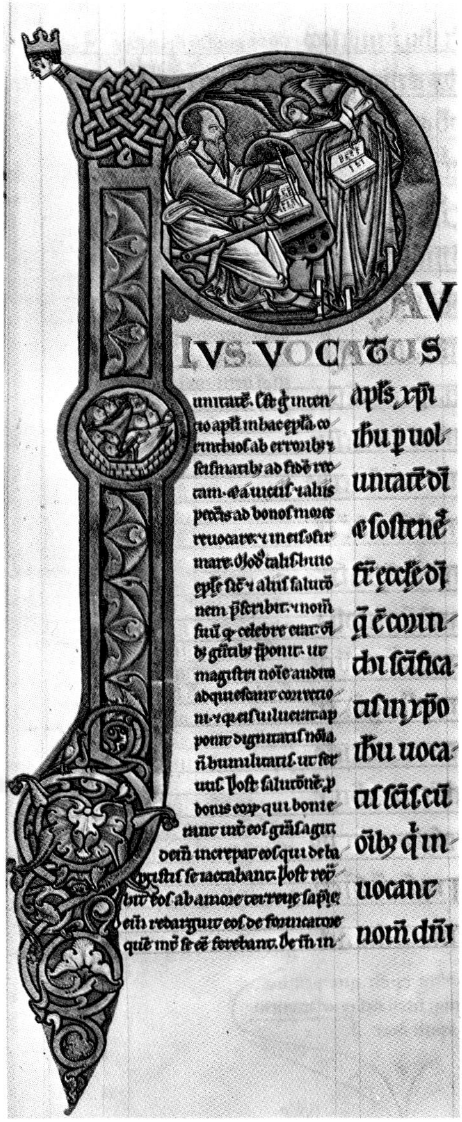

355

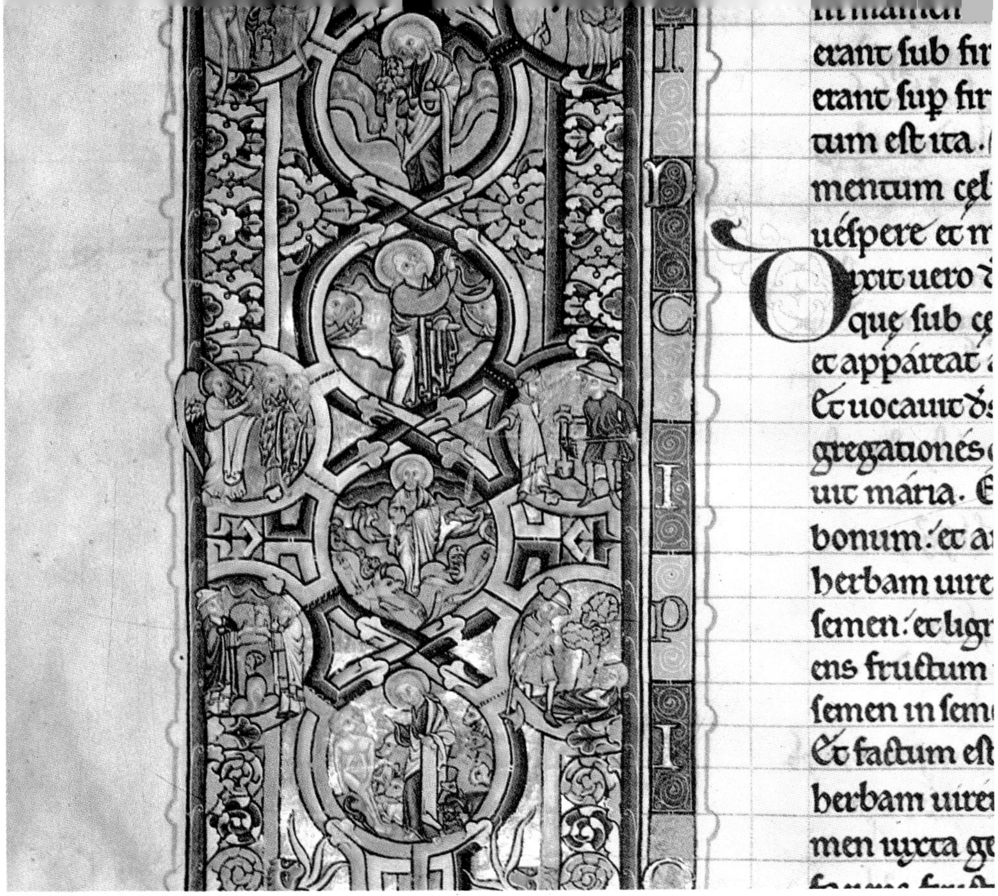

356

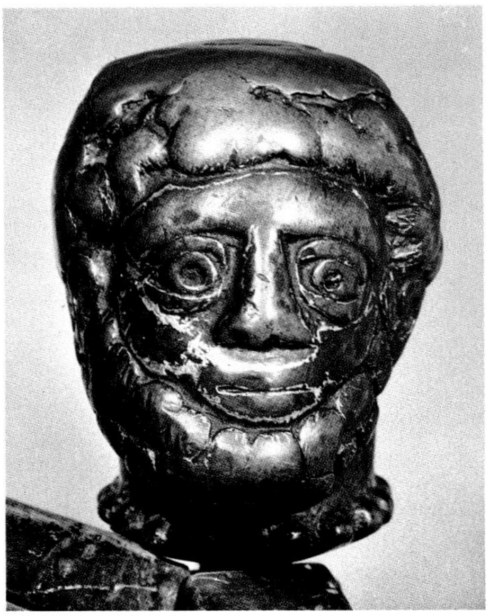

357

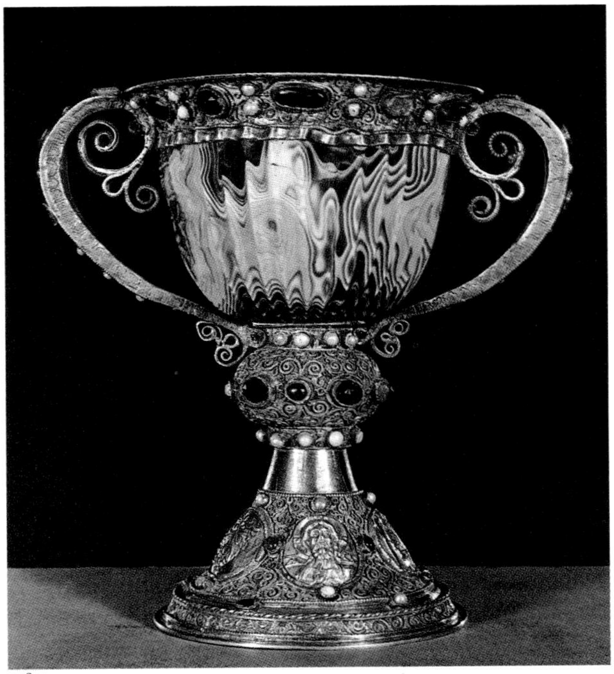

358

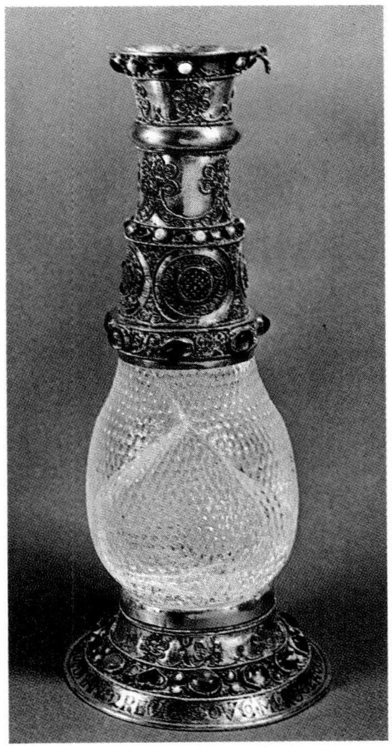

359

358 – *zu S. 336* – Saint-Denis – Kelch des Suger. Vor 1147 – *Sardonyx, vergoldetes Silber, Gemmen, Perlen; Höhe 0,19 m* – Washington, National Gallery

359 – *zu S. 337* – Saint-Denis – ‹Eleonore-Vase›. Vor 1147 – *Kristall, vergoldetes Silber, Gemmen, Perlen, Emails; Höhe 0,337 m* – Paris, Louvre

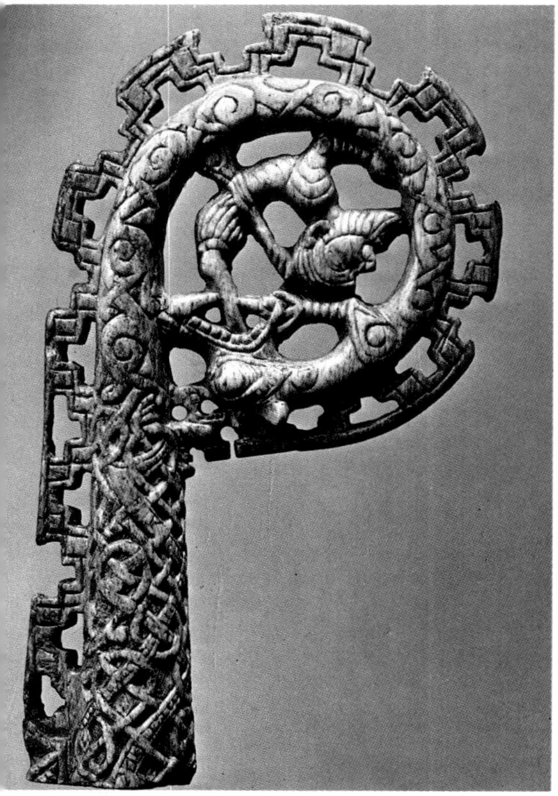

360

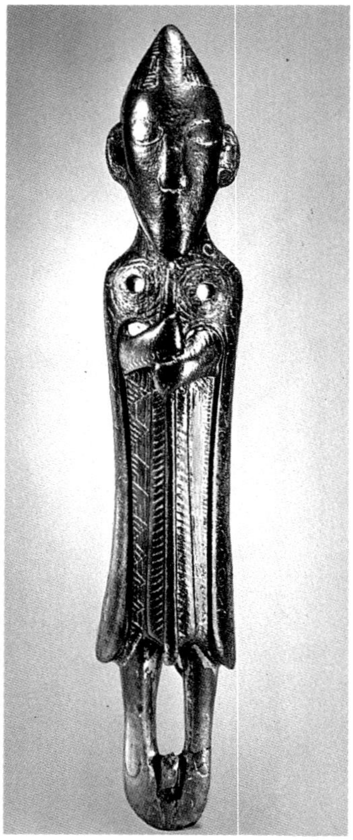

361

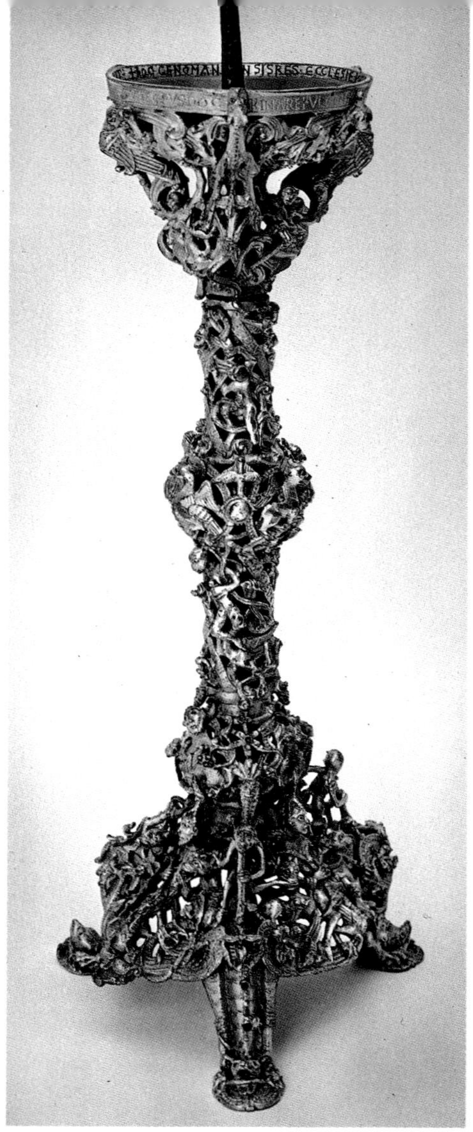

362

360 – *zu S. 272* – Irland – Krümme von Aghadoe. Um 1100 (?) – *Bein; Höhe 0,15 m* – Stockholm, Historisches Museum

361 – *zu S. 275* – Irland – Applikationsfigur: Bischof. 12. Jh. – *Vergoldete Bronze; Höhe 0,19 m* – Dublin, National Museum of Ireland

362 – *zu S. 278* – England – Leuchter aus Gloucester. Zwischen 1104 und 1113 – *Vergoldete Bronze; Höhe 0,515 m* – London, Victoria and Albert Museum

363 – *zu S. 280* – England – Buchdeckel: Kreuzabnahme. Mitte 12. Jh. – *Elfenbein; Höhe 0,215 m* – London, Victoria and Albert Museum

364 – *zu S. 281* – England – Bischofsstab des heiligen John von Beverly: Ein Wunder des Heiligen. Um 1066 (?) – *Walroßzahn; Höhe 0,095 m* – Privatsammlung

365 – *zu S. 228* – Durham – Vita des heiligen Cuthbert: Szene aus der Kindheit des Heiligen (Kricketspiel). Um 1200 – *Malerei auf Pergament; Höhe 0,20 m* – Oxford, University College

366 – *zu S. 210* – Canterbury – Boethius, Pythagoras, Platon und Nikomachos. Um 1120–1130 – *Malerei auf Pergament; Höhe 0,29 m* – Cambridge, University Library

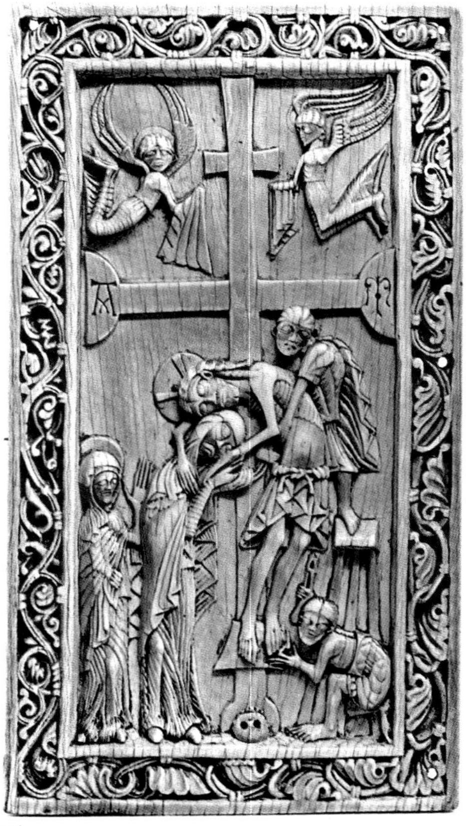

363

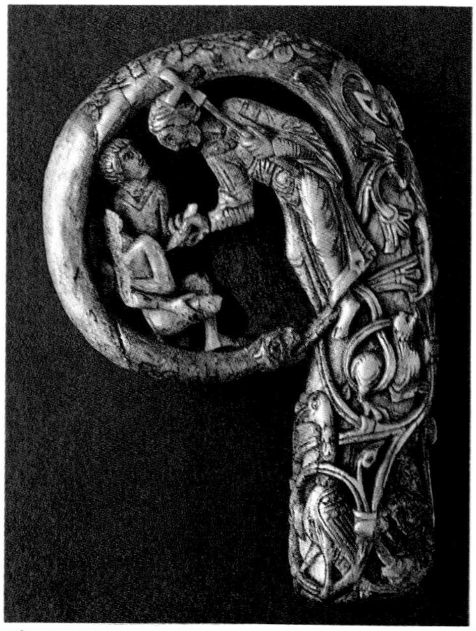

364

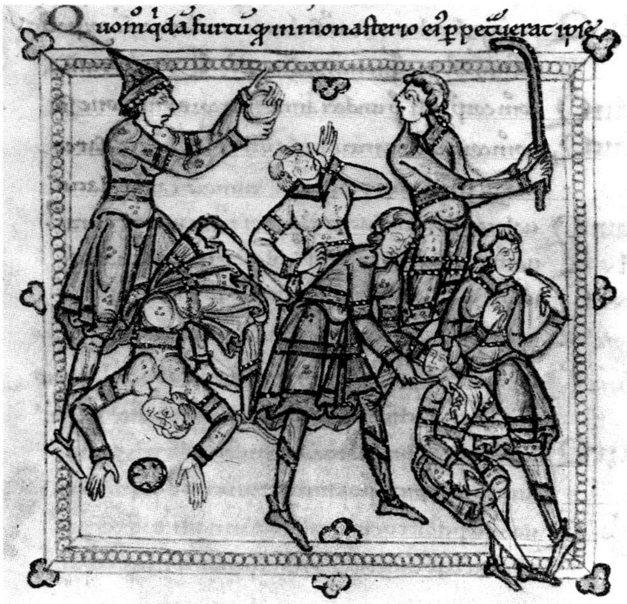

365

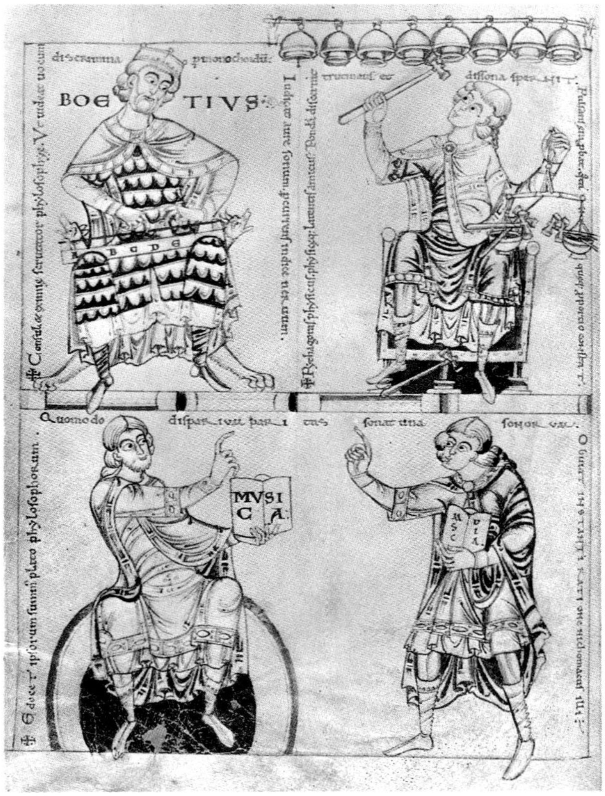

366

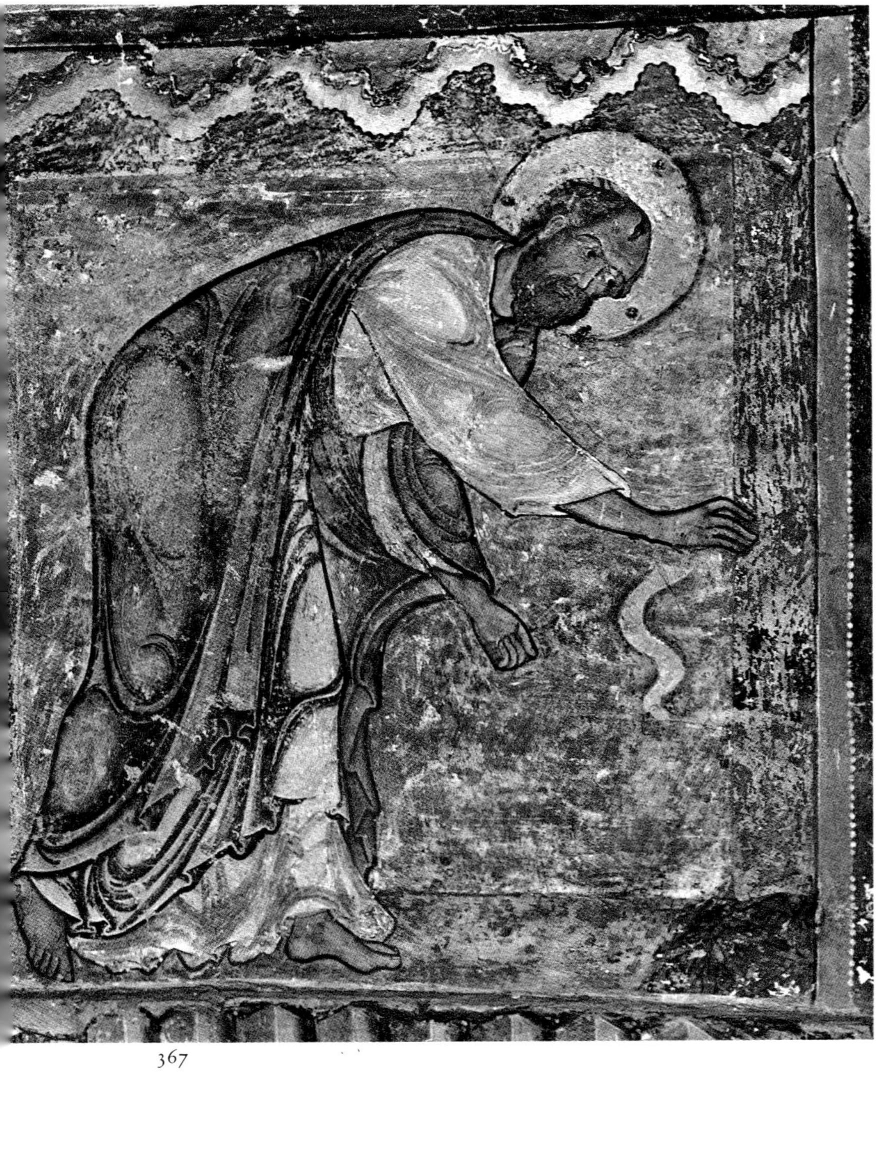

367

367 – *zu S. 218* – Canterbury, Kathedrale, Anselm-Kapelle – Der heilige Paulus, von einer Schlange angegriffen. Um 1150–1160 – *Fresko*

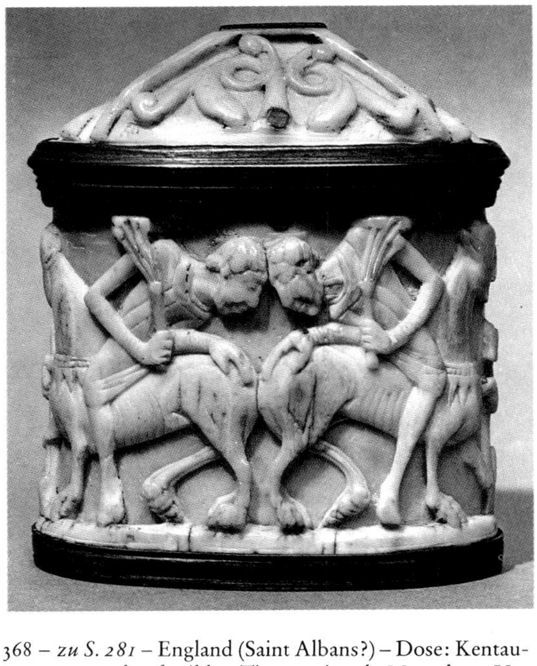

368 – *zu S. 281* – England (Saint Albans?) – Dose: Kentauren und auf wilden Tieren reitende Menschen. Um 1120 – *Walroßzahn; Höhe 0,075 m* – London, Victoria and Albert Museum

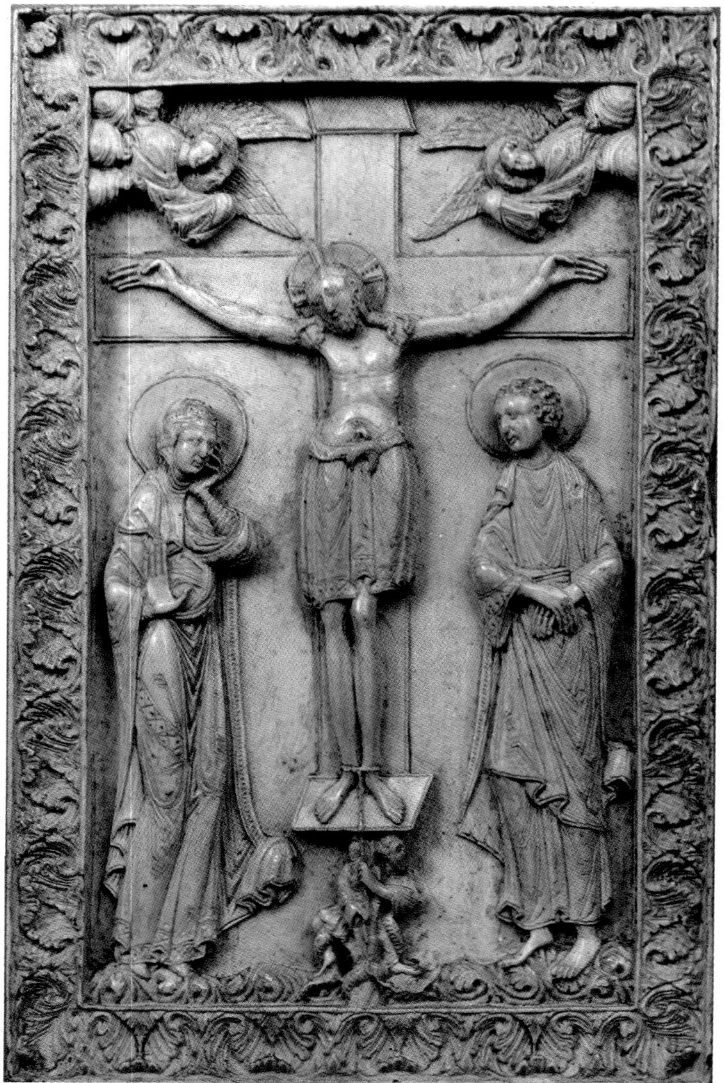

369

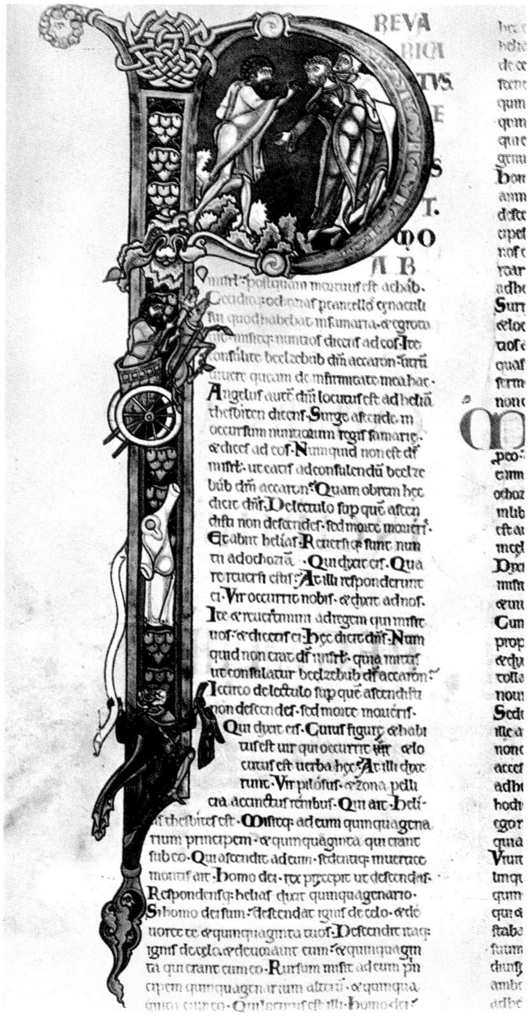

370

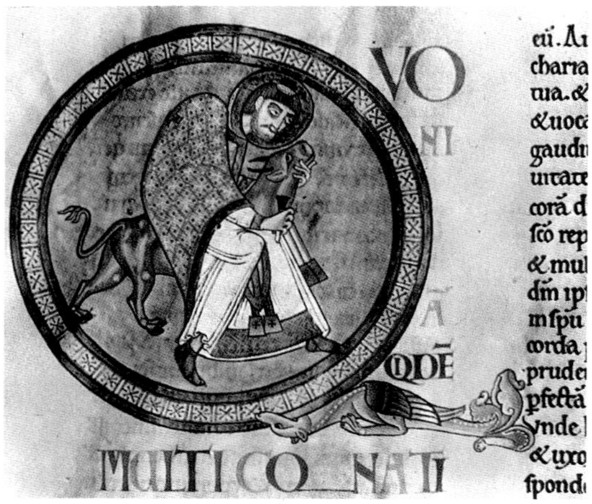

371

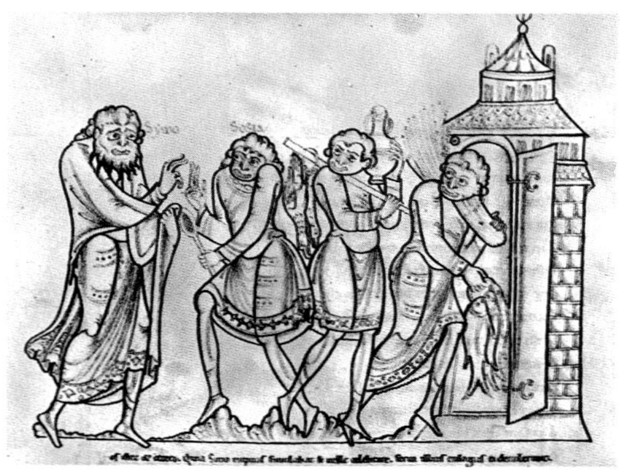

372

369 – *zu S. 318* – Maasgebiet, Nordfrankreich oder England (?) – Buchdeckel: Kreuzigung. Erste Hälfte 12. Jh. – *Elfenbein; Höhe 0,185 m* – London, Victoria and Albert Museum

370 – *zu S. 222* – Winchester – Bibel: Initiale ‹P› mit Elias im Gespräch mit den Gesandten des Königs und der Himmelfahrt des Elias im feurigen Wagen. Um 1150–1160 – *Malerei auf Pergament; Höhe 0,583 m* – Winchester, Cathedral Library

371 – *zu S. 220* – Canterbury – Bibel von Dover: Initiale ‹Q› mit dem Evangelisten Lukas. Um 1150 – *Malerei auf Pergament; Gesamthöhe 0,53 m* – Cambridge, Corpus Christi College

372 – *zu S. 222* – Saint Albans – Terenz: Komödienszene. Nach 1154 – *Tuschzeichnung auf Pergament; Gesamthöhe 0,28 m* – Oxford, Bodleian Library

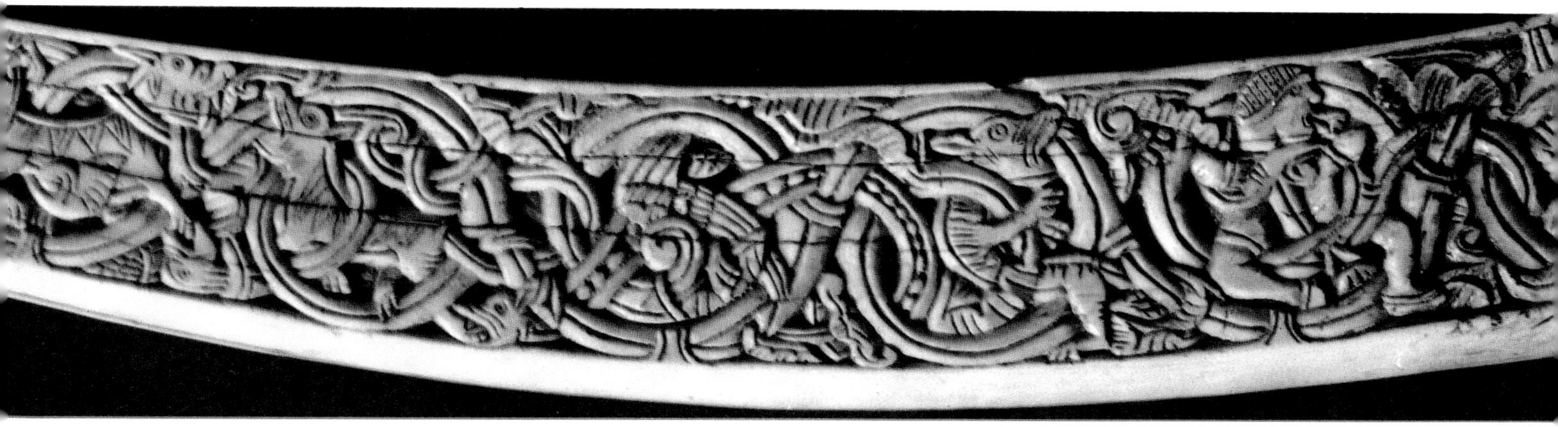

373

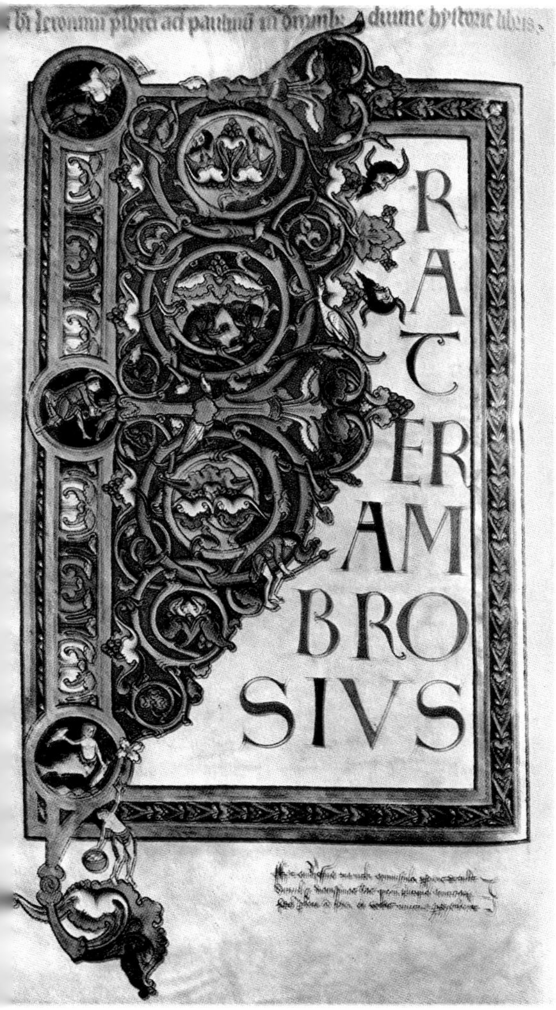

374

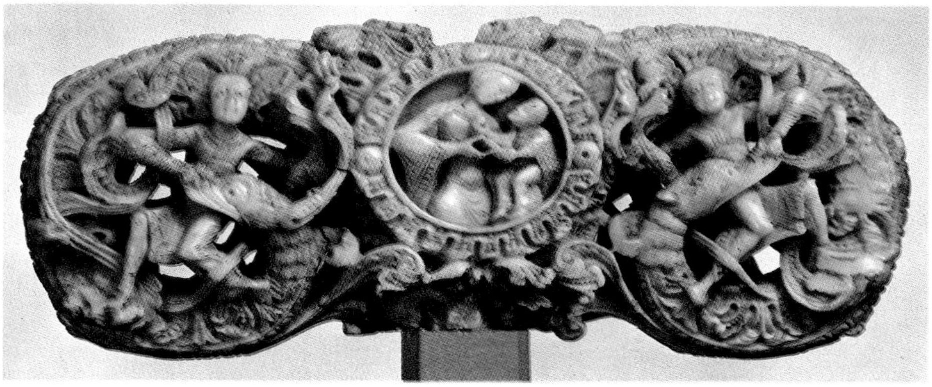

375

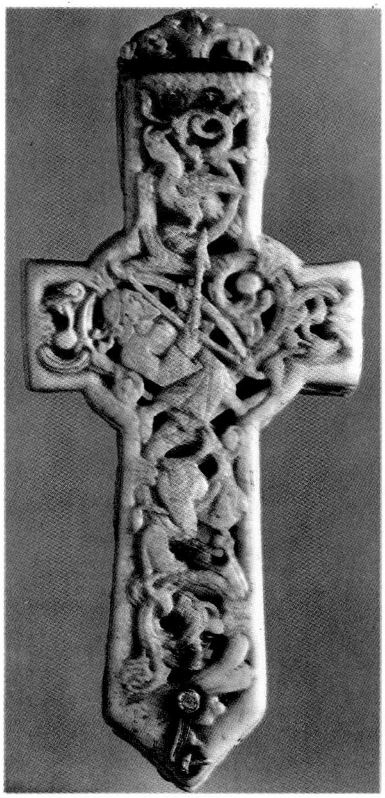

376

373 – *zu S. 268* – Norwegen – Olifant der Sainte-Chapelle, Paris. Ausschnitt: Bevölkertes Rankenwerk. Mitte 13. Jh. – *Walroßzahn; Gesamtlänge 0,525 m* – Florenz, Bargello

374 – *zu S. 216* – Bury Saint Edmunds – Bibel: Initiale ‹F› zum Vorwort des heiligen Hieronymus. Um 1135 – *Malerei auf Pergament; Höhe 0,515 m* – Cambridge, Corpus Christi College

375 – *zu S. 287* – Gebiet der Plantagenets (England?) – Taustab der Kathedrale von Lüttich. Zweite Hälfte 12. Jh. – *Walroßzahn; Höhe 0,055 m* – London, Victoria and Albert Museum

376 – *zu S. 284* – England – Reliquienkreuz: Schütze inmitten von Rankenwerk. Um 1100 – *Walroßzahn; Höhe 0,119 m* – London, Victoria and Albert Museum

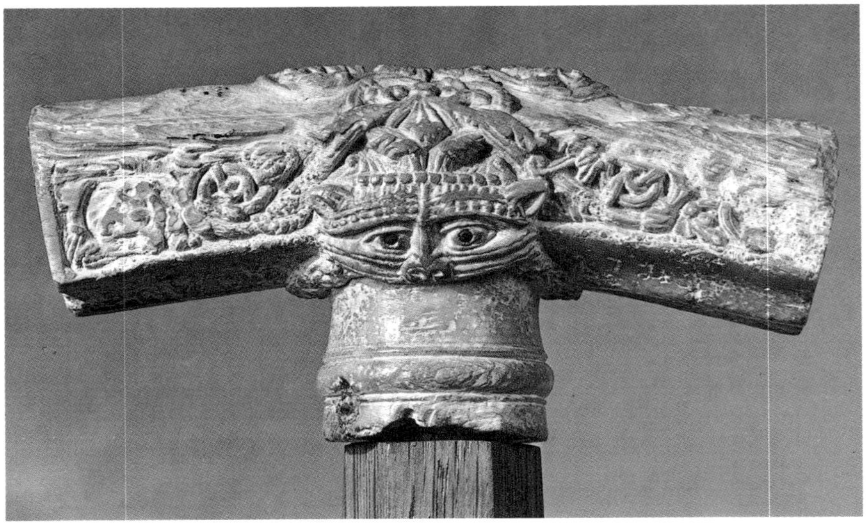

377

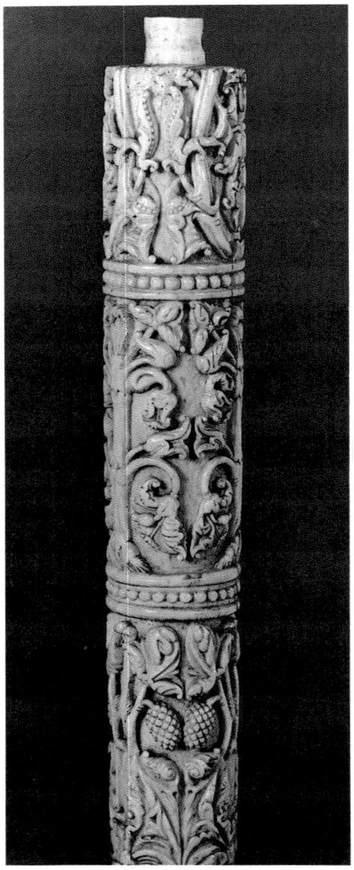

378

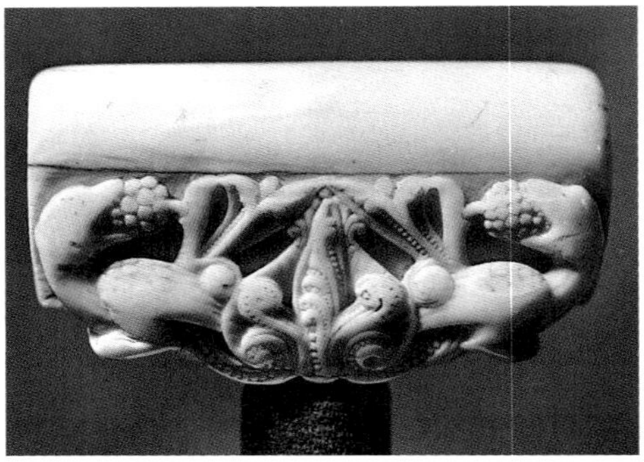

379

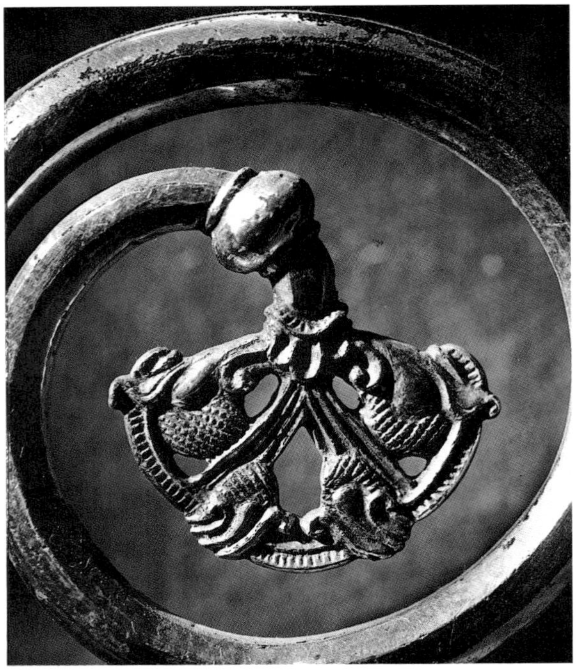

380

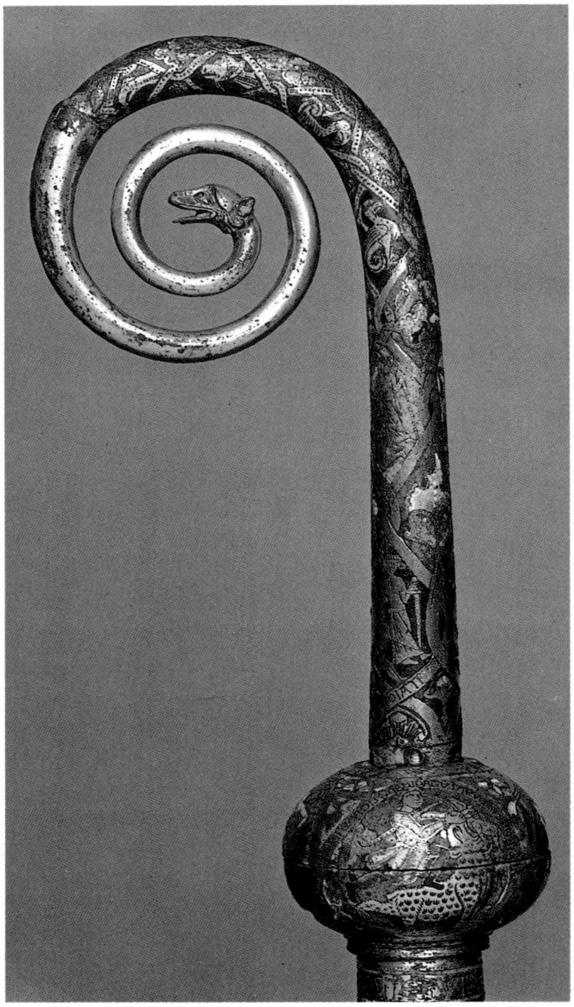

381

377 – *zu S. 287* – Gebiet der Plantagenets – Taustab aus dem Kloster Coulombs. Zweites Viertel 12. Jh. – *Elfenbein; Höhe 0,055 m* – Chartres, Musée des Beaux-Arts

378 – *zu S. 287* – Gebiet der Plantagenets – Schaft eines Taustabs. Letztes Drittel 12. Jh. – *Elfenbein; Höhe 0,133 m* – Paris, Louvre

379 – *zu S. 269* – Norwegen oder England – Taustab von Tamié. Vor 1174 – *Walroßzahn; Breite 0,09 m* – Moûtiers-en-Tarentaise, Domschatz

380 – *zu S. 287* – Gebiet der Plantagenets – Zierblume eines Krummstabs von Saint-Amand in Rouen. Letztes Drittel 12. Jh. – *Vergoldete Bronze; Gesamthöhe 0,215 m* – Rouen, Musée des Antiquités

381 – *zu S. 293* – Gebiet der Plantagenets – ‹Schlangenkrümme› des Willelmus. Um 1170–1180 – *Kupfer, Grubenschmelz; Höhe 0,227 m* – Florenz, Bargello

382 – *zu S. 287* – Gebiet der Plantagenets – Krummstab mit Palmetten, die aus dem Rachen einer Schlange hervorgehen. Ende 12. Jh. – Anfang 13. Jh. – *Vergoldetes Kupfer; Höhe 0,225 m* – Mont-Saint-Michel, Abteikirche, Schatz

383 – *zu S. 287* – Limoges – Krummstab mit Palmetten (Ausschnitt). Letzte Jahrzehnte 12. Jh. – *Kupfer, Grubenschmelz, nielliertes Silber; Höhe 0,28 m* – Poitiers, Museum

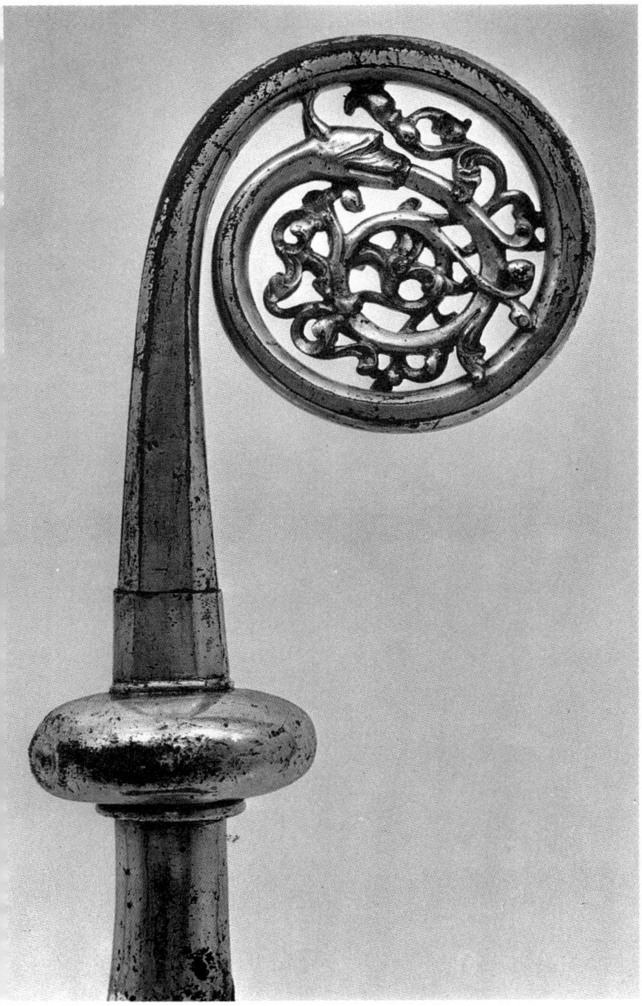

382

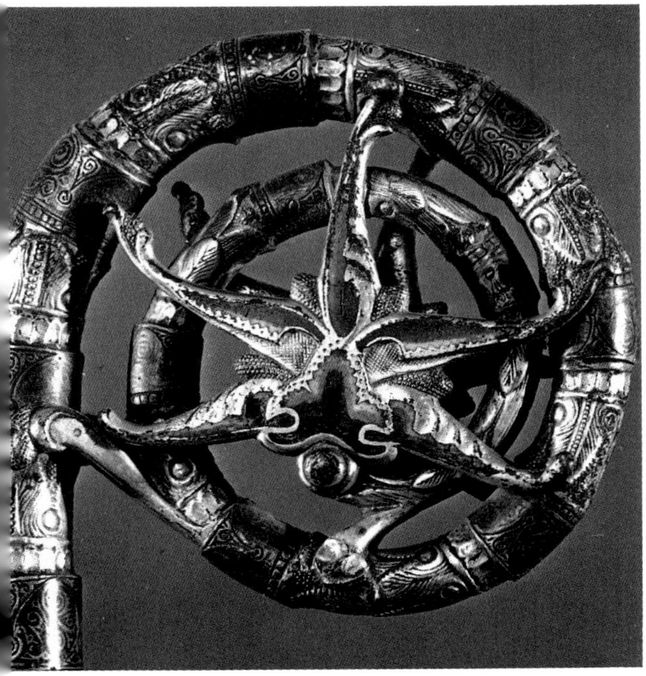

383

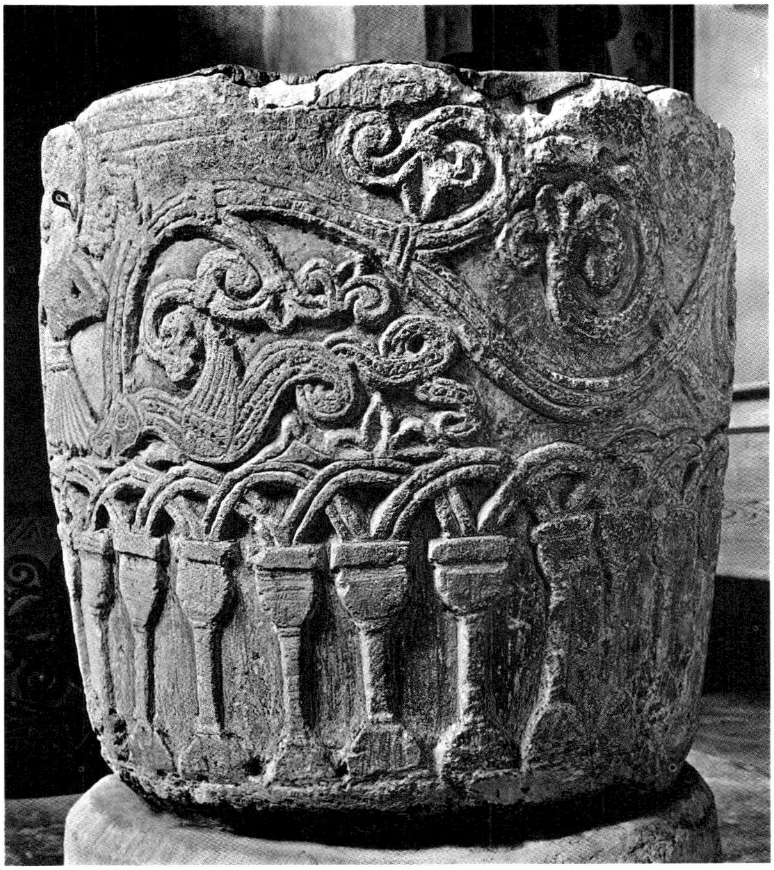

384

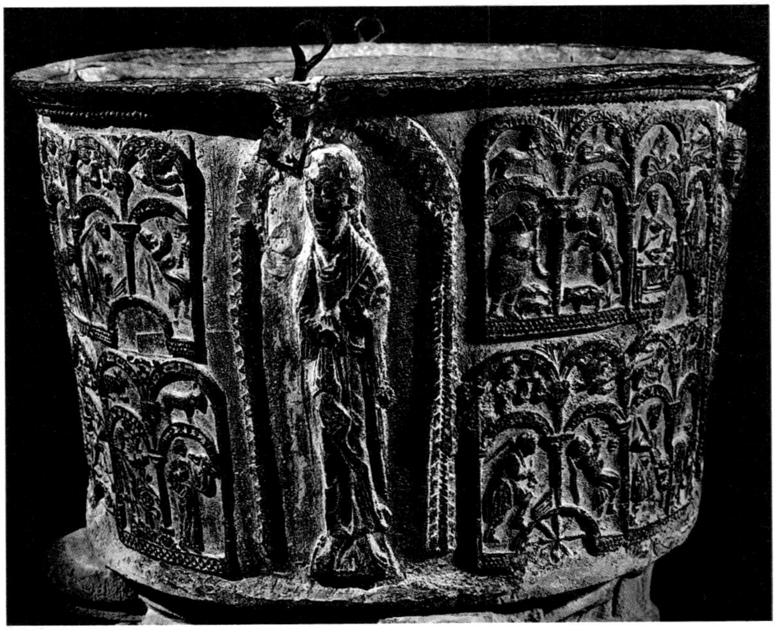

385

384 – *zu S. 135* – Aveburg, Saint James – Taufbecken. 12. Jh.

385 – *zu S. 281* England (?) – Taufbecken. Ausschnitt: Evangelisten, Monate, Jahreszeiten, Tierkreiszeichen. 12. Jh. – *Blei; Höhe 0,46 m* – Saint-Evroult-de-Montfort, Kirche

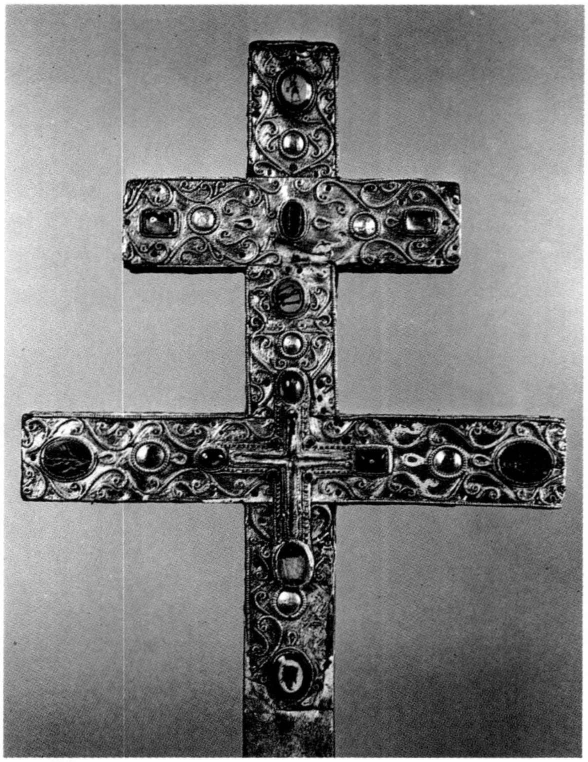

386

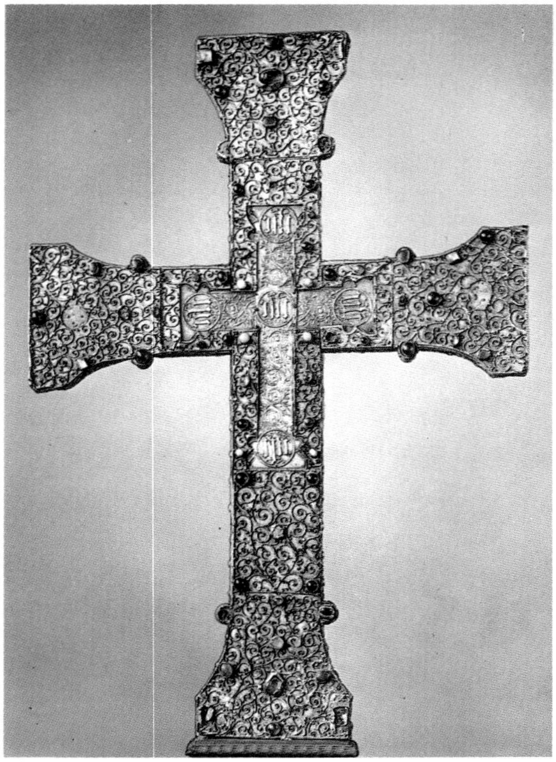

387

386 – *zu S. 302* – Anjou – Kreuz von La Roche-Foulque (um 1150–1180), das ein kleines Reliquienkreuz (Ende 10. – Anfang 11. Jh.) umgibt. *Gold, vergoldetes Silber, Gemmen; Höhe 0,27 m* – Angers, Musée Saint-Jean

387 – *zu S. 302* – Gebiet der Plantagenets (Le Valasse) – Kreuz, das ein kleines ottonisches Kreuz umgibt (Rückseite). Um 1180–1181 (?), Mittelteil 15. Jh. – *Vergoldetes Silber, Gemmen, Filigrane; Höhe 0,43 m* – Rouen, Musée des Antiquités

388 – *zu S. 248* – Berlanga, San Baudelio de Casillas – Jagdszene. Um 1130 – *Fresko* – Madrid, Museo del Prado

389 – *zu S. 236* – Bohí, San Juan – Steinigung des heiligen Stephanus. 11.–12. Jh. – *Fresko* – Barcelona, Museo de Arte de Cataluña

390 – *zu S. 248* – Sigena, Kloster, Kapitelsaal – Gott zeigt Adam und Eva den Baum der Erkenntnis. Um 1180–1190 – *Fresko (1936 zerstört)*

391 – *zu S. 242* – Ripoll – Gregor der Große: Homilien: Initiale ‹P›. Ende 11. Jh. – *Malerei auf Pergament; Höhe 0,32 m* – Barcelona, Archivo de la Corona de Aragón

392 – *zu S. 244* – Sant Cugat del Vallés – Augustinus: Homilien: Initiale ‹M› mit einem Mann im Kampf mit einem Drachen. Um

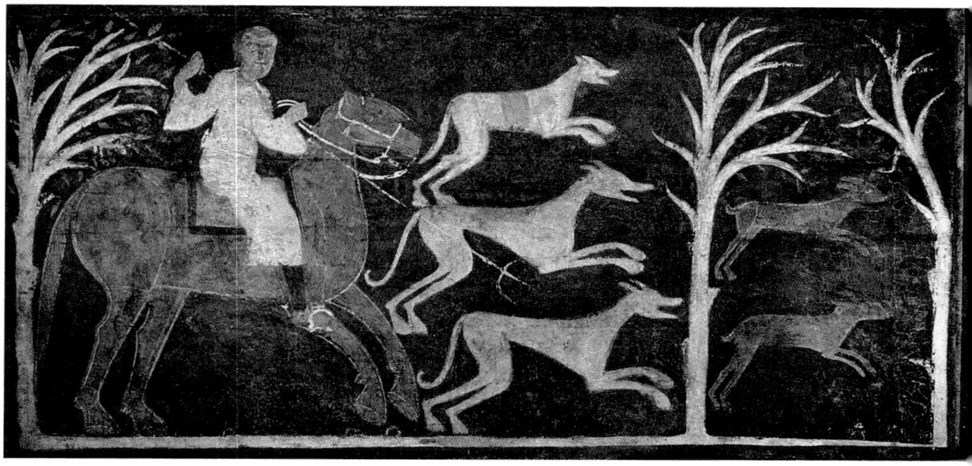

388

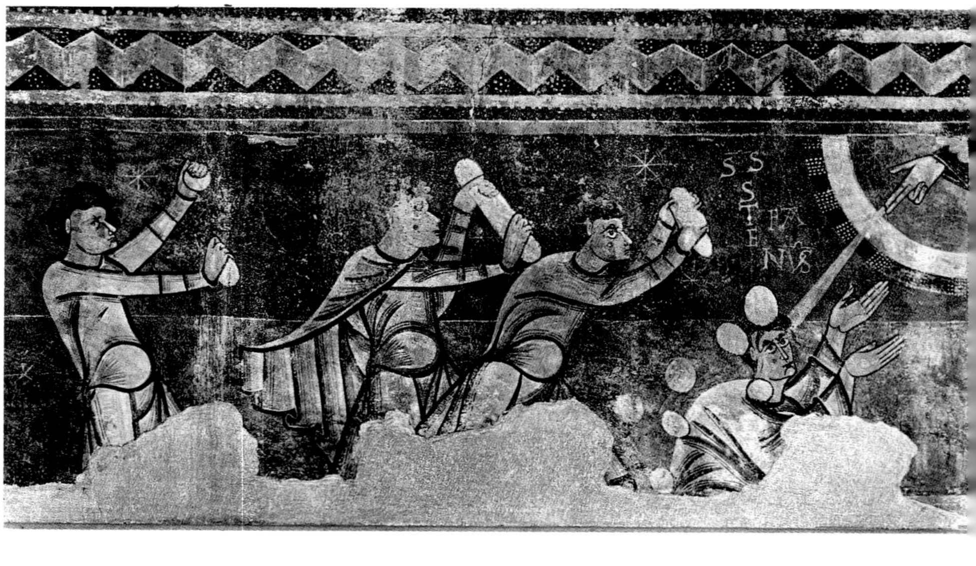

389

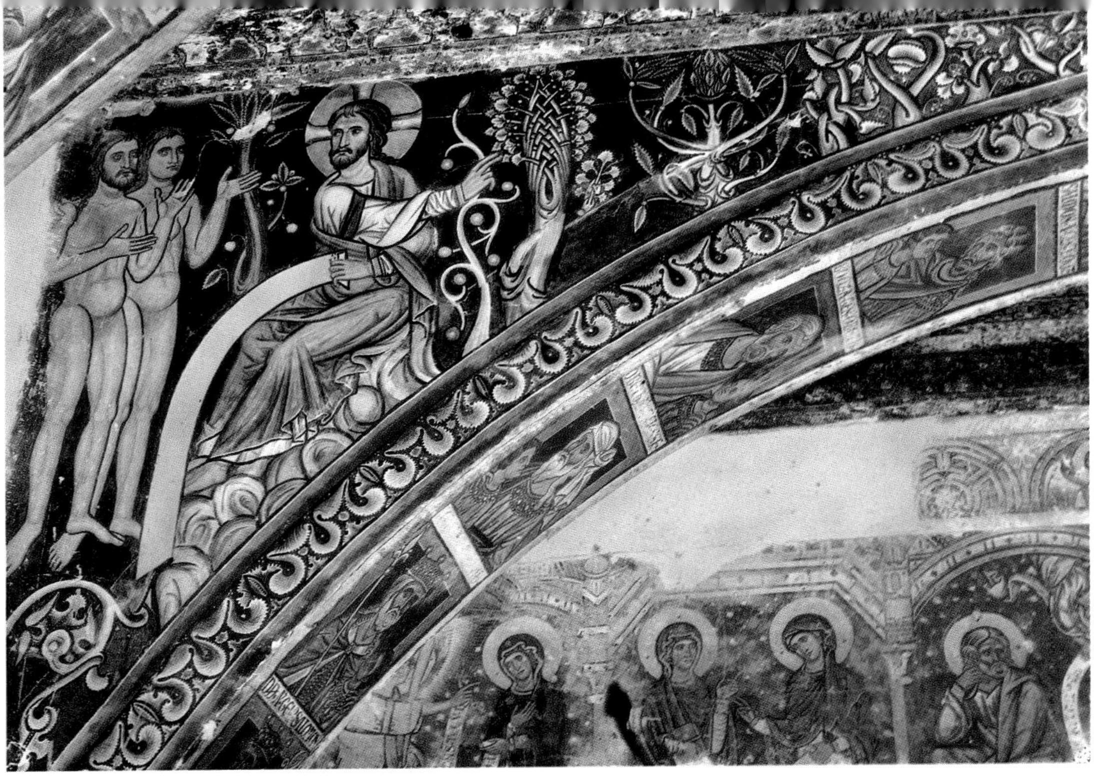

390

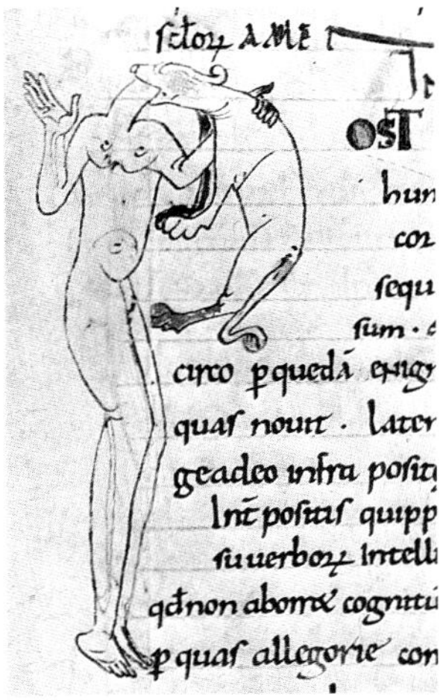

391

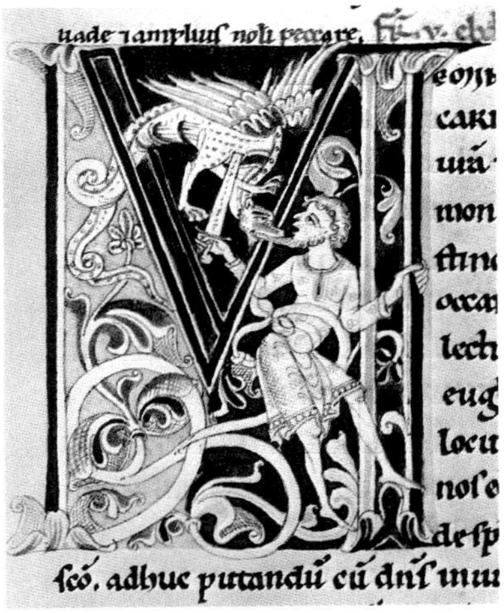

392

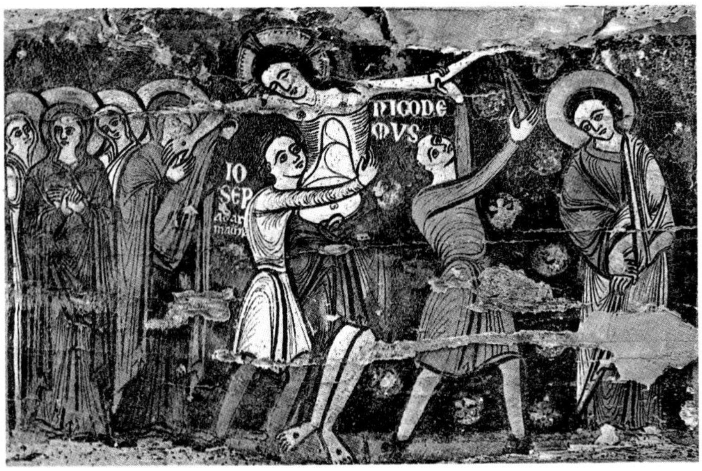

393

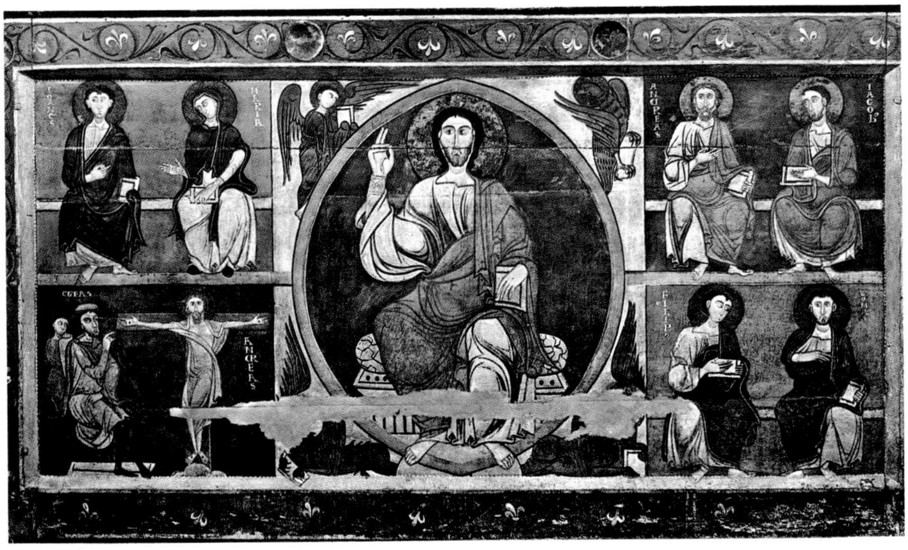

394

1120–1130 – *Malerei auf Pergament; Höhe 0,31 m* – Barcelona, Archivo de la Corona de Aragón

393 – *zu S. 236* – Barcelona – Bemalter Balken: Kreuzabnahme. Um 1200 – *Malerei auf Holz; Höhe 0,20 m* – Barcelona, Museo de Arte de Cataluña

394 – *zu S. 240* – Valltarga – Antependium: Majestas Domini, Maria, Apostel, Martyrium des heiligen Andreas. Um 1180–1190 – *Malerei auf Holz; Höhe 0,94 m* – Barcelona, Museo de Arte de Cataluña

395 – *zu S. 244* – Calatayud (?) – Bibel: Initiale ‹P› zum vierten Buch der Könige. Mitte 12. Jh. – *Malerei auf Pergament; Höhe 0,63 m* – Lérida, Museo Diocesano

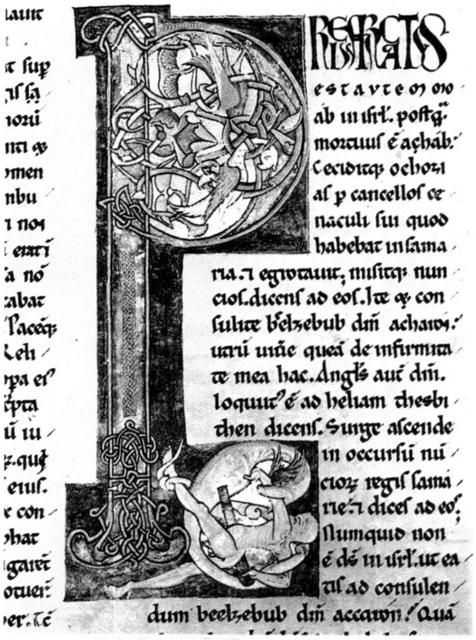

359

396 – *zu S. 252* – Silos – Lektionar: Die Frauen am Grabe. Erstes Viertel 12. Jh. – *Tuschzeichnung auf Pergament; Höhe 0,45 m* – Paris, Bibliothèque Nationale

397 – *zu S. 310* – Spanien – Platte vom Schrein des heiligen Felix: Das Abendmahl. Um 1090 – *Elfenbein; Höhe der Platte 0,15 m* – San Millán de la Cogolla, Kloster

398 – *zu S. 314* – Asturien – Diptychon des Gundisalvus. Rückseite: Kreuzigung. Um 1160–1180 – *Nielliertes Silber, Elfenbein (die Figuren); Höhe 0,265 m* – Oviedo, Kathedrale, Cámara santa

399 – *zu S. 314* – León oder Asturien – Deckel des großen Reliquienkastens, der sogenannten ‹Arca santa› (Ausschnitt der Kreuzigung). 1075 – *Vergoldetes und nielliertes Silber; Höhe des Kastens 0,83 m* – Oviedo, Kathedrale, Cámara santa

400 – *zu S. 314* – Asturien – Kreuz von San Salvador in Fuentes. 12. Jh. – *Silber, Spuren von Vergoldung, Gemmen, Filigrane; Höhe 0,79 m* – New York, Metropolitan Museum of Art

401 – *zu S. 314* – Asturien – ‹Kreuz des Nikodemus›. Erste Hälfte 12. Jh. – *Silber, Gemmen, Elfenbein (Christusfigur); Höhe 0,33 m* – Oviedo, Kathedrale, Cámara santa

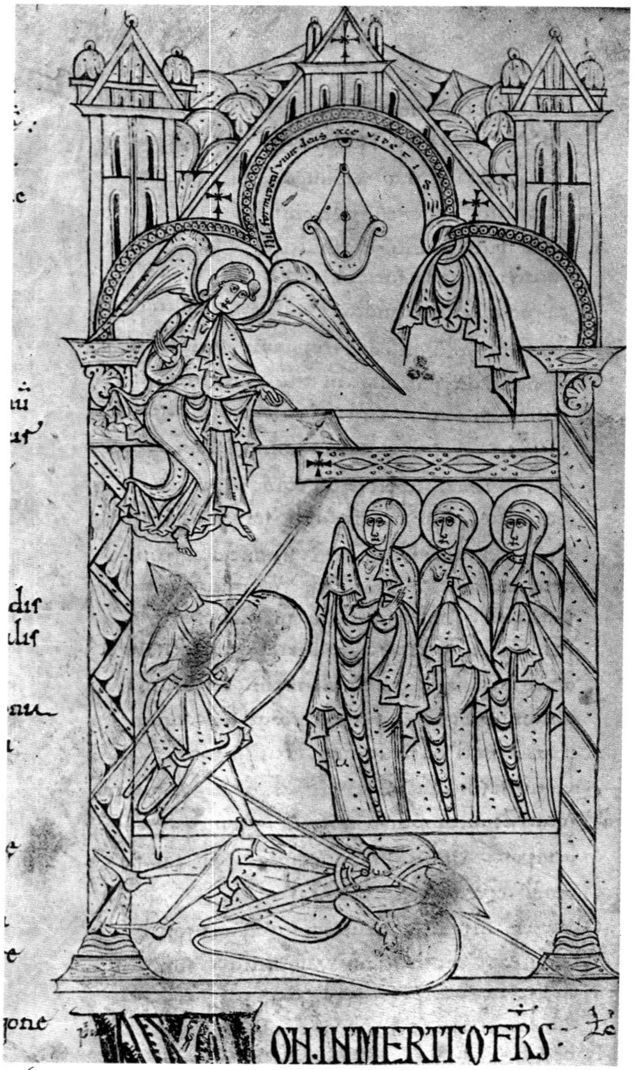

396

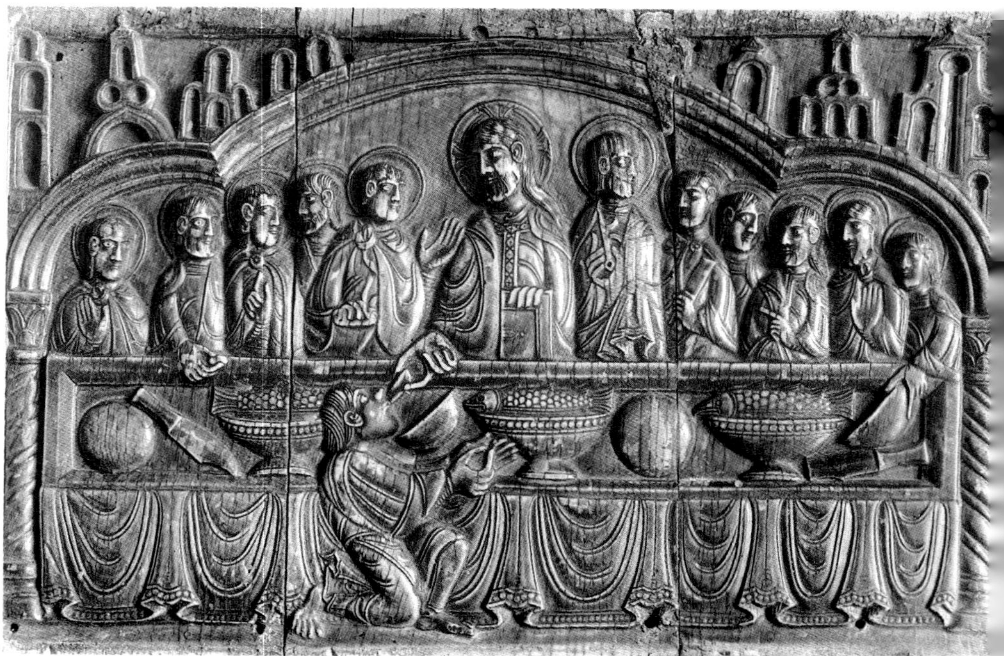

397

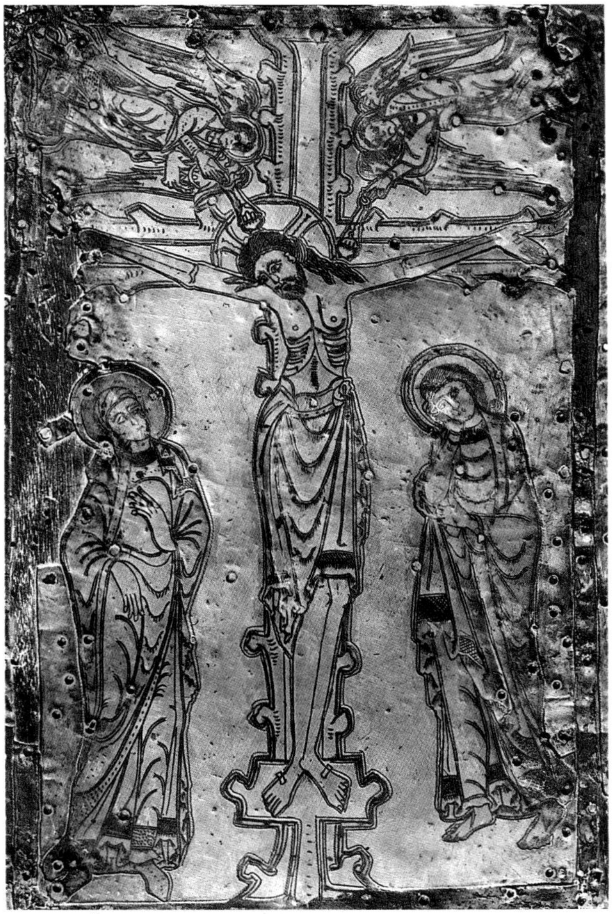

398

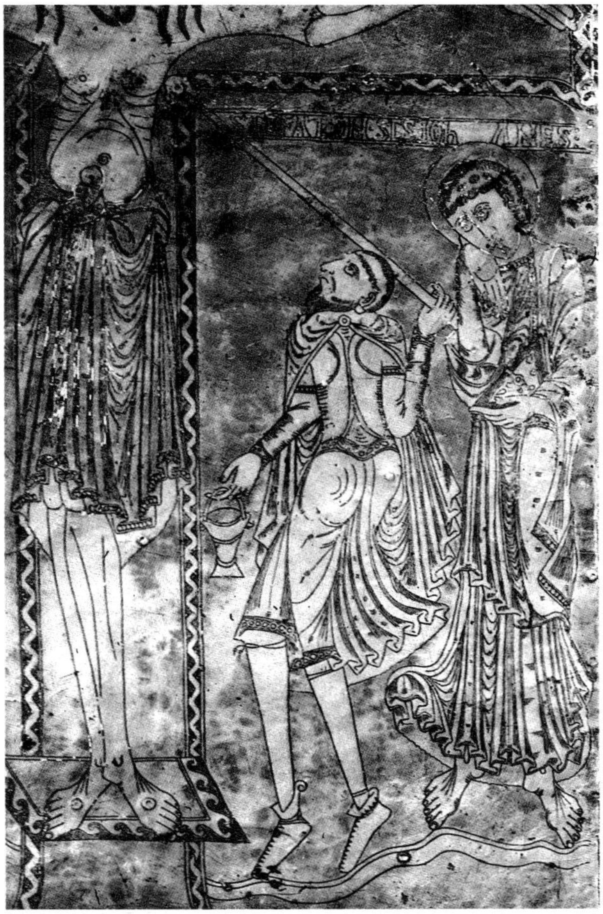

399

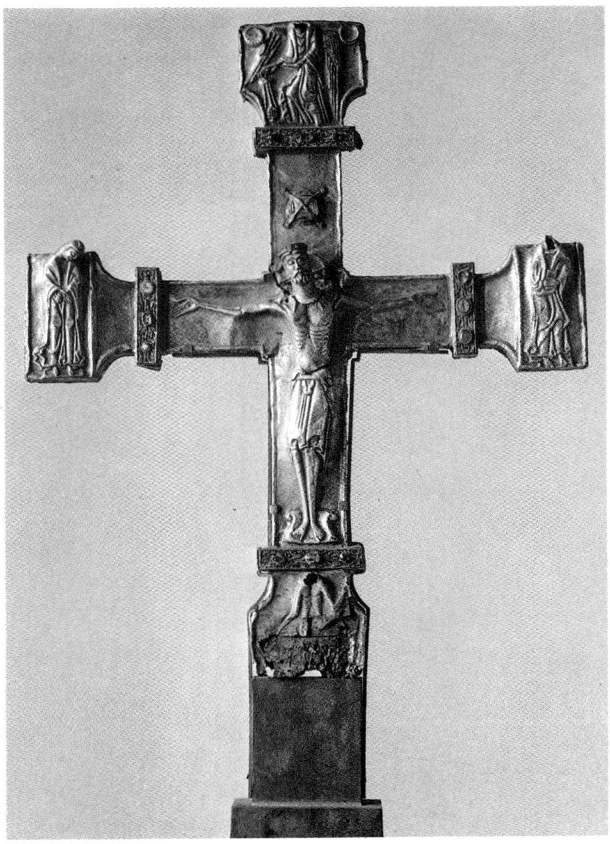

400

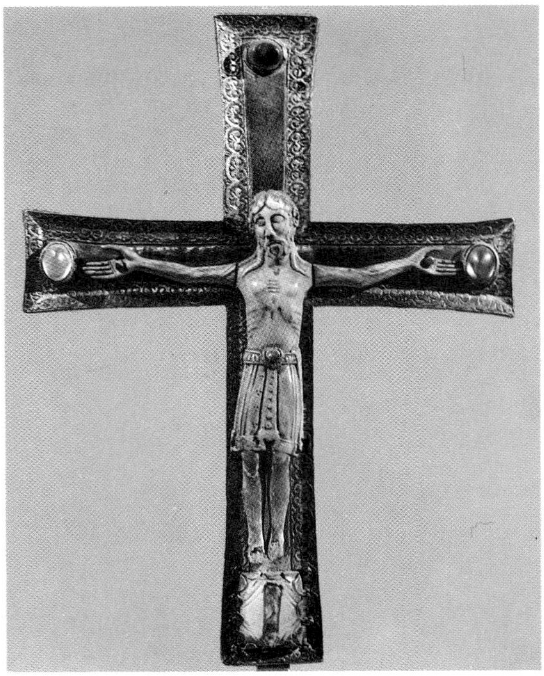

401

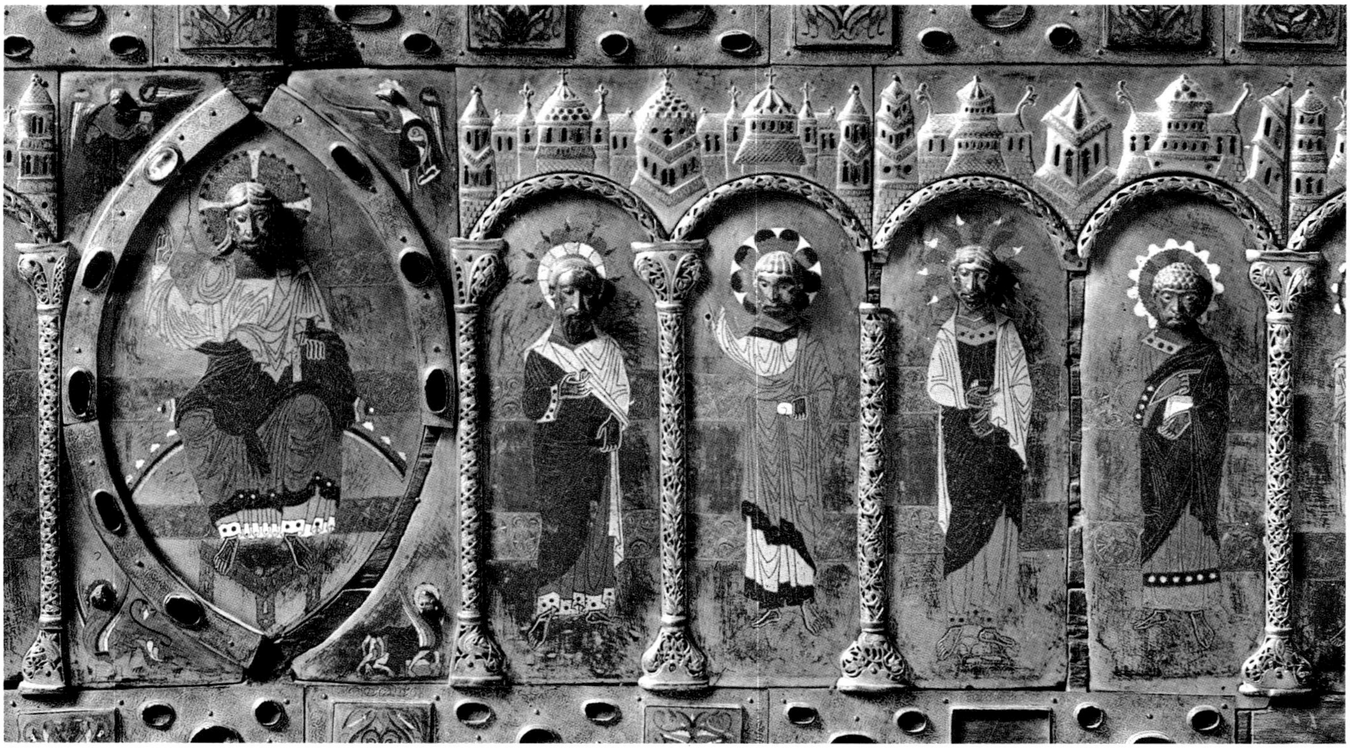

402

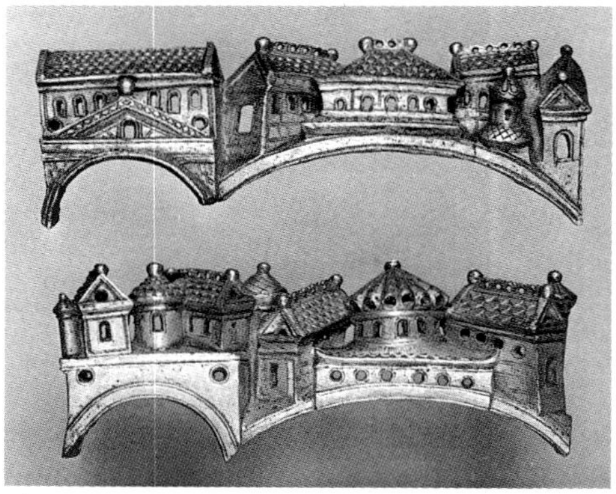

403, 404

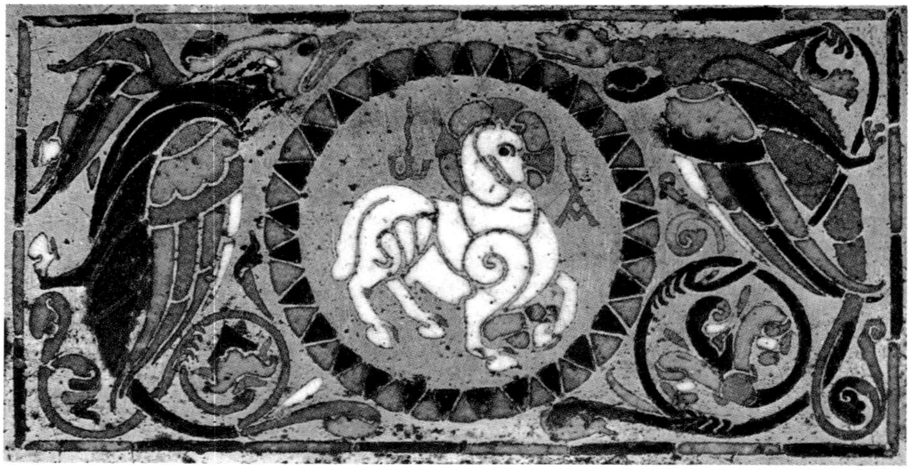

405

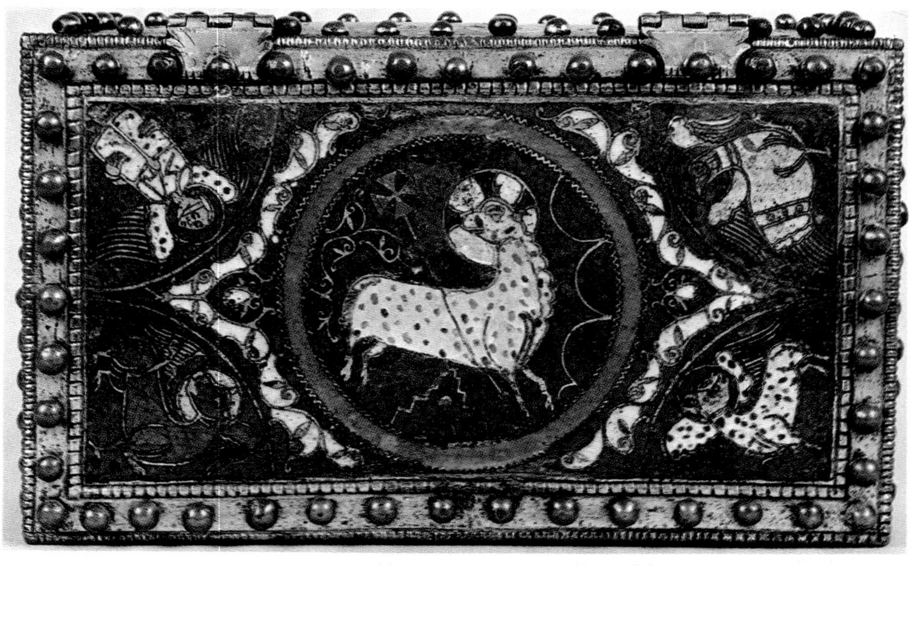

406

402 – *zu S. 325* – Spanische Werkstatt (Silos) – ‹Urna› des heiligen Dominikus. Ausschnitt einer Langseite: Segnender Christus und vier Apostel. Um 1170 – *Vergoldetes Kupfer, Grubenschmelz, Gemmen; Höhe 0,85 m* – Burgos, Museo provincial

403 und 404 – *zu S. 325* – Anjou – Fragmente einer Lichtkrone. 12. Jh. – *Vergoldetes Kupfer* – Angers, Musée Saint-Jean

405 – *zu S. 327* – Spanische Werkstatt (Silos?) – Deckel eines Elfenbeinkästchens. Ausschnitt der Mittelpartie: Das Lamm Gottes zwischen zwei Vögeln. Um 1160–1170 – *Vergoldetes Kupfer, Grubenschmelz; Höhe des Kästchens 0,19 m* – Burgos, Museo provincial

406 – *zu S. 288* – Dänemark – Deckel eines Kästchens: Das Lamm Gottes zwischen den Evangelistensymbolen. Erste Hälfte 12. Jh. – *Vergoldetes Kupfer, Grubenschmelz; Höhe 0,09 m* – Cleveland, Museum of Art

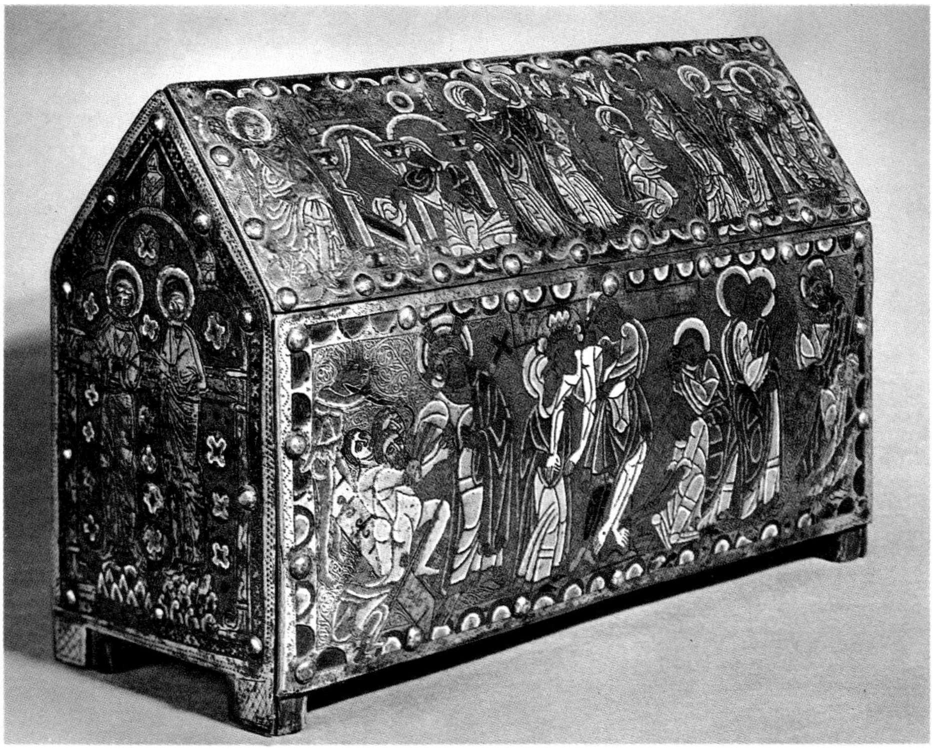

407

407 – *zu S. 331* – Limoges – Schrein: Szenen von Tod und Auferstehung Christi. Um 1170–1180 – *Vergoldetes Kupfer, Grubenschmelz; Breite 0,28 m* – Nantouillet, Kirche

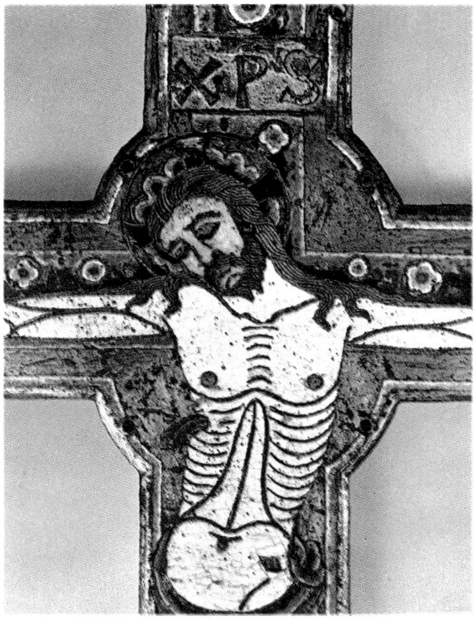

408

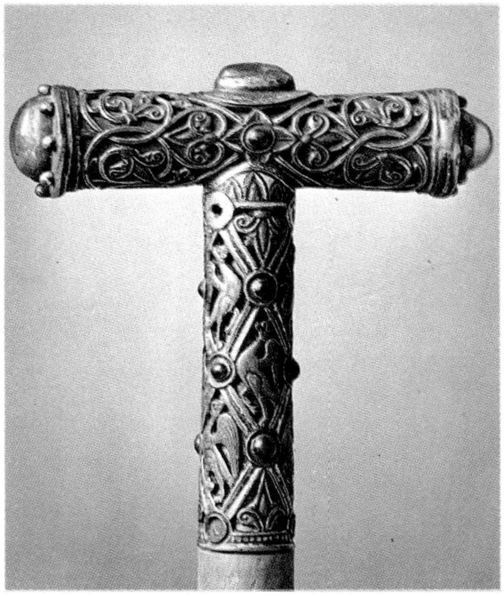

409

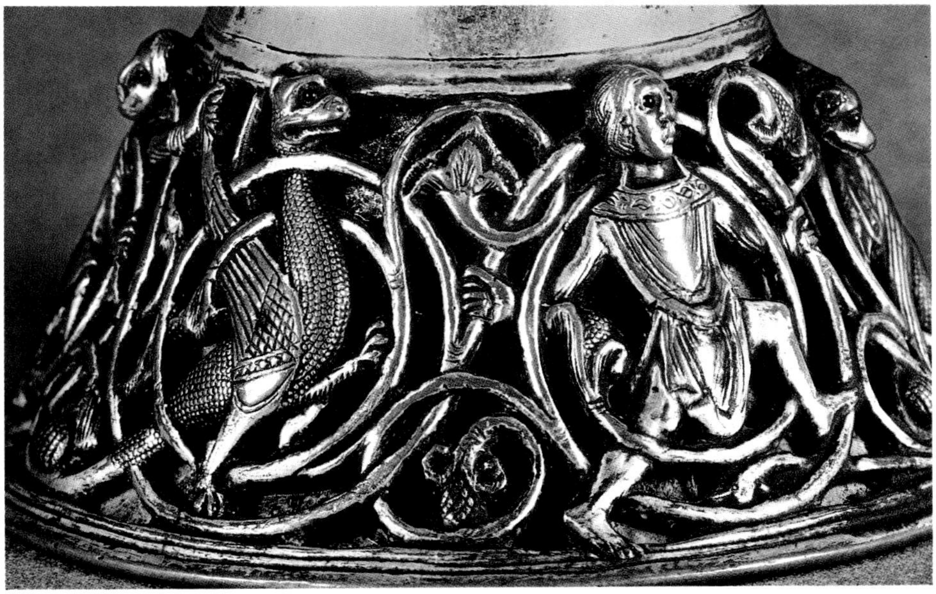

410

408 – *zu S. 332* – Limoges – Kruzifixus (Ausschnitt). Letzte Jahrzehnte 12. Jh. – *Vergoldetes Kupfer, Grubenschmelz; Gesamthöhe 0,37 m* – Bordeaux, Musée des Arts décoratifs

409 – *zu S. 287* – Portugal – Mit Rankenwerk geschmückter Taustab. Um 1160–1180 – *Vergoldete Bronze; Höhe 0,16 m* – Coimbra, Museu Machado de Castro

410 – *zu S. 333* – Limoges – Ziborium des Meisters Alpais (Ausschnitt des Fußes). 1180–1200 – *Vergoldetes Kupfer, Grubenschmelz, Gemmen; Gesamthöhe 0,34 m* – Paris, Louvre

FOTO- UND BILDQUELLEN

I. Fotografen

Austin, James, Ma Flip, Cambridge: Abb. 10, 16, 17, 105, 107, 171
Barral i Altet, Xavier, Paris: Abb. 124, 332
Caehero, Oviedo: Abb. 215
Chomon-Perino, Turin: Abb. 207
Dagli Orti, Giovanni, Paris: Abb. 142
Fasquel, André, Dijon: Abb. 1 (Frontispiz)
Franceschi, Gérard, Paris: Abb. 377, 408
Freeman, John, London: Abb. 252, 253
Janet le Caisne, Paris: Abb. 67, 95
Lagrange, Jacques, Périgueux: Abb. 23
Lalance, R., Meudon-la-Forêt: Abb. 356
Michon, Monseigneur, Revue Notre-Dame de Chartres, Chartres: Abb. 354
Pineider, G. B., Florenz: Abb. 172
Rammelaere, Luc de, Gent: Abb. 349
Ridley, London: Abb. 250
Roubier, Jean, Paris: Abb. 68
Valkenberg, Christine, Brüssel: Abb. 158
Wehmeyer, Hermann, Hildesheim: Abb. 176, 177
Yan, Toulouse: Abb. 58, 91, 92

II. Institute, Universitäten, Museen, Sammlungen, Archive

ANGERS, Museen von Angers: Abb. 386, 403, 404
BARCELONA, Mas: Abb. 6, 52, 74, 79, 213, 218, 268, 390, 397–399, 402, 405
BOREHAM WOOD, Herts, Aerofilms Ltd.: Abb. 15, 106
CAMBRIDGE, Corpus Christi College: Abb. 182
The Master and Fellows of Saint John's College: Abb. 174
The Master and Fellows of Trinity College: Abb. 183, 184
University Library (mit Erlaubnis der Syndiken der Cambridge University of Library): Abb. 366
CANTERBURY, The Dean and Chapter: Abb. 175, 367
CLEVELAND, Cleveland Museum of Art (Erwerbung aus dem J. H. Wade Fund): Abb. 406
DUBLIN, National Museum of Ireland: Abb. 235–237, 361
DURHAM, The Dean and Chapter Library, The College: Abb. 130, 243
FLORENZ, Alinari: Abb. 309
Soprintendenza per i beni artistici e storici. Gabinetto fotografico: Abb. 247, 248, 261, 289, 373, 381
GLASGOW, University Library (aus Ms. Hunter 229): Abb. 193
KOPENHAGEN, Det Kongelige Bibliotek: Abb. 194
Nationalmuseet: Abb. 223, 226–228
LE MANS, Museen von Le Mans: Abb. 257
LENINGRAD, Eremitage: Abb. 277
LONDON, British Library: Abb. 155, 179, 187, 188
British Museum: Abb. 229–232, 254, 259, 364
Courtauld Institute of Art (mit freundlicher Genehmigung des Courtauld Institute of Art): Abb. 371, 374
Hawkley Studio Associated Ltd.: Abb. 114
Lambeth Palace Library: Abb. 185
National Monuments Record: Abb. 319
Victoria and Albert Museum: Abb. 240–242, 244, 251, 279, 362, 368, 375, 376
MÜNSTER, Westfälisches Landesmuseum für Kunst und Kulturgeschichte: Abb. 351
NEW YORK, The Metropolitan Museum of Art (alle Rechte beim Metropolitan Museum of Art):
The Cloisters Collection, 1925: Abb. 214
The Cloisters Collection, 1947: Abb. 255
The Cloisters Collection, Erwerbung 1963: Abb. 245, 246
Stiftung J. Pierpont Morgan, 1917: Abb. 276, 288, 400
The Pierpont Morgan Library: Abb. 173, 178, 192, 195, 220, 256
OSLO, Kunstindustrimuseet: Abb. 233
University Museum of National Antiquities: Abb. 118
OXFORD, Bodleian Library: Abb. 132, 133, 154, 180, 372
The Master and Fellows of University College: Abb. 365
PARIS, Archives photographiques des Monuments historiques (nach Lafollye): Abb. 330
Archives photographiques/Spadem: Abb. 156, 266, 335, 346–348, 382
Archives photographiques – Doucet/Spadem: Abb. 166
Archives photographiques – Gudiol/Spadem: Abb. 140, 334
Bibliothèque Nationale: Abb. 129, 137, 143, 150–153, 157, 159, 162, 196, 205, 206, 340–344, 353, 355, 357, 396
Bulloz: Abb. 169
Caisse Nationale des Monuments historiques et des sites – Joubert/Spadem: Abb. 225, 291
Documentation photographique de la Réunion des Musées Nationaux: Abb. 286, 290, 293
Gallimard – Pierre Belzeaux/Rapho: Abb. 5, 7, 12, 13, 26, 27, 30, 39–44, 46–48, 62, 63, 65, 85–88, 98, 99, 123, 125, 126, 128, 131, 134, 136, 138, 139, 145–149, 160, 161, 163–165, 167, 168, 181, 222, 224, 239, 249, 260, 263, 264, 283–285, 292, 318, 323, 333, 336, 338, 345, 350, 352, 380, 383, 385, 407
Gallimard – Bernard Biraben/Rapho: Abb. 28, 69, 93
Gallimard – Daniel Bouquignaud/Top: Abb. 170, 258, 262, 269, 281, 282, 294–296, 359, 378, 410
Gallimard – Robert Emmet Bright/Rapho: Abb. 204
Gallimard – François Ducasse/Rapho: Abb. 339
Gallimard – Jean Roubier/Rapho: Abb. 14, 102–104, 108–111, 113, 317, 322, 384
Gallimard – Carlos Santos/Rapho: Abb. 38, 409

III. Veröffentlichungen in Buchform und Zeitschriften

PLÄNE UND REKONSTRUKTIONSZEICHNUNGEN

von Xavier Barral i Altet

- Erhaltene Bauteile
- Rekonstruktionen
- Vor romanischer Zeit entstandene Bauteile
- Nach romanischer Zeit entstandene Bauteile

411

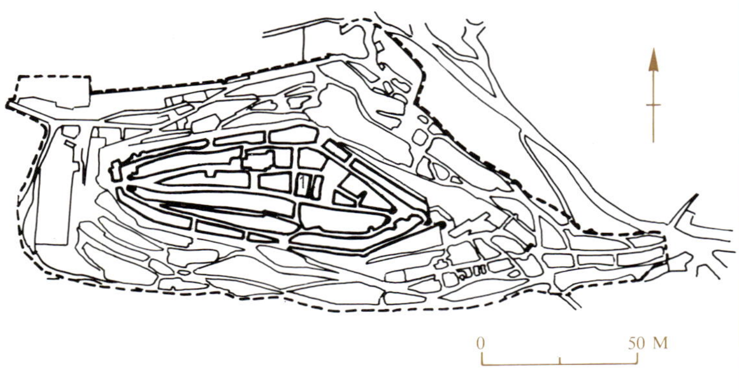

412

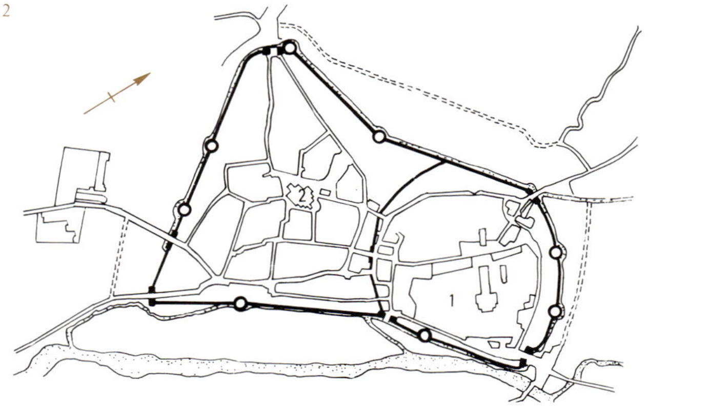

413

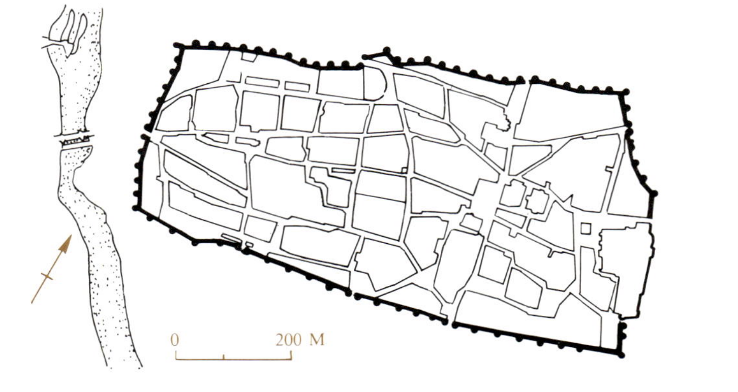

414

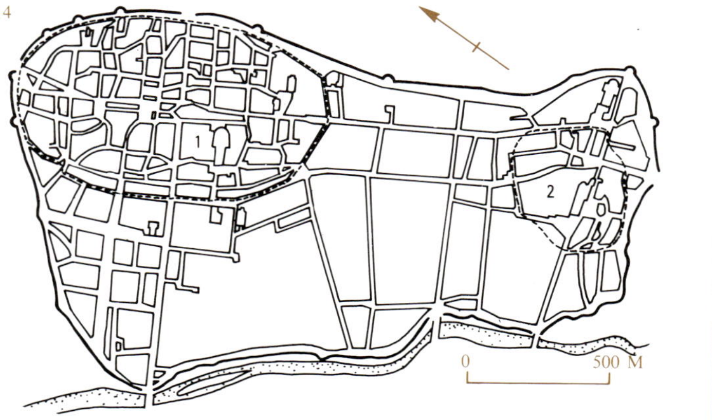

415

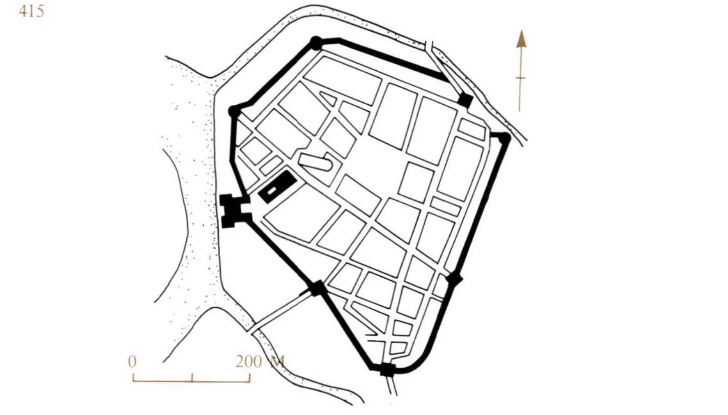

416

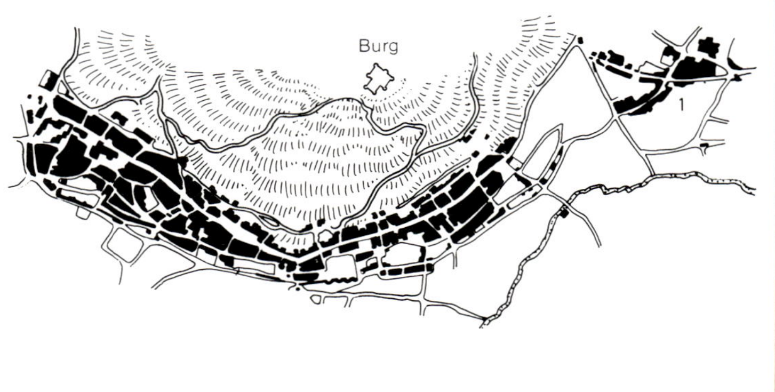

411 – Cordes – Stadtplan

Die 1222 gegründete befestigte Ansiedlung Cordes hat einen spindelförmigen Grundriß, der sich einem länglichen Hügel und dessen topographischer Struktur anpaßt. Mehrere aufeinanderfolgende Umfassungsmauern zeugen vom Wachstum der Siedlung; zunächst hatte sich die Bevölkerung auf dem Gipfel des Hügels angesiedelt. Zwei Straßen laufen den oberen Rand entlang und umschließen einen Platz, der zum großen Teil mit einer Halle bebaut war. Die Ortschaft paßt sich vollkommen dem Gelände an.

412 – Aurillac – Stadtplan

Aurillac ist ein Beispiel für einen Ort, der sich im Anschluß an eine Abtei entwickelt hat. Die Abtei (1) und die zugehörigen Häuser sind sehr früh mit einer Ringmauer umgeben worden. Auf der einen Seite der Hauptstraße, die den Innenraum dieses Mauerrings durchquert, liegt die eigentliche Abtei, auf der anderen das Dorf. Vom Ende des 12. Jahrhunderts an wurde die Ansiedlung, die außerhalb der ersten Ringmauer hinzuwuchs, wiederum durch Mauern geschützt, die mit der ersten Ringmauer verbunden wurden. Diese Ansiedlung besitzt in einem Platz ihr eigenes Zentrum, auf das die größeren Straßen zulaufen (2).

413 – Ávila – Stadtplan

Die Anlage Ávilas wurde von rein wehrbaulichen Gesichtspunkten bestimmt. Die in relativ flachem Gelände liegende Stadt wurde nach einer einheitlichen Konzeption erbaut, deren Ausführung etwa im dritten Viertel des 12. Jahrhunderts abgeschlossen war. Bei der von einer fast rechteckigen Stadtmauer umgebenen befestigten Stadt waren mächtige Sakralbauten in das Verteidigungssystem mit einbezogen. Die Tore von San Vincente und vom Alcazar werden von Rundtürmen geschützt. Die 2500 m lange Stadtmauer ist mit 88 Wehrtürmen bestückt.

414 – Reims – Stadtplan

Der Stadtplan von Reims – der Verlauf der Stadtmauer läßt sich an den heutigen Straßenzügen noch ablesen – bietet ein Paradebeispiel für die mittelalterliche Gegenüberstellung von Cité (1) und befestigter Klosteranlage mit angegliedertem Dorf (2). Die Siedlung um Saint-Remi ist von der Cité, in der sich die Kathedrale befindet, ziemlich weit entfernt. Mehrere Vorstadtviertel verbanden seit dem 12. Jahrhundert die beiden Stadtkerne miteinander. Die mächtige, beide Teile umfassende Stadtmauer, die bis zur Vesle reicht, wurde vom Ende des 13. Jahrhunderts an gebaut.

415 – Montauban – Stadtplan

Die Stadt wurde 1144 vom Grafen von Toulouse auf einem trapezförmigen Plateau gegründet. Ihr Plan wird von zwei Achsen bestimmt; die Stadtmauer folgt dem Lauf der Flüsse. Der Platz im Zentrum bestimmte die Unterteilung der Stadt in Viertel und auch eine fast parallele Anordnung der Straßen. Die rechteckige Struktur des Plans folgt nicht einem regelmäßigen Schachbrettmuster, sondern richtet sich nach dem Raum innerhalb der Stadtmauer.

416 – Castrojeriz – Stadtplan

Das langgestreckte Stadtbild ist bei Durchgangsorten am Weg nach Santiago de Compostela häufig zu beobachten. Die Stadt liegt auf dem Gipfel eines Hügels, umschließt seinen Grat, und die Häuser sind zu beiden Seiten einer über 1 km langen Straße gruppiert. Der von Burgos kommende Besucher betritt am Eingang des Ortes das Viertel Santa Maria mit der gleichnamigen Kollegiatskirche (1), dann trifft er auf weitere Kirchen entlang der Hauptstraße, an der auch Hospitäler, Herbergen und Kaufläden liegen.

417 und 418 – Gloucester – Pläne der römischen und der mittelalterlichen Stadt

Das regelmäßige Schachbrettmuster und der rechteckige Plan der römischen Stadt wurden in der angelsächsischen Epoche mit der Errichtung des Viertels Saint Peter in der Nordwestecke aufgelockert. Im Mittelalter verblieb die Stadt nur mit ihrer südöstlichen Hälfte innerhalb der antiken Stadtmauer; allerdings baute man einige Vorortviertel. Im Nordwesten dagegen drang sie mit der Entstehung des Viertels Saint Peter sowie dem Bau des Schlosses über alle Barrieren hinaus. Der Verlauf der antiken Stadtmauer scheint den weiterhin planmäßigen Ausbau beeinflußt zu haben.

419 und 420 – Gerona – ‹Arabische Bäder›: Axonometrische Projektion und Grundriß

Bei den 1194 vollendeten städtischen Bädern wurde ein Grundriß wiederaufgegriffen, der gewissen römischen Thermen ähnelt. Der Bau ist um einen quadratischen Saal mit einem oktogonalen Bassin unter einem Kuppelbaldachin angeordnet. Wenn dieser Raum, wie anzunehmen, mit dem *frigidarium* (oder Kaltbädersaal) identisch war, so müßten die sich anschließenden Räume für warme oder lauwarme Bäder benutzt worden sein. Vorhalle und Garderobe ergänzen die Anlage.

421, 422 und 423 – Burlats – ‹Pavillon der Adelaide›: Aufriß, Schnitt und Grundriß

Das romanische – ‹Pavillon der Adelaide› genannte – Haus auf rechteckigem Grundriß zeigt einen charakteristischen zweigeschossigen Wandaufbau. Das teilweise umgestaltete Erdgeschoß wurde von Verteidigungskonzeptionen bestimmt, während sich in den vier gekuppelten Zwillingsfenstern des Obergeschosses verschwenderischer Außendekor zeigt. Diese breiten Öffnungen dienen der Beleuchtung des einzigen großen Saals.

424 – Rouen – Grundriß der Synagoge

Dieses rechteckige Gebäude, in das man über eine an der Südmauer gelegene Treppe gelangte, besaß zwei Geschosse. Das untere Geschoß wurde durch vier große – nach innen und außen ausgeschrägte – Öffnungen beleuchtet. Die Aufteilung des oberen Stockwerks ist unbekannt. Der sehr einfache Grundriß des Gebäudes ist ähnlich wie bei romanischen Adelssitzen.

425 – Bragança – Grundriß des Rathauses *(domus municipalis)*

Der Grundriß dieses Gebäudes – ein unregelmäßiges Trapez – ist ein Beispiel für die portugiesische Kommunalarchitektur vom Ende des 12. Jahrhunderts. Das zweischiffige Gebäude besitzt auf der südlichen Seite eine große Treppe, die zum Obergeschoß führt. Der Ratssaal befindet sich über einer großen eingewölbten Zisterne und wird durch Rundbogenfenstern beleuchtet, die gleichmäßig über alle Seiten des Gebäudes verteilt sind.

417

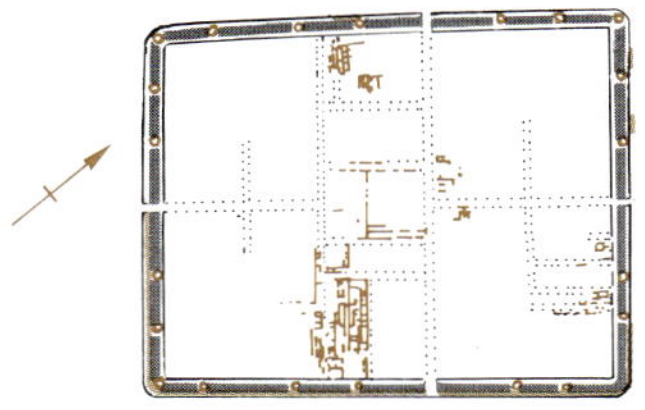

0 200 M

418

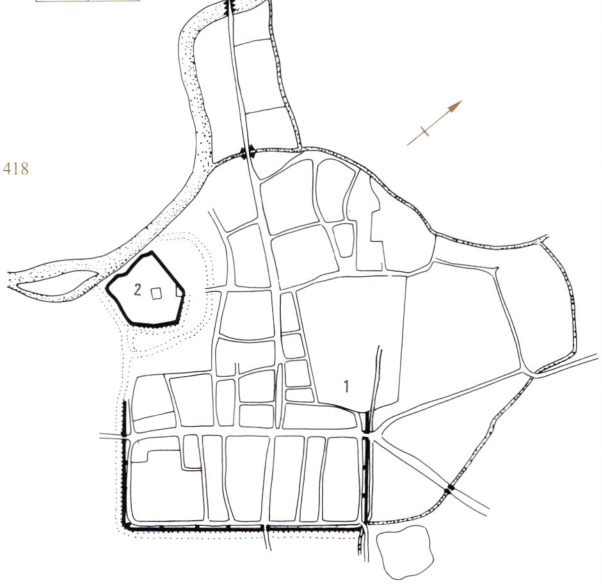

419

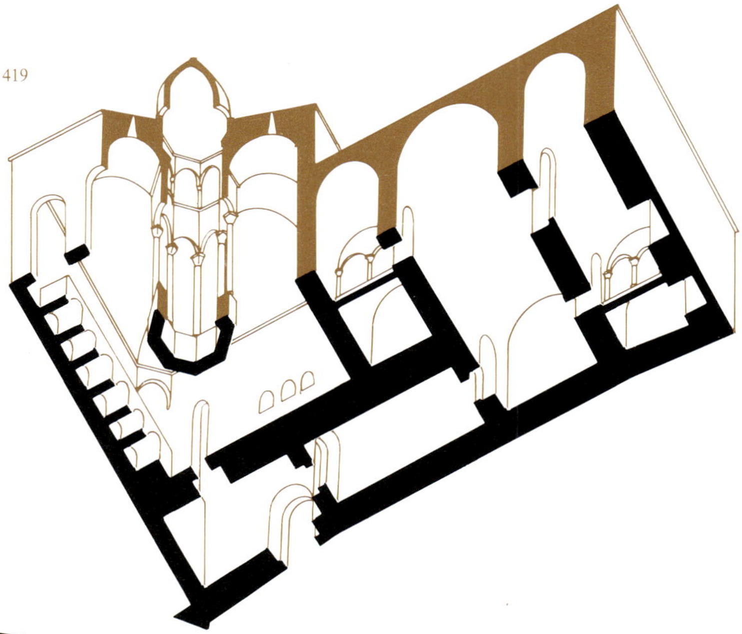

420

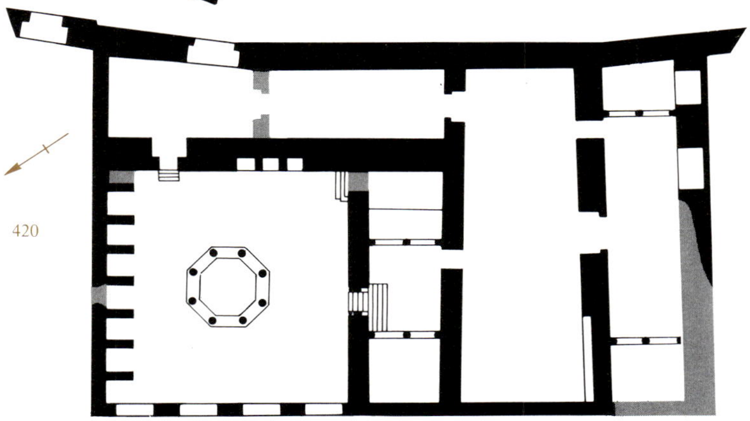

0 5 M

421

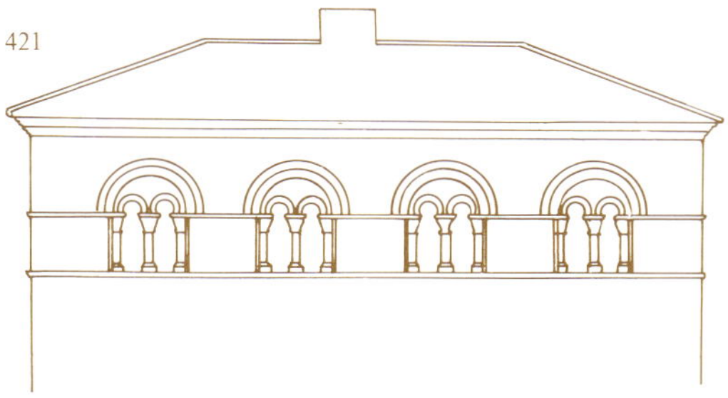

422

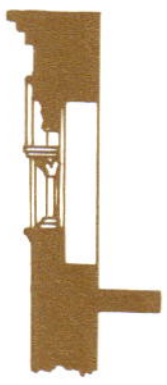

423

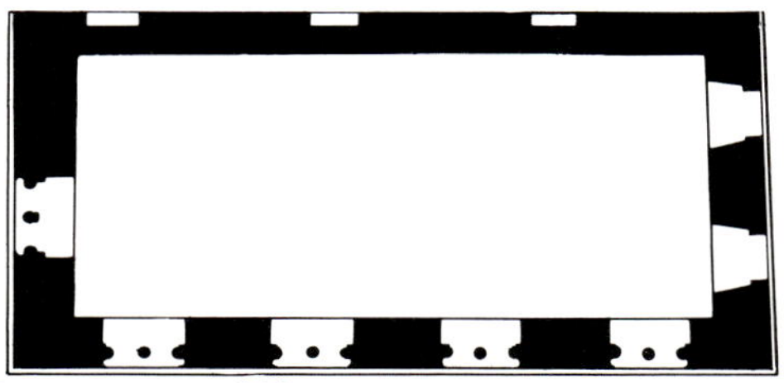

0 5 M

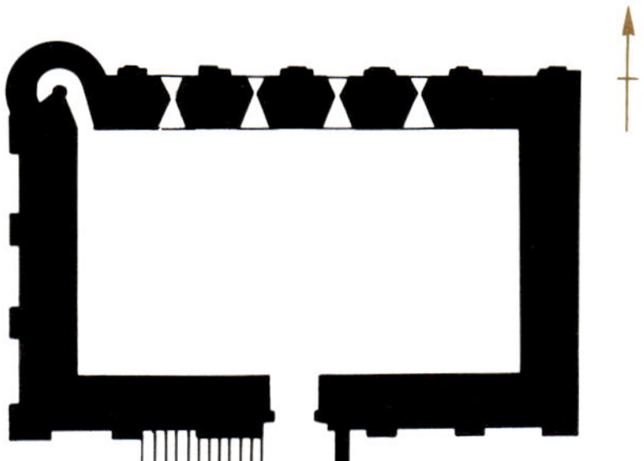

424

0 5 M

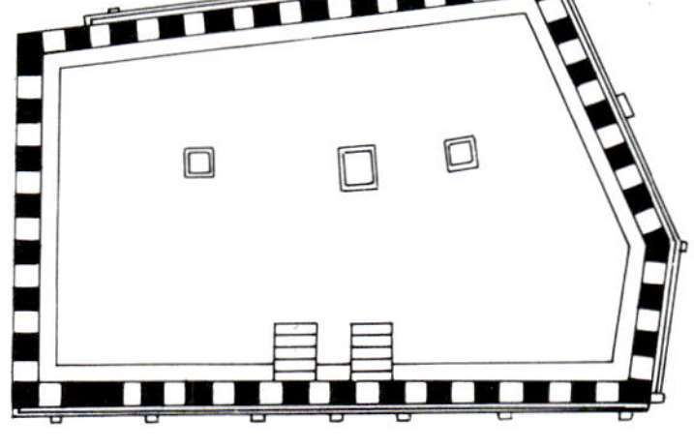

425

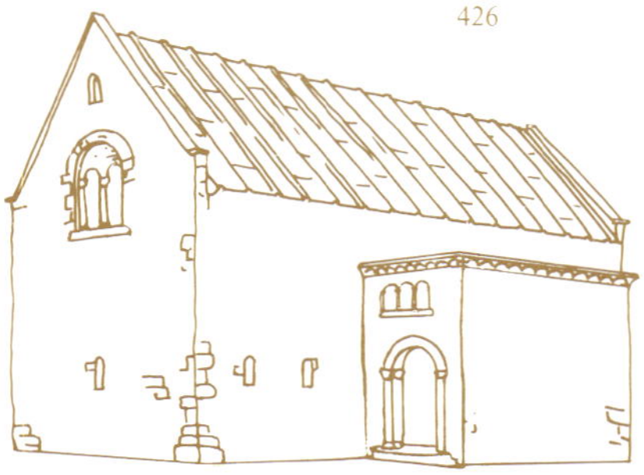

426

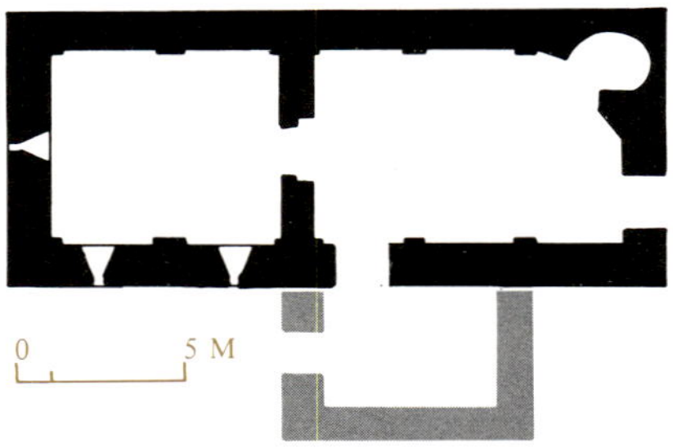

427

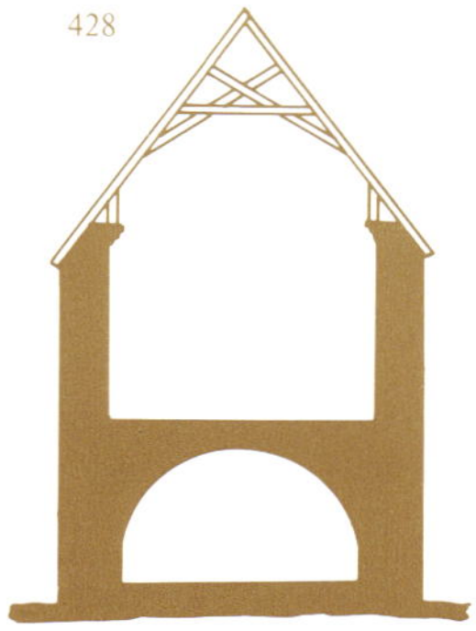

428

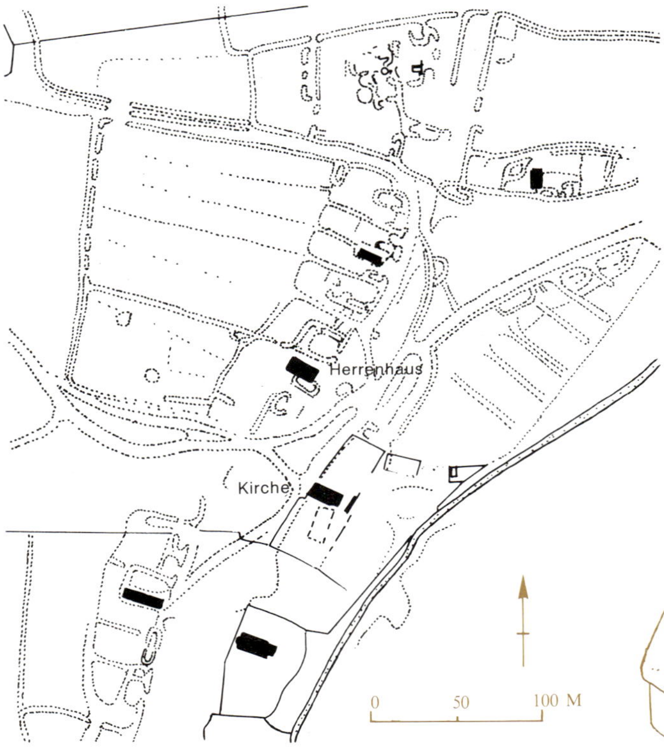

429

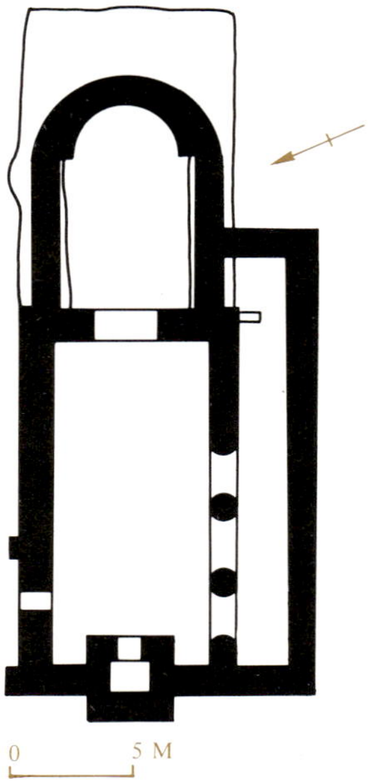

430
Kirche

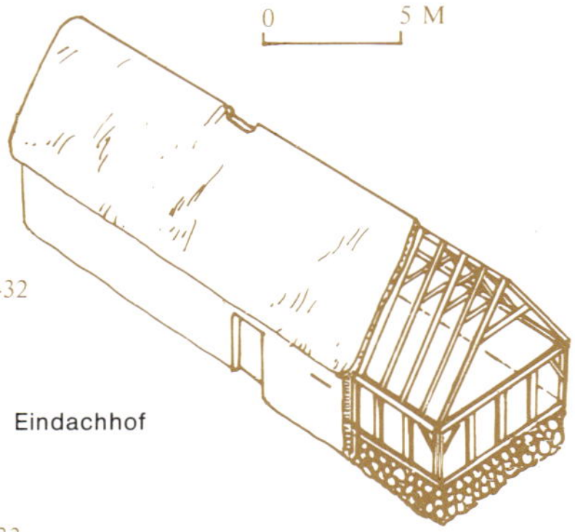

432
Eindachhof

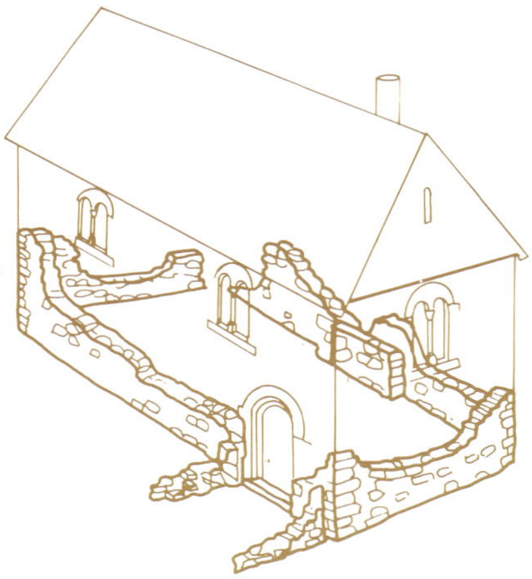

431
Herrenhaus

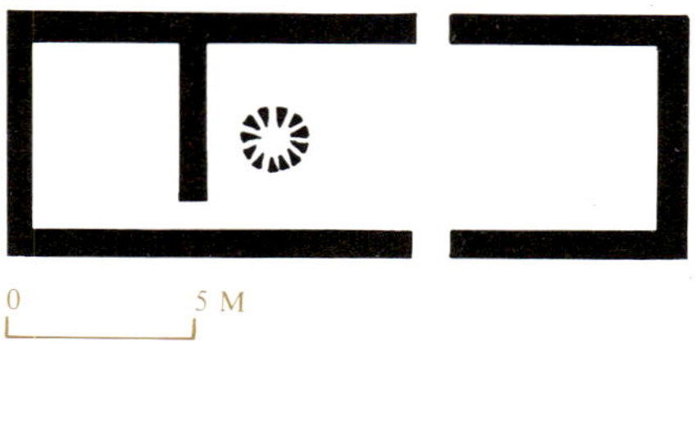

433

426, 427 und 428 – Norwich – ‹*Music House*›: Rekonstruktion, Grundriß und Querschnitt

Das ‹*Music House*› von Norwich auf rechteckigem Grundriß mit zweigeschossigem Aufriß ermöglicht die Rekonstruktion einer Eingangshalle. Das durch eine Quermauer in zwei Teile unterteilte Erdgeschoß ist über Gurtbögen, die von Wandpfeilern getragen werden, mit einem Kreuzgratgewölbe gedeckt. Das wahrscheinlich nicht unterteilte Obergeschoß war mit einem hölzernen Dachstuhl versehen. Die hier vorgeschlagene Rekonstruktion zeigt sehr schmale Fensteröffnungen im Erdgeschoß und breite im Obergeschoß.

429, 430, 431, 432 und 433 – Wharram Percy – Mittelalterliches Dorf: Plan des Dorfs, Grundriß der Kirche und eines Hauses, Rekonstruktion des Herrensitzes und eines Bauernhauses

Das seit der späten Antike besiedelte Dorf entwickelte sich seit dem 12. Jahrhundert um einen in seiner Mitte gelegenen Herrensitz. Im 13. Jahrhundert wurde dieser durch einen zweiten, weiter nördlich gelegenen abgelöst. Die Kirche steht am Südende der Siedlung. Die Häuser haben Einfriedungen verschiedener Größe. Es sind im allgemeinen Eindachhöfe, bei denen Wohnteil und Stall in einem Baukörper liegen. Das Herrenhaus war zweischiffig und wahrscheinlich zweigeschossig. Es hatte einen sehr großen Eingang und breite Fensteröffnungen, die für die Beleuchtung des Obergeschosses sorgten. Die dem heiligen Martin geweihte Kirche, die zunächst nur ein einziges Schiff mit flachem Chorabschluß besaß, erhielt gegen Ende des 12. Jahrhunderts einen komplizierteren Chor mit halbrunder Apsis sowie einen Portikus zum Schutz des Eingangs. Wharram Percy vermittelt einen Einblick in die verschiedenen Aspekte des ländlichen Siedlungsbaus im mittelalterlichen England: ein einziger Typus von – eingefriedeten – Häusern, ein vornehmer Wohnbau aus Stein und ein Sakralbau.

434 – Abinger – Rekonstruktion der feudalen Motte (Turmhügelburg)

Die Motte wurde von Hope-Taylor nach der Anordnung der – bei verschiedenen Ausgrabungen gefundenen – Pfostenlöcher hypothetisch rekonstruiert. Im 12. Jahrhundert war der ganz aus Holz erbaute, in der Mitte stehende Donjon von einer runden Palisade geschützt; die gesamte Anlage befand sich auf dem Gipfel eines Erdhügels.

435 – London – Tower: Grundriß

Der um 1080 bis 1090 erbaute Tower von London ist von einer unregelmäßig viereckigen Mauer umgeben, die mit halbkreisförmigen Türmen versehen ist. Im Innern hat er ein Erdgeschoß und zwei Obergeschosse mit zwei rechteckigen Räumen und einer Kapelle, deren vorspringende Apsis aus der südöstlichen Mauer des Donjon hervortritt. Im nordöstlichen Turm befindet sich die Treppe. Der sehr gedrängte Grundriß des Donjon kontrastiert stark mit der weiten Ausdehnung des äußeren Mauerrings.

436, 437 und 438 – Houdan – Donjon: Schnitt und Grundrisse des Erdgeschosses und des Obergeschosses

Dieser viereckige Donjon mit vier vorspringenden Türmen ist besonders charakteristisch für die befestigten Wohntürme, die im 12. Jahrhundert üblich wurden. Der 30 m hohe und 15 m breite Turm hat Mauern von 3,50 m Dicke. Das Erdgeschoß besteht aus einem einzigen Saal von 8 m Seitenlänge. Das obere Geschoß breitet sich in die – auf dieser Ebene hohlen – Türme aus. Das zweite Obergeschoß ergänzt den Wohnbereich.

439 und 440 – Carcassonne – Plan der Grafenstadt und Grundriß des Schlosses

In der Burg verbinden sich Verteidigungsfunktionen mit dem Wohncharakter. Sie ist an die Stadtmauer angebaut und besteht aus einem zweiteiligen Wohngebäude von annähernd rechteckigem Grundriß, dessen eigene Ringmauer durch einen breiten Graben von der Stadt getrennt ist. Anscheinend war die Burg ursprünglich nicht mit dieser Mauer, die sie von der Stadt trennt, geplant. Den Mittelpunkt der Burg bilden zwei Türme – der sogenannte *‹grand donjon›* und der *‹petit donjon›*. Als man im 13. Jahrhundert die Befestigungen baute, die die Burg auf drei Seiten umgeben, veränderte man die Wohnbauten: die Donjons wurden um jeweils ein oder zwei Geschosse erhöht, außerdem wurde eine überdachte Terrasse an dem Flügel angebracht, der sich an die westliche Mauer anlehnt; das Wohngebäude wurde seinerseits um ein Stockwerk erweitert, und ein großer Saal entstand an der südlichen Kurtine.

441 – Château-Gaillard – Burg: Grundriß

Die in Les Andelys gelegene Burg Château-Gaillard geht in ihren ältesten Teilen bis auf die Jahre 1196 bis 1198 zurück. Sie ist auf einen Felsensporn gebaut, von einer elliptischen Mauer umgeben und besitzt einen runden Donjon. Ein wenig tiefer umzieht eine zweite, trapezförmige, durch runde und eckige Türme verstärkte Mauer eine Mittelburg. Jenseits von einem tiefen Graben stößt burgartig eine dritte polygonale Mauer vor, die ihrerseits mit Türmen versehen ist. Der Donjon hat vier Geschosse. Das ihm gegenüber gelegene monumentale Burgtor war durch eine Zugbrücke gesichert. Die Burg Château-Gaillard ist eine der eindrucksvollsten Burgen Frankreichs und bietet ein gutes Beispiel für den Burgbau mit Donjon am Ende des 12. Jahrhunderts.

434

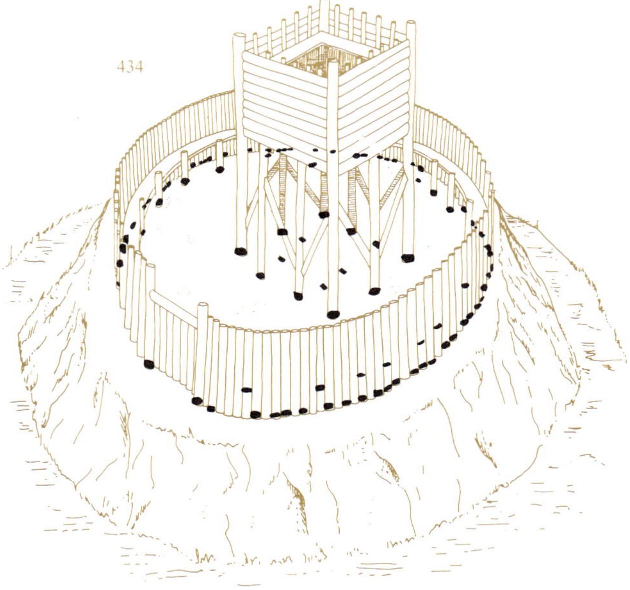

435

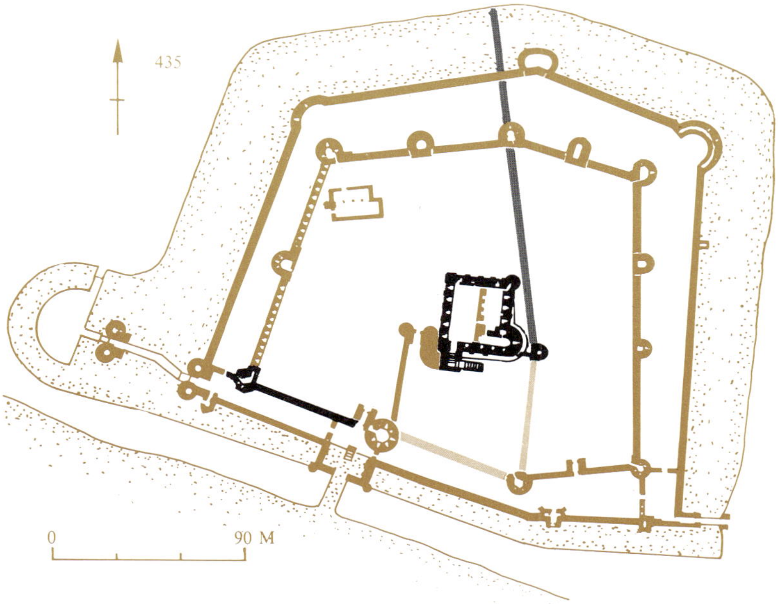

436

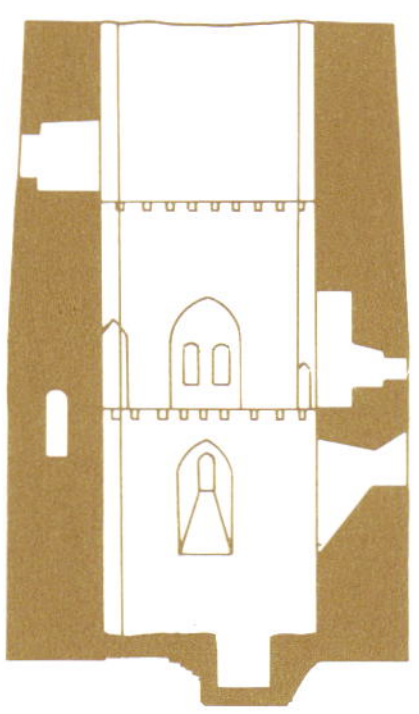

437

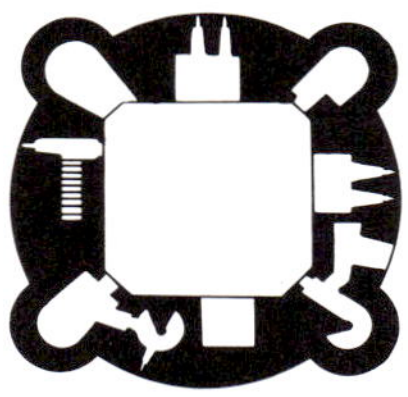

438

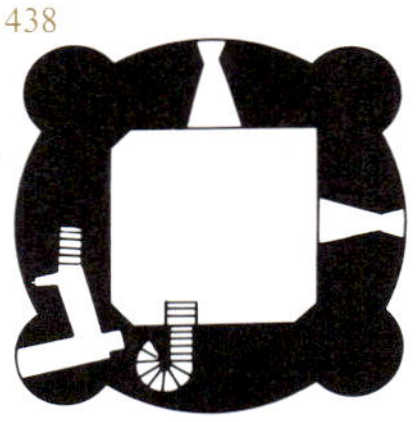

439

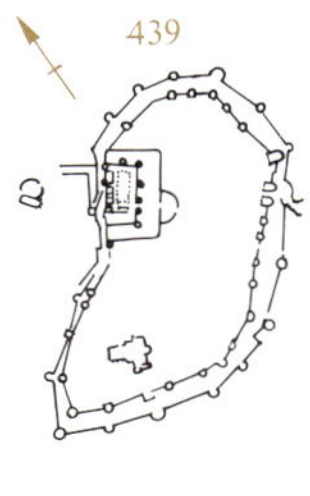

440

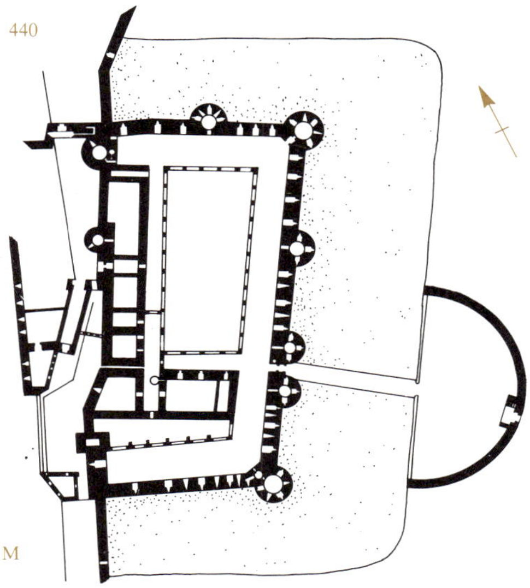

441

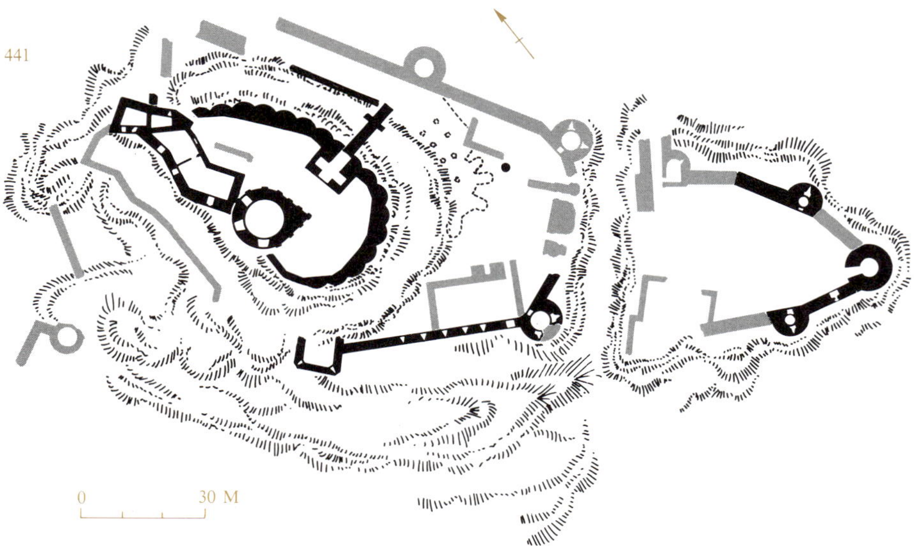

442

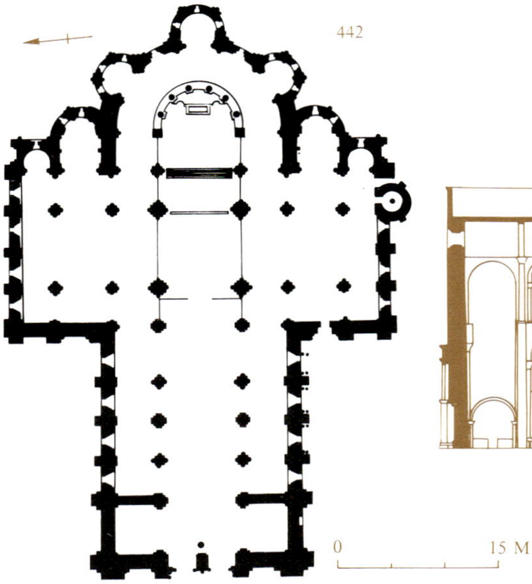

443

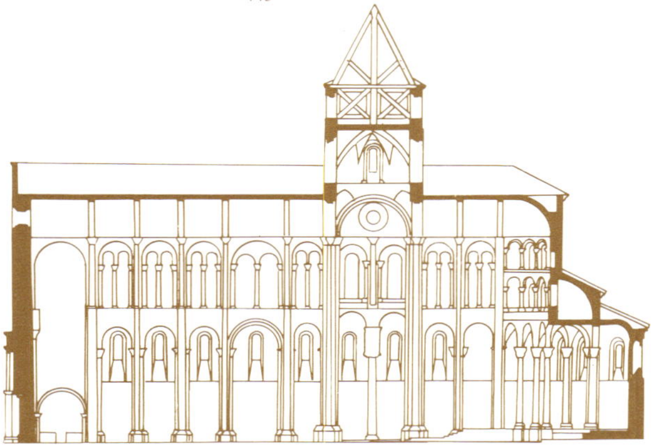

444

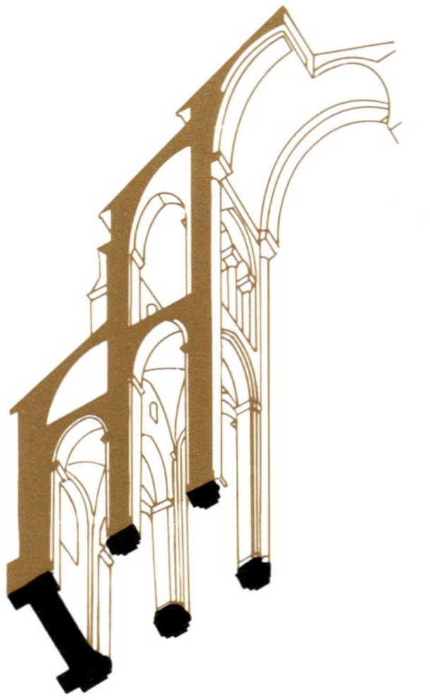

445

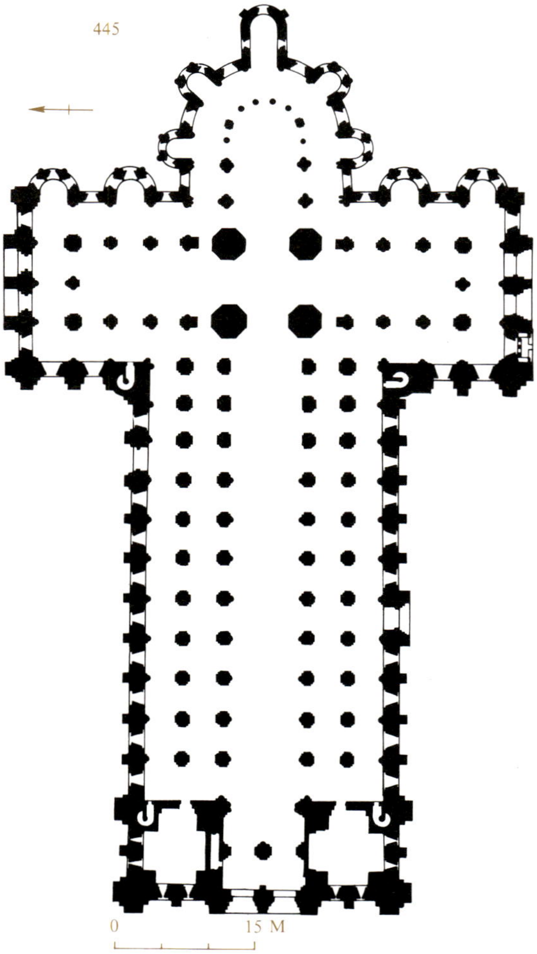

446

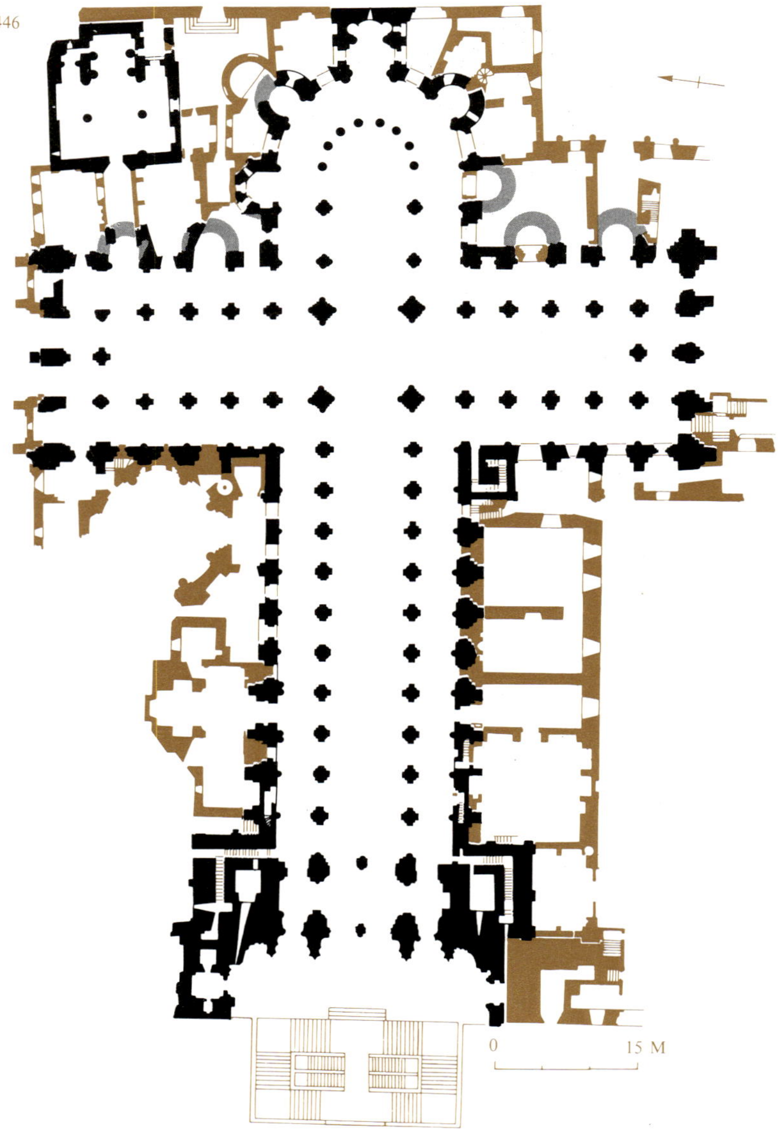

442 und 443 – Conques – Sainte-Foy: Grundriß und Aufriß

Der Grundriß der Abteikirche Sainte-Foy entspricht den Ansprüchen der sogenannten Pilgerkirchen. Der Eindruck von Gedrungenheit, den sie erweckt, und die geringen Dimensionen, die sie von den vollendeten Proportionen von Saint-Sernin in Toulouse oder von Santiago de Compostela unterscheiden, sind weitgehend eine Folge des Terrains, auf dem die Kirche steht. Der Typus der Pilgerkirche könnte in Conques selbst um die Mitte des 11. Jahrhunderts entstanden sein – woraus jedoch nicht auf eine so frühe Datierung für den jetzigen Bau geschlossen werden darf. Sainte-Foy ist dreischiffig mit einem breiten, vorspringenden – ebenfalls dreischiffigen – Querhaus und einem Chor mit Umgang und Radialkapellen. Der Chorabschluß von Sainte-Foy unterscheidet sich von dem anderer Pilgerkirchen durch die Staffelung der Querhauskapellen.

444 und 445 – Toulouse – Saint-Sernin: Axonometrische Ansicht und Grundriß

Der Wandaufbau der sogenannten Pilgerkirchen ist durch Emporen über dem ersten Seitenschiff gekennzeichnet. Sie nehmen die ganze Länge des Seitenschiffs ein und geben das einfallende Licht durch breite Zwillingsöffnungen an das Mittelschiff weiter. Die Bedeutung dieser Emporen ist noch nicht völlig geklärt. Die Seitenschiffe haben Kreuzgratgewölbe, das Mittelschiff hat ein Tonnengewölbe über Gurten, die die Emporen abstützen.
Die Chorpartie war 1096 nahezu vollendet. Der Grundriß ist – mit zwei zusätzlichen Apsidiolen – imposanter als der von Conques, entspricht jedoch einem analogen Konzept. Im ganzen beeindruckt der Bau jedoch wesentlich stärker: fünf Schiffe anstelle von dreien und ein Grundriß über einem weitaus regelmäßigeren lateinischen Kreuz. Die Vierungspfeiler sind massiver gebildet, um einen Vierungsturm zu tragen, der dem Äußeren des Baus ein harmonischeres Aussehen verleiht. Saint-Sernin in Toulouse ist das vollendetste Beispiel für die Architektur der sogenannten ‹Pilgerkirchen›.

446 – Santiago de Compostela – Kathedrale: Grundriß

Die Kathedrale – Ziel der Pilgerstraße nach Santiago de Compostela – beherrscht das Stadtbild. Sie wurde 1075 unter Bischof Diego Peláez begonnen. Trotz der geringeren Anzahl von Schiffen ist sie größer als die anderen Kirchen dieses Typs. Die Kapellen des Querhauses sind auf gleiche Art wie in Saint-Sernin in Toulouse aneinandergereiht. Sonst entsprechen Grundriß und Aufriß denen der anderen Kirchen vom Typus der sogenannten ‹Pilgerkirchen›.

447 und 448 – Angoulême – Kathedrale Saint-Pierre: Axonometrische Ansicht und Grundriß

Dieser zu Beginn des 12. Jahrhunderts begonnene Bau gehört zur Gruppe der um 1120 bis 1130 voll ausgebildeten Kirchen. Im 19. Jahrhundert restauriert und teilweise erneuert, bewahrt diese Kathedrale den Gesamteindruck eines typisch romanischen – zur Gruppe der westfranzösischen Kuppelkirchen gehörigen – Bauwerks. In Form eines griechischen Kreuzes angelegt, ist jeder Arm, etwa nach der ‹byzantinischen› Art von San Marco in Venedig, überkuppelt. Im Osten endet das Langhaus in einer halbrunden Apsis; Apsiden finden sich auch an beiden Querhausarmen. Bemerkenswert ist die Struktur der die Kuppeln stützenden Pfeiler.

449 – Fontevrault – Abteikirche: Grundriß

In der 1119 geweihten Kirche verbinden sich zwei verschiedene Grundrißtypen: einerseits ein Chorabschluß mit Umgang und Kapellenkranz sowie zwei von den Querhausarmen ausgehenden Apsiden; andererseits ein einschiffiges Langhaus aus vier jeweils kuppelgewölbten Jochen, das sich an dieses Chorhaupt anschließt. Die jetzigen Kuppeln sind moderne Nachbildungen der mittelalterlichen Kuppeln. Eine entscheidende Frage bleibt offen: die nach der ursprünglichen Form dieses Langhauses, das im Verhältnis zum Chorhaupt unproportioniert wirkt. Man hat daher angenommen, daß der Grundriß während des Baus – vor allem im Hinblick auf die Decke – geändert wurde.

450 – Trémolat – Kirche: Grundriß

Diese kleine Kirche zeugt für die Verbreitung des Typs der Kuppelkirche – der dank der Kathedralen von Périgueux, Angoulême und Cahors an Beliebtheit gewonnen hatte – in Westfrankreich. Die Kirche von Trémolat – über dem Grundriß eines lateinischen Kreuzes und mit einem zweijochigen Chor – war ursprünglich wahrscheinlich nicht mit Kuppeln versehen. Diese entstanden während der Bauperiode im 12. Jahrhundert, zur selben Zeit wie die innere Verstärkung der Langhausmauern und der Wiederaufbau des Querhauses, des Chors und des Vorhallenturms.

447

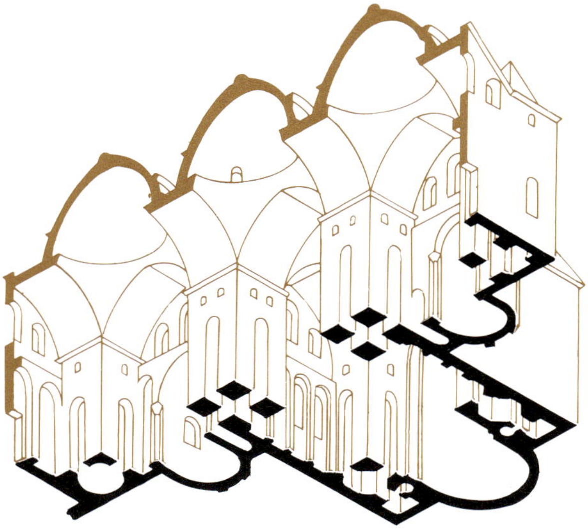

448

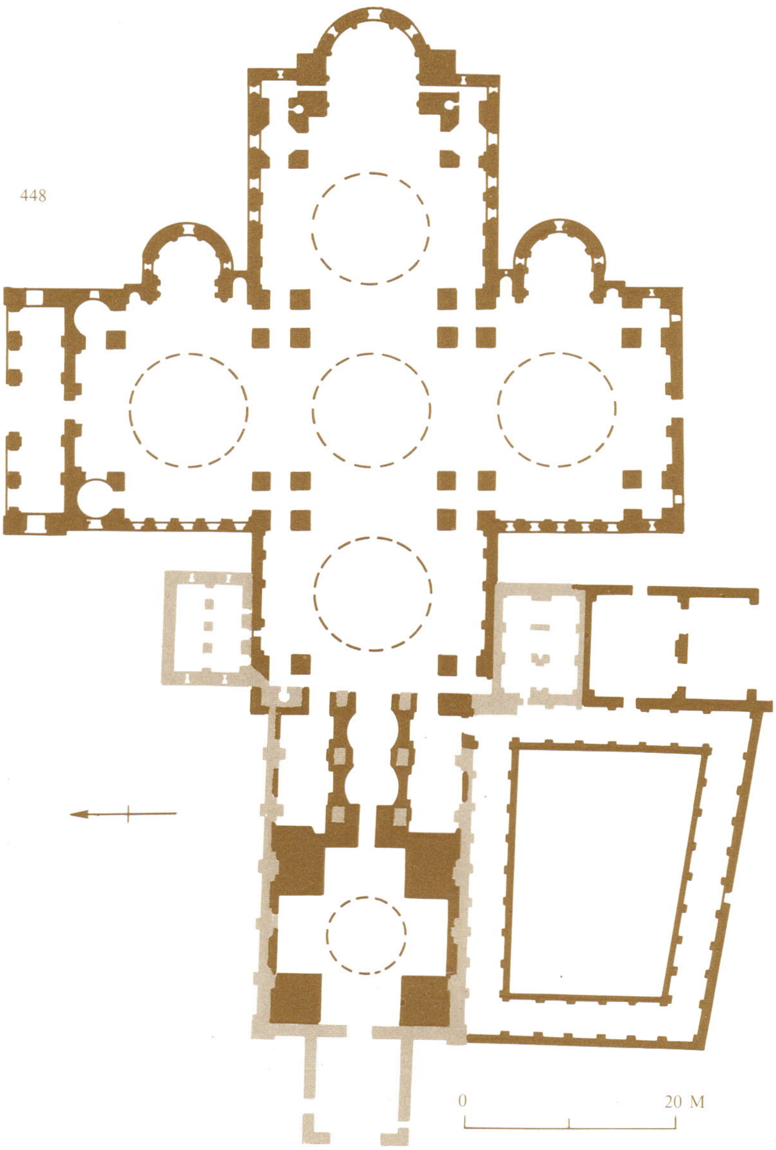

449

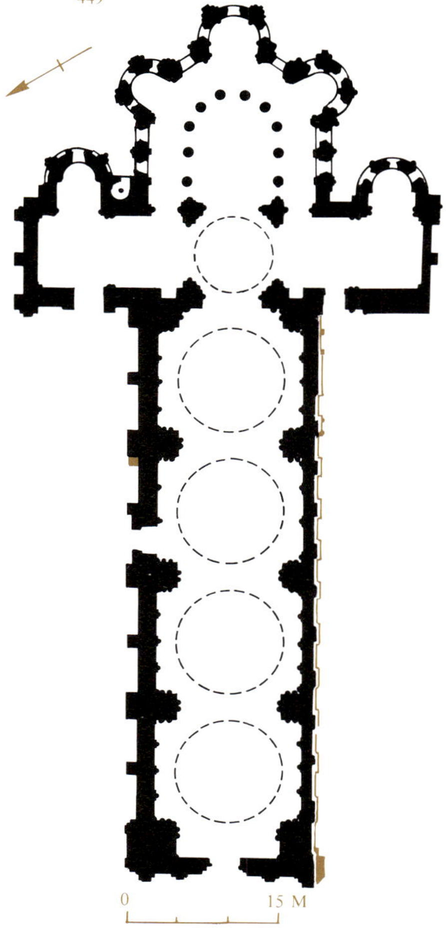

450

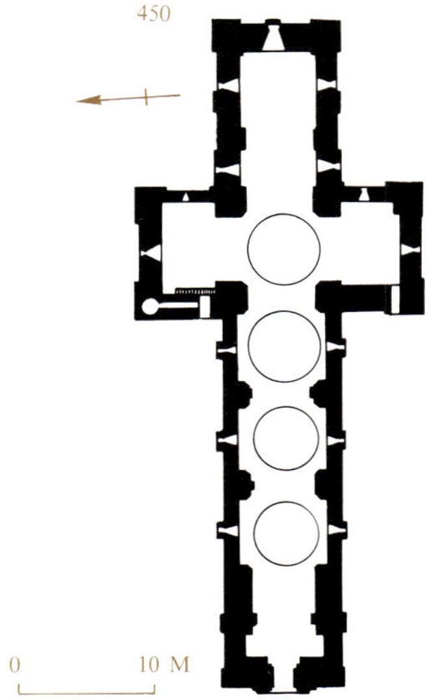

451

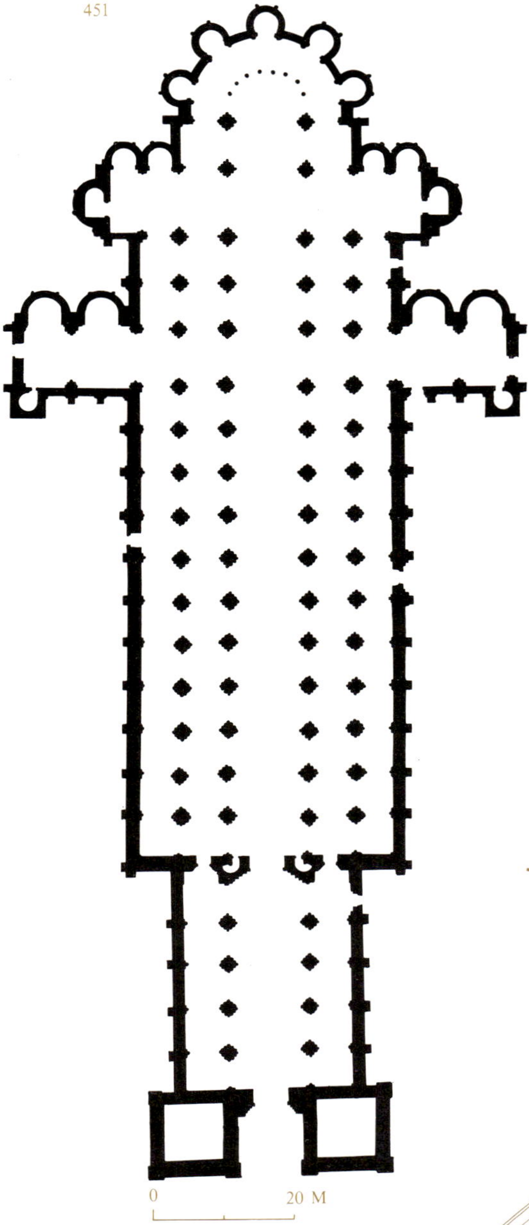

452

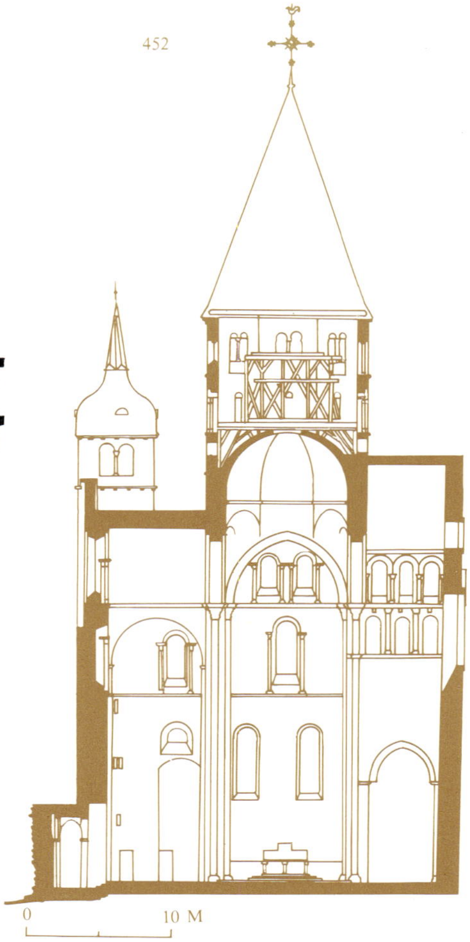

454

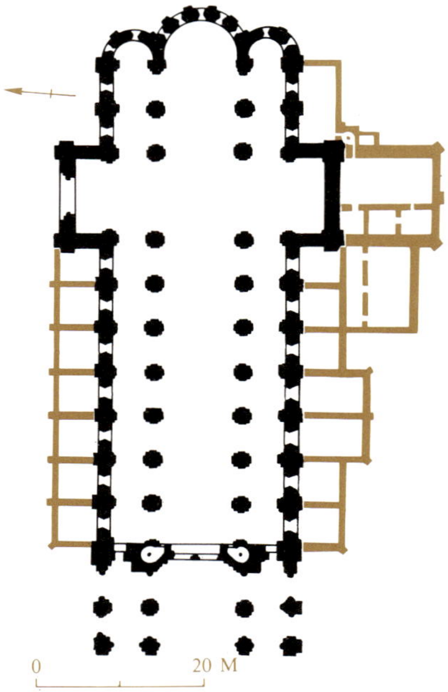

453

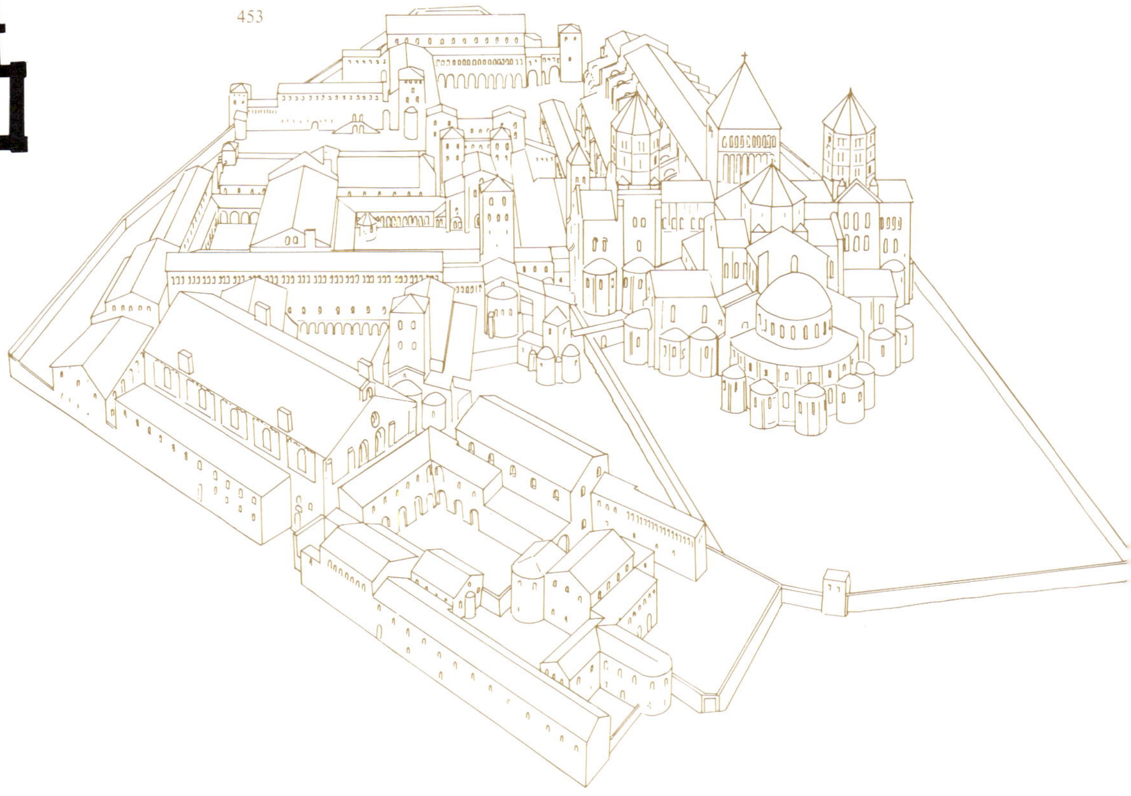

451, 452 und 453 – Cluny III – Abteikirche: Rekonstruktion des Grundrisses, Querschnitt des Südarms des Querhauses und Rekonstruktion der gesamten Klosteranlage

Der sehr ungewöhnliche Grundriß der 1130 geweihten Abteikirche wird hier nach den Forschungen von K. J. Conant rekonstruiert. Fünf breite Schiffe, zwei Querhäuser und ein Chor mit Umgang und Radialkapellen bilden die wesentlichen Züge dieses Baus, der außerdem eine dreischiffige Vorkirche und eine durch die beiden Fassadentürme flankierte Eingangshalle besaß. Diesem Bauwerk wird einmütig eine hochbedeutende Rolle in der Geschichte der romanischen Architektur zuerkannt. Mit ihren Proportionen und ihrer Größe wie auch durch die Ausstrahlung des Ordens, der die Kirche erbauen ließ, beeinflußte Cluny III zahlreiche Bauwerke in Burgund und in anderen Gebieten entscheidend.

Der Südarm des Querhauses vermittelt eine Vorstellung vom imposanten Wandaufbau der Abteikirche aus dem 12. Jahrhundert. Dank einem dreigeschossigen Wandaufbau aus Stützenreihe, Blendtriforium und Lichtgaden erreichen die Gewölbe eine sehr große Höhe. Von außen waren am Südarm des Querhauses die Staffelung der Baumasse und die zahlreichen Türme zu erkennen.

Die Rekonstruktion aus der Vogelschau wurde von dem großen Kenner Clunys, K. J. Conant, vorgeschlagen. Sie soll eine Vorstellung davon vermitteln, wie die Abtei Cluny mit ihren Klostergebäuden um 1157 – von Süden her gesehen – gewirkt haben mag. Die Abteikirche mit der imposanten Staffelung des Chors, die verschiedenen Kreuzgänge und Nebenkirchen, die Klostertrakte und die äußere Mauer erwecken den Eindruck großer Gedrängtheit. Man vergleiche die Komplexität der imposanten Klosteranlage von Cluny mit der Einfachheit des Klosters Monte Cassino, das von Abt Desiderius seit 1066 wiederaufgebaut worden war.

454 – Autun – Kathedrale Saint-Lazare: Grundriß

Im Grundriß von Saint-Lazare, der um 1120 bis 1130 entstand, zeigt sich eine der Tendenzen der burgundischen Architektur. Eine tiefe Vorhalle liegt vor dem eigentlichen dreischiffigen Langhaus, das in drei Apsiden ausläuft und nur von einem wenig vorspringenden Querhaus unterbrochen wird. Die Kathedrale von Autun, obgleich weit kleiner als die Kirche von Cluny, ist dennoch in ihrem Wandaufbau von Cluny III abhängig. Es herrscht hier ein Geist der Strenge, der – was den Grundriß betrifft – zu einer geglückten Lösung führte.

455 – Le Puy – Kathedrale Notre-Dame: Längsschnitt

In der Architektur der Kathedrale von Le Puy verbinden sich mittelalterliche Elemente eng mit Restaurierungen des 19. Jahrhunderts. Der Chor endet in einer flach geschlossenen Scheitelapsis, die von zwei seitlichen Apsiden flankiert ist. Er folgt auf ein monumentales, sehr breites Querhaus mit Emporen an beiden Armenden. Die drei Schiffe des Gebäudes – teilweise über einer Vorhalle und einer großen Treppe – sind heute überkuppelt beziehungsweise kreuzgratgewölbt. Ursprünglich war der Bau nur vierjochig: die beiden östlichen Joche waren tonnengewölbt, die beiden anderen mit Kuppeln versehen. Gegen Ende des 12. Jahrhunderts erweiterte man den Bau um die zwei westlichen Joche.

456 – Le Puy – Kapelle Saint-Michel-d'Aiguilhe: Grundriß

Die auf den Gipfel eines vulkanischen Felsens gebaute Kapelle Saint-Michel entstand in zwei Bauphasen. Den innersten Kern aus der zweiten Hälfte des 10. Jahrhunderts – direkt auf den Felsen gebaut – bildet ein quadratischer Saal mit drei Apsiden (die südliche Apsis ist verschwunden). Über der Mitte deckte eine pyramidenförmige Kuppel das Gebäude. In der zweiten Hälfte des 12. Jahrhunderts wurde dieser Bau von einem ein kurzes Schiff umgebenden Umgang umschlossen. Der gedrängte Eindruck, den das Bauwerk erweckt, ist auf den geringen Raum zurückzuführen, der auf dieser Felsnadel zur Verfügung stand.

457 – Saint-Pons-de-Thomières – Kirche: Grundriß

Die einschiffige Wehrkirche, im dritten Viertel des 12. Jahrhunderts erbaut, ist charakteristisch für eine bestimmte romanische Architektur des mittelmeerischen Languedoc. Wie in Agde oder Maguelone war die Kirche von Anfang an befestigt. Das einschiffige Langhaus ist durch vier Türme geschützt und besitzt einen oberen Laufgang. Die dicken, mit Streben verstärkten Wände tragen das Gewölbe. Der romanische Chorabschluß liegt innerhalb des großen gotischen Chors aus dem 16. Jahrhundert. Bei Ausgrabungen wurden die Mauern einer breiten Apsis zutage gefördert, die auf ein vorspringendes Querhaus folgte.

458 und 459 – Rieux-Minervois – Kirche: Querschnitt und Grundriß

Der überkuppelte Zentralbau ist von einem Umgang umgeben, der von außen ein vierzehnseitiges Polygon bildet. Im Innern schmücken Blendarkaden den Bau, der auch reichverzierte Kapitelle erhielt. Obwohl das Gebäude ein Zentralbau ist, hätte sich eine Ostwest-Achse von der Tür zum Achsenfenster herausbilden können. Wenn man sich die späteren äußeren Kapellen wegdenkt, erkennt man leicht den ursprünglich romanischen Grundriß.

455

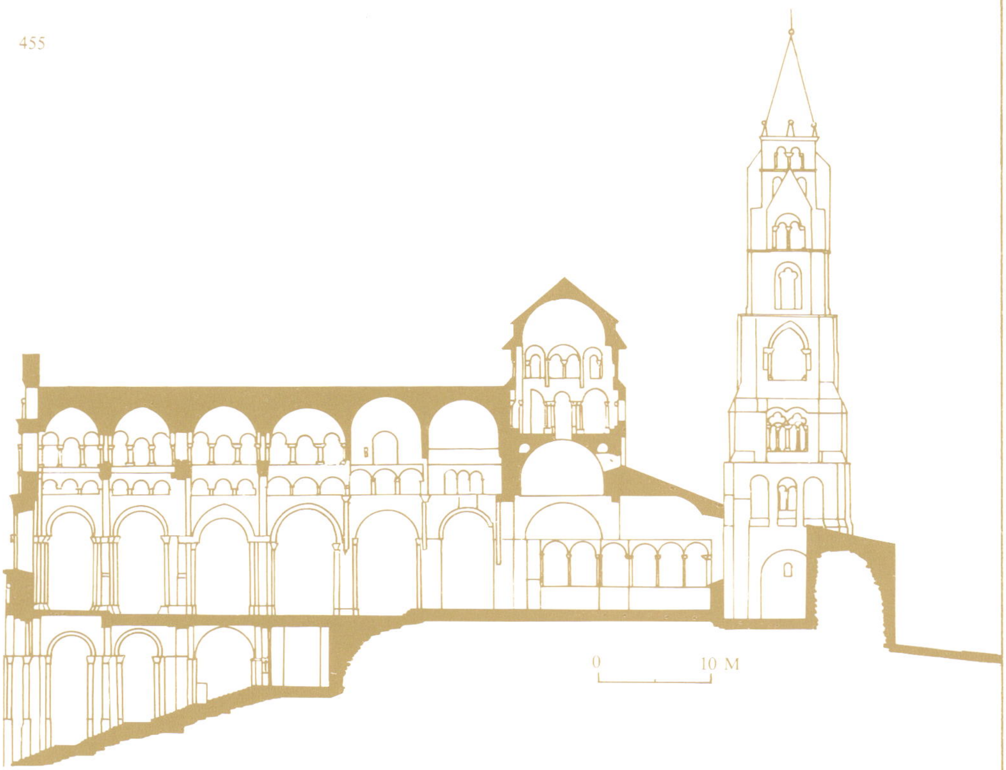

456

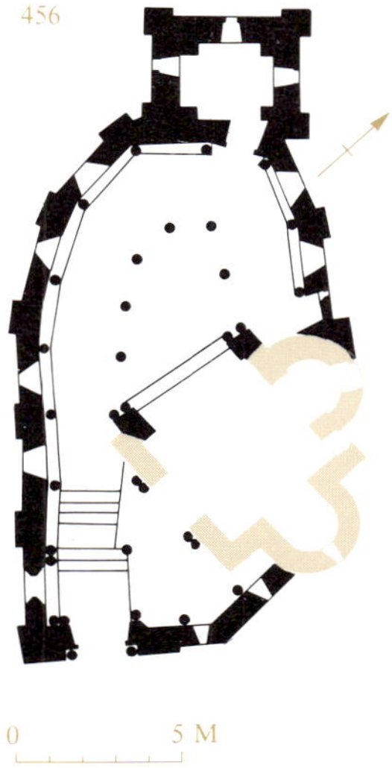

457

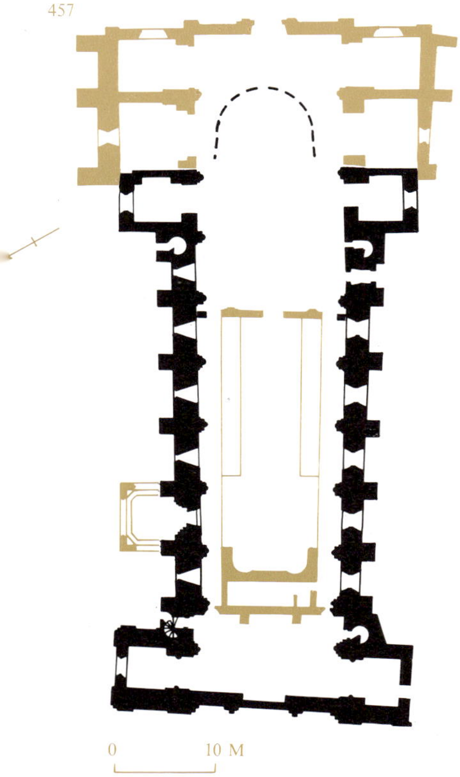

458

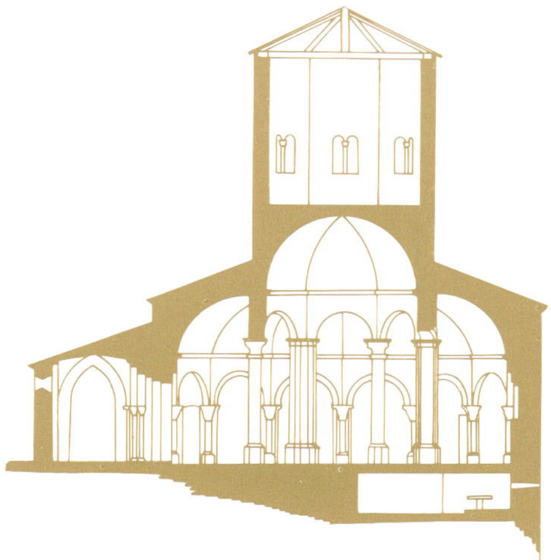

459

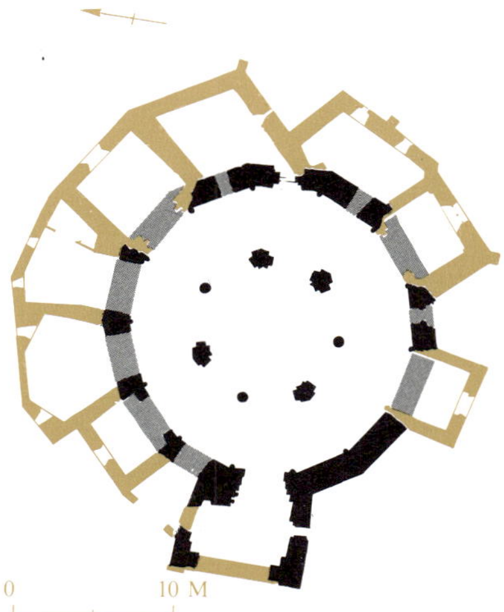

460

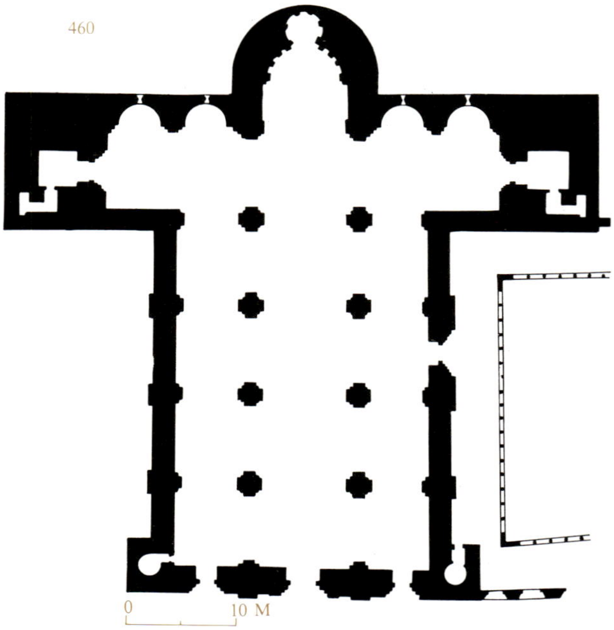

461

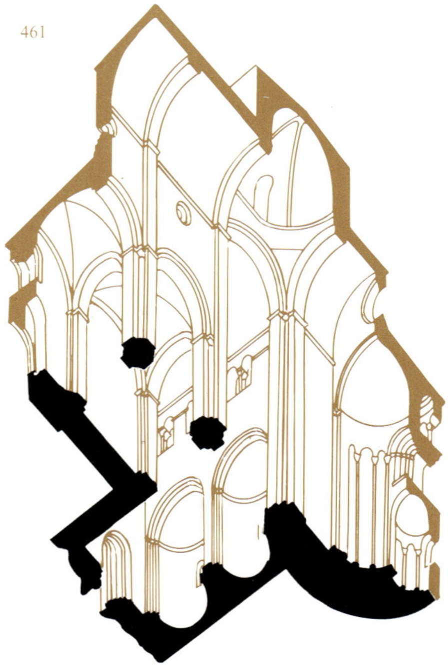

462

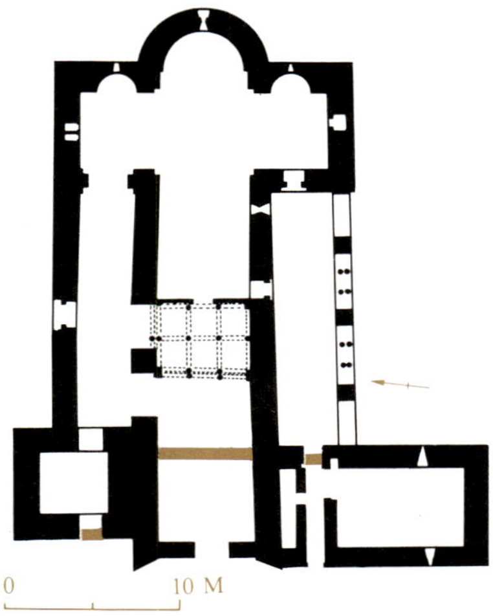

463

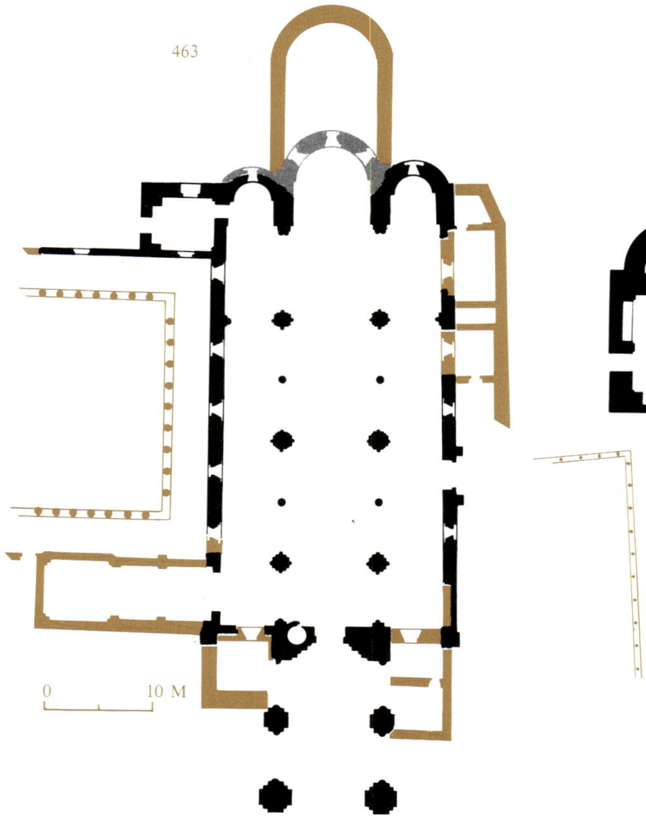

464

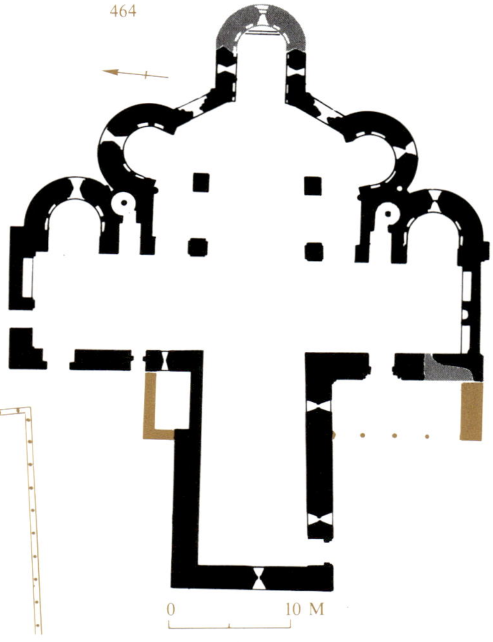

460 und 461 – Seo de Urgel – Kathedrale Santa Maria: Grundriß und axonometrische Projektion

Der Grundriß der Kathedrale, die von 1130 bis nach 1175 erbaut wurde, hält sich getreulich an die südliche ‹Erste Romanische Kunst› und zeugt von Kontakten zu Norditalien. An dieses Hauptgebäude der bischöflichen Bauten von Seo de Urgel schließt sich im Süden ein großer Kreuzgang an. Drei breite Schiffe, deren Gewölbe (Tonnengewölbe im Hauptschiff, Kreuzgratgewölbe in den Seitenschiffen) von starken Pfeilern mit kreuzförmigem Querschnitt gestützt werden. Das weit vorspringende Querhaus und die Chorhaube weisen Apsiden und eine Mittelapsis mit dekorativen Nischen auf, die in die starken Mauern versenkt sind.

462 – Serrabone–Prioratskirche: Grundriß

Die Kirche entstand in zwei Bauphasen. Das für die pyrenäischen Bauten des 11. Jahrhunderts typische einschiffige Langhaus ist mit einer Spitzbogentonne gewölbt. Gegen Mitte des 12. Jahrhunderts erweiterte man den Bau um ein voluminöses Querhaus mit einer großen vorspringenden Hauptapsis und zwei kleinen, in die Mauer integrierten Apsidiolen. Im Norden fügte man ein Seitenschiff an, dem im Süden eine Seite des Kreuzgangs entspricht. Die wichtigste Neuerung dieser Bauphase war der Einbau einer Mönchsempore in der Mitte des Langhauses.

463 – Jaca – Kathedrale: Grundriß

Ein sehr einfacher Grundriß mit drei Schiffen, die in drei gestaffelten Apsiden enden, beherrscht die Architektur Aragóns, Leóns und Kastiliens am Ende des 11. Jahrhunderts. Die Kathedrale von Jaca besitzt alle Kennzeichen dieses Grundrißtyps mit Stützenwechsel, Vierungskuppel über einem nicht vorspringenden Querhaus und monumentaler Eingangshalle. Das Hauptschiff ist mit einem Tonnengewölbe auf Gurtbögen versehen, das von den Kreuzgratgewölben der Seitenschiffe gestützt wird. Dieser Grundrißtypus wurde in Kastilien während des ganzen 12. Jahrhunderts angewandt.

464 – San Juan de les Abadesses – Abteikirche: Grundriß

Die gegen Mitte des 12. Jahrhunderts entstandene Abteikirche von San Juan de les Abadesses zeigt einen in Katalonien einmaligen Grundriß, der von einer Änderung der Planung während des Bauens zeugt. Der imposante Chor mit Umgang und Kapellenkranz, dem ein breites vorspringendes Querhaus mit zwei Apsidiolen entspricht, paßt nicht zu dem kleinen einschiffigen Langhaus, das ihm folgt. Wahrscheinlich gab es ein erstes Projekt mit drei – den Proportionen des Chors entsprechenden – Schiffen. Nach Ansicht von J. Puig i Cadafalch könnte der Bau darüber hinaus einen Säulenumgang mit halbkreisförmigem Grundriß gehabt haben.

465 – Tarragona – Kathedrale: Grundriß

Die in romanischer Zeit konzipierte Kathedrale wurde während des Baus bereits von der aufkommenden Gotik beeinflußt. Baubeginn war 1171. Nach dem Grundriß waren drei Schiffe vorgesehen, ein vorspringendes Querhaus, zu dem sich zwei Apsidiolen öffnen sowie ein um ein Joch nach rechts verlängerter Chor mit drei Apsiden. Bemerkenswert sind die Größe der Hauptapsis und die später zwischen den Strebepfeilern der Seitenschiffe errichteten offenen Kapellen. Im Norden nimmt der sehr weitläufige Kreuzgang den größten Teil des für die bischöflichen Bauten bestimmten Raumes ein.

466 – León – Kollegiatskirchs San Isidoro: Grundriß

Getreu dem Grundriß, auf dem am Ende des 11. Jahrhunderts die Kathedrale von Jaca aufgeführt wurde, hat die Kollegiatskirche San Isidoro in León ein vorspringendes Querhaus. Die heute fehlende Hauptapsis kann nach den beiden Nebenapsiden rekonstruiert werden. Das im Westteil gelegene Panteón de los Reyes ist Ausdruck der Konzeption einer monumentalen – als Grablege dienenden – Eingangshalle. In dieser Hinsicht wurde es mit den nordfranzösischen Fassadentürmen verglichen. Die Vorhalle von León ist schon an und für sich ein außergewöhnliches Monument, dessen innere Gliederung in kreuzgratgewölbte Einzelabschnitte überaus harmonisch wirkt.

467 – Ávila – Kirche San Vicente: Grundriß

Bei der in der ersten Hälfte des 12. Jahrhunderts entstandenen Kirche San Vicente in Ávila übernahm man das Grundrißschema von Jaca oder León, erweiterte und harmonisierte es jedoch zugleich. Vor drei Schiffen, die sich über ein breites, vorspringendes Querhaus hinaus fortsetzen und in drei gestaffelten Apsiden enden, liegt im Westen eine Eingangshalle mit zwei Türmen. Wegen der Form der Pfeiler und der Vierungskuppel hat man an Kontakte mit Burgund gedacht.

468 – Coimbra – Kathedrale: Grundriß

Der Grundriß der Kathedrale von Coimbra (um die Mitte des 12. Jahrhunderts) zeugt von der Blüte der romanischen Architektur in Portugal. Den Grundriß der Alten Kathedrale von Coimbra mit Pfeilern auf kreuzförmigem Grundriß, der Aufteilung in drei Schiffe, dem vorspringenden Querhaus und den drei östlichen Apsiden hat man mit Bauten aus Kastilien oder Galizien verglichen. Die Kathedrale besitzt keinen Chor mit Umgang; charakteristisch ist der Wandaufbau mit Emporen, der möglicherweise auf die Kathedrale von Santiago de Compostela zurückgeht.

469 – Soria – Kloster San Juan de Duero: Grundriß

Das außerhalb der Stadt Soria gelegene Kloster San Juan de Duero gehörte zum Orden der Hospitaliter. Die Kirche ist eine kleine Saalkirche mit einem einjochigen Chor vor der halbrunden Apsis. Vor dem Chorbogen befinden sich zwei reichgeschmückte kreuzrippengewölbte Ziborien. Der im Vergleich zur Kirche unverhältnismäßig große Kreuzgang zeigt einen Typus von verschränkten Arkaden, der keinesfalls früher als am Ende des 12. Jahrhunderts entstanden sein kann.

465

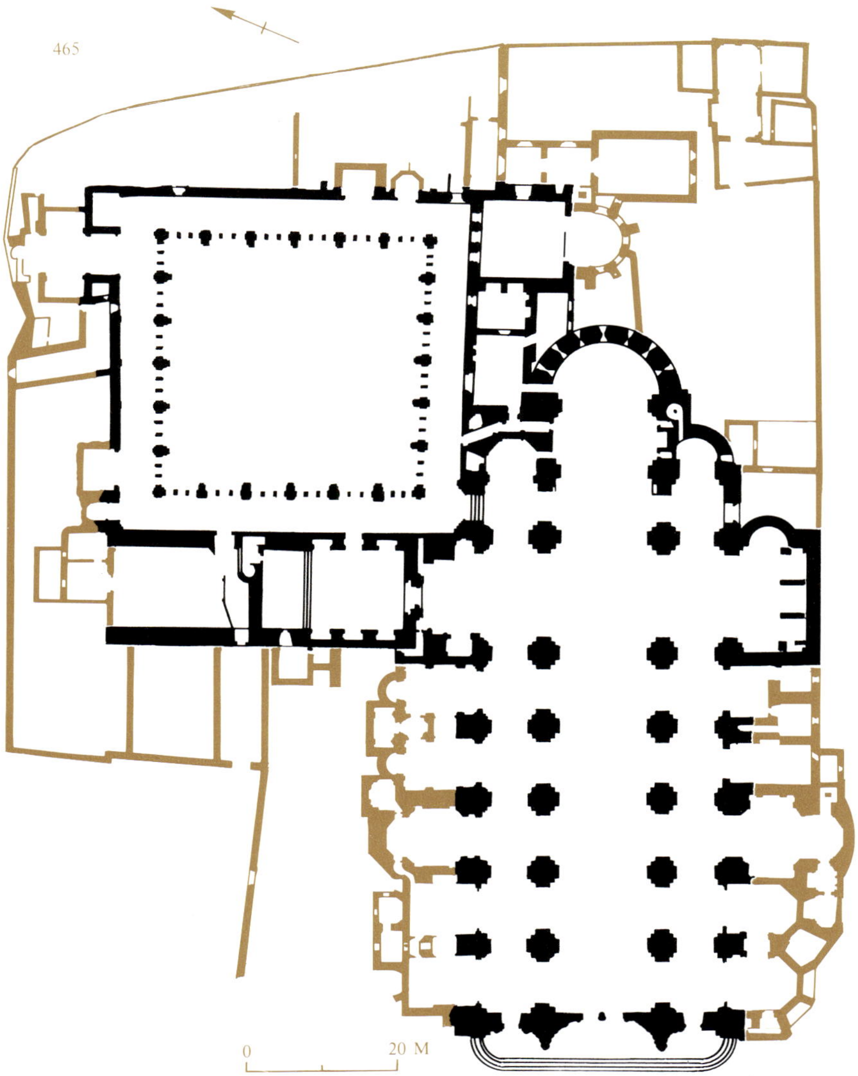

466

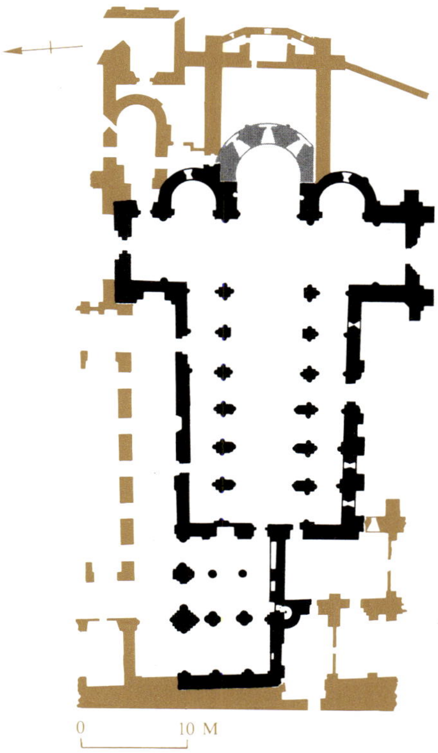

467

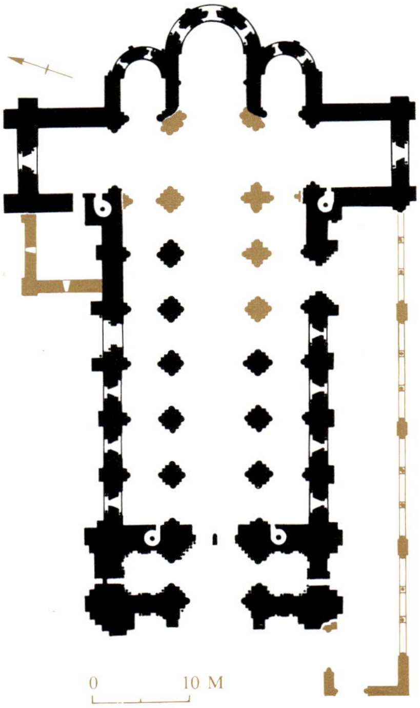

468

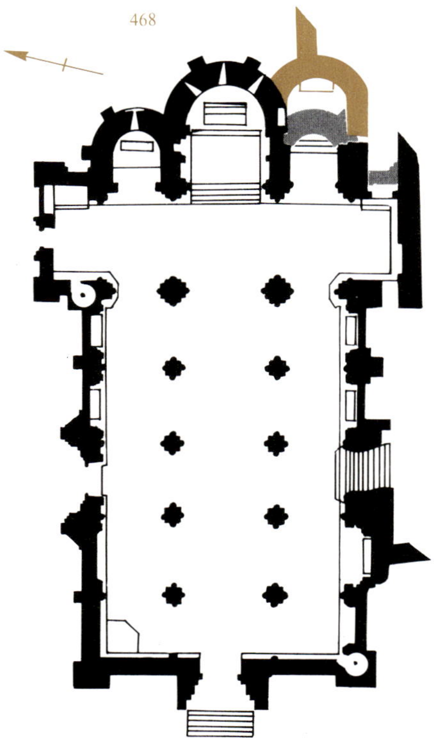

469

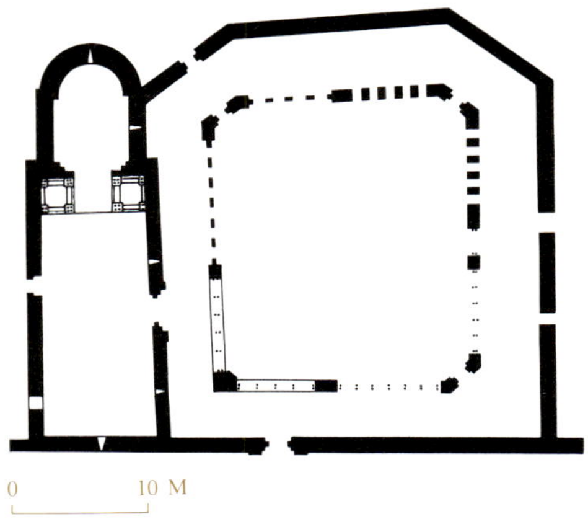

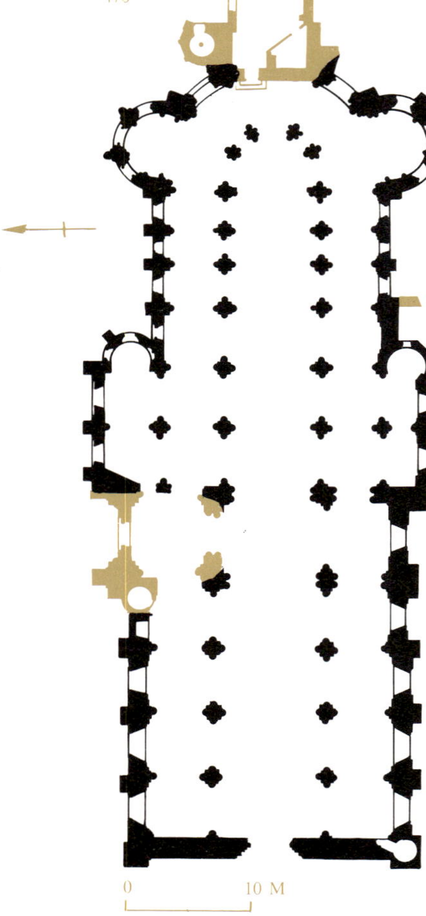

470

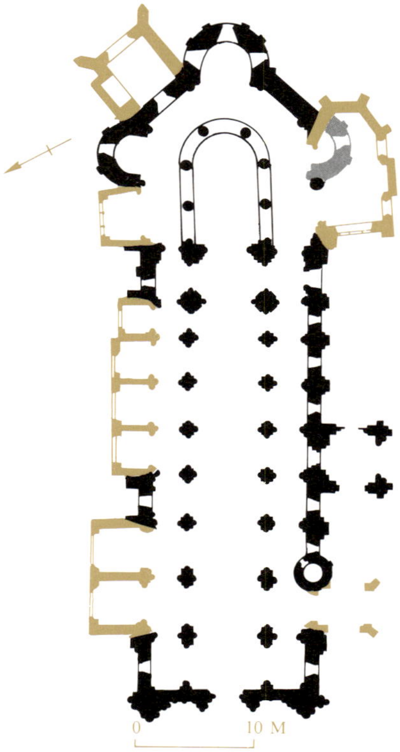

471

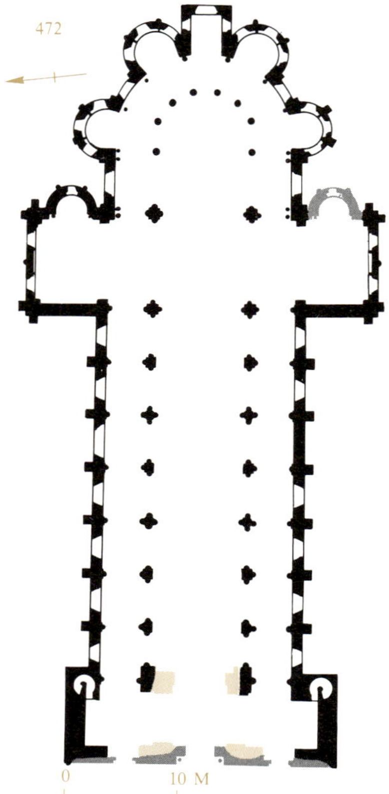

472

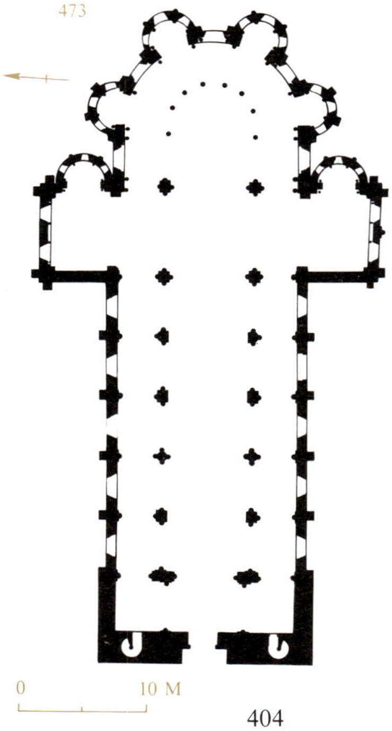

473

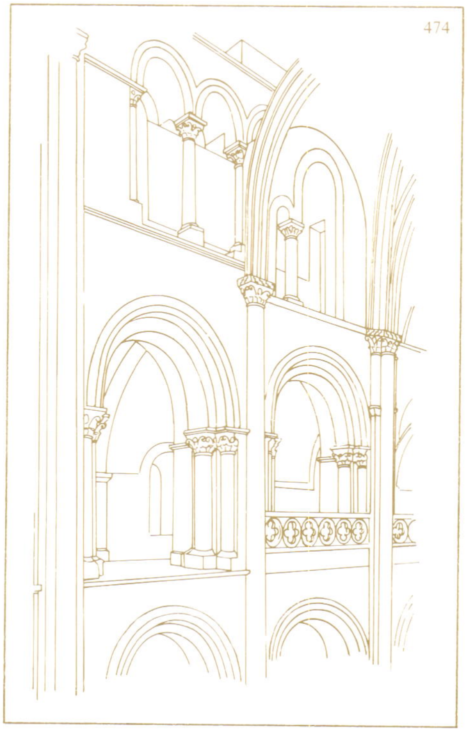
474

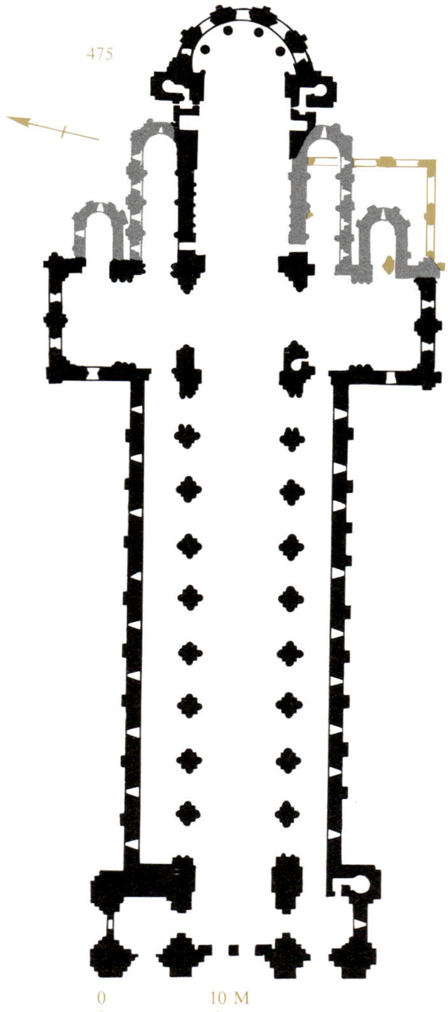

475

470 – Cunault – Kirche Notre-Dame: Grundriß

Die Bautätigkeit an der Kirche von Cunault, einem Priorat von Tournus, erstreckte sich über einen großen Teil des 12. Jahrhunderts. Einzelne Bauteile aus dem 11. Jahrhundert sind im Erdgeschoß des Glockenturms erhalten. Die Kirche wurde von Osten nach Westen gebaut. Kennzeichnend für den Grundriß ist die komplizierte Choranlage mit Umgang und Kapellenkranz (die Scheitelkapelle war halbkreisförmig). Das nur sehr wenig vorspringende, zwei Joch breite Querhaus besitzt zwei kleine Apsidiolen. Die gewaltigen Dimensionen des Baus werden durch die leichte Verjüngung des Hauptschiffs von Westen nach Osten betont.

471 – Poitiers – Notre-Dame-la-Grande: Grundriß

Trotz des Namens besitzt Notre-Dame-la-Grande durchaus keine bedeutenden Ausmaße. Ein sehr langes neunjochiges, von zwei schmalen Seitenschiffen flankiertes Mittelschiff geht ohne Querhaus in den Chor mit Umgang und Radialkapellen über. Die Vierung vor dem Chor wird durch die die Kuppel tragenden Pfeiler betont. Das auf Gurtbögen ruhende Tonnengewölbe des Mittelschiffs wird von den Kreuzgratgewölben der Seitenschiffe gestützt. Diese sehr hohen Kreuzgratgewölbe tragen zur Schaffung eines nahezu einheitlichen, von den drei Schiffen gebildeten Innenraums bei.

472 – Issoire – Saint-Austremoine: Grundriß

Der auvergnatische Grundriß, den man auf den clermontesischen Typus zurückführt, der ehemals wohl von der Kathedrale von Clermont-Ferrand und heute jedenfalls von Notre-Dame-du-Port vertreten wird, ist dreischiffig mit breitem vorspringendem Querhaus, je einer zum Querhaus sich öffnenden Apsidiole und einem Chor mit Umgang und Radialkapellen. In Issoire sind es fünf Kapellen: vier halbrunde Radialkapellen und eine Scheitelkapelle mit geradem Abschluß. Eine Krypta unter dem Chor der Kirche ist genauso angelegt.

473 – Clermont-Ferrand – Notre-Dame-du-Port: Grundriß

Gemeinsam mit Orcival, Issoire oder Saint-Nectaire vertritt Notre-Dame-du-Port das auvergnatische Grundrißschema der während der ersten Hälfte des 12. Jahrhunderts beliebten Pilgerkirche. Der Grundriß unterscheidet sich von Issoire nur durch das Fehlen der Scheitelkapelle und die geringere Ausprägung, die dem ersten westlichen Joch des Gebäudes zugemessen wird. Der Wandaufbau mit Emporen über den Kreuzgratgewölben ermöglicht dem Gebäude eine indirekte Beleuchtung. Die Vierung schließt mit einer Kuppel auf Trompen ab.

474 – Caen – Saint-Étienne (Männerkloster): Aufriß des Mittelschiffs

Die Sakralbauten der Normandie besaßen seit dem dritten Viertel des 11. Jahrhunderts eine dreigeschossige Wandgliederung: Arkaden, die das Mittelschiff von den Seitenschiffen trennen, Emporen und Lichtgaden. In Höhe des letzten Geschosses befinden sich Laufgänge in der Mauerstärke, die auf diese Weise die allgemeine Struktur des Baus auflockern.

475 – Caen – Sainte-Trinité: Grundriß

Der Grundriß von Sainte-Trinité in Caen bietet ein Beispiel für die Wechselbeziehung in der Sakralkunst zwischen England und der unteren Normandie am Ende des 11. Jahrhunderts. Der sehr lange, schmale dreischiffige Baukörper, dem eine massive Zweiturmfassade vorgelegt ist, wird über ein vorspringendes Querhaus hinaus durch ein unverhältnismäßig langes Chorhaupt fortgeführt. Im Unterschied zum Wandaufbau von Saint-Étienne sind in Sainte-Trinité in Caen die Emporen zwischen den Arkaden und dem Laufgang vor den Hochschiffenstern durch ein Blendtriforium ersetzt.

476 – Saint-Georges-de-Boscherville – Abteikirche: Grundriß

Für die romanische Architektur der oberen Normandie um 1115 bis 1125 kann die Abteikirche von Saint-Georges-de-Boscherville als Beispiel dienen. Die Schiffe werden zwei Joche über das vorspringende Querhaus hinaus fortgesetzt; das Mittelschiff endet in einer vorspringenden halbrunden Apsis. Zwei kleinere Apsiden sind zu den Querhausarmen geöffnet. Über den Enden der Querhausarme befinden sich Emporen über einer einzigen runden Stütze. Der Wandaufbau ist dreizonig mit einem Blendtriforium über den Arkaden und einem Laufgang vor den Hochschiffenstern.

477 – Landévennec – Kirche Saint-Guénolé: Grundriß

Die am Anfang des 12. Jahrhunderts völlig neuerbaute Abteikirche folgte auf zwei ältere Vorgängerbauten. Ein breites Mittelschiff ist von zwei schmalen Seitenschiffen durch rechteckige Pfeiler getrennt. Am Nordarm des stark vorspringenden Querhauses haben sich Reste einer Apsidiole erhalten. Der Chorabschluß folgt dem Grundrißschema mit Umgangschor und Kapellenkranz. Die sechs Joche des Hauptschiffs waren wahrscheinlich, wie häufig in der Bretagne, mit einer durchgehenden Holzdekke gedeckt.

478 – Fontenay – Abteikirche: Grundriß

Die Schlichtheit der Zisterzienserbauten zeigt sich im Grundriß der zwischen 1139 und 1147 erbauten Kirche von Fontenay, die drei Schiffe, ein vorspringendes Querhaus und einen flachen Chorabschluß hat. Das Mittelschiff ist mit einer Spitztonne auf Gurtbögen gewölbt. Die allgemeine Kahlheit und der äußerst sparsame Dekor entsprechen dem Geist des Zisterzienserordens.

479 – Norwich – Kathedrale: Grundriß

Der sehr schmale, langgezogene Grundriß der Kathedrale von Norwich gleicht dem der Kathedrale von Ely und ist ein Kennzeichen der englischen Bauten aus normannischer Zeit. Die 1096 begonnene Kathedrale hat ein sehr komplexes Chorsystem mit Umgang und Kapellenkranz. Den Wandaufbau vom Beginn des 12. Jahrhunderts kennzeichnen zahlreiche Laufgänge, die der Wandauflockerung dienen.

480 und 481 – Durham – Kathedrale: Querschnitt und Grundriß

Die Kathedrale von Durham wird oft als typisches Beispiel aus der Endphase des anglo-normannischen Baustils bezeichnet. Sie besitzt einen ausgewogenen Grundriß mit drei Schiffen, einem Fassadenmassiv, einem zweijochigen Querhaus sowie einem Chor, der die Schiffe über drei Joche hinaus fortsetzt. Der Stützenwechsel zwischen den Schiffen wirkt elegant. Von außen ist eine einzige halbrunde Apsis sichtbar; die zwei kleinen Apsidiolen in den Achsen der Seitenschiffe sind nach innen halbrund, nach außen flach geschlossen. Diesem Grundriß, der an normannische Grundrisse erinnert, entspricht im Aufriß ein dreizoniger Wandaufbau und ein Kreuzrippengewölbe.

476

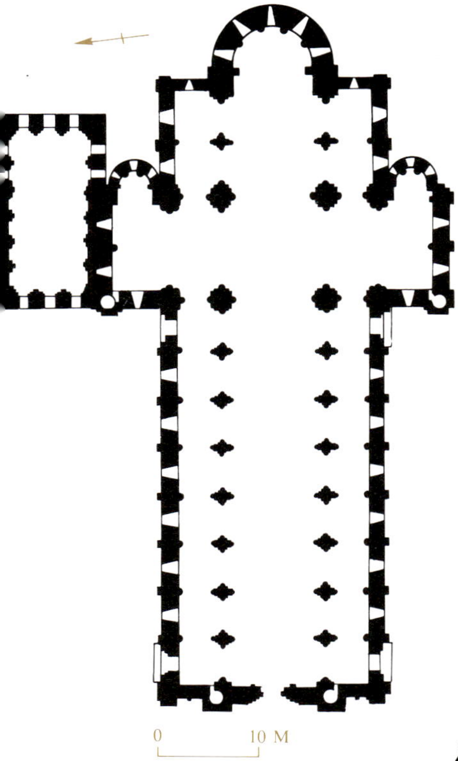

477

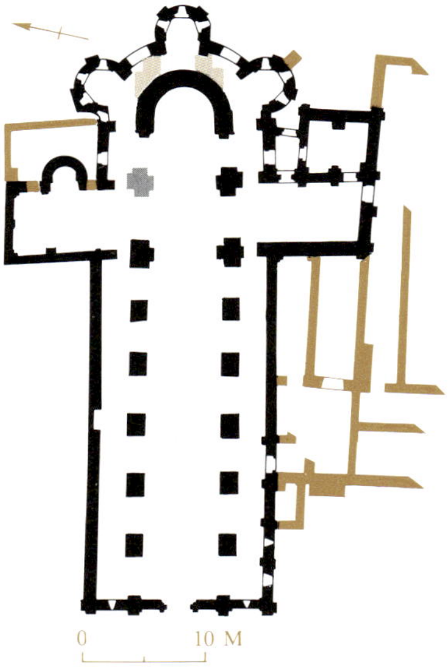

480

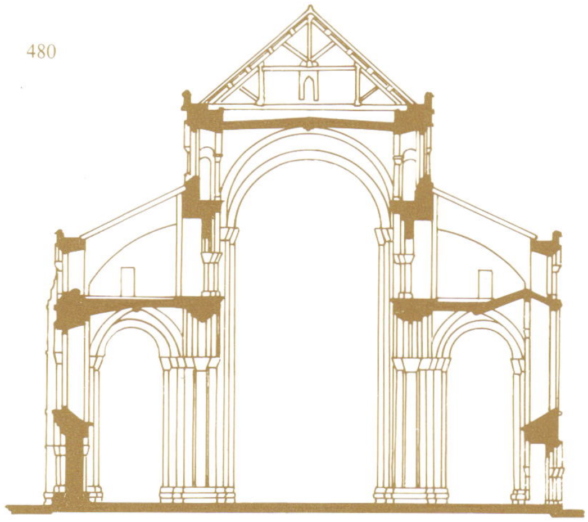

481

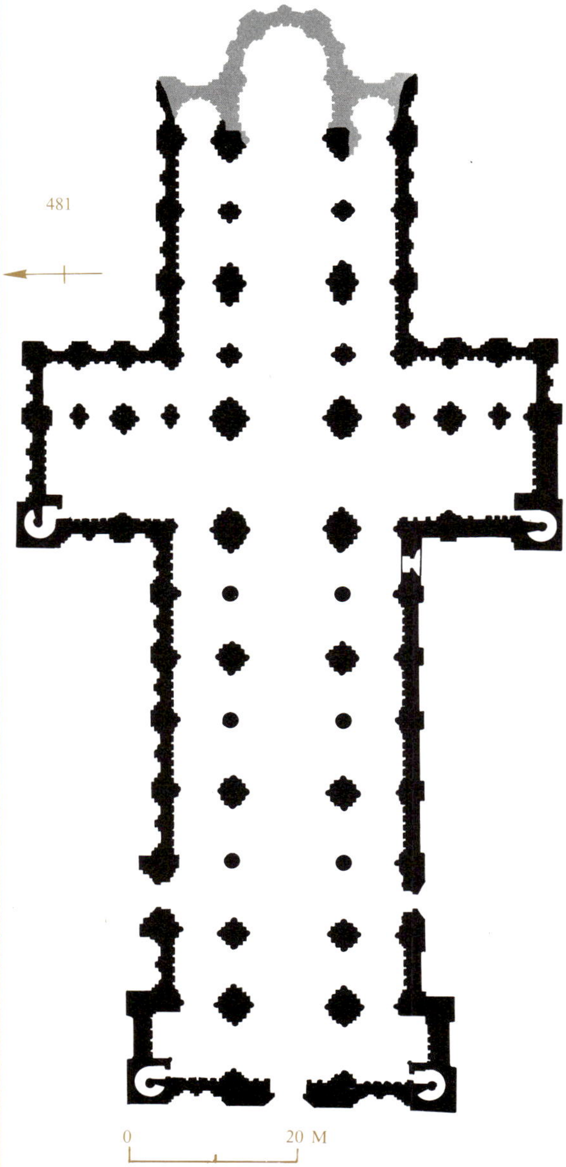

478

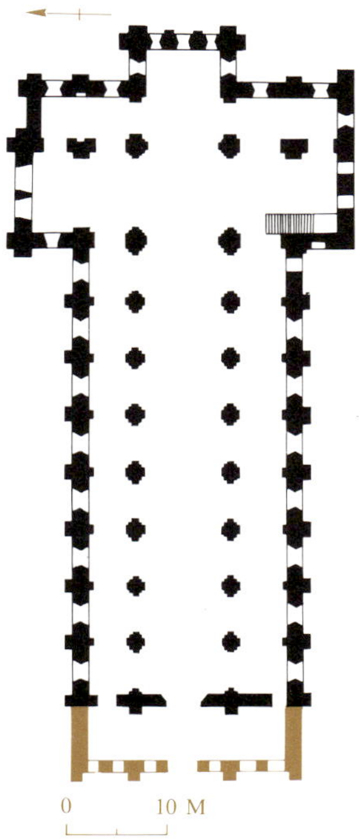

479

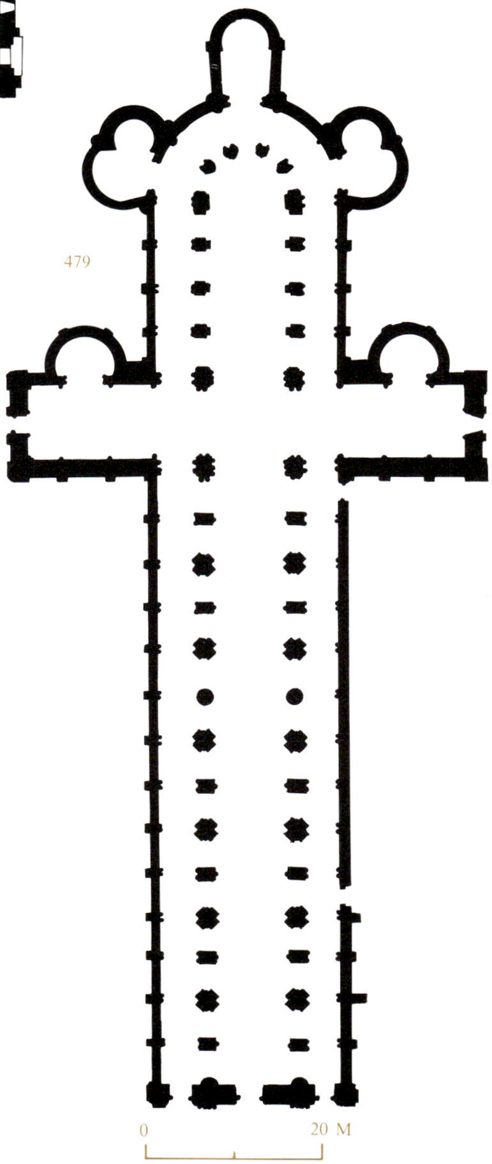

482

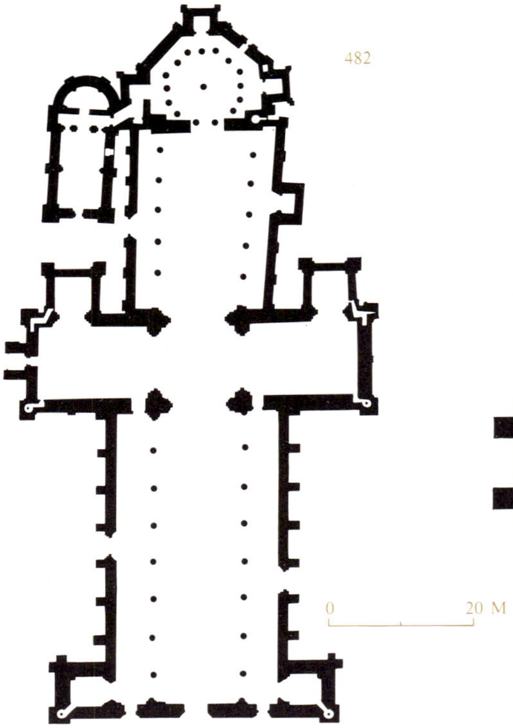

483

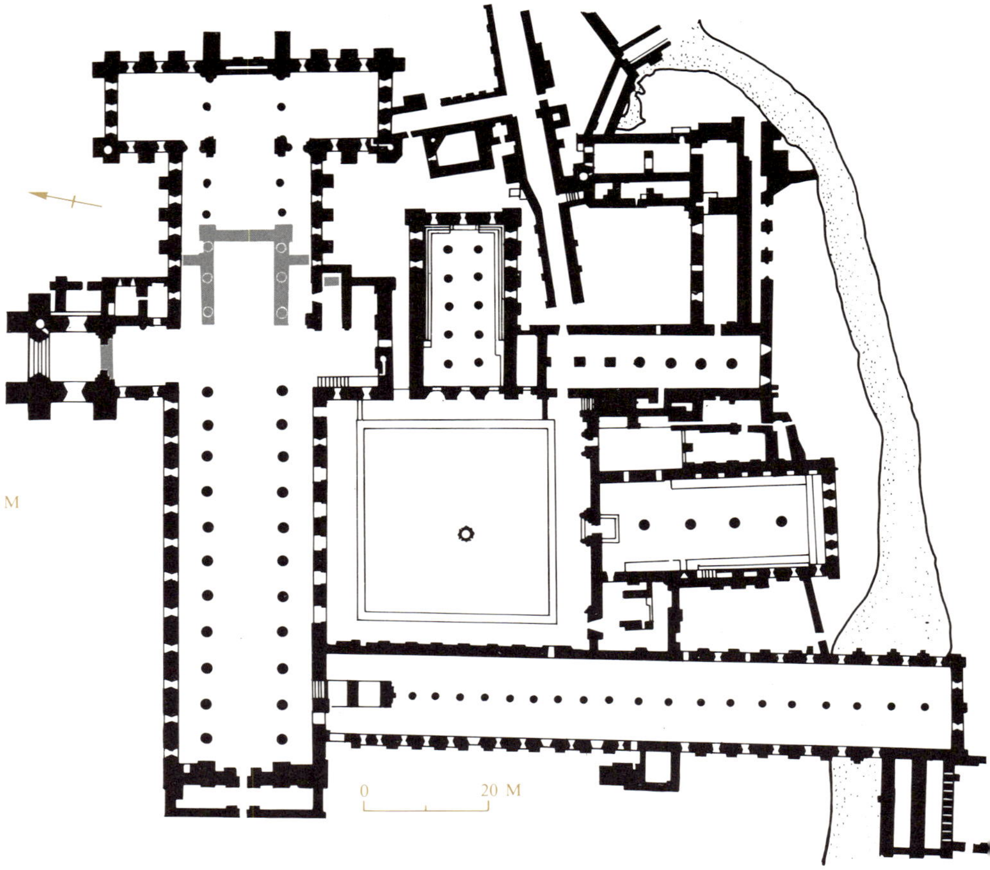

484

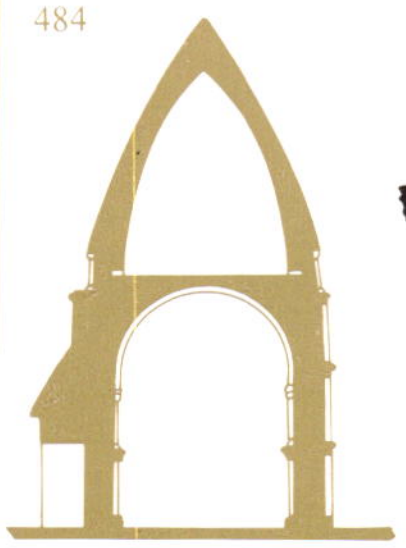

485

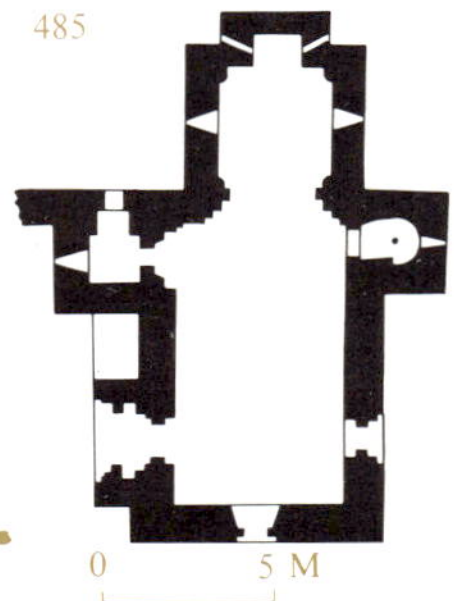

486

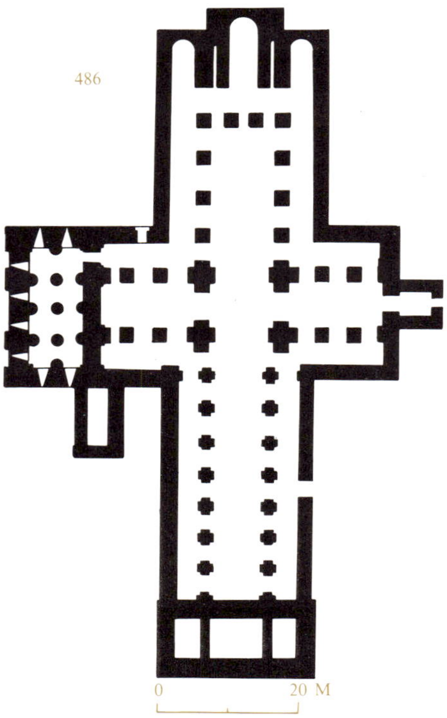

487

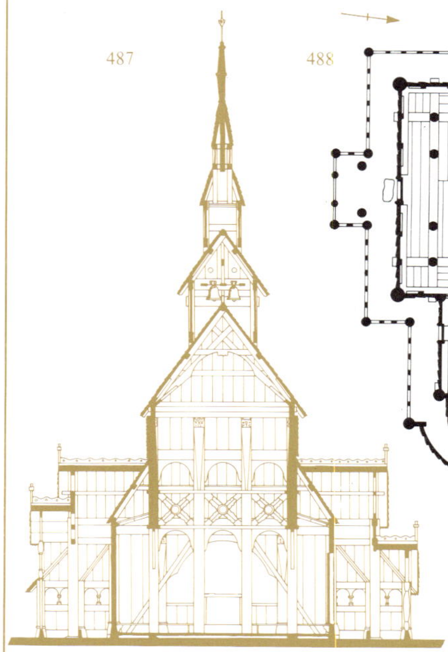

488

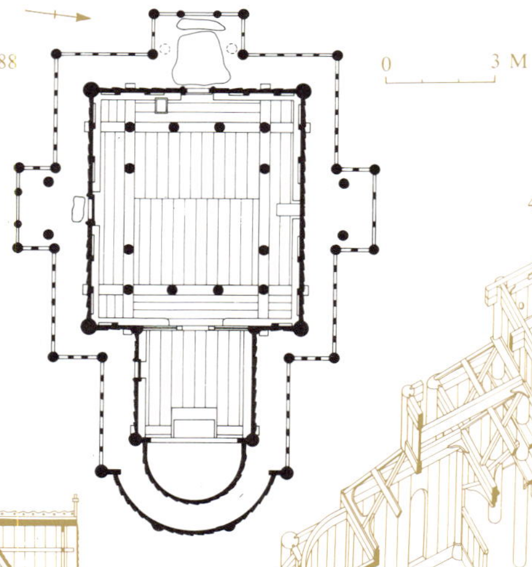

489

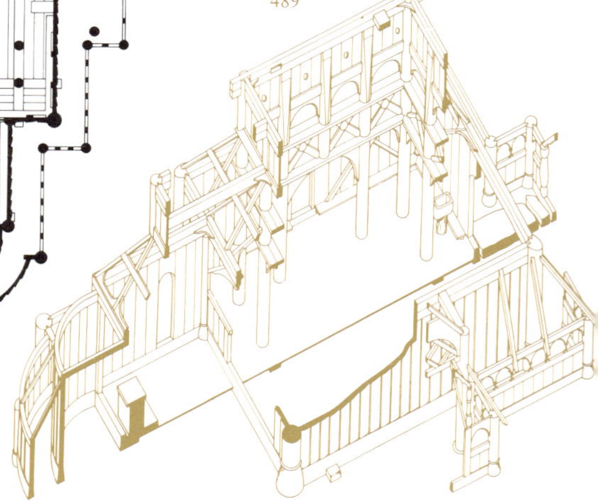

482 – Trondheim – Kathedrale: Grundriß

Der romanische Bau der Kathedrale reicht nicht weiter als bis in die Mitte des 12. Jahrhunderts zurück. Der dreischiffig geplante Bau mit Doppelturmfassade hat ein sehr breites vorspringendes Querhaus mit je einer zu den Querhausarmen offenen flach geschlossenen Apsidiole. Für den Chorabschluß waren wohl nach anglo-normannischer Art (drei Schiffe) drei Apsiden geplant gewesen.

483 – Fountains Abbey – Klosteranlage: Grundriß

Diese 1135 gegründete Abtei ist ein Beispiel für englische Zisterzienserbauten. Der Grundriß der Abteikirche – ein lateinisches Kreuz – ist sehr einfach. Der auf das vorspringende Querhaus folgende Chor ist mit sieben flach geschlossenen Apsiden – die drei mittleren gestaffelt – versehen. Im Süden der Kirche sind die Klostergebäude um den Kreuzgang gruppiert: Kapitelsaal, Mönchssaal, Refektorium und so weiter. Auffallend ist die Vorliebe für lange rechteckige Säle mit zwei oder drei durch Säulen getrennten Schiffen.

484 und 485 – Cashel – Cormac's Chapel: Querschnitt und Grundriß

Das in Irland häufigste Grundrißschema zeigt ein in einer flachgeschlossenen Apsis endendes einschiffiges Langhaus ohne Querhaus. Die 1134 geweihte, von Cormac Mac Carthy erbaute Kapelle in Cashel zeigt dieses Grundrißschema, jedoch ist hier der Wandaufbau komplexer gegliedert. Über dem Gewölbe des Erdgeschosses befindet sich zudem ein Raum unbekannter Bestimmung oder Leerraum.

486 – Old Sarum – Kirche: Grundriß

Während der ersten Hälfte des 12. Jahrhunderts versuchte man in England unterschiedliche Lösungen für den Chorabschluß zu finden. Gegen Ende des ersten Viertels des Jahrhunderts verwendete man in Old Sarum einen knieförmig gebogenen Umgangschor, der sich zu einer Gruppe von drei Apsiden öffnet, die nach außen flach geschlossen und nach innen halbrund sind. Dieser Chorgrundriß hatte in England – vor allem bei Zisterzienserkirchen – einen gewissen Erfolg.

487, 488 und 489 – Borgund – Kirche: Querschnitt, Grundriß und axonometrische Ansicht

Die besterhaltene norwegische Holzkirche ist die Kirche von Borgund. Über einem basilikalen Grundriß, der dem eines Säulenhofs gleicht, zeigt die Kirche mit halbrunder Apsis im Osten, die das Chorjoch verlängert, einen charakteristischen Aufriß mit überhöhter Mittelpartie, die von einem Staffeldach gedeckt ist. Die Masten des Innenraums, von Schwellen und Arkaden gestützt, sind zugleich Träger der oberen Zonen und der Seitenschiffwände. Ein äußerer Umgang verläuft den gesamten Bau herum und trägt zur Harmonie des Ganzen bei.

490 – Cruas – Kirche: Bodenmosaik

Das Mosaik bedeckt den Boden der Hauptapsis. Die Propheten Elias und Enoch sind unter der Hand Gottes stehend dargestellt. Im Mittelfeld befinden sich zwei – inschriftlich als Ficus und Lignum bezeichnete – Bäume zu beiden Seiten des Kreuzes über den vier Paradiesflüssen. Elias und Enoch – die einzigen lebend in den Himmel aufgenommenen Propheten – gehören zum Motivkreis um die Erbsünde und die Erlösung durch das Kreuz und versinnbildlichen die Seligen. Zwei Inschriften vervollständigen die Szene.

491 – Saint-Sever-sur-l'Adour – Ehemalige Abteikirche: Bodenmosaik

Bei Restaurierungs- und Ausgrabungsarbeiten, die seit 1961/1962 in der Hauptapsis der ehemaligen Abteikirche durchgeführt wurden, wurden Reste des Bodenmosaiks zutage gefördert. Das Mosaik besteht aus nebeneinandergesetzten Feldern mit verschiedenen vegetabilischen und geometrischen Motiven sowie Tieren. Diese für Südwestfrankreich charakteristische Ikonographie geht direkt auf eine lokale Tradition zurück, die sich seit dem Ende des 11. Jahrhunderts entwickelte.

492 – Saint-Omer – Ehemalige Abteikirche Saint-Bertin: Rekonstruktion des Bodenmosaiks

Der Chor der Abteikirche war mit Mosaiken geschmückt, von denen nur einzelne Fragmente erhalten sind. Eine Zeichnung von 1831 zeigt die Verteilung des Dekors. Zwei Diagonalen innerhalb eines Vierecks bestimmen die Komposition, die von den Tierkreiszeichen umgeben ist. David und Salomo in Medaillons schmücken den Grabstein Wilhelms von Flandern (gestorben 1109). Die Figuren aus dem Alten Testament und die kosmologische Symbolik des Mosaiks müssen mit der Grabmalsgestaltung in Verbindung gebracht werden.

493 – Tarragona – Kathedrale: Bodenmosaik

Die Hauptapsis ist mit einem Bodenmosaik aus *opus sectile* geschmückt, das einen geometrisch ornamentierten Teppich aus aneinandergereihten Bahnen bildet. Es handelt sich hier um eines der besterhaltenen Beispiele für diesen vielfarbigen Dekortypus, durch den die Bauten außerordentlichen Glanz erhielten. Das im ersten Viertel des 13. Jahrhunderts verlegte Bodenmosaik von Tarragona gehört zu den vollständigsten seiner Art.

490

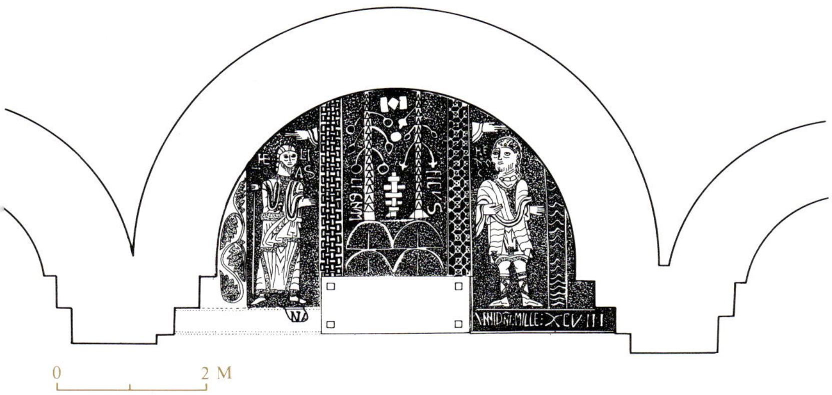

491

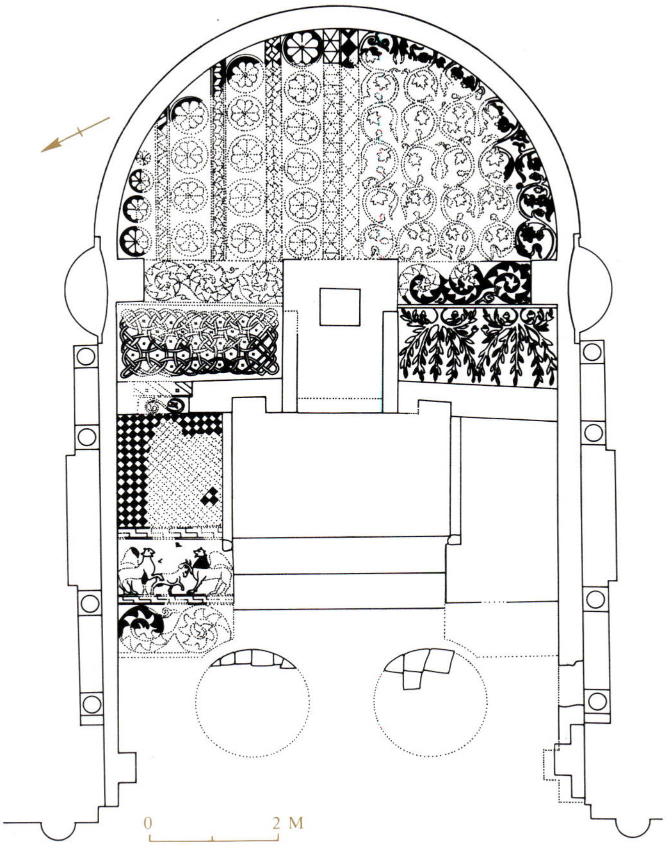

492

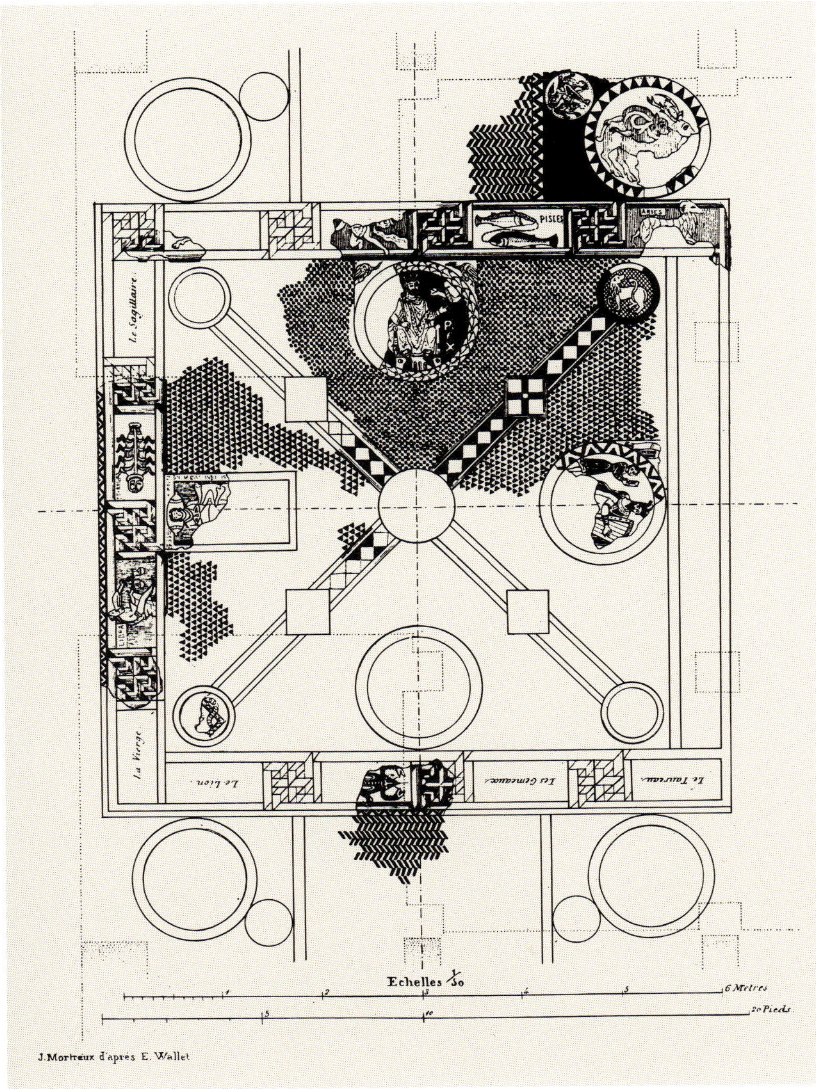

493

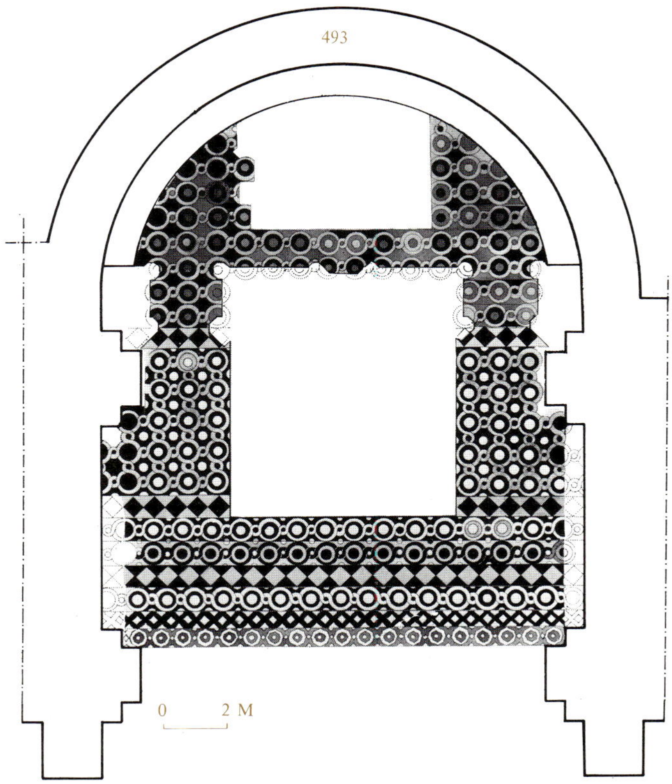

ZEITTAFEL

DIE EREIGNISSE

1030-1065 Odolric Abt von Conques
1035 Tod Knuts des Großen
Ferdinand I. König von Kastilien
1037-1065 Ferdinand I. König von Kastilien und León
1049-1109 Hugo I. Abt von Cluny
1051 Vermählung Heinrichs I. von Frankreich mit Anna Jaroslav (Anna von Kiew)
1056-1106 Heinrich IV. deutscher Kaiser
1057 Erster Angriff der Seldschuken gegen das byzantinische Reich
1057-1059 Isaak I. Komnenos byzantinischer Kaiser
1058-1087 Desiderius Abt von Monte Cassino
1059 Robert Guiscard Herzog von Kalabrien und Apulien
1059-1082 Eroberung Marokkos und Algiers durch die Almoraviden
1060 Fall des Kalifats Córdoba
1060-1108 Philipp I. König von Frankreich
1061-1092 Wratislaw I. König von Böhmen
1065 Alfons VI. König von León
1066 Tod Eduards des Bekenners, Königs von England
Schlacht bei Hastings und Eroberung Englands durch Wilhelm den Eroberer, Herzog der Normandie
1066-1087 Wilhelm I. der Eroberer, König von England
1071 Schlacht von Mantzikert (Kleinasien)
1071-1127 Wilhelm IX. von Poitiers, einer der ersten Troubadoure
1072-1109 Alfons VI. König von León und Kastilien
1073 Tod des heiligen Dominikus von Silos
1073-1085 Pontifikat Gregors VII. Beginn der gregorianischen Reform und des Investiturstreits zwischen
Kaiser Heinrich IV. und Papst Gregor VII.
1075-1129/1130 Rupert von Deutz, Theologe und Mönch
1076 Exkommunikation Kaiser Heinrichs IV.
1077 Gang nach Canossa: Kaiser Heinrich IV. unterwirft sich Papst Gregor VII., Aussöhnung
Eroberung Salernos durch die Normannen
1080 Tod Rudolfs von Schwaben; Schlacht bei Merseburg
Vermählung Alfons VI. mit Konstanze von Burgund
1081-1118 Rückkehr der Komnenen auf den Thron, Alexios I. Komnenos byzantinischer Kaiser
1084 Heinrich IV. erobert Rom und wird durch den Gegenpapst Clemens III. gekrönt
1085 Tod Robert Guiscards
Alfons VI. erobert Toledo und betreibt die *Reconquista*
1086 Untertaneneid in Salisbury
1086-1087 Pontifikat Desiderius', Abts von Monte Cassino, als Viktor III.
1088-1099 Pontifikat Urbans II.
1089 Petschenegeneinfall in Thrakien
1090-1097 Zweiter Italienzug Kaiser Heinrichs IV.
1091 Geburt des heiligen Bernhard
Unterwerfung der Petschenegen durch Alexios I. Komnenos
1093 Rückkehr Papst Urbans II. nach Rom

ARCHITEKTUR SKULPTUR MOSAIKEN

1030

1040

1050

1057 Weihe der Abtei von Lyre
1059-1065 Gründung und Baubeginn von La Trinité in Caen

1060

1060 Baubeginn der Abtei von Waltham
Gründung der Priorei Saint-Martin-des-Champs in Paris durch Heinrich I.
Um 1060 Bau der Brücke über die Vienne bei Châtellerault
1060-1120 Bau von Saint-Sernin in Toulouse (Weihe der östlichen Bauteile 1096)
1063 Weihe der Abteikirche von Moissac
Gründung und Baubeginn von Saint-Étienne in Caen
1063-1096 Wiederaufbau von Saint-Martial in Limoges (Weihe 1095)
1065 Baubeginn der Königsabtei in Westminster
Nach 1066 Baubeginn von San Martín in Frómista
1069 Baubeginn der Kathedrale von Elne

1070

1070-1077 Bauarbeiten an der ersten Kathedrale von Canterbury
1072 Bau eines Klosters in Loarre
1074 Baubeginn von San Jaime de Frontanyá
1074-1100 Bau der Kathedrale von Lincoln
Um 1075 Errichtung der Saône-Brücke bei Lyon
1075-1080 Baubeginn der Kathedrale von Santiago de Compostela unter Abt Diego Pelaez
1077 Baubeginn der Abtei Saint Albans
1079-1120 Bau der Kathedrale von Winchester

1080

1080 Errichtung des Donjon von Houdan
Um 1080 Baubeginn von Saint-Sernin in Toulouse
Um 1080 bis 1090 Bau des White Tower in London durch Wilhelm den Eroberer
1080-1100 Bau der Abtei von Cerisy-la-Forêt
1085 Gründung der Stadt Sahagún
1088 Gründung von Cluny III

1090

1090 Baubeginn von Saint Paul in London
Baubeginn der Stadtmauer von Ávila
Um 1090 Bau der Grafenpforte der Basilika Saint-Sernin in Toulouse
1090-1098 Ausstattung des ‹Großen Saals› in Westminster
1091-1141 Errichtung der Abtei Fontgombault
1093 Baubeginn der Kathedrale von Durham
Grabmal des Alfonso Ansurez aus Sahagún
Um 1093-1190 Bau der Kathedrale von Ely

MALEREI

Um 1040-1060 Bibel von Ripoll

Zwischen 1040 und 1100 Ausführung der Bibel von San Pedro de Roda in mehreren Abschnitten

Um 1050(?) Evangeliar von Saint-Georges in Rennes

Um 1050-1060 Tätigkeit des Ingelardus, Illustrators in Saint-Germain-de-Prés

Vor 1072 *Beatus*-Kommentar von Saint-Sever

Um 1075-1100 Vita der heiligen Radegundis von Poitiers
Vita und Wunder des heiligen Albinus von Angers
Bibel von Saint-Aubin in Angers

1086 *Beatus*-Kommentar von Burgo de Osma

KLEINKUNST

Zwischen 1045 und 1052 *Cumdach* des Stowe-Missales

1053-1070 (vor 1067?) Reliquienschrein von San Millán de la Cogolla

1059-1063 Schenkungen Ferdinands I. und Doña Sanchas an San Isidoro in León

1063 Weihe von San Isidoro in León; Schenkung des Elfenbein-Kruzifixes

Um 1066(?) Bischofsstab aus Elfenbein des heiligen John von Beverley

Vor 1073 Kelch von Silos

1075 *Arca santa* aus Oviedo, gestiftet von Alfons VI. und Doña Urraca

Zwischen 1077 und 1082 Teppich von Bayeux

1087-1106 Goldschmiede- und Emailarbeiten in Conques unter Abt Bégon III.

1090 *Arca* des heiligen Felix in San Millán de la Cogolla

Vor 1091(?) Bischofsstab aus Elfenbein des Yves von Chartres

1030 1040 1050 1060 1070 1080 1090

DIE EREIGNISSE

1094	Einnahme Valencias durch den ‹Cid›
1095	Synode von Clermont. Aufruf zum Ersten Kreuzzug
	Exkommunikation König Philipps I. von Frankreich
1096-1099	Erster Kreuzzug
1097	Bündnis und Konflikt zwischen Alexios I. Komnenos und den Kreuzrittern
	Einnahme Nikaias durch die Kreuzritter
1098	Gründung des Zisterzienserordens durch Robert von Molesmes
	Einnahme Jerusalems durch die Fatimiden
1099	Eroberung Jerusalems durch die Kreuzritter unter Führung Gottfrieds von Bouillon
	Tod des ‹Cid›
1099-1118	Pontifikat Paschalis' II.
1100	Tod Gottfrieds von Bouillon
Um 1100	Entstehung des Rolandslieds
1100-1118	Balduin I. (Bruder Gottfrieds von Bouillon) erster König von Jerusalem
1100-1135	Heinrich I. König von England
1104	Einsetzung des Erzbistums Lund
1106-1126	Einnahme von Sevilla durch die Almoraviden
1106-1126	Heinrich V. deutscher Kaiser
1107	Konkordat von Westminster
1108-1137	Ludwig VI., der Dicke, König von Frankreich
1111	Italienzug Kaiser Heinrichs V. und Einnahme Roms (1117)
	Konkordat von Sutri zwischen Papst Paschalis II. und Kaiser Heinrich V.
	Einnahme von Saragossa durch die Almoraviden
1114	Belagerung Barcelonas durch die Almoraviden
1118	Einnahme Saragossas durch Alfons I. von Aragón
	Gründung des Templerordens durch Hugo von Payens
1118-1131	Balduin II. König von Jerusalem
1118-1143	Johannes II. Komnenos byzantinischer Kaiser
1119-1124	Pontifikat Calixtus' II.
1120	Gründung des Prämonstratenserordens durch den heiligen Norbert von Xanten (1080-1134)
	In Skandinavien wird ein Teil der Abgaben zu Bau und Ausstattung von Kirchen verwendet
1122	Durch das Wormser Konkordat zwischen Calixtus II. und Kaiser Heinrich V. wird der Investiturstreit beendet

1100

1110

1120

ARCHITEKTUR SKULPTUR MOSAIKEN

1094	Baubeginn von San Juan de la Peña: erstes Pantheon der Könige von Aragón
1095	Gründung der Stadt Logroño
	Weihe des Hochaltars und anderer Altäre in Cluny III durch Papst Urban II.
1095-1130	Bau von Saint-Jouin-de-Marnes
1096	Weihe von Saint-Sernin in Toulouse durch Papst Urban II.; Chorhaube fast vollendet; Bernard Gilduin signiert als Bildhauer des Hochaltars
1096-1098	Fortgang der Bauarbeiten an der Kathedrale von Jaca
Um 1096-1105	Bau der Kathedrale von Norwich
1097	Bau von Saint-Étienne in Nevers
Nach 1098	Fußboden in Cruas
Vor 1100	Bau der Burg in Loarre
Um 1100	Fertigstellung des Klosters in Moissac unter Abt Ansquitil
	Bau der Synagoge von Rouen
	Wiederherstellung der romanischen Brücke in Grenoble
	Baubeginn der Kathedrale von Southwell
	Bauarbeiten an Santa María in Vilabertran
	Baubeginn der Kathedrale von Clermont-Ferrand
Nach 1100	Bau der Miégeville-Pforte von Saint-Sernin in Toulouse
1100-1120	Bau der Kapellen in der Krypta der Kathedrale von Canterbury
1100-1125	Bauarbeiten an der Kathedrale von Tewkesbury
1100-1135	Bau der Königsburg in Norwich
1105	Bau der letzten Kapellen des Chorumgangs in Santiago de Compostela
1106	Weihe von Chor und Querschiff der Kathedrale in Ely
1107	Chorweihe des Klosters in Déols
1109	Baubeginn der Kirche in Paray-le-Monial
Um 1110	Spitzbogengewölbe der Kirche in Lessay
Um 1110-1140	Bau der Kathedrale in Hereford
1115-1125	Vollendung der Abtei Saint-Georges-de-Boscherville
1115-1130	Bau von Saint-Hilaire in Poitiers
Um 1115-1130	Bau der Donjons in Arques, Falaise und Caen durch Heinrich I.
1117-1199	Bau der Kathedrale von Peterborough
1118	Vollendung der Seitenschiffe von Saint-Sernin in Toulouse; Tod Raymond Gayrards, des Domherrn *Operarius*
Nach 1118	Fußboden von Saint-Martin d'Ainay in Lyon
1118-1120	Vollendung des Chors von Cluny unter Abt Pons de Melgueil (1109-1122)
1119	Gründung der Abtei in Fontenay durch den heiligen Bernhard
	Weihe der Kirche in Saulieu
	Weihe der Kathedrale von Cahors
	Weihe des Chors von Frontevrault (Gründung der Abtei 1099)
	Entstehung der Stadt Soria
1119-1135	Bau von Saint-Pierre in Aulnay
1120	Weihe des Chors der Kirche in Tours
	Brand in Vélezay, Baubeginn des Kirchenschiffs von Sainte-Madeleine
Um 1120	Santiago de Compostela und Saint-Sernin in Toulouse fast vollendet
	Bau der Kirche Saint-Martin d'Ainay in Lyon
	Fußboden für Saint-Bertin in Saint-Omer
1120-1140	Errichtung des Südportals von Saint-Pierre in Moissac
	Fassade der Kirche in Autun
	Kapitelle in Vézelay, Saulieu und Autun
1120-1173	Bau von Saint-Front in Périgueux

MALEREI

Vor 1096 Bibel des William von Saint Carilef, Bischof von Durham

Vor 1100 Fresken von San Quirce in Pedret
Um 1100 *Hugo pictor,* normannischer Mönch und Maler mehrerer Handschriften aus Jumièges und eines Kommentars des heiligen Hieronymus zu Jesaja aus der Kathedrale von Exeter
Blüte der normannischen Skriptorien
Vita des heiligen Omer
Zweite Bibel aus Saint-Martial in Limoges
Sakramentar aus Saint-Étienne in Limoges
Höhepunkt des Skriptoriums von Moissac
Blütezeit der Wandmalerei in Poitou: Saint-Savin-sur-Gartempe, Saint-Hilaire, Notre-Dame-la-Grande und Baptisterium in Poitiers
Fresken im Kapitelsaal von La Trinité in Vendôme

Um 1100-1120 Fresken von Hardham
Fresken von San Pedro in Burgal
Um 1109 Bibel Stephan Hardings, Abts von Cîteaux
Um 1110-1120 Fresken von Tavant, Brinay, Vicq, Bagüés (Aragón)
Um 1111 ‹*Moralia in Job*› in Citeaux

Um 1120 ‹*Liber floridus*› des Mönchs Lambert von Saint-Omer
Um 1120-1130 Fresken von Saint-Gilles in Montoire
Evangeliar von Sées

KLEINKUNST

Um 1100 Tragaltar des heiligen Fides und Tragaltar aus Porphyr in Conques
Teppich von Gerona
Cuduilig O'Immaien und seine Söhne: Glockenreliquiar des heiligen Patrick
Die ‹Alten› aus Elfenbein von Saint-Omer

Vor 1101 Stiftung eines Kelchs für San Isidoro in León durch Doña Urraca
Zwischen 1104 und 1113 Leuchter von Gloucester
Zwischen 1107 und 1119 Kästchen mit Emailmedaillons in Conques
Um 1110 und 1120 Reliquienschrein von Bellac

1100
1110
1120

DIE EREIGNISSE

1122-1126	Krieg zwischen Byzanz und Venedig
1122-1151	Suger Abt von Saint-Denis
1124	Tod des heiligen Stephan von Muret, des Gründers des Ordens von Grandmont
1125	Lothar III. deutscher Kaiser
1125-1153	Bernhard Abt von Clairvaux
1126-1157	Alfons VII. König von Kastilien
1128	Bernhard läßt den Tempelritterorden anerkennen und verfaßt dessen Regeln
1129	Vermählung Mathildes mit Gottfried Plantegenet, Graf von Anjou
1130	Roger II. von Hauteville nimmt den Titel König von Sizilien an
	Schisma: Innozenz II. (1130-1143) erhält die Unterstützung Bernhards, Anaklet II. wird Gegenpapst (1130-1138)
1130-1156	Sverker I. König von Schweden
1130-1158	Wibald Abt von Stavelot
1131-1143	Fulcher I. von Anjou König von Jerusalem
1133	Kaiserkrönung Lothars III. durch Innozenz II.
1136	Italienzug Lothars III.
1137	Vermählung Ludwigs VII. mit Eleonore von Aquitanien
	Konrad III. deutscher Kaiser
	Vereinigung von Aragón und Katalonien
1137-1180	Ludwig VII. König von Frankreich
1139	Einnahme Neapels durch die Normannen
1139-1178	Alfons I. König von Portugal
1140-1175	Wladislaw II. erblicher König von Böhmen
1141-1144	Gottfried Plantagenet erobert die Normandie
1142-1181	Heinrich der Löwe, Herzog von Sachsen (1142) und Bayern (1152-1181)
1143	Tod Peter Abaelards
1143-1162	Balduin III. König von Jerusalem
1143-1180	Manuel I. Komnenos byzantinischer Kaiser
1143-1187	Guillaume de Passavant Bischof von Le Mans
1144	Bernhard von Clairvaux ruft zum Zweiten Kreuzzug auf
1146-1147	Beginn der Eroberung Spaniens durch die Almohaden
1147	Suger Regent von Frankreich
	Einnahme Córdobas und Lissabons durch die Christen
1147-1149	Zweiter Kreuzzug: schwere Niederlagen
1147-1157	Sven III. König von Dänemark
1150	Verstoßung Eleonores von Aquitanien durch Ludwig VII.
1151	Tod Gottfrieds Plantagenet
1152	Vermählung Heinrichs Plantagenet, Grafs von Anjou und Herzogs der Normandie, mit Eleonore von Aquitanien
1152	Heiligsprechung Kaiser Heinrichs II.
1152-1190	Friedrich I. Barbarossa deutscher Kaiser
1153	Tod Bernhards von Clairvaux
1154	Einnahme von Bône durch Roger II. von Sizilien
	Einnahme von Damaskus durch Nur ed-Din
	Tod des Stephan de Blois
1154-1189	Heinrich II. Plantagenet König von England
1155	Kaiserkrönung Friedrichs I. Barbarossa in Rom
1155-1156	Unterwerfung Polens durch Friedrich I. Barbarossa

ARCHITEKTUR SKULPTUR MOSAIKEN

Um 1125-1150	Bau der Kathedrale von Angoulême
Nach 1125	Bau der Kirche in Issoire
1128	Gründung des Zisterzienserklosters Waverley
1129-1177	Bau der Kathedrale von Lugo
1130	
1130	Weihe von Cluny III
	Weihe von Saint-Lazare in Autun
	Errichtung der Kathedrale von Stavanger
Um 1130	Bau der Königsburg in Rochester
	Fußboden in Moissac
1130-1150	Querschiff der Kirche in Peterborough
1130-1180	Bau der Kathedrale in Seo de Urgel
1131	Weihe des Klosters Saint-Benoît-sur-Loire
1132	Bau des Chorumgangs in Morienval
	Gründung des Klosters Rievaulx von Clairvaux aus
1133	Weihe der Kathedrale von Durham
1134-1137	Bau von San Pedro el Viejo in Huesca
1134-1150	Fußboden für Saint-Remi in Reims
1135	Gründung von Fountains Abbey durch Mönche aus York
1139-1147	Bau der Zisterzienserkirche in Fontenay
1140	
Um 1140	Bau der Fassade von Saint-Denis unter Abt Suger
	Fußboden der Kathedrale von Lescar
	Beginn des Abbaus von rotem Marmor in den Ostpyrenäen
	Chorabschluß der Kathedrale von Chichester
1144	Gründung der Stadt Montauban
Um 1144-1145	Bau der Brücke in Rouen
1145-1155	Errichtung des Königsportals in Chartres
1146	Gründung der Zisterzienserabtei *Vallis lucidae* am Lyse-Fjord, Norwegen, durch Mönche aus Fountains Abbey
1146-1150	Fertigstellung des Klosters Saint-Michel-de-Cuxa
1150	
1150	Gründung der Klöster Poblet und Santas Creus (1174 Baubeginn von Santas Creus)
Um 1150	Bau der Kirche San Juan de les Abadesses
	Bau der ersten Kuppeln der Kathedrale von Puy-en-Velay
	Fußboden von Saint-Irénée in Lyon
1150-1160	Fußboden der Kapelle Saint-Firmin in Saint-Denis
Um 1150-1175	Fußboden von Santa María in Ripoll
1150-1180	Zweites Portal von Santa María in Ripoll
Um 1150-1200	Bau der ‹alten› Kathedrale von Salamanca
1151	Weihe der Kirche von Serrabone
1151-1174	Bau der Kathedrale von Zamora
1152	Einsetzung des Erzbistums Trondheim, Norwegen, Bau der dortigen Kathedrale
1153	Gründung der Abtei Alcobaça von Clarivaux aus (1178 Beginn der Bauarbeiten an der Kirche)
Vor 1155	Bau des romanischen Hauses der Granolhet in Saint-Antonin

MALEREI

1123	Weihe von San Clemente und Santa María in Tahúll
Um 1126-1129	*‹Liber testamentorum regium›* der Könige von León in der Kathedrale von Oviedo
Um 1130	Fresken der Kapelle Saint Gabriel in Canterbury 1130
	Ausstattung von Berlanga und Maderuelo
	Zweite Gruppe von Handschriften in Cîteaux
Um 1130-1140	Psalter aus Shaftesbury
Um 1135	Illustration der Bibel von Bury Saint Edmunds durch Meister Hugo unter Abt Anselm
Um 1140-1145	Kirchenfenster von La Trinité in Vendôme 1140
	Himmelfahrtsfenster in der Kathedrale von Le Mans
	Glasfenster in Saint-Denis unter Abt Suger
	Pliniushandschrift von Le Mans
Um 1140-1150	Lambeth-Bibel
Um 1145-1155	Fenster der Westfassade der Kathedrale von Chartres
	Zweite Vita des heiligen Amandus
Vor 1147	Psalterium des Eadwine, Mönchs in Christ Church, Canterbury
	Evangeliar des Wedricus, Abts von Liessies
Um 1147-1170	Tätigkeit des Buchmalers Sawalon in Saint-Amand
Vor 1150	*‹Liber Calixtinus›* in Santiago de Compostela
Um 1150	Paulus-Freskon in der Anselm-Kapelle in Canterbury
	Bibel von Dover
	Sogenannter Psalter des Heinrich von Blois aus Winchester
	Bibel von Lérida
	Bibel von Ávila
Um 1150-1170	Fresken von Liget und Saint-Aignan-sur-Cher
Zwischen 1150 und 1180	Illustration der Bibel der Kathedrale von Winchester in zwei Abschnitten

KLEINKUNST

Um 1125-1130	Maeslism Mac Bratdan U Echan: Kreuzreliquiar in Cong
Um 1135-1140	Elfenbeinkreuz von Bury Saint Edmunds
Vor 1147	Vasen Abt Sugers von Saint-Denis
1147	Goldschmiedekreuz und emaillierter Kreuzfuß aus Saint-Denis
Vor 1148	Elfenbein-Krummstab Ulgers, Bischofs von Angers
Um 1150	Emailplatte am Grabmal Ulgers, Bischofs von Angers
	Emailplaketten Heinrichs von Blois, Bischofs von Winchester (1129-1171) 1150
Um 1150	Giselbertus von Rodez: Samson-Medaillon
Um 1150	Emaillierter Engel in Saint-Sulpice-les-Feuilles
Um 1150-1170	Emailplakette mit einem thronenden Christus aus der früheren Sammlung Spitzer
Um 1150-1170(?)	Goldkreuz von La Roche-Foulque
Zwischen 1151 und 1167	Emailplatte am Grabmal Gottfrieds Plantagenet (1158?)

DIE EREIGNISSE

1157 Gründung der Abtei Valasse
1157-1182 Waldemar I., der Große, König von Dänemark
1158-1214 Alfons VIII. König von Kastilien
1159 Schisma: Alexander III. und als Gegenpapst Viktor IV., der von Friedrich I. unterstützt wird
1160-1190 Chrétien de Troyes verfaßt seine großen höfischen Romane: *‹Lancelot›*, *‹Yvain›* und *‹Perceval›*
1162 Einnahme und Zerstörung Mailands durch Friedrich I. Barbarossa
1162-1174 Amalrich I. König von Jerusalem
1164 Konstitutionen von Clarendon
1167 Einnahme Roms durch Friedrich I. Barbarossa

1170 Ermordung von Thomas Becket in Canterburry

1173 Krieg zwischen Ludwig VII. von Frankreich und Heinrich II. Plantagenet von England
Heiligsprechung Thomas Becketts
1173-1174 Aufstand der Söhne Heinrichs II. Plantagenet
1174 Friede von Montlouis zwischen Heinrich II. Plantagenet und seinen Söhnen
Einnahme von Damaskus durch Saladin

Nach 1175 *‹Tristan et Yseult›* von Béroul
1177 Friede von Venedig: Friedrich I. Barbarossa erkennt die Herrschaft Papst Alexanders III. an
1179 Heinrich der Löwe, Herzog von Sachsen und Bayern geächtet
1180-1123 Philipp II. August König von Frankreich

1181-1182 Heinrich der Löwe im Exil in England
1183 Friede von Konstanz
1184-1202 Sverrit König von Norwegen

1185 Thronbesteigung Isaaks II. Angelos in Byzanz
1186-1192 Guido von Lusignan König von Jerusalem
1187 Eroberung Jerusalems durch Saladin
1188 Reichstag zu Worms

1189 Tod Wilhelms II. von Sizilien
Heiligsprechung Stephans von Muret
1189-1192 Dritter Kreuzzug
1189-1199 Richard Löwenherz König von England
1190-1197 Heinrich VI. deutscher Kaiser
1191 Kaiserkrönung Heinrichs VI.
1194 Richard Löwenherz besiegt in der Schlacht von Fréteval Philipp II. August von Frankreich
Heinrich VI. erobert Sizilien
1195 Tod Heinrichs des Löwen

1198-1216 Pontifikat Innozenz' III.
1199-1216 Johann Ohneland König von England
Um 1200 Eroberung Lübecks, Holsteins und Hamburgs durch König Knut VI. von Dänemark
1202-1204 Vierter Kreuzzug
1202-1241 Waldemar II., der Siegreiche, König von Dänemark

1204 Eroberung Konstantinopels durch die Kreuzritter
Gründung des lateinischen Kaiserreichs von Konstantinopel

1209 Vertrag von Speyer: Preisgabe des Wormser Konkordats
1212 Kinderkreuzzug
Sieg der Almohaden bei Las Navas de Tolosa
1214 Philipp II. August besiegt Kaiser Otto IV. und den Herzog von Flandern bei Bouvines
1215 Viertes Laterankonzil
‹Magna Charta› unter Johann Ohneland

1228-1229 Sechster Kreuzzug unter Führung Kaiser Friedrichs II.

ARCHITEKTUR SKULPTUR MOSAIKEN

1157 Weihe der Zisterzienserabtei in Mellifont
Gründung der Abtei in Valasse

1159-1168 Bau der Königsburg in Scarborough

1160

Um 1160 Bau von Saint-Étienne in Périgueux

1162-1176 Beginn des Baus der Kathedrale von Coimbra unter Erzbischof Miguel Salomão

1165-1230 Bau der Kathedrale von Ciudad Rodrigo

1170

1170 Errichtung des Grabmals des heiligen Lazarus in Autun durch den Mönch Martin
Um 1170 Ausgestaltung des Kapitelsaals von Saint-Georges-de-Boscherville
1171 Baubeginn der Kathedrale von Tarragona
1172-1177 Bau der Königsburg in Newcastle

1174-1184 Bau der Krypta der Kathedrale von Canterbury

1175 Baumeister Lombardus in der Kathedrale Seo de Urgel tätig
1175-1184 Bau der Chorhaube der Kathedrale in Canterbury
1175-1200 Ausstattung von Saint-Pierre in Aulnay

1177-1185 Bau der Brücke von Avignon
1178-1223 Bau der Abtei Alcobaça

1180

1180-1190 Bau der Königsburg in Dover
Nach 1180 Arbeiten an der Kathedrale von Trondheim (östliches Oktogon)

1184 Mosaiziertes Grabmal des Bischofs Frumualdus in der Kathedrale von Arras
1185-1208 Bau der Zisterzienserkirche von Pontigny
Nach 1186 Neubau der durch Brand zerstörten Kathedrale von Chichester
1188 Bau des Glorienportals in Santiago de Compostela. Meister Matthaeus arbeit seit mehr als zwanzig Jahren an der Kathedrale

1190

1190 Baubeginn des Louvre unter Philipp II. August

Vor 1194 Bau der ‹arabischen Bäder› in Gerona
1194 Wiederaufbau der durch Brand zerstörten Kathedrale von Chartres

1197-1198 Bau von Château-Gaillard

1200

Um 1200 Tätigkeit des Bildhauers Raymond de Bianya im Roussillon
Dekor der Blendarkaden an der Fassade der Kathedrale von Ely

1203-1278 Bau der Kathedrale von Lérida
(1210-1215 Beginn der Steinmetzarbeiten)

Um 1208 Fußboden der Kathedrale von Verdun

1220

Vor 1230 Fußboden der Kathedrale von Tarragona

MALEREI		KLEINKUNST		
		Vor 1157(?)	Elfenbeinkreuz Gunhilds	
Um 1160	Chartular von Mont-Saint-Michel	Um 1160-1180	Emailziborien von Balfour, Malmesbury und Warwick Diptychon des Gundisalvus, Bischofs von Oviedo	1160
Um 1160-1164	Tätigkeit des Buchmalers Felix in Corbie			
Um 1160-1170	Dritte Vita des heiligen Amandus			
1162	Bibel des Abts Menendo von San Isidoro in León			
Um 1165-1170	Kreuzigungsfenster in der Kathedrale von Poitiers	Um 1167-1169	Erste bekannte Erwähnung Limoges' als Emailzentrum	1170
Um 1170	Psalter von Glasgow	Um 1170	*Urna* von Santo Domingo in Silos	
Um 1170-1180	Petrus Lombardus in Saint-Victor Kapuzinerbibel	Um 1170-1180	Emaillierter Krummstab des Bruders Willelmus Gruppe Limousiner Reliquienschreine mit ‹*fonds vermiculés*›	
		Um 1170-1180	Fassade von San Miguel in Excelsis	
		Vor 1174	Elfenbein-Taustab aus Moûtiers-en-Tarentaise	
Um 1180	Psalter von Kopenhagen	Um 1180-1181(?)	Reliquienkreuz der Abtei Valasse	1180
Um 1180-1190	Fresken des Kapitelsaals von Sigena Bibel des Manerius ‹*Liber feudorum maior*› Antependium von Valltarga	Um 1180-1200	Meister Alpais: Emailziborium	
1181	Petrus-Lombardus-Handschrift in Sahagún	Nach 1183	Emailliertes Eucharistie-Kästchen aus Grandmont	
1187	‹*Bestiarium*› aus Radford			
		1188-1189	Reliquienschrein von Ambazac	
		1189-1190	Erste Arbeiten am Hochaltar von Grandmont: Plakette des heiligen Stephan von Muret und des Hugo Lacerta	
Um 1190	Psalter von Canterbury (dritte Kopie des Utrecht-Psalters)	Um 1190-1200	Reliquienschrein von Moissat-Bas	1190
Um 1200	Fresken des Kapitelsaals von Arlanza Chartular ‹A› von Santiago de Compostela	Um 1200	Blütezeit der Limousiner Bischofsstäbe mit Palmettendekor	1200
		1215	Emaildekor der ‹*Confessio*› von Sankt Peter in Rom	
				1220

BIBLIOGRAPHIE

1. ABBAD RÍOS, Francisco, El románico en cinco villas = Puplicación de la Institución ‹Fernando el Católico› LXXII = Tesis doctorales VI. – Saragossa, 1954.

2. À Cluny. Congrès scientifique. Fêtes et cérémonies liturgiques en l'honneur des saints Abbés Odon et Odilon, 9–11 juillet 1949. – Dijon, 1950.

3. AGUIAR BARREIOS, Manuel d', Egrejas e capelas românicas da Ribeira Lima. – Porto, 1926.

4. AINAUD DE LASARTE, J., Arte románico. Guia. – Barcelona, 1973.

5. ALEXANDER, J. J. G., Norman Illumination at Mont St Michel. 966–1100. – Oxford, 1970.

6. ALEXANDER, J. J. G., The Decorated Letter. – New York, 1978.

7. ALEXANDER, J. J. G., und KAUFFMANN, C. M., English Illuminated Manuscripts 700–1500. Catalogue [= Catalogues des expositions organisées à la Bibliothèque royale Albert Ier CI]. – Brüssel, 1973.
Katalog einer Ausstellung in der Bibliothèque royale Albert Ier in Brüssel, 1973

8. ALLÈGRE, Victor, L'art roman dans la région albigeoise. – Albi, 1943; Nachdruck Toulouse, 1978.

9. ALONSO GARCÍA, Gabriel, Los maestros de la Seu Vella de Lleida y sus colaboradores: con notas documentales para la historia de Lérida. – Lérida, 1976.

10. ANDERSSON, Aron, L'art scandinave II = Zodiaque. La nuit des temps XXIX. – La Pierre-qui-Vire, 1968.
Mit französischem, englischem und deutschem Text. Bd. I vgl. Nr. 14

11. ANDERSSON, Britt-Marie, Les trésors d'émaux limousins en Suède médiévale. In: Bulletin de la Société archéologique & historique du Limousin CIII, 1976, S. 107–136.

12. ANFRAY, Marcel, L'architecture normande, son influence dans le nord de la France aux XI et XII siècles. – Paris, 1939.

13. ANFRAY, M., L'architecture religieuse du Nivernais au moyen âge. Les églises romans. – Paris, 1951.

14. ANKER, Peter, L'art scandinave I = Zodiaque. La nuit des temps XXVIII. – La Pierre-qui-Vire, 1969.
Mit französischem, englischem und deutschem Text. Bd. II vgl. Nr. 10

15. ANTHONY, Edgar Waterman, Romanesque Frescoes. – Princeton, 1951.

16. Art et archéologie des Juifs en France médiévale = Franco-Judaïca IX. – Toulouse, 1980.

17. AUBERT, Marcel, L'architecture cistercienne en France. I: L'ordre cistercien. Les abbayes cisterciennes. Les églises. II: Les bâtiments monastiques. Abbayes des femmes. Conclusions. – Paris, 1943; 2. Aufl. 1947.

18. AUBERT, Marcel, La sculpture française au moyen-âge. – [Paris], 1947.

19. AUBERT, Marcel, Moyen âge = Musée national du Louvre. Description raisonnée des sculptures du moyen âge, de la renaissance et des temps modernes I. – Paris, 1950.

20. AUBERT, Marcel, POBÉ, Marcel, und GANTNER, Joseph, L'art monumental roman en France. – Paris, 1955.

21. Aujourd'hui le moyen âge. Archéologie et vie quotidienne. – Aix-en-Provence, 1981.
Katalog einer Wanderausstellung des Laboratoire d'archéologie médiévale méditerranéenne, 1981–1983

22. AVRIL, François, La décoration des manuscrits au Mont-Saint-Michel (XIe–XIIe siècle). In: FOREVILLE, R. (Hrsg.), Vie montoise et rayonnement intellectuel du Mont Saint-Michel = Millénaire monastique du Mont Saint-Michel II, S. 203–238 = Bibliothèque d'histoire et d'archéologie chrétiennes. – Paris, 1967.

23. AVRIL, François, Un manuscrit de Beauvais et le maître des évangiles de Corbie (manuscrit Amiens 24). In: Cahiers archéologiques XXI, 1971, S. 181–190.

24. AVRIL, François, Quelques considérations sur l'exécution matérielle des enluminures de l'Apocalypse de Saint-Sever. In: Actas del simposio para el estudio de los códices del ‹Comentario al Apocalipsis› de Beato de Liébana. Textbd. II und Tafelbd. = Grupo de estudio Beato de Liébana I, 2, S. 261–271 und I, 3, S. 159–163. – Madrid, 1980.

25. AYRES, L. M., A Tanner Manuscript in the Bodleian Library and some Notes on English Painting of the Late Twelfth Century. In: Journal of the Warburg and Courtauld Institutes XXXII, 1969, S. 41–54.

26. AYRES, Larry M., A Miniature from Jumièges and Trends in Manuscript Illumination around 1200. In: Intuition und Kunstwissenschaft. Festschrift Hanns Swarzenski, S. 115–139. – Berlin, 1973.

27. AYRES, Larry M., The Role of an Angevin Style in English Romanesque Painting. In: Zeitschrift für Kunstgeschichte XXXVII, 1974, S. 193–223.

28. AYRES, L. M., The Work of the Morgan Master at Winchester and English Painting of the Early Goth-

ic Period. In: The Art Bulletin LVI, 1974, S. 201–223.

29. AYRES, Larry M., English Painting and the Continent during the Reign of Henry II and Eleanor. In: KIBLER, William W. (Hrsg.), Eleanor of Aquitaine. Patron and Politician. Revised Versions of Papers Presented at a Symposium held at the University of Texas at Austin, Apr. 23–25, 1973, S. 115–146 = Symposia in the Arts and the Humanities III. – Austin und London, 1976.

30. AYRES, L. M., A Fragment of a Romanesque Bible in Vienna (Österreichische Nationalbibliothek, Cod. ser. nov. 4236) and its Salzburg Affiliations. In: Zeitschrift für Kunstgeschichte XLV, 1982, S. 130–144.

31. BALTRUŠAITIS, Jurgis, Les chapiteaux de Sant Cugat des Vallès = Bibliothèque d'Art Catalan I. – Paris, 1931.

32. BARBIER, Pierre, La France féodale. I: Châteaux-Forts et églises fortifiées. Introduction à l'étude de l'Architecture militaire Médiévale en France. – Saint-Brieuc, 1968.

33. BARRAL I ALTET, Xavier, Els mosaics de paviment medievals a Catalunya = Art romànic X. – Barcelona, 1979.

34. BARRAL I ALTET, Xavier, La catedral romànica de Vic = Art romànic VII. – Barcelona, 1979.

35. BARRAL I ALTET, Xavier, Les Mosaïques de pavement médiévales de Venise, Torcello et Murano = Bibliothèque des cahiers archéologiques. – Paris, 1982.

36. BARRAL I ALTET, Xavier, Art roman en Auvergne. – Rennes, 1983.

37. BARRAL I ALTET, Xavier, Les Mosaïques de pavement médiévales en France. – Paris, 1984.

38. BASTARDAS PARERA, Rafael, Talles romàniques del Sant Crist a Catalunya = Art romànic IX. – Barcelona, 1978.

39. BASTARDAS PARERA, R., Els davallaments romànics a Catalunya II. – Barcelona, 1980.

40. BAYLÉ, Maylis, La Trinité de Caen. Sa place dans l'histoire de l'Architecture et du Décor Romans = Bibliothèque de la Société française d'archéologie X. – Genf und Paris, 1979.

41. BAZIN, Germain, Le Mont-Saint-Michel. Histoire et archéologie de l'origine à nos jours = Le guide par l'image. – Paris, 1933; Neuaufl. Angers, [1936], und New York, 1979.

42. BECKWITH, John, The Adoration of the Magi in Whalebone = Victoria and Albert Museum. Monograph XXVIII. – London, 1966.

43. BECKWITH, John, Ivory Carvings in Early Medieval England. – London, 1972.

44. BEIGBEDER, Olivier, Forez-Velay roman = Zodiaque. La nuit des temps XV. – La Pierre-qui-Vire, 1962.
Mit französischem, englischem und deutschem Text

45. BELL, Clive, Twelfth Century Paintings at Hardham & Clayton. – Lewes, 1947.

46. BENOIT, François, L'architecture. [III:] L'occident médiéval du romain au roman = Manuels d'histoire de l'art [XII, 3]. – Paris, 1933.

47. BERENGUER ALONSO, Magín, Arte románico en Asturias I. – Oviedo, 1966.

48. BERLAND, J., Val de Loire roman = Zodiaque. La nuit des temps III. – La Pierre-qui-Vire, 1956; 3. Aufl. 1980.
Mit französischem, englischem und deutschem Text

49. BLINDHEIM, Martin, Norwegian Decorative Sculpture. 1090–1210 [= Chapters in Art XLI]. – London, 1965; New York, 1966.

50. BLOCH, Herbert, Monte Cassino, Byzantium, and the West in the Earlier Middle Ages. In: Dumbarton Oaks Papers III, 1946, S. 163–223.

51. BOASE, T. S. R., English Romanesque Illumination = Bodleian Picture Books I. – Oxford, 1951.

52. BOASE, T. S. R., English Art 1100–1216 = The Oxford History of English Art III. – Oxford, 1953; 3. Aufl. 1971.

53. BOASE, T. S. R., The York Psalter in the Library of The Hunterian Museum, Glasgow = The Faber Library of Illuminated Manuscripts. – London, 1962.

54. BOECKLER, Albert, Abendländische Miniaturen bis zum Ausgang der romanischen Zeit = Tabulae in usum scholarum X. – Berlin und Leipzig, 1930.

55. BOGNER, Dieter, Die Fresken von Saint-Martin und von Saint-Julien in Tours und ihre Stellung in der romanischen Malerei des Loiregebietes. In: Wiener Jahrbuch für Kunstgeschichte XXX/XXXI, 1977/1978, S. 7–46.

56. BOHIGAS, Pedro, La ilustración y la decoración del libro manuscrito en Cataluña. Contribución al estudio de la historia de la miniatura catalana. [I]: Período románico. – Barcelona, 1960.

57. BORRÁS GUALIS, Gonzalo M., und GARCÍA GUATAS, Manuel, La pintura románica en Aragón = Investigaciones de arte aragoné. – Saragossa, 1978.

58. BOSKOVITS, M., Gli affreschi del Duomo di Anagni: un capitolo di pittura romana. In: Paragone Nr. 357, November 1979, S. 3–41.

59. BOÜARD, Michel de, Manuel d'archéologie médiévale: de la fouille à l'histoire = Regards sur l'histoire XXIII. – Paris, 1975; spanische Ausgabe: Manual de arqueología medieval: de la prospección a la historia. – Barcelona, 1977.

60. BOÜARD, M. de, Le château de Caen. In: Congrès archéologique de France. Bessin et Pays d'Auge, CXXXII, 1974, S. 55–77. – Paris, 1978.

61. BOUTEMY, A., Quelques aspects de l'œuvre de Sawalon, décorateur

de manuscrits à l'Abbaye de Saint-Amand. In: Revue belge d'archéologie et d'histoire de l'art IX, 1939, S. 299–316.

62. BOUTEMY, André, L'illustration de la vie de Saint Amand. In: Revue belge d'archéologie et d'histoire de l'art X, 1940, S. 231–249.

63. BOUTEMY, A., Les enlumineurs de l'abbaye de Saint-Amand. In: Revue belge d'archéologie et d'histoire de l'art XII, 1942, S. 131–167.

64. BOUTEMY, A., La miniature (VIIIe–XIIe s.). In: MOREAU, E. de, Histoire de l'Église en Belgique II, S. 311–362. – Brüssel, 2. Aufl. 1947.

65. BRAUN, Joseph, Das christliche Altargerät in seinem Sein und in seiner Entwicklung. – München, 1932.

66. BRAUNFELS, Wolfgang (Hrsg.), Lexikon der christlichen Ikonographie V–VIII. – Rom, Freiburg, Basel und Wien, 1973, 1974, 1974 und 1976.
Bde. I–IV vgl. Nr. 250

67. BREFFNY, Brian de, Castles of Ireland. – London, 1977.

68. BRÉHIER, Louis, L'Homme dans la sculpture romane. – Paris, [1927].

69. BRINCARD, G., Cunault. Ses chapiteaux du XIIe siècle. – Paris, 1937.

70. BRION-GUERRY, L., Fresques romanes de France. – [Paris], 1958.

71. BROWN, R. Allen, COLVIN, H. M., und TAYLOR, A. J., The Middle Ages = COLVIN, H. M. (Hrsg.), The History of the King's Works I. – London, 1963.

72. BRUTAILS, J.-A., L'archéologie du moyen âge et ses méthodes. Études critiques. – Paris, 1900.

73. BRUTAILS, J.-A., Pour comprendre les monuments de la France. Notions pratiques d'archéologie à l'usage des touristes = Bibliothèque du tourisme [VI]. – Paris, 1917; 4. Aufl. 1922.

74. BUCHTHAL, Hugo, A School of Miniature Painting in Norman Sicily. In: Late Classical and Mediaeval Studies in Honor of Albert Mathias Friend, Jr., S. 312–339. – Princeton, 1955.

75. BURON LLORENS, Vinenç, Esglésies romàniques catalanes: guia = Collecció de materials I. – Barcelona, 1977; 2. Aufl. 1980.

76. CABANOT, Jean, Gascogne romane = Zodiaque. La nuit des temps L. – La Pierre-qui-Vire, 1978.
Mit französischem, englischem und deutschem Text

77. CAHN, W., The Souvigny Bible. A Study in Romanesque Manuscript Illumination. – Unveröffentlichte Dissertation der Universität New York, 1967.

78. CAHN, Walter, The Romanesque Wooden Doors of Auvergne = Monographs in Archaeology and Fine Arts XXX. – New York, 1974.

79. CAHN, Walter, St. Albans and the Channel Style in England. In: The Year 1200: A Symposium, S. 187–230. – New York, 1975.

80. CAHN, W., Autour de la Bible de Lyon. Problèmes du Roman tardif dans le centre de la France. In: Revue de l'Art XLVII, 1980, S. 11–20.

81. CAHN, Walter, Die Bibel in der Romanik. – München, 1982; französische Ausgabe: La Bible romane: chefs d'œuvre de l'enluminure. – Freiburg (Schweiz), 1982.

82. CAHN, Walter, und SEIDEL, Linda, Romanesque Sculpture in American Collections. I: New England Museums = Publications of the International Center of Medieval Art I. – New York, 1979.

83. CAIGER-SMITH, A., English Medieval Mural Paintings. – Oxford, 1963.

84. CAMPS CAZORLA, Emilio, Los marfiles de San Millán de la Cogolla (Logroño) = Museo Arqueológico Nacional. Adquisiciones en 1931, Nr. XI. – Madrid, 1933.

85. CAMPS CAZORLA, Emilio, El arte románico en España = Colección Pro ecclesia et patria V. – Barcelona, 1935; 2. berichtigte Aufl. 1945.

86. CANELLAS-LÓPEZ, Ángel, und SAN VICENTE, Ángel, Aragon roman = Zodiaque. La nuit des temps XXXV. La Pierre-qui-Vire, 1971.
Mit französischem, englischem, deutschem und spanischem Text

87. CARBONELL I ESTELLER, Eduard, L'art romànic a Catalunya: Segle XII. 2 Bde. – Barcelona, 1974 und 1975.

88. CARLI, Enzo, La scultura lignea italiana dal XII al XVI secolo. – Mailand, 1961.

89. CAUMONT, Arcisse de, Cours d'antiquités monumentales. Histoire de l'art dans l'ouest de la France depuis les temps les plus reculés jusqu'au XVIIe siècle. Bd. IV: Moyen-âge. Architecture religieuse. Bd. V: Moyen-âge. Architectures militaire et civile. – Paris, 1831 und 1835; 2. Aufl. von Bd. IV 1841; Ausgabe von Bd. IV und V in einem Bd.: Histoire de l'architecture religieuse, civile et militaire du moyen-âge. – Caen und Paris, 1837.
Gekürzte Neuausgaben vgl. Nr. 90

90. CAUMONT, Arcisse de, Abécédaire ou rudiment d'archéologie. [Bd. I: Architecture religieuse]. [Bd. II]: Architectures civile et militaire. – Paris, 1850 und 1853; 5. Aufl. von Bd. I 1886, 3. Aufl. von Bd. II 1869.
Gekürzte Neuausgabe von Nr. 89

91. CHAMOSO LAMAS, Manuel, GONZALEZ, Victoriano, und REGAL, Bernardo, Galice romane = Zodiaque. La nuit des temps XXXIX. – La Pierre-qui-Vire, 1973.
Mit französischem, englischem und deutschem Text

92. CHAMOT, M., English Mediaeval Enamels = Monographs on English Mediaeval Art II. – London, 1930.

93. Champagne romane = Zodiaque. La nuit des temps LV. – La Pierre-qui-Vire, 1981.

94. CHATELAIN, André, Donjons romans des pays d'Ouest. Étude comparative sur les donjons romans quadrangulaires de la France de l'Ouest. – Paris, 1973.

95. CHATELAIN, André, Evolution architecturale et essai d'une typologie = Châteaux et guerriers de la France au moyen âge II. – Straßburg, 1981.

96. CHÉDEVILLE, André, LE GOFF, Jacques, und ROSSIAUD, Jacques, La ville médiévale des Carolingiens à la Renaissance = Histoire de la France urbaine II. – [Paris], 1980.

97. CHRISTE, Yves, Les Grands Portails Romans. Études sur l'iconologie des théophanies romanes = Études et documents publiés par les Instituts d'histoire de la Faculté des lettres de l'Université de Genève VII. – Genf, 1969.

98. CHRISTE, Yves, La vision de Matthieu (Matth. XXIV-XXV); origines et développement d'une image de la Seconde Parousie = Bibliothèque des cahiers archéologiques X. – Paris, 1973.

99. CLAPHAM, Alfred W., English Romanesque Architecture before the Conquest. – Oxford, 1930.

100. CLAUSSEN, Peter Cornelius, Chartres-Studien. Zu Vorgeschichte, Funktion und Skulptur der Vorhallen = Forschungen zur Kunstgeschichte und christlichen Archäologie IX. – Wiesbaden, 1975.

101. COCHETTI PRATESI, Lorenza, La miniatura a Cîteaux e l'arte di Borgogna. In: Annali della Scuola speciale per archivisti e bibliotecari dell'Università di Roma XV–XVI, 1975–1976, S. 77–95.

102. CONANT, Kenneth John, Cluny. Les églises et la maison du chef d'ordre = The Medieval Academy of America. Publication LXXVII. – Cambridge und Mâcon, 1968.

103. Congrès archéologique de France. *Kongreßberichte der Société française d'archéologie, erschienen jährlich seit 1834 mit Unterbrechungen 1915–1918, 1940–1943 und 1945*

104. COOK, Walter W. S., The Earliest Painted Panels of Catalonia. In: The Art Bulletin V, 1922–1923, S. 85–101; VI, 1923–1924, S. 31–60; VIII, 1925, S. 57–104 und 195–234; X, 1927–1928, S. 153–204 und 305–365.

105. COOK, Walter William Spencer, La pintura mural románica en Cataluña = Artes y artistas. – Madrid, 1956.

106. COOK, Walter William Spencer, und GUDIOL RICART, José, Pintura y imaginería románicas = Ars Hispaniae VI. – Madrid, 1950.

107. CORROYER, Édouard Jules, L'architecture romane = Bibliothèque de l'Enseignement des Beaux-Arts. – Paris, 1888; 5. Aufl. 1911.

108. COURAJOD, Louis, Alexandre Lenoir, son journal et le Musée des monuments français. 3 Bde. – Paris, 1878, 1886 und 1887.

109. CRAPLET, Bernard, Auvergne romane = Zodiaque. La nuit des temps II. – La Pierre-qui-Vire, 1955; 4. erneuerte Aufl. 1972.
Mit französischem, englischem und deutschem Text

110. CROSBY, Sumner McK., The Apostle Bas-Relief at Saint-Denis = Yale Publications in the History of Art XXI. – New Haven und London, 1972.

111. CROZET, René, Le vitrail de la Crucifixion à la cathédrale de Poitiers. In: Gazette des beaux-arts, pér. VI, 11 = LXXVI, 1, 1934, S. 218–231.

112. CROZET, René L'art roman en Poitou. – Paris, 1948.

113. CROZET, René, L'art roman en Saintonge. – Paris, 1971.

114. CRUDEN, Stewart, The Scottish Castle = Studies in History and Archaeology. – Edinburgh, 1960.

115. DALTON, O. M., Catalogue of the Ivory Carvings of the Christian Era with examples of Mohammedan Art and Carvings in Bone in the Department of British and Mediaeval Antiquities and Ethnography of the British Museum. – London, 1909.

116. DARAS, Charles, Angoumois roman = Zodiaque. La nuit des temps XIV. – La Pierre-qui-Vire, 1961.
Mit französischem, englischem und deutschem Text

117. DAVILLIER, Ch., Recherches sur l'Orfévrerie en Espagne au moyen-âge et à la renaissance. Documents inédits tirés des archives espagnoles. – Paris, 1879.

118. DEMUS, Otto, Romanische Wandmalerei. – München, 1968; englische Ausgabe: Romanesque mural painting. – London und New York, 1970; französische Ausgabe: La peinture murale romane. – Paris, 1970.

119. DEMUS, Otto, Byzantine Art and the West = The Wrightsman Lectures III. – New York, 1970.

120. DEROLEZ, Albert (Hrsg.), Lamberti S. Audomari canonici Liber Floridus. Codex autographus bibliothecae universitatis Gandavensis. – Gent, 1968.

121. DEROLEZ, Albert (Hrsg.), Liber Floridus Colloquium. Papers Read at the International Meeting Held in the University Library Ghent on 3–5 September 1967. – Gent, 1973.

122. DESCHAMPS, Paul, Étude sur la renaissance de la sculpture en France à l'époque romane. In: Bulletin monumental LXXXIV, 1925, S. 5–98.

123. DESCHAMPS, Paul, French Sculpture of the Romanesque Period. Eleventh and Twelfth Centuries. – Florenz und Paris, 1930.

124. DESCHAMPS, Paul, THIBOUT, Marc, und GRABAR, André, Observations sur les fresques de Saint-Savin. In: Cahiers archéologiques IV, 1949, S. 135–148.

125. DESCHAMPS, Paul, und THIBOUT, Marc, La peinture murale

en France. Le haut moyen âge et l'époque romane = Collection Ars et Historia [VIII]. – Paris, 1951.

126. DESHOULIÈRES, F., Éléments datés de l'art roman en France. Évolution du style = Architecture et arts decoratifs, nouvelle série [I]. – Paris, 1936.

127. DESLANDRES, Yvonne, Les manuscrits décorés au XIe siècle à Saint-Germain-des-Prés par Ingelard. In: Scriptorium IX, 1955, S. 3–16.

128. DEUCHLER, Florens (Hrsg.), The Year 1200. II: A Background Survey = The Cloisters Studies in Medieval Art II. – New York, 1970.
Beiträge mehrerer Autoren zu Exponaten einer Ausstellung im Metropolitan Museum of Art in New York, 1970, Katalog vgl. Nr. 237

129. DICKSON, Marcel und Christiane, Les Églises romanes de l'ancien diocèse de Châlon. Cluny et sa région. – Mâcon, 1935.

130. DILLANGE, Michel, La Vendée romane: Bas-Poitou roman = Zodiaque. La nuit des temps XLIV. – La Pierre-qui-Vire, 1976.
Mit französischem, englischem und deutschem Text

131. DIMIER, Anselme, und PORCHER, Jean, L'art cistercien. 2 Bde. = Zodiaque. La nuit des temps XVI und XXXIV. – La Pierre-qui-Vire, 1962 und 1971; 2. Aufl. von Bd. I 1974.
Mit französischem, englischem und deutschem Text

132. DODWELL, C. R., The Canterbury School of Illumination. 1066–1200. – Cambridge, 1954.

133. DODWELL, Charles Reginald, Un manuscrit enluminé de Jumièges au British Museum. In: Jumièges. Congrès scientifique du XIIIe centenaire, Rouen 10–12 juin 1954, S. 737–741. – Rouen, 1955.

134. DODWELL, C. R., The Great Lambeth Bible = The Faber Library of Illuminated Manuscripts. – London, 1959.

135. DODWELL, Charles Reginald, Painting in Europe, 800 to 1200 = The Pelican History of Art. – Harmondsworth, 1971.

136. DOMÍNGUEZ BORDONA, J., Exposición de códices miniados españoles. Catálogo. – Madrid, 1929.
Katalog einer Ausstellung der Sociedad española de amigos del arte in Madrid, 1924

137. DOMÍNGUEZ BORDONA, J., La miniatura española I. – Florenz und Barcelona, 1930; deutsche Ausgabe: Die spanische Buchmalerei vom siebten bis siebzehnten Jahrhundert I. – Florenz und München, 1930; englische Ausgabe: Spanish Illumination I = The Pantheon Series. – Florenz, New York und Paris, 1930.

138. DOMÍNGUEZ BORDONA, Jesús, Manuscritos con pinturas. Notas para un inventario de los conservados en colecciones públicas y particulares de España. I: Ávila – Madrid. II: El Escorial – Zaragoza = Junta para ampliación de estudios e investigaciones cientificas. Centro de estudios históricos [XLIX]. – Madrid, 1933.

139. DOMÍNGUEZ BORDONA, Jesús, Miniatura. In: DOMÍNGUEZ BORDONA, Jesús, und AINAUD, Juan, Ars Hispaniae XVIII, S. 15–242. – Madrid, 1962.

140. DUBOURG-NOVES, Pierre, Guyenne romane = Zodiaque. La nuit des temps XXXI. – La Pierre-qui-Vire, 1969.
Mit französischem, englischem und deutschem Text

141. DUFOUR, Jean, La bibliothèque et le Scriptorium de Moissac = Hautes Études Médiévales et Modernes XV. – Genf und Paris, 1972.

142. DUPONT, Jean, Nivernais, Bourbonnais romans = Zodiaque. La nuit des temps XLV. – La Pierre-qui-Vire, 1976.
Mit französischem, englischem und deutschem Text

143. DUPRAT, Clémence-Paul, Enquête sur la peinture murale en France à l'époque romane. In: Bulletin monumental CI, 1942, S. 165–223 und CII, 1944, S. 5–90 und 161–223.

144. DURAND-LEFEBVRE, Marie, Art galloromain et sculpture romane. Recherche sur les formes. – Paris, 1937.

145. DURLIAT, Marcel, La sculpture romane en Roussillon. Heft I: Les premiers essais du XIe siècle. Les ateliers de Saint-Michel-de-Cuxa et de Serrabone. – Perpignan, 2. berichtigte Aufl. 1952. Heft II: Corneilla-de-Conflent. Elne. – Perpignan, 2. berichtigte Aufl. 1952. Heft III: Saint-Martin du Canigou. Le Roussillon et la Catalogne. – Perpignan, 1950. Heft IV: Le Maître de Cabestany. Costonges. Le monastir del Camp. Espira-de-l'Agly. – Perpignan, 1954. Heft V: La sculpture romane en Cerdagne. – Perpignan, 1957.

146. DURLIAT, Marcel, Christs romans: Roussillon, Cerdagne. – Perpignan, 1956.

147. DURLIAT, Marcel, L'art roman en Espagne. – Paris, 1962; deutsche Ausgabe: Hispania romanica. Die hohe Kunst der romanischen Epoche in Spanien = Epochen europäischer Kunst IV. – Wien und München, 1962.

148. DURLIAT, Marcel, Roussillon roman = Zodiaque. La nuit des temps VII. – La Pierre-qui-Vire, 1958; 3. Aufl. 1975.
Mit französischem, englischem und deutschem Text

149. DURLIAT, Marcel, Haute-Languedoc roman = Zodiaque. La nuit des temps XLIX. – La Pierre-qui-Vire, 1978.
Mit französischem, englischem und deutschem Text

150. DURLIAT, Marcel, und ALLÈGRE, Victor, Pyrénées romanes = Zodiaque. La nuit des temps XXX. – La Pierre-qui-Vire, 1969.
Mit französischem, englischem und deutschem Text

151. EÁLO DE SÁ, María, El romanico de Cantabria en sus cinco colegiatas. – Santander, 1978.

152. EDMONDSON HANEY, K., Some Mosan Sources for the Henry of Blois Enamels. In: The Burlington Magazine CXXIV, 1982, S. 220–230.

153. El arte románico. Catálogo. – Barcelona und Santiago de Compostela, 1961.
Katalog einer Ausstellung der spanischen Regierung unter der Schirmherrschaft des Europarats in Barcelona und Santiago de Compostela, 1961

154. Émaux de Limoges du Moyen Âge. Églises et musées de France. – Rom, 1963.
Katalog einer Ausstellung in den Vatikanischen Museen in Rom, 1963

155. ENLART, Camille, Manuel d'Archéologie française depuis les temps Mérovingiens jusqu'à la Renaissance. Abt. I: Architecture. Bd. I: Architecture religieuse. Bd. II: Architecture civile et militaire = Manuels d'archéologie et d'histoire de l'art. – Paris, 1902 und 1904; 2. Aufl. von Bd. I in 3 Teilen 1919, 1920 und 1924; 3. Aufl. von Bd. I 1927; 2. durchges. und erweit. Aufl. von Bd. II in 2 Bden. 1929 und 1932.

156. EVANS, Joan, Art in Mediaeval France 987–1498. – London, New York und Toronto, 1948; 3. um eine Bibliographie erweit. Aufl. Oxford, 1969.

157. EVANS, Joan, Cluniac Art of the Romanesque Period. – Cambridge, 1950.

158. EYGUN, François, und DUPONT, Jean, Saintonge romane = Zodiaque. La nuit des temps XXXIII. – La Pierre-qui-Vire, 1970.
Mit französischem, englischem und deutschem Text

159. FAVIÈRE, Jean, und BASCHER, Jacques de, Berry roman = Zodiaque. La nuit des temps XXXII. – La Pierre-qui-Vire, 1970.
Mit französischem, englischem und deutschem Text

160. FÉVRIER, Paul-Albert, Le développement urbain en Provence de l'époque romaine à la fin du XIVe siècle (Archéologie et Histoire urbaine) = Bibliothèque des Écoles françaises d'Athènes et de Rome CCII. – Paris, 1964.

161. FILLITZ, Hermann, Plastik und Kunsthandwerk bis zum Ausgang des 11. Jahrhunderts. In: Derselbe, Das Mittelalter I = Propyläen Kunstgeschichte V, S. 153–169. – Berlin, 1969.

162. FINÓ, J.-F., Forteresses de la France médiévale. Construction, attaque, défense. – Paris, 1967.

163. FLIPO, Vincent, Mémento pratique d'archéologie française. – Paris, 1930.

164. FOCILLON, Henri, Peintures romanes des églises de France. – Paris, 1938.

165. FORSYTH, Ilene H., The Throne of Wisdom. Wood Sculptures of the Madonna in Romanesque France. – Princeton, 1972.

166. FOURNIER, Gabriel, Le château dans la France médiévale. Essai de sociologie monumentale = Collection historique. – Paris, 1978.

167. FRANÇOIS-SOUCHAL, Geneviève, Les émaux de Grandmont au XIIe siècle. In: Bulletin monumental CXX, 1962, S. 339–357; CXXI, 1963, S. 41–64; CXXII, 1964, S. 7–35 und 129–159.

168. GABORIT, Jean-René, L'autel majeur de Grandmont. In: Cahiers de civilisation médiévale XIX, 1976, S. 231–246.

169. GABORIT, Jean-René, Un groupe de la Descente de Croix au Musée du Louvre. In: Monuments et Mémoires publiés par l'Académie des Inscriptions et Belles-Lettres LXII, 1979, S. 149–183.

170. GABORIT-CHOPIN, D., La décoration des manuscrits à Saint-Martial de Limoges et en Limousin du IXe au XIIe siècle = Mémoires et documents publiés par la Société de l'École des chartes XVII [richtig XVIII]. – Paris und Genf, 1969.

171. GABORIT, Danielle, Le peintre du sacramentaire de Limoges. In: Enluminure carolingienne et romane = Les dossiers de l'archéologie XIV, janvier – février 1976, S. 108–115.

172. GABORIT-CHOPIN, Danielle, Ivoires du moyen âge. – Freiburg (Schweiz), 1978.

173. GABORIT-CHOPIN, Danielle, Les Vases de Suger. In: Suger. Colloque de la Columbia University, 1981 (in Vorbereitung).

174. GAILLARD, Georges, Les débuts de la sculpture romane espagnole. Leon, Jaca, Compostelle = Bibliothèque de l'École des hautes Études hispaniques XXII. – Paris, 1938.

175. GAILLARD, Georges, Premiers Essais de sculpture monumentale en Catalogne aux Xe et XIe siècles = Bibliothèque de l'École des hautes Études hispaniques XXIII. – Paris, 1938.

176. GAILLARD, Georges, Les fresques de Saint-Savin. – Paris, 1944; englische Ausgabe: The Frescoes of Saint-Savin. – New York, 1944.

177. GAILLARD, Georges, Études d'art roman = Publications de la Sorbonne. Études III. – Paris, 1972.

178. GARBORINI, Norbert, Der Miniator Sawalo und seine Stellung innerhalb der Buchmalerei des Klosters Saint-Amand. – Köln, 1978.

179. GARCÍA GUINEA, Miguel Angel, El Arte Románico en Palencia. – Palencia, 1961; 2. Aufl. Madrid, 1975.

180. GARCÍA GUINEA, Miguel Angel, El románico en Santander. 2 Bde. – Santander, 1979.

181. GARDELLES, Jean, Les châteaux du moyen âge dans la France du sudouest. La Gascogne anglaise de 1216 à 1327 = Bibliothèque de la Société française d'archéologie III. – Genf und Paris, 1972.

182. GARDELLES, Jean, Le château, expression du monde féodal = Châteaux et guerriers de la France au moyen âge IV. – Straßburg, 1980.

183. GARDNER, Arthur, Medieval Sculpture in France. – Cambridge, 1931; Nachdruck New York, 1969.

184. GARDNER, Arthur, A Handbook of English Medieval Sculpture. – Cambridge, 1935; 2. Aufl. 1937; durchges. und erweit. Neuaufl.: English Medieval Sculpture. – Cambridge, 1951; Neuausgabe New York, 1973.

185. GAUTHIER, Marie-Madeleine S., Émaux limousins champlevés des XIIe, XIIIe & XIVe siècles. – Paris, 1950.

186. GAUTHIER, Marie-Madeleine, La légende de sainte Valérie et les émaux champlevés de Limoges. In: Bulletin de la Société archéologique & historique du Limousin LXXXVI, 1955–1956, S. 35–80.

187. GAUTHIER, Marie-Madeleine, Les décors vermiculés dans les émaux champlevés limousins et méridionaux. Aperçus sur l'origine de ce motif au XIIe siècle. In: Cahiers de civilisation médiévale I, 1958, S. 349–369.

188. GAUTHIER, M. M., Le frontal limousin de San Miguel in Excelsis. In: Art de France III, 1963, S. 40–61.

189. GAUTHIER, Marie-Madeleine, Une châsse limousine du dernier quart du XIIe siècle: thèmes iconographiques, composition et essai de chronologie. In: Mélanges offerts à René Crozet II, S. 937–951. – Poitiers, 1966.

190. GAUTHIER, Marie-Madeleine, Le goût Plantagenêt. In: Stil und Überlieferung in der Kunst des Abendlandes. Akten des 21. Internationalen Kongresses für Kunstgeschichte in Bonn 1964. I: Epochen europäischer Kunst, S. 139–155. – Berlin, 1967.

191. GAUTHIER, Marie-Madeleine, Les reliures en émail de Limoges conservées en France. Recensement raisonné. In: Humanisme actif. Mélanges d'art et de littérature offerts à Julien Cain. I: Évocations et souvenirs, S. 271–288. – Paris, 1968.

192. GAUTHIER, Marie-Madeleine, Émaux du moyen âge occidental. – Freiburg (Schweiz), 1972.

193. GAUTHIER, Marie-Madeleine, Art, savoir-faire médiéval et laboratoire moderne, à propos de l'effigie funéraire de Geoffroy Plantagenêt. In: Comptes rendus de l'Académie des Inscriptions et Belles-Lettres 1979, S. 105–139.

194. GAUTHIER, M. M., Un style et ses lieux: les ornements métalliques de la Bible de Souvigny. In: Gesta XX, 1981, S. 141–153.

195. GAUTHIER, Marie-Madeleine, und FRANÇOIS, Geneviève, Medieval Enamels from the Keir Collection. – London 1981.
Katalog einer Ausstellung im British Museum in London, 1982

196. GAYA NUÑO, Juan Antonio, La pintura románica in Castilla = Artes y artistas [X]. – Madrid, 1954.

197. GEORGE, J., und GUÉRIN-BOUTAUD, Alexis, Les églises romanes de l'ancien diocèse d'Angoulême. – Paris, 1928.

198. GERKE, Friedrich, Der Tischaltar des Bernard Gilduin in Saint-Sernin in Toulouse. Über das Verhältnis der südfranzösischen Frühromanik zur altchristlichen Plastik = Akademie der Wissenschaften und der Literatur. Abhandlungen der geistes- und sozialwissenschaftlichen Klasse 1958, S. 451–513. – Mainz und Wiesbaden, 1958.

199. GINOT, Émile, Le manuscrit de Sainte-Radegonde de Poitiers et ses peintures du XIe siècle. In: Bulletin de la Société française de reproductions de manuscrits à peintures IV, 1914–1920, S. 9–80.

200. GOLDSCHMIDT, Adolph, Der Albanipsalter in Hildesheim und seine Beziehung zur symbolischen Kirchensculptur des XII. Jahrhunderts. – Berlin, 1895.

201. GOLDSCHMIDT, Adolph, die Elfenbeinskulpturen. Bd. III–IV: Aus der romanischen Zeit. XI.–XIII. Jahrhundert = Denkmäler der deutschen Kunst II, 4, 4. – Berlin, 1923 und 1926.

202. GÓMEZ-MORENO, Manuel, Provincia de León. Text- und Tafelbd. = Catálogo monumental de España II. – Madrid, 1925 und 1926.

203. GÓMEZ-MORENO, Manuel, El arte románico español. Esquema de un libro = Junta para ampliación de estudios e investigaciones científicas. Centro de estudios históricos [L]. – Madrid, 1934.

204. GÓMEZ-MORENO, Manuel, La urna de Santo Domingo de Silos. In: Archivo español de arte XIV, 1940–1941, S. 493–502.

205. GÓMEZ-MORENO, Manuel, El arca santa de Oviedo documentada. In: Archivo español de Arte XVIII, 1945, S. 125–136.

206. GRABAR, André, L'art de la fin de l'antiquité et du moyen âge. 3 Bde. – Paris, 1968.

207. GRABAR, André, und NORDENFALK, Carl, La peinture romane du onzième au treizième siècle. – Genf, 1958; deutsche Ausgabe: Die romanische Malerei vom elften bis zum dreizehnten Jahrhundert. – Genf, 1958; englische Ausgabe: Romanesque painting from the eleventh to the thirteenth century. – New York, 1958.

208. GRAND, Roger, L'art roman en Bretagne. – Paris, 1958.

209. GRIMES, W. F., The Excavation of Roman and Mediaeval London. – London, 1968.

210. GRIVOT, Denis, und ZARNECKI, George, Gislebertus: sculpteur d'Autun. – Paris, 1960; englische Ausgabe: Gislebertus, sculptor of Autun. – New York, Paris und London, 1961.

211. GRODECKI, Louis, Les vitraux de la cathédrale de Poitiers. In: Congrès archéologique de France, Poitiers, CIX, 1951, S. 138–163. – Paris und Orléans, 1952.

212. GRODECKI, Louis, Les vitraux allégoriques de Saint-Denis. In: Art de France I, 1961, S. 19–46.

213. GRODECKI, Louis, Les vitraux de la cathédrale du Mans. In: Congrès archéologique de France. Maine, CXIX, 1961, S. 59–99. – Paris, 1961.

214. GRODECKI, Louis, Les vitraux de Saint-Denis. Étude sur le vitrail au XIIe siècle = Corpus vitrearum medii aevi = France. Série ‹Études› I. – Paris, 1976.

215. GRODECKI, Louis, Le vitrail roman. – Freiburg (Schweiz), 1977.

216. GUDIOL I CUNILL, Josep, Els primitius. III: La miniatura catalana. [Auch unter dem Titel:] Els llibres illuminats = La pintura medieval catalana I, 3. – Barcelona, 1955.

217. GUDIOL RICART, José, und GAYA NUÑO, Juan Antonio, Arquitectura y escultura románicas = Ars Hispaniae V. – Madrid, 1948.

218. GUTBROD, Jürgen, Die Initiale in Handschriften des achten bis dreizehnten Jahrhunderts. – Stuttgart, Berlin, Köln und Mainz, 1965.

219. HARVEY, John, Mediaeval Craftsmen. – London und Sidney, 1975.

220. HAUGLID, Roar, Art norvégien, mille ans de tradition viking. – Paris, 1954.
Katalog einer Ausstellung im Musée des arts décoratifs in Paris, 1954

221. HAUGLID, Roar, Norske stavkirker. – Oslo, 1969.

222. HEIMANN, Adelheid, A Twelfth-Century Manuscript from Winchcombe and its Illustrations. Dublin, Trinity College, MS. 53. In: Journal of the Warburg and Courtauld Institutes XXVIII, 1965, S. 86–109.

223. HEIMANN, Adelheid, The Last Copy of the Utrecht Psalter. In: The Year 1200: A Symposium, S. 313–338. – New York, 1975.

224. HÉLIOT, Pierre, Les églises du moyen-âge dans le Pas-de-Calais. 2 Bde. = Mémoires de la Commission départementale des monuments historiques du Pas-de-Calais VII, 1–2. – Arras, 1951 und 1953.

225. HÉLIOT, Pierre, Art roman. In: Histoire de l'art. II: L'Europe médiévale = Encyclopédie de la Pléiade XXI, S. 409–522. – Paris, 1966.

226. HENRY, Françoise, La sculpture irlandaise pendant les douze premiers siècles de l'ère chrétienne. Text- und Tafelbd. = Études d'art et d'archéologie [X–XI]. – Paris, 1933.

227. HENRY, Françoise, L'art irlandais. Bde. II und III = Zodiaque. La nuit des temps XIX und XX. – La Pierre-qui-Vire, 1964.

228. HENRY, Françoise, Irish Art in the Romanesque Period (1020–1170 A. D.). – London, 1970.

229. HENWOOD-REVERDOT, Annie, L'église Saint-Étienne de Beauvais. Histoire et architecture. – Beauvais, 1982.

230. HERAS GARCÍA, Felipe, Arquitectura románica en la provincia de Valladolid. – Valladolid, 1966.

231. HERBÉCOURT, Pierre d', und PORCHER, Jean, Anjou roman = Zodiaque. La nuit des temps IX. – La Pierre-qui-Vire, 1959.
Mit französischem, englischem und deutschem Text

232. HERMANN-MASCARD, Nicole, Les reliques des saints. Formation coutumière d'un droit = Collection d'histoire institutionelle et sociale VI. – Paris, 1975.

233. HEWETT, Cecil A., English Cathedral Carpentry. – London, 1974.

234. HILDBURGH, W. L., Medieval Spanish Enamels and their Relation to the Origin and the Development of Copper Champlevé Enamels of the 12th and 13th Centuries. – London, 1936.

235. HINKLE, W. M., A Mounted Evangelist in a Twelfth Century Gospel Book at Sées. In: Aachener Kunstblätter XLIV, 1973, S. 193–210.

236. HINKLE, William M., The Gospels of Cysoing: The Anglo-Saxon and Norman Sources of the Miniatures. In: The Art Bulletin LVIII, 1976, S. 484–510.

237. HOFFMANN, Konrad, The Year 1200. A Centennial Exhibition at the Metropolitan Museum of Art. I: Catalogue = The Cloisters Studies in Medieval Art I. – New York, 1970.
Katalog einer Ausstellung im Metropolitan Museum of Art in New York, 1970. Beiträge dazu vgl. Nr. 128

238. JALABERT, Denise, La flore sculptée des monuments du Moyen Âge en France. Recherches sur les origines de l'art français. – Paris, 1965.

239. JAMES, M. R., The Canterbury Psalter. – London, 1935.

240. JOLY, Michel, L'Architecture des églises romanes du Vivarais. – Avallon, 1967.

241. JUNYENT, Eduardo, Catalogne romane. 2 Bde. = Zodiaque. La nuit des temps XII und XIII. – La Pierre-qui-Vire, 1960 und 1961; 2. Aufl. 1968 und 1970.
Mit französischem, englischem, deutschem und spanischem Text

242. JUNYENT, Eduardo, El Monestir de Santa Maria de Ripoll. – Barcelona, 1975.
Mit Zusammenfassungen auf Englisch, Französisch und Deutsch

243. JUNYENT, Edouard, Catalunya romànica. [Bd. I]: L'arquitectura del segle XI. [Bd. II]: L'arquitectura del segle XII = Biblioteca Abat Oliva. Sèrie illustrada III und IV. – Barcelona, 1975 und 1976.

244. JUNYENT, Eduardo, EL Monestir de Sant Joan de les Abadesses. – Sant Joan de les Abadesses, 1976.

245. KATZENELLENBOGEN, Adolf, The Sculptural Programs of Chartres Cathedral. Christ, Mary, Ecclesia. – Baltimore, 1959.

246. KAUFFMANN, C. M., The Bury Bible (Cambridge, Corpus Christi College, MS. 2). In: Journal of the Warburg and Courtauld Institutes XXIX, 1966, S. 60–81.

247. KAUFFMANN, C. M., Romanesque Manuscripts. 1066–1190 = ALEXANDER, J. J. G. (Hrsg.), A Survey of Manuscripts Illuminated in the British Isles III. – London, 1975.

248. KER, N. R., English Manuscripts in the Century after the Norman Conquest = The Lyell Lectures 1952–1953. – Oxford, 1960.

249. KERBER, Bernhard, Burgund und die Entwicklung der französischen Kathedralskulptur im zwölften Jahrhundert = Münsterische Studien zur Kunstgeschichte IV. – Recklinghausen, 1966.

250. KIRSCHBAUM, Engelbert (Hrsg.), Lexikon der christlichen Ikonographie. Bde. I–IV. – Rom, Freiburg, Basel und Wien, 1968, 1970, 1971 und 1972.
Bde. V–VIII vgl. Nr. 66

251. KLEIN, Peter K., Date et Scriptorium de la bible de Roda. État des Recherches. In: Les cahiers de Saint-Michel de Cuxa III, 1972, S. 91–102.

252. KLEIN, Peter K., Der ältere Beatus-Kodex Vitr. 14–1 der Biblioteca Nacional zu Madrid. Studien zur Beatus-Illustration und der spanischen Buchmalerei des 10. Jahrhunderts. Text- und Tafelbd. = Studien zur Kunstgeschichte VIII. – Hildesheim und New York, 1976.

253. KRYZHANOVSKAYA, M., Two Early Romanesque Ivory reliefs in the Collection of the State Hermitage. In: The Burlington Magazine CVII, 1965, S. 404–407.

254. LABANDE, Yvonne, Poitou roman = Zodiaque. La nuit des temps V. – La Pierre-qui-Vire, 1957; 2. Aufl. 1962.
Mit französischem, englischem und deutschem Text

255. LABANDE-MAILFERT, Yvonne, Le cycle de l'Ancien Testament à Saint-Savin. In: Revue d'histoire de la spiritualité L, 1974, S. 369–396.

256. LABANDE-MAILFERT, Yvonne, Études d'iconographie romane et d'histoire de l'art. – Poitiers, 1982.

257. La Céramique médiévale en Méditerranée occidentale, X^e^–XVe siècles = Colloques internationaux du Centre national de la recherche scientifique DLXXXIV. – Paris, 1980.

258. La Construction au Moyen Âge. Histoire et archéologie. Actes du congrès de la Société des Historiens Médiévistes de l'Enseignement Supérieur Public (Besançon 2–4 juin 1972) = Annales littéraires de l'Université de Besançon, sér. II, 145. – Paris, 1973.

259. LAFARGUE, Marie, Les chapiteaux du cloître Notre-Dame la Daurade. – Paris, 1940.

260. LAMBERT, Élie, Études médiévales. I: Histoire de l'art et histoire. II: Le Sud-Ouest français. III: La Péninsule ibérique. IV: Planches et tables. – Toulouse, 1956, 1956, 1957 und 1957.

261. LAMPÉREZ Y ROMEA, Vicente, Historia de la arquitectura cristiana española en la edad media según el estudio de los elementos y los monumentos. 2 Bde. – Madrid, 1908 und 1909; 2. Aufl. (3 Bde.) Madrid und Barcelona, 1930.

262. LANDAIS, Hubert, Contribution à l'étude des origines de l'émaillerie limousine. In: Monuments et Mémoires publiés par l'Académie des Inscriptions et Belles-Lettres LX, 1976, S. 113–131.

263. LANDAIS, Hubert, und BEAULIEU, Michèle, Chefs-d'œuvres romans des musées de province. – Paris, 1957.
Katalog einer Ausstellung im Musée du Louvre in Paris, 1958

264. LANGBERG, H., Gunhildkorset / Gunhild's Cross and Medieval Court Art in Denmark. – Kopenhagen, 1982.

265. LANGLAND, Sabrina, «Pilate Answered: What I Have Written I Have Written». In: The Metropolitan Museum of Art Bulletin, N. S., XXVI, 1967–1968, S. 410–429.

266. LANGLAND, Sabrina, The ‹Bury St. Edmunds Cross›. Its exceptional place in English twelfth-century art. In: The Connoisseur CLXXII, 1969, S. 163–173.

267. L'apocalypse de Jean. Traditions exégétiques et iconographiques. IIIe–XIIIe siècles. Actes du Colloque de la Fondation Hardt, 29 fevr. – 3 mars 1976 = Études et documents publiés par la Section d'histoire de la Faculté des lettres de l'Université de Genève XI. – Genf, 1979.

268. L'art roman à Saint-Martial de Limoges. Les manuscrits à peintures. Historique de l'Abbaye – La Basilique. – Limoges, 1950.
Katalog einer Ausstellung im Musée municipal in Limoges, 1950

269. L'art roman en France. – Paris, 1961 [1963].
Katalog einer Ausstellung, die 1961 in Barcelona und Santiago de Compostela von der spanischen Regierung unter der Schirmherrschaft des Europarats veranstaltet wurde

270. LASKO, Peter, Ars sacra: 800–1200 = The Pelican History of Art [XXXVI]. – Harmondsworth, 1972.

271. LASTEYRIE, Rob. de, L'architecture religieuse en France à l'époque romane. Ses origins, son développement. – Paris, 1912; 2. durchges. und um eine kritische Bibliographie von Marcel Aubert erweit. Aufl. Paris, 1929.

272. LAYNA SERRANO, Francisco, La arquitectura románica en la provincia de Guadalajara. – Madrid, 1935; 2. Aufl. 1971.

273. LECLERQ, Jean, Les manuscrits de l'abbaye de Liessies. In: Scriptorium VI, 1952, S. 51–62.

274. LEFRANÇOIS-PILLION, Louise, Les Sculpteurs Français du XIIe Siècle = Les Maîtres de l'Art [XXX]. – Paris, 1931.

275. Les grandes étapes de la sculpture romane toulousaine. Des monuments aux collections. – Toulouse, 1971.

Katalog einer Ausstellung im Musée des Augustins in Toulouse, 1971

276. Les Trésors des églises de France. – Paris, 1965.
Katalog einer Ausstellung im Musée des arts décoratifs in Paris, 1965. Vgl. auch Nr. 413

277. Le vitrail français. – [Paris], 1958.

278. LOJENDIO, Luis-María de, Navarre romane = Zodiaque. La nuit des temps XXVI. – La Pierre-qui-Vire, 1967.
Mit französischem, englischem und deutschem Text

279. LONGHURST M. H., English Ivories. – London, 1926.

280. LONGHURST, Margaret H., Catalogue of Carvings in Ivory. I: Up to the Thirteenth Century. – London, 1927.

281. LUGAND, Jacques, NOUGARET, Jean, und SAINT-JEAN, Robert, Languedoc roman. Le Languedoc méditerranéen = Zodiaque. La nuit des temps XLIII. – La Pierre-qui-Vire, 1975.
Mit französischem, englischem und deutschem Text

282. Maître de Cabestany. Costouges. Le monastir del Camp. Espira-de-l'Agly. – Perpignan, 1954. Heft V: La sculpture romane en Cerdagne. – Perpignan, 1957.

283. MÂLE, Émile, L'art religieux du XIIe siècle en France. Étude sur les origines de l'iconographie du moyen âge. – Paris, 1922; 7. durchges. und korr. Aufl. 1966; englische Ausgabe: Religious Art in France, the Twelfth Century: a study of the Origins of Medieval Iconography = The Bollingen Series XC, 1. – Princeton, 1978.

284. MARQUET DE VASSELOT, J.-J., Les émaux limousins à fond vermiculé (XIIe et XIIIe siècles). In: Revue archéologique, sér. IV, 6, 1905, S. 15–30, 231–245 und 418–431.

285. MARQUET DE VASSELOT, J. J., Bibliographie de l'orfèvrerie et de l'émaillerie françaises = Publication de la Société française de bibliographie. – Paris, 1925.

286. MARQUET DE VASSELOT, J. J., Les crosses limousines du XIIIe siècle. – Paris, 1941.

287. MAURY, Jean, GAUTHIER, Marie-Madeleine S., und PORCHER, Jean, Limousin roman = Zodiaque. La nuit des temps XI. – La Pierre-qui-Vire, 1960; 2. Aufl. 1974.
Mit französischem, englischem und deutschem Text

288. Medieval Art and Architecture at Worcester Cathedral = The British Archaeological Association. Conference Transactions 1975, I. – Leeds, 1978.

289. Medieval Studies in Memory of A. Kingsley Porter. 2 Bde. = Harvard-Radcliffe Fine Arts Series. – Cambridge, 1939.

290. Mélanges d'archéologie et d'histoire médiévales, en l'honneur du Doyen Michel de Bouard = Mémoires et documents publiés par la Société de l'École des chartes XXVII. – Genf, 1982.

291. Mélanges offerts à René Crozet. 2 Bde. – Poitiers, 1966.

292. MENTRÉ, M., Le Beatus de Saint-Sever et l'enluminure limousine: La question des rapports stylistiques. In: Le Limousin. Études archéologiques = Actes du 102e Congrès national des Sociétés savantes. Archéologie et histoire de l'art (1977), Limoges, S. 99–127. – Paris, 1979.

293. MÉRINDOL, Christian de, La production des livres peints à l'abbaye de Corbie au XIIème siècle. Étude historique et archéologique. 2 Textbde., 1 Tafelbd. – Lille, 1976.

294. MESSERER, Wilhelm, Romanische Plastik in Frankreich = Du Mont Dokumente, Reihe I, [o. Nr.]. – Köln, 1964.

295. MICHEL, Paul-Henri, La fresque romane = Idées-arts IX. – Paris, 1966.

296. MILLAR, Eric George, English Illuminated Manuscripts from the Xth to the XIIIth Century. – Paris und Brüssel, 1926; französische Ausgabe: La miniature anglaise du Xe au XIIIe siècle. – Paris und Brüssel, 1926.

297. MITCHELL, H.-P., English Enamels of the Twelfth Century. In: The Burlington Magazine XLVII, 1925, S. 163–170, und XLIX, 1926, S. 161–173.

298. MOÉ, Émile A. van, La lettre ornée dans les manuscrits du VIIIe au XIIe siècle. – Paris, 1943; Neuaufl. 1949; deutsche Ausgabe: Die schöne Initiale in mittelalterlichen Handschriften = Die Bücher der Eiche. – Paris, 1943; englische Ausgaben: The Decorated Letter from the VIIIth to the XIIth Century. – Paris, 1950; bzw.: Illuminated Initials in Mediaeval Manuscripts. – London, 1950.

299. MÖBIUS, Friedrich und Helga, Bauornament im Mittelalter. Symbol und Bedeutung. – Wien, 1974; 2. ergänzte Aufl. 1978.

300. Moissac et l'Occident au XIe siècle. Actes du colloque international de Moissac, 1963. – Toulouse, 1964.

301. MOLINIER, Émile, Histoire générale des arts appliqués à l'industrie du Ve à la fin du XVIIIe siècle. Bd. IV: L'orfèvrerie religieuse et civile. 1e partie: Du Ve à la fin du XVe siècle. – Paris, 1901.

302. MONTESQUIOU-FEZENSAC, B. de, Les portes de bronze de Saint-Denis. In: Bulletin de la Société nationale des antiquaires de France 1945–1947, S. 128–137.

303. MONTESQUIOU-FEZENSAC, Blaise de (Hrsg.), Le trésor de Saint-Denis. [I]: Inventaire de 1634. [II]: Documents divers. [III]: Planches et notices. – Paris, 1973, 1977 und 1977.

304. MORTET, Victor, Recueil de textes relatifs à l'histoire de l'architecture et à la condition des architectes en France, au moyen âge. [I]: XIe–XIIe siècles. II: XIIe–XIIIe siècles = Collection de textes pour servir à l'étude et à l'enseignement de l'his-

toire XLIV und LI. – Paris, 1911 und 1929.

305. MÜTHERICH, Florentine, Malerei im 12. Jahrhundert. In: FILLITZ, Hermann, Das Mittelalter I = Propyläen Kunstgeschichte V, S. 264–269. – Berlin, 1969.

306. MUSSET, Lucien, Normandie romane. I: La Basse Normandie. II: La Haute-Normandie = Zodiaque. La nuit des temps XXV und XLI. – La Pierre-qui-Vire, 1967 und 1974; 2. Aufl. von Bd. I 1975.
Mit französischem, englischem und deutschem Text

307. MYNORS, R. A. B. [Hrsg.], Durham Cathedral Manuscripts to the End of the 12. Century. – Oxford, 1939.

308. NÆSSGAARD, Ole, Saint-Jacques de Compostelle et les débuts de la grande sculpture vers 1100 = Publications de la Société archéologique du Jutland. [Jysk Arkæologisk Selskabs Skrifter] V. – Aarhus, 1962.

309. NAGATSUKA, Yasushi, Descente de croix: son développement iconographique des origines jusqu'à la fin du XIVe siècle. – Tokio, 1979.

310. NEUSS, Wilhelm, Die katalanische Bibelillustration um die Wende des ersten Jahrtausends und die altspanische Buchmalerei. Eine neue Quelle zur Geschichte des Auslebens der altchristlichen Kunst in Spanien und zur frühmittelalterlichen Stilgeschichte = Veröffentlichungen des romanischen Auslandsinstituts der rheinischen Friedrich Wilhelms-Universität Bonn III. – Bonn und Leipzig, 1922.

311. NEUSS, Wilhelm, Eine katalanische Bilderhandschrift in Turin (Der Beatus J II 1 der Biblioteca Nazionale). In: Spanische Forschungen der Görresgesellschaft, Reihe I, 2, 1930, S. 36–46.

312. NEUSS, Wilhelm, Die Apokalypse des Hl. Johannes in der altspanischen und altchristlichen Bibelillustration (Das Problem der Beatus-Handschriften). Text- und Tafelbd. = Spanische Forschungen der Görresgesellschaft, Reihe II, 2–3. – Münster i. W., 1931.

313. NORDENFALK, Carl, Bokmålningar från medeltid och renässans i Nationalmusei samlingar [= Årsbok för Svenska statens konstsamlingar XXVI]. – Stockholm, 1979.

314. Norge 872–1972. Middelalderkunst fra Norge i andre land. Norwegian Medieval Art Abroad. – Oslo, 1972.
Katalog einer Ausstellung in der Universitetets Oldsaksamling in Oslo, 1972. Mit norwegischem und englischem Text

315. NØRLUND, Poul, Gyldne Altre. Jysk Metallkunst fra Valdemarstiden. Golden Altars. Danish Metalwork from the Romanesque Period. – Kopenhagen, 1926.

316. NØRLUND, Poul, An Early Group of Enamelled Reliquaries. Its Dating and Provenance. In: Acta archaeologica IV, 1933, S. 1–32.

317. OAKESHOTT, Walter, The Artists of the Winchester Bible = English Paintings of the 12. Century. – London, 1945.

318. OAKESHOTT, Walter, Sigena. Romanesque Painting in Spain & the Winchester Bible Artists. – London, 1972.

319. OAKESHOTT, Walter, The two Winchester Bibles. – Oxford, 1981.

320. OMAN, Charles, The Gloucester Candlestick = Victoria and Albert Museum. Monograph XI. – London, 1958.

321. OURSEL, C., La miniature du XIIe siècle à l'abbaye de Cîteaux d'après les manuscrits de la bibliothèque de Dijon. – Dijon, 1926.

322. OURSEL, Charles, L'art roman de Bourgogne. Études d'histoire et d'archéologie. – Dijon und Boston, 1928.

323. OURSEL, C., Les principes et l'esprit des miniatures primitives de Cîteaux (1). In: Cîteaux in de Nederlanden VI, 1955, S. 161–172.

324. OURSEL, Charles, Miniatures cisterciennes (1109–1134). – Mâcon, 1960.

325. OURSEL, H., Sculptures romanes et gothiques du Nord de la France. – Lille, 1978.
Katalog einer Ausstellung im Musée des beaux-arts in Lille, 1978

326. OURSEL, Raymond, Bourgogne romane = Zodiaque La nuit des temps I. – La Pierre-qui-Vire, 1954; 7. völlig erneuerte Aufl. 1983; deutsche Ausgabe: Romanisches Burgund. – Würzburg, 1981.

327. OURSEL, Raymond, Haut-Poitou roman = Zodiaque. La nuit des temps XLII. – La Pierre-qui-Vire, 1975.
Mit französischem, englischem und deutschem Text

328. OURSEL, Raymond und A.-M., Les églises romanes de l'Autunois et du Brionnais (Ancien grand archidiaconé d'Autun). Cluny et sa région. – Mâcon, 1956.

329. PÄCHT, O., Hugo Pictor. In: The Bodleian Library Record III, 1950–1951, S. 96–103.

330. PÄCHT, Otto, A Cycle of English Frescoes in Spain. In: The Burlington Magazine CIII, 1961, S. 166–175.

331. PÄCHT, Otto, The Rise of Pictorial Narrative in Twelfth-Century England. – Oxford, 1962.

332. PÄCHT, Otto, und ALEXANDER, J. J. G., Illuminated Manuscripts in the Bodleian Library. Oxford. I: German, Dutch, Flemish, French, and Spanish Schools. III: British, Irish, and Icelandic Schools. – Oxford, 1966 und 1973.

333. PALOL SALELLAS, Pedro de, Spanien: Kunst des frühen Mittelalters vom Westgotenreich bis zum Ende der Romanik. – München, 1965; englische Ausgabe: Early Medieval Art in Spain. – London und New York, 1967.

334. PANOFSKY, Erwin (Hrsg.), Abbot Suger on the abbey church of St.-Denis and its art treasures. – Princeton, 1946 [1948]; 2. Aufl. 1979.

335. PARKER, E., A XIIth Century Cycle of New Testament Drawings from Bury St. Edmunds Abbey. In: Bury and Suffolk Institute of Archaeology. Proceedings XXXI, 1969.

336. PATTIS, Erich, und SYNDICUS, Eduard, Christus dominator. Vorgotische Großkreuze. – Innsbruck und München, 1964.

337. PEÑA, Joaquín, Marfiles de San Millán de la Cogolla. – Logroño, 1969.

338. PÉREZ CARMONA, José, Arquitectura y escultura románicas en la provincia de Burgos = Publicaciones del seminario metropolitano de Burgos, serie A, III. – Burgos, 1959; Neuaufl. Madrid, 1975.

339. PERROT, Françoise, Esthétique et archéologie des verrières de Chartres. Les verrières du XIIe siècle de la façade occidentale. Étude archéologique. In: Les vitraux = Les Monuments historiques de la France 1977, Heft I, S. 37–51.

340. PLATT, Colin, The English Medieval Town. – London, 1976; Neuaufl. 1979.

341. PLATT, Colin, Medieval England. A Social History and Archaeology from the Conquest to A. D. 1600. – London 1978.

342. PORCHER, Jean, Le Sacramentaire de Saint-Étienne de Limoges. – Paris, [1954].

343. PORCHER, Jean, Les manuscrits à peintures en France du VIIe au XIIe siècle. – Paris, 1954.

344. PORCHER, Jean, L'enluminure française. – Paris, 1959.

345. PORTER, A. Kingsley, Spanish Romanesque Sculpture. 2 Bde. = The Pantheon Series. – Florenz und Paris, 1928; 2. Aufl. Florenz, 1929; deutsche Ausgabe: Romanische Plastik in Spanien. 2 Bde. – Florenz und München, 1928.

346. PORTER, Arthur Kingsley, The Crosses and Culture of Ireland. – New Haven und London, 1931; 2. Aufl. 1935.

347. POST, Chandler Rathfon, A History of Spanish Painting I. – Cambridge, 1930.

348. PRADEL, Pierre, Sculptures romanes des musées de France. – Paris, 1958.

349. PRIOR, Edward S., und GARDENER, Arthur, An Account of Medieval Figure-Sculpture in England. – Cambridge, 1912.

350. PUIG Y CADAFALCH, Josep, L'arquitectura romànica a Catalunya. II: L'arquitectura romànica fins a les darreríes del segle XI. III: Els segles XII y XIII. – Barcelona, 1911 und 1918.

351. PUIG I CADAFALCH, Josep, L'escultura romànica a Catalunya. 3 Bde. = Monumenta Cataloniae V–VIII. – Barcelona, 1949, 1952 und 1954.

352. QUICHERAT, Jules, Mélanges d'archéologie et d'histoire. II: Archéologie du Moyen-Âge. Mémoires et fragments réunis par Robert de Lasteyrie. – Paris, 1886.

353. RAEBER, Regula, La Charité-sur-Loire. Monographie der romanischen Kirche Notre-Dame unter spezieller Berücksichtigung der Skulpturen = Basler Studien zur Kunstgeschichte, neue Folge VI. – Bern, 1964.

354. RÉAU, Louis, Iconographie de l'art chrétien. I: Introduction générale. II, 1: Iconographie de la Bible. Ancien Testament. II, 2: Iconographie de la Bible. Nouveau Testament. III, 1–3: Iconographie des saints. – Paris, 1955, 1956, 1957, 1958, 1958 und 1959.

355. REUTER, Evelyn, Les Représentations de la musique dans la sculpture romane en France = Forme et style [IV]. – Paris, 1938.

356. RÉVOIL, Henry, Architecture Romane du midi de la France. 3 Bde. – Paris, 1873.

357. REY, Raymond, Les Vieilles Églises Fortifiées du Midi de la France. – Paris, 1925.

358. REY, Raymond, La cathédrale de Cahors et les origines de l'architecture à coupoles d'Aquitaine. – Paris, [1926].

359. REY, Raymond, L'art roman et ses origines. Archéologie préromane et romane. – Toulouse und Paris, 1945.

360. REY, Raymond, L'art des cloîtres romans. Étude iconographique = Collection ‹Visions méridionales›. – Toulouse, 1955.
Auch als Sondernummer der Mémoires de la Société archéologique du midi de la France erschienen.

361. RIBALDONE, Thierry, Grandes figures de la chevalerie et chevaliers brigands = Châteaux et guerriers de la France au moyen âge III. – Straßburg, 1981.

362. RICE, D. Talbot, English Art. 871–1160 = The Oxford History of English Art II. – Oxford, 1952.

363. RICHTER, Gottfried, Romanisches Burgund. Zur Geschichte des christlichen Abendlandes. – Stuttgart, 1962; 3. Aufl. 1979.

364. RICKERT, Margaret, Painting in Britain. The Middle Ages = The Pelican History of Art V. – Harmondsworth, 1954; 2. Aufl. 1965.

365. RICKERT, Margaret Josephine, La miniature anglaise. I: Des origines jusqu'à la fin du XIIe siècle = Collection de l'histoire de la miniature IV. – Mailand, 1959; italienische Ausgabe: La miniatura inglese. [I]: Dalle origini alla fine del secolo XII = Collana della storia della miniatura IV. – Mailand, 1959.

366. RODRÍGUEZ, Abundio, und LOJENDIO, Luis-María de, Castille romane. 2 Bde. = Zodiaque. La nuit des temps XXIII und XXIV. – La Pierre-qui-Vire, 1966.
Mit französischem, englischem, deutschem und spanischem Text

367. Romanesque and Gothic Art = Studies in Western Art. Acts of the Twentieth International Congress of the History of Art I. – Princeton, 1963.

368. Romanico padano, romanico euro-

peo. Atti del convegno internazionale, Modena-Parma, 1977. – Parma 1982.

369. ROMANINI, A. M., Il ‹Maestro dei Moralia› e le origini di Cîteaux. In: Storia dell'Arte XXXIV, 1978, S. 221–245.

370. ROOSEN-RUNGE, Heinz, Farbgebung und Technik frühmittelalterlicher Buchmalerei. Studien zu den Traktaten ‹Mappae Clavicula› und ‹Heraclius›. 2 Bde. = Kunstwissenschaftliche Studien XXXVIII. – München und Berlin, 1967.

371. ROSS, Marvin Chauncey, Le devant d'autel émaillé d'Orense. In: Gazette des beaux-arts, pér. VI, 10 = LXXV, 2, 1933, S. 272–278.

372. ROSS, Marvin Chauncey, An Enameled Reliquary from Champagnat. In: Medieval Studies in Memory of A. Kingsley Porter II = Harvard-Radcliffe Fine Arts Series, S. 467–477. – Cambridge, 1939.

373. Rouergue roman = Zodiaque. La nuit des temps XVII. – La Pierre-qui-Vire, 1963.
Mit französischem, englischem und deutschem Text

374. ROULIN, Eugène, L'ancien trésor de l'abbaye de Silos. – Paris, 1901.

375. RUPIN, Ernest, Châsse en cuivre doré et repoussé conservée dans l'église de Moissat-Bas, Canton de Vertaizon (Puy-de-Dôme). In: Bulletin du Comité des travaux historiques et scientifiques 1883, S. 55–70.

376. RUPIN, Ernest, L' œuvre de Limoges. – Paris, 1890.

377. RUPPRECHT, Bernhard, Romanische Skulptur in Frankreich. – München, 1975.

378. SAALMAN, Howard, Medieval Architecture; European Architecture, 600–1200 = The Great Ages of World Architecture. – New York, 1962; deutsche Ausgabe: Architektur des frühen Mittelalters. Europäische Architektur 600–1200 n. Chr. = Große Zeiten und Werke der Architektur IV. – Ravensburg, 1963; französische Ausgabe: L'Architecture romane = Colletion les Grandes Époques de l'architecture universelle. – Paris, 1963.

379. SAINT-PAUL, Anthyme, Histoire monumentale de la France = Bibliothèque des écoles et des familles. – Paris, 1883; Neuaufl. 1912.

380. SALCH, Charles-Laurent, Dictionnaire des Châteaux et des Fortifications du Moyen Âge en France. – Straßburg, 1979.

381. SALET, Francis, La Madeleine de Vézelay. Étude iconographique par Jean ADHÉMAR. – Melun, 1948.

382. SANDOVAL, Prudencio de, Primera parte de las fundaciones de los monesterios del glorioso padre San Benito... – Madrid, 1601.

383. SANTOS, Reynaldo dos, O românico em Portugal. – Lissabon, 1956.

384. SANTOS, Reynaldo dos, Historia del arte portugués. – Barcelona, 1960.

385. SAUERLÄNDER, Willibald, Gotische Skulptur in Frankreich, 1140–1270. – München, 1970; englische Ausgabe: Gothic Sculpture in France 1140–1270. – London, 1972; New York, 1973; französische Ausgabe: La sculpture gothique en France 1140–1270. – Paris, 1973.

386. SAUERLÄNDER, Willibald, Zu dem romanischen Kruzifix von Moissac. In: Intuition und Kunstwissenschaft. Festschrift Hanns Swarzenski, S. 303–317. – Berlin, 1973.

387. SAUNDERS, O. Elfrieda, English Illumination. 2 Bde. – Florenz und New York, 1928; deutsche Ausgabe: Englische Buchmalerei. 2 Bde. – Florenz und München, 1928; spanische Ausgabe: La miniatura inglesa. – Florenz und Barcelona, 1933.

388. SAXL, F., English Sculptures of the Twelfth Century. – London, 1954.

389. SCHÄLICKE, Bernd, Die Ikonographie der monumentalen Kreuzabnahmegruppen des Mittelalters in Spanien. Phil. Diss. Freie Universität Berlin. – Berlin, 1975.

390. SCHAPIRO, Meyer, Two Romanesque Drawings in Auxerre and some Iconographic Problems. In: MINER, Dorothy (Hrsg.), Studies in Art and Literature for Belle da Costa Greene, S. 331–349. – Princeton, 1954.

391. SCHAPIRO, Meyer, Selected Papers. I: Romanesque Art. – London und New York, 1977.

392. SCHILLER, Gertraud, Ikonographie der christlichen Kunst. I: Inkarnation – Kindheit – Taufe – Versuchung – Verklärung – Wirken und Wunder Christi. II: Die Passion Jesu Christi. III: Die Auferstehung und Erhöhung Christi. IV, 1: Die Kirche. IV, 2: Maria. – Gütersloh, 1966, 1968, 1971, 1976 und 1980; 2. Aufl. von Bd. I 1969.

393. SCHLINK, Wilhelm, Zwischen Cluny und Clairvaux. Die Kathedrale von Langres und die burgundische Architektur des 12. Jahrhunderts = Beiträge zur Kunstgeschichte IV. – Berlin, 1970.

394. SCOBELTZINE, André, L'art féodal et son enjeu social = Bibliothèque des idées. – Paris, 1973.

395. Sculpture médiévale de Bordeaux et du Bordelais. – Bordeaux, 1976.
Katalog einer Ausstellung im Musée d'Aquitaine in Bordeaux, 1976. Vgl. auch Nr. 396

396. Sculpture médiévale de France à Bordeaux et dans le Bordelais. – Freiburg (Schweiz), 1974.
Katalog einer Ausstellung im Musée d'art et d'histoire in Freiburg, 1974. Vgl. auch Nr. 395

397. SECRET, Jean, Périgord roman = Zodiaque. La nuit des temps XXVII. – La Pierre-qui-Vire, 1968.
Mit französischem, englischem und deutschem Text

398. SEIDEL, Linda, Songs of Glory. The Romanesque Façades of Aquitaine. – Chicago und London, 1981.

399. SOMMERARD, A^{dre}. du, Les Arts au Moyen Âge en ce qui concerne principalement le Palais Romain de Paris, l'Hôtel de Cluny issu de ses ruines et les objets d'art de la collec-

tion classée dans cet Hôtel. 5 Textbde. (Bd. V von Ed. DU SOMMERARD). – Paris, 1838, [um 1840], 1841, 1843 und 1846; 3 Tafelbde. – [Paris, um 1846].

400. SOUCHAL, Geneviève, Autour des plaques de Grandmont: une famille d'émaux limousins champlevés de la fin du XIIe siècle. In: Bulletin monumental CXXV, 1967, S. 21–71.

401. Spanish Medieval Art. – New York, 1955.
Katalog einer Ausstellung, die vom Institute of Fine Arts New York University in Zusammenarbeit mit The Metropolitan Museum of Art vom 15. 12. 1954 bis zum 30. 1. 1955 in New York veranstaltet wurde

402. STERN, Henri, Recueil général des mosaïques de la Gaule = Gallia. Supplément X. I: Province de Paris. Bd. 1: Partie ouest. – Paris, 1957; 2. durchges. Aufl. 1979. Bd. 2: Partie est. – Paris, 1960. Bd. 3: Partie sud. – Paris, 1963. II: Province de Lyonnaise. Bd. 1: Lyon. – Paris, 1967. Bd. 2: Partie sud-est. – Paris, 1975. Bd. 3: Partie centrale. – Paris, 1977. III: Province de Narbonnaise. Bd. 1: Partie centrale. – Paris, 1979. Bd. 2: Vienne. – Paris, 1981. IV: Province de Aquitaine. Bd. 1: Partie méridionale (Piémont pyrénéen). – Paris, 1980.

403. STODDARD, Whitney S., The West Portals of Saint-Denis and Chartres; Sculpture in the Île de France from 1140 to 1190, theory of origins. – Cambridge, 1952.

404. STODDARD, Whitney S., Monastery and Cathedral in France. Medieval Architecture, Sculpture, Stained Glass, Manuscripts, the Art of the Church Treasures. – Middletown, 1966.

405. STOLL, Robert Th., und ROUBIER, Jean, Britannia romanica. Die hohe Kunst der romanischen Epoche in England, Schottland und Irland = Epochen europäischer Kunst [VIII]. – Wien und München, 1966; englische Ausgabe: Architecture and Sculpture in Early Britain: Celtic, Saxon, Norman. – London und New York, 1967; französische Ausgabe: L'Art roman en Grande-Bretagne. – Paris, 1966; spanische Ausgabe: Arte románico en Gran Bretaña e Irlanda. – Barcelona, 1974.

406. STONE, Lawrence, Sculpture in Britain. The Middle Ages = The Pelican History of Art IX. – Harmondsworth, 1955.

407. STONES, Alison, Four illustrated Jacobus manuscripts. In: The Vanishing Past. Studies of Medieval Art, Liturgy and Metrology presented to Christopher Hohler = BAR [British Archaeological Reports], international series, CXI, S. 197–222. – Oxford, 1981.

408. STRATFORD, Neil, A Romanesque marble altar frontal in Beaune and some Cîteaux manuscripts. In: The Vanishing Past. Studies of Medieval Art, Liturgy and Metrology presented to Christopher Hohler = BAR [British Archaeological Reports], international series, CXI, S. 223–239. – Oxford, 1981.

409. SWARZENSKI, Hanns, Der Stil der Bibel Karilefs von Durham. Ein Beitrag zu den Beziehungen zwischen England und dem Kontinent. In: Form und Inhalt. Kunstgeschichtliche Studien Otto Schmitt zum 60. Geburtstag am 13. Dezember 1950 dargebracht von seinen Freunden, S. 89–95. – Stuttgart, 1950.

410. SWARZENSKI, Hanns, Monuments of Romanesque Art. The Art of Church Treasures in North-Western Europe. – London, 1954; 2. Aufl. London und Chicago, 1967.

411. SWARZENSKI, Hanns, Fragments from a Romanesque Bible. In: Gazette des beaux-arts, pér. VI, 62 = CV, 2, 1963, S. 71–80.

412. ŚWIECHOWSKI, Zygmunt, Sculpture romane d'Auvergne = Collection Le bibliophile en Auvergne XVI. – Clermont-Ferrand, 1973.

413. TARALON, Jean, Les Trésors des églises de France. – Paris, 1966; englische Ausgabe: Treasures of the Churches in France. – London und New York, 1966.
Vgl. auch Nr. 276

414. TARALON, J., Les fresques romanes de Vendôme. I: Étude stylistique et technique. In: Revue de l'art LIII, 1981, S. 9–22.
Teil II vgl. Nr. 423

415. TEALDI, Jacques, Reconstitutions de l'époque romantique à nos jours = Châteaux et guerriers de la France au moyen âge I. – Straßburg, 1980.

416. TEXIER, L'abbé, Dictionnaire d'orfèvrerie, de gravure et de ciselure chrétiennes = Encyclopédie théologique. Série III, 27. – Paris, 1857.

417. The Bayeux Tapestry. A Comprehensive Survey. – London, 1957; 2. durchges. und erweit. Aufl. 1965.

418. The Royal Abbey of Saint-Denis in the Time of Abbot Suger (1122–1151). – New York, 1981.
Katalog einer Ausstellung im Metropolitan Museum of Art in New York, 1981

419. The St. Albans Psalter (Albani Psalter) = Studies of the Warburg Institute XXV. – London, 1960.

420. THOBY, Paul, Les croix limousines, de la fin du XIIe siècle au début du XIVe siècle. – Paris, 1953.

421. THOBY, Paul, Le Crucifix des Origines au Concile de Trente. Étude iconographique. – Nantes, 1959; Supplementbd. 1963.

422. TILLET, Louise-Marie, Bretagne romane = Zodiaque. La nuit des temps LVIII. – La Pierre-qui-Vire, 1982.

423. TOUBERT, H., Les fresques romanes de Vendôme. II: Étude iconographique. In: Revue de l'art LIII, 1981, S. 23–38.
Teil I vgl. Nr. 414

424. Touraine romane = Zodiaque. La nuit des temps VI. – La Pierre-qui-Vire, 1957; 3. Aufl. 1977.

Mit französischem, englischem und deutschem Text

425. Treasures of Early Irish Art, 1500 B. C. to 1500 A. D., from the collections of the National Museum of Ireland, Royal Irish Academy, Trinity College, Dublin. – New York, 1977.
Katalog einer Wanderausstellung

426. TRENS, Manuel, Les majestats catalanes = Monumenta Cataloniae XIII. – Barcelona, 1967.

427. Trésors des abbayes normandes. – Rouen, 1979.
Katalog einer Ausstellung im Musée des antiquités in Rouen und im Musée des beaux-arts in Caen, 1979

428. TRISTRAM, Ernest William, English Medieval Wall Painting. I: The Twelfth Century. – London, 1944.

429. TSELOS, Dmitri, Unique Portraits of the Evangelists in an English Gospel Book of the Twelfth Century. In: The Art Bulletin XXXIV, 1952, S. 257–277.

430. TURNER, D. H., Romanesque Illuminated Manuscripts in the British Museum. – [London], 1966.

431. URSEAU, Ch., La Tombe de l'évêque Ulger à la cathédrale d'Angers. In: Monuments et Mémoires publiés par l'Académie des Inscriptions et Belles-Lettres XXVIII, 1925–1926, S. 45–68.

432. VALLERY-RADOT, Jean, Églises romanes. – Paris, 1931; Nachdruck Brionne, 1979.

433. VÁZQUEZ DE PARGA, Luis, LACARRA, José M.ª, und URÍA RÍU, Juan, Las peregrinaciones a Santiago de Compostela. I: Introducción. Desarrollo de la peregrinación. Organización de la peregrinación. Las consecuencias sociales y culturales de la peregrinación. II: Los caminos de Compostela. III: Apéndice, bibliografía, índices y láminas. – Madrid, 1948–1949.

434. VERDIER, Philippe, Le couronnement de la vierge. Les origines et les premiers développements d'un thème iconographique = Conférence Albert-le-Grand 1972. – Montreal und Paris, 1980.

435. VERDIER, Philippe, Saint-Denis et la tradition carolingienne des ‹Tituli›. Le ‹De rebus in administratione sua gestis› de Suger. In: La chanson de geste et le mythe carolingien. Mélanges René Louis I, S. 341–359. – Saint-Père-sous-Vézelay, 1982.

436. VEZIN, Jean, Les ‹Scriptoria› d'Angers au XIe siècle = Bibliothèque de l'École pratique des hautes études, sèr. IV, 322. – Paris, 1974.

437. VIDAL, Marguerite, MAURY, Jean, und PORCHER, Jean, Quercy roman = Zodiaque. La nuit des temps X. – La Pierre-qui-Vire, 1959; 2. Aufl. 1969.
Mit französischem, englischem und deutschem Text

438. VIÑAYO GONZALEZ, Antonio, L'ancien royaume de Léon roman = Zodiaque. La nuit des temps XXXVI. – La Pierre-qui-Vire, 1972.
Mit französischem, englischem und deutschem Text

439. VIOLLET-LE-DUC, E., Dictionnaire raisonné de l'architecture du XIe au XVIe siècle. 10 Bde. – Paris, 1858–1868; 2. Aufl. 1875–1876.

440. VIREY, Jean, Les Églises romanes de l'ancien diocèse de Mâcon. Cluny et sa région. – Mâcon, 1935; Nachdruck Marseille, 1982.

441. Vitraux de France du XIe au XVIe siècle. – Paris, 1953.
Katalog einer Ausstellung im Musée des arts décoratifs in Paris, 1953

442. WEBB, Geoffrey, Architecture in Britain. The Middle Ages = The Pelican History of Art XII. – Harmondsworth, 1956; 2. Aufl. 1965.

443. WEITZMANN, Kurt, Ivories and Steatites = Catalogue of the Byzantine and Early Mediaeval Antiquities in the Dumbarton Oaks Collection III. – Washington, 1972.

444. WERCKMEISTER, Otto Karl, Romanesque Art and Ideology. Reprinted Articles. – Los Angeles, 1978.

445. WERNER, Ferdinand, Aulnay de Saintonge und die romanische Skulptur in Westfrankreich. – Worms, 1979.

446. WETTSTEIN, Janine, La fresque romane. [I]: Italie – France – Espagne. Études comparatives = Bibliothèque de la Société française d'archéologie II. – Genf und Paris, 1971. II: La route de Saint-Jacques, de Tours à Léon = Bibliothèque de la Société française d'archéologie IX. – Paris, 1978.

447. WILLIAMS, John W., A Castilian Tradition of Bible Illustration. The Romanesque Bible from San Millán. In: Journal of the Warburg and Courtauld Institutes XXVIII, 1965, S. 66–85.

448. WILLIAMS, John, San Isidoro in León: Evidence for a New History. In: The Art Bulletin LV, 1973, S. 170–184.

449. WINJUM, Joanne Yvonne Trout, The Canterbury Roundels. Diss. der University of Michigan. – Ann Arbor, 1974.

450. WIXOM, William D., Treasures from Medieval France. – Cleveland, 1967.
Katalog einer Ausstellung im Cleveland Museum of Art in Cleveland, 1967

451. WIXOM, W. D., Traditional Forms in Suger's Contributions to the Treasury at Saint-Denis. In: Suger. Colloque de la Columbia University, 1981 (in Vorbereitung).

452. WOOD, Margaret, The English Mediaeval House. – London, 1965.

453. WORMALD, F., The Development of English Illumination in the Twelfth Century. In: Journal of the British Archaeological Association VIII, 1943, S. 31–49.

454. WORMALD, F., The Survival of Anglo-Saxon Illumination after the Norman Conquest. In: Proceedings of the British Academy XXX, 1944, S. 127–145.

455. WORMALD, Francis, Some Illustrated Manuscripts of the Lives

of the Saints. In: Bulletin of the John Rylands Library XXXV, 1952–1953, S. 248–266.

456. WORMALD, Francis, The Winchester Psalter. – London, 1973.

457. YARZA, Joaquín, Arte y arquitectura en España, 500–1250. – Madrid, 1979.

458. YARZA, Joaquín, La edad media = Historia del Arte Hispánico II. – Madrid, 1980.

459. YOSHIKAWA, Itsuji, L'Apocalypse de Saint-Savin. – Paris, 1939.

460. ZAŁUSKA, Y., La Bible limousine de la Bibliothèque Mazarine. In: Le Limousin. Études archéologiques = Actes du 102ᵉ Congrès national des Sociétés savantes. Archéologie et histoire de l'art (1977), Limoges, S. 69–98. – Paris, 1979.

461. ZARNECKI, George, English Romanesque Sculpture, 1066–1140 = Chapters in Art XVII. – London, 1951.

462. ZARNECKI, George, Later English Romanesque Sculpture, 1140 bis 1210 = Chapters in Art XXII. – London, 1953.

463. ZARNECKI, George, English Romanesque Lead Sculpture. Lead fonts of the twelfth century [= Chapters in Art XXIX]. – London, 1957.

464. ZARNECKI, George, The Early Sculpture of Ely Cathedral. – London, 1958.

465. ZARNECKI, George, Studies in Romanesque Sculpture = Studies in the History of European Art II. – London, 1979.

NAMEN- UND SACHREGISTER

B

C

CHARTULAR – Manuskript, das Abschriften von Urkunden enthält, in denen die Privilegien oder die Einkünfte geistlicher oder weltlicher Herren oder einer Mönchsgemeinschaft festgehalten sind *S.* 177, 181, 245, 246, 252, 259 *Abb.* 145, 221

CHÂTEAU-GAILLARD – mittelalterliche Burg in Les Andelys (Eure), die zwischen 1196 und 1198 erbaut wurde *Abb.* 441

CHÂTEAU-GONTIER – französische Stadt (Mayenne), die um eine 1037 erbaute Burg entstand *S.* 169

CHÂTEAUROUX – französische Stadt (Indre), Stadtrecht seit 1230 *S.* 12

CHÂTEAU-THIERRY – französische Stadt in der Brie (Aisne). Im 10. Jh. kam die Festung an die Grafen von der Champagne, 1361 zur französischen Krondomäne (seit 1231 Stadtrecht) *S.* 12

CHÂTELLERAULT – französische Stadt im Poitou (Vienne). Ende des 10. Jh. entstand das Castrum Araldi, die Burg wurde 1070 vom Vizegrafen Hugo II. von Châtellerault erbaut. Um diese Burg wuchs eine befestigte Siedlung, die seit 1562 Stadtrechte besaß *S.* 21

CHAUVIGNY – französische Stadt (Vienne). In der ehemaligen Kollegiatskirche Saint-Pierre ist eine der wenigen Künstlersignaturen aus romanischer Zeit zu finden: ‹Gofridus me fecit› *S.* 68

CHEPSTOW CASTLE – englische Markt- und Hafenstadt (Monmonthshire) mit berühmter Burg (in weitgehend ursprünglichem Zustand) *S.* 28, 131

CHERVES – französische Gemeinde (Charente), in deren Nähe ein ungewöhnlich vollständiger liturgischer ‹Schatz› gefunden wurde, der möglicherweise aus der ‹Celle› von Grandmont, Gandory, stammen könnte (in der Hauptsache Limousiner Emails) *S.* 332

CHICHESTER – südenglische Stadt (West Sussex), anglikanischer Bischofssitz (seit 1080 Bistum); in sächsischer Zeit Hauptstadt Englands. Kathedrale Holy Trinity (1085, 1114 Brand, im 13. Jh. erneuert) *S.* 128, 131, 132, 282 *Abb.* 110, 114

CHINON – französische Stadt in der Touraine (Indre-et-Loire). Keltische Siedlung, im 11. Jh. den Grafen von der Touraine unterstellt, ab 1044 zum Hause Plantagenet, 1205 zur französischen Krondomäne gehörig. Oberhalb von Chinon stehen die Ruinen von drei Burgen (12.–15. Jh.) *S.* 12

CHORABSCHLUSS – Abschlußelement des Chors, auch Chorhaupt genannt, bestehend aus den verschiedenen Apsiden (Hauptapsis, Apsidiolen), Kapellen oder der Sakristei und oft dem Vierungsturm *S.* 181 *Abb.* 148, 430, 442, 443, 449

CHORSCHRANKEN – Trennwände, die den Chor gegen die den Laien zugänglichen Teile der Kirche abschließen. Meist aus Stein oder Marmor (seltener aus Holz), mit Reliefbildnerei *S.* 143

CHORUMGANG – durch Weiterführung der Seitenschiffe entstandener Umgang, der den Gläubigen ermöglichte, um den Chor herumzugehen. Er ist meist von einem Kapellenkranz umgeben – radial angeordneten Chorkapellen, die sich nach innen als Altarräume öffnen *S.* 35, 37, 43, 46, 57, 58, 62, 65, 66, 71, 74, 76, 78, 121, 155, 177 *Abb.* 20, 39, 62, 63, 68, 146, 442, 443, 449

CHRIST CHURCH – s. CANTERBURY

CHRISTCHURCH – südenglische Stadt (Hampshire), nach einer im 12. Jh. gegründeten Augustinerabtei (aufgelöst im 16. Jh.) benannt; Stadtrechte seit 1150 *S.* 19, 28

CHRISTINE – Priorin von Markyate *S.* 212

CICERO, Marcus Tullius (106–43 v. Chr.) – römischer Staatsmann, Redner und Philosoph, Autor von ‹De oratore› und ‹De re publica› *S.* 188 *Abb.* 154

CÎTEAUX – französisches Kloster in Burgund (Côte-d'Or), in der Gemeinde Saint-Nicolas-lès-Cîteaux, 1098 von Robert von Molesmes gegründet. Es wurde zum Mutterkloster des Zisterzienserordens. Die vier ersten wichtigen Tochtergründungen von Cîteaux waren Clairvaux, La Ferté, Pontigny und Morimond in Frankreich; in Deutschland folgten Altenkamp, Walkenried am Harz, Ebrach in Franken *S.* 126, 198, 301 *Abb.* 165–168

CIVATE – italienische Stadt (Friaul). Seit etwa 737 bis 1238 Residenz der Patriarchen von Aquileia. Wirtschaftlicher und kultureller Mittelpunkt Friauls im Mittelalter *S.* 232

CIVRAY – französische Stadt (Vienne). Romanische Kirche (11.–12. Jh., restauriert) *S.* 86

CLAIRVAUX – französischer Ort (Aube). Hier gründeten die Mönche von Cîteaux eine Abtei (1115), deren erster Abt der heilige Bernhard von Clairvaux wurde. Zahlreiche Tochtergründungen nahmen von hier aus noch zu Lebzeiten des heiligen Bernhard ihren Ausgang *S.* 65, 126, 194, 205

CLERKENWELL – Bezirk des Groß-Londoner Viertels Islington; hier steht eine der fünf Rundkirchen Englands *S.* 125

CLERMONT-FERRAND – französische Stadt im Zentralmassiv (Puy-de-Dôme), Bischofssitz (seit dem 4. Jh.). Gotische Kathedrale Notre-Dame (Baubeginn 1248; Westfassade und Türme 19. Jh.); Kirche Notre-Dame-du-Port (11./12. Jh.), eines der Hauptbeispiele des spätromanischen Stils der Auvergne mit berühmten Kapitellen *S.* 57, 80, 86 *Abb.* 39, 473

CLONMACNOIS – irischer Ort in der Grafschaft Offaly. Im Mittelalter eine der berühmtesten Klosterstädte, entstanden um ein zwischen 514 und 548 gegründetes Klosterbistum *S.* 270, 272, 274, 280 *Abb.* 235

CLUNIAZENSER – nach der 910 gegründeten Abtei Cluny benannte Kongregation, die die Reform des benediktinischen Mönchstums im Mittelalter herbeiführte *S.* 37, 104, 183, 184, 301, 304

CLUNY – französische Stadt (Saône-et-Loire). Die 910 von Herzog Wilhelm von Aquitanien gegründete Benediktinerabtei wurde Mittelpunkt einer umfassenden Erneuerung des Mönchstums (‹Cluniazensische Reformbewegung›); das Kloster wurde während der Französischen Revolution aufgehoben und zerstört, von der Abteikirche (Cluny III, nach zwei Vorgängerbauten seit 1089 erbaut), der größten Kirche ihrer Zeit, blieb nur der südliche Querhausarm erhalten. Cluny III war Ausgangspunkt der burgundischen Bauschule des 12. Jh. *S.* 12, 19, 37, 41, 42, 62, 70, 78, 80, 110, 146, 150, 183, 197, 210, 216, 231, 301, 340 *Abb.* 25, 62, 63, 322, 451–453

COIMBRA – portugiesische Stadt (Beira Litoral), Bischofssitz. Im 12. und

D

Cashel (1045–1052) angefertigt wurde *S.* 270

DUNE – Ort auf Gotland *S.* 293

DURAND, Guillaume (um 1230–1296) – südfranzösischer Geistlicher, Bischof von Mende (1285), Autor von ‹Speculum iudiciale›, ‹Rationale divinorum officiorum› und ‹Pontificale romanum› *S.* 148

DURANDUS – Abt von Moissac (1048–1072) und Bischof von Toulouse; eine Reliefplatte mit dem Abt Durandus (um 1100) befindet sich im Kreuzgang von Saint-Pierre in Moissac *S.* 70

DURHAM – nordostenglische Stadt (Durham), anglikanischer Bischofssitz (seit 1561 anglikanisch, davor 995 Verlegung des Bistums Lindisfarne nach Durham). Unter den mächtigen Bischöfen (zugleich Pfalzgrafen von Durham) erlangte Durham im Mittelalter nur geringe Selbstverwaltung (das Stadtrecht erhielt es erst 1836). Der Bau der Kathedrale wurde 1093 begonnen, im wesentlichen im 13. Jh. vollendet: eine bedeutende Emporenbasilika normannisch-romanischen Stils *S.* 14, 121, 131, 160, 205, 228, 259, 279, 280, 281 *Abb.* 102, 365, 480, 481

DURLIAT, Marcel – französischer Kunsthistoriker, Autor von ‹La sculpture romane en Roussillon› *S.* 37, 69

E

EADWINE – Kopist und Kalligraph von Christ Church in Canterbury um die Mitte des 12. Jh. *S.* 218, 219 *Abb.* 183, 184

EALDREAD – Mönch in Winchester, Abt von Tavistock, Bischof von Worcester (1046), später Erzbischof von York (1060). Er ließ durch einen Mönch von Saint-Bertin, Folcard, eine Vita des heiligen Johannes (John) von Beverley schreiben *S.* 282

EDMUND (EADMUND), Heiliger (841/842–870) – Märtyrer, König von Ostanglien (seit 855). Er soll von den dänischen Eroberern besiegt und seines Glaubens wegen getötet worden sein. Seine Reliquien befinden sich in der Abtei Bury Saint Edmunds (1020 erbaut) *S.* 214 *Abb.* 178

EDUARD DER BEKENNER, Heiliger (1002–1066) – Eduard III. von England, letzter König aus dem Hause Wessex, in der Normandie erzogen, Gründer von Westminster *S.* 277

EGINHARD (EINHARD) (um 770–840) – fränkischer Geschichtsschreiber, im Kloster Fulda erzogen, Vertrauter und Berater Karls des Großen (791–796), dann von dessen Sohn. Gründer des Klosters Seligenstadt, Abt mehrerer Klöster. Autor der ersten Herrscherbiographie des Mittelalters: ‹Vita Caroli magni› (um 830), in Anlehnung an Suetons ‹De vita Caesarum› *S.* 118

ELEONORE VON AQUITANIEN (um 1122–1204 Fontevrault) – Tochter Wilhelms von Aquitanien, Graf von Poitou. Sie heiratete 1137 den französischen König Ludwig VII., den sie beim Zweiten Kreuzzug begleitete und der sie 1152 verstieß. Sie heiratete im selben Jahr Heinrich Plantagenet, Graf von Anjou, der zwei Jahre später unter dem Namen Heinrich II. König von England wurde. Mit diesem hatte sie mehrere Söhne, unter ihnen traten besonders hervor Richard Löwenherz und Johann Ohneland. Von ihrem Gemahl, gegen den sie konspiriert hatte, gefangengesetzt, wurde sie von Richard befreit, an dessen Stelle sie während seiner Teilnahme am Dritten Kreuzzug England regierte. Die letzten Jahre ihres Lebens verbrachte sie in Fontevrault, wo sich auch ihr Grab befindet *S.* 164, 181, 248, 319, 336, 337 *Abb.* 295, 359

ELIAS – Prophet des Alten Testaments *S.* 150 *Abb.* 370

ELNE – französische Gemeinde (Pyrénées-Orientales) im Roussillon, am linken Ufer des Tech. Romanische ehemalige Kathedrale (11. Jh.), im 12. Jh. befestigt, mit berühmter Fassade; bedeutender romanischer Kreuzgang *S.* 94, 104 *Abb.* 77

ELY – englische Stadt (Cambridgeshire). Eine der ältesten Städte Englands. Berühmte Kathedrale (Baubeginn 1083) *S.* 121, 131 *Abb.* 103, 111, 113

EMAIL – durch Metalloxyde gefärbte Schmelzmasse, die man zur farbigen Verzierung von Metallen verwendet. Zwei im Mittelalter hauptsächlich verwendete Techniken: *S.* 185, 270, 274, 288–291, 293–295, 297, 298, 301, 303, 310, 319, 320, 324, 325, 327, 328, 331–333, 335, 336 *Abb.* 236–238, 271

Grubenschmelz – hier werden aus dem Metall flache Gruben ausgehoben, in die die Schmelzmasse eingefüllt wird. Dabei bestimmen die stehengebliebenen Metallteile (mehr oder weniger dünn, je nach dem Geschick des Künstlers) die Umrisse. Grubenschmelz wird im allgemeinen aus Kupfer aufgeschmolzen und anschließend vergoldet *S.* 269, 272, 274, 284, 287, 288, 293, 294, 319, 320, 324, 325 *Abb.* 222, 236, 237, 252–254, 256, 257, 281–294, 381, 383, 402, 405–408, 410

Zellenschmelz – in dieser Technik werden die Stege, die die Zeichnung darstellen und zwischen denen sich die mit Schmelzmasse auszufüllenden Zellen befinden, auf die Platte aufgelötet. Die Glasflüsse sind hierbei oft durchsichtig oder halb durchscheinend; Zellenschmelz wird vor allem auf kostbaren Metallen, meist Gold, angewendet *S.* 303, 319, 320, 324 *Abb.* 222, 280, 281, 285

EMMAUS – die Emmausszenen (Gang nach Emmaus und Mahl) waren schon früh ein beliebtes Thema in der bildenden Kunst. Der Ort Emmaus war nach Lukas 24, 13–35 Ziel des Weges, den die Jünger gingen, als ihnen der Auferstandene erschien *S.* 80, 212, 314 *Abb.* 216, 276

EMPORE – galerieähnlicher Aufbau im Kircheninnern *S.* 35, 46, 52, 57, 58, 89, 121, 169, 171, 172, 175 *Abb.* 322, 335

ENGELAR – Person, die auf einem aus San Millán de la Cogolla stammenden Elfenbein (Leningrad, Eremitage) dargestellt und inschriftlich erwähnt ist: «Engelar Magistro et Redolfo filio». Es handelt sich hierbei wahrscheinlich um den Elfenbeinkünstler, der zusammen mit seinem Sohn die Reliefs des Schreins schuf *S.* 303

ENGOLASTERS – Ortschaft in Andorra mit einsam gelegener romanischer Kirche Sant Miquel mit heute abgelösten Fesken *S.* 236

ENLART, Camille (1862–1954) – Kunsthistoriker *S.* 10

ENOCH – erstgeborener Sohn Kains, Enkel Adams und Evas (1. Mose 4,17) *S.* 150 *Abb.* 332

EPHESUS – antike griechische Stadt in

Westanatolien. Nach der Überlieferung soll dort der Apostel Johannes als Bischof gelebt haben und gestorben sein. Einer Legende zufolge war Ephesus auch der Sterbeort Mariens *S.* 339

ERILL LA VALL – zur Gemeinde Barruera gehörige spanische Ortschaft (Lérida) *S.* 318

ERRONDO – spanischer Ort (Navarra) *S.* 89

ESSEN – deutsche Stadt (Nordrhein-Westfalen), Bischofssitz. Unter den Ottonen wirkte dort eine stark geförderte Reichsabtei, im 11. Jh. entstand in der Nähe des Stifts die Marktsiedlung Essen (im 13. Jh. planmäßig erweitert), die große Bedeutung erlangte. Von der spätottonischen Stiftskirche (Münster) blieben Teile in der jetzigen dreischiffigen Hallenkirche erhalten (Westbau, Atrium, Krypta und Mauerteile, 11. Jh.). Bedeutender Münsterschatz *S.* 261

ESTAHÓN – Gemeinde in Spanien (Lérida); in der Apsis der romanischen Kirche Santa Eulalia Fresken *S.* 232

ESTANY, L' – Ortschaft in Katalonien, nahe Vic. Ehemaliges Augustinerkloster Santa Maria, Abteikirche mit bemerkenswertem Kreuzgang, dessen Kapitelle ungewöhnliche Motive zeigen *Abb.* 2

ESTELLA – spanische Stadt (Navarra), reich an mittelalterlichen Bauten, darunter die romanischen Kirchen San Pedro de la Rún und San Miguel mit romanischen Kreuzgängen *S.* 13 *Abb.* 328

ESTERRI DE ANEU – spanische Gemeinde (Lérida) *S.* 232, 233

ESTERRI DE CARDÓS – spanische Gemeinde (Lérida); in der Kirche sind romanische Fresken erhalten (Apsis) *S.* 232

EVA – s. ADAM UND EVA

EVANGELIAR – Sammlung der vollständigen Schriften der ersten vier Bücher des Neuen Testaments, denen manchmal Konkordanz- oder Kanontafeln vorangestellt sind *S.* 163–165, 176, 187, 191, 195, 196, 198, 209, 210, 214, 220, 300 *Abb.* 134, 135, 144, 160, 161, 173, 343, 348

EVANGELISTENSYMBOLE – in der christlichen Kunst werden seit dem 5. Jh. die vier Evangelisten oft nur durch ihre Symbole oder aber gemeinsam mit ihnen dargestellt. So wird Matthäus durch einen Engel, Markus durch den Löwen, Lukas durch den Stier und Johannes durch den Adler versinnbildlicht. Im romanischen Mittelalter umgeben diese Symbole oftmals den thronenden Christus (Majestas Domini), seltener sind sie (in wortwörtlicher Veranschaulichung der Vision des Ezechiel) zu einer einzigen Gestalt, dem ‹Tetramorph›, zusammengefaßt *S.* 89, 106, 109, 110, 118, 148, 155, 164, 175, 209, 220, 236, 275, 280, 284, 310, 319, 320, 337 *Abb.* 91, 96, 128, 130, 134, 144, 173, 222, 285, 288, 324, 334, 406

EVORA – portugiesische Stadt (Alentejo), Erzbischofssitz (Bistum seit dem 5. Jh.). Unter den Arabern (seit 712) bedeutender Handelsplatz, 1165 gelang die Reconquista. Ursprünglich romanische, um 1400 gotisch erneuerte Kathedrale *S.* 52

EXETER – südwestenglische Stadt (Devon), seit 1050 Bischofssitz (seit 1560 anglikanisch). Bereits im Domesday Book als Stadt erwähnt *S.* 161, 205

EXODUS – das Buch Exodus (2. Buch Mose) berichtet von Israels Knechtschaft in Ägypten, den ägyptischen Plagen, dem Auszug aus Ägypten und der Bundesschließung am Sinai *S.* 118, 169, 175

EXTERNSTEINE, Die – Felsgruppe aus Kreidesandstein im östlichen Teutoburger Wald (Nordrhein-Westfalen). Sie wurde 1093 vom Paderborner Abdinghof-Kloster erworben und mit Kultanlagen versehen. In einen der Felsen ist eine laut Inschrift 1115 geweihte Kapelle eingehauen. An der äußeren Felswand findet sich ein Relief der Kreuzabnahme Christi aus dem 12. Jh., die älteste Monumentalplastik in Deutschland *S.* 132

EYSTEIN – Erzbischof von Drontheim (Norwegen), einer der großen Bauherren der Kathedrale *S.* 143

F

FACUNDUS – Märtyrer, dessen Reliquien in Sahagún (Spanien) verehrt wurden (der Name Sahagún entstand durch Verformung der Bezeichnung Sanctus Facundus) *S.* 252

FALAISE – französische Stadt (Calvados); im Mittelalter häufiger Aufenthaltsort der Herzöge von der Normandie Robert der Teufel und Wilhelm der Eroberer. Burg (12. und 13. Jh.) mit viereckigem Donjon *S.* 26

FARFA – Benediktinerabtei in den Sabiner Bergen, 680 gegründet. Ihre Blütezeit erlebte sie unter den Karolingern, seit Karl dem Großen war sie reichsunmittelbar. Das Kloster errang im Verlauf der cluniazensischen Reform neue Bedeutung und besaß ein berühmtes Skriptorium. Romanische Kirche (1494 erneuert) mit wertvollen Fresken *S.* 241 *Abb.* 204

FAUGHART – Ort an der Ostküste Irlands *S.* 30

FÉCAMP – nordfranzösische Hafenstadt in der Normandie (Seine-Maritime). Hier steht eine vom seligen Waningus 658 gegründete, bei dänischen Invasionen zerstörte und unter Wilhelm von Dijon neugegründete Benediktinerabtei. Sie war seit Beginn des 11. Jh. ein Zentrum monastischer Reform mit einem der bedeutendsten normannischen Skriptorien der romanischen Epoche *S.* 159

FELIX – Buchmaler aus dem Laienstand, wahrscheinlich englischer Herkunft, der in Corbie um 1160–1165 tätig war *S.* 196

FELIX, Heiliger (gest. 5. Jh.) – spanischer Eremit, dessen Reliquien 1090 in das Kloster San Millán de la Cogolla überführt wurden. In dieser Abtei befindet sich der Reliquienschrein (um 1090) *S.* 73, 310, 317 *Abb.* 397

FENOLLAR – s. SAINT-MARTIN-DE-FENOLLAR

FERDINAND I., DER GROSSE (1016/1018–1065) – Sohn Sanchos III., König von Navarra, Aragón und Kastilien. Ferdinand I. wurde 1033 König von Kastilien und erreichte dank seiner Heirat mit Doña Sancha (1037) die Vereinigung von León und Kastilien. Unter seinem Einfluß wurde León, das er zu seiner Residenz machte, zu einem ungewöhnlich glänzenden Zentrum. Sein mächtiges und gut regiertes Reich wurde zum Mittelpunkt der Reconquista *S.* 69, 73, 252, 304, 310 *Abb.* 270

FERDINAND II. (1137–1188) – König von Kastilien und León (1157–1188). Er heiratete Urraca von Portugal (1167–1175), die vielleicht mit ihm auf den Fresken des Panteón de los Reyes von San Isidoro in León dargestellt ist *S.* 248, 255

FERTÉ-SUR-GROSNE, LA – eine der vier ersten wichtigen Tochtergründungen von Cîteaux, von Stephan Harding 1113 gegründet (Saône-et-Loire) *S.* 201

FIDES (FOI, FOY), Heilige – jungfräuliche Märtyrerin. Nach der Legende 303 unter Dacian zusammen mit dem Bischof Caprasius getötet. Ihr Kult verbreitete sich von Conques-en-Rouergue aus, wohin im 9. Jh. ihre Reliquien gebracht worden waren. Reliquienstatue in der Schatzkammer von Conques (10. Jh.) *S.* 112, 319, 320 *Abb.* 280

FIGEAC – französische Stadt (Lot). Die Stadt entstand um eine Benediktinerabtei und besaß im Mittelalter große Bedeutung. Zahlreiche mittelalterliche Bauten sind erhalten, unter anderem die Abteikirche Saint-Sauveur (12. bis 13. Jh.) *S.* 12, 43

FLAVIGNY-SUR-OZERAIN – Gemeinde in Frankreich (Côte-d'Or). Ruinen einer im 7. Jh. gegründeten Abtei mit karolingischer Krypta und den Resten des romanischen Chors *S.* 150

FLAVIUS JOSEPHUS (37–um 100) – jüdischer Geschichtsschreiber, Autor von ‹De Bello Judaico› und ‹Antiquitates Judaicae› *S.* 187, 209 *Abb.* 174

FLORENTINUS, Heiliger (483–553) – Abt von Saint-Pierre in Arles *S.* 175

FLORENTIUS – Kopist der mozarabischen Bibel von San Isidoro in León *S.* 255

FOCILLON, Henri (1881–1943) – französischer Kunsthistoriker, Autor von ‹La Vie des Formes› (1934) und ‹Art d'Occident› *S.* 10, 80, 106, 156, 170, 181

FOIX – südfranzösische Stadt in den Pyrenäen (Ariège). Der Ort entstand um eine 1002 erstmals erwähnte Burg (11.–15. Jh., restauriert) und bekam 1244 Stadtrecht *S.* 26

FOND VERMICULÉ – pflanzlich ornamentale Füllung des Grundes von emaillierten Bronzen *S.* 327, 328, 331

FONTENAY – französische Gemeinde (Côte-d'Or). Ehemalige burgundische Zisterzienserabtei, vom heiligen Bernhard 1118 von Clairvaux aus gegründet. Kirche und Kloster können als Prototyp zisterziensischer Baukunst gelten. Sie waren von weitreichender Wirkung *S.* 65, 201 *Abb.* 49, 478

FONTEVRAULT – ehemalige französische Benediktinerabtei im Dorf Fontevrault-l'Abbaye (Maine-et-Loire). 1101 von Robert von Arbrissel gegründet, wurde sie Sitz des Ordens von Fontevrault, eines Zweigs des Benediktinerordens. Blütezeit im 12. Jh. *Abb.* 449

FORTUN – norwegisches Dorf, aus dem die heute in Fantoft (nahe Bergen) befindliche Stabkirche stammt *S.* 140

FOULQUES – Laienmaler, der zur Zeit des Abts Gérard (1082–1108) an den Fresken und Glasfenstern von Saint-Aubin in Angers mitwirkte *S.* 166

FOUNTAINS ABBEY – Ruinen der ehemaligen englischen Zisterzienserabtei (Yorkshire). Die Abtei wurde 1132 gegründet; die Abteikirche (um 1147) ist ein Übergangsbau vom normannischen Baustil zum Early English Style *S.* 126, 135, 141 *Abb.* 106–108, 483

FOWNHOPE – englischer Ort (Herefordshire) *S.* 120

FRAMLINGHAM – englische Stadt (Suffolk). Ruinen einer Burg (13. Jh.), ehemalige Residenz der Herzöge von Norfolk *Abb.* 15

FRANCASTEL, Pierre – französischer Kunsthistoriker *S.* 10

FRANZ VON ASSISI, Heiliger (1181/1182–1226) – italienischer Ordensstifter (Franzsikaner); aus wohlhabender Familie stammend, führte er freiwillig ein Bettlerleben unter dem Zeichen der Nächstenliebe und Demut *S.* 338

FRIGIDARIUM – Kaltwasserbad in den römischen Thermen *S.* 14 *Abb.* 6, 419, 420

FRÓMISTA – spanische Ortschaft (León). Ehemalige Abteikirche San Martín (Ende 11. Jh.) mit Figurenkapitellen *S.* 50, 69, 70 *Abb.* 32

FRONTALE – andere Bezeichnung für Antependium, die Verkleidung des Altars an seiner Vorderseite *S.* 240, 319, 325, 331 *Abb.* 203, 394

FUENTES – zur Gemeinde Villaviciosa gehörige spanische Ortschaft (Oviedo). Vorromanische Kirche San Salvador *S.* 314 *Abb.* 400

FULBERT VON CHARTRES (um 960–1029) – berühmter Theologe und Lehrer an der von ihm gegründeten Schule von Chartres; seit 1007 Bischof von Chartres. Erbauer jener Kathedrale von Chartres, die 1194 fast gänzlich abbrannte (Westbau und Krypta Fulberts in der jetzigen Kathedrale erhalten) *S.* 261

G

GAIGNIÈRES, Roger de (1642–1715) – französischer Gelehrter und Sammler, dessen bedeutende Sammlung sich heute in der Bibliothèque Nationale (Département des Manuscrits und Cabinet des Estampes) befindet *S.* 294

GAILLAC – französischer Ort (Tarn) nahe Albi *S.* 43

GALLIANO – italienische Ortschaft in der Lombardei. In der romanischen Kirche San Vincenzo bedeutende Wandmalereien (um 1010) *S.* 232

GARMO – norwegische Ortschaft. Fragmente der Stabkirche von Garmo (11. Jh.) wurden zur Rekonstruktion des Baus im Freilichtmuseum von Lillehammer verwendet *S.* 140

GARNERIUS VON SAINT-VICTOR (gest. 1170) – Subprior von Saint-Victor in Paris, Verfasser des ‹Gregorianum› (16 Bände), einer Sammlung allegorischer Interpretationen von Dingen und Begriffen im Werk Gregors des Großen *S.* 148

GAUCERAND – Bischof von Lyon (12. Jh.) *S.* 148

GAUTHIER, Marie-Madeleine – französische Kunsthistorikerin *S.* 293, 325, 328

GAUTIER DE THÉROUANNE – Chronist *S.* 25

GEKUPPELT (GEKOPPELT) – deutliche Zuordnung oder Verbindung zweier nahe nebeneinanderliegender, gleichartiger Bauteile (Fenster, Arkaden, Stützen, Säulen) durch gemeinsame Bauglieder. Besonders häufig in romanischen Kreuzgängen *Abb.* 322, 421–423

GELMÍREZ, Diego (um 1065–um 1140) – Bischof von Santiago de Compostela, dann Erzbischof (1100–1140). Er vor allem weckte die Begeisterung für die Pilgerfahrten *S.* 76

GENESIS – in der griechischen Bibel Name des ersten Buches der Pentateuch (1. Buch Mose), in dem die Schöpfungsgeschichte erzählt

H

K

L

Q

R

die den Namen Saint-Savin annahm. In der Krypta von Saint-Savin-sur-Gartempe Fresken mit Szenen aus der Passio der Heiligen Sabinus und Cyprian *S.* 169 *Abb.* 139

SAWALO – Buchmaler in Saint-Amand, von dem mehrere signierte Werke erhalten sind *S.* 198

SCARBOROUGH – englische Stadt (North Yorkshire), seit dem 12. Jh. Stadtrecht. Ruine einer Burg aus dem 12. Jh. *S.* 30

SCHAPIRO, Meyer – amerikanischer Kunsthistoriker *S.* 71, 187

SCHIESSSCHARTE – ein schmaler Mauerritz an mittelalterlichen Wehrgängen (seit 12. Jh.) zur Verteidigung mit Schußwaffen (Armbrust, später Handfeuerwaffen) *S.* 25, 28

SCHIFF (LANGHAUS) – Teil der Kirche, der sich zwischen Fassade und Chor erstreckt. Eine Kirche kann mehrere Schiffe haben. Der mittlere Raum heißt Mittel- (Haupt-)schiff, die seitlichen Räume Seitenschiffe *S.* 35, 37, 41, 42, 50, 52, 55, 58, 62, 65, 75, 121, 126, 128, 131, 135, 140, 141, 169, 181, 233 *Abb.* 20, 21, 22, 26, 27, 32, 39, 41, 45, 49, 102, 103, 104, 110, 138, 444, 445, 449

SCHLANGENKRÜMME – Typus des Bischofsstabs, dessen mehr oder weniger verschnörkelte Stabkrümme in einem Schlangenkopf endet *S.* 293, 300 *Abb.* 381

SÉES – französische Stadt (Orne), Bischofssitz (6. Jh.). Kathedrale (13. Jh., erneuert 15./16. Jh.) mit bemerkenswertem Kreuzgang *S.* 161, 164, 210 *Abb.* 134

SEGÓVIA – spanische Stadt in Altkastilien, Bischofssitz (seit 6. Jh.), vom 13.–15. Jh. Residenz der Könige von Kastilien, bedeutender Handelsplatz im Mittelalter. Eine große Anzahl romanischer Kirchen *S.* 13, 50

SELJE – erste norwegische Benediktinerabtei, an der Westküste, von englischen Mönchen im letzten Drittel des 11. Jh. gegründet *S.* 141

SEMUR-EN-BRIONNAIS – französische Stadt (Saône-et-Loire). Romanische Kirche (12. Jh.) *S.* 41, 332

SENLIS – französische Stadt in der Picardie (Oise), ehemaliger Bischofssitz (spätestens seit dem 6. Jh.). Frühgotische ehemalige Kathedrale Notre-Dame (Baubeginn 1153) *S.* 194

SENS – französische Stadt an der Yonne, westlich von Toyes (Yonne), seit dem 4.–5. Jh. Erzbischofssitz. Die gotische Kathedrale Saint-Étienne (12. Jh., erweitert im 13.–16. Jh.) ist die erste der großen französischen Kathedralen *S.* 293

SEO DE URGEL (katal. SEU D'URGEL) – spanische Stadt (Katalonien), Bischofssitz *S.* 44, 91, 236, 304, 306 *Abb.* 31, 460, 461

SEPÚLVEDA – spanische Kleinstadt im Norden der Provinz Segovia (Kastilien), mit zahlreichen romanischen Kirchen, darunter die die Stadt beherrschende Kirche San Salvador *S.* 50

SEROUX D'AGINCOURT, J.-B. (1730–1814) – Historiker und Archäologe *S.* 9

SERRABONE – in der Nähe des französischen Dorfes Boule-d'Amont (Pyrénées-Orientales) gelegenes Priorat, im 11. Jh. für Augustiner-Chorherren gegründet. Romanische Prioratskirche (11./12. Jh.) mit bedeutenden Skulpturen (Fassade, Kapitelle und Mönchsempore). Fresken (12. Jh.) *S.* 87, 89, 91 *Abb.* 70, 462

SHAFTESBURY – alte englische Marktstadt (Dorsetshire). Berühmte Benediktinerinnenabtei, von König Alfred 880 dort gegründet *S.* 214 *Abb.* 179

SIBYLLEN – Seherinnen des Altertums. Von den zehn (zuweilen auch zwölf oder dreizehn) Sibyllen war die Sibylle von Cumae besonders berühmt, der die sogenannten Sibyllischen Bücher von Rom zugeschrieben werden (eine Sammlung von Prophezeiungen). Die Kirche hat die Sibyllen den Propheten des Alten Testaments gegenübergestellt. Es können mehrere oder einzelne Sibyllen (erythräische, tiburtinische) dargestellt sein *S.* 290

SIGENA – spanischer Ort (Aragón). Dort befindet sich ein 1183 von der Königin Sancha von Aragón gegründetes Frauenkloster. In der Kirche romanische Fresken *S.* 226, 248, 251 *Abb.* 213, 390

SILOS (SANTO DOMINGO DE SILOS) – spanische Benediktinerabtei, südöstlich von Burgos (Altkastilien). Die Abtei wurde im 10. Jh. gegründet (im 19. Jh. erneuert); der romanische Kreuzgang zählt zu den schönsten Werken romanischer Kunst *S.* 94, 97, 155, 252, 313, 317, 319, 324, 325, 327, 332, 333 *Abb.* 80, 81, 272, 287, 396, 402, 405

SIMON, DAS GASTMAHL BEI – nach Lukas 7, 36–50 wusch bei einem Gastmahl im Haus des Pharisäers Simon eine Sünderin (meist mit Maria Magdalena identifiziert) die Füße Jesu mit ihren Tränen, trocknete sie mit ihren Haaren und salbte sie dann (Matth. 26, 6–13, Mark. 14, 3–9 und Joh. 12, 1–8). Die Salbung wurde auf den Tod Christi bezogen *Abb.* 101

SIMON – Abt von Saint Albans (1167–1183) *S.* 194

SIMSON (lat. SAMSON) – laut dem Alten Testament der letzte große Richter: Nasiräer, von Gott mit wunderbarer Kraft ausgestattet, von Dalila seiner Nasiräerlocken und damit seiner Kraft beraubt; er wurde von den Philistern überwunden und geblendet; mit wiedergeschenkter Kraft brachte er dann den Tempel des Dagon zum Einsturz. Die mittelalterliche Kunst stellte oft seine Heldentaten dar, vor allem seinen Kampf gegen den Löwen oder die Episode der Türen von Gaza *S.* 150, 303, 304 *Abb.* 266

SIVIARDUS, Heiliger (gest. um 660) – Mönch, dessen Reliquien zur Zeit der Normanneninvasionen nach Sens gebracht wurden *S.* 303

SKRIPTORIUM – spätantike oder mittelalterliche Schreibschule, zugleich Werkstätte für Schreiber und Maler von Handschriften *S.* 131, 159, 163, 169, 175, 183, 184, 189, 190, 194, 196, 198, 205, 214, 226, 228, 241, 242, 251, 252

SOGNE-FJORD – westnorwegischer Fjord *S.* 140

SOLIGNAC – französische Gemeinde südlich von Limoges (Haute-Vienne). Bedeutende romanische Kuppelkirche (12. Jh.) *S.* 37

SOMPORTPASS – Pyrenäenpaß, über den eine der vier Hauptpilgerstraßen nach Santiago de Compostela führte (die ‹via Egidiana›) *S.* 7

SORDE-L'ABBAYE – französische Gemeinde (Landes). Ehemalige Benediktinerabtei, Abteikirche (12. Jh., restauriert 19. Jh.) mit Bodenmosaik, Figurenkapitellen und Portal aus romanischer Zeit *S.* 149, 150 *Abb.* 330

SORIA – spanische Stadt in Altkastilien; im 12. Jh. neugegründet, im 13. Jh. befestigt. Mehrere romanische Kirchen;

deutender romanischer Abteikirche Sainte-Madeleine (um 1120 – um 1150); im Mittelalter wichtiges Pilgerzentrum, von hier aus rief Bernhard von Clairvaux 1146 zum Zweiten Kreuzzug auf *S.* 7, 9, 41, 42, 78, 80, 115, 150, 155, 340 *Abb.* 27, 64, 65

VEZZOLANO – italienische Abtei Santa Maria in Vezzolano (Piemont), nahe Turin. Abteikirche mit reichem Figurenschmuck *S.* 89

VIC – spanische Stadt in Katalonien, Bischofssitz (seit 516). Von 711 bis zur ersten Hälfte des 9. Jh. unter maurischer Herrschaft. Ursprünglich romanische Kathedrale (Weihe 1038; nach Brand völlig erneuert), nur Krypta (11. Jh.) und Turm (11. Jh.) sind in der ursprünglichen Form erhalten *S.* 44, 91, 118, 235

VICQ – s. NOHANT-VICQ

VIERUNG – Kreuzungsstelle von Lang- und Querhaus in der mittelalterlichen (kreuzförmigen) Basilika. Bei gleicher Breite von Langhaus und Querhaus bildet der so entstandene Raumteil das Vierungsquadrat. Über der Vierung wurde oft ein sogenannter Vierungsturm errichtet *S.* 46, 50, 57, 128, 131 *Abb.* 24, 33, 34, 35, 111, 444, 445

VIGNORY – französische Ortschaft (Haute-Marne). Romanische Kirche Saint-Étienne (Weihe um 1057) *S.* 62

VILLARREAL – Stadt in der Provinz Castellón de la Plana *S.* 13

VILLEFRANCHE-SUR-CHER – französische Gemeinde (Loir-et-Cher); romanische Kirche Sainte-Madeleine (Mitte 12. Jh.) *S.* 13

VINZENZ, Heiliger – spanischer Märtyrer, 304 in Saragossa getötet, dessen Gebeine vom Merowingerkönig Childebert I. nach Paris überführt wurden *S.* 94, 190 *Abb.* 78, 156

VIOLLET-LE-DUC, Eugène (1814 bis 1879) – französischer Architekt und bedeutender Restaurator mittelalterlicher Bauwerke. Autor zahlreicher Werke, vor allem des ‹Dictionnaire raisonné de l'Architecture française du XIe au XVIe siècle› (1854 bis 1868) *S.* 9, 10, 55

VITET, Ludovic (1802–1873) – er wurde 1830 als der erste Inspecteur des monuments historiques de la France berufen und spielte in der Denkmalpflege eine große Rolle. Autor zahlreicher Werke über das Mittelalter *S.* 9

VITRÉ – französische Stadt in der Bretagne (Ille-et-Vilaine), in der Nähe von Rennes. Alter Sitz bretonischer Herzöge mit mittelalterlicher Burganlage (14./15. Jh.) und alten Wohnhäusern *S.* 28

VOLTO SANTO (ital. heiliges Antlitz) – Name eines Kruzifixus im Dom von Lucca (Christus im langärmligen Gewand); als Gnadenbild verehrt; wahrscheinlich byzantinischer Herkunft *Abb.* 309

VORHALLE (NARTHEX) – bei frühchristlichen und romanischen Bauten Vorbau vor der Fassade, ein Überrest des antiken Portikus oder des Atriums. Die Vorhalle kann mehr oder weniger tief sein. Sie besteht aus Holz oder Stein, ist zuweilen skulpturengeschmückt und dient zum Schutz der Gläubigen. Sie ist meist nach außen offen, kann jedoch auch geschlossen sein *S.* 50, 94, 104, 114, 118, 128, 140, 169, 306 *Abb.* 36, 109, 333, 335

VULCANUS – in der römischen Mythologie Gott des Feuers; er galt als geschickter Schmied *S.* 335

W

WAHRES KREUZ CHRISTI – Kreuz, an das Christus gekreuzigt wurde. Die Bezeichnung wird auch auf Kreuzreliquiare, die ein Kreuzpartikel enthalten, ausgedehnt *S.* 274, 302, 314

WALLINGFORD – englische Ortschaft (Oxfordshire) mit normannischer Burgruine (11. Jh.) *S.* 23

WARÄGER – Bezeichnung für die Normannen in Osteuropa, von den Slawen Rus genannt. Sie stammten von schwedischen Kaufleuten und Söldnern ab, die sich nach Finnland begeben hatten und von dort aus, dem Lauf der russischen Flüsse folgend, in slawisches Gebiet vordrangen und dort Handelsniederlassungen gründeten. Um 864 gelangten sie bis ans Kaspische Meer, später nach Konstantinopel und in den Iran *S.* 293

WARKELEY – englische Ortschaft (Northamptonshire). Kleine, im wesentlichen gotische Kirche mit bedeutenden romanischen Elementen, vor allem eine Serie von Kapitellen (Beginn 12. Jh.) *S.* 131

WARWICK – englische Stadt (Warwickshire). 747 zum erstenmal, 1086 im ‹Domesday Book› als Stadt erwähnt *S.* 290, 291, 333

WAVERLEY – englisches Kloster (Surrey), vom Bischof von Winchester, Giffard, 1128 gegründet *S.* 125, 141

WEDRICUS – Abt von Liessies (1124–1147) *S.* 196, 220 *Abb.* 160, 161

WELLS – südwestenglische Stadt (Somerset). Eine der bedeutendsten Städte des ehemaligen Königreichs Wessex. Wells war im 10. Jh. Bischofssitz, bevor dieser 1088 nach Bath verlegt wurde *S.* 131

WERCKMEISTER, Otto Karl – deutscher Kunsthistoriker *S.* 103

WESTMEATH – Grafschaft in Irland, im Mittelalter zum Königreich Meath gehörig *S.* 30

WESTMINSTER – ehemalige Stadt in der Grafschaft London, jetzt als City of Westminster zu Groß-London gehörig. Westminster entstand um ein ursprünglich im 7. Jh. gegründetes Kloster (958 neugegründet, 1540 aufgehoben) auf einer Themse-Insel. Seit 1066 Krönungsort der englischen Könige. An der Stelle eines normannischen Vorgängerbaus entstand ab 1245 der jetzige Bau der ehemaligen Benediktinerabteikirche Westminster Abbey, der zur Grabkirche der englischen Könige wurde *S.* 28, 154, 277

WHARRAM PERCY – englischer Ausgrabungsort (ein mittelalterliches Dorf) in der Grafschaft York *S.* 22 *Abb.* 429–433

WIKINGER – Bezeichnung für Völker, die im 8. Jh., von Skandinavien kommend, Plünderungszüge durch ganz Europa und Rußland unternahmen. Im 9. Jh. überfielen sie Irland, England, Frankreich, Spanien, zogen bis nach Italien, indem sie über die Mündungen der Seine, Loire und Garonne ins Landesinnere einfielen; sie drangen bis nach Marokko und im Osten bis nach Konstantinopel und das Schwarze Meer vor. In Frankreich ließen sie sich in der Normandie nieder *S.* 139, 141, 143, 265, 269

WILHELM I., DER EROBERER (um 1028–1087) – natürlicher Sohn Roberts I. von der Normandie (Robert le Diable), Herzog von der Normandie (1035–1087). Nach dem Tod Eduards III., des Bekenners, erhob er

VERZEICHNIS DER ABGEBILDETEN HANDSCHRIFTEN

Die Rekonstruktionszeichnungen und Pläne wurden von MARIE-PATRICIA RAYNAUD, die Karten von JACQUES PERSON angefertigt.
Deutsche Kartographie: ALFRED BERON

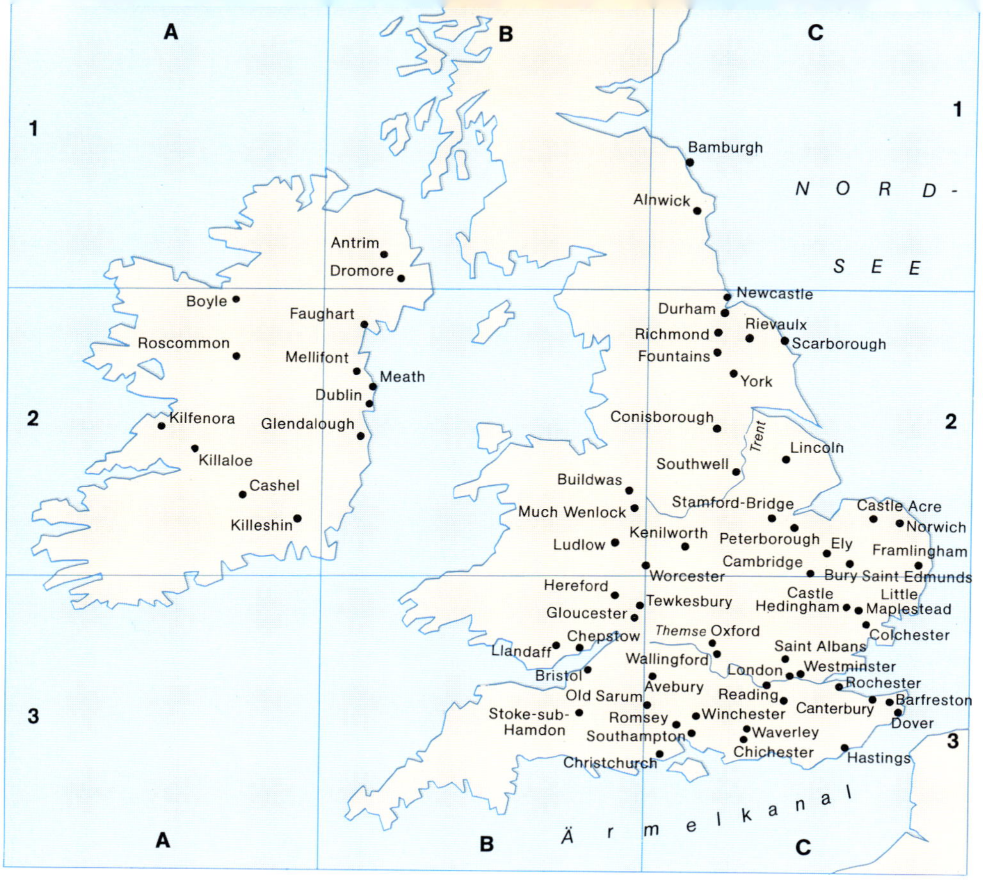

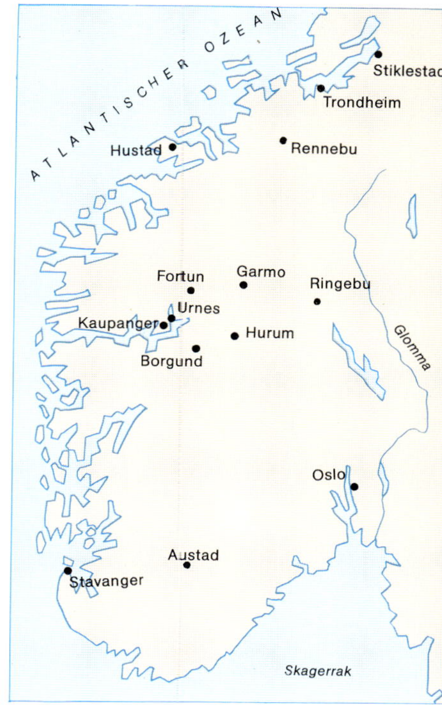

497

495, 496 und 497 – Verbreitung der Techniken in Nord- und Westeuropa: Architektur und Skulptur; Mosaik

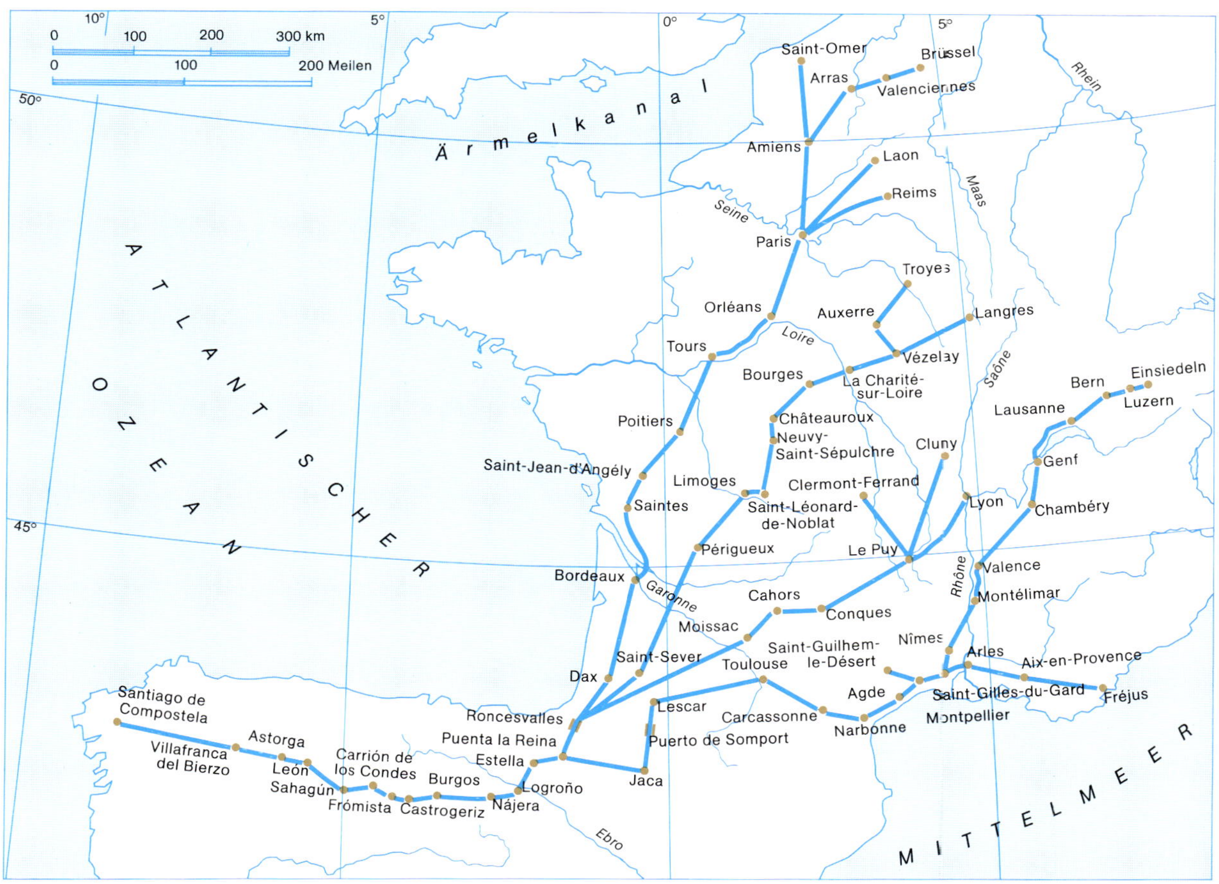

498 – Die wichtigsten Pilgerstraßen nach Santiago de Compostela

KARTEN

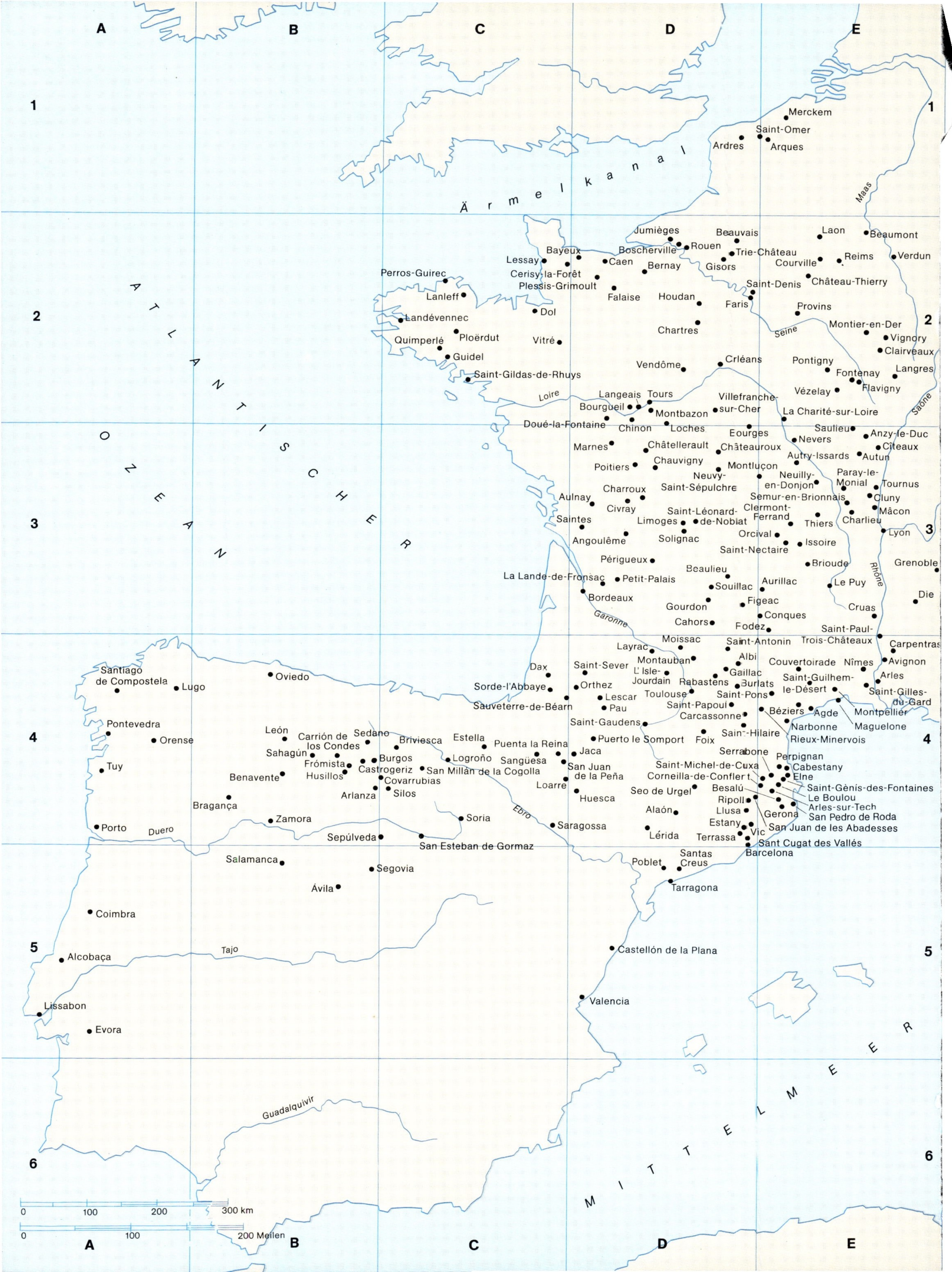
A
B
C
D
E
1
2
3
4
5
6
Ärmelkanal
ATLANTISCHER OZEAN
MITTELMEER
Maas
Seine
Loire
Saône
Rhône
Garonne
Ebro
Duero
Tajo
Guadalquivir
Merckem
Saint-Omer
Ardres
Arques
Jumièges
Beauvais
Laon
Beaumont
Bayeux
Boscherville
Rouen
Trie-Château
Reims
Verdun
Lessay
Caen
Bernay
Gisors
Courville
Cerisy-la-Forêt
Plessis-Grimoult
Saint-Denis
Château-Thierry
Perros-Guirec
Falaise
Houdan
Paris
Lanleff
Dol
Provins
Landévennec
Chartres
Montier-en-Der
Ploërdut
Vignory
Quimperlé
Vitré
Clairvaux
Guidel
Vendôme
Orléans
Pontigny
Fontenay
Langres
Saint-Gildas-de-Rhuys
Flavigny
Langeais
Tours
Villefranche-sur-Cher
Vézelay
Bourgueil
Montbazon
La Charité-sur-Loire
Doué-la-Fontaine
Chinon
Loches
Saulieu
Anzy-le-Duc
Eourges
Nevers
Marnes
Châtellerault
Châteauroux
Cîteaux
Autry-Issards
Autun
Chauvigny
Poitiers
Montluçon
Paray-le-Monial
Neuilly-en-Donjon
Neuvy-Saint-Sépulchre
Tournus
Charroux
Cluny
Aulnay
Semur-en-Brionnais
Civray
Clermont-Ferrand
Mâcon
Saint-Léonard-de-Noblat
Charlieu
Saintes
Limoges
Thiers
Lyon
Orcival
Angoulême
Solignac
Issoire
Saint-Nectaire
Périgueux
Brioude
Grenoble
Beaulieu
La Lande-de-Fronsac
Petit-Palais
Aurillac
Le Puy
Souillac
Die
Bordeaux
Figeac
Gourdon
Cruas
Conques
Cahors
Fodez
Saint-Paul-Trois-Châteaux
Moissac
Saint-Antonin
Carpentras
Layrac
Albi
Montauban
Couvertoirade
Nîmes
Avignon
Dax
Saint-Sever
L'Isle-Jourdain
Gaillac
Arles
Rabastens
Saint-Guilhem-le-Désert
Sorde-l'Abbaye
Orthez
Burlats
Saint-Gilles-du-Gard
Toulouse
Saint-Pons
Lescar
Pau
Saint-Papoul
Béziers
Agde
Montpellier
Sauveterre-de-Béarn
Carcassonne
Saint-Gaudens
Narbonne
Maguelone
Saint-Hilaire
Puerto le Somport
Foix
Rieux-Minervois
Serrabone
Jaca
Perpignan
Saint-Michel-de-Cuxa
Cabestany
Corneilla-de-Conflent
Elne
Besalú
Saint-Génis-des-Fontaines
Seo de Urgel
Le Boulou
Ripoll
Arles-sur-Tech
Alaón
Llusa
Gerona
San Pedro de Roda
Estany
San Juan de les Abadesses
Vic
Lérida
Terrassa
Sant Cugat des Vallés
Barcelona
Santas Creus
Poblet
Tarragona
Santiago de Compostela
Oviedo
Lugo
Pontevedra
Orense
León
Carrión de los Condes
Sedano
Briviesca
Estella
Puenta la Reina
Sahagún
Frómista
Burgos
Logroño
Sangüesa
Castrogeriz
San Millán de la Cogolla
San Juan de la Peña
Tuy
Benavente
Husillos
Covarrubias
Loarre
Arlanza
Silos
Huesca
Bragança
Zamora
Soria
Saragossa
Porto
Sepúlveda
San Esteban de Gormaz
Salamanca
Segovia
Ávila
Coimbra
Castellón de la Plana
Alcobaça
Lissabon
Valencia
Evora
0
100
200
300 km
0
100
200 Meilen

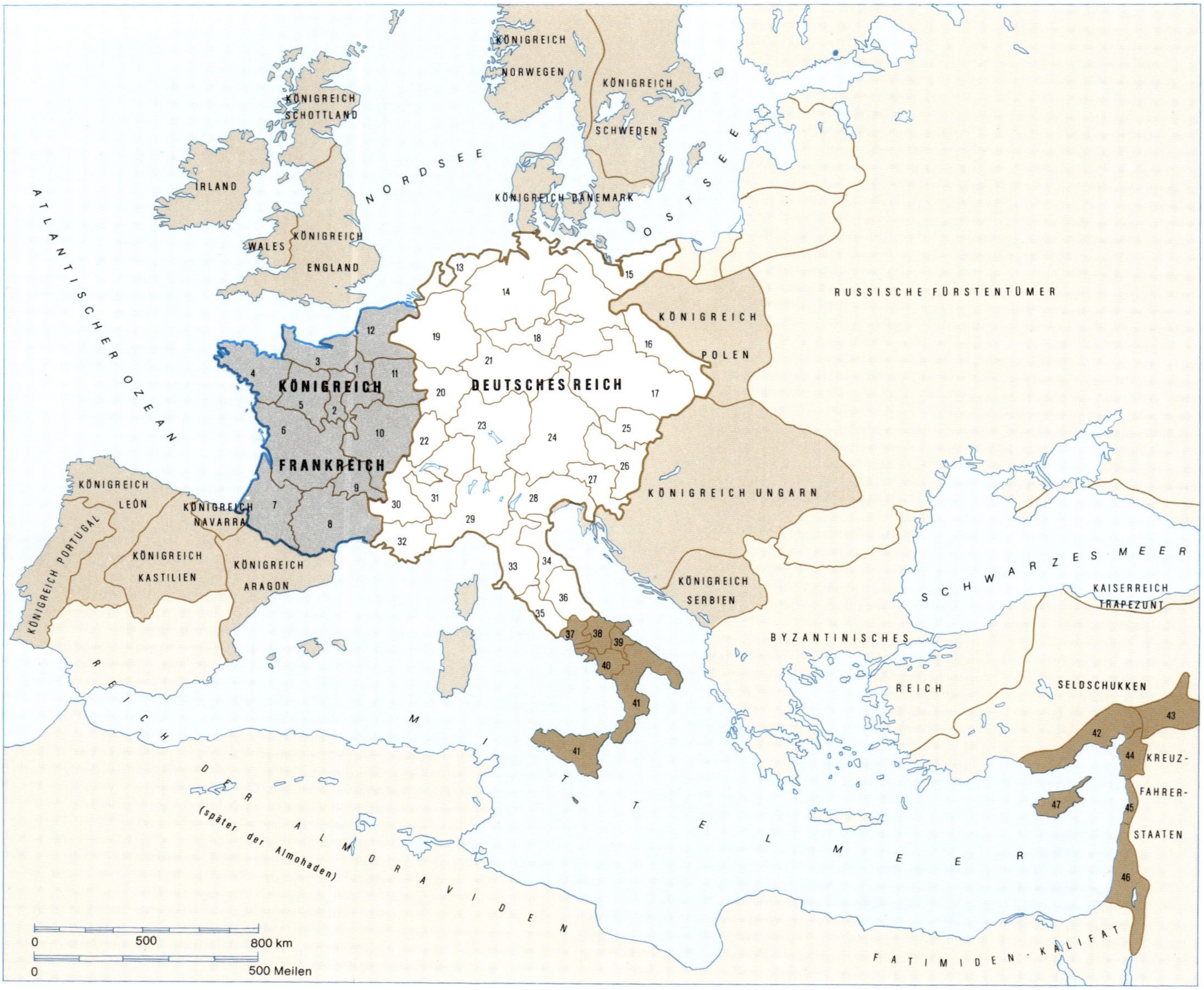

494 – Politische Karte Europas zur Zeit der Romanik

KÖNIGREICH FRANKREICH

1 Königliche Domäne
2 Grafschaft Blois
3 Herzogtum Normandie
4 Herzogtum Bretagne
5 Grafschaft Maine, Grafschaft Anjou, Grafschaft Touraine
6 Grafschaft Poitou, Herzogtum Aquitanien
7 Herzogtum Gascogne
8 Grafschaft Toulouse
9 Grafschaft Auvergne
10 Herzogtum Burgund
11 Grafschaft Champagne
12 Grafschaft Vermandois, Grafschaft Artois, Grafschaft Flandern

DEUTSCHES REICH

13 Grafschaft Holland
14 Herzogtum Sachsen
15 Herzogtum Pommern
16 Herzogtum Schlesien
17 Königreich Böhmen
18 Landgrafschaft Thüringen
19 Herzogtum Niederlothringen
20 Herzogtum Oberlothringen
21 Herzogtum Franken
22 Pfalzgrafschaft Burgund
23 Herzogtum Schwaben
24 Herzogtum Bayern
25 Herzogtum Österreich
26 Herzogtum Steiermark
27 Herzogtum Kärnten
28 Mark Verona und Aquileia
29 Lombardei
30 Königreich Arles
31 Grafschaft Savoyen
32 Grafschaft Provence
33 Markgrafschaft Tuscien
34 Romagna und Pentapolis
35 Kirchenstaat
36 Herzogtum Spoleto

37 Fürstentum Capua
38 Fürstentum Benevent
39 Grafschaft Apulien
40 Fürstentum Salerno
41 Königreich Sizilien
42 Königreich Armenien
43 Grafschaft Edessa
44 Fürstentum Antiochia
45 Grafschaft Tripolis
46 Königreich Jerusalem
47 Königreich Zypern

Karte 495

□ Architektur, Skulptur
• Mosaik

E4	Agde	□	
D4	Alaón	□	•
D4	Albi	□	
A5	Alcobaça	□	
D3	Angoulême	□	
D1	Ardres	□	
C4	Arlanza	□	
E4	Arles	□	
E4	Arles-sur-Tech	□	
E3	Anzy-le-Duc	□	
D1	Arques	□	
D3	Aulnay	□	
E3	Aurillac	□	
E3	Autry-Issards	□	
E3	Autun	□	
E4	Avignon	□	
B5	Ávila	□	
D4–5	Barcelona	□	
D2	Bayeux	□	
D3	Beaulieu	□	
E2	Beaumont	□	
D2	Beauvais	□	
B4	Benavente	□	
D2	Bernay	□	
E4	Besalú	□	
E4	Béziers	□	
D3	Bordeaux	□	
D2	Boscherville	□	
D3	Bourges	□	
D2	Bourgueil		•
B4	Bragança	□	
E3	Brioude	□	•
C4	Briviesca	□	
C4	Burgos	□	
D4	Burlats	□	
E4	Cabestany	□	
D2	Caen	□	
D3	Cahors	□	
D4	Carcassonne	□	
E4	Carpentras	□	
B4	Carrión de los Condes	□	
D5	Castellón	□	
B4	Castrogeriz	□	
D2	Cerisy-la-Forêt	□	
E3	Charlieu	□	
D3	Charroux	□	
D2	Chartres	□	
D3	Châteauroux	□	
E2	Château-Thierry	□	
D3	Châtellerault	□	
D3	Chauvigny	□	
D2	Chinon	□	
E3	Citeaux	□	
D3	Civray	□	
E2	Clairvaux	□	
E3	Clermont-Ferrand	□	
E3	Cluny	□	•
A5	Coimbra	□	
D–E 3	Conques	□	•
D4	Corneilla-de-Conflent	□	
E2	Courville	□	
E4	Couvertoirade	□	
C4	Covarrubias	□	
E3	Cruas	□	•
C4	Dax	□	
E3	Die		•
C2	Dol	□	
D2	Doué-la-Fontaine	□	
E4	Elne	□	
D4	Estany	□	
C4	Estella	□	
A5	Evora	□	
D2	Falaise	□	
D3	Figeac	□	
E2	Flavigny	□	•
D4	Foix	□	
E2	Fontenay	□	
B4	Frómista	□	
D4	Gaillac	□	
E4	Gerona	□	
D2	Gisors	□	
D3	Gourdon	□	
E3	Grenoble	□	
C2	Guidel	□	
D2	Houdan	□	
D4	Huesca	□	
B4	Husillos	□	
E3	Issoire	□	
D4	Jaca	□	
D2	Jumièges	□	
E2	La Charité-sur-Loire	□	
D3	La Lande-de-Fronsac	□	
C2	Landévennec	□	
D2	Langeais	□	
E2	Langres	□	
C2	Lanleff	□	
E2	Laon	□	
D4	Layrac	□	•
E4	Le Boulou	□	
B4	León	□	
E3	Le Puy	□	
D4	Lérida	□	
D4	Lescar	□	•
C2	Lessay	□	
D3	Limoges	□	
D4	L'Îsle-Jourdain	□	
A5	Lissabon	□	
D4	Lluçá	□	
C4	Loarre	□	
D2	Loches	□	•
C4	Logroño	□	
A4	Lugo	□	
E3	Lyon	□	•
E3	Mâcon	□	
E4	Maguelone	□	
D3	Marnes	□	
E1	Merckem	□	
D4	Moissac	□	•
D4	Montauban	□	
D2	Montbazon	□	
E2	Montier-en-Der	□	
D–E3	Montluçon	□	
E4	Montpellier	□	
B4	Moradillo de Sedano	□	
E4	Narbonne	□	
E3	Neuilly-en-Donjon	□	
D3	Neuvy-Saint-Sépulchre	□	
E3	Nevers	□	•
E4	Nîmes	□	
E3	Orcival	□	
A4	Orense	□	
D2	Orléans	□	•
D4	Orthez	□	
B4	Oviedo	□	
E3	Paray-le-Monial	□	
D2	Paris	□	
D4	Pau	□	
D3	Périgueux	□	
E4	Perpignan	□	
C2	Perros-Guirec	□	
D3	Petit-Palais	□	
D2	Plessis-Grimoult	□	
C2	Ploërdut	□	
D5	Poblet	□	
D3	Poitiers	□	
A4	Pontevedra	□	
E2	Pontigny	□	
A4	Porto	□	
E2	Provins	□	
C4	Puente la Reina	□	
C2	Quimperlé	□	
D4	Rabastens	□	
E2	Reims	□	
E4	Rieux-Minervois	□	
D4	Ripoll	□	•
E3	Rodez	□	
D2	Rouen	□	
B4	Sahagún	□	
D4	Saint-Antonin	□	
D2	Saint-Denis	□	•
D4	Saint-Gaudens	□	
E4	Saint-Gènís-des-Fontaines	□	
C2	Saint-Gildas-de-Rhuys	□	
E4	Saint-Gilles-du-Gard	□	
E4	Saint-Guilhem-le-Désert	□	
D4	Saint-Hilaire	□	
D3	Saint-Léonard-de-Noblat	□	
E4	Saint-Michel-de-Cuxa	□	•
E3	Saint-Nectaire	□	
D–E1	Saint-Omer		•
D4	Saint-Papoul	□	
E4	Saint-Paul-Trois-Châteaux	□	•
D4	Saint-Pons	□	
D4	Saint-Sever	□	•
D3	Saintes	□	
B5	Salamanca	□	
C4	San Esteban de Gormaz	□	
C4	Sangüesa	□	
D4	San Juan de la Peña	□	
D4	San Juan de les Abadesses	□	
C4	San Millán de la Cogolla	□	
E4	San Pedro de Roda	□	
D4–5	Sant Cugat del Vallés	□	
D5	Santes Creus	□	
A4	Santiago de Compostela	□	
C4	Saragossa	□	
E3	Saulieu	□	
C4	Sauveterre-de-Béarn	□	
B5	Segovia	□	
E3	Semur-en-Brionnais	□	
D4	Seo de Urgel	□	
C4	Sepúlveda	□	
E4	Serrabone	□	
C4	Silos	□	
D3	Solignac	□	
D4	Somport	□	
C4	Sorde-l'Abbaye	□	•
C4	Soria	□	
D3	Souillac	□	
D5	Tarragona	□	•
D4	Terrassa	□	•
E3	Thiers	□	•
D4	Toulouse	□	
E3	Tournus	□	
D2	Tours	□	
D2	Trie-Château	□	
A4	Tuy	□	
D5	Valencia	□	
D2	Vendôme	□	
E2	Verdun	□	
E2	Vézelay	□	
E2	Vignory	□	
D2	Villefranche-sur-Cher	□	
C2	Vitré	□	
B4	Zamora	□	

Karte 496

C1	Alnwick	□	
B1	Antrim	□	
C3	Aveburg	□	
C1	Bamburgh	□	
C3	Barfreston	□	
A2	Boyle	□	
B3	Bristol	□	
B2	Buildwas	□	
C2–3	Bury Saint Edmunds	□	
C3	Cambridge	□	
C3	Canterbury	□	•
A2	Cashel	□	
C2	Castle Acre	□	
C3	Castle Hedingham	□	
B3	Chepstow	□	
C3	Chichester	□	
C3	Christchurch	□	
C3	Colchester	□	
C3	Dover	□	
B2	Dromore	□	
B2	Dublin	□	
C1	Durham	□	
C2	Ely	□	
B2	Faughart	□	
C2	Fountains	□	
C2	Framlingham	□	
B2	Glendalough	□	
B3	Gloucester	□	
C3	Hastings	□	
B3	Hereford	□	
C2	Kenilworth	□	
A2	Kilfenora	□	
A2	Killaloe	□	
A2	Killeshin	□	
C2	Lincoln	□	
C3	Little Maplestead	□	
B3	Llandaff	□	
C3	London	□	
B2	Ludlow	□	
B2	Meath	□	
B2	Mellifont	□	
B2	Much Wenlock	□	
C2	Newcastle	□	
B–C3	Old Sarum	□	
C3	Oxford	□	
C2	Peterborough	□	
C3	Reading	□	
C2	Richmond	□	
C2	Rievaulx	□	
C3	Rochester	□	
C3	Romsey	□	
A2	Roscommon	□	
C3	Saint Albans	□	
C2	Scarborough	□	
C3	Southampton	□	
C2	Southwell	□	
C2	Stamford Bridge	□	
B3	Stoke-sub-Hamdon	□	
B3	Tewkesbury	□	
C3	Wallingford	□	
C3	Waverley	□	
C3	Westminster	□	•
C3	Winchester	□	
B2	Worcester	□	
C2	York	□	

▼ Fresken
○ Scriptorien
■ Glasfenster

Karte 499

		▼	○	■
D4	Agen		○	
E2	Anchin		○	
D3	Angers		○	
C5	Arlanza	▼		
C4–5	Artajona	▼		
B5	Ávila		○	
C4	Bagüés	▼		
D5	Barcelona		○	
D2	Bayeux		○	
D2	Beauvais		○	
D5	Bellcaire	▼		
C5	Berlanga	▼		
D5	Bohi	▼		
D3	Brinay	▼		
D5	Burgal	▼		
B4	Burgos		○	
D1	Bury Saint Edmunds		○	
C5	Calatayud		○	
D2	Canterbury	▼	○	
C5	Cardeña		○	
D3	Chartres		○	■
D3	Château-Gontier	▼		
E3	Cîteaux		○	
E3	Clairvaux		○	
E3	Cluny	▼	○	
E2	Corbie		○	
E2	Cysoing		○	
E3	Dijon		○	
D1	Durham		○	
D5	Esterri d'Aneu	▼		
D5	Esterri de Cardós	▼		
C2	Exeter		○	
D2	Fécamp		○	
D5	Fenollar	▼		
E3	Fontenay		○	
D5	Gerona		○	
D2	Hardham	▼		
C1	Hereford		○	
D2	Jumièges		○	
E3	La Ferté		○	
D2	Le Bec		○	
D3	Le Liget	▼		
D3	Le Mans		○	■
B4	León	▼	○	
E2	Liessies		○	
D3–4	Limoges		○	
D2	Lyre		○	
B5	Maderuelo	▼		
E2	Marchiennes		○	
D4	Moissac		○	
D3	Montoire	▼		
E4	Montpellier		○	
C–D3	Mont-Saint-Michel		○	
C4–5	Olite	▼		
D4	Osomort	▼		
B4	Oviedo		○	
D3	Paris		○	
D5	Pedret	▼		
D3	Poitiers	▼	○	
E3	Pontigny		○	
D2	Preaux		○	
C3	Rennes		○	
D5	Ripoll		○	
D2	Rouen		○	
B4	Sahagún		○	
D3	Saint-Aignan-sur-Cher	▼		
D2	Saint Albans		○	
E2	Saint-Amand		○	
D3	Saint-Denis		○	■
D3	Saint-Évroult		○	
E2	Saint-Omer		○	
D4	Saint-Plancard	▼		
D3	Saint-Savin	▼		
C4	Saint-Sever		○	
C5	San Juan de la Peña		○	
C4	San Millán de la Cogolla		○	
D5	San Pedro de Roda		○	
D5	Sant Cugat del Vallés		○	
A4	Santiago de Compostela		○	
D3	Sées		○	
D5	Seo de Urgel	▼		
C5	Sigena	▼		
C5	Silos		○	
D5	Sorpe	▼		
D5	Tahull	▼		
D3	Tavant	▼		
B5	Toledo		○	
D4	Toulouse	▼		
E2	Tournai		○	
D3	Tours	▼	○	
E3	Troyes		○	
D3	Vendôme	▼		■
D5	Vic	▼		
D3	Vicq	▼		
D2	Winchester		○	
D1	York		○	

◆ Wichtige Goldschmiede- und Emailwerkstätten
▽ Wichtige Bronzewerkstätten
⊖ Wichtige Schatzkammern

Karte 500

		◆	▽	⊖
D3	Angers	◆	▽	⊖
D4	Angoulême			⊖
E2	Arras			⊖
D5	Barcelona			⊖
D2	Bayeux			⊖
D4	Beaulieu			⊖
D2	Beauvais			⊖
D3	Bellac			⊖
B1	Boher			⊖
B4	Burgos			⊖
D1	Bury Saint Edmunds			⊖
D2	Caen			⊖
D4	Cahors			⊖
D2	Canterbury		▽	⊖
E4	Charlieu			⊖
D3	Charrou			⊖
D3	Chartres	◆		⊖
D3	Cherves			⊖
E3	Cîteaux			⊖
E4	Clermont-Ferrand			⊖
C1	Clonmacnoise	◆	▽	⊖
E3	Cluny			⊖
A5	Coimbra			⊖
D4	Conques	◆		⊖
D3	Coulombs			⊖
E3	Dijon			⊖
C2	Dorchester			⊖
D1	Durham		▽	⊖
B4	Fuentes			⊖
D5	Gerona			⊖
D1	Gloucester		▽	⊖
D3–4	Grandmont	◆	▽	⊖
C5	Huesca			⊖
C4–5	Jaca			⊖
E3	La Charité-sur-Loire			⊖
D4	La Sauve-Majeure			⊖
D3	Le Mans	◆		⊖
D2	Le Valasse			⊖
B4	León	◆		⊖
D3–4	Limoges	◆	▽	⊖
B1	Lismore			⊖
D2	London	◆	▽	⊖
E2	Lüttich	◆	▽	⊖
D2	Malmesbury	◆		⊖
D4	Maurs			⊖
E4	Montmajour			⊖
C-D3	Mont-Saint-Michel			⊖
D-E4	Mozat			⊖
E4	Orcival			⊖
A4	Orense	◆		⊖
D3	Orléans			⊖
B4	Oviedo	◆		⊖
B5	Palencia			⊖
C4	Pamplona	◆		⊖
D3	Paris	◆		⊖
D3	Poitiers			⊖
E2-3	Reims			⊖
D4	Rodez	◆		⊖
B1	Roscommon	◆	▽	⊖
D2	Rouen	◆	▽	⊖
D2	Saint Albans			⊖
D3	Saint-Benoît-sur-Loire			⊖
D3	Saint-Denis	◆	▽	⊖
E4	Saint-Gilles-du-Gard			⊖
E2	Saint-Hubert			⊖
C3	Saint-Jean-d'Angély			⊖
D2	Saint-Josse			⊖
D3-4	Saint-Junien			⊖
D4	Saint-Nectaire			⊖
E2	Saint-Omer			⊖
B5	Salamanca			⊖
C4	San Millán de la Cogolla	◆		⊖
A4	Santiago de Compostela	◆		⊖
C5	Saragossa			⊖
E3	Saulieu			⊖
E3	Sens			⊖
D5	Seo de Urgel			⊖
C5	Silos	◆		⊖
E2	Soissons			⊖
E2	Stavelot	◆	▽	⊖
D4	Toulouse			⊖
E3	Troyes	◆		⊖
D3	Vendôme			⊖
D2	Winchester	◆	▽	⊖
D1	York			⊖

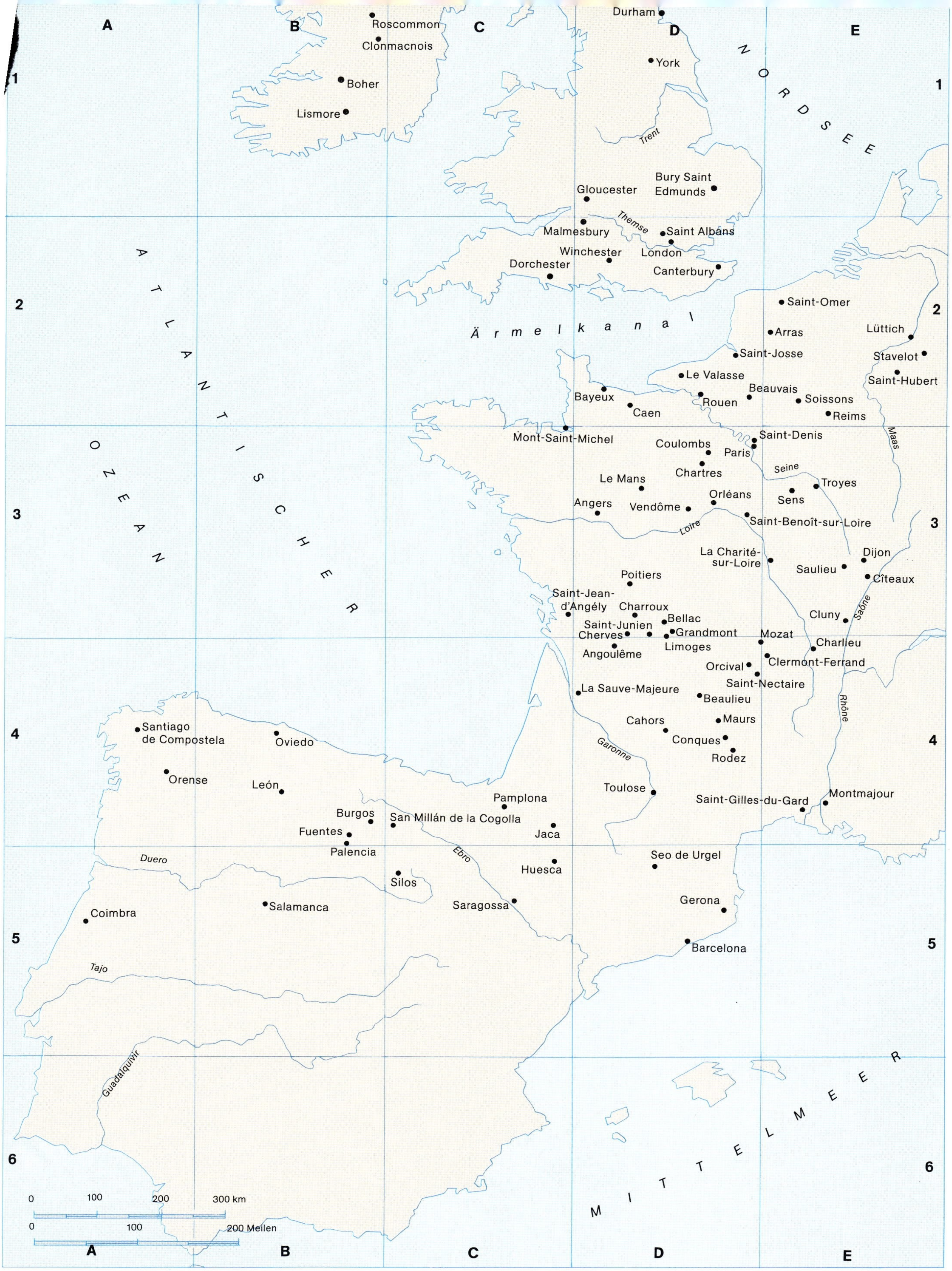

500 – Verbreitung der Techniken in Nord- und Westeuropa: Goldschmiede-, Email- und Bronzewerkstätten; Schatzkammern

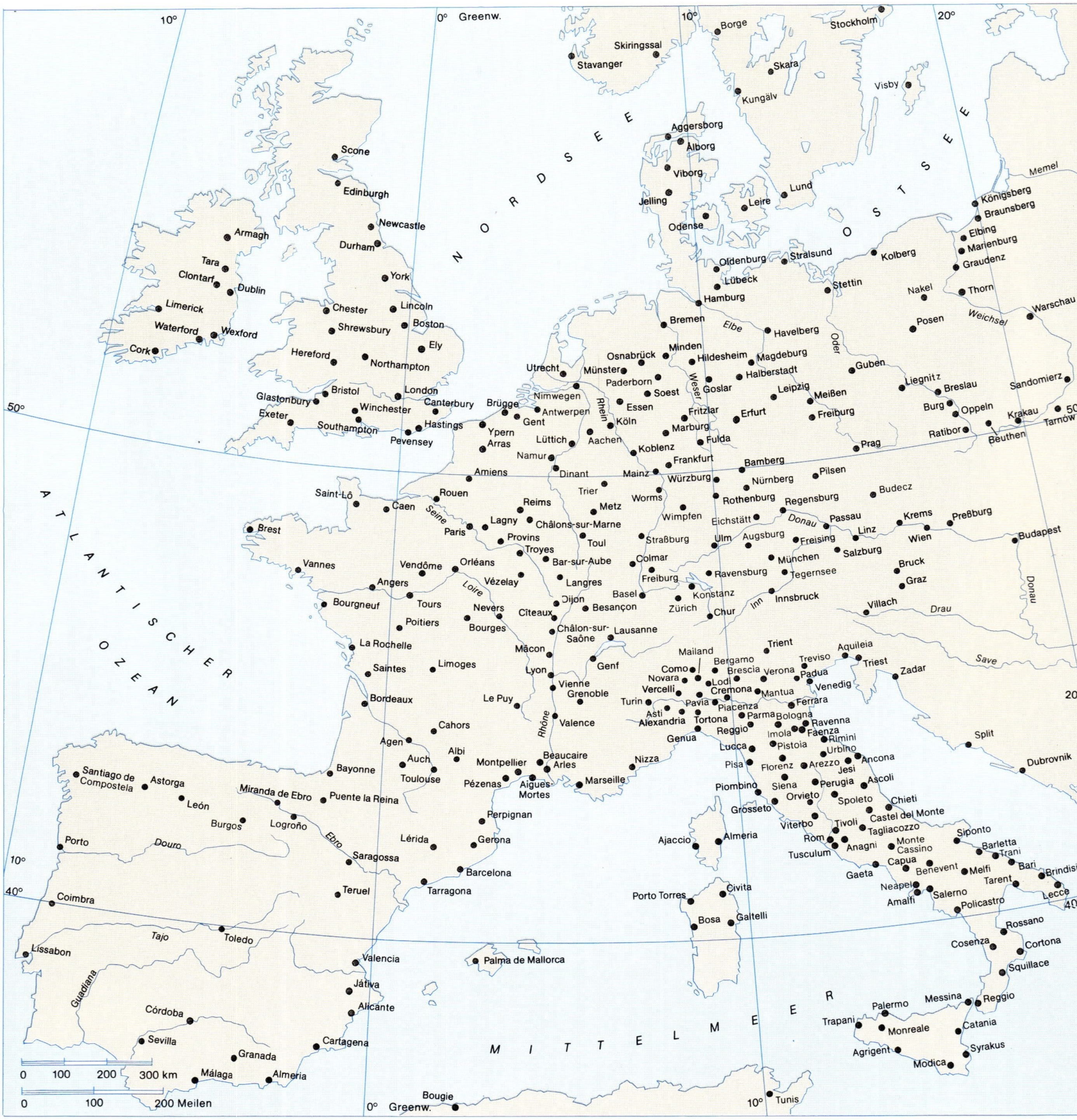

501 – Wichtige Stadtzentren zur Zeit der Romanik

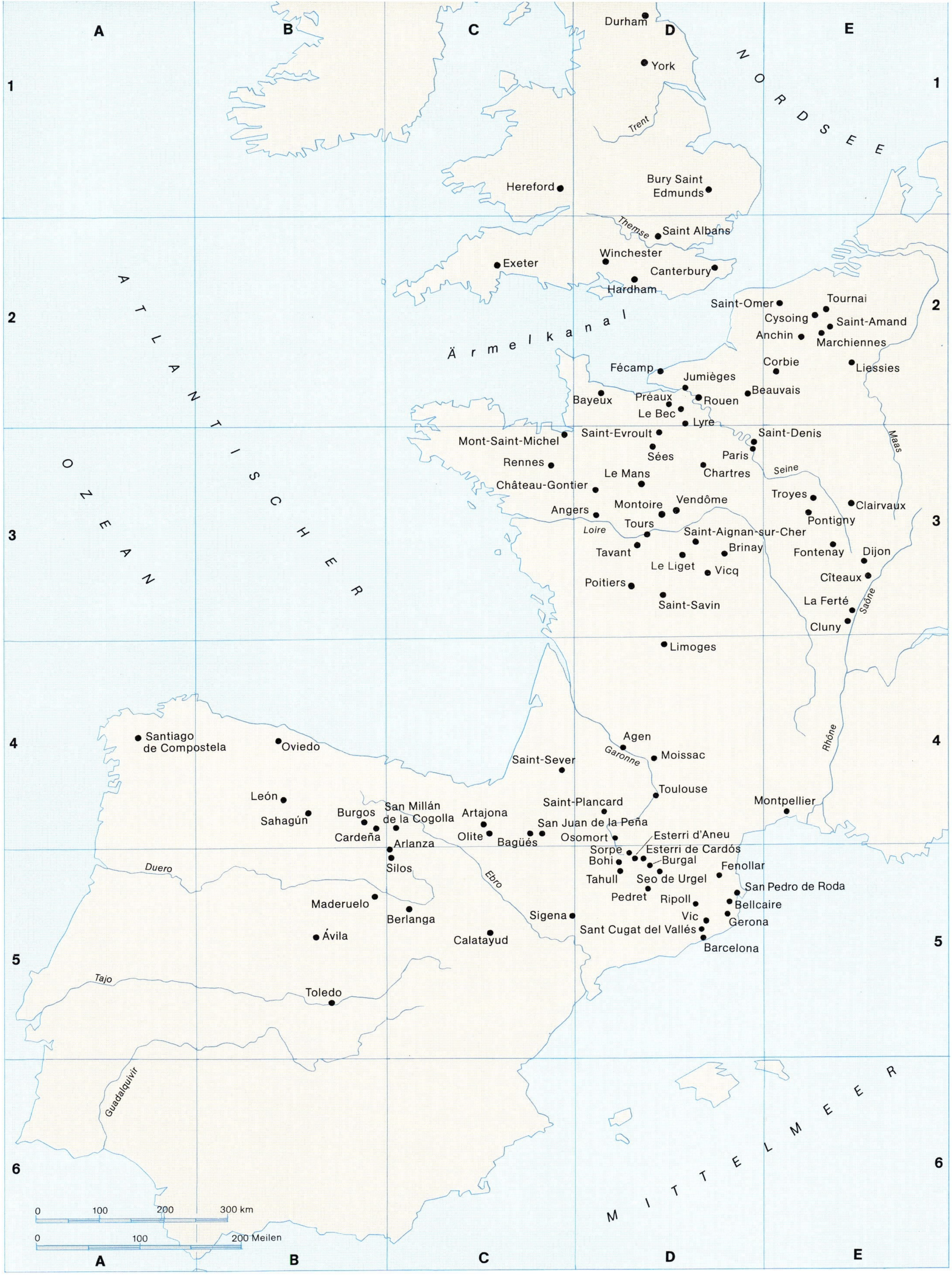

499 – Verbreitung der Techniken in Nord- und Westeuropa: Fresken, Scriptorien und Glasfenster

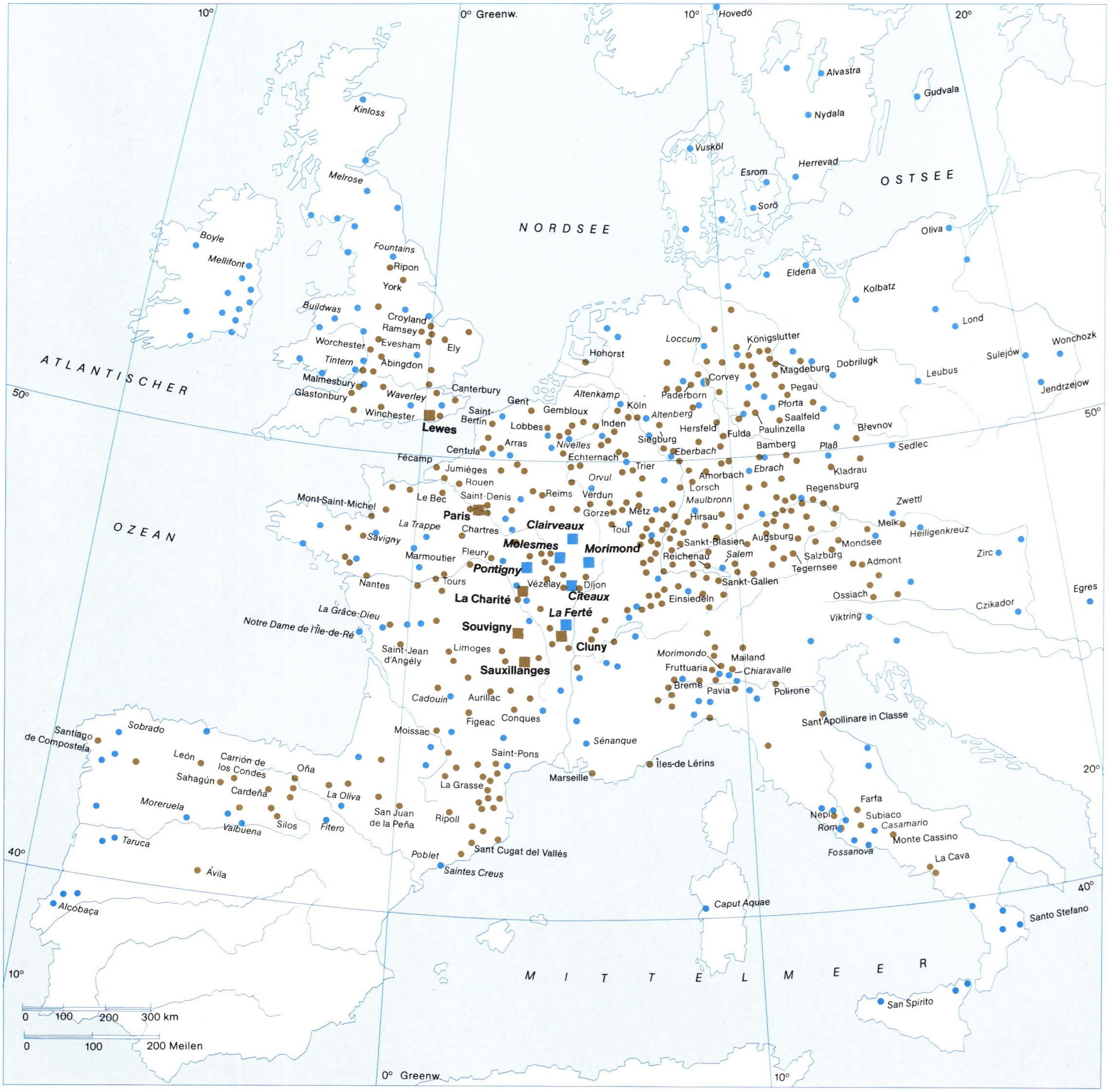

502 – Die Verbreitung des Zisterzienser- und des Cluniazenserordens zur Zeit der Romanik

■ ● *Die wichtigsten Zisterzienserabteien*

■ ● Die wichtigsten Cluniazenserabteien